Magnetic Resonance Imaging Technology and Application

磁共振成像技术与应用

主 编 汤光宇 李 懋

上海科学技术出版社

图书在版编目（CIP）数据

磁共振成像技术与应用 / 汤光宇，李懋主编. -- 上
海：上海科学技术出版社，2023.1（2025.4重印）
ISBN 978-7-5478-5789-2

Ⅰ．①磁… Ⅱ．①汤… ②李… Ⅲ．①核磁共振成象
Ⅳ．①R445.2

中国版本图书馆CIP数据核字(2022)第141485号

磁共振成像技术与应用

主　编　汤光宇　李　懋

上海世纪出版(集团)有限公司
上海科学技术出版社　出版、发行
(上海市闵行区号景路 159 弄 A 座 9F - 10F)
邮政编码 201101　www.sstp.cn
山东韵杰文化科技有限公司印刷
开本 889×1194　1/16　印张 31
字数：820 千字
2023 年 1 月第 1 版　2025 年 4 月第 5 次印刷
ISBN 978 - 7 - 5478 - 5789 - 2/R・2550
定价：288.00 元

本书如有缺页、错装或坏损等严重质量问题，请向印刷厂联系调换

内 容 提 要

　　磁共振(MR)成像原理一直是影像科医师和相关临床医师理解 MR 技术的难点,但又是深入学习、应用、研究 MR 技术不可逾越的门槛。因此,本书旨在从临床医师角度阐述 MR 的成像物理基础、成像原理,帮助临床医师理解、认识 MR 及其相关应用。本书共 16 章,第 1~6 章主要介绍 MR 成像原理、各种 MR 扫描序列、MR 扫描参数、如何实现快速成像、MR 伪影及处理等知识。原理部分涵盖一些耳熟能详的概念,如核、磁、共振、K 空间、弛豫、静磁场、射频场、梯度场等,有助于读者对后续知识的理解。第 7~14 章主要介绍各种常用的、最新的 MR 成像技术,包括 MR 脂肪抑制技术、MR 血管成像、扩散加权成像、MR 灌注成像、血氧水平依赖功能磁共振成像、MR 波谱、MR 流体成像及周围神经 MR 成像技术。第 15 章集中介绍了 17 种 MR 定量技术及其临床应用,便于读者理解、应用。第 16 章是 MR 成像对比剂,除了介绍钆剂、铁剂、肝特异性对比剂外,对 MR 靶向对比剂探针的设计也做了简单介绍,希望能起到举一反三的作用。

　　本书图文并茂,将复杂、晦涩的技术原理解释得浅显易懂,理论与实践相结合,能很好地帮助临床医生掌握各种 MR 技术,更深刻地理解 MRI 表现的病理基础,在临床与技术之间搭建了一座桥梁,可为医学影像专业技术员、医师、研究生及相关临床医生的日常工作提供帮助,也为影像学的科研工作者提供了一部很好的工具书。

编者名单

主　编

汤光宇　李　懋

编　者

（按姓氏笔画排序）

刁群超　佳能医疗系统（中国）有限公司

万丽娣　同济大学附属第十人民医院

马　超　海军军医大学附属长海医院

王　帅　同济大学附属第十人民医院

艾松涛　上海交通大学医学院附属第九人民医院

权光南　通用电气医疗系统贸易发展（上海）有限公司

吕　鹏　复旦大学附属中山医院

曲　扬　上海交通大学医学院附属第九人民医院

刘莹莹　佳能医疗系统（中国）有限公司

刘孟潇　西门子医疗系统有限公司

齐元楷　通用电气医疗系统贸易发展（上海）有限公司

汤光宇　同济大学附属第十人民医院

宇　翔　飞利浦（中国）投资有限公司

孙珮雯　同济大学附属第十人民医院

严　序　西门子医疗系统有限公司

杨佳伟　同济大学附属第十人民医院

杨烁慧　上海市中医医院

李　敏　通用电气医疗系统贸易发展（上海）有限公司

李　懋　飞利浦（中国）投资有限公司

李仕红　复旦大学附属华东医院

李芸菲　复旦大学附属上海市第五人民医院

李改英　华东师范大学

李建奇　华东师范大学

序　一

磁共振(MR)成像是目前临床医学诊断和基础生命科学研究中最重要的影像学工具之一，被誉为现代医学影像技术皇冠上的明珠。MR成像技术日新月异，要斗榫合缝地有效使用各种技术，势必要探本溯源，回归MR成像原理。然而，各种MR成像技术涉及大量物理知识，对于大部分以应用MR成像为主的学者及只有医学教育背景的医师来说，要理解其原理实属不易，往往需要在浩如烟海、参差不齐的书山文海中寻找答案。同时，国内专门介绍MR成像原理的书籍不多，能由浅入深、通俗易懂地讲解MRI技术的书更是凤毛麟角。

鉴于此，同济大学附属第十人民医院放射科主任、博士生导师汤光宇教授直面挑战，联合MR成像技术界青年才俊李懋，后者的微信公众号"懋氏百科全书"圈粉无数，是既有医学背景又长期致力于MR成像技术培训的两用型人才，率领各自的团队并邀请国内外著名的各大影像设备厂商内从事MR成像技术培训的专家、华东师范大学从事MR序列研究的李建奇教授团队、上海市各大医院放射科专家，共同完成了《磁共振成像技术与应用》的编写工作，这对影像科医生和从事MRI影像学研究的学者不失为一个福音。

本书内容涵盖MR成像基本物理概念、参数意义、各种成像技术和MRI对比剂。本书有三个特色，一是语言精练，以浅显易懂的方式阐述MR成像原理，图文并茂，利于读者理解、掌握；二是编者包含了国内外各大影像设备厂商的MR成像技术专家，保证了各类MR成像技术介绍的全面性，同时，又能充分凸显各厂商MR成像技术特点，每种MR成像技术后面都附有相关的临床或者科研应用，能满足读者不同的需求；三是介绍了各种最前沿的MR定量成像技术，可谓精微深邃。我相信，无论对于医学影像专业的研究生、临床医师，还是从事MR相关科研工作者，本书都是一部具有极高价值的案头工具书。

滕皋军

中国科学院　院士

东南大学附属中大医院院长

序 二

临床医学分为诊断和治疗两大部分。病人去医院看病,要医生告诉他:①有没有生病;②生了什么病;③病到什么程度;④应该去做什么治疗,这就是诊断。诊断明确以后,根据不同病人的病情,给予药物、手术或放疗、化疗等,这就是治疗。诊断是治疗的前提,诊断对了,治疗才可能对;诊断错了,治疗一定错。因此,我曾经写过一篇文章《诊断比治疗更重要》。

诊断和法官判案一样,需要证据。有些证据比较浅表,医生通过感官即能发现和识别;有些证据存在于病人各种组织器官内部,需要通过各种检查才能发现。这就产生了临床诊断、实验诊断、病理和影像学诊断等。影像学诊断是应用最广泛的诊断方法,主要包括 X 线、超声、CT、核医学和磁共振成像等方法。

磁共振成像近年来在临床上应用越来越广泛,其诊断价值受广大影像科和临床医生青睐;但磁共振的成像原理比较深奥,各种成像技术如成像序列、扫描参数等比较复杂。医生和技师们只有深刻理解,才能对不同病人变换不同序列和参数,从而获得理想的成像效果。然而大多数医师的物理基础并不扎实,因此在临床实际应用中有时不能得心应手。

近年来,国内有不少介绍磁共振原理和技术的图书出版,但这些著作大多数出自物理学家或工程师之手,他们对磁共振的原理和技术有深刻的理解,但由于没有医学背景,对什么样的图像品质才能符合临床医师的要求缺乏恰如其分的理解;也有影像科医生编写的类似著作,正好存在相反的缺陷。

鉴于此,同济大学附属第十人民医院影像科主任、博士生导师汤光宇教授联合上海有关高校研究磁共振理论的专家、国内外知名磁共振成像设备制造厂家的设计和技术培训专家及上海市各大医院的影像科专家,共同编写了《磁共振成像技术与应用》一书。由于该书的作者既有磁共振理论研究专家,又有技术应用和临床应用专家,预期能克服之前同类著作的某些缺陷。

本书具有以下特点,一是以通俗易懂的语言阐明了磁共振成像比较深奥的原理和有关的物理概念,便于影像科医生和临床医生阅读理解;二是全面系统讲解了磁共振成像的序列、扫描参数以及各种特殊应用,并列举了大量的临床应用实例,对磁共振成像的临床应用有指导作用;三是介绍了最前沿的 MR成像技术,方便有关科研工作者和研究生借鉴和参考。

作为汤光宇教授的博士生导师,看到学生出色的工作成绩,感到由衷的高兴,并愿向广大的影像科医生、临床医生及研究生推荐此书。

肖湘生
影像科教授
海军军医大学附属长征医院

前　言　一

MR 是继 X 线和 CT 后又一个里程碑式的成像技术,在医学影像诊断领域发挥着举足轻重的作用,尤其在影像科的科研工作中占据重要地位。学习、掌握 MR 相关临床、科研知识,首先必须跨过的是 MR 成像原理这道坎。众所周知,与 MR 有关的各类专业书籍大多在第一章都会介绍 MR 成像原理,因篇幅和主题的关系,内容大都比较粗浅,各级医师都会感觉高深莫测、艰深晦涩。本人从事 MR 工作 30 余年,阅读 MR 成像原理内容有数十遍,但合上书本依然有囫囵吞枣之感,而且许多同行都有同感,除了这方面知识确实不易理解以外,或许主要与医学生的背景知识与理工科的语言出入较大有关。因此,为医学专业撰写一本通俗易懂的 MR 成像原理图书一直是本人的夙愿,但鉴于本人学识疏浅,迟迟不敢动笔,直到三年前与李懋老师的一次交流,才促成本书的启动。李懋老师是一位有医学背景,同时在阐述 MR 成像原理方面颇有建树的青年才俊,其微信公众号"懋氏百科全书"在业界声名远扬,粉丝无数,成为众多年轻影像科医生在临床、科研工作中追本溯源的好去处。博采众长、深入浅出地阐述 MR 成像原理是编写本书的初心和追求的目标,为此,本书的原理部分有幸请到各大影像厂商熟悉 MR 相关技术的科学家参与编写,也很荣幸地得到华东师范大学从事 MR 序列研究的李建奇教授团队的鼎力支持,期望据此保证本书原理部分的先进性和全面性。同时,MR 成像技术发展日新月异,很多新技术尽管尚未在临床普及,但不失为科研工作的良好工具,因此本书尽量囊括最新 MR 成像技术,这是本书的亮点之一。诚然,要成为广大影像科医生的 MR 工具书,除了介绍 MR 成像技术原理之外,还应重点介绍其在临床、科研方面的应用,因此,编委会构建初始即邀请上海市各大医院的放射科专家加入,从而保证本书 MR 应用部分的临床适用性和权威性。

本书共分 16 章,内容涵盖 MR 成像原理、各种成像技术和 MRI 对比剂,重点介绍一些最新成像技术,分门别类,遵循先原理后应用的原则展开,应用部分包含临床和科研两大范畴,大部分源自作者的心得体会,但尚有部分内容属于文献知识;全书均采用图文并茂、言简意赅的写作风格,期许架起一座贯通理工科和医科语言表达差异的桥梁,成为影像科医生、医学生、MR 相关研究人员和工程师的工具书、必备的参考书。

真诚地感谢各位参编专家在本书编写过程中给予的大力支持,正是他们的无私奉献和严谨的治学态度,才使得本书内容全面、先进、具体、实用,保证了本书高质量的完成。同时,还要感谢诸多未出现在编者名录中但为本书提供了珍贵图例的专家、医院。

　　本书编写过程中,很多章节采取了原理和应用部分由不同编者完成的方式,有些 MR 成像技术的应用由不同医院的专家撰写后再由主编统筹、归纳。虽然经过多次修改、汇总,但疏漏和错误在所难免,敬请同道不吝指正。

汤光宇

2022.6

前　言　二

从 1946 年布洛赫和珀塞尔发现核磁共振(nuclear magnetic resonance，NMR)现象，到 20 世纪 70 年代核磁共振技术逐渐用于医学成像，可以说磁共振成像是一门积累了大量基础研究才逐渐转化至应用的学科。但是从核磁共振技术应用于医学领域开始，其展现出的强大潜力让人惊叹。每年都有各种新的磁共振成像技术被提出，甚至每天都有新的磁共振序列被发明，所以磁共振领域专业人员必须保持持续学习的能力。

记得大学时期学习医学影像学及影像技术，感觉最难的就是磁共振成像，相关的专业术语多，概念抽象，原理高深，序列繁杂，参数让人眼花缭乱，弛豫、进动、T1 加权、T2 加权、编码 K 空间……无不让大家在学习过程中产生畏难情绪，相信这也是大部分学习医学影像学的同学感受最深的。

参加工作以后，天天接触磁共振扫描，我才慢慢对磁共振成像原理和序列有了一些了解。但只能说是一些基础的了解及入门，还不能说是掌握。这本应该是一个普通的医学影像学专业或者医学影像技术专业的本科生应该掌握的，而我却是在参加工作后，通过反复的持续学习、摸索实践，才逐渐完善的。

如何让抽象的磁共振成像原理形象化，如何使大家提高对磁共振技术学习的兴趣和热情，真正做到"easy to learn，easy to use"，是每一个影像工作者，特别是磁共振工作者都渴望达成的目标。磁共振成像是各种医学影像成像中相对复杂的，无论是从事医学影像诊断学的放射科医生，还是从事医学影像技术的技师，都应该掌握基本的磁共振成像原理及技术相关知识，不能把磁共振技术和磁共振诊断割裂开来。

我本人虽然是学医学影像诊断专业的，但是参加工作前，对于磁共振成像技术可以说是基本上不了解。得益于现代资讯的发达，信息时代带来了海量的资源；同时在和磁共振打交道的工作中，我也看了非常多国内外优秀的磁共振著作，听了很多磁共振专家的讲座，慢慢对磁共振成像从一窍不通到逐渐熟悉，这个过程也就是从 0 到 1、从 1 到 2，逐渐开始丰富自己的磁共振知识储备。所以，我和广大的磁共振工作者一样，和大部分初学医学影像学或者医学影像技术专业的学生一样，都经历过从畏难、不懂、迷茫、困惑到拨开云雾、逐渐理解这个过程。我自己也在个人微信公众号上长期坚持写磁共振成像技术的文章，从 2016 年开始到现在已有 5 年多时间了，累积了 500 多篇文章。

写文章不仅是输出知识的方式,也是我个人或者我与同仁共同持续学习的见证和动力。很多热心的读者建议我把文章整理出来形成一本磁共振成像的系统图书。我自知自己能力及水平有限,又受限于我的工作范围,所以一直不敢做这个工作。

这本书的面世,首先要感谢汤光宇教授,是他组织了各位专家、教授,有三甲医院长期从事磁共振成像相关工作的一线医生、技师及老师,也有国内主要的磁共振制造商厂家的一线磁共振临床应用培训工程师,大家把各自擅长领域的内容汇集到一起,形成了这本书。

本书在撰写的过程中得到了国内很多专家的帮助及指正,在此特别感谢。同时也非常感谢上海科学技术出版社的大力支持。

由于磁共振成像原理及技术涉及太多的交叉知识,难免挂一漏万,在此恳请各位读者、专家、学界同道多提宝贵意见。

李懋

2022.6

目　　录

第一章

磁共振成像基本原理

——— 第一节　医用磁共振的发展史 ———

现代化的医疗检查离不开医学影像学,包括我们熟悉的 X 线、CT 和磁共振。磁共振成像(magnetic resonance imaging,MRI)在临床中得到广泛的应用,相比于CT 或 X线,磁共振成像有其独有的优势,包括无电离辐射、可以任意方位成像、多参数对比、软组织分辨率高、不注射对比剂即可显示血管、无骨伪影干扰及具有无创的功能成像等。磁共振成像是一种医学影像的成像技术,该技术的物理基础则是核磁共振(nuclear magnetic resonance,NMR)现象。我们在谈论磁共振或者磁共振技术时,其实是默认指代的医用磁共振或磁共振成像技术。

由于 20 世纪 70 年代美国宾夕法尼亚州三里岛核事故和1986 年苏联切尔诺贝利核事故等影响,老百姓谈"核"色变,所以将核磁共振技术的"核(nuclear)"有意淡化,统称为磁共振技术。

除了医学范畴,磁共振技术在其他领域的应用也非常广泛,甚至远远早于医学领域。磁共振技术在植物领域中的应用非常普遍,比如对于植物休眠的监测、对植物发育的监测、对植物化学结构的定性定量分析等。磁共振在石油等工业领域以及在有机化学分析中的应用也是不可或缺的。

20 世纪初开始,许多科学家致力于核物理的研究。早在 1946 年,珀塞尔(Edward Purcell)(图 1-1-1)和布洛赫(Felix Bloch)(图 1-1-2)分别独立发现了核磁共振这个物理现象之前,已经有很多关于核物理方面的突破性研究。1913 年,斯特恩(Otto Stern)应用分子束共振方法,测量出了质子磁矩。1938 年,拉比(Isidor Isaac Rabi)完成了第一个分子束核磁共振实验。1944 年,苏联科学家扎沃伊斯基发现了电子自旋现象。

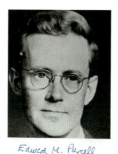

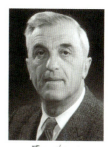

图 1-1-1　珀塞尔(1952 年获得诺贝尔物理学奖)　　图 1-1-2　布洛赫(1952 年获得诺贝尔物理学奖)

然而,从 1946 年核磁共振现象的发现到真正把核磁共振技术用于医学,经历了很长的一段时间。

1971 年美国纽约州立大学的达马迪安(Raymond Damadian)(图 1-1-3)在 *Science* 上发表论文 *Tumor Detection by Nuclear Magnetic Resonance*,提示正常组织与肿瘤组织有不同的核磁弛豫时间,可以利用这个特征进行疾病的诊断。该论文的重要意义在于首先提出了不同组织之间弛豫时间不同,将核磁共振技术引入了医疗领域的研究。

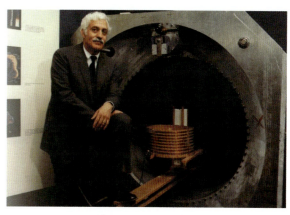

图 1-1-3　达马迪安

1973年美国纽约州立大学的另一位科学家劳特堡(Paul Lauterbur)在 *Nature* 上发表论文 *Image Formation by Induced Local Interactions：Examples Employing Nuclear Magnetic Resonance*，采用投影法可以重建 NMR 信号获得图像。刚开始他把这种方法称为共轭成像法(zeugmatography)。

同年，英国诺丁汉大学的科学家曼斯菲尔德(Peter Mansfield)也发表了采用 NMR 技术获得图像的论文。此外，1977年，曼斯菲尔德还发明了平面回波成像法(echo planar imaging，EPI)。

1975年，瑞士的恩斯特(Richard Ernst)提出利用相位和频率编码以及傅立叶变换进行磁共振成像。1977年，达马迪安和同事建成了第一台全身磁共振成像装置，称为聚焦场的核磁共振成像。

1977年，达马迪安团队获得了第一幅人体横轴位磁共振图像(图1-1-4～6)。1980年，埃德尔斯坦(Edelstein)和他的同事们利用恩斯特所提出的技术对人体进行了成像。用这一方法采集一幅图像大约需要5 min。

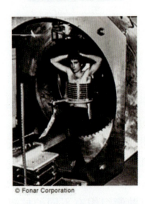
图1-1-4　达马迪安的早期全身 MRI 系统

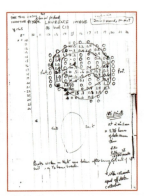
图1-1-5　达马迪安的设计手稿

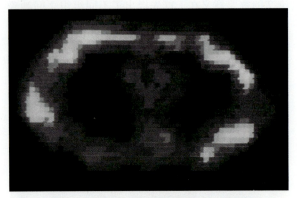
图1-1-6　第一幅人体横断面磁共振图像

到底磁共振成像是谁发明的，这个问题一直有争议。有专家认为是劳特堡发明的，因为1973年他就在 *Nature* 杂志上发表论文阐述可以将磁共振技术用于重建图像。而也有人认为是达马迪安，他是第一个参与全身磁共振成像系统研究并且获得第一幅人体横断面磁共振图像的人。其实，早在20年前，Erik Odeblad 和 Gunnar Lindström 就发表论文证明采用磁共振技术观察到不同生物组织具有不同的弛豫时间的特性。1950年，哈恩(Erwin Hahn)就发明了自旋回波(spin echo)技术和自由感应衰减(free induction decay)技术。苏联物理学家伊万诺夫(Владислав Александрович Иванов)1960年申请了一个采用磁共振技术进行成像的专利，其引入梯度磁场并且结合频率选择激发的方式，非常接近于现在的磁共振成像技术。2003年，诺贝尔生理学或医学奖授予了劳特堡和曼斯菲尔德(图1-1-7)，表彰他们对磁共振成像的贡献。综合来看，医用磁共振是在多位研究者前赴后继的探索道路中逐渐发展的，众多科学家的智慧结晶形成了今天的磁共振成像。

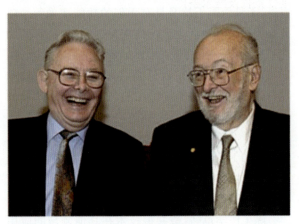
图1-1-7　2003年诺贝尔生理学或医学奖得主曼斯菲尔德(左)和劳特堡(右)

医用磁共振的发展主要是从20世纪70年代开始，到现在为止也还不到50年。可以说，磁共振成像是一门年轻并且不断发展的学科。每年的国际医学磁共振学会(International Society for Magnetic Resonance in Medicine，ISMRM)及北美放射学会(Radiological Society of North America，RSNA)都有大量的磁共振新技术及革命性的突破成果发表。这些新技术涉及磁共振的硬件及软件。比如：在硬件上，已经有公司研发出了只需要7 L 液氦就能维持高场超导磁共振的技术，这样可以大幅度减少维持超导状态的成本；在软件方面，图像处理一直很热门，压缩感知技术在磁共振快速成像中的应用可以成倍地加快扫描速度,并且让3D扫描临床化、常规化。未来我们期待有更多新的突破性技术及革命性的理念,能够引领磁共振的发展。

(李懋)

—— 第二节 核 ——

要掌握及应用好磁共振成像这门技术,首先要学习磁共振成像的基本原理。磁共振成像涉及多个跨学科领域,对于大部分影像科医生和技术人员,其主要学习的专业知识以临床医学内容为主,并没有深厚的物理学、量子力学、化学、高等数学及工程学等背景知识。所以,在磁共振技术的理解及掌握方面,应着重以实践应用为主。我们将经典力学模型和量子力学模型运用于复杂的核磁共振成像原理的解释,将抽象的理论知识尽量形象化,方便大家对于磁共振基本原理的理解。

类似于X线成像需要有几个基本条件,磁共振成像也需要满足一些基本条件才行。这些条件包括硬件条件及技术条件。

硬件条件包括:①有核(磁性原子核);②有磁(外加磁场);③有射频(能量来源)。

技术条件则是:①拉莫尔方程:$\omega_0 = \gamma \times B_0$;②$\omega_1 = \omega_0$。

所以,我们首先从(核)磁共振的核开始阐述。

一、原子的结构

原子(atom)曾被认为是最小的、不可再分的基本单位。原子由中心的原子核(nucleus)和位于其周围沿轨道运动的电子(electron)组成(图1-2-1)。

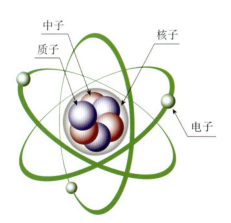

图1-2-1 原子结构示意图

而原子核又是由核内的质子(proton)和中子(neutron)构成的。质子与中子的质量大致相同,一般讲其统称为核子。原子核体积非常小,但是质量却很大。其质量大约是核外电子的3 680倍。原子核中质子带正电荷,中子则不带电荷,核外运动的电子带负电荷。

不同的元素用不同的元素符号来表示,比如:氢元素H、氧元素O等。不同的元素其原子核中的质子数是不同的。某元素中含有的质子数目又叫该元素的原子序数,用Z来表示。而原子核中质子数和中子数的总和又叫做该元素的质量数,用A来表示。则$A = Z + N$,其中N代表中子数。我们可以用$_Z^A X$这种形式来表示某一元素。比如:$_1^1 H$、$_8^{16} O$、$_{15}^{31} P$等。对于不含中子的氢元素,可以写为$^1 H$。同一种元素也可以具有不同的原子核,具有相同质子数(即原子序数),不同中子数(即质量数不同)的原子称为同位素(isotope)。比如,氢元素有3种形式的同位素,分别是氕、氘、氚,可以表示为$_1^1 H$(或$^1 H$)、$_1^2 H$、$_1^3 H$。其中以氕的相对丰度最高,我们常说的氢元素其实就是指的氕($^1 H$),由于其不含中子,我们又把这种氢原子核称为氢质子。

二、原子核的自旋

如同地球会自转一样(图1-2-2)。对于微观粒子,原子核也会进行类似地球自转一样的运动,我们把原子核的这种转动叫做自旋(spin)。

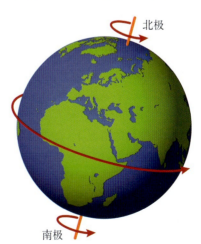

图1-2-2 地球自转产生地磁

我们都知道地球上有南极、北极，在南北极磁场是最高的。磁性的产生和带电粒子的移动是相关联的，也就是我们常说的"电生磁、磁生电"。地球表面带有电荷，带电物质的运动能够产生磁场（图1-2-3）。

从微观来看，我们采用经典力学模型，将一个原子核和地球进行类比。原子核带正电，在其自旋的过程中也可以感生一个磁场，这个感生的磁场方向遵循右手螺旋法则。

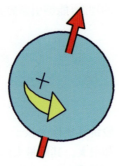

图1-2-3　原子核自旋产生局部磁场

三、磁性原子核

那么，是不是所有的元素或者所有的原子核均可以自旋产生磁场呢？并不是这样的。

原子核的自旋情况由自旋量子数来决定。只有自旋量子数不为0的原子核才能自旋，产生磁场，这种原子核称为磁性原子核。而原子核的自旋量子数又取决于原子核的质子数和中子数。

简单来讲，一个原子核只要质子数和中子数不同时为偶数，则该原子核就是磁性原子核（表1-2-1）。

满足这个条件的自然界中的原子核非常多。那么在医疗中，我们用于人体成像的原子核是哪一种呢？

医疗中，用于人体成像的原子核主要是氢原子核^{1}H，又叫氢质子。为什么选择氢质子来进行磁共振成像呢？如表1-2-2所示基于三点：①氢质子

表1-2-1　原子核自旋量子数与质子数和中子数的关系

质子数(z)	中子数(n)	自旋量子数	自旋角动量
奇数	偶数	半整数：1/2、3/2…	√
偶数	奇数	半整数：1/2、3/2…	√
奇数	奇数	整数：1、2、3…	√
偶数	偶数	0	×

表1-2-2　常见的磁性原子核及其特性

人体元素	摩尔浓度	相对磁化率
^{1}H	99.0	1.0
^{14}N	1.6	0.083
^{31}P	0.35	0.066
^{13}C	0.1	0.016
^{23}Na	0.078	0.093
^{39}K	0.045	0.0005
^{17}O	0.031	0.029
^{2}H	0.015	0.096
^{19}F	0.0066	0.83

在自然界中相对丰度高；②氢质子的相对磁化率高，可以引发非常显著的共振现象；③人体组织中，水和脂肪的含量高，而这两种组织都含有氢质子。所以，人体内磁共振信号的主要来源是水（H_2O）和脂肪组织（—CH_3和—CH_2）。当然，某些特殊的科研扫描，有可能会用到其他磁性原子核。如：进行磷谱分析采用$^{31}_{15}$P、进行氟谱分析采用$^{19}_8$F等。一般来说，如果不特殊说明，均可以认为是采用的^{1}H成像。

（李懋）

—————　第三节　磁　—————

上一节中我们讨论了磁共振成像条件中的核，也就是磁共振成像的信号来源，必须是磁性原子核。我们人体中含有这么多氢质子，氢质子自旋会感生出磁场，为什么人体并不产生很大的磁场呢？这是因为在没有外部磁场的情况下，每个氢质子自旋感生的磁场方向是不同的，这些杂乱无章的小磁场相互抵消（图1-3-1），反映在宏观上面就是人体并没有一个明显的磁化矢量。

一、氢质子在外加磁场中的排布

当存在一个稳定的外加磁场时，在这个磁场环

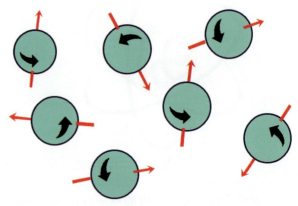

图1-3-1　没有外加磁场的情况下，人体中的氢质子感生的磁场方向杂乱无章

境中的氢质子并不是杂乱无章的排序,而是会遵循一定的规律。部分氢质子感生的小磁场方向和这个外加磁场方向一致,另一部分氢质子感生的小磁场方向会和这个外加磁场方向相反,如图 1-3-2 所示。

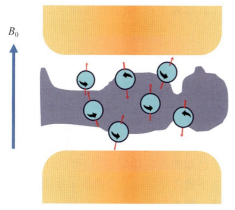

图 1-3-2　在外加磁场(B_0)环境中,部分氢质子感生的磁场方向和 B_0 相同,另一部分则相反

从量子力学的角度来看,氢质子有两个不连续的状态,即:低能级和高能级。低能级的氢质子其感生的磁场方向和外加磁场方向相同,这种状态又叫做 spin-up;而高能级的氢质子感生的磁场方向则和外加磁场方向相反,这种状态叫做 spin-down。我们可以想象,低能级的氢质子由于能量不够,受到外加磁场影响比较大,所以感生的磁场方向和外加磁场相同;而高能级的氢质子,由于有足够的能量,可以对抗外加磁场的影响,所以感生的磁场方向和外加磁场相反。那么低能级的氢质子数目和高能级氢质子数目是否相同呢?

根据玻尔兹曼分布(Boltzmann statistics),低能级氢质子数目要比高能级氢质子数目略微多一点点。多多少呢?研究表明,外加的磁场强度越大,则高低能级氢质子数目差异越大。在 9.4 T 的外加磁场中,低能级氢质子数目仅比高能级氢质子数目多 0.0031%。

如图 1-3-3 所示,随着外加的磁场强度不断增大,越来越少的氢质子有足够的能量抗拒外加磁场的影响,低能级氢质子的数目逐渐增多,而高能级氢质子的数目逐渐减少,两者的数目差不断增加,能量差 $\Delta\varepsilon$ 不断拉大。外加磁场强度大小单位一般用特斯拉(Tesla,T)来表示,临床中最常用的超导磁共振主要是 1.5 T 和 3.0 T。

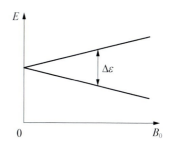

图 1-3-3　随着外加磁场强度增大,高低能级氢质子数目差异也增大

宏观上来看,由于低能级氢质子比高能级氢质子略微多一点,在 B_0 环境下数目庞大的氢质子,会形成一个宏观的净磁化矢量,一般用 M_0 来表示,其方向和 B_0 方向一致。理论上来讲,磁场越高,M_0 就越大,这也是临床中 3.0 T 的磁共振比 1.5 T 的信噪比高的原因(图 1-3-4)。

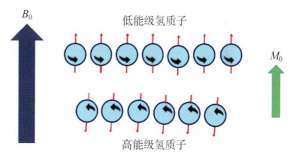

图 1-3-4　在外加磁场 B_0 中,氢质子发生有序排布,产生一个净磁化矢量 M_0

二、进动

从微观来看,外加磁场是如何影响单个氢质子的运动呢?氢质子本身会进行自旋(spin),在外加磁场 B_0 的作用下,其磁矩会受到影响。除了自旋,还会围绕外加磁场方向进行旋转。类似地球除了自转,还会绕着太阳进行公转一样。我们把氢质子的这种除了本身自旋还围绕外加磁场 B_0 方向进行旋转摆动的方式称为进动(precession)(图 1-3-5)。

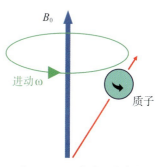

图 1-3-5　氢质子的进动

进动这种运动形式很像一个陀螺,自己选择围着一个轴向进行摆动。所以,单个氢质子来看,其在

外加磁场中,产生的磁化矢量并不是完全和外加磁场方向一致的,而是有一个角度的。

再从宏观上来看,无数氢质子在外加磁场(B_0)的影响下,其进动分布如图1-3-6所示。平行于B_0方向,也就是纵向上,由于低能级质子数目大于高能级质子数目,则可以产生宏观净磁化矢量(M_0),且其方向和B_0一致。而在垂直于B_0方向,也就是水平方向上,每个质子的横向磁化矢量分量都不相同,也就是每个质子在水平方向上的相位是完全不同的,所以水平方向上并没有净磁化矢量产生。

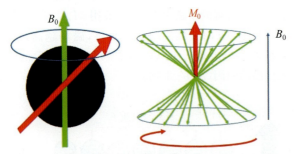

图1-3-6 微观(左边)及宏观(右边)下氢质子在磁场中的表现

三、拉莫尔频率及拉莫尔方程

地球的运动是有规律的,如何描述地球的运动呢?我们可以度量地球自转的周期(24 h)及其围绕太阳公转的周期(1年)。同样,我们也可以采用这种方式描述氢质子在磁场中的进动。

氢质子的进动频率又叫拉莫尔(Larmor)频率,得名于爱尔兰裔英国物理学家拉莫尔爵士(Sir Joseph Larmor)1897年的著名方程。

$$\omega = \gamma \times B_0$$

上述方程式就是拉莫尔方程,其揭示了氢质子的进动频率ω等于γ乘以外加磁场强度(B_0)。其中,γ代表旋磁比(gyro-magnetic ratio),对于同一个磁性原子核来说,该值是一个常数。氢质子的旋磁比γ为2.67×10^8 rad/(s·T),rad表示弧度。ω一般用来表示角频率(angular frequency),指单位时间内变化的相角弧度值,在国际单位制中,角频率的单位是弧度每秒(rad/s)。由于角频率大家很少用,常规还是习惯用线频率(linear frequency)来描述频率变化。

线频率是单位时间内完成周期性变化的次数,是描述周期运动频繁程度的量,常用符号f表示。在国际单位制中,线频率的单位是每秒分之一(/s),用赫兹(Hz)来表示。

所以拉莫尔频率方程又可以写作:

$$f = \gamma^* \times B_0$$

f代表线频率,线频率和角频率之间的换算公式为:

$$\omega = 2\pi \times f$$

所以,旋磁比$\gamma^* = \gamma \div 2\pi = 42.577$ MHz/T。

该方程为磁共振中最重要的一个方程,我们可以发现氢质子和静磁场强度B_0是呈线性关系的,后面要讲的激发共振和这个息息相关。

对于已知的磁场强度,我们可以计算氢质子在不同场强下的进动频率。目前临床常用的磁共振静磁场强度一般为1.5 T和3.0 T。

1.5 T磁场中,氢质子的进动频率等于42.577 MHz/T × 1.5 T ≈ 63.87 MHz。

3.0 T磁场中,氢质子的进动频率等于42.577 MHz/T × 3.0 T ≈ 127.74 MHz。

四、人体在磁场中的感应信号

正常情况下,我们人体并不会自发地产生磁场或者带有磁性。但是由于我们身体中含有大量的氢质子,这些氢质子在静磁场环境下会产生规律的排布,感生出一个微弱的磁场。所以,当把我们人体置于外加磁场环境中时,我们人体会感生出一个磁场,但是大家注意这个磁场不是我们人体内部自发产生,而是通过外加磁场影响而产生的,因而我们把这个磁场称为感生磁场。

我们要是能够探测人体在外加磁场中的感生磁场,就可以获得相关人体的磁共振信号。根据法拉第的电磁感应定律,闭合电路切割磁场会产生电流。理论上可以用接收线圈(receiver coil)去探测人体中的感生磁场,接收线圈类似于一个闭合电路,而磁场切割电路会产生感应电流。通过探测电信号就能反映人体的感生磁场,从而探测人体的磁共振信号。然而,事实上却没有这么简单。因为人体在外加磁场环境中感生的磁场强度非常微弱,且与外加磁场方向相同。我们无法使用接收线圈在纵向方向上直接探测这个微弱的信号,如图1-3-7所示。

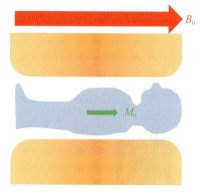

图1-3-7　人体在外加磁场中感生的磁场强度太微小,无法直接探测

如果人体感生的磁场方向和外加磁场方向不同或者相互垂直,则我们可以探测到其磁共振信号。这就涉及磁共振成像的第三个条件——共振及激发。

(李懋)

第四节　共振

1906年一支沙俄军队齐步走过圣彼得堡的一座桥。结果走到一半,桥塌了。事后对这个事故进行调查,发现桥本身的质量不存在任何问题,也没发现有人蓄意破坏。原来是因为士兵齐步走的步伐频率等于或者接近桥的固有频率形成共振,能量得以最大的传递,振幅迅速增大,于是桥被震垮了。这也是后来行军的时候,遇到过桥,都会换齐步走为便步走的原因。

一、共振现象

本节的内容我们介绍磁共振成像的第三个条件——共振。共振现象是普遍存在的一种物理现象,主要是指一个物理系统受到与其固有频率相同的振动环境中时,趋于从中吸收能量。简单来讲就是两个物体,固有频率相同,一个物体发生振动,则引起另一个物体也产生振动。共振的本质是能量传递。

如图1-4-1所示,不同颜色的音叉代表其声音频率(共振频率)不同,敲击红色的音叉,产生声音。而下方只有红色的音叉(颜色相同,代表共振频率相同)会发生振动,产生声音。

那么共振现象和我们的磁共振成像有什么关系呢?还记得前面我们讲过的,当我们把人体置于外加的磁场环境中,人体内杂乱无章的氢质子会按照一定规律排布,感生出一个微弱的宏观磁场。但是,这个磁场由于方向和外加磁场相同,并且磁场强度远远小于外加的磁场,所以我们无法探测出这个感生磁场的大小。

如果能够将人体氢质子感生的宏观磁化矢量方

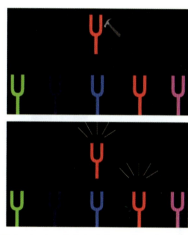

图1-4-1　声音频率相同,音叉产生共振

向偏转,与外加磁场成一个正交角度,则有办法探测这个磁场信号。

二、激发

电磁振动的传播是电磁波,共振的本质是能量传递,如果我们发射一个射频(radio frequency,RF)脉冲,且该射频脉冲的频率等于 B_0 磁场环境中的氢质子进动频率(即拉莫尔频率)。氢质子能够吸收能量,产生能量跃迁,该现象就叫做核磁共振。

磁场环境下氢质子吸收能量产生共振的关键因素在于射频脉冲的频率需要等于氢质子的进动频率。假设射频脉冲的频率为 ω_1,氢质子的进动频率用 ω_0 来表示,则磁共振产生的技术条件就是:$\omega_1 = \omega_0$。

RF脉冲本身就是一个电磁波,具有波的特性,其本身传播的过程也会产生一个磁场,我们把这个磁场称为射频场,用 B_1 表示,以区别于不变的外加磁场——B_0，即静磁场。

RF脉冲的能量和波长成反比，和频率成正比。临床常用的磁共振，静磁场范围在 0.2～3.0 T，RF脉冲的频率范围为 8.5 MHz(42.577 MHz/T × 0.2 T) ～127.7 MHz(42.577 MHz/T×3.0 T)。收

音机的调频(frequency modulation，FM)广播频率范围一般在 76～108 MHz(图 1-4-2)。和 RF 射频脉冲频率有很大的重叠范围，这就是磁共振机房为什么需要做严格的屏蔽，以避免外界的不相干电磁波干扰，产生图像伪影。

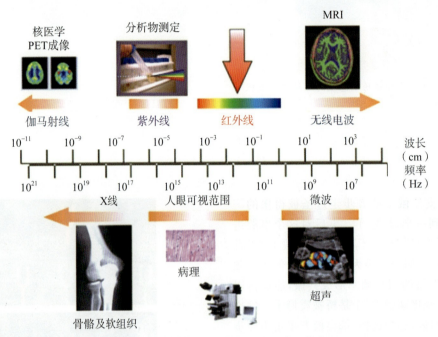

图 1-4-2　磁共振成像用到的 RF 脉冲频率范围

另外，与 X 线和 CT 检查相比，磁共振是没有电离辐射的。这也是因为激发人体的 RF 脉冲的频率波段，波长较长，属于非电离辐射。

当 RF 脉冲的频率等于氢质子的拉莫尔频率时，氢质子吸收能量，产生共振，这个过程又被叫做激发。

三、章动

从微观来看，当 RF 脉冲频率和氢质子的进动频率一致时，在 B_0 场中的氢质子吸收能量，低能级的氢质子获得能量后，跃迁到高能级。吸收的能量越多，则高能级氢质子数越来越多，低能级氢质子数越来越少，两者之间数目的差距减小(图 1-4-3)。

从宏观来看，高能级氢质子数越来越多后，当高、低能级氢质子数目相等时，则在 B_0 方向(即纵向上)，高、低能级感生的磁场强度刚好抵消，宏观磁化矢量在纵向上为 0。

RF 脉冲作用于氢质子产生激发的过程中，还可以使得氢质子在水平方向相位一致，即具有聚相(re-phase)的作用。这样在水平方向上，由于氢质子相位一致，则能够产生宏观的磁化矢量。

综合两个方向的效果，RF 脉冲把最初的宏观磁化矢量 M_0 逐渐翻转到水平方向上。

RF 脉冲持续的时间越长，则系统中氢质子吸收的能量越多，越来越多的氢质子获得能量跃迁到高能级，高、低能级氢质子数目逐渐缩小。当 RF 脉冲持续作用，系统继续获得能量时，则有可能高能级氢质子数反而大于低能级，甚至有可能所有氢质子均跃迁成为高能级。这个时候，宏观的磁化矢量方向有可能从原来的朝向 B_0 方向，变为和 B_0 方向相反，即纵向翻转了 180°。系统吸收能量后，宏观磁化矢量逐渐偏离 B_0 方向，其与 B_0 方向的夹角，我们把它叫做翻转角(flip angle)。

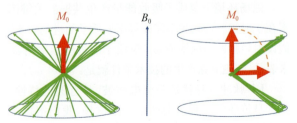

图 1-4-3　吸收能量后，高能级氢质子数越来越多

临床上常用翻转角大小来表示 RF 脉冲的能量或者描述 RF 脉冲的作用效果。$90°$ RF 脉冲表示能够使得宏观磁化矢量刚好翻转到水平方向,其水平方向分量这个时候是最大的,等于 M_0；$<90°$的 RF 脉冲,一般称为小角度脉冲,其不仅在水平方向存在磁化矢量分量,在纵向也有磁化矢量分量残留；$180°$ RF 脉冲表示能够使得宏观磁化矢量偏转到 $180°$,即磁化矢量从正向反转到负向,一般又把这种脉冲称为反转(inversion recovery,IR)脉冲。

但是,如果用这种量子力学模型来解释的话,则理论上当所有氢质子吸收足够能量,均跃迁到高能级时,也仅仅达到 $180°$翻转角的效果。实际上,在磁共振成像中,可能还存在 $270°$ RF 脉冲$\geqslant180°$的射频脉冲,那么这些脉冲是如何让系统偏转角$>180°$的呢?

如图 1-4-4 所示,我们先建立一个坐标系。Z 轴方向和外加磁场 B_0 方向一致,X、Y 垂直于 Z 轴方向。在没有 RF 脉冲作用之前,氢质子群在外加磁场 B_0 的环境中,绕着 B_0 方向进行进动(也就是绕着 Z 轴方向进动),宏观磁化矢量 M_0 和 Z 轴方向一致。当垂直于 Z 轴方向,如图 1-4-4 所示在 X 方向再施加 RF 脉冲,也就是再给一个 B_1 场时。如果 RF 脉冲的频率 $\omega_1=\omega_0$,则将产生共振现象,氢质子吸收能量。进动的氢质子同时受到了两个外加磁场的影响,氢质子群不仅绕着 Z 轴做旋转运动,还会绕着 B_1 方向做旋转运动(也就是绕着 X 轴做另一个方向的进动)。这种质子既绕着 Z 轴方向旋转,又绕着 X 轴方向旋转的运动,称为章动(nutation)。章动是质子同时在两个方向进动的宏观反应。

上述模型就是电磁模型。在 Z 轴方向,氢质子群的进动频率 $\omega_0=\gamma\times B_0$。在 X 轴方向,氢质子群的新的进动频率 $\omega_2=\gamma\times B_1$。$B_1$ 是由 RF 脉冲所产生的非常微弱的磁场,其磁场强度远远小于 B_0,所以氢质子在 Z 轴的进动频率 ω_0 远远大于在新的 X

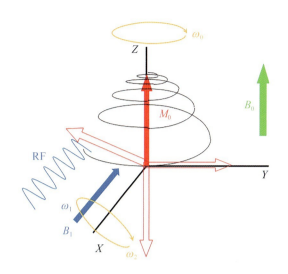

图 1-4-4　章动示意图

轴进动的频率 ω_2。这 3 个频率之间的关系是：$\omega_0=\omega_1\gg\omega_2$。这也是为什么将宏观磁化矢量翻转到水平面需要一些时间。由于 RF 脉冲产生 B_1 场,理论上如果脉冲持续时间长,氢质子群还可以绕着 X 轴方向旋转一周,所以这也是为什么会产生$>180°$翻转角的脉冲效果。

RF 脉冲的作用使得质子群还绕着 B_1 场进行旋转,而其绕着 B_1 场旋转的频率为 $\omega_2=\gamma\times B_1$。随着时间的推移,质子群绕着 B_1 场转动的角度(即翻转角)越大,从 $90°$、$180°$到 $270°$甚至 $360°$。翻转角(θ)是和 RF 脉冲产生的 B_1 场大小及脉冲持续时间(τ)相关的,其大小可用以下公式计算：

$$\theta=\omega_2\times\tau=\gamma\times B_1\times\tau$$

我们可以通过增加 τ 来达到控制翻转角的目的。而根据三角函数可知,翻转角为 θ 的 RF 脉冲,在水平方向的磁化矢量分量 $M_{XY}=M_0\times\sin\theta$。

(李懋)

第五节　磁共振信号及弛豫

通过施加和质子进动频率相同频率的 RF 脉冲,可以产生核磁共振现象,从而改变人体宏观磁化矢量方向,达到激发的目的。由于宏观磁化矢量和主磁场方向不同,我们可以通过接收线圈探测人体的磁共振信号。

不同磁场强度切割线圈产生不同的感应电流,

我们接收到的磁共振信号其实是一组电信号。既然是信号,就存在振幅(信号强度大小)、频率、相位等反映信号特征的参数。通过对这些特征参数的分析,可以解读磁共振信号里包含的信息。

一般来讲,信号又可以分为模拟信号和数字信号。

模拟信号（analog signal）是指信号的波形模拟着信息的变化而变化，其特征是随着时间变化，振幅是连续变化的，具有连续性（图1-5-1）。

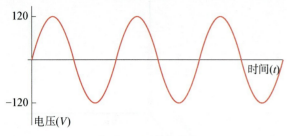

图1-5-1　模拟信号

数字信号（digital signal）是指采用有限的采样数值来反映信号波形随着时间的变化而变化，其特征是在时间上离散的，在振幅上也是离散的，具有不连续性（图1-5-2）。

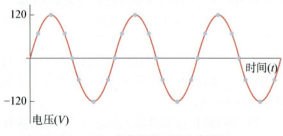

图1-5-2　数字信号（圆点为采样点）

数字信号其实就是通过在模拟信号上取有限的采样点来反映信号的变化。图1-5-2中，圆点为采样点，通过这些离散的点，可以看出信号随时间的变化趋势。因为模拟信号一般不能被计算机系统直接识别，所以我们必须要将模拟信号转换为数字信号进行采样。采样的数据越多，采样的间隔越小，则越能反映真实的模拟信号。

磁共振信号一般满足两个特征：周期性和指数衰减性。变化的磁场切割线圈产生感应电流，其磁场强度大小及方向随着时间变化，则产生的电信号也会随着时间而变化，其变化满足一定的频率，即周期性。而磁共振信号还会随着时间的推移逐渐衰减，其信号强度逐渐减弱。那么磁共振信号为什么会衰减呢？要了解这个，我们需要首先知道弛豫。

一、弛豫

自然界中的物体都遵循能量守恒定律，能量吸收的同时也伴随着能量的释放。RF脉冲激发人体的氢质子产生共振以后，氢质子吸收能量，部分低能级的氢质子跃迁到高能级。而同时高能级的氢质子也会对外释放能量，从不稳定的高能级状态返回到稳定的低能级稳态，这个过程就叫做弛豫（relaxation）。简单来说，弛豫就是自旋质子由激发状态恢复到平衡状态（也就是稳态）的过程。

在宏观磁化矢量恢复到平衡状态的过程中，我们又可以把这个弛豫过程分成相对独立的两个过程：纵向弛豫（longitudinal relaxation）和横向弛豫（transverse relaxation）。

（一）纵向弛豫

RF脉冲激发组织产生共振以后，宏观磁化矢量逐渐偏离原来的纵向方向，偏向水平方向，在纵向分量上，磁化矢量越来越小。而纵向弛豫则与之相反，类似于其逆过程。纵向弛豫又叫做自旋-晶格弛豫（spin-lattice relaxation），是指吸收了能量跃迁至高能级的氢质子将能量释放到其周围晶格中，恢复到低能级稳态的过程。简单来说，纵向弛豫代表宏观磁化矢量逐渐恢复到纵向（也就是M_0）的过程，用T1来表示。

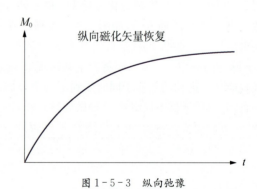

图1-5-3　纵向弛豫

如图1-5-3所示，纵向弛豫表现为一个逐渐递增的指数函数，随着时间的不同，恢复到纵向的磁化矢量也不同，其满足以下公式：

$$M_Z(t) = M_0 \times (1 - e^{-t/T1})$$

M_Z为t时刻纵向磁化矢量的分量，M_0为初始状态的宏观磁化矢量，e为自然底数，T1是纵向弛豫时间常数，代表纵向磁化矢量恢复到最初的63%所需的时间，单位一般是毫秒（ms）。

我们采用T1值来量化不同组织的纵向弛豫。纵向弛豫时间T1越短，代表纵向磁化矢量恢复得越快。不同组织的T1值是不同的，主要取决于组织的结构、温度及外加主磁场强度。所以，如果在温度和外加主磁场相同的情况下，T1值是组织的一个特征性参数。T1值越短，组织的纵向弛豫越快，恢复的纵向磁化矢量越大;T1值越长,组织的纵向弛豫越慢,恢复的纵向磁化矢量越小(图1-5-4)。

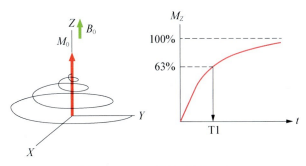

图1-5-4　纵向弛豫时间(ms)

磁场强度对T1值也有影响,一般情况下,外加磁场强度升高,组织的T1值也会延长(表1-5-1)。

表1-5-1　37℃下不同组织在1.5T及3.0T中的T1值

组织	1.5 T(ms)	3.0 T(ms)
脑灰质	920	1 200
脑白质	780	1 010
脑脊液	2 400	3 120
脂肪	252	292
血液	1 200	1 550
肝脏	500	641
骨骼肌	870	1 161

经过一个T1后,组织的纵向弛豫恢复到了原来状态的63%;而经过2个T1时间后,组织纵向弛豫大约恢复到87%;3个T1后,恢复到了95%;大约5个T1以后,组织的纵向磁化矢量能得到100%的恢复(图1-5-5)。

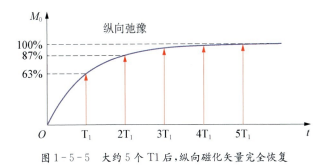

图1-5-5　大约5个T1后,纵向磁化矢量完全恢复

除了T1,我们还可以用纵向弛豫率R1来描述纵向弛豫能力。纵向弛豫时间T1和纵向弛豫率R1之间互为倒数关系。R1=1/T1或者 T1=1/R1。

组织的纵向弛豫过程越快,则R1值越大,T1值越小,反之亦然。

(二)横向弛豫

横向弛豫过程主要是描述发生在水平方向的磁化矢量的变化过程,该过程不涉及能量的交换,而是由于自旋质子之间自发的散相导致磁化矢量不断衰减,又叫自旋-自旋弛豫(spin-spin relaxation)。简单来说,横向弛豫代表水平方向上磁化矢量逐渐衰减的过程,用T2来表示。

如图1-5-6所示,横向弛豫表现为一个快速下降的指数函数,随着时间的不同,在水平方向的磁化矢量逐渐衰减,最后为0,其满足以下公式:

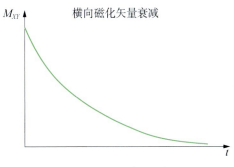

图1-5-6　横向弛豫

$$M_{XY}(t) = M_0 \times e^{-t/T2}$$

M_{XY}为t时刻水平方向的磁化矢量的分量,M_0为初始状态的宏观磁化矢量,e为自然底数,T2是横向弛豫时间常数,代表横向磁化矢量衰减为最大值的37%所需要的时间,单位一般是毫秒(ms)。

我们采用T2值来量化不同组织的横向弛豫。横向弛豫时间T2越短,代表横向磁化矢量衰减得越快,水平方向剩余的磁化矢量就越小,线圈探测到的磁共振信号越低;反之亦然。不同组织的T2值是不同的,T2值主要取决于组织的结构,是组织的一个特征性参数(图1-5-7)。一般固体物质及大分子组织的T2值比较短,液体(特别是纯水)的T2值比较长。外加主磁场强度大小对T2值的影响不大,随着磁场升高,部分组织的T2值可能会略有下降。

一般经过一个T2时间后,横向磁化矢量衰减到原来的37%;而经过两个T2时间,横向磁化矢量衰减了87%,水平方向仅剩余13%。大约5个T2以后,横向磁化矢量完全消失(图1-5-8)。

同R1一样,我们还可以用横向弛豫率R2来描述横向弛豫的能力。弛豫过程越快则代表弛豫率越

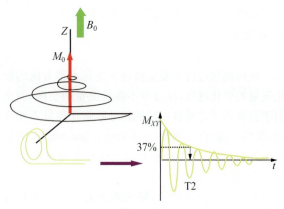

图 1-5-7 横向弛豫时间（T2）（ms）

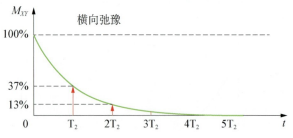

图 1-5-8 大约 5 个 T2 后，横向磁化矢量完全消失

高。横向弛豫时间 T2 和横向弛豫率 R2 之间也是互为倒数关系。R2＝1/T2 或者 T2＝1/R2。组织的横向弛豫过程越快，则 R2 值越大，T2 值越小，反之亦然。

（三）T2 与 T2*

磁共振探测的信号主要是横向磁化矢量，导致横向磁化矢量衰减的因素有哪些呢？

如图 1-5-9 所示，在水平方向，当 RF 脉冲作用的时候，所有质子的相位都是一致的，这个过程叫做聚相，这个时候横向磁化矢量最大。当 RF 脉冲停止作用时，弛豫过程开始，自旋质子相位逐渐不一致，导致散相（de-phase），横向磁化矢量开始衰减。有哪些因素会导致自旋质子之间的散相呢？主要有：①每个自旋质子周围的磁场环境有轻微的不同，且彼此相互影响，导致其进动频率有轻微不同，产生相位的差异（内在因素）；②外加主磁场本身在

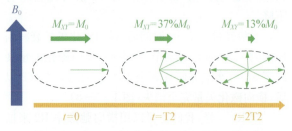

图 1-5-9 质子群失相位导致横向磁化矢量衰减

空间上不完全均匀，导致不同位置的质子其磁场环境不同，加速其进动频率差异导致相位分散（外在因素）。第一种原因是本身组织固有的，自旋与自旋相互影响导致的失相位，在这种情况下横向磁化矢量将按照以 T2 为特征值的指数函数衰减；第二种情况是外加磁场不均匀加大了质子之间的相位差，导致横向磁化矢量加速衰减。这种情况下横向磁化矢量的衰减就不满足 T2 衰减曲线，而是衰减得更快。我们把这种结合了组织本身特性和主磁场不均匀性导致的弛豫称为 T2* 或者 T2 star 弛豫，以区别单纯由于组织自身导致的横向弛豫 T2（图 1-5-10）。

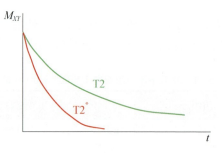

图 1-5-10 T2 弛豫 vs. T2* 弛豫

理论上来讲，如果主磁场是完全均匀的，在每个空间处的磁场强度都是完全一致的，则我们探测的磁共振信号是满足横向弛豫衰减的。实际情况是，我们无法拥有这么完美的空间磁场，主磁场在不同空间位置肯定存在着极小的差异。就是这些极其微小的差异，导致了横向磁化矢量的衰减速度更快。所以，T2*＜T2。另外，我们也可以通过人为在主磁场外再施加一些额外的梯度磁场加大磁场的差异，这样可以加速水平方向磁共振信号的衰减。空间饱和技术就是利用了这种原理。

（四）T1 值与 T2 值

这里需要大家注意，虽然纵向弛豫和横向弛豫是两个彼此独立的过程，但是他们几乎是同时发生的，没有先后顺序。

一般来讲，横向弛豫都远远快于纵向弛豫，也就是组织的 T1 值都远远大于其 T2 值。纵向弛豫是恢复过程，如同艰苦的爬山；而横向弛豫则是衰减过程，如同下山，所以恢复过程都比衰减过程慢得多。很多情况下，横向磁化矢量已经完全衰减而纵向磁化矢量尚未完全恢复，这种情况下，可以利用多个 RF 脉冲反复激发实现对信号的饱和达到抑制某种的信号。表 1-5-2 列出了常温下 1.5 T 中部分组织的 T1 值及 T2 值。

表1-5-2 不同组织在1.5T中的T1值和T2值

组织	T1值(ms)	T2值(ms)
液体	4 000	2 000
脑灰质	920	100
脑白质	780	90
脂肪	252	80
肝脏	500	45
肌肉	870	45
肌腱	400	5
蛋白质	250	0.1~1.0

二、磁共振信号

(一) 自由感应衰减信号

通过 RF 脉冲激发产生的磁共振信号,如果我们不做任何干预,任其"自生自灭"得到的磁共振信号叫做自由感应衰减(free induction delay, FID)信号,简称 FID 信号。

简单地回顾一下,我们是怎么得到磁共振信号的。首先是通过发射一个和人体内氢质子的进动频率相等的 RF 脉冲,激发人体内氢质子产生共振。将宏观的磁化矢量方向由纵向逐渐偏转到水平方向。在水平方向偏转的磁化矢量切割线圈产生感应电流,测量或者记录线圈中变化的电流或者电压,我们就能得到磁共振信号,如图1-5-11所示。

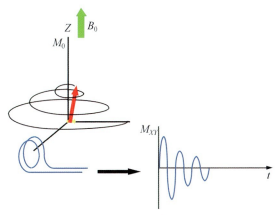

图1-5-11 FID信号产生示意图

这个 FID 信号到底是一个什么样的表现呢?我们知道在横向弛豫的过程中实际上就是信号衰减的过程,水平磁化矢量会以 $T2^*$ 为指数衰减,所以随着时间的变化,FID 信号越来越弱,最后消失。另一方

面,旋转的磁化矢量切割线圈产生信号,其具有周期性。所以,最后我们得到的信号是一个同时具有周期性和指数衰减性的函数。如图1-5-12所示。

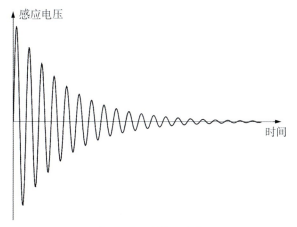

图1-5-12 FID信号表现

通过记录线圈中变化的电压,可以发现 FID 信号的变化。实际上我们在描述磁共振信号随着时间推移不断衰减时,我们经常采用类似包络线的形式来进行,如图1-5-13所示。

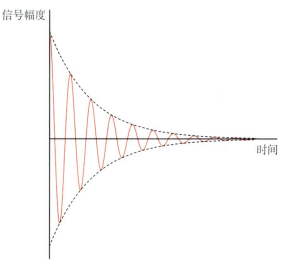

图1-5-13 FID信号,虚线表示信号的包络线

图1-5-13中,实线代表 FID 信号,而虚线则是其包络线。采用包络线形式反应磁共振信号比较简单明了。

(二) 自旋回波信号

实际上,在进行磁共振信号的采集过程中,我们经常人为地对信号进行"干预",不会任其自生自灭。原因在于:①FID 信号衰减得太快,很多时候我们还来不及对信号进行空间定位及编码,信号就已经完全消失；②FID信号受主磁场不均匀性影响，不能完全反映组织的 T2 弛豫特征。

为了在更加灵活的时间得到磁共振信号及削弱主磁场不均匀性对于磁共振信号的影响，临床中引入了自旋回波（spin echo，SE）信号。

早在 1950 年，哈恩（Erwin Hahn）就发表了论文阐明自旋回波信号的产生机制。自旋回波的原理是利用一个 180°射频脉冲，对平面内质子的相位进行重聚，达到产生磁共振信号的目的。

如图 1-5-14 所示。当 90° RF 脉冲将纵向磁化矢量从 Z 方向翻转到水平方向之后，此刻 $t=0$。在这一瞬间，所有质子的相位均一致，水平方向的磁化矢量最大，$M_{XY}=M_0$。随着时间的推移，各个质子之间由于 T2 弛豫以及主磁场不均匀导致相位不一致而产生散相。由于局部磁场的不均匀，质子在不同位置的进动频率是不同的。局部磁场越高，质子的进动频率越快。经过一定时间假设 τ 之后，在 1 号位置的质子进动频率最慢，2 号位置的进动频率比 1 号快，3 号位置的进动频率比 2 号快，4 号位置的质子进动频率最快。此时，施加一个 180°的 RF 脉冲，其作用刚好使得不同质子的位置在水平方向上发生了 180°翻转。此时跑得最慢的 1 号质子反而交换到了最前面，而跑得最快的 4 号质子则落在了最后面。再次经过同一相同的时间 τ 之后，也就是当 $t=2\tau$ 的时刻，刚好 4 个质子又回到了同一位置，自旋质子的相位重聚，产生了自旋回波信号。

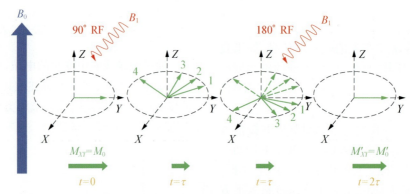

图 1-5-14　自旋回波信号产生原理示意图

从这里我们可以看出，90° RF 脉冲激发到时间 τ，自旋质子之间由于进动频率不同产生失相位作用，信号逐渐下降；而 180° RF 脉冲则使得自旋质子的位置发生镜像翻转；180° RF 脉冲以后，经过同样的时间 τ，自旋质子之间的位置刚好一致，磁共振信号最大，这时候得到的信号就是自旋回波信号。所以，我们可以把自旋回波信号产生分为两个部分：①90° RF 脉冲到 180° RF 脉冲之间，是散相过程；②180° RF 脉冲到信号产生，是聚相过程（图 1-5-15）。

这里需要大家注意的是，180° RF 脉冲可以产生自旋回波信号，抵消外部及主磁场不均匀性带来的自旋质子失相位效应。但是自旋回波信号本身也在逐渐衰减，经过 2τ 时间以后，质子相位完美重聚，产生自旋回波信号，但是这个信号强度 M_0' 是小于激发一瞬间初始信号 M_0 的。这是由于组织的固有 T2 弛豫造成的，这个是无法抵消的。

（三）梯度回波信号

RF 脉冲后，瞬间产生的磁共振信号叫做 FID 信

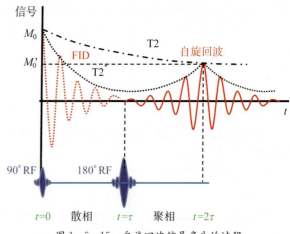

图 1-5-15　自旋回波信号产生的过程

号；而采用 180° RF 脉冲重聚后产生的信号叫做自旋回波信号。那么，如果我们又想延迟得到信号，而又不想采用 RF 脉冲，能否实现呢？

梯度回波（gradient echo）信号是另一类磁共振信号，大家可以把这个信号理解为"延迟的"FID 信号。为了得到这种信号，需要引入梯度磁场，人为地

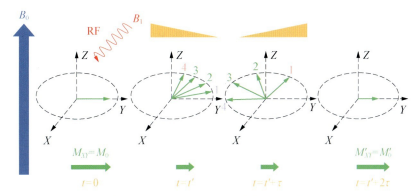

图 1-5-16　梯度回波信号产生原理示意图

造成磁场的不均匀性。

　　所谓的梯度（gradient）就是引入一组梯度磁场，使得对应的不同空间位置的磁场强度大小不同。图 1-5-16 解释了梯度回波信号是如何产生的。

　　射频脉冲激发后将磁化矢量翻转到水平方向产生信号。在这一瞬间，$t=0$ 时，所有质子的相位均一致，水平方向的磁化矢量最大，$M_{XY}=M_0$。随着时间的推移，各个质子之间由于 T2 弛豫以及主磁场不均匀导致相位不一致而产生散相。在 $t=t'$ 时刻，人为施加一个梯度磁场，导致磁场在空间位置上不均匀，左边磁场高，右边磁场低，这样图中位于最左边的 4 号质子进动频率最快，位于最右边的 1 号质子进动频率最慢。梯度作用一段时间 τ 后，各位置的质子由于进动频率不同，相位逐渐拉开。此时改变梯度场的方向，左边磁场低，右边磁场高，这时位于最左边的 4 号质子进动频率最慢，而位于右边的 1 号质子进动频率最快。经过同样的时间 τ，1 号质子追上 4 号质子，各质子的相位再次重聚产生梯度回波信号。

　　如图 1-5-17 所示，射频脉冲激发后，立即产生了 FID 信号。这时我们先不采集这个信号，而是

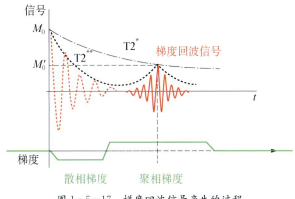

图 1-5-17　梯度回波信号产生的过程

在信号的读出方向施加一个梯度磁场，这个梯度磁场叠加在主磁场 B_0 上，使得不同位置的质子所处的磁场强度大小不同。由于磁场不均匀，则不同位置质子的进动频率不一致，导致质子之间的相位差加大，加速了质子的失相位过程，以 $T2^{**}$ 表示信号加速衰减。我们把这个梯度场叫做散相位梯度（dephasing gradient）。经过一段时间以后，改变梯度磁场的方向，使得空间位置叠加的磁场强度正好相反。原来进动频率快的质子，由于梯度磁场的变化，进动频率变慢；而原来进动频率慢的质子，则变快。经过相同的时间以后，跑得快的质子逐渐追上跑得慢的质子，不同质子之间相位趋于一致，产生信号。我们把施加的第二个梯度磁场叫做聚相位梯度（rephasing gradient），它的作用是补偿第一个梯度场的散相位作用，使得在需要的时候对质子的相位进行重聚，产生信号。

　　需要注意的是，人为施加的两个梯度磁场（散相位梯度场和聚相位梯度场），经过同样的时间以后，可以使得质子重聚。但是，本身主磁场也存在微弱的不均匀，而这种不均匀，并没有得到补偿。所以，梯度回波信号是以 $T2^*$ 为指数衰减的信号。而自旋回波信号由于有 180° RF 脉冲，使得质子的位置进行了镜像交换，纠正了主磁场不均匀性导致的信号衰减，所以自旋回波信号是以 T2 为指数衰减的信号。这是梯度回波信号和自旋回波信号最大的区别。

（四）总结

　　磁共振成像的前提是必须要产生磁共振信号，而磁共振信号的产生又离不开几个关键条件：核（磁性原子核）、磁（外加磁场）、射频（射频脉冲）。还需要对信号进行空间定位，又需要一个梯度磁场作为空间定位的工具。所以，磁共振信号的形成需要

射频脉冲、梯度场切换,而正是这些物理程序的不同形成了不同的磁共振信号(表1-5-3)。

表1-5-3 不同磁共振信号的形成机制

	射频脉冲		梯度场切换
	激发脉冲	重聚脉冲	
FID信号	使用	/	/
自旋回波信号	使用	使用	使用
梯度回波信号	使用	/	使用
杂合信号	使用	使用	使用

由表1-5-3可知,磁共振信号形成的最基本条件是需要有射频脉冲。根据射频脉冲的作用,我们可以把它分为激发脉冲和重聚脉冲。比如,在自旋回波信号中,第一个90°的射频脉冲作用是使氢质子产生共振,激发信号,所以一般把这个脉冲叫激发脉冲;而第二个180°射频脉冲,其作用是使水平方向上氢质子之间的相位进行重聚,所以这个脉冲称为重聚脉冲。由于自旋回波信号需要进行空间定位,也用到了梯度场的切换来进行频率编码,方便定位。自旋回波信号和梯度回波信号的主要区别是是否采用重聚脉冲来形成信号。

另外,在有些情况下,同时采用了多个重聚脉冲和多次梯度场切换,还能形成既有自旋回波信号又有梯度回波信号的复杂情况,后面的序列部分中我们会介绍这种序列及其临床应用。

(李懋)

第六节 空间定位

前面一部分我们介绍了弛豫及磁共振信号的产生,那么是不是系统接收了磁共振信号就结束了呢?

当然不是,系统接收了磁共振信号后,我们只得到了一个磁共振信号。这个信号对于解读人体信息是远远不够的。人体中的所有氢质子处于相同的外加磁场环境中,这些氢质子的进动频率是相同的。发射一个射频脉冲激发所有人体内的氢质子,产生的磁共振信号,这个信号来自人体所有氢质子,这样我们就无法区分不同空间位置的氢质子贡献的信号大小,也就无法达到影像成像的目的。要得到我们需要的影像图像,必须要求图像的空间信息和解剖关系一一对应。这里就涉及如何对磁共振信号进行空间定位了。

一、梯度系统

所谓的梯度实际上是指在空间方向上满足某种数学规律的线性变化。而具体到磁共振中,人们引入了梯度系统来对磁共振信号进行空间定位。梯度系统主要由梯度线圈、梯度放大器、模数转换器、梯度控制器等组成,主要的作用是产生成像所需要的梯度磁场。利用梯度磁场的切换可以形成梯度回波信号,梯度磁场的主要用途在于对磁共振信号进行空间定位。

要得到临床可以使用的影像信息图像,我们需要把磁共振信号重建为一层一层的断层图像,并且每一层图像中各个像素中的空间位置要和实际的人体解剖结构一一对应。这就需要对磁共振信号进行三维的空间编码,分别是 X、Y、Z。梯度磁场能将这种空间位置信号和磁场大小一一对应起来。通过在梯度线圈中通过不同大小及方向的电流,可以控制梯度磁场的大小和方向。磁共振系统中主要有3对梯度线圈,分别可以在3个方向产生梯度磁场(图1-6-1),另外不同梯度线圈可以组合使用,产生任意方向的梯度磁场,这也是为什么磁共振可以进行任意方向扫描的基础。

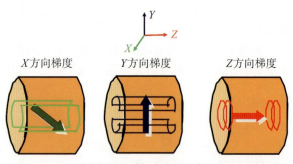

图1-6-1 磁共振的3对梯度线圈形成3个方向的梯度

如图1-6-1所示,磁共振系统中有3对梯度线圈,分别可以在3个方向形成梯度,分别是 X、Y、Z。Z轴梯度场和主磁场方向平行,也就是磁体的长轴方向或者是人体仰卧位睡在检查床的头足方向;X轴梯度方向和主磁场方向垂直,代表左右方向;Y轴梯度方向也和主磁场方向垂直,是前后方向。

通过改变叠加在主磁场上的梯度磁场大小来改变磁共振系统成像空间各点的磁场强度,这样不同位置的质子由于在磁共振系统中磁场强度不同,根据拉莫尔方程:$\omega = \gamma \times B'$,此时质子所在空间位置的磁场强度大小 B' 并不等于静磁场强度 B_0,还要考虑梯度磁场 ΔB,即 $B' = B_0 + \Delta B$。不同空间位置 ΔB 并不相同,所以质子的进动频率也不同,这样就可以通过进动频率来区分不同空间位置的质子。

图 1-6-2 是 Z 轴梯度场的形成示意图。在 Z 轴方向即头足方向:足侧($-Z$ 位置)的梯度磁场方向和主磁场方向相反,大小为 $-10\,mT$;头侧($+Z$ 位置)的梯度磁场方向和主磁场相同,大小为 $10\,mT$;从 $-Z$ 到 $+Z$ 方向,梯度磁场强度依次增加;在磁体中心位置(0 位置),梯度磁场强度为 0。主磁场 B_0 是均匀磁场,其强度和大小都不变,本例中为 1.5 T。那么质子在 $-Z$ 点位置所处的磁场大小为 $1.5\,T - 10\,mT$,质子在 0 点位置所处的磁场为 1.5 T,质子在 $+Z$ 点位置所处的磁场大小为 $1.5\,T + 10\,mT$。从 $-Z$ 到 $+Z$,不同位置的质子其所处磁场强度不同,而且满足一个线性关系。通过质子的进动频率不同,可以得知质子所在的空间位置。

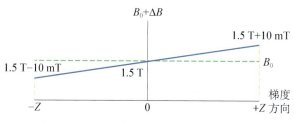

图 1-6-2 不同空间位置对应不同的梯度磁场

梯度磁场的引入,形成了几何空间位置上磁场的不均匀性。磁场越不均匀,质子在水平方向散相速度越快,则磁共振信号衰减得越迅速。并且,磁共振信号的下降和梯度磁场的大小呈正相关。同样的条件下,不施加梯度磁场时得到的磁共振信号最高;随着梯度磁场的增加,磁共振信号下降越明显。

综上所述,梯度磁场作用主要产生两种效益:①使不同空间位置的质子进动频率产生差异,且质子进动频率的不同和梯度磁场的大小及组合相关;②加速平面内质子的失相位过程,导致磁共振信号下降,且信号的衰减程度和梯度磁场大小呈正相关。

二、层方向定位

磁共振作为影像成像技术和 CT 类似,大部分情况下是采用断层的扫描技术。那么首先需要精准地进行切层,也就是层面选择。

(一) 层面选择

断层扫描的第一步是选择层面,借助于梯度系统,我们可以精准地选择扫描层面的方向、扫描层面的位置及扫描层面的厚度。

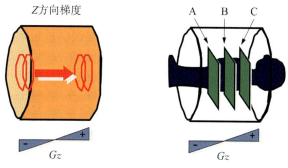

图 1-6-3 层面选择示意图

以横轴位扫描为例,如图 1-6-3 所示,Z 轴梯度线圈打开,形成一个从脚到头依次线性增大的梯度磁场。被检查者进入扫描孔,足侧的磁场最低,头侧的磁场最高,如图 A、B、C 三个不同层面所处的磁场大小依次增加。根据拉莫尔方程:$\omega_A < \omega_B < \omega_C$。需要选择哪一层,则 RF 脉冲的频率 ω_1 和该层所对应的拉莫尔进动频率相等即可。比如,$\omega_1 = \omega_A$,则只有 A 这个位置的这层氢质子被激发产生信号。

(二) 扫描层面方向

MR 可以任意方位切层。除了横轴位扫描,还可以进行矢状位、冠状位扫描。当几对梯度线圈同时开启,组合使用,可以达到任意斜位选层的效果(图 1-6-4)。

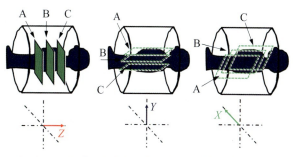

图 1-6-4 X、Y、Z 三个方向梯度可以进行三个方向选层,组合使用则可以进行任意方向选层

(三) 扫描层厚

理想情况下,我们希望影像扫描是断面成像,一次激发一个没有厚度的断面。但是实际上,无论是 CT 还是 MRI 都是断层成像,扫描的层面是有一定厚度的,这个层面厚度我们把它叫做层厚。扫描的层厚是由哪些因素决定的呢?

首先和射频脉冲的带宽有关(图 1-6-5)。我们知道在 1.5 T 的磁共振中,根据拉莫尔方程,氢质子的进动频率为 42.577 MHz/T × 1.5 T ≈ 64 MHz。射频脉冲的频率如果刚好为 64 MHz,则可以激发氢质子产生共振。然而再理想的射频脉冲其频率也不可能是单一一个,实际情况是射频脉冲的频率是在一个范围内,我们把射频脉冲的频率范围称为带宽。比如,射频脉冲的频率范围为 63.5~64.5 MHz,它的带宽则为 64.5 MHz − 63.5 MHz = 1 MHz。在有梯度磁场存在的情况下,空间中不同位置的磁场强度不同,则有一定带宽的射频脉冲会激发相应空间范围内进动频率的质子。

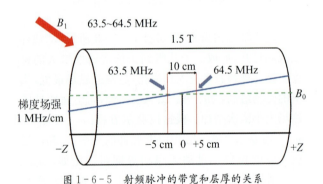

图 1-6-5　射频脉冲的带宽和层厚的关系

由图 1-6-5 可知,扫描层厚可以和射频脉冲带宽相关,其他条件不变:射频脉冲的带宽越大,扫描层厚越厚;反之亦然。

其次,梯度场的大小也会影响扫描层厚(图 1-6-6)。其他条件不变:梯度场增大,扫描层厚越薄;梯度场减小,则扫描层厚越厚。

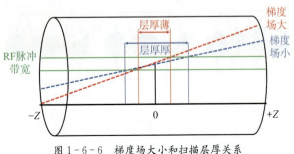

图 1-6-6　梯度场大小和扫描层厚关系

如图 1-6-6 所示,红色虚线可以观察到梯度变化比较陡峭,代表梯度场大,蓝色虚线可见梯度变化稍微平缓,表示梯度场小。在射频脉冲带宽相同的情况下,梯度场大的红色虚线得到的扫描层厚更薄,梯度场小的蓝色虚线得到的扫描层厚更厚。所以对于一台磁共振系统,其梯度系统性能还会决定机器扫描的最薄层厚。

另外,在有些情况下,同时采用了多个重聚脉冲和多次梯度场切换,还能形成既有自旋回波信号又有梯度回波信号的复杂情况,后面的序列部分中我们会介绍这种序列及其临床应用。

三、平面内定位

在完成选层和层面间定位后,我们可以区分不同断面的空间位置,层面选择梯度已经实现了第一个维度的体素定位。但是我们还是无法区分这个二维平面内的空间质子信息。下一步要做的就是在这个选定的平面内进行像素的空间定位。

和层面选择类似,对于一个二维平面,理论上也可以通过在平面内的不同方向施加梯度磁场进行空间编码和定位。不过需要注意的是,由于一个平面有两个维度(即两个方向),如果同时在两个方向施加梯度磁场进行编码,两个方向的梯度磁场相互作用,则会造成编码紊乱,无法精准地确定像素的空间位置(图 1-6-7)。

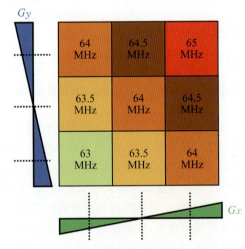

图 1-6-7　两个方向同时施加梯度造成编码紊乱

如图 1-6-7 所示,假设经过了层面选择梯度在层面方向(即 Z 方向)首先激发了一个层面。这个时候就将一个三维容积面先切成了二维平面。下一步是在这个二维平面内进行质子的空间定位。如果同时在这个层面的两个方向（X 方向和 Y 方向）同时施加梯度磁场进行编码，如图在这个 3×3 的矩阵中，由于质子所处的磁场强度是静磁场 B_0 及两个方向梯度磁场的叠加，则在这个矩阵中，不同空间位置的质子进动频率并不与空间一一对应，还可能造成编码紊乱（不同空间位置的质子进动频率相同）。所以，在对这个平面进行空间定位的时候，理论上不能同时开启两个方向的梯度磁场。

对于这个二维平面的定位，应该分别在两个方向进行编码来确定体素的空间位置。习惯上我们把一个方向称为频率编码方向，对应的另一个方向称为相位编码方向。

（一）频率编码

通过施加梯度磁场产生线性空间位置上质子的进动频率的区别，从而达到空间定位的目的在层面选择方向已经实现了。探测质子的进动频率是最直接区别质子空间位置的方法。

在磁共振系统采集信号时，通过在某一个方向施加梯度磁场，可以使改方向的质子进动频率和其一维空间位置一一对应。读出信号频率差异则可以识别该方向质子的空间位置。

如图 1-6-8 所示，假设其中一个方向为频率编码方向，在信号采集时同时开启该方向的梯度场 Gx（频率编码梯度）。在这个二维平面内有 3×3 个像素，在频率编码方向由于施加了频率编码梯度场，导致该方向的 3 列自旋质子的进动频率不同，系统可以通过解析出磁共振信号中不同的频率和该方向质子的空间位置一一对应。图 1-6-8 中，系统可以识别采集的信号中包含 3 个频率，则能够确定在

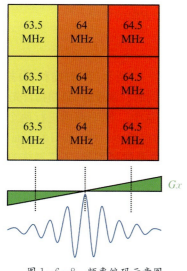

图 1-6-8 频率编码示意图

频率编码方向有 3 个列信息及其空间位置（图中不同颜色表示）。

在进行磁共振信号采集的过程中，同时开启频率编码梯度，频率编码方向有多少个质子则会采集多少个不同频率。举个例子，采集一幅矩阵为 512×512 的图像，则每次采集的磁共振信号中包含 512 个质子进动频率。采集完信号后，通过傅立叶变换，系统可以区分这 512 个频率。

（二）相位编码

完成了一个方向的空间定位后，还剩下另外一个方向。这个方向是如何定位的呢？

不能同时在两个方向都开启梯度磁场进行编码。那么频率编码是在信号采集的过程中打开的，另一个方向的编码就必须要在信号采集前完成。

梯度磁场导致空间位置的质子进动频率不同，除了进动频率不同，经过一定时间后，由于质子的进动频率不同，其相位也会存在差异。我们就可以利用不同位置质子的相位差异来进行空间定位。

要怎么理解相位呢？其实可以用钟表进行类比：假设时针、分针、秒针代表不同的质子，初始位置是相同的；如果他们走的一样快（类似于进动频率相同），则经过一定时间，这三个针的位置是一样的；如果他们走的不同（秒针 60 s 走一圈、分针 60 min 走一圈、时针 12 h 走一圈，类似于进动频率不同），则经过一定时间后，这 3 个针的位置是不同的，就代表其相位不同。

如图 1-6-9 所示，同样还是 3×3 个像素的二维平面。在信号采集前，先打开另一个方向的梯度磁场 Gy 作为相位编码梯度。在 $t=0$，也就是相位编码梯度刚开启的时候，该方向 3 行的质子由于进动频率相同，其相位也一致。当相位编码梯度开始后，3 行的质子进动频率产生差异。经过一定的时间 τ，3 行质子的相位不同。

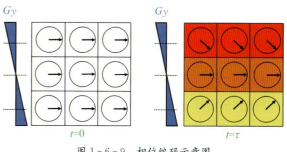

图 1-6-9 相位编码示意图

由于两个方向梯度不能同时开启，在信号采集之前，需要关闭相位编码梯度。当相位编码梯度关

闭后,在相位编码方向上,各行的质子进动频率又恢复一致,但是前面产生的相位差得以保留,采集到的磁共振信号就具有了不同的相位。

(三) 编码步骤

如图1-6-10所示,通过相位编码和频率编码对一个二维图像进动空间定位:在频率编码方向,每个像素的频率不同;在相位编码方向,每个像素的相位不同。

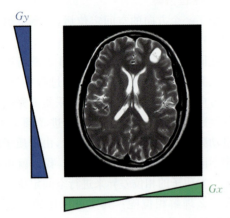

图1-6-10　通过相位编码和频率编码实现平面内的定位

实际上没有这么简单,在信号采集的时候,系统可以通过傅立叶变换解析出信号中的不同频率信息,但是对于相位则要更加复杂。

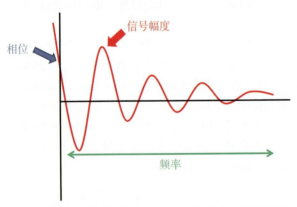

图1-6-11　磁共振信号主要包含了频率、相位及振幅等信息

磁共振信号主要包括频率、相位和振幅(图1-6-12)。一次相位编码、一次频率编码只能得到一个磁共振信号,其中频率相同而相位不同的信号叠加最终只能有一个相位信息。所以,仅仅一次相位编码采集的信号是不够的。

要完成整个层面的定位,理论上需要进行多次相位编码,相位编码方向有多少个矩阵,就需要重复多少次。而每次为了得到质子之间不同的相位差

异,需要调整相位编码梯度大小。比如一个矩阵为256×256的图像,需要重复256次相位编码,每一次相位编码梯度场的大小会进动调整,而频率编码梯度则可以保持不变。这样进行了256次信号采集,得到了256个相位不同的信号,每一个信号就包含了256个频率信息,通过对这些信号进行解析,可以将256个像素的空间位置一一对应。

实际的信号编码中,可以以中间为对称,改变相位编码梯度的方向,由最高逐渐变小到零,然后再反方向依次增大,如图1-6-12所示。

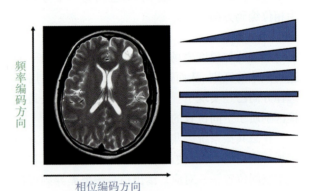

图1-6-12　相位编码梯度的变化

另外,本文中为了方便大家理解,将标准坐标系和梯度编码方向一一对应。实际上严谨起见,应该以 Gs(slice)来表示层面选择梯度, $G\phi$(ϕ代表相位角度)来表示相位编码梯度, Gf(frequency)或者 Gm(measure)来表示频率编码梯度。如果刚好进行一个头颅横断面扫描,不打任何角度,则选层梯度 $Gs = Gz$,相位编码梯度 $G\phi = Gy$,频率编码梯度 $Gf = Gx$。但是这种情况并不多见,所以应该用 Gs、 Gf、 $G\phi$ 来表示3个方向的梯度。

四、3D扫描的空间定位

如图1-6-13所示,2D扫描和3D扫描的空间定位是完全不同的。常规的2D扫描首先进行选层,然后在选择的这个二维平面内进行两个方向的编码,达到体素和位置一一对应的目的。而3D扫描则完全不同,最主要的区别是,不需要先进行层面选择,直接发射一个带宽比较宽的硬脉冲激发成像容积,然后在这个容积进行3个方向的编码。其中,层间方向也采用相位编码,需要重建多少层则进行多少次相位编码。层面内的编码和2D扫描大体相同。这样,3D扫描就有两个方向是相位编码方向。

简单来讲,2D扫描,先选层激发,再进行层面内

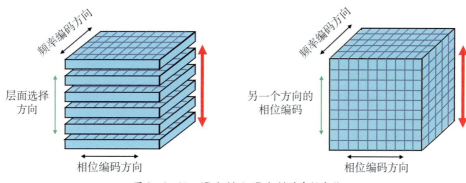

图 1-6-13　2D 扫描及 3D 扫描的空间定位

编码;3D 扫描,先激发,再进行 3 个方向编码。如扫描 30 层图像,成像矩阵为 256×256。2D 扫描中,首先进行层面选择,然后在平面内进行空间定位,由于成像矩阵为 256×256,则每次采集的信号包含有 256 个频率,需要重复 256 次相位编码。3D 扫描则直接激发成像容积,由于需要完成 30 层,则层面方向需要重复 30 次相位编码,而层面内需要重复 256 次相位编码,总的相位编码次数为 30×256=7 680,每次采集的信号同样包含 256 个频率。这也是为什么大部分 3D 扫描时间远远大于 2D 扫描的原因,因为 3D 扫描的相位编码次数需要更多。

(李懋)

第七节　K 空间

对于任何一种影像设备,完成影像图像都需要经过几个步骤:图像信息采集→空间定位→图像重建→形成图像。所以,系统需要将采集得到的数据运用各种算法进行图像重建,最终才能形成临床读片所需要的磁共振图像。

具体的图像重建算法比较复杂,我们不需要掌握繁杂的数据公式和重建细节,但是为了更好地理解磁共振图像,有一个概念是应该掌握的,那就是 K 空间。

一、K 空间的基本概念

K 空间(K-space)是一个抽象的数学概念,是磁共振中很重要的一个特征词汇。磁共振信号被系统采集,经过数字转换后成为数字信息被存储在一个临时的空间,这个空间就是 K 空间。当带有空间定位编码信息的磁共振信号原始数据填充完 K 空间,再对 K 空间的数据进行傅立叶变换,就得到了 MR 图像数据,即重建出磁共振图像。K 空间其实就是一个储存磁共振原始数据的空间,又叫做傅立叶空间。

如图 1-7-1 所示,采集到的磁共振信号经过 A/D 模数转换成为数字信号填充到 K 空间,K 空间的数据经过傅立叶变换(Fourier transform,FT)重建为磁共振图像。注意图中第二个箭头是双向的,就代表从 K 空间经过 FT 可以形成图像,同样从

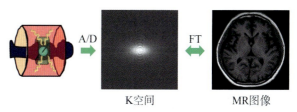

图 1-7-1　磁共振图像的重建

MR 图像经过 FT 也可以回到 K 空间。

傅立叶变换是一种数学运算,本质上就是将一个空间域函数转换为频率域函数。系统采集到的磁共振信号由于经过了频率编码,包含不同的频率成分。而傅立叶变换则能将一个复杂信号中的不同频率解析出来。

K 空间里的原始数据其实就是一组频率数据。

图 1-7-2 是一个 K 空间的示意图。在 K 空间

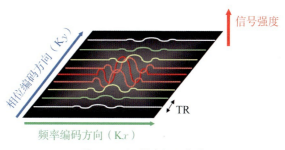

图 1-7-2　K 空间示意图

中具有 3 个分量信息。Kx 代表频率编码方向,Ky 代表相位编码方向,信号的振幅代表信号强度。Kx 和 Ky 共同组成了 K 空间的二维平面的两个正交方向。每采集一次磁共振信号,得到一条类似图中的线,我们把这条线称为相位编码线或者 K 空间线。采集一次磁共振信号,得到一条相位编码线,这条相位编码线包含了多个频率信息和一个相位信息,沿着相位编码方向填充。相位编码方向 Ky 有多少个,就需要采集多少次磁共振信号,完成所有的相位编码步数的采集,则完成 K 空间的填充,一幅 MR 图像就可以重建出来。相位编码方向上每一步的间隔就是重复时间 TR。

频率编码数目(采样点数)决定了相位编码线的长度(也就是有多少个频率信息);而相位编码数据决定了需要重复采集多少次。所以,K 空间矩阵的大小由频率编码方向的采样数 Kx 和相位编码步数 Ky 决定。

另外,一条 K 空间线的振幅大小代表信号强度,反映在图像中就是灰度大小。

二、K 空间的基本特性

在 K 空间中,根据相位编码的特征及对图像的影响,把 K 空间数据分为低频数据和高频数据。低频数据储存于 K 空间中心,这是由于在采集信号之前,相位编码梯度场很小(或者没有使用相位编码梯度),相位编码梯度造成的质子群失相位程度低,得到的信号高。高频数据填充于 K 空间周边,由于在采集信号之前,相位编码梯度场增高,导致质子群失相位程度高,信号衰减迅速,得到的信号低。

越靠近 K 空间周边,相位编码梯度场越大,得到的磁共振信号越低。越靠近 K 空间中心,相位编码梯度场越弱,得到的磁共振信号越高。我们把刚好填充 K 空间正中心位置的 K 空间线(Ky=0)称为 K₀,这时相当于相位编码梯度没有启用,得到的磁共振信号是最强的(图 1-7-3)。

K 空间中低频数据和高频数据特点不同,其重建后对图像的影响也不同(图 1-7-4)。

K 空间中心部分的低频数据主要决定图像的对比度和信噪比。

K 空间周边部分的高频数据主要决定图像的解剖细节和空间分辨率。

一个完整的 K 空间,同时包含中心低频数据和周边高频数据,经过傅立叶变换,得到一幅正常的 MR 图像;只提取 K 空间中心的数据进行图像重建,

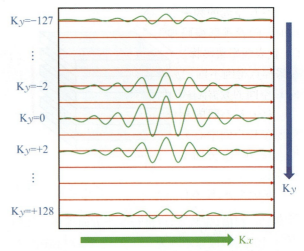

图 1-7-3 K 空间不同位置的信号特点

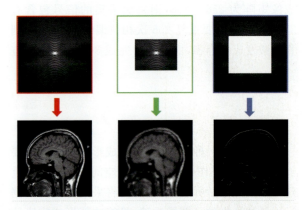

图 1-7-4 K 空间不同部分信号对图像的影响

得到的 MR 图像具有良好的组织对比度,但是解剖细节非常模糊,空间分辨率太低;只采用 K 空间周边的数据进行图像重建,得到的 MR 图像能够隐约观察到结构层次,解剖轮廓,但是组织对比度很差,信噪比低。

K 空间的另一个特征就是对称性(图 1-7-5),包括 Kx 的对称、Ky 的对称以及整体的共轭对称。

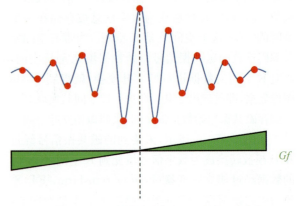

图 1-7-5 K 空间的频率编码方向 Kx 对称性

在 K 空间的频率编码方向 Kx,信号采集过程同时伴随着频率编码梯度的施加。如图 1-7-5,Gf 代表频率编码梯度,小圆点表示数据采样点,每个采样点得到不同的频率信息,可以看出在 Kx 方向 K 空间的数据是具有镜像对称性的。

对于 K 空间的相位编码方向 Ky,相位编码梯度场在 K 空间中心为 0,在两边依次沿相反方向递增,因此在 Ky 方向 K 空间的数据也是具有镜像对称性的。

除此之外,K 空间还具有共轭对称的特性。如图 1-7-6 所示,把 K 空间分为 4 个象限,斜对角象限的信息是对称的,图中 A 点和 B 点的信息完全相同,如果知道 A 点的信息,就可以通过数学的方法计算出 B 点。

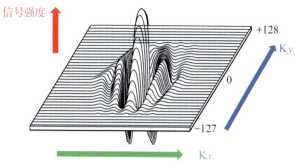

图 1-7-7 K 空间模拟示意图

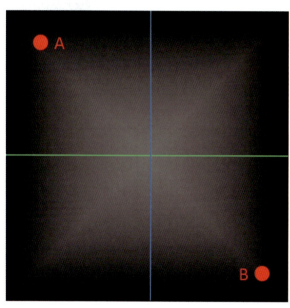

图 1-7-6 K 空间的共轭对称

综上所述,K 空间具有左右对称(Kx 方向)、上下对称(Ky 方向)及共轭对称(斜对角线方向)的特点。理论上,只用采集 1/4K 空间的数据,就可以利用这种对称特性计算出其他的数据。然而实际上由于 K 空间中心部分数据非常重要,所以 K 空间中心的数据是不能被省略的。这也是磁共振部分快速成像技术的理论基础。

K 空间阵列中的每一个点并不是与重建的 MR 图像中每一个矩阵一一对应的。因为采集信号之前,射频脉冲是把整幅图像的质子都激发了,K 空间中每一个点同时具有相位信息、频率信息及信号强度,是包含了所有图像信息的(图 1-7-7)。

K 空间的基本特征:①K 空间中每一个点都包含了整幅图像的信息,K 空间中阵列并不与重建后的 MR 图像像素一一对应;②K 空间不同位置的数据对于图像的影响不同:中心部分低频信息主要决定图像的对比度及信噪比;周边部分高频信息主要决定图像的解剖细节;③K 空间具有共轭对称的特性,并且在 Kx 和 Ky 方向也呈镜像对称表现。

三、K 空间的不同填充方式

K 空间有不同的填充方式,主要反映在其填充顺序和填充轨迹上。不同的填充方式会影响到图像的重建效果。

不同的 K 空间填充顺序主要影响图像的对比度,根据填充顺序不同,主要分为 K 空间线性填充(顺序填充)、K 空间中心优先填充。

如图 1-7-8 所示,假设完成一幅图像采集需要填满 13 条相位编码线。采用 K 空间线性填充,K 空间填充顺序如图蓝色箭头所示,先从一侧 Ky = min 开始,采集时间一半时刚好填充到 K 空间中心处 K$_0$,然后向另一侧填充,最后到 Ky = max。假设采集时间为 100 ms,采用线性填充,则采集时间一半(50 ms)刚好填充到 K 空间中心,这个时间决定图像

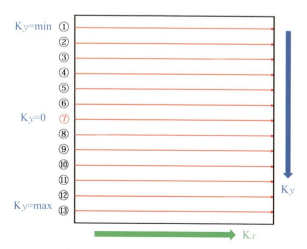

图 1-7-8 K 空间线性填充(顺序填充)

对比度的时间就是 50 ms。

同样还是假设完成一幅图像采集需要填满 13 条相位编码线。采用 K 空间中心优先填充，K 空间填充顺序如图 1-7-9 蓝色箭头所示，一开始采集的信号就填充到 K 空间中心，然后依次向周边逐渐填充。这样一开始采集信号的时间就是决定图像对比度的时间，在增强血管成像中，一般会采用这种填充顺序。

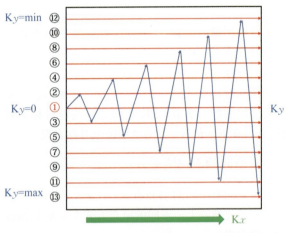

图 1-7-9　K 空间中心优先填充

K 空间填充轨迹是指完成 K 空间数据收集所经历的路径。根据 K 空间填充轨迹不同大体可以将其分为两类：笛卡尔逐行轨迹填充和非笛卡尔轨迹填充。

笛卡尔逐行轨迹填充就是非常传统的 K 空间填充轨迹，采集一次信号，填充一条相位编码线，一行一行填充直至填满。

非笛卡尔轨迹填充则不遵循这个规则，K 空间的填充并不是逐行完成的。非笛卡尔填充方式主要包括：放射状填充（Radial）、迂回轨迹（Zig-Zag）、风车（MultiVane）、刀锋（Blade）、螺旋桨（Propeller）、螺旋填充（Spiral）。

如图 1-7-10 所示，最左边的为笛卡尔逐行填充轨迹（Cartesian）；第二个是放射状填充，该方式和 Cartesian 有所不同，先从 K 空间中心开始填充，一行填充完后，K 空间轨迹不是移动到下一行，而是围绕着中心圆点做一个轮辐运动，改变相位编码方向

则 K 空间轨迹会旋转角度，依次旋转填充完整个 K 空间，放射状轨迹其 K 空间平面是圆形的。风车填充方式，这种方法其实类似于结合了笛卡尔和放射状填充。刚开始先逐行填充几行 K 空间数据，然后围绕中心进行轮辐运动，旋转一个角度，再填充几行，依次填充完。这种轨迹类似于螺旋桨的叶片（有厚度）围绕中心做旋转或者类似于风车扇叶旋转。所以这种填充方式又被称为螺旋桨填充或者风车填充。螺旋填充采用轨迹也是从 K 空间中心开始，不同之处在于轨迹是按照阿基米德螺旋线的方式旋转，每一个在 K 空间内的螺旋被称为螺旋臂（spiral arm）。

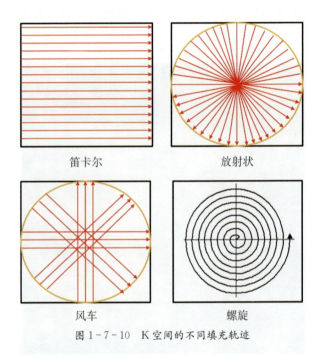

笛卡尔　　　　　　放射状

风车　　　　　　螺旋

图 1-7-10　K 空间的不同填充轨迹

不同的填充轨迹对图像重建影响非常大，如采用放射状填充或者风车填充方式，则图像对于运动伪影不敏感，可以通过数据处理及重建校正运动伪影；采用螺旋轨迹采集，能够用更少的采样点满足尼奎斯特采样定理，提高扫描速度，还可以抑制一些运动伪影，特别适用于 TOF MRA。许多磁共振新序列或者新技术的发展也离不开 K 空间填充方式的进步。

（李懋）

主要参考文献

[1] Damadian R V. Tumor detection by nuclear magnetic resonance [J]. Science, 1971, 171(3976): 1151-1153.

[2] Lauterbur P G. Image formation by induced local interaction: Examples employing nuclear magnetic resonance [J]. Nature, 1973, 242(5394): 190-191.

［3］MacWilliams B. Russian claims first in magnetic resonance［J］. Nature，2003，426(6965)：375.

［4］赵喜平.磁共振成像［M］.北京：科学出版社，2004.

［5］杨正汉,冯逢,王霄英.磁共振成像技术指南：检查规范、临床策略及新技术应用［M］.北京：人民军医出版社，2010.

［6］Hashemi RH，Bradley WG Jr，Lisanti CJ. MRI The Basics［M］. 3rd ed. Philadelphia：Lippincott Williams & Wilkins, 2010.

［7］Westbrook C，Roth CK，Talbot J. MRI in practice［M］. 4th ed. Chichester：Wiley-Blackwell，2011.

［8］Bernstein MA，King KF，Zhou XJ. Handbook of MRI Pulse Sequences［M］. Chicago：Elsevier Academic Press，2004.

［9］Hahn EL. Spin echoes［J］. Phys Rev，1950，80：580－594.

［10］Mezrich R. A perspective on K-space［J］. Radiology，1995，195(2)：297－315.

［11］Ahn CB，Kim JH，Cho ZH. High-speed spiral-scan echo planar NMR imaging-I［J］. IEEE Trans Med Imaging，1986，5(1)：2－7.

第二章

磁共振安全及相关注意事项

第一节　磁共振场地相关注意事项

磁共振安全是进行磁共振检查前的重要注意事项。根据2017年《中华放射学杂志》发表的《磁共振成像安全管理中国专家共识》，磁共振安全应该遵循以下总则：所有临床型MR设备，包括诊断、科研、模拟定位和介入手术中使用的设备，不论其磁体形式、磁场强度如何，都应该遵守磁共振安全管理的相关规定。

目前我国临床常规使用的MR设备磁场场强为0.2～3.0T。只有获得中国食品药品监督管理总局批准认证的设备，才能用以对临床受检者开展检查。

建议配置MR设备的单位酌情配置至少1名MR医学物理师，职责包括修订及维护MR安全管理规范，使其适用于现有的场地和受检者检查的要求，同时确保MR安全管理规定得以严格执行。当然，目前国内大部分医院放射科是没有医学物理师的，物理师的主要职责是对影像设备进行质量保证和质控监测。

MR设备安装场地中发生的任何不良事件或安全隐患，都要在30min以内及时上报MR室的负责人和科室主任，并按照要求在规定时间内逐级上报至上级主管部门（如医务科、医疗安全管理委员会等）。

一、MR设备场地

安装磁共振设备的机房一般由3个房间组成：①检查室（examination room）：又称扫描间或磁体间，是MR扫描仪所在的房间，被检查者在这里完成扫描；②控制室（operator room）：又称操作间，是MR技师操作磁共振设备的房间，一般与扫描间相连；③技术室（technical room）：又称设备间，主要是存放与磁共振相关的各种机柜，具备完整的供电、供水，并尽可能与磁体间相连。

为了尽可能合理利用场地及保证安全，MR场地从使用功能和安全等级上可以划分为4个不同区域（图2-1-1）。

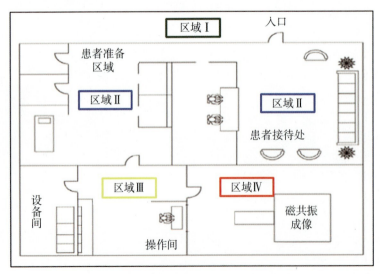

图2-1-1　MR设备场地不同区域示意图

不同区域对于进出人员有不同的安全规范要求及限制。使用罗马数字Ⅰ～Ⅳ，对不同的区域进行划分和标识（图2-1-2）。

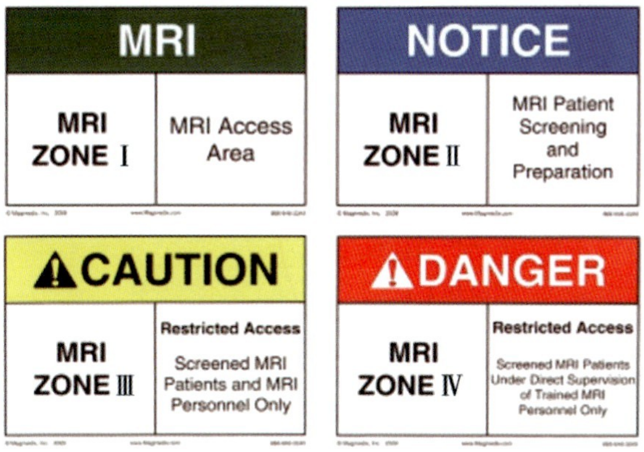

MRI		NOTICE	
MRI ZONE Ⅰ	MRI Access Area	MRI ZONE Ⅱ	MRI Patient Screening and Preparation
⚠CAUTION		⚠DANGER	
MRI ZONE Ⅲ	Restricted Access Screened MRI Patients and MRI Personnel Only	MRI ZONE Ⅳ	Restricted Access Screened MRI Patients Under Direct Supervision of Trained MRI Personnel Only

图2-1-2　区域Ⅰ是所有人员可以自由出入的区域；区域Ⅱ是过渡区域；区域Ⅲ是只有MR工作人员才有权限进入的区域；区域Ⅳ是检查室，也就是MR设备所在的区域

1. 区域Ⅰ　该区域一般处于磁共振区域以外，属于公共区域，是受检者、家属及医务人员进出磁场环境的通道。所有人员在该区域并不受限。

2. 区域Ⅱ　该区域也属于公共区域，但属于可自由进出的区域Ⅰ与被严格控制进出的区域Ⅲ、Ⅳ之间的过渡区域。在该区域人员并不受限，但未经许可不得进入下一个区域。被检查者一般也是在这个区域接受MR工作人员的筛查。

3. 区域Ⅲ　该区域是只有MR工作人员有权限进入的区域，也叫做MR设备的操作间。应当用门禁或者其他物理方法将区域Ⅲ中的MR工作人员与外部非MR工作人员隔离开来。

4. 区域Ⅳ　MR设备本身所在的区域，又称检查室或者磁体间。只有MR相关工作人员和经过了安全筛查的被检查者才允许进入。建议在该区域入口设置醒目的红色警示灯，以提示强磁场的存在；同时，还应安装铁磁性物质探测系统，以避免铁磁性物体误入，造成安全隐患。

所有MR相关工作人员，至少是区域Ⅲ、Ⅳ的工作人员，应该每年接受1次MR安全培训并记录在案。根据受培训程度不同，可将MR工作人员分为两级。①一级MR工作人员（level 1 MR personnel）是指接受过基础安全培训，能够保证个人在强磁场环境中安全工作的人员，主要包括麻醉相关人员、护士、患者服务相关人员、场地工程师等；②二级MR工作人员（level 2 MR personnel）是指接受过高阶MR安全培训和教育，对MR环境潜在危险及原理有深刻认识的相关工作人员，主要包括MR操作技师、放射科医生、放疗科医生、医学物理师等。

非MR工作人员（non-MR personnel）不能通过MR安全检查（如体内有铁磁性植入物）的人员，以及在过去的12个月内没有接受过任何MR安全培训的人员统称为非MR人员。

非MR工作人员处于区域Ⅲ或区域Ⅳ时，应该由二级MR工作人员陪同。一级MRI工作人员可在无二级MR工作人员的陪同下独自进入区域Ⅲ或区域Ⅳ，也可以负责陪同非MR人员进入区域Ⅲ，但不能负责监管非MR人员进入区域Ⅳ。另外建议至少安排1名二级MR工作人员实施MR检查前的安全筛查。

二、5高斯线

描述磁场强度的大小一般用特斯拉（T）来表示，还有一个量纲更小的单位——高斯（Gauss，G），特斯拉与高斯的换算关系是：$1\ T=10\ 000\ G$。地球自转时也会产生磁场，在南北极磁场相对比较高，大概是0.8 G，而在赤道则最低，只有0.3 G。可以说1 G的磁场强度是非常微弱的，基本可以忽略不计。

5高斯线（five Gauss line）是一个区域空间概念，表示在这个区域以外的磁场强度都<5 G，为了形象描述这个空间，把它以线段的形式反映出来。$5\ G=0.000\ 5\ T=0.5\ mT$。一般认为5高斯线以外是安全区域，其磁场强度可以忽略不计，可以认为是静磁场的安全范围。

不同场强的磁共振，其5高斯线范围并不相同。3.0 T磁共振由于静磁场高于1.5 T，所以其5高斯线范围也比1.5 T大（图2-1-3）。一般要求将5高斯线控制在磁体间以内，也就是区域Ⅳ。操作磁共振的技术人员所在的操作间都是在5高斯线范围以外，所以可以认为是安全区域。厂家也会在相应位置标识出5高斯线范围，方便查看（表2-1-1）。

除了5高斯线，有些设备还要求标出其他一些高斯线范围，比如40高斯线、200高斯线。在进行术中磁共振的时候，要求转运床不能接近磁场强度40 G的区域内，所以会专门标出40高斯线范围。

三、磁场强度及空间

CT在工作（扫描）的时候，X线球管会产生X线，

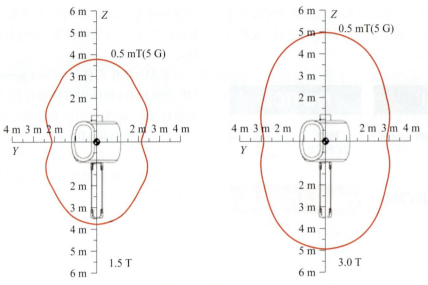

图 2-1-3　1.5 T 和 3.0 T 的磁共振 5 高斯线示意图

表 2-1-1　1.5 T 和 3.0 T 的 5 高斯线范围

静磁场	X 轴	Y 轴	Z 轴
1.5 T	2.4 m	2.4 m	3.8 m
3.0 T	3.1 m	3.1 m	4.9 m

这时 CT 扫描间的人是有剂量暴露的。所以，CT 在进行扫描时有射线，非检查者不得进入扫描间。和 CT 不同，临床使用的超导磁共振，无论工作与否或者是否正在扫描患者，扫描间也就是区域Ⅳ都有磁场。磁场的分布在扫描间并不是均匀的，离磁体孔越近，磁场强度越大，其磁性吸引力越大。所以，无

论任何时候，进入磁共振扫描间都需要进行磁共振相关的安全筛查并且必须遵守磁共振安全规范。以下是需要注意的基本原则：①磁共振扫描间里的磁场都会存在，无论工作与否（时间性）；②人的肉眼不能够直接看见磁场，但可以通过测量手段感知磁场；③磁场在扫描间的任何地方都存在（空间性），所以只要是要进入扫描间，一定得检查自己身上东西是否符合安全条件；④越靠近磁体中心，磁场的吸引力增加越大，产生的抛射力越大；⑤对于任何强度的磁体，我们都需要注意安全。

（李懋）

第二节　静磁场的生物效应及安全注意事项

主磁体磁共振设备的主要组成部分，其作用是提供一个稳定的静磁场环境。临床用于人体的磁共振扫描仪，静磁场大部分在 0.2～3.0 T，目前临床最常用的超导磁共振静磁场主要是 1.5 T 和 3.0 T，在这个磁场范围内并没有文献报道对人体有负面影响。当然最近几年也逐渐有 7 T 的磁共振用于人体脑部扫描的报道。随着静磁场的升高，长期暴露于强磁场环境中，对人体有无短期或者长期的不良影响目前并不清楚。

一、生物学效应

虽然在 0.2～3.0 T 范围内，静磁场对人体的影响非常小，但还是存在一些生物学效应。①温度效

应：由于人体的体温调节中枢具有强大的调节体温的能力，所以静磁场对人体温度的影响几乎可以忽略不计（射频场对人体的体温影响更大）；②磁流体动力学效应：主要是指人体的血液、体液等流体在静磁场环境中产生的一些效应，包括红细胞沉降速度加快，心电图改变，不过这种效应对人体的影响也并不大；③中枢神经系统效应：人体的神经系统传递是一种电活动，磁场有可能影响这种电活动。目前并没有文献报道磁共振对人体神经活动有显著的不良影响。

综上所述，临床使用的磁共振静磁场范围内，静磁场本身对人体的生物学效应是非常微弱且没有不良影响。抛射效应反而是磁共振安全中最需要关

注的。

二、抛射效应

当把物质置于外加的磁场环境中,物质将在静磁场的作用下感生出一个磁场,称为感生磁场,根据感生磁场的大小和方向,可将物质的磁性分为顺磁性、逆磁性、铁磁性及超顺磁性。使用磁化率(χ)来描述物质的磁敏感性。

1. 顺磁性(paramagnetism)　$\chi > 0$ 但非常小。顺磁性物质在外加磁场中感生一个磁场方向和外磁场方向相同的磁场。

2. 逆磁性(diamagnetism)　又称反磁性或者抗磁性,其 $\chi < 0$ 但也非常小。逆磁性物质在外加磁场中感生一个磁场方向和外磁场方向相反的磁场。人体中大部分组织是逆磁性的,如水、脂肪及钙化。

3. 铁磁性(ferromagnetism)　$\chi > 0$ 但非常大。铁磁性物质在外加磁场中感生一个强大的磁场,其方向和外磁场方向相同,并且外磁场环境撤销以后该物质仍然能保持磁性,类似于被永久"磁化",其代表性的物质就是铁,所以把这种现象称为铁磁性。

4. 超顺磁性(superparamagnetism)　$\chi > 0$,但小于铁磁性物质,其磁化率介于顺磁性物质和铁磁性物质之间。

抛射效应(projectile effect)或者称投射效应是指在强大的静磁场环境下,铁磁性物质被吸引,迅速加速飞向磁体中心产生的一种物理效应。为了避免这种效应对扫描间里的人员和机器造成伤害,铁磁性的物质是严禁带入磁体间的,这是磁共振安全的第一原则。

金属物质是首先需要注意的(图2-2-1),特别是铁磁性金属物质如铁、钴、镍及一些其他合金,会被主磁场吸引产生抛射效应,这些铁磁性金属扫描前是必须要全部摘除的。还有一些是顺磁性金属物质,如铱、钛、锰、钆等,其中部分由于其顺磁性可以产生缩短组织 T2 及 $T2^*$ 效应,利用这种特性可以制成螯合物产生增强效应。另外一些金属是逆磁性的,这类金属主要是金、银、铜等,这类金属一般相对比较安全。

那么,是不是非铁磁性的物质就一定安全,就可以带进磁体间?答案是否定的,有些材料并没有铁磁性,但带入磁体间也会产生安全隐患,如放疗定位常用的碳纤维板材,虽然没有铁磁性,但是扫描过程中会产生热量,影响射频的发射和接收,并且对被检查者有灼伤风险,所以这种材料也是不安全的。这

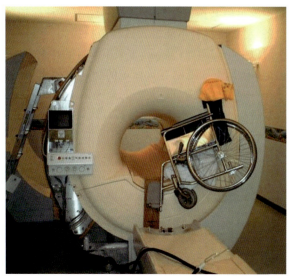

图 2-2-1　铁磁性物质进入磁体间会产生严重的后果

是磁共振安全的第二个原则:只有满足 MR 兼容的第三方设备或装置才能进入磁体间。

除了外部的材料,部分被检查者体内有植入物,需要严格筛选这些物质,存在铁磁性的材料则禁止行磁共振检查。还有一些植入物虽然没有铁磁性,但是在静磁场的影响下,可能会导致失效,如心脏起搏器,心脏起搏器的功能可能会受到磁共振磁场的干扰,从而失灵。以往对于安装有心脏起搏器的患者,都是磁共振检查的绝对禁忌证,严禁进入磁共振扫描间。现在,有部分厂家已经制造出可以兼容磁共振的心脏起搏器。所以,目前 FDA 要求材料制造商必须标识出材料是否兼容磁共振检查。

三、材料的磁共振安全标识

只有满足 MR 兼容的设备、装置或者材料才能带进磁体间,这就要求设备或者材料的制造商对该材料是否满足磁共振安全进行标识。

图 2-2-2 所示为常用的材料磁共振安全标识,一般把材料是否兼容 MR 分为三档来标识。①材料满足磁共振安全(MR safe):该材料可以带入磁共振扫描间并且扫描时可以使用,该标志一般以一个方形里面显示 MR,多采用绿色字体。②材

满足MR安全

在一定条件下满足MR安全

不满足MR安全

图 2-2-2　常用的磁共振安全标识

料不满足磁共振安全（MR unsafe）：有这种标识的设备、装置及材料不能带入磁共振扫描间。该标志一般以一个圆圈加杠显示，多采用醒目的红色字体。谨记：永远不要把贴有该标记的物品带入磁体间。③在一定条件下满足磁共振安全（MR conditional）。有这种标识的设备、装置及材料，需要制造商标记出满足什么条件可带进磁共振使用，如 1.5 T 以下可以使用等。该标志一般以三角形里面显示 MR，多以黄色颜色填充三角形。对于以上标识，磁共振相关工作人员及用户可以一眼就方便看出材料是否兼容磁共振检查。

磁共振安全及磁共振不安全的标识都是非常醒目并且清楚的，要警惕黄色标识，也就是满足一定条件下才可使用。这时一般制造商会标识出必须要满足什么条件，如有些材料可以在 1.5 T 磁共振中使用，场强再高则存在安全隐患；有些材料可以在 40 高斯线范围外使用，再靠近磁体间则不行。

总之，进入磁体间的设备、装置及材料必须要满足磁共振兼容性并且保证没有安全隐患才可以使用。很多医院会在进入扫描间的门外安装金属安检门或者手持金属探测器，这种方法能够起到一定作用，避免有不兼容磁共振的物品由于遗忘而被误带入扫描间。当然，我们还是要强调人的作用，请磁共振技师牢记：操作者是患者进入扫描间的最后一道"长城"，一定要严格仔细的筛查。

（李懋）

第三节　射频场的生物效应及安全注意事项

每一种影像检查技术成像都需要有一种介质通过人体，利用人体组织对介质的差异及不同反应来达到成像的目的。如 X 线和 CT 主要是通过 X 线穿透人体。磁共振成像也同样有这种介质，为了激发人体氢质子，必须使用一个与氢质子进动频率相同且方向与主磁场 B_0 垂直的 RF 脉冲（图 2-3-1）。RF 脉冲其实就是在一定波段的电磁波，磁共振检查之所以没有电离辐射是因为激发人体氢质子的射频脉冲波长较长、能量不大，不会改变人体的化学性质。

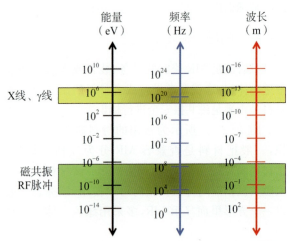

图 2-3-1　磁共振和 X 线、CT 成像介质物理性质比较

RF 脉冲由射频线圈产生，由于 RF 脉冲本来就是电磁波，它也会在周围产生一个磁场，为了区别主磁场 B_0，我们把 RF 脉冲形成的磁场称为射频场 B_1。虽然 B_1 场不会对人体产生电离辐射，但是它也具有一些生物学效应。

一、生物学效应

射频场的主要生物学效应表现为热效应（heat effect），即人体组织吸收了射频的能量，可能导致组织温度上升，在局部产生发热或者热量积累效应。不同被检查者可能的体验是不同的，有的人做完检查全身大汗淋漓，有的人则基本上没有感觉。

人体组织吸收 RF 脉冲的能量导致体温上升，体温的升高程度和 RF 脉冲持续时间、不同序列、总体检查时间、被检查者自身的体温调节能力都有关系。检查过程中体温会略微上升，对于正常人来说完全没有问题。但是对于一个本来就高热的患者，则比较危险，所以应该禁止高热者进行磁共振检查。

身体上有大面积文身的患者需要特别注意防止灼伤事件。如果文身不能去掉，这种情况就需要考虑是否适合进行 MR 检查。另外，疫情期间，在进行磁共振检查时，需要注意口罩是否含有金属成分。如带有金属丝的鼻夹，或者具有纳米颗粒或抗菌涂层的口罩，在进行磁共振扫描时可能产生灼伤事件。FDA 建议，进行 MR 检查之前，由专业人员确认被检查者所戴口罩是否安全。

在磁共振检查过程中，射频场产生的热效应不可避免，它会产生一些潜在的安全隐患。如接收线圈或者线圈连接线接触被检查者可能导致皮肤裸露部位灼伤。所以，在进行检查过程中，应该在线圈和人体之间增加隔热的线圈垫，使被检查者不直接接触线圈及线圈连接线。在对被检查者进行摆位时，要求被检查者双手不要交叉，形成环路。另外，我们应该尽量限制被检查者接收的射频能量。

二、特定吸收率和特定能量剂量

为了能够更好地控制人体接收的射频能量，量化射频场的热效应，引入了一些指标。

（一）特定吸收率

特定吸收率（specific absorption rate，SAR）：是指每千克单位的组织所吸收的射频能量，它的单位是瓦特每千克（W/kg），又简称 SAR 值。从这里可以看出，SAR 值和被检查者的体重有关。磁共振检查前要求技师输入被检查者的体重，就是为了计算需要发射的射频能量，并且可以监测 SAR 值。体重输入不恰当则会导致射频能量差异过大，比如一个 90 kg 的患者，如果输入的体重只有 45 kg，则射频系统按照 45 kg 重量发射能量，能量不足；同样一个 45 kg 的人，如果输入的体重是 80 kg，则射频发射的能量对于这个人来讲就过大，热量沉积就多，可能就超过 SAR 值限定了。

IEEE 及 FDA 对于 SAR 值是有限定的，规定：①全身的平均 SAR 值<4 W/kg；②头部的平均 SAR 值<3.2 W/kg；③胎儿扫描要求全身平均 SAR 值<3 W/kg。

1 W/kg 的 SAR 值能量的标准量化是 1 h 使得绝缘板温度升高 1℃。

同一个被检查者，总的扫描时间长短也会影响其热量沉积。显然，总的扫描时间越长，其累积的能量沉积越多，体温升高越大。所以，为了评价在整个检查过程中被检查者积累的射频能量，又引入了另一个指标特定能量剂量。

（二）特定能量剂量

特定能量剂量（specific energy dose，SED）是全身平均 SAR 值乘以检查时间。采用 SED 来定量描述射频能量的积累，可更好地反映整个检查过程。

每台磁共振设备都会在检查时对 SAR 值进行监控（图 2-3-2），如果 SAR 值超出了规定的大小，则机器会自动停止扫描，待 SAR 值恢复正常再继续扫描，这也是为了最大程度地保护患者，避免风险。

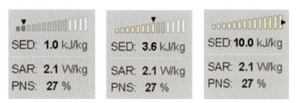

图 2-3-2　扫描过程中磁共振系统会对 SAR 值及 SED 进行监控

我们还可以通过磁共振参数来限制 SAR 值，如修改机器的 SAR 值模式。一般的磁共振设备都会通过 SAR 值模式来控制射频脉冲输出的能量（图 2-3-3）。

SAR mode	high
B1 mode	high
PNS mode	moderate
Gradient mode	low
SofTone mode	ultra low
	user defined

图 2-3-3　修改系统的 SAR 值模式来控制射频脉冲输出能量的大小

如图 2-3-3 所示，一般 SAR 值模式分为低（low）、中（moderate）、高（high）。选择越低的 SAR 值模式，则射频脉冲输出的能量越低，被检查者接收的能量就越低。

（李懋）

第四节　梯度场的生物效应及安全注意事项

梯度系统是磁共振中非常重要的一个系统，它的主要作用是产生梯度磁场。梯度场是叠加在主磁场上的额外附加场，在磁共振信号的空间定位及信号采集阶段都需要使用梯度场，在磁共振扫描时梯度系统产生梯度场。相对于静磁场，梯度场的大小和方向随着不同磁共振序列扫描不断发生变化。

一、生物学效应

变化的磁场在导体中可以产生感应电流，所以梯度场的生物学效应和静磁场是完全不同的。在人体中主要表现为周围神经刺激（peripheral nerve stimulation，PNS），即梯度场的快速变化（切换）在人体组织中产生诱导电流。如果梯度切换过快，诱导电流可能引起神经或肌细胞的刺激,特别是刺激人体的末梢神经,产生周围神经刺激症状。一般来说,这种感觉非常轻微,不容易被检查者察觉;当然部分特殊检查序列,PNS会比较明显,这种感觉有可能造成被检查者的不适。

为了避免产生PNS,一般要求检查过程中的梯度变化率小于外周神经刺激出现的阈值。以梯度场变化率(dB/dt)来量化梯度场的变化率,dB/dt越大,则越有可能产生PNS。目前各大厂家推出的最新磁共振设备,梯度性能都非常高,体现在梯度场大小和梯度切换率上。不同磁共振序列的梯度切换率也不同,部分序列的梯度场切换率比较大,如DWI-EPI序列相对容易产生PNS。在扫描过程中,系统会对梯度切换率及可能产生周围神经刺激的阈值进行监控(图2-4-1),如果超过了阈值范围则系统会自动停止扫描。

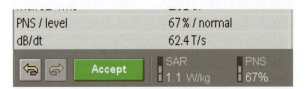

图2-4-1 扫描过程系统会对梯度变化率及PNS阈值进行监控

对于可能引发周围神经刺激症的扫描,注意以下事项:①告知患者可能出现周围神经刺激症,并描述感觉症状,避免患者紧张;②两手相握会形成一个传导环路,从而增大发生刺激症的可能性,因此建议不要两手相握;③在扫描过程中,通过观测监视器和对讲机或直接与患者保持有效联系;④如果观察到刺激征兆或得到报告,立即停止扫描;⑤患者应将双臂放在身体两侧,以降低发生周围神经刺激症的可能性。如果戒指、拉链、腰带等金属物件开始振动,则表示发生外周神经刺激症。

最后需要注意的是PNS的发生部位和症状因人而异,大部分被检查者表现为轻微的刺麻感或轻微颤搐。

二、噪声

做过磁共振检查的人都有体会,在扫描过程中,系统会发出很大的声音,我们把这种磁共振扫描产生的声音称为噪声(acoustic noise)。

噪声是怎么产生的呢?梯度场的变化是通过梯度线圈中快速变化的电流来实现的。在磁场中快速

变化的电流会产生一个力的作用,这个力叫做洛伦兹力(Lorenzo force)。洛伦兹力会导致梯度线圈产生移动、震荡,撞击到机器的托架,从而产生声音。这是一种正常的现象,并不是因为机器故障。磁共振检查中,一般需要做多个不同序列的扫描。而不同的序列,其梯度场的强度(大小)、梯度场的切换率(变化速率或频率)是不同的,所以相应的产生的洛伦兹力大小和频率是不同的,发出的声音也是不同的。

噪声会影响检查过程中被检查者与磁共振操作人员的交流,导致被检查者烦躁、不舒服,加剧心理恐慌等。如果噪声过大,可能会影响我们的健康,造成暂时性听力下降。一般需要把这种噪声控制在一定范围,这样就不会对被检查者造成伤害。

根据IEC 60601-1-22标准,噪声达到120 dB是勉强可以忍受的,高于这个分贝数就应该尽量避免。整个扫描期间,如果平均噪声>99 dB,则要求必须佩戴降噪耳机;对于3岁以下的小孩,要控制噪声低于90 dB。磁共振不同序列产生的噪声大小是不同的,一般为60~120 dB,大部分是在安全范围内,短时间检查不会影响我们的听力(图2-4-2)。

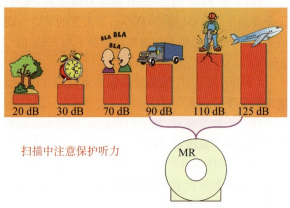

图2-4-2 常见的噪声对应的分贝数

当然,现在为了提高被检查者的检查体验和舒适感,在进行磁共振检查中,均会想办法进行降噪。

主动降噪是指通过在磁共振系统中应用一些新的技术,如噪声消除技术、隔音技术或梯度缓切技术等,来达到主动降低噪声的目的。主动降噪是从声源上减少或者消除噪声。对于磁共振来说,噪声的产生主要是梯度场的变化,如果梯度场不打开则理论上可以完全消除噪声。但磁共振扫描必须要梯度场的参与,现在很多厂家有一些静音技术,该技术使得梯度场缓慢切换来达到减少噪声的目的。需要注意的是,所有以牺牲梯度性能来实现降低噪声目的的技术都会牺牲图像质量或者扫描时间。所以,在

临床应用中需要考虑平衡检查时间、图像质量及噪声。当然，对于儿童或者睡着的婴幼儿进行检查，还是推荐采用主动降噪技术，这样能够避免婴幼儿被吵醒从而不配合检查的情况。

被动降噪是目前磁共振检查中使用最广泛、最经济的一种方式。这种方法主要是从听觉上阻隔，包括佩戴防噪耳机或者在耳朵里塞耳塞、棉花球。研究表明，通过佩戴耳机可以使噪声降低 20～30 dB，能够显著提高被检查者的体验感。特殊情况需要注意，如部分被检查者由于头形过大可能无法佩戴耳机，可以选择在耳朵里塞棉花球的方式来达到被动降噪的目的。放疗患者在做磁共振模拟定位扫描时，需要扣上热塑膜，无法佩戴耳机，这时可以使用耳塞（图 2-4-3）。

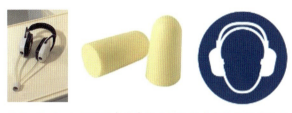

图 2-4-3　扫描过程中佩戴降噪耳机或者耳塞能够有效保护被检查者听力

（李懋）

第五节　超导安全注意事项

根据磁共振磁场产生的方式，可以把它分为铁磁型和电磁型。铁磁型又叫永磁型，直接用永磁材料制成，一般其产生的静磁场强度比较低，在 0.1～0.5 T 范围内。电磁型利用的是通电产生磁场的原理，在磁体周围绕了很多线圈，线圈通电后可以产生磁场。根据导线材料又把电磁型分为常导和超导，常导电磁型需要持续通电才能维持静磁场强度；超导的则不需要，当将超导材料置于某一临界温度，则其电阻为零，通电后电流在线圈中自发流动，也就是一次性完成线圈励磁后，后续不需要电源持续供电磁场也会存在。目前临床上大部分高场磁共振都是超导型。

一、超导磁共振特点

和永磁相比，超导磁共振有很大的不同。首先是静磁场的方向不同，永磁型形成的磁场方向是与人体长轴垂直的纵向方向；而超导磁共振的静磁场方向是与人体长轴平行的水平方向。其实在设备的组成及构造上也有很大的不同，超导型的磁共振设备都有一个类似烟囱的部分通向天花板，这其实是为了让液氦排出的管道结构（图 2-5-1）。

为了保证线圈处于超导状态，磁体内部温度需要足够低以达到材料的超导临界温度，这就需要磁

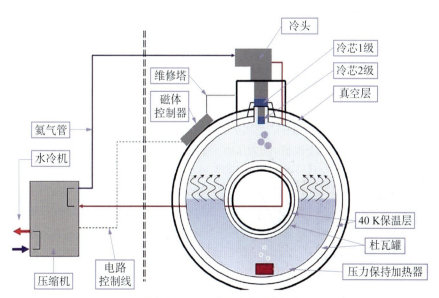

图 2-5-1　超导磁共振制冷系统

体内有制冷装置或者制冷剂。目前主要采用液体形态的氦气（液氦，liquid helium）作为冷却液，液氦的温度约为4.2K（开氏温度或者热力学温度单位），换算为摄氏度大约为-269℃，差不多-270℃，这个温度是非常非常低的。

二、制冷剂安全问题

液氦会随着时间不断损耗，液氦位置（液位）到了一定的低点则提示液氦不足需要补充。如果采用最先进的高效制冷系统，如4K冷头技术，超导磁体理论上可以做到液氦零消耗。正常情况下，液氦是不会大量蒸发变成气体形态排出的，但是在一些特殊情况比如失超状态下，液氦有可能大量排出，产生安全隐患。

氦气具有无色、无味、无毒等特性，密度比空气小，但是氦气从液体形态变成气体形态体积会增加763倍。所以，液氦一旦泄露到扫描间会造成非常严重的后果，主要包括：直接冻伤人体；体积增加700多倍导致扫描间压力增大，造成缺氧等情况。

在进行设备维修或者补充液氦的时候，必须要求工程师穿戴防冻、防滑器具，避免极端情况下造成冻伤。

正常情况下，空气中的氧气含量大约为21%，高于18%的氧含量一般认为是安全的。氦气具有窒息性，氦气的泄漏会造成缺氧。当空气中氧含量低于6%，会导致休克甚至死亡。液态氦气转化为气态，体积会增加763倍，如果氦气泄露到扫描间，会导致磁体间压力瞬间增大，这时从里面拉开门是不可能的，这也是为什么磁共振扫描间的门是向外开的。为了安全，超导磁共振都会安装一个专用的管道装置将液氦排出，避免其排泄到扫描间。这就是我们前面说的磁共振设备的"烟囱"，又称为失超管。有了这个管道，一旦发生类似失超等情况，磁体里面的低温氦气就会顺着失超管排放至室外安全区域（图2-5-2）。室外的区域会做一个围栏，是为了隔离安全区，防止有人经过时被冻伤。

三、失超

失超（quench）是指一个超导材料失去超导状态，变为常导体的过程。具体在超导磁共振中，失超常意味着退去磁场。失超的原理是主线圈中的一段或几段发热，导致此处温度上升，局部失去超导状态，从而产生电阻，而线圈中大量电流通过这段电阻后又产生大量的热量加热附近线圈，引发连锁效应，最终导致全部主线圈失去超导状态。据粗略统计，全球超导磁共振失超率为12.5%。

失超后，磁体中的液氦会顺着失超管大量蒸发排出，磁共振也会失去磁场。如果要恢复磁场，则需要重新励磁，注入液氦。这个过程会消耗大量的时间和资源，维修周期相对比较长，一般超过10 d，维修费用也很高，并且重新励磁购买液氦是比较困难的，所以超导磁共振应该尽量避免失超。

失超包括主动失超和被动失超。被动失超可以理解为系统自身原因导致的，属于小概率事件。这里需要注意做好防鼠准备，因为老鼠咬穿失超开关控制线从而导致失超的案例有很多。为了避免这种情况，可以采用一个波纹管把失超控制线包起来。

失超对于磁共振设备来说损失很大，应该避免产生，而主动失超则与之相反。在磁共振检查中，我们首先需要考虑的是安全问题，如果在紧急情况下，如不退磁场就会威胁到人生命时，我们可以采用人为主动引导系统发生失超从而降低磁场强度，保护人身安全。国外有报道，巨大的铁磁性物质被吸入磁体孔导致被检查者被卡住，如果不退磁则由于物体质量太大，磁吸引力巨大难以拿下来。

磁共振生产厂家都会安装一个紧急失超开关，在紧急情况下，人为按下这个开关，磁共振就会失超，磁场消退。

超导磁共振虽然有诸多的优点，但是为了维持超导状态，需要大量的制冷剂液氦，一般磁体内需要注入1 500～2 000 L液氦。而液氦又是一个稀缺的资源，所以越来越多的厂家在研发无液氦的超导磁共振。比如飞利浦在2018年RSNA上推出的Ambition 1.5 T超导磁共振，采用BlueSeal磁体技术，磁体内没有大的液氦杜瓦，而是在磁体的四周设计了4个相对小的腔体（也就是blueseal密封容器）用于盛放液氦，4个液氦储存器通过真空通道连接到线圈，内部管道联通与外界不导通，则这种磁体仅

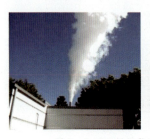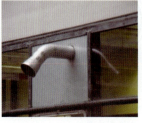

图2-5-2　低温氦气排出及失超示意图

需要7L液氦。这样的话,该磁共振就不需要失超管,而且由于液氦只有原来的5%,磁体的重量也减轻了900kg,可以安装在高楼层。

（李懋）

第六节　非磁性相关安全注意事项

除了和磁场及磁性有关的注意事项,一些非磁性的安全问题在检查中我们也要引起重视。

一、激光灯

为了将被检查者成像的部位送到磁体的等中心位置,磁共振设备中都有内置的激光灯定位系统。另外,如果是专用的放疗定位磁共振模拟机,为了保证摆位的一致性及精准性,还会安装外置的三维激光灯桥架。

定位使用的激光一般是红光或绿光。使用激光灯时需要注意,激光对人眼有损伤作用。研究表明人眼长时间暴露在激光下会导致视力损伤,所以在进行患者摆位及定位时,应尽量避免将激光灯照在被检查者眼睛上。如果是特殊部位的检查,如眼球扫描,需要激光灯照在面部,应该嘱咐被检查者闭眼以保护患者视力。

二、机械运动

在将被检查者送入磁体等中心位置的过程中,磁共振扫描床会升降和移动。这时需要注意被检查者和扫描床的相对位置,防止扫描床在移动时产生夹手等意外。

在摆位时,可以使用一些定位辅助器如防夹手板等,将被检查者的手和扫描床隔开。特别留意被检查者的手指不能放在扫描床缝隙内,避免移动床造成夹手等(图2-6-1)。

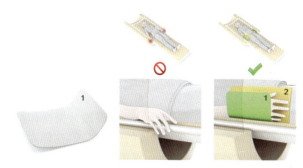

图2-6-1　定位辅助器防止扫描床在移动时发生夹手

另外,有时为了方便被检查者上下,扫描床还可以升降。技术人员在进行降床操作之前,请务必确认床下没有一些其他物品,如无磁轮椅、木梯等,防止造成机械碰撞。

三、火灾

有些磁共振扫描间还配备了烟雾报警器,及时防止产生火灾等安全隐患。需要注意的是,磁共振扫描间和操作间里只允许使用专用的无磁灭火器。

（李懋）

第七节　接受检查者安全注意事项

每一种检查方式都有其禁忌证和适应证,不是人人都可以做的,磁共振也是一样,由于其特有的静磁场、射频场、梯度场等生物学效应,因此接受磁共振检查的人应该严格遵守磁共振检查的安全性,存在禁忌证的患者一律不得进行检查。

一、磁共振检查的禁忌证

根据情况把禁忌证分为绝对禁忌证和相对禁忌证。而随着技术及材料科学的发展,有一些以前是绝对禁忌证的,可能现在变成相对禁忌证,如装有心脏起搏器的患者,以前是绝对不能行磁共振检查的,现在随着磁场兼容的心脏起搏器面世,部分安装有这种起搏器的患者是可以进行磁共振扫描的。

（一）磁共振检查的绝对禁忌证

1. 体内有铁磁性金属植入物的患者　铁磁性植入物可能在磁共振磁场中发生位移或偏移,产生安全隐患。目前临床中大部分使用的植入物如动脉瘤夹、骨科固定器等,是采用非铁磁性不锈钢或钛合金材料制成的,可以进行磁共振检查。当然,有金属植入物的患者一定要首先确认是什么材料,如果含有铁磁性的,是禁止进行检查的。

2. 眼球内疑似铁磁性异物的患者 眼球内都是软组织和房水,如果有铁磁性异物,即使很小,在磁场影响下位移也可能造成严重后果,如失明。

3. 高热者 人体在进行磁共振检查的过程中,可能体温会略微上升,这对于正常人来说是完全没有问题的。但是对于一个本来就高热的患者,则比较危险,所以应该禁止高热者进行磁共振检查。

4. 有幽闭恐惧症的患者 幽闭恐惧症是一种在封闭空间内感到过度恐慌状态的心理障碍。因为磁共振检查需要人体躺在扫描孔里,存在这种心理障碍的患者,躺在磁共振机器检查床上则会产生严重的反应,导致无法保持静止配合检查,部分严重的患者甚至会爬出检查床。有些患者由于第一次做磁共振检查存在紧张等心理状态,需要磁共振操作员耐心地和他们沟通,告知检查的注意事项,这样大部分患者能够顺利完成检查。真正的幽闭恐惧症患者则不能配合完成检查。

5. 危重症患者 危重症患者不推荐首先进行磁共振检查,首先是因为安全性,部分危重症患者需要生命支持系统维持生命,而这些装备很多时候不能带进磁共振检查室;其次则是由于磁共振检查时间相对慢,不利于急诊的快速诊断及抢救。可以待危重情况缓解后,再行磁共振检查。

满足以上任意一种情况的人,是绝对禁止做磁共振检查的。除了绝对禁忌证,还有一些属于相对禁忌证,也就是需要根据具体材料、检查部位、患者情况考虑是否可行磁共振检查。

(二)磁共振检查的相对禁忌证

1. 装有心脏起搏器的患者 如果装的是磁兼容型材料的心脏起搏器,则可行磁共振检查。

2. 体内金属异物 如假牙、节育环、动脉瘤夹等,有这些的患者,能够摘掉就尽量摘掉。即使没有铁磁性,这些金属异物也破坏局部磁场均匀性,导致图像存在大量伪影而无法判断。当然,如果有节育环的患者做头颅扫描则没有影响;做盆腔扫描则需要慎重考虑。

3. 昏迷、神志不清、意识模糊者 尽量避免这些患者做磁共振检查,特殊情况下,可打镇静剂再做扫描。

二、扫描前准备工作

没有绝对禁忌证的人,原则上均可以进行磁共振检查。被检查者进入扫描间前,还需要做一些准备工作。

(1)被检查者去除一切金属物品,最好更衣,以避免金属物被吸入磁体造成抛射效应及影响磁场均匀性。

(2)文身、文眉、化妆品、染发等应事先去掉,因其可能会引起灼伤。

(3)摆位过程中不要让被检查者身体(皮肤)直接触碰磁体内壁及各种线圈导线,防止发生灼伤。

(4)被检查者躺在扫描床上,两手不要交叉,双手亦不要与身体其他部位的皮肤直接接触,避免形成环路,这样可以减少周围神经刺激症的出现。

(5)佩戴降噪耳机或耳塞。

(6)准确输入被检查者体重信息。

三、孕妇及产前磁共振检查

产前影像学检查是一项重要的影像学检查,因为产前诊断是减少患儿出生缺陷的有效措施。传统的产前检查手段主要是超声检查。而随着磁共振技术的发展,越来越多的专家开始注意到磁共振检查在产前诊断的重要价值。磁共振产前检查是对超声检查的补充及提供更精确的诊断。同超声检查一样,磁共振主要优势在于无电离辐射、无创性、软组织对比度高及多参数等特点也便于更精准的诊断。

磁共振产前检查的安全性问题一定要首先需要考虑的,主要包括 SAR 值和噪声两方面。

一般常规磁共振检查,我们需要把 SAR 值控制在一个安全范围内,如 4.0 W/kg(100%)。但是产前检查,要求则会更高,需要把 SAR 值控制在 3.0 W/kg(75%),最好<2.0 W/kg(50%)。

需要特别说明的是,磁共振扫描中产生的噪声对胎儿影响并不大。这是由于胎儿耳中充满羊水,可以起到降低噪声的作用,文献表明其可以降低 30 dB 的噪声。当然,除了考虑胎儿,我们也要考虑母体,所以在检查中,佩戴降噪耳机,可以更好地保护母体的听力。

除了安全性问题,磁共振产前检查还需要掌握以下注意事项。第一点就是检查时间的选择。3 个月内的孕妇应该慎用磁共振进行检查。

正常妊娠周期 40 周,我们一般把它划分为 3 个孕期,即孕早期(12 周以前)、孕中期(12～28 周)和孕晚期(28～40 周)。磁共振产前检查选择最佳的孕期是非常关键的。

孕早期(12 周之前)一般不推荐做磁共振产前检查。原因首先是孕早期胎儿器官尚未发育成熟,难以获得清晰的图像,检查价值不大;其次,孕早期羊水过多,胎儿活动度更大,更容易产生伪影;第三,孕早期胎儿对外界刺激比较敏感,需要考虑潜在的安全因素。

孕中期(12~28周)是做磁共振产前检查的最佳孕期,而且最好建议18周以后做。循证医学的结果显示,国内超声检查出来的大部分畸胎,都在22~24周。

孕晚期(28~40周)也是可以做的,但是注意临床决策,所以推荐磁共振产前检查不要选择太晚的孕期。

在具体的扫描过程中,还应该遵循"四不"原则,即不打药、不镇静、不屏气、不门控。不打药是指扫描过程中不使用对比剂,不镇静则是扫描前不使用镇静剂,不屏气是扫描中不让孕妇屏气,不门控指扫描中不使用各种门控装置。

四、婴幼儿及儿童

婴幼儿及儿童作为未成年个体,年龄小,配合意识不足,沟通不畅,不能耐受长时间扫描,与成人相比进行磁共振检查有一定的难度。

婴幼儿及儿童不具有独立完成磁共振检查的能力,要由其监护人(家长)配合完成,检查前需向家长交代检查时间及检查前注意事项。扫描过程中,家长最好也佩戴耳机在扫描间监视检查情况。

新生儿、婴幼儿及5岁以内的儿童由于没有主动配合意识,而磁共振检查相对时间又比较长,对于受检者制动要求比较高,所以需要使用镇静剂。目前被广为接受、安全有效的镇静剂为10%水合氯醛,一般检查前20~30min给药,水合氯醛的用量为0.5 ml/kg。

对于年龄相对比较大及能够清醒配合的儿童,磁共振操作者在进行磁共振检查前一定要告知检查时机器会产生较大的声音,这样患儿在检查前有一定的心理准备,不至于产生恐惧心理,检查时能够保持不动。

(李懋)

第八节　磁共振设备的清洁及消毒

为了更好地保养磁共振设备,定期对设备进行清洁及消毒是非常有必要的。磁共振设备的很多元件都有电路,所以清洁不是简单的用水或者湿布擦洗,错误的清洁方式不能起到维护机器的作用,反而可能损坏机器。

一、磁共振设备清洁方案

(1)使用软布蘸取中性肥皂或者清洁剂(推荐使用液体皂,而非消毒剂),擦拭设备表面,直到表面可见的污染物被清除干净。

(2)使用软布蘸取清洁的水,清除剩余颗粒和残留物。

(3)使用干燥的软布擦干设备表面。

(4)对于某些绑带,建议使用中性皂液或者清洁剂进行清洗(可低于40℃机洗),晾干后使用。

(5)对于磁共振线圈及线圈插头的清洁,请使用系统配备的专用清洁套装进行清洁。

(6)对于一次性探头,如Endo线圈,请将Endo线圈一次性探头弃置于有害医疗废物容器中,并对线圈接口进行清洁和消毒处理。

(7)根据污染物处理规程,处置使用过的清洁材料。

(8)如果发现有破损的垫子、沙袋或者耳机海绵垫等,请即刻更换,切勿继续使用。

(9)如果发现线圈或者线缆有裂缝或者破损,请勿继续使用。

二、磁共振设备消毒方案

用于产品和检查室的清洁和消毒技术必须符合所有适用的当地法律或法规。推荐的消毒剂:异丙醇70%;乙醇70%;洗必泰(双氯苯双胍己烷)0.5%溶于70%乙醇。

(1)使用软布蘸取推荐的消毒剂,擦拭设备表面。

(2)使用酒精时,自然晾干表面。

(3)使用含氯消毒剂时,消毒完成后还需要使用软布蘸取清洁的水将设备表面的残留氯消毒剂擦拭干净,待自然晾干或者使用干燥的软布擦拭设备表面。

(4)千万不能使用易燃或易爆性的喷雾剂,因为由此产生的蒸汽可能会燃烧,从而引起致命伤害或其他严重人身伤害和设备损坏。

（5）不建议用喷雾剂来消毒医疗设备室，因为这样可能会使消毒剂蒸汽渗入设备内部，引起短路或者腐蚀。

（6）根据污染物处理规程，处置使用过的消毒材料。

（7）如果发现有破损的垫子、沙袋或者耳机海绵垫等，请即刻更换，切勿继续使用。

（8）如果发现线圈或者线缆有裂缝或者破损，请勿继续使用。

（李懋）

主要参考文献

［1］Kannal E, Barkovich AC, Bell C, et al. ACR guidance document on MR safe practices ［J］. J Magn Reson Imaging, 2013, 37(3)：501 - 530.

［2］Kim SJ, Kim SA. Safety issues and update sunder MR environments ［J］. Eur J Radiol, 2017, 89：7 - 13.

［3］Tsai LL, Grank AK, Mortele KJ, et al. A practical guide to MR imaging safety：what radiologists need to know ［J］. Radiographics, 2015, 35(6)：1722 - 1737.

［4］程敬亮, 张勇. 磁共振检查的安全性与危险防范[M]. 郑州：郑州大学出版社, 2011.

［5］Shellock FG, Crues JV. MR procedures：biologic effects, safety and patient cane ［J］. J Radiol, 2004, 232：635 - 652.

［6］Nazarian S, Hansford R, Rahsepar A, et al. Safety of magnetic resonance imaging inpatients with cardiac devices ［J］. N Engl J Med, 2017, 377(6)：2555 - 2564.

［7］Shellock FG, Kanal E, Gilk TB. Regarding the value reported for the term "Spatial Gradient Magnetic Field" and how this information is applied to labeling of medical implants and devices ［J］. Am J Roentgenol, 2011, 196(1)：142 - 145.

［8］Shellock FG. Magnetic resonance procedures：health effects and safety ［M］. Boca Raton：CRC Press, 2001.

［9］Baert LL, Reiser MF, Hricak H, et al. Fetal MRI ［M］. Springer, 2011.

［10］Richards DS, Frentzen B, Gerhardt KJ. Sound levels in the human uterus ［J］. Ob stet Gynecol, 1992, 80(2)：186 - 190.

［11］Mahesh M, Barker PB. The MRI Helium Crisis：Past and Future ［J］. J Am Coll Radiol, 2016, 13(12)：1536 - 1537.

第三章

磁共振基本序列及图像对比度

第一节 磁共振图像特点及对比度

任何影像图像都会反映被成像组织的某些特性,通过这些特性来达到影像诊断的目的。比如,CT成像的基础是不同密度的物质结构对X线的衰减有差异,CT图像主要反映成像组织的密度特征。磁共振图像当然也不例外。磁共振图像中灰度主要反映的是组织的信号强度,信号强度越大,在图像中表现为越亮(即越白),临床上称这种组织在图像中表现为高信号;信号强度越小,在图像中表现为越暗(即越黑),临床上称这种组织在图像中表现为低信号。不同的灰度及明暗度就反映了图像对比度(contrast),即:

信号强度大→图像白→组织高信号;
信号强度小→图像黑→组织低信号。

影响磁共振信号强度的因素很多,主要有两类:①成像组织本身固有的特性,这些特性包括T1值、T2值、氢质子密度、扩散系数、流动效益、组织是否结合水等。这些因素都是人体组织固有及不能改变的,可以将其称为组织的固有参数。②磁共振成像序列的各种参数:不同的扫描参数可以得到不同的扫描序列,使用不同序列扫描能够得到不同对比度的图像。这些扫描参数是可以改变的,在具体的临床扫描中,通过改变不同的扫描参数来控制图像的对比度,得到需要的诊断图像。

我们以最常见的自旋回波信号为例,它的信号强度公式为:

$$S_{SE} = \rho_{(H)} \times (1 - e^{-TR/T1}) \times e^{-TE/T2} \times f$$

公式中S_{SE}代表这个自旋回波信号的强度;$\rho_{(H)}$代表氢质子密度,磁共振信号的来源是氢质子,该参数反映组织中氢含量;e是自然底数,是一个常数;T1和T2是成像组织的固有特征参数;TR和TE分别是扫描序列的参数,代表重复时间(TR)和回波时

间(TE);f代表与流体相关的因素,对于静态组织成像可以不考虑这个因素。

从这个公式中,我们能够很直观地看出,影响磁共振图像信号的因素既有组织本身的特征性参数,也有扫描成像的条件参数。所以,磁共振图像的对比度不仅取决于成像组织本身,还和扫描的序列及参数有关。磁共振图像中的不同对比表示不同的信号强度,而信号强度的大小反映的是各种参数的综合作用。由于不是反映单个参数的特征,所以磁共振成像是一种多参数成像,理论上一幅图像的对比度不可能仅仅由某一参数单独决定。这就是磁共振图像的特点,也是区别于其他影像图像的首要特征。

一、权重及加权像

磁共振图像的对比度是由多个参数综合作用决定的,这对解读图像是非常不利的。临床诊断中需要把影响磁共振图像对比度的多个参数拆解开来,由于组织的特征性参数是固有的、不变的,所以在实际操作中只能通过修改扫描参数来达到这个目的。

权重(weight)是指某一影响因素在总的影响因素中所占有的比例及程度。在磁共振图像中各种参数都对信号强度有贡献,但是其各自的贡献程度是不相同的,很难区分不同参数所占的比例,也就是权重。

能不能有一种方法可以相对突出某一参数在图像对比度中的贡献,而削弱其他参数对图像的影响呢?这样即使不用得到纯的单参数图像,也能够对图像解读有很大的帮助。

加强某一个参数对图像信号强度的影响,以突出这种参数在图像对比度中的作用,这种磁共振图像称为加权图像(weighted imaging,WI)。临床中

所使用的常规磁共振图像基本上都是加权像,不同加权像能够突出不同参数对图像的主要决定作用。比如 T1 加权像主要是反映组织 T1 值对图像灰度的影响;T2 加权像主要反映组织 T2 值对图像的影响。在说明磁共振图像表现时,必须要首先说明该图像是哪种权重的加权像,这样解读图像才有意义。描述某种参数为主的加权像一般以该参数后面跟一个大写的 WI 来表示,比如 T1 加权像(T1 weighted imaging, T1WI)、T2 加权像(T2 weighted imaging, T2WI)、质子密度加权像(proton density weighted imaging, PDW)及扩散加权成像(diffusion weighted imaging, DWI)等。而如果是要表示图像的权重及对比度,以小写的 W 来表示,如 T1W、T2W 等。

通过调整扫描参数,可以实现不同参数的加权像。比较常用的是通过改变 TE、TR 等参数来调整图像的权重。

如图 3-1-1 所示,我们以自旋回波为例来说明一下参数对图像对比度的影响。图 3-1-1 中主要的参数有两个:TR 和 TE。调整这两个参数就能够决定图像的不同对比。

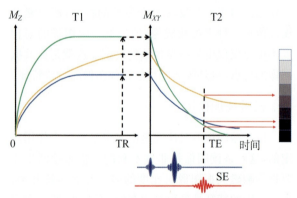

图 3-1-1 TE 及 TR 对图像对比度的影响

重复时间是指相邻两次射频脉冲激发的间隔时间。具体到自旋回波序列,就是相邻两次 90°射频脉冲激发的时间间隔。

回波时间是指从射频脉冲激发到形成最大回波的时间。

要得到完整的图像,射频脉冲就不可能只激发一次。假设 TR 远大于 TE,也就是下一次射频脉冲激发的时候,上一个 90°激发产生的信号已经完全衰减了,不会干扰到后面的信号。

从图 3-1-1 中可以看出,TR 的长短主要影响 T1 对比度。不同组织之间的 T1 值不同,代表着它们的纵向弛豫能力不同。T1 长的组织,纵向弛豫恢

复得慢;T1 短的组织,纵向弛豫恢复得快。在相同的时间内,纵向弛豫恢复得越多,组织在纵向分量上磁化矢量就越大,被激发到水平方向的磁化矢量也就越大,产生的信号就越强;同理,纵向弛豫恢复得越少,组织在纵向分量上磁化矢量就越小,被激发到水平方向的磁化矢量也就越小,产生的信号就越弱。假设两次 90°射频脉冲之间的间隔时间 TR 是无限长的,那么每一次 90°射频激发,每个组织的纵向弛豫都已经充分恢复,组织间的 T1 差异并没有影响最终的信号强度。所以,TR 主要决定图像的 T1 权重。TR 太长,则削弱组织之间 T1 差异对图像的影响。

TE 的长短主要影响 T2 对比度。射频脉冲激发后,磁化矢量被翻转到水平方向,产生信号。信号衰减的快慢取决于组织的横向弛豫能力,也就是 T2 值。T2 长的组织,横向弛豫缓慢,残留在水平方向的信号就越强;T2 短的组织,横向弛豫迅速,残留在水平方向的信号就越弱。回波时间代表信号从激发到采集的时间,假设 TE=0,也就是信号形成一瞬间,各种组织之间还没有来得及横向弛豫就完成了信号的采集,则组织间的 T2 差异并没有影响最终的信号强度。所以,TE 主要决定图像的 T2 权重。TE 太短了,则削弱了组织之间 T2 差异对图像的影响。

除了采用这种图像法来理解 TR、TE 对图像对比度的影响,还可以用公式来直接推导。

$$S_{SE} = \rho_{(H)} \times (1 - e^{-TR/T1}) \times e^{-TE/T2}$$

根据自旋回波的信号强度公式,假设 TR 无限大,则 $e^{-TR/T1}$ 趋向于无限小,$1-e^{-TR/T1} \approx 1$,公式可以修改为:$S_{SE(TR=\infty)} = \rho_{(H)} \times e^{-TE/T2}$,可以看出此时信号强度大小与 T1 无关。同样,假设 TE 无限小,TE=0,则 $e^{-TE/T2} = e^0 = 1$,公式可以改写为:$S_{SE(TE=0)} = \rho_{(H)} \times (1-e^{-TR/T1})$,这时的信号强度与 T2 无关。如果同时满足 TR 无穷大和 TE=0,则 $S_{SE(TR=\infty,TE=0)} = \rho_{(H)}$,这时的信号强度只与组织的质子密度有关。

二、T1 加权像

T1 加权像主要反映组织纵向弛豫的差别,也就是 T1 对比度,在图像中磁共振信号的强弱主要由组织 T1 值决定。要达到这个目的,就要调整参数,削弱 T2 对图像的影响。TR 主要决定图像的 T1 权重,TE 主要决定图像的 T2 权重。缩短 TR 能够增

加图像的 T1 权重,缩短 TE 可以削弱图像的 T2 权重(图 3-1-2)。

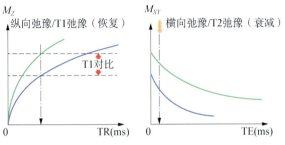

图 3-1-2 短 TR 短 TE 形成 T1WI

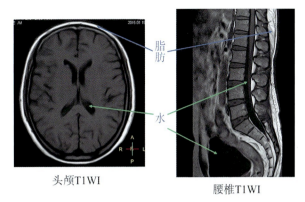

图 3-1-3 T1 加权像图像

如图 3-1-2 所示,采用相对比较短的 TR 能够保证不同组织之间形成 T1 对比,采用尽量短的 TE 以最小化 T2 对图像的影响,所以短 TR 短 TE 产生 T1 加权像。

这里需要注意的是,TR 的长和短的都是相对的。如果 TR 特别长,组织之间的纵向弛豫都充分恢复,无法反映其真实的 T1 对比度;同样,如果 TR 特别短,组织之间还没有开始纵向弛豫,也无法体现其 T1 差异。对于 TE,理论上如果 TE=0,则图像没有 T2 权重,但是实际上是不可能的,因为从磁共振信号形成到采集,还需要完成信号编码及空间定位,回波时间不可能达到 0 ms。临床中使用的 T1WI,以头颅为例,一般设置 TR=400 ～ 600 ms,TE=15 ms。

在 T1 加权像上,组织的 T1 值越小,代表纵向弛豫越快,恢复的磁化矢量越多,激发后水平方向上的信号强度越大,反映在图像上就是越亮、越白;组织的 T1 值越大,则纵向弛豫越慢,恢复的磁化矢量越少,激发后水平方向上的信号强度越小,反映在图像上就是越暗、越黑。脂肪组织是短 T1,所以在 T1WI 上表现为高信号;自由水的 T1 值很长,一般达到 4 000 ms 以上,在 T1WI 上表现为低信号。

图 3-1-3 是常用的头颅及腰椎 T1WI,图中脑室里的脑脊液、椎管里脑脊液及膀胱中的尿液等液体均表现为低信号,在图像中显示为黑色。而头皮脂肪、皮下脂肪组织表现为高信号,在图像中显示为白色。需要注意的是并不是所有液体在 T1WI 上都是低信号,如果有出血或者含蛋白质等,则液体有可能表现为高信号。

三、T2 加权像

T2 加权像主要反映组织横向弛豫的差别,也就

是 T2 对比,在图像中磁共振信号的强弱主要由组织 T2 值决定。要达到这个目的,需要调整参数削弱 T1 对图像的影响。同理,延长 TE 可以增加图像的 T2 权重,延长 TR 则能够削弱图像的 T1 权重。

如图 3-1-4 所示,采用相对长的 TR 可以保证不同组织均得到充分的纵向弛豫,减少 T1 差异对图像的影响,而延长 TE 则能让不同组织得到足够的时间进行横向弛豫以产生足够的 T2 对比,所以长 TR 长 TE 产生 T2 加权像。

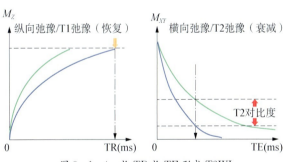

图 3-1-4 长 TR 长 TE 形成 T2WI

同样,TR 及 TE 的长和短也是需要讨论的。理论上要完全削弱 T1 权重对图像的影响,需要足够长的 TR 时间。一个 T1 时间组织恢复了纵向磁化矢量的 63%,需要 5 倍以上的 T1 时间组织才能够恢复 100% 的纵向磁化矢量,实际成像中不可能采用这么长的 TR 值,否则扫描一个序列的时间会变得非常长。延长 TE 能够增加图像的 T2 对比度,但是如果 TE 太长了,则所有组织的信号都衰减,也没有任何对比,所以 TE 并不是越长越好。临床中使用的 T2WI,还是以头颅为例,一般设置 TR=4 000 ～ 6 000 ms,TR=100 ～ 140 ms。

在 T2 加权像上,组织的 T2 值越小,代表横向弛豫越快,水平方向衰减的信号越多,反映在图像上就是越暗、越黑;组织的 T2 值越大,横向弛豫则越

慢,残留在水平方向的磁化矢量越多,信号强度越大,反映在图像上就是越亮、越白。纯液体的 T2 值非常长,达到 2000 ms,在 T2WI 上表现为高信号;肌腱、韧带等组织 T2 值非常短,在 T2WI 上表现为低信号;脂肪组织的 T2 值并不长,然而在 T2WI 中大部分情况下表现为高信号,这个问题我们后面会讨论。

图 3-1-5 是头颅 T2WI 以及膝关节 T2WI,液体组织在图中表现为明显的高信号,髌上囊及膝关节腔里高信号的积水非常明显,而前交叉韧带则显示为黑色。

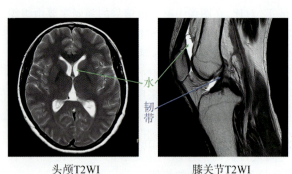

头颅T2WI　　　　膝关节T2WI

图 3-1-5　T2 加权像图像

四、质子密度加权像

质子密度加权像主要反映组织间氢质子的含量,在图像中磁共振信号的强弱主要由组织中氢质子密度决定。调整参数同时削弱 T1 和 T2 对图像的影响,则能够得到质子密度加权像。

同时削弱 T1 和 T2 对图像的影像,就需要采用长的 TR 同时保证 TE 足够短,所以长 TR 短 TE 产生质子密度加权像(图 3-1-6)。

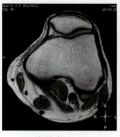

图 3-1-6　长 TR 短 TE 形成 PDW

质子密度加权像在临床中使用得并不多,主要是用于骨关节系统。临床中使用的 PDW,以膝关节为例,一般设置 TR=3 000~5 000 ms,TE=20~35 ms。

在质子密度加权像上,组织的单位体积内含氢质子数目越多,则信号强度越大,反映在图像上就越亮、越白;反之亦然(图 3-1-7)。

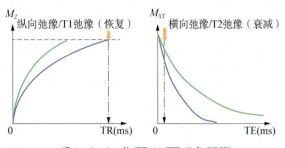

膝关节PDW　　　　盆腔PDW

图 3-1-7　质子密度加权像图像

五、总结

对于自旋回波序列,调整 TR、TE 的范围可以得到不同对比度的加权像(表 3-1-1)。

表 3-1-1　常见加权像的 TR、TE 组合

	短 TR	长 TR
短 TE	T1WI	PDW
长 TE	/	T2WI

即:

短 TE 短 TR→T1WI;

长 TE 长 TR→T2WI;

短 TE 长 TR→PDW。

对于一般的序列,TR 都是大于 TE 的,所以长 TE 短 TR 理论上是不能实现的。不过有一些序列,采用了回波平移技术,可以使得 TE>TR,得到的图像是偏 T2 权重的。

对于不同的部位、不同的组织,应该灵活地设置 TR、TE,而不是采用固定值。如对于头颅扫描,需要得到良好的颅脑灰质白质对比,在 1.5 T 中脑灰质的 T2 值大约为 100 ms,脑白质的 T2 值则为 90 ms。要得到最能反映脑灰白质 T2 对比的图像,TE 的设置就应该在脑灰质、白质 T2 值的附近,所以头颅 T2WI 中,TE 一般设置为 100 ms 左右。而腹部扫描,如果 TE 也同样设置这个值,则不能得到很好的图像对比度,因为肝脏的 T2 值仅为 45 ms,设置为 100 ms 则过大了。所以,应该根据成像的部位,需要观察组织的 T1、T2 值来设置扫描参数。

(李懋)

第二节　磁共振序列的基本结构

要得到一副完整的磁共振图像,步骤是非常复杂的。以自旋回波信号的产生为例。首先是激发过程,90°射频脉冲配合层面选择梯度可以特定的激发我们所需要的层面;特定层面产生自由感应衰减信号后,为了完成空间定位需要开启相位编码梯度;为了让水平方向的质子重聚产生自旋回波信号,需要施加一个180°射频脉冲;自旋回波信号产生后,系统开始采集信号同时开启频率编码梯度;反复重复这个过程直到 K 空间原始数据采集完毕;对 K 空间数据进行傅立叶变换最后重建出磁共振图像。通过不同的扫描参数组合,可以得到不同对比度的磁共振图像。这种产生所需要对比度的磁共振图像的一些特定程序就是磁共振序列。

序列(sequence)可以理解为程序和排列,磁共振序列可以简单理解为产生磁共振信号所需要的射频脉冲、梯度场及信号采集时间等相关各参数的设置及其在时序上的排列组合。改变物理程序及参数的设置及排列组合,可以得到不同的序列,所以磁共振序列是千变万化的。

(一)脉冲序列图

脉冲序列图又称为磁共振时序图,它可以非常直观地反映磁共振序列中各个物理程序在时间及空间上的排列。我们以产生自旋回波信号的自旋回波序列来说明怎么用时序图来描述一个序列。

图 3-2-1 是一个自旋回波序列的脉冲时序图。排列成 5 排,分别代表一个序列的主要 5 个组成部分:射频脉冲、层面选择梯度(Gs)、相位编码梯度($G\phi$)、频率编码梯度(Gf)以及信号采集部分。

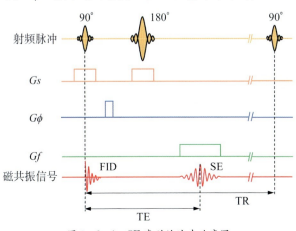

图 3-2-1　SE 序列的脉冲时序图

第一排是射频脉冲部分。在自旋回波序列中,其经典的结构是 90°—180°—90°。为了说明射频脉冲的作用效果,需要在旁边标注翻转角,由于 180°射频脉冲的翻转角是 90°的两倍,所以图中显示要宽一些,代表射频脉冲持续的时间更长。射频脉冲是磁共振序列中最重要的部分,没有射频脉冲则不可能产生磁共振信号。一般用翻转角度来反映射频脉冲的作用效果,图 3-2-1 中的 90°射频脉冲、180°射频脉冲等。一个序列中射频脉冲位于不同位置,其作用是不同的,根据射频脉冲对信号的作用可以分为激发脉冲、重聚脉冲、翻转脉冲等。图 3-2-1 中 90°射频脉冲起到的作用是激发信号、180°射频脉冲的作用是重聚信号产生自旋回波。

第二排是层面选择梯度(Gs)。Gs 配合射频脉冲可以选择性激发某一层面,所以射频脉冲工作时一般层面选择梯度也会同时开启。

第三排是相位编码梯度($G\phi$)。为了对层面内信号进行空间定位,要先开启相位编码梯度,对质子进行相位编码。

第四排是频率编码梯度(Gf)。在 180°重聚脉冲后,自旋回波信号产生,采集信号的同时打开频率编码梯度对信号进动频率编码,可以得到不同位置质子的频率信息。

第五排是磁共振信号的产生。90°射频脉冲激发后首先会在水平方向产生自由感应衰减 FID 信号,由于组织的 T2 弛豫及主磁场的非均匀性,质子会散相导致信号迅速衰减。180°重聚脉冲后,等待同样的时间质子相位重聚产生自旋回波信号。此时开启频率编码梯度同时采集磁共振信号,将得到的数据填充到 K 空间的一条相位编码线。

每排都有一个"//"符号,将连续的线段隔断,表示一个工作周期结束,下一次又继续重复这种程序。

要完成整幅图像的采集,需要反复重复这个过程。图 3-2-1 中所示 TR 是连续两个 90°射频脉冲的时间间隔,也就是完成一次采集需要的重复时间;TE 则是回波时间,表示从 FID 信号产生到自旋回波信号采集的中点时间间隔。

这个脉冲序列图其实还不够准确,图中以矩形来表示梯度场:矩形的高代表梯度场的大小,宽代表梯度场的作用时间(持续长度)。但是这是理想情况下,梯度场开启,从0到达需要的梯度场强有一个爬升阶段,同理梯度场关闭,恢复到0也有一个下降阶段。用矩形来反映则是不准确的,应该用梯形来表示梯度场,这样能够反映梯度开启后的爬升过程及关闭之后的下降过程。

梯度场的引入除了能够进行空间定位,还会导致主磁场的不均匀增大,加速质子的失相位,让信号衰减得更加迅速。所以,一般开启了梯度场后,都会对其进行补偿,补偿的方法是改变梯度场的方向。层面选择梯度、频率编码梯度均需要增加其另一叶的补偿梯度。

完成一幅图像的采集,需要重复进行多次磁共振信号采集,而每一次信号采集相位编码大小是会变化的。为了描述相位编码梯度每个TR时间都在变化,一般采用多个分层的梯形来表示,相位编码梯度场大小随着周期不同而递增或者递减。

很多时候,我们不需要画出这么精细或者这么复杂的图,大部分情况下采用简化的脉冲序列图就能够说明该序列的特征。简化图一般只需要画出序列的主要构成部分,比如射频脉冲、层面选择梯度、相位编码梯度、频率编码梯度及磁共振信号即可(图3-2-2),也不用将它们分列5排,不需要精确地显示各补偿梯度。简化图大大地减少了工作量,也方便临床使用时更快捷地了解序列特点。

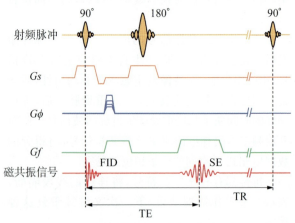

图3-2-2 修改后的SE序列脉冲时序图

图3-2-3中黄色的Gs表示层面选择梯度,蓝色的$G\phi$表示相位编码梯度,绿色的Gf表示频率编码梯度,把它们画在一排可以直观地反映其时间顺序的排布。

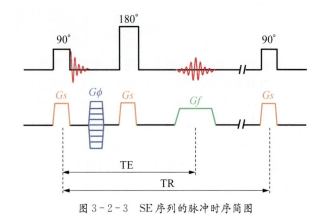

图3-2-3 SE序列的脉冲时序简图

(二) 公式法

将磁共振序列的各个部分按照时间顺序从左到右依次写出来,这种方法叫做公式法。这种方法最大的优点就是简单,不用作图,直接书写。

用公式法来表示这个自旋回波序列,就应该写作:

$$90°—FID—\tau—180°—\tau—SE—waiting\ time—90°$$

式中第一个90°代表首个90°射频脉冲,激发之后会产生FID信号;等待一个τ时间,然后采用180°射频脉冲重聚信号;再过一个τ之后产生自旋回波(SE),采集信号。采集完成后等候一段时间(TR-TE)再施加第二个90°射频脉冲,依次重复,直到K空间填充完毕。从上面的公式中可以看出90°射频脉冲到180°射频脉冲的时间间隔为τ;180°射频脉冲到自旋回波产生中心的时间间隔也是τ,回波时间TE=$2\times\tau$,180°射频脉冲刚好处于90°激发脉冲和自旋回波信号中点的中心,呈一个对称关系。

也可以把它表示为下面的形式:

$$(90°—FID—\tau—180°—\tau—SE—waiting\ time)n$$

上式中n代表相位编码步数,也就是需要重复多少个TR时间才能把K空间填满。

更简略的表达方式是只写射频脉冲,如:90°—180°…90°—180°或者直接90°—180°。

公式法虽然书写方便,但是对复杂的序列则不容易描述清楚,也不直观,所以使用频率并不高。

(李懋)

第三节 磁共振序列的分类与命名

一、序列的分类

射频脉冲、梯度场等程序的变化及排序都可以产生不同的序列，随着硬件的不断发展及软件算法的改进，不断有新的磁共振序列被开发用于临床。合理地对序列进行分类有助于我们更好地认识其特点及灵活使用。

将各种序列按照其时序结构、成像特点、临床功能可以进行分类。如按照激发模式分类可以把磁共振序列分为二维(2D)序列和三维(3D)序列；按照得到的图像是否是动态可以分为静态序列和动态序列；按照临床用途可以分为常规解剖序列和功能成像序列，其中功能成像序列包括扩散加权序列、磁敏感加权序列、灌注序列等。这些分类方法彼此都存在太多的交叉，不够清晰明确，在学术交流中非常不方便。目前最好的分类方法是根据磁共振信号产生的机制及信号类型进行分类。

根据信号产生的机制可将磁共振信号分为3种：自由感应衰减信号(FID)、自旋回波信号(SE)及梯度回波信号(GRE)。产生FID信号的序列统称为自由感应衰减序列，产生自旋回波信号的序列统称为自旋回波序列，产生梯度回波信号的序列统称为梯度回波序列，同时可以产生自旋回波信号和梯度回波信号的序列被称为杂合序列(或称为混合序列)。

自由感应衰减序列得到信号的过程非常简单，射频脉冲激发后会产生FID信号，直接采集这个信号即可。这种完全不干预，任由信号"自生自灭"的方法在临床中应用得非常少，因为FID信号衰减得非常快，这样必须要保证很快就能完成信号采集，也就限制了回波时间的调整，无法灵活改变图像的对比度。所以临床扫描中几乎不使用这类序列。

自旋回波序列主要采用180°射频脉冲对信号进行重聚，同时在采集信号的过程中也会开启频率编码方向的梯度。由于信号的产生需要使用射频脉冲，自旋回波序列又称为射频回波序列。

梯度回波序列则不使用额外的射频脉冲，采用梯度场的切换就能得到信号。由于信号的产生需要使用梯度场，梯度回波序列也被称为场回波序列。

有些特殊的序列既能得到自旋回波信号也能得到梯度回波信号，这种序列就是所谓的混合序列。

其他的各种磁共振序列都是以上几种序列的衍生或者变形，均可以把它们归于这几类。所以，临床常用的序列大体上分为自旋回波类及梯度回波类。

二、序列的命名

在日常的磁共振扫描工作中，我们会跟各种序列打交道，磁共振有上千种序列，他们的名称各不相同，所以了解序列的基本命名原则对于临床及科研工作是有帮助的。

鉴于磁共振序列开发的灵活性、各制造商之间的差异性以及设计序列人员及机构的版权性，目前磁共振序列的名称是比较杂乱的。这给大家学习磁共振带来了很大的不便，容易造成序列之间的混淆及模糊，更不利于学术交流及术语的统一性。磁共振序列名称的复杂性来源于以下几点：①不同类型的序列；②同类序列的不同衍生及变形；③新开发的科研序列；④不同磁共振制造商；⑤缩写的不规则及不确定性。

大家使用不同制造商的磁共振设备，即使同一类序列，由于版权等问题，序列的名称也是可能完全不同。而且大部分序列采用英文缩写，有些可能缩写一样，但是实际上的名称是不同的。表3-3-1列出的常用序列及不同厂家的名称。

表3-3-1 主流制造商磁共振序列名称对照

常用序列	Philips	Siemens	GE	Canon
快速自旋回波序列	TSE(Turbo SE)	TSE(Turbo SE)	FSE(Fast SE)	Fast SE
单激发自旋回波序列	ssh-TSE	HATSE/SSTSE	ssh-FSE	Fast-DIET
快速恢复自旋回波序列	TSE-DRIVE	TSE-Restore	FRFSE	FSE T2 Plus

（续表）

常用序列	Philips	Siemens	GE	Canon
反转恢复序列	IR TSE(TIR)	Turbo IR/TIRM	FSE - IR	FIR
梯度回波序列	FFE	GE	GRE	FE
扰相梯度回波序列	T1 - FFE	FLASH	SPGR	RF Spoiled/FE
超快速梯度回波序列	TFE	Turbo FLASH	FGRE/FSPGR	Fast FE
稳态梯度回波序列	FFE	FISP	MPGR/GRE	FE
平衡式稳态自由进动序列	Balance - FFE	TRUE FISP	FIESTA	TRUE FFSP
多回波序列	mFFE	Medic	Merge/Cosmic	Medic
3D 内插快速扰相梯度回波序列	THRIVE/e - THRIVE	VIBE	FAME/LAVA	3D Quick
3D 快速自旋回波序列	VISTA/VIEW	SPACE	CUBE	mVox

一个新的磁共振序列如何命名并无明确的规则，但是大体上遵循两点：①符合这个序列的特点及物理原则或者作用；②名字缩写便于记忆，有利于宣传及推广。如用于腹部动态增强扫描的三维容积内插快速扰相 T1WI 梯度回波序列。Philips 公司、GE 公司、Siemens 公司都有这个序列，但名字千差万别。这个序列 GE 公司称为 liver acquisition with volume acceleration(LAVA)，中文翻译为"肝脏加速容积采集成像"；Siemens 公司这个序列称为 volumetric interpolated breath-hold examination(VIBE)，中文翻译为"梯度回波容积插值屏息扫描"。VIBE 也可为 volumetric interpolated body examination，中文为"梯度回波容积内插体部检查"；Philips 公司的这个序列称为 enhanced-T1 high resolution isotropic volume examination(e - THRIVE)，中文翻译为"T1 高分辨各向同性容积激发"。可以看到，这个序列的基本原理是"三维容积内插快速扰相 T1 梯度回波序列"。三家公司在命名的时候，都考虑到了序列的原理及特点，从序列名字全称上就能够大体推断出该序列的原理及应用。三家公司都强调了是容积激发（也就是 3D 扫描）。不同的是，GE 公司强调的是肝脏、加速；Siemens 公司强调的是屏气、内插；Philips 公司强调的是它的权重是 T1W 以及高分辨率。

当然，除了这个规则，制造商在给一个序列命名时，另一个重要原则是便于记忆，有利于推广及传播。特别是全称很长的序列，通过缩写能够非常清晰地让人认识，朗朗上口，并且希望透过简写就能解读序列的意义。

无论是 GE 公司的 LAVA 序列、Siemens 公司的 VIBE 序列，还是 Philips 公司的 e - THRIVE 序列，都比较好写，而且比较好读，容易记住。

总之，想要熟练掌握各种序列的名称需要真正了解其原理，并且不停地总结，反复加深印象。

三、常用序列的表达

虽然序列的名称各不相同，但是对于一些临床使用频率非常高的序列，存在一些约定俗成的表达或者简写。

自旋回波(spin echo, SE)序列一般可以简写为 SE 序列，没有特殊说明的 SE 序列代表经典的自旋回波序列。

梯度回波(gradient recall echo, GRE 或者 fast field echo, FFE)序列可以简写为 GRE 或者 FFE。和 SE 序列不同的是，梯度回波序列种类特别多，一般在描述时都会对其进行特定说明，所以使用简称的情况比较少。

一般在描述或者表示某一个常规序列的时候，通用的表达原则是先描述序列的加权及对比度（T2WI、T1WI、PDW、FLAIR 等），然后在描述序列的类型（自旋回波、快速自旋回波、梯度回波、EPI 等），没有特别说明的话一般默认是 2D 扫描序列，如 T2WI TSE 代表 2D 的快速自旋回波 T2 加权序列、T1WI FFE 代表 2D 的梯度回波 T1 加权序列。而如果是 3D 扫描，则会加以说明，如 3D T2 FLAIR 表示 3D 的 T2 FLAIR 序列。

（李懋）

第四节　自旋回波类序列

射频脉冲激发后产生的 FID 信号会迅速衰减，这是由于外部磁场环境的不均匀性及内部组织横向弛豫（T2）共同作用的，特别是外部磁场的非均匀性将大大加速质子群的散相，所以 FID 信号是按照 $T2^*$ 为指数特征进行衰减的。为了更真实地反映组织 T2 对信号强度的影响，必须纠正外部主磁场不均匀性对信号衰减的作用。1949 年物理学家哈恩发现一个射频脉冲可以产生 FID，连续两个射频脉冲则能够产生 SE，于是提出了利用另一个射频脉冲对前一个射频脉冲产生的 FID 信号进行聚相位的方法来消除外部磁场不均匀，从而获得真正能反映 T2 对比度的图像。SE 序列是磁共振成像中最经典的序列，其脉冲序列结构完整，扫描条件参数不多，图像对比度比较容易控制，信号的变化也容易解释。

一、经典的自旋回波序列

（一）序列结构

经典的自旋回波序列又称为常规的自旋回波序列（conventional SE），其结构前面已经做了详细的阐述。

假设需要完成一幅头颅横断面扫描，扫描范围（成像视野大小）左右、前后均 256 mm，即 FOV＝

256 mm×256 mm；扫描矩阵（采集的体素）左右、前后均为 256，则空间分辨率大小为 256 mm÷256＝1 mm，每个体素大小均为 1 mm。

经典的自旋回波序列又称为对称自旋回波序列，可以看到 180°重聚脉冲刚好位于 90°激发脉冲和自旋回波信号中点的中心，90°射频脉冲到 180°重聚脉冲的时间间隔和 180°重聚脉冲到回波信号中点的时间间隔相等，都是 τ，这种时序上的对称性确保了当 TE＝2τ 时，水平方向上每一个质子的相位都刚好保持一致，得到的信号强度最大。

每一个 90°—180°射频脉冲组合将产生一个自旋回波信号，每一个 TR 内可以采集一个自旋回波信号填充到 K 空间的一条相位编码线上。然后重复这个过程，从图 3-4-1 中可以看出，每一次采集信号，相位编码梯度大小都会改变，每一个相位编码梯度的信号对应一条 K 空间相位编码线。相位编码梯度一般位于 90°激发脉冲和 180°重聚脉冲之间，也有把它移到 180°重聚脉冲之后施加的，这时自旋回波又称改良自旋回波（modified spin echo），其主要目的是消除短 TR 时可能产生的 FID 伪影。假设相位编码步数为 n，则完成一幅图像相位编码梯度需要改变 n 次，填充 n 条 K 空间相位编码线。

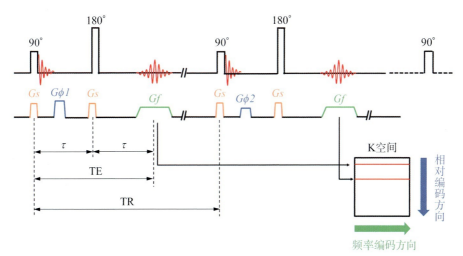

图 3-4-1　经典 SE 序列的对称结构

根据我们假设的条件，无论相位编码方向是左右还是前后，相位编码步数都是 256，也就是说要完成整幅图像的采集，需要重复 256 次。那么我们就

可以计算完成一幅图像的扫描需要多长时间。

$$T＝NSA×TR×n$$

在这个公式中,TR 代表重复时间,单位是毫秒(ms),n 表示相位编码步数,NSA 是 number of signal average,表示信号平均次数或者信号采集次数,如果多次采集信号则得到的图像信号强度会大大提高,但同时扫描时间也会成倍增加。

对于 T1WI,假设 TR＝500 ms,TE＝15 ms,NSA 为 1 次,则完成一幅头颅 T1WI 扫描时间为:500 ms×256＝128 000 ms＝128 s。这个扫描时间还是可以接受的。

对于 T2WI,假设 TR＝4 000 ms,TE＝100 ms,NSA 为 1 次,则完成一幅头颅 T2WI 扫描的时间为:4 000 ms×256＝1 024 000 ms＝1 024 s,大约需要 17 min。仅完成一个序列就需要这么长时间,在临床使用中是很难接受的。

(二) 序列特点

不同序列,其脉冲结构不同,则具有不同的特点。

SE 序列的主要特点首先表现在应用了 180°重聚脉冲,能够纠正主磁场的不均匀性对信号强度的影响,能够得到真实的 T2 加权像。也就是说 SE 序列对磁场的均匀度并不敏感,即使主磁场均匀性差,采用 SE 序列也能够得到比较好的图像。这一点对于临床应用非常重要。在实际扫描中,遇到有义齿或者其他异物的患者,采用 SE 序列扫描能够显著地减少伪影。

其次,SE 序列的控制参数不多,能够通过灵活地改变 TE、TR 来得到不同对比度的图像,并且每一幅图像均有固定的 TR 和 TE,信号变化容易解释。

SE 序列也有一些特点对于临床成像是非常不利的,如扫描时间长。这主要体现在该序列的采集效率低,一次射频脉冲激发仅采集一个回波,要完成所有图像的采集需要重复非常多次。对于 TR 要求比较长的 T2WI,扫描时间太长,所以在临床中 SE 序列很少用于 T2WI(图 3－4－2)。

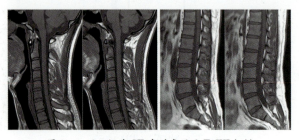

图 3－4－2 经典 SE 序列多用于 T1WI 扫描

SE 序列还有一个特点是对于非静止组织,如流动的体液、血液,由于其位置移动性不能同时受到 90°射频脉冲和 180°射频脉冲的作用,则不能产生磁共振信号,表现为流空效应(flowing void effect)(图 3－4－3)。

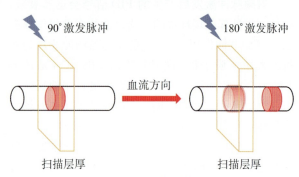

90°激发脉冲　　　　180°激发脉冲

血流方向

扫描层厚　　　　　　扫描层厚

图 3－4－3 SE 序列的流空效应示意图

SE 序列的流空效应在流速比较快的血液中表现得尤为突出,血液信号流空,血管腔内表现为完全的低信号。如图 3－4－3 所示,黄色的框代表扫描层厚,90°射频脉冲作用时血液信号被激发,经过一定时间 τ 施加 180°重聚脉冲,这时被激发的血液信号已经流出了激发层面,将不产生信号。

(三) 主要参数

SE 序列主要的参数为重复时间、回波时间及翻转角。

重复时间是指两个相邻 90°射频脉冲之间的时间间隔。在 SE 序列中,TR 除了和 TE 配合共同决定图像的对比度,还会影响扫描时间。TR 越长,图像越偏 T2 权重,扫描时间也越长。在实际的参数设置中,除了要考虑图像的对比度,也要权衡扫描时间。对于 T2W 序列,需要设置长 TR,但是 TR 也不宜过长,否则扫描时间太长,患者动的概率就会增加,得到的图像反而不会太好;对于 T1W 序列,需要设置短 TR,但是 TR 也不宜过短,过短的 TR 会导致下一次射频脉冲激发时在纵向分量上没有足够的磁化矢量导致信号强度下降,并且 TR 过短也不能突出组织之间的 T1 差异。所以,合理设置 TR 是非常重要的。

回波时间是指 90°射频脉冲到自旋回波信号中点(最大)的时间。TE 的长短并不影响扫描时间,它主要决定图像的对比度及信噪比。从激发到信号采集,时间越长则信号衰减得越多,得到的图像信噪比越低。TE 越长,图像越偏 T2 权重,但是信噪比也越低。对于 T2W 序列,需要设置长 TE,但是 TE 不能过长,否则由于组织均衰减了反而没有对比,并且信噪比也会降低;对于 T1W 序列,需要设置短 TE,理论上设备能够达到的最短 TE 和硬件性能是相关的。

翻转角(flip angle,FA)表示射频脉冲激发后纵向宏观磁化矢量偏离 B_0 方向的角度。对于激发脉冲,又可以把它的翻转角称为激发角;对于重聚脉冲,则可以把它的翻转角称为重聚角。翻转角的大小由射频脉冲的能量强度来决定,所以角度可以来描述射频脉冲对磁化矢量的作用效果。

$$\theta = \gamma \times B_1 \times \tau$$

从上式可以看出,翻转角 θ 与射频场 B_1 和其作用时间 τ 成正相关。增大翻转角可以增加射频脉冲的强度(高度)或者增强其宽度(持续时间)。

如图 3-4-4 所示,分别代表不同翻转角的射频脉冲作用效果,不同翻转角对应的射频脉冲作用时间不同,翻转角越大则射频脉冲的宽度越大。90°射频脉冲让宏观磁化矢量刚好翻转到水平方向,这时得到的信号强度是最大的;60°射频脉冲使得宏观磁化矢量被翻转到 60°,得到的信号强度只有原来的 86.7%。当 FA 的范围在 0~90°时,FA 越小则图像的信号强度越低,图像的信噪比越小。

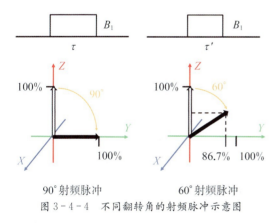

图 3-4-4　不同翻转角的射频脉冲示意图

经典的 SE 序列的脉冲组合是 90°~180°,然而在一些场强比较高的磁共振临床使用中,由于场强升高组织的 T1 值也会上升,所以才有 90°的翻转角得到的图像 T1 对比度可能变差。为了保证更好的 T1 对比度,可以适当减小翻转角,这样造成的信噪比下降并不明显,而带来的好处则是图像对比度的显著提高。

图 3-4-5 头颅矢状位 T1WI,两幅图像的其他参数均相同,A 图采用 FA 90°,B 图则是 FA 70°,可以看出图 B 图像灰白质对比度好于 A 图。所以,对于 T1WI 的 SE 序列,翻转角越大(0~90°范围),图

像信噪比越高,但 T1 对比度下降;翻转角越小,图像信噪比越低,但 T1 对比度比较好。权衡对比度和信噪比,很多 T1WI 序列的翻转角设置为 70°~80°,并不是经典的 90°。

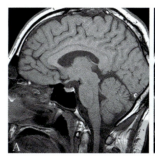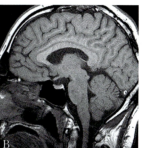

图 3-4-5　不同翻转角的射频脉冲示意图。A. TR=550,FA=90°;B. TR=550,FA=70°

二、非对称自旋回波

经典自旋回波是一个对称的结构,这种时序上的对称性确保了在 TE=2τ 时刻,信号达到最大,此时所有质子的相位都是一致的。

如果改变 180°重聚脉冲的位置或者改变读出梯度场的位置(改变信号采集时间)则脉冲结构将变成非对称性的。

如图 3-4-6 所示,第二排的 SE 序列结构是对称性的,第三排的 SE 序列则是非对称性的,将信号采集时间后延 ΔTE 时间,则导致自旋回波的重聚时刻和读出梯度场的回波时刻发生错位,此时所有质子的相位并不是一致的。如果 ΔTE 延后,则质子已经开始散相;如果 ΔTE 提前,则质子相位还没有完全重聚。对称的自旋回波在 TE 时刻刚好所有质子的相位是一致的,不存在水-脂位移的情况;而非对

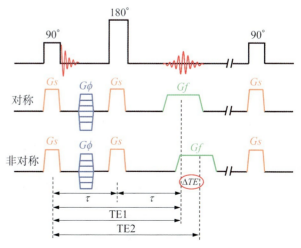

图 3-4-6　对称 SE 序列和非对称 SE 序列结构对比图

称的自旋回波在 TE 时刻质子相位则并不一致,会存在水-脂位移。这种非对称自旋回波序列可以用于一些高级的序列,比如 DIXON 技术。

三、快速自旋回波

经典自旋回波序列由于一次激发脉冲仅得到一个回波信号,采集效率低。特别是对于 TR 比较长的 T2WI 序列,即使信号的采集次数只有一次,扫描一个序列也需要 15 min 以上,在很大程度上限制了它的临床应用。

1986 年德国的海宁(Hennig)提出了一种快速成像的方法,就是一个 90°激发脉冲后跟随多个重聚脉冲,一次激发能够产生多个回波信号,这样采集效

率大大提高,扫描速度也加快了不少,这种方法被称为弛豫增强快速采集法(rapid acquisition with relaxation enhancement,RARE)。目前的快速自旋回波序列就是在其原型上优化设计的。

(一) 序列结构

快速自旋回波序列最大的结构变化就是一次激发脉冲后连续使用多个重聚脉冲对磁共振信号进行重聚产生多个回波。如图 3-4-7 所示,90°激发脉冲后,跟随了 4 个 180°重聚脉冲,可以产生 4 个自旋回波信号,将这些信号填充到 K 空间,则一次激发可以得到 4 条 K 空间相位编码线,采集效率提高了 4 倍。需要注意的是,采集每一个信号前均会改变相位编码梯度大小,保证得到的数据填充不同的 K 空间相位编码线。

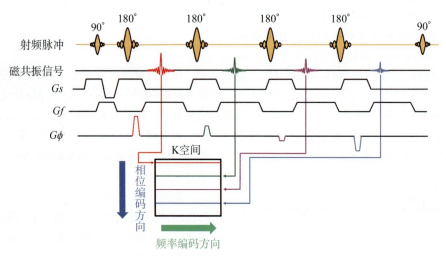

图 3-4-7 快速自旋回波序列脉冲结构示意图

同样的扫描条件,经典自旋回波序列如果需要 16 min,则采用快速自旋回波仅仅需要 16÷4 = 4 min。这种在自旋回波序列上改进的快速序列被称为快速自旋回波序列。GE 公司将它称为 fast spin echo,简称 FSE 序列;Philips 公司和 Siemens 公司则把它命名为 turbo spin echo,简称 TSE 序列。

(二) 序列特点

与 SE 序列相比,TSE 序列最大的特点就是扫描速度快。如需要完成一个头颅 T2WI 序列,TR = 4 000 ms,TE = 100 ms,FOV = 256 mm×256 mm,扫描矩阵 256×256,则每个体素大小为 1 mm×1 mm,信号采集次数为 1 次。采用 SE 序列,扫描时间为 4 000 ms×256 = 1 024 000 ms = 1 024 s ≈ 17 min。采用如图 3-4-8 所示的 TSE 序列,一次采集就能得到 4 个回波,填充 4 条相位编码线,则完成整个 K 空间填充只需要重复 256÷4 = 64 次采集,扫描时间

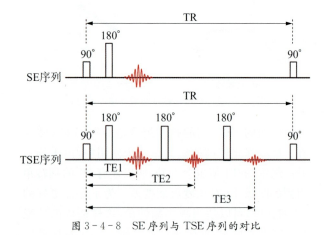

图 3-4-8 SE 序列与 TSE 序列的对比

为:4 000 ms×(256÷4) = 256 000 ms = 256 s ≈ 4.2 min。这个时间在临床使用中是可以接受的,所以 TSE 序列广泛应用于临床扫描,特别是对于长 TR 的 T2WI,能够显著缩短成像时间。

在 SE 序列中，每个回波信号的 TE 均是固定的；而在 TSE 序列中，每个回波的 TE 则是不相同的，如图 3-4-8 所示。随着回波数目的增多，信号越来越低。需要注意的是 180°重聚脉冲虽然能够纠正主磁场不均匀性导致的质子散相，但是本身组织的横向弛豫 T2 是始终存在的，所以随着回波的增多，后面的信号强度会越来越弱。这就带来了一个问题，TSE 序列中，每个回波的 TE 均不相同，每个回避信号的强度都不同，后面的信号会越来越弱直至消失，将这些信号都填充到一个 K 空间中会造成图像对比度的干扰及模糊效应。

每一次射频脉冲作用于人体都会导致人体吸收射频能量，体温升高。TSE 序列采用多个 180°重聚脉冲带来的另一个效应就是 SAR 值显著升高。

$$SAR \propto D \times \theta^2 \times B_0^2$$

从 SAR 值相关公式可以看出 SAR 值的大小和射频能量成正比，其中 D 表示射频激发占空比，即所有成像时间内，有多少时间是用于射频脉冲激发的；θ 代表翻转角大小，B_0 表示静磁场场强。可以看出在 TSE 序列中一个 TR 时间内，射频脉冲次数多，则 D 值显著增大。重聚脉冲的角度 180°也会导致 SAR 值显著提高。

脂肪组织在 TSE 序列中表现为高信号，并且随着回波数目增多而升高。脂肪组织的 T2 值一般为 250 ms 左右，不算长，理论上在 T2 加权像中应该表现为稍低信号。但是采用 TSE 序列的 T2WI 中，脂肪均表现为高信号。

如图 3-4-9 所示，图 3-4-9A 是采用 SE 序列做的 T2WI，图 3-4-9B 则是用 TSE 序列做的 T2WI，红箭头所示图 3-4-9B 头皮脂肪组织的信号明显高于图 3-4-9A。TSE 序列中脂肪表现为高信号的原因有两点：①连续的重聚脉冲打断了脂肪组织的 J-偶联（J-coupling），导致脂肪组织信号上升；② 多个重聚脉冲容易产生磁化传递效应（MTC），导致含蛋白质的组织信号下降，则突出了脂肪组织的信号。

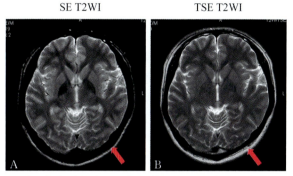

图 3-4-9　SE 序列和 TSE 序列中脂肪组织的信号对比

（三）主要参数

TSE 序列由于结构的改变所以涉及的扫描参数也有变化，除了 TR 和 TE，还会引入新的参数（图 3-4-10）。

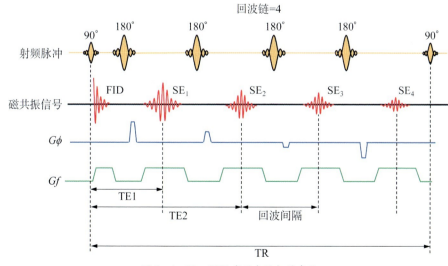

图 3-4-10　TSE 序列中的相关参数

TSE 序列中的 TR 和 SE 序列相同，TR 越长则图像的信噪比越高，扫描时间越长，图像越偏 T2 对比度。

由于 TSE 序列一次激发能够得到多个回波，所以在 TSE 序列中存在很多个不同的 TE，如图 3-4-11所示，一个 90°激发脉冲跟了 4 个 180°重聚脉冲，产

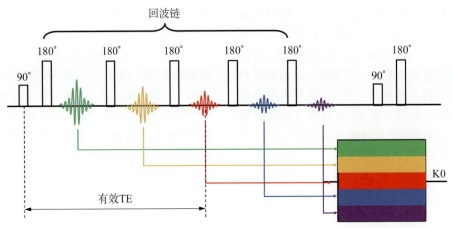

图 3-4-11 TSE 序列中的有效 TE 示意图

生了 4 个自旋回波信号，每个信号分别对应各自的 TE。我们把主要决定图像对比度的那个 TE 称之为有效 TE(effective TE)，简称 TEeff。由于 K 空间中心决定图像对比度，刚好填充 K 空间中心的回波对应的 TE 即序列的有效 TE。在描述 TSE 序列的参数时，由于存在多个 TE，所以不需要一一列出每个回波对应的 TE，只需要标注出有效 TE 即可。

图 3-4-11 中不同颜色表示不同 TE 的回波，第三个回波也就是红色的回波信号刚好填充 K 空间中心，所以该序列的有效 TE 就是红色回波对应的 TE。

每一个 90°射频脉冲后面都会跟随一串重聚脉冲，重聚脉冲的数目决定可以产生多少个回波。使用回波链长度(echo train length，ETL)来表示一次激发得到的回波数目(图 3-4-12)。对于这个参数，不同公司有不同命名，GE 公司就用回波链长度 ETL 表示，Philips 公司使用快速自旋回波因子来表示，Siemens 公司则用 Turbofactor 表示。需要注意的是回波链长度这个参数不是长度单位，也不是距离单位，它表示的是数目。所以，为了避免引起歧义很多时候采用回波链来描述。

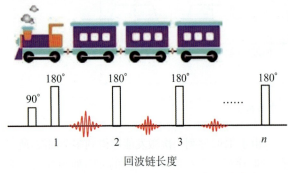

图 3-4-12 TSE 序列中的回波链长度示意图

90°激发脉冲类似一个火车头，激发产生信号，后面跟着的重聚脉冲类似挂在火车头后面的车厢。回波链长度越大，代表每一次激发得到的回波数目越多，采集效率越高，加速越快，序列的扫描时间越短。延长回波链可以有效减少扫描时间，提高扫描速度，但是回波链长度会受到序列其他参数的限制，如 TR。在 TR 一定的情况下，一个序列可容纳的回波数目是有限的，并且回波链长度越大后面的回波信号越弱，得到的图像模糊效应越重。所以，在调整回波链长度的时候，需要综合考虑图像对比度及扫描时间。

TSE 序列中，一次激发产生多个回波，每个回波之间的间隔时间被称为回波间隔(echo spacing，ES)。回波间隔对图像同样有影响，回波间隔越短，则采集回波时间越快，图像对运动越不敏感。回波间隔越短，同时每个回波信号的差异不大，能够减小图像的模糊效应，提高图像对比度。理论上回波间隔越短越好，但是最小回波间隔受磁共振设备硬件性能限制，回波间隔太短的话，也会导致射频脉冲占空比增大，SAR 值升高。所以临床中根据扫描部位来调整这个参数。

最后一个比较容易忽视的参数是翻转角，这里的翻转角主要是指重聚脉冲的翻转角，采用可以用重聚角(refocusing control angle)来表示以区别于激发脉冲的翻转角(激发角)。为了形象地说明及理解自旋回波，我们采用 90°—180°—180°……射频脉冲结构来举例，然而实际上很少有 TSE 序列均采用 180°的重聚角。即使没有采用 180°重聚角，任何角度的重聚脉冲也可以对信号进行重聚产生自旋回波，只不过 180°重聚角的效果是最好的，得到的自旋回波信号最大。如果均采用 180°重聚角，则脉冲持续时间长,导致回波间隔 ES 延长,并且一个 TR 内能够容纳的回波链长度缩短。更重要的是,180°重聚脉冲能量大,会导致被检查者 SAR 值迅速上升,超过系统限制后磁共振扫描会停止。所以,临床使用中一般采用稍微小一点的重聚角进行信号的重聚,如 120°或者 140°。有的公司使用可变重聚角,这样能够保证采集的信号都比较稳定,不同信号之间的差别不大,并且可以显著地降低 SAR 值。

重聚脉冲角度也会影响图像的对比,特别是对于 T2WI。

(四) TSE 序列与多回波序列的区别

采用 TSE 类的结构,一次激发可以得到多个回波。有两种模式可以处理这些回波,第一种是将这些回波都填充在一个 K 空间,重建成一幅图像,这就是我们熟悉的 TSE 序列;另一种方式是将这些回波分别填充在不同的 K 空间里,最后重建出多个不同对比度的图像,这种方式形成的序列称为多回波序列(图 3 - 4 - 13)。

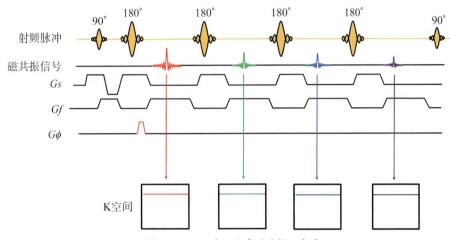

图 3 - 4 - 13 多回波序列结构示意图

同样是一个 90°脉冲后跟 4 个 180°重建脉冲。TSE 序列是将得到的 4 个信号填充到一个 K 空间,等效于对一幅图像扫描加速了 4 倍。而多回波序列,则是将得到的 4 个回波分别填入不同的 K 空间,最后重建出 4 个不同对比度的图像。还需要注意的是,TSE 序列,每一个回波对应的相位编码大小不同,这样才能填充到不同的相位编码线上;而多回波序列,每一次采集的 4 个回波其相位编码大小是相同的。

四、单激发自旋回波序列

快速自旋回波序列大大加快了扫描速度,使其在临床上应用非常广泛。那么,是否还能缩短扫描时间?一个激发脉冲后面可以跟随多个重聚脉冲产生多个回波,是否可以一次激发就将一幅图像的信号采集完。

(一) 单激发的定义

仅需要一次射频脉冲激发就能把整幅图像的信号全部采集完的技术又称为单激发(single-shot)技术,shot 代表射频脉冲的激发。单激发实际上是一种"极端的"采集方式,只采用一次射频脉冲激发则可以实现整幅图像的数据采集。

单激发方式是相对于多激发(multi-shot)来定义的,一般的序列几乎不可能仅通过一次激发就把信号采集完,需要多次重复激发,而单激发则完全可以做到。有的公司也把单激发这种技术称为 snapshot,可以理解为快门成像技术,或者类似相机一样按一次快门就完成图像成像的技术。采用了单激发技术的序列都可以统称为单激发序列,而单激发技术是最常和快速自旋回波序列结合的,这样就组成了单激发自旋回波序列。

不同公司的单激发技术有不同的简写,但是基本上都是 single-shot。根据是否使用单激发技术,在相应的序列中加上前缀或者后缀。Philips 公司的单激发自旋回波序列叫做 single-shot TSE,简写为 SSH-TSE;Siemens 公司的序列也称 single-shot TSE,不过简写为 SS-TSE,如果再联合使用半傅立叶技术,则该序列有一个特有的名称为 HASTE 序列;GE 公司的这个序列为 single-shot FSE,简写为 SS-FSE。联影公司则稍微不同,如果使用单激发技术,是在序列的名称上加后缀 ssh,比如 fse_ssh。

(二) 序列结构

如图 3 - 4 - 14 所示,假设需要完成一幅扫描矩

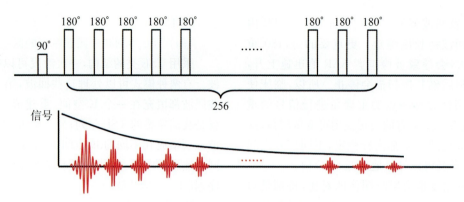

图 3-4-14 单激发自旋回波序列脉冲结构简图

阵为 256×256 的图像,K 空间需要填充 256 条相位编码线。单激发 TSE 序列则仅需要一次 90°射频脉冲激发就能完成所有信号的采集,回波链长度就是 256。实际临床使用时,会结合并行采集技术以降低回波链长度。

(三) 序列特点及临床应用

图 3-4-15 是 3 类自旋回波序列的对比,由上到下扫描速度依次加快。第一排绿色框代表在一个 TR 内,SE 序列只采集一个信号;第二排蓝色框代表一个 TR TSE 序列可以采集多个回波信号,但是还是需要重复多次;相比于 TSE 序列,单激发 TSE 序列进一步提高成像速度,可以在一瞬间完成对一幅图像的扫描,这种特点特别适合于冻结运动。所以,单激发序列经常用于胎儿扫描及不能很好配合屏气的腹部成像。

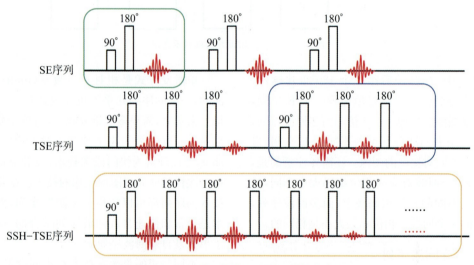

图 3-4-15 SE、TSE 及 SSH-TSE 的对比

然而单激发序列采集这么多回波,越到后面回波信号越弱,回波链长度越大图像越模糊,对比度也会下降。所以对于要求对比度比较高的扫描,不建议采用单激发序列。

单激发序列的回波链很长,导致其有效 TE 时间显著延长,长的 TE 大部分组织信号都已经衰减了,然而水是长 T2 组织,所以单激发序列特别适合用于水成像。

(四) 主要参数

SSH-TSE 序列的主要参数和 TSE 序列类似,

但是需要注意单激发序列理论上是没有 TR 这个概念的,因为一次激发就能采集完信号,不需要再重复这个过程,所以单激发序列的 TR 可以理解为无穷大。

有些公司的磁共振系统会显示单激发序列的 TR 值,这里的 TR 代表的是激发两层不同图像的时间间隔。

五、快速恢复自旋回波序列

在自旋回波序列中,扫描时间与 TR 是成正比的,为了缩短扫描时间,可以降低 TR。然而 TR 下降,则下一次射频脉冲激发时,纵向磁化矢量还没有完全恢复,则图像信噪比会降低,并且 TR 不够会影响图像的 T2 对比度。T2 加权像中为了使纵向弛豫比较慢的组织(如液体)显示为高信号,就必须要求 TR 设置得足够长,这些组织才有足够的时间进行纵向弛豫恢复。

利用部分组织长 T2 的特性,采用一种称为驱动平衡的技术,这种技术是采用一个负 90°的射频脉冲,将水平方向残留的磁化矢量打回纵轴方向,这样能够"强制"组织迅速完成纵向弛豫。GE 公司这种序列称为快速回复自旋回波序列(fast recovery fast spin echo, FRFSE);Philips 公司这个序列称为驱动平衡自旋回波序列(driven equilibrium TSE),简写为 Drive 技术;Siemens 公司该序列称为 TSE - restore。

(一)序列结构

如图 3 - 4 - 16 所示,蓝色代表长 T2 值的组织,如脑脊液(CSF),绿色代表短 T2 值的组织。长 T2 值的组织衰减比较慢,所以一个 TR 后,残留在水平方向的磁化矢量比较多。采用一个 -90°方向的射频脉冲,将残留在水平方向上的蓝色组织的磁化矢量打回纵轴,长 T2 值的组织信号得以恢复,下一次射频脉冲激发时,纵向上有足够的磁化矢量。

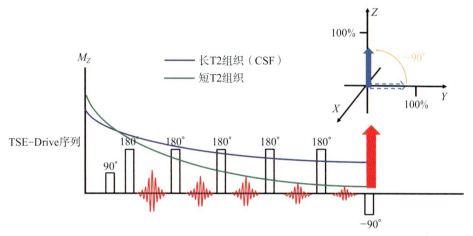

图 3 - 4 - 16 快速恢复自旋回波序列示意图

综上所述,快速回复自旋回波序列能够保证在短 TR 的情况下仍然能产生良好的 T2 对比度,节约扫描时间。

(二)临床应用

图 3 - 4 - 17 中的三组图像是临床常见的颈椎矢状位 T2WI。图 A TR=2 500 ms,基本能够保证 T2 对比度,可以观察到脑脊液是亮的;图 B TR 降到 700 ms,则 T2 对比度被削弱,图像偏 T1 权重,脑脊液是黑的;图 C TR 也是 700 ms,但是脑脊液特别亮,并且 T2 对比度甚至好于图 A,因为使用了 Drive 技术。

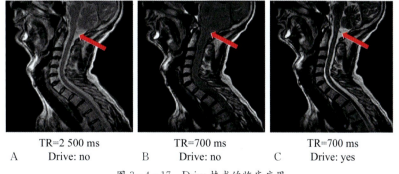

| A | TR=2 500 ms
Drive: no | B | TR=700 ms
Drive: no | C | TR=700 ms
Drive: yes |

图 3 - 4 - 17 Drive 技术的临床应用

快速恢复自旋回波序列的优点是缩短 TR,也能得到 T2 对比度好的图像,节省了扫描时间。但是采用平衡驱动强行恢复纵向磁化矢量,软组织对比度会下降,所以需要重点观察软组织结构的部位,不建议使用这个序列。

(李懋)

第五节 梯度回波类序列

早期快速自旋回波还没有应用于临床扫描时，采用自旋回波来成像扫描速度太慢。自旋回波序列为了得到磁共振信号需要额外增加射频脉冲，如果不用射频脉冲就能得到信号的话，则可以节省射频脉冲所占的时间窗，提高扫描速度。1988 年一种新的快速成像序列诞生了，这种序列采用小角度射频脉冲激发配合梯度场的变化就能得到信号，所产生的信号是梯度回波信号，这种产生梯度回波信号的序列统称为梯度回波序列。由于梯度回波序列不使用重聚脉冲，仅采用梯度场切换得到信号，又称为场回波。

一、梯度回波序列概述

（一）序列结构

图 3-5-1 为梯度回波序列的基本结构，与 SE 序列明显不同的是，回波信号的产生不依赖重聚脉冲的作用。射频脉冲上面标明的 α°代表的梯度回波序列的激发脉冲角度都比较小，很少采用 90°。第三排所示的频率编码梯度在信号的形成中起到了至关重要的作用，该梯度是一对，由两叶组成，梯度场方向相反。第一叶梯度首先起到的作用是加速质子的散相及 FID 信号的衰减，又称为散相梯度（dephasing gradient）。射频脉冲激发后产生的 FID 信号以 T2* 为指数进行衰减，由于施加了梯度场加大了磁场的不均匀性，导致 FID 信号以 T2** 为指数衰减，此时信号衰减较快。第二叶梯度与第一叶梯度方向相反，会改变磁场不均匀性的方向，使原本进动频率快的质子变慢，原本进动频率慢的变快，这

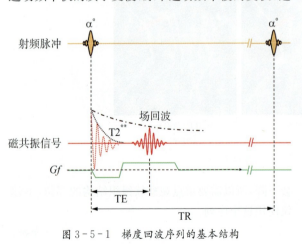

图 3-5-1 梯度回波序列的基本结构

样经过一定时间后，质子的相位会重聚产生信号，所以第二叶梯度又称为聚相梯度（rephasing gradient）。当在第二叶梯度施加的中间时段，质子的相位刚好重聚产生了梯度回波，称为场回波（field echo），此时的信号最大。为了保证在信号采集的中点得到最大的回波，需要满足第二叶梯度的作用面积是第一叶梯度的两倍即可，如图 3-5-2 所示。

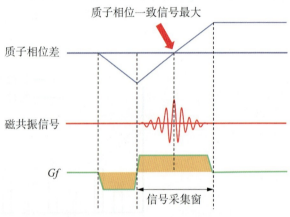

图 3-5-2 梯度切换产生回波信号

第一叶散相梯度施加时，质子开始加速散相，当梯度场停止时，质子的相位差最大，此时信号最小；变化梯度场方向，第二叶聚相梯度开始作用，质子相位逐渐重聚，当刚好在聚相梯度持续的中点时刻，质子的相位完全重聚，信号最大。图 3-5-2 中黄色的框代表梯度场的作用面积，第二叶梯度的面积是第一叶梯度的两倍。

（二）序列特点

要深入理解梯度回波序列的特点，可以将其和自旋回波序列相比较。

如图 3-5-3 所示，产生一个自旋回波需要两个射频脉冲（激发脉冲和重聚脉冲），而梯度回波则仅需要激发脉冲，这里为了表达更严谨，没有在射频脉冲上面标示出翻转角（任何两个连续角度的射频脉冲均可以产生自旋回波信号）。这两种序列最根本的区别在于是否使用重聚脉冲产生信号。自旋回波序列使用重聚脉冲产生回波，得到的是自旋回波信号，该信号满足 T2 衰减；梯度回波序列只用梯度场切换产生回波，得到的是梯度回波信号，该信号满足 T2* 衰减。

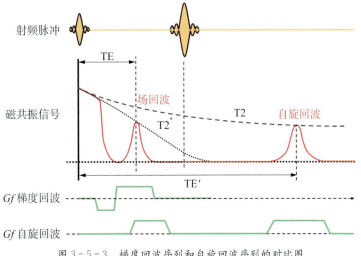

图 3-5-3　梯度回波序列和自旋回波序列的对比图

梯度回波序列还有以下特点。

1. 采用小角度激发　在 0～90°范围内,射频脉冲的翻转角越小,则产生的信号强度越少。那么梯度回波序列为什么会采用小角度脉冲激发呢? 我们先来比较一下 90°激发脉冲和一个小角度激发脉冲作用的效果。

根据公式,射频脉冲的翻转角和射频脉冲的能量呈正相关,90°射频脉冲的能量是 30°射频脉冲的 3 倍。90°的射频脉冲能将纵向磁化矢量完全翻转到水平方向得到最大的水平分量;30°射频脉冲使得矢量发生偏转,产生的水平分量为最大值的 sin 30°(1/2)。在得到水平方向磁化矢量的效率上,显然 30°的脉冲是高于 90°的(图 3-5-4)。

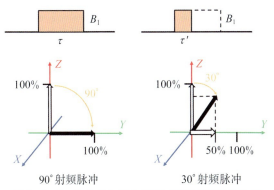

90°射频脉冲　　　30°射频脉冲

图 3-5-4　翻转角分别为 90°和 30°的射频脉冲比较

SAR 值与翻转角的平方成正比,30°射频脉冲产生的 SAR 值比 90°的要小 $3^2 = 9$ 倍。

还有一个重要的因素则是残留在纵向方向的磁化矢量。采用 90°激发角,则磁化矢量完全被翻转到水平方向,为了保证下一个射频脉冲激发时纵向上有足够的磁化矢量,需要一个非常长的 TR;而采用 30°激发角,纵向上还残留 86.7%的磁化矢量,只需要一个很短的 TR,组织纵向弛豫即可得以完全恢复。这也是梯度回波序列采用小角度激发的原因,就是可以显著地缩短 TR。

最后需要注意的是,不能单纯地根据激发角判断一个序列到底是梯度回波序列还是自旋回波序列。有存在一些特殊情况,如为了提高 T1 对比度,很多 T1W 的自旋回波序列也采用小于 90°的激发角,而在进行头颅脑功能扫描中,使用的梯度回波序列激发角则是 90°。

2. 图像对磁场不均匀性敏感　虽然梯度场切换也能使信号重聚,由于没有采用重聚脉冲,所以梯度回波序列无法纠正主磁场不均匀性对信号衰减的影响,产生的图像对磁场不均匀性非常敏感。

梯度回波序列的这种特性有时也能反映磁场的均匀度,根据检查目的的不同,需要合理使用梯度回波序列。如对于有假牙的被检查者,采用梯度回波序列得到的图像则磁敏感伪影比较重,会影响对口腔及鼻窦区的观察,所以此时可以换成自旋回波序列。如果有血管畸形或者颅内出血的患者,梯度回波序列则能够比较敏感地反映局部磁场均匀性的变化,为诊断提供有用的信息。

3. 用于 T2* 加权成像　自旋回波序列主要用于 T1WI、T2WI 及 PDWI;而梯度回波序列则相对有所不同,由于梯度回波信号是按照 T2* 指数衰减,所以梯度回波序列主要用于 T2* 加权成像(T2* WI)。

在 T2WI 中,图像的信号强度主要由组织的 T2 值决定;而在 T2* WI 中,图像的信号强度除了由组织的 T2 值决定,还受磁场均匀性影响。在磁场均匀度比较差的地方,如组织和空气交界处,图像容易扭曲变形,信号衰减明显。另一方面,易受磁化率影响这种特性对诊断出血和血管瘤很有帮助(由于脱氧血红蛋白的顺磁性,它可以检测到这种局部磁场不均匀的影响)。

图3-5-5中脂肪信号的高低依次是:TSE T2WI>SE T2WI>FFE T2* WI;颅脑灰白质对比度:SE T2WI>TSE T2WI>FFE T2* WI。

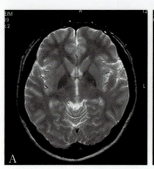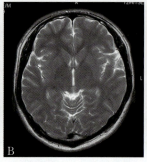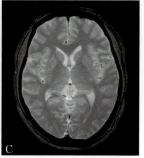

图3-5-5 T2* 加权像和T2加权像对比。A. SE T2WI;B. TSE T2WI;C. FFE T2* WI

4. T1 对比度好 虽然梯度回波序列不能直接用于T2WI,但是可以用于T1WI,并且T1对比度非常好。

FFE - T1WI 的灰白质对比度明显优于 SE T1WI。由于梯度回波序列的T1对比度好,经常用于神经系统的T1加权成像。

5. 图像信噪比不高 扫描速度快是梯度回波序列最大的优势,然而其得到的回波信号强度相对比较小,产生的图像信噪比不高。原因是:第一,小角度激发产生的信号比较小;第二,没有采用重聚脉冲,得到的信号包含了主磁场不均匀性导致的衰减;第三,TR 比较短,图像信噪比下降。

图像信噪比不高主要表现在图像噪点、颗粒性大。如图 3-5-6,虽然 FFE T1WI 的灰白质对比度好于 SE T1WI,但是仔细看图,FFE T1WI 的图像颗粒性大,反映背景噪声高,信噪比不如 SE T1WI。

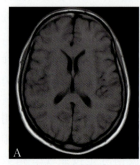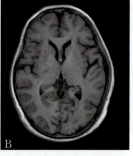

图3-5-6 SE 序列和 FFE 序列分别得到的T1WI对比。A. SE T1WI;B. FFE T1WI

6. 血管及血流常呈高信号 SE 序列中,流动的组织会产生流空效应,导致信号丢失。而在梯度回波序列中,血管及血流等流动的组织常表现为高信号。这是因为梯度回波序列不需要重聚脉冲,梯度场的作用范围是相当大的,在有效范围内,组织都会产生信号。

如图 3-5-7 所示,A 图是应用梯度回波序列的腹部 T1WI,红箭头所示腹主动脉呈高信号;对图像进行多平面重建(B),冠状位观察可以清楚地显示腹主动脉的亮度;再进行最大信号强度投影(C),血管高信号表现更为明显。

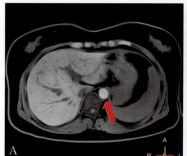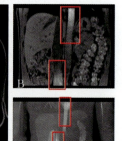

图3-5-7 梯度回波序列中,血管呈高信号

血管信号不流空的特点有利于观察血管,对诊断判读有帮助;但是有时搏动的血管会产生流动伪影,这时需要抑制血液产生信号。

7. 扫描速度快 梯度回波序列设计之初的目的主要是解决扫描速度问题,和 SE 序列相比,由于 TR 显著缩短,大大加快了扫描速度。假设同样扫描一个头颅 T1WI,扫描视野为 256 mm×256 mm,采集体素为 1 mm×1 mm。SE 序列需要的条件参数是 TR=500 ms,TE=15 ms,而采用梯度回波序列 TR 可以缩短为 50 ms,均采用一次信号采集。SE 序列扫描时间为:500 ms×256×1=128 000 ms=128 s≈2.13 min。采用 TSE 序列,假设回波链长度为 4(T1WI 序列由于 TR 短,回波链长度不宜过大),扫描时间为:500 ms×(256÷4)×1=32 000 ms=32 s。梯度回波序列扫描时间为:50 ms×256×1=12 800 ms=12.8 s。可见,梯度回波序列的扫描速度是非常快的。

(三)梯度回波序列对比度

自旋回波序列主要通过调整 TR 和 TE 来控制图像的对比度,而梯度回波序列则不同。在梯度回波序列中,为了缩短扫描时间,TR 都设置得比较短。所以,梯度回波序列中,决定图像对比度的两个参数主要是 TE 和 FA(表 3-5-1)。

对于自旋回波序列,调整 TR、TE 的范围可以得到不同对比度的加权像。

表 3-5-1 梯度回波序列中 FA 和 TE 对图像权重的影响

	短 TE(8~15 ms)	长 TE(20~60 ms)
小 FA(5°~20°)	PDWI	T2*WI
大 FA(40°~90°)	T1WI	/

在 TR 值一定并且比较短的情况下,FA 越大则图像越偏 T1 权重。如 FA 非常小,磁化矢量在纵向上还残留大量的分量,经过一个非常短的 TR,所有组织的纵向磁化矢量都完全恢复,T1 对比度被削弱。所以,减小 FA 能够削弱各组织之间的 T1 对比。如 FA 很大,为 90°,则所有组织的磁化矢量均被翻转到水平方向,经过一个非常短的 TR,不同组织之间由于纵向弛豫能力不同,其 T1 差异得以体现。所以,增大 FA 能够突出各组织之间的 T1 对比。

如图 3-5-8 所示,TR=60 ms,TE=2 ms,从左到右随着 FA 逐渐增大,图像越来越偏 T1 对比度;FA=10°时,脑脊液还呈高信号;FA=85°,脑脊液呈低信号,灰白质呈明显 T1 对比度。

TR=60 ms TE=2 ms

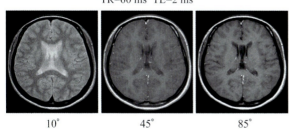

| 10° | 45° | 85° |

图 3-5-8 TR 和 TE 相同的情况下,翻转角越大,图像越偏 T1 权重

TE 对图像对比度的影响与自旋回波序列类似。TE 越大,则各组织的横向弛豫越充分,T2*权重越重(注意:这里是 T2*权重而不是 T2 权重,因为还要考虑主磁场不均匀性对信号的影响)。TE 越小,各组织没有足够时间进行横向弛豫,T2*对比度被削弱。

同理,减少 FA 能够削弱图像的 T1 对比度,缩短 TE 能够削弱图像的 T2 对比度,则能够得到质子密度加权像。

二、梯度回波信号稳态

自旋回波序列中,可以不考虑第二个射频脉冲产生的信号对前一个信号的影响。因为 TR 足够长,前一个信号大部分已经衰减;而在梯度回波序列中,由于 TR 比较短,如果 TR<T2,前面一个信号还没有完全衰减,后一个信号又产生了,这样就使梯度回波信号变得非常复杂。

这种复杂性体现在两个方向:纵向上,每一次射频脉冲激发前,纵向上的磁化矢量是由残留在纵向上的分量及前一个 TR 内恢复的磁化矢量叠加的;横向上,每一次射频脉冲激发后产生的信号强度,取决于纵向上存在的磁化矢量及 FA 大小,还有一个很重要的因素是这个激发脉冲还可能对残留在水平方向的磁化矢量产生一个重聚作用。

(一)纵向磁化矢量状态

如图 3-5-9 所示,在一个梯度回波序列中,TR<T1,每一个 TR 内,各组织都来不及进行充分的纵向弛豫。假设激发脉冲的 FA 为 $\alpha°$,最初的纵向磁化矢量大小为 1,则第一次激发后残留在纵向上的大小为 $1×\cos\alpha°$;第二次射频脉冲激发之前,纵向上的磁化矢量为 $\cos\alpha°+M_1$,其中 M_1 为在第一个 TR 内恢复到纵向方向上的磁化矢量大小。第二次激发后残留在纵向上的大小为 $(\cos\alpha°+M_1)×\cos\alpha°$,$M_2$ 为在第二个 TR 内恢复到纵向方向上的磁化矢量大小。以此类推,当多次激发后,组织的纵向磁化矢量将保持在一个相对稳定的状态,这种比较稳定的状态称为稳态(steady state)。

在实际应用中,合理地设置 TR 及 FA,一般在几个脉冲后是比较容易在纵向上达到稳态的。

(二)横向磁化矢量状态

当纵向磁化矢量达到稳态以后,射频脉冲的 FA 不变,则每次激发以后在水平方向产生的磁化矢量分量也是一致的。实际上在横向上情况稍微复杂一点,因为残留在水平方向上的磁化矢量会对下一个

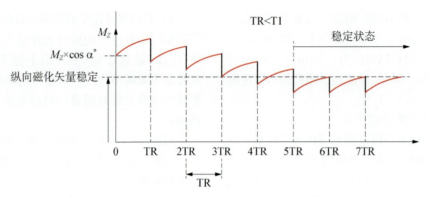

图 3-5-9 梯度回波序列纵向磁化矢量状态

翻转到水平方向的磁化矢量分量产生影响，这种影响体现在任何连续两个射频脉冲也会产生类似自旋回波一样的回波信号，这种回波又叫做哈恩回波（Hahn echo）。同样，当多次激发后，横向上的磁化矢量也会达到一个相对比较稳定的状态，也就是稳态。不过在横向上要达到稳态，情况非常复杂，这是因为多个连续的射频脉冲可能会产生多个回波，这些回波之间会相互影响或者重聚产生新的回波。

（三）哈恩回波和受激回波

哈恩回波是以物理学家埃尔文·哈恩来命名的，他是自旋回波的发明人，1950 年他采用两个 90°的射频脉冲得到了这个回波，所以狭义的哈恩回波定义为两个连续的 90°射频脉冲产生的回波。而在广义上的延展，哈恩回波就是自旋回波。

图 3-5-10 中，可以把 90°射频脉冲换成任意非 180°，产生的哈恩回波（也就是自旋回波）的信号大小和角度有关。假设第一个射频脉冲角度是 $\alpha_1°$，第二个射频脉冲角度是 $\alpha_2°$，那么两个射频脉冲后得到的哈恩回波信号强度 $M = M_Z \times \sin\alpha_1° \times \{\sin(\alpha_2° \div 2)\}^2$。

如果是经典的自旋回波，则 $\alpha_1° = 90°$，$\alpha_2° =$

180°，代入公式中：

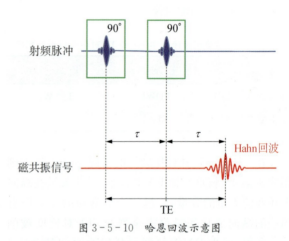

图 3-5-10 哈恩回波示意图

$$M_{90°-180°} = M_Z \times \sin90° \times \{\sin(180° \div 2)\}^2$$

$\sin\alpha_1° = \sin90° = 1$，$\sin(\alpha_2° \div 2) = \sin(180° \div 2) = \sin90° = 1$，$M_{90°-180°} = M_Z$，此时得到的信号强度最大。

如果是连续 3 个射频脉冲，则除了产生 FID 信号和哈恩回波，还会额外的产生一个回波，这个回波为受激回波（stimulated echo，STE）（图 3-5-11）。

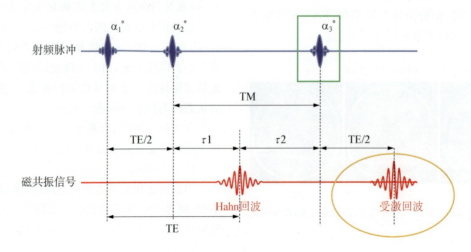

图 3-5-11 受激回波示意图

3个连续的射频脉冲会额外产生一个STE,图3-5-11中有一个TM,代表混合时间(mixing time),也就是第二个射频脉冲到第三个射频脉冲之间的时间间隔。在这段时间内信号是在纵向上,没有进行横向弛豫,只有纵向弛豫,可以将磁化矢量储存在纵向上。

在连续多个小角度射频脉冲激发后,梯度回波序列得到的信号是非常复杂的。各种信号大小不一,相位信息不一致,容易造成图像重建的伪影。所以采集信号的时候,一般需要得到比较稳定的信号,也就是要使梯度回波信号达到稳态。

三、梯度回波序列类型

当梯度回波序列中 TR 比较短的时候(TR<T2),每一次射频激发后前一个 FID 信号还没有完全衰减,这种情况下多个连续射频脉冲产生的信号是非常复杂的,见图3-5-12。

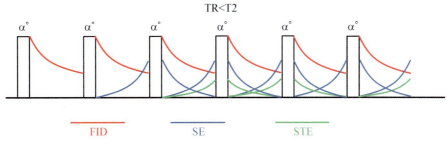

图 3-5-12　梯度回波序列中的多种信号

总之,一个射频脉冲,产生一个FID信号;两个射频脉冲,产生两个FID信号和一个SE信号;3个射频脉冲,产生3个FID信号、两个SE信号和一个STE信号。这么多不同信号之间会相互干扰,由于相位编码信息不同会造成图像重建的错误,所以如果不对这些信号进行处理,直接采集则会产生很多伪影。根据对这些信号的不同处理(采集利用还是丢弃),又可以把梯度回波序列进行分类。

仅采集每个射频脉冲产生的 FID 信号,而不采集后面产生的 SE 信号和 STE 信号(把这些信号破坏掉),这种类型的梯度回波是比较纯粹的梯度回波,称为扰相(spoiled)梯度回波序列。

除了采集 FID 信号,还利用后面产生的 SE 信号及 STE 信号,使得这几个信号达到平衡或者融为一个信号,这种类型的梯度回波序列称为平衡式稳态自由进动序列。

不采集前面产生的 FID 信号而采集后面的 SE 信号,这种类型的梯度回波序列称为刺激回波序列。

既采集 FID 信号,又采集 SE 信号,这种梯度回波序列称为双回波梯度回波序列。

四、扰相梯度回波序列

扰相梯度回波序列是临床比较常用的一种梯度回波序列。这种序列仅采集射频脉冲激发产生的 FID 信号(也就是梯度回波序列),采集完信号后,通过技术手段将残留的信号破坏,后面的射频脉冲就

不会产生 SE 信号及 STE 信号。

要破坏残留在水平方向上的信号,可以施加一个梯度场,由于梯度场导致磁场不均匀性增加,信号衰减得更快,残留的信号被迅速破坏。这种用于破坏或者去除残留信号的梯度又被称为扰相梯度,这种梯度回波序列又被统称为扰相梯度回波序列。

(一) 序列结构

如图 3-5-13 所示,梯度场切换产生回波信号,采集完信号后,立即施加扰相梯度使得信号迅速衰减。图中紫色的圆圈即为扰相梯度示意图,为了使得信号破坏得更彻底,可以在 3 个或者多个方向均施加扰相梯度。

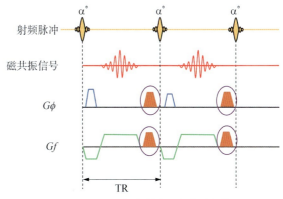

图 3-5-13　扰相梯度回波序列结构

由于信号采集完后就立即被破坏掉了,下一个射频脉冲激发时,横向上已经没有残余的信号,则不

会产生 SE 信号。

（二）序列特点

扰相梯度回波由于只采集 FID 信号，所以是比较"纯粹"的梯度回波序列。不同公司该序列名称不同：Philips 公司这个序列称为 T1 - FFE，注意这里的 T1 并不是代表扰相梯度回波序列，只能做 T1 加权成像，但是大多数情况下扰相梯度回波序列主要产生 T1 对比度的图像；GE 公司这个序列就是扰相梯度回波序列（spoiled gradient recalled echo，SPGR）；Siemens 公司该序列称为小角度快速激发序列（fast low angle shot，FLASH），反映了该序列的一些特点，如小角度激发、扫描速度快。

梯度回波序列由于没有重建脉冲纠正主磁场的不均匀性，在采集信号的时候，由于 TE 不同可能导致信号出现差异。这是由于磁共振信号来源中的水和脂肪组织在磁场中进动频率不同所导致的，可以利用这种性质进行成像。

（三）双回波同反序列

自旋回波序列中，可以在一个 TR 内采集多个回波，重建出多个不同对比度的图像；梯度回波序列也可以这样，在梯度回波序列中应用最大的是双回波扫描。

磁共振成像的信号主要源于水和脂肪，他们的进动频率有差异，脂肪组织中的氢质子进动频率比水中的氢质子慢了 3.5 ppm。换算下来则是每 1 T 磁场强度，脂肪组织比水的进动频率慢了 150 Hz。氢的旋磁比是 42.58 MHz/T，则 $3.5 \times 10^{-6} \times 42.58\,\text{MHz/T} = 10^{-6} \times 42.58\,\text{Hz/T} \times 10^{6} \approx 150\,\text{Hz/T}$。在 1.5 T 磁共振中，水和脂肪的进动频率差距是 $1.5\,\text{T} \times 150\,\text{Hz/T} = 225\,\text{Hz}$；在 3.0 T 中，它们的差距是 $3.5\,\text{T} \times 150\,\text{Hz/T} = 450\,\text{Hz}$。实际上由于温度不同，频率差距可能有略微的变化，在体温 37 ℃ 的时候，水和脂肪的进动频率差距在 1.5 T 及 3.0 T 中分别是 217 Hz 和 434 Hz。

在信号刚产生的时候（TE=0），由于水和脂肪的相位一致，得到的信号是两者之后；随着时间变化，水和脂肪由于进动频率不同，相位差距开始变化。如果 TE 不同，则水和脂肪由于相位不同，得到的信号是完全不同的。

在采集信号的时刻，如果水和脂肪的相位一致，则得到的信号是两者信号之后，这时的状态称为同相位（inphase，IP）。

同理，在采集信号的时刻，如果水和脂肪的相位刚好相反（相差 180°），则得到的信号是两者相减，这

时的状态称为反相位（out of phase，OP）。

一个 TR 内采集两个回波的梯度回波序列称为双回波序列，如果这两个回波一个处于同相位，一个处于反相位，则这种序列被称为同反序列（图 3 - 5 - 14），同反序列也是一种特殊的扰相梯度回波序列。

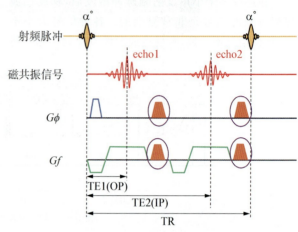

图 3 - 5 - 14　同反序列示意图

同反序列图像中同相位图像信号强度是水和脂肪组织之和，而反相位图像信号强度则为水和脂肪组织之差。所以在反相位图像中，水和脂肪的交界面，由于一个体素可能既含有脂肪又含有水，则信号由于水脂相减抵消掉，产生一个丢失的黑带影，把这个黑带影称为勾边效应（图 3 - 5 - 15）。

图 3 - 5 - 15 中，反相位时，由于水和脂肪组织的相位差为 180°，在水脂交界处，一个像素内水和脂肪中氢质子产生的信号相互抵消，信号减小，产生勾边效应。

由于有这种特性，临床中可以通过反相位图像信号下降推测其体素内是否含有脂肪及水，常用于腹部扫描脂肪肝的诊断。

（四）临床应用

扰相梯度回波序列常用于产生 T1 对比度的快速成像，可以用于全身各个部位扫描。其特殊的双回波同反序列一次扫描得到同相位及反相位图像，可用于脂肪含量的判定。

扰相梯度回波序列还是磁共振不使用对比剂扫描的主要序列。

五、平衡式稳态自由进动序列

当纵向磁化矢量和横向磁化矢量均达到稳态，称之为稳态自由进动（steady state free precession，SSFP）。

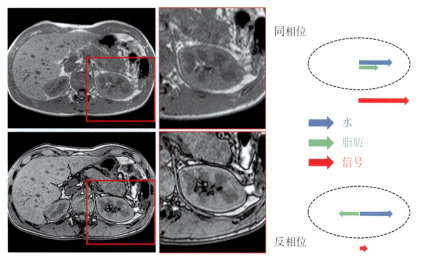

图 3-5-15 同反序列中，反相位图像产生勾边效应

同相位

水
脂肪
信号

反相位

当设置合理的 TR、TE 及 FA，使多个射频脉冲产生的各种回波(FID、SE 及 STE)都刚好融合成一个回波，达到一个平衡状态，这种梯度回波序列称为平衡式稳态自由进动序列。

列的结构中，层面选择梯度、相位编码梯度及频率编码梯度均呈大小相同、方向相反的状态，使在所有方向上的相位都保持完全重聚，并且 FID、SE 及 STE 信号都融合在一起，从而达到真正的平衡状态。

(一) 序列结构

如图 3-5-16 所示，在平衡式稳态自由进动序

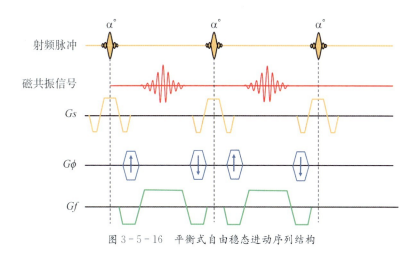

射频脉冲

磁共振信号

Gs

$G\phi$

Gf

图 3-5-16 平衡式自由稳态进动序列结构

这个序列在不同公司有不同的名字：Philips 公司这个序列称为平衡式稳态自由进动序列(balance-FFE or balance-TFE，balance 代表平衡状态，简称 B-FFE 或 B-TFE)；Siemens 公司该序列称为真稳态进动快速序列(true fast imaging with steady state precession)，简称 True-FISP；GE 公司这个序列的名字是稳态采集快速成像(fast imaging employing steady state acquisition)，简称 FIESTA。

(二) 序列特点

平衡式稳态自由进动序列由于采集的信号是各

种回波融合的信号，所以其信号强度比较大，信噪比优于常规的梯度回波序列。其次，该序列的 3 个方向梯度场都是完全平衡的，对流动组织的信号有补偿作用，有利于显示血管及血液信号。

该序列同时采集 FID、SE、STE 3 种信号，如果每个信号的相位发生偏移，则在图像上容易造成位置信息错误形成黑带伪影。

(三) 序列对比度

平衡式稳态自由进动序列采集的信号中含有 SE 和 STE 信号，所以该序列不是单纯的梯度回波

序列。该序列的对比度既不是T1WI,也不是T2WI和T2*WI,而是T2/T1。也就是说组织的T2值比T1值越大,则在平衡式稳态自由进动序列中信号强度越大,图像上表现为越亮;反之亦然。

表3-5-2可以发现,T2、T1值比较大的组织主要有3种:液体、血液及脂肪组织。其他实质性组织的T2、T1值都非常小,所以在平衡式稳态自由进动序列中,液体、血液及脂肪都呈高信号,所以该序列又被称为"三亮序列"。脂肪组织由于T1值比较短,所以T2/T1大,信号强度高;液体及血液由于T2值大,所以T2/T1大,信号强度高。

表3-5-2 不同组织的T2/T1值

组织	T2/T1
脑脊液/尿液	0.70
脂肪	0.30
血液	0.21
肝脏	0.08
肌肉	0.05
脑灰质	0.10

（四）临床应用

由于平衡式自由稳态进动序列具有"三亮"的

特性,所以常用来做心脏亮血扫描或者液体水成像等。

该序列的软组织对比度比较差,这是由于软组织一般T2、T1非常小,无法突出其结构对比,所以尽量避免用该序列去观察软组织结构。

六、刺激回波序列

在梯度回波序列中,不采集前面的FID信号,而采集重聚的SE信号,得到的序列称为刺激回波序列。实际上刺激回波序列严格意义上采集的是自旋回波信号,但是由于它得到信号主要是依赖于梯度切换,所以也把它归到梯度回波序列类。在采集后面的SE信号前,需要先采用相位补偿技术将不同回波的相位信息给校正。

射频脉冲激发产生的FID信号在这个序列中不采集,而是采集后面第二个射频脉冲对前面残余磁化矢量进行重聚产生的SE信号。如图3-5-17所示,虽然信号是在第二个射频脉冲周期采集,但是实际上这个信号是由于第二个射频脉冲对前一个FID信号重聚产生的。所以这个信号的真实回波时间不是图中的TE′,而是图中的TE=TE′+TR。该序列最特殊的一点是其实际的回波时间TE>TR,所以该序列的T2WI对比度好。

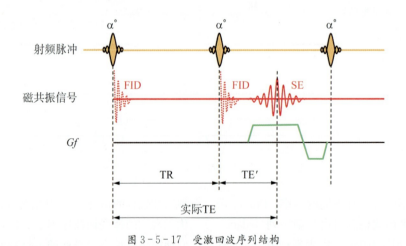

图3-5-17 受激回波序列结构

Philips公司中这个序列被称为T2-FFE。Siemens公司这个序列称为PSIF,因为Siemens的普通稳态序列称为FISP,它是采集前面的回波,所以采集后面回波的序列被命名为PSIF。

这个序列临床应用很少,不过最近有很多研究采用这个序列来观察脑神经,取得了比较好的效果（图3-5-18）。

七、其他特殊梯度回波序列

双激发梯度回波序列和双回波序列是不同的,这里的双激发指的是使用不同激发水平,进行两次信号采集并进行组合。这个序列其实是平衡式自由稳态进行序列的改进,为了避免其不同回波的相位差异产生的黑带伪影,采用采集两次回波组合的方

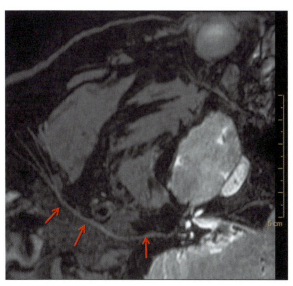

图 3-5-18　采用 T2-FFE 受激回波序列做面神经成像

式来消除伪影。

该序列在 Siemens 公司称为结构干扰稳态序列（construction interference steady state），简称 CISS；

GE 公司该序列称为 FIESTA-C。

这个序列的最大优点是能够减少平衡式自由稳态进动序列的黑带伪影；缺点是扫描时间长，因为需要采集两次进行回波组合。

双激发梯度回波序列是在两个 TR 内采集两个回波，而下面的双回波稳态梯度回波序列则是在一个 TR 内采集两个回波。需要注意的是这里的双回波稳态序列和扰相梯度回波中的双回波序列是有区别的。在扰相梯度回波序列中，虽然也是一个 TR 采集两个回波，但是两个回波都是 FID 信号；而双回波稳态序列一个 TR 采集的两个回波是不同的信号，分别是 FID 信号和 SE 信号。

如图 3-5-19 所示，在一个 TR 内，第二个射频脉冲除了产生 FID 信号，还会对前一个的残留信号进行重聚产生 SE 信号，同时采集这两种不同信号。TE1 时刻采集 FID 信号，TE2 时刻采集 SE 信号，然后把这两种信号融合在一起进行重建得到图像。

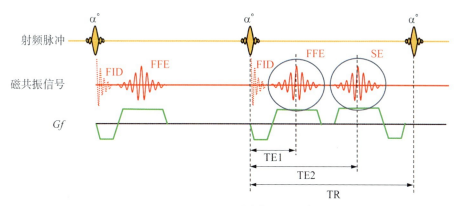

图 3-5-19　双回波稳态梯度回波序列

Siemens 公司这个序列称为双回波稳态序列（dual echo steady state），简称 DESS。该序列是一个重 T2 权重，主要用于做骨关节成像显示软骨结构。

八、磁化准备超快速梯度回波序列

梯度回波序列扫描速度快主要是通过缩短 TR 来实现的，如果需要再进一步提高扫描速度，只有再次缩短 TR。但是 TR 太短会造成图像信噪比不足，并且影响对比度。

磁化准备超快速梯度回波序列应运而生，该序列主要是利用梯度回波序列到达稳态之后，采用一组非常短的 TR 连续采集达到稳态的多个信号，而在此之前施加一个磁化准备脉冲，图像的对比度主要取决于磁化准备脉冲。所以该序列的结构可以分为两部分：磁化准备部分（产生所需要的对比度）和图像采集部分（快速读出信号）。

（一）序列结构

图 3-5-20 是该序列的基本结构，其序列的对比度主要由磁化准备脉冲部分决定，该脉冲可以是多个射频脉冲的组合，可以提供 T1、T2 及其他各种对比。当施加完磁化准备脉冲后，梯度回波信号达到稳态，采用多个小角度射频脉冲激发快速采集一连串的信号，填充 K 空间。由于此时信号已经达到稳态，并且因为前面磁化准备脉冲的作用已经形成了基本的对比度，所以信号读出部分的 TR 可以非常短，达到 3～6 ms，扫描速度大大提高。

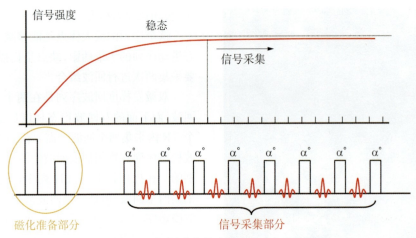

图 3-5-20　磁化准备超快速梯度回波序列基本结构

这种类型的序列各公司名字不同：Philips 公司采用超快速梯度回波序列（turbo field echo，TFE）来表示施加了磁化准备脉冲的这种梯度回波序列，与普通梯度回波序列 FFE 相区别，其中 turbo(T) 表示加速；Siemens 公司该序列称为 turbo FLASH，也是在普通的梯度回波序列 FLASH 前面加上 turbo 表示加速及磁化准备部分；GE 公司该序列统称为 fast GRE(gradient recalled echo)。

（二）序列特点

磁化准备超快速梯度回波序列区别于普通梯度回波序列的主要特点有：①图像对比度及权重主要取决于磁化准备脉冲，和 TR、TE、激发角无关；②序列采集部分 TR 及 TE 超短，TR 可短至 3～6 ms，TE 可缩短为 1～3 ms，大大提高了扫描速度；③可以为单激发或多激发。

这里需要注意的是，如果仅需要一次磁化准备部分，即可将所有信号都采集完毕则是单激发超快速梯度回波序列；反之就是多激发。

（三）临床应用

这种磁化准备超快速梯度回波序列由于扫描时间快，并且可以通过灵活地改变磁化准备脉冲来调整图像对比，特别是对于需要进行 3D 成像的序列，采用这种序列来做能够显著地缩短扫描时间并且达到良好的图像质量。

临床应用最多的是头颅 3D 的 T1WI 序列，Siemens 公司这种序列有个特定名称——磁化准备快速梯度回波成像（magnetization prepared rapid gradient echo imaging，MP-RAGE）。Philips 公司该序列称为 3D T1_IR_TFE，其中 3D 代表扫描模式，T1 反映该序列的对比度，IR 表示前面准备脉冲部分是采用反转脉冲，这样做的目的是进一步提高 T1 对比度，TFE 代表磁化准备超快速梯度回波序列。

图 3-5-21 为采样磁化准备超快速梯度回波序列进行的头颅三维 T1WI 成像，即 3D T1_IR_TFE 序列。该序列采集体素为 1 mm×1 mm×1 mm，3 个方向体素大小相同，各向同性。所以进行横轴位成像后，采样多平面重建（MPR）也可以得到冠状位及矢状位高分辨图像。该序列的 T1 对比度非常好，颅脑灰白质对比明显。

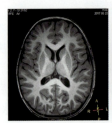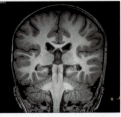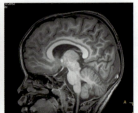

横轴位采集　　　　MPR冠状位　　　　MPR矢状位

3D T1_IR_TFE

图 3-5-21　磁化准备超快速梯度回波序列应用

（李懋）

第六节 反转恢复序列

反转恢复序列是一类比较特殊的序列,它并不是按照信号产生的机制来分类,而是根据脉冲结构及作用命名的,该类序列名字为 inversion recovery,简称 IR 序列,inversion 表示第一个射频脉冲的作用是将磁化矢量反向,反转到纵轴的反方向。要达到这种效果首先需要一个 180°翻转角的射频脉冲,根据其效果我们把这个脉冲称为反转脉冲。广义的反转恢复序列是指在采集信号前首先施加一个反转脉冲作为磁化准备;狭义的反转恢复序列就是指一种特殊的反转脉冲作为磁化准备的自旋回波序列。

一、反转恢复序列基本结构

图 3-6-1 为反转恢复序列的基本结构,与 SE 序列相比就是在 90°激发脉冲前首先施加一个 180°反转脉冲,将磁化矢量反转到反方向。此时,由于纵向弛豫,磁化矢量会逐渐向正方向进行恢复,等待一个反转时间(inversion time,TI),再施加 90°射频脉冲将磁化矢量翻转到水平方向,然后利用 180°重聚脉冲得到自旋回波信号。

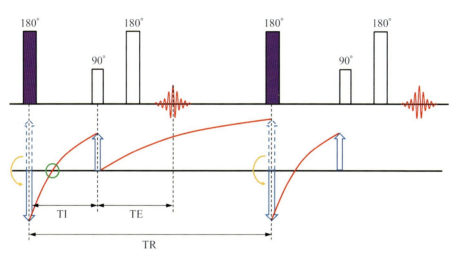

图 3-6-1 反转恢复序列的基本结构

用公式法来表示反转恢复序列,可以写作:

$$180°—TI—90°—FID—\tau—180°—\tau—$$
$$SE—waiting\ time—180°$$

其中需要注意在 IR 序列中,虽然有多个 180°射频脉冲,但是其作用是不同的。第一个 180°射频脉冲的作用是将磁化矢量反转,所以称为反转脉冲;第二个 180°射频脉冲的作用是对质子相位进行重聚产生自旋回波信号,所以称为重聚脉冲。

图中还要注意绿色圈的那一点,这一点对应的时间表示磁化矢量刚好过零点,对应于此刻在纵向上没有分量,这时候施加 90°激发脉冲将不会有信号产生。所以,利用 IR 序列中各种组织都会过零点的时刻进行激发则该组织不会产生信号,达到了抑制某种组织信号的作用。

二、快速反转恢复序列

采用快速自旋回波的方法,通过多个重聚脉冲产生多个信号,这种反转恢复序列称为快速反转恢复序列。该序列其实就是快速自旋回波序列前面增加了一个反转脉冲(图 3-6-2)。

可以把快速反转恢复序列看作两个部分:反转脉冲部分及 TSE 序列部分。在这里反转脉冲部分起到的作用类似于磁化准备,这个部分不会采集信号,而是通过调整反转时间来控制图像的对比度;信号采集部分就是快速自旋回波序列的结构,这部分的作用是对信号进行采集。

快速反转恢复序列就是反转恢复序列的衍生,不同公司有不同的序列命名:Philips 公司该序列称为反转恢复快速自旋回波序列(inversion recovery turbo spin echo,IR-TSE);Siemens 公司称为 turbo

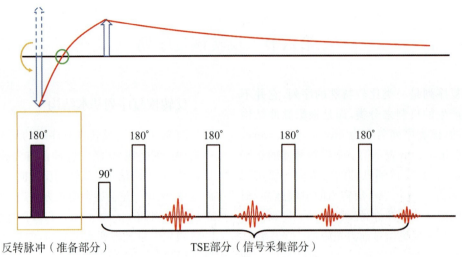

反转脉冲（准备部分）　　　　TSE部分（信号采集部分）

图3-6-2　快速反转恢复序列结构示意图

IR 或者 TIRM,其中 M 是 magnitude 的缩写,代表采集的是模数图;GE 公司这个序列被称为 FSE - IR 或者 FIR。

三、反转恢复序列的基本参数

可以把 IR 序列或 IR - TSE 序列看作是 SE 序列或 TSE 序列前增加了一个反转脉冲。这个序列的基本参数和 SE 序列及 TSE 序列类似,由于多了一个反转脉冲,也增加了一个相关的重要参数:反转时间。

反转时间定义为 180°反转脉冲到 90°激发脉冲之间的时间。这段时间内,磁化矢量从纵轴的反方向逐渐恢复到正方向。TI 非常重要,它决定了后面图像的对比度,并且可以选择性地抑制某种组织。假设反转脉冲施加之间纵向上的磁化矢量大小为 M_z,反转脉冲后经过 TI,恢复到纵向上的磁化矢量大小此时为: $M = M_z \times (1 - 2e^{-TI/T1})$。当 $M = 0$,也就是纵向上的磁化矢量大小为 0 时,得到 $1 - 2e^{-TI/T1} = 0$,解得 $TI = (\log 2) \times T1 \approx 0.693 \times T1$。

过零反转时间(TI_{null}):某种组织在反转恢复序列中刚好过零点(null point)的时刻对应的 TI,被称为该组织的 TI_{null}。由前面可知,$TI_{null} = 0.693 \times T1$,将 TI 设置为某种组织的 TI_{null},则可以达到抑制该组织信号的目的。

反转恢复序列中的重复时间 TR 的定义是连续两次 180°反转脉冲之间的时间间隔。一般反转恢复序列的 TR 都比较长,因为此时纵向弛豫的恢复不是从零开始而是从负方向开始,所以需要足够长的时间进行磁化矢量的恢复。

四、序列特点及临床应用

反转恢复序列通过施加一个反转脉冲进行磁化准备,可以达到选择性抑制某种组织信号,或者提高图像 T1 对比度的目的。该序列的 T1 对比度优于常规的 SE 序列或 TSE 序列,这是因为所有组织从负方向开始恢复,拉大了组织之间纵向弛豫的时间,类似于两个跑步者速度有差别,跑 200 m 路程两人之间的差距要大于跑 100 m。

图 3-6-3 可见 IR 序列的两个主要作用:选择性抑制某种组织及增加 T1 对比度。

1. **选择性抑制某种组织**　如图 3-6-3 所示,绿色和蓝色分别代表脂肪组织和水的纵向恢复曲线,由于脂肪组织的 T1 值要远小于水,所以其纵向恢复快,会率先过零点。在 1.5 T 中,脂肪组织的 T1 值大约为 240 ms,当设置 $TI = 240\ ms \times 0.69 \approx 165\ ms$,此时脂肪组织刚好在零点位置其信号被抑制。这种通过反转恢复序列抑制脂肪组织信号的序列又称为短时反转恢复序列(short tau inversion recovery, STIR)。同理,当选择水的过零点时间施加激发脉冲,也就是 $TI = 0.69 \times T1_{(Water)}$,此时水的信号被抑制,这种通过反转恢复序列抑制水信号的序列又称为液体抑制反转恢复序列(fluid attenuation inversion recovery, FLAIR)。FLAIR 在颅脑扫描中非常有用,通过抑制高信号的脑脊液,能够更好地观察脑室周围的一些病变信号,也有助于鉴别血管周围间隙及小的缺血灶病变。

2. **增加组织 T1 对比度**　如图 3-6-3 红箭头所示,既不选择水的过零时间也不选择脂肪组织的过零时间,而是将 TI 设置一个中间时刻达到拉大

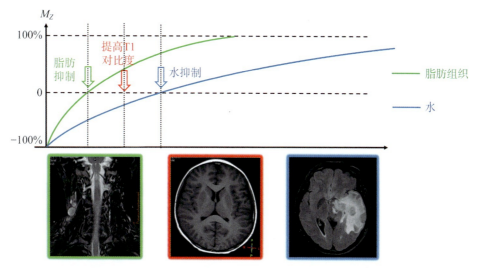

图 3-6-3　IR 序列的临床应用

两种组织 T1 对比度的目的。这种情况多用于头颅 T1WI 扫描中，采用反转恢复序列，将 TI 设置为 800～1 000 ms，以提高颅脑灰白质对比度。

五、实图及模图

常规的磁共振图像背景信号最低，反映在图中灰度最小呈黑色。而反转恢复序列则可以产生背景灰色的图像，这种图像我们把它称为实图（real image）以区别于普通背景为黑色的模图（modulus image，magnitude image）。

图 3-6-4 是一个 IR 序列的模图示意图。虽然图中绿色和蓝色两种组织的 T1 值不同，但是采集信号时只考虑信号的数模部（也就是只考虑信号绝对值大小，不考虑信号的相位方向），则图中两种组织的信号相同，对应的图像灰度也相同，无法区别。这种在反转恢复序列中，只以信号模部来重建的图像称为模图（Philips 公司称为 modulus image；Siemens 公司称为 magnitude image）。在模图中，图像的灰度反映信号的绝对值，背景没有信号表现为 0，所以重建时背景是黑色的。可以发现，重建的模

图有时会导致不同 T1 差异的组织在图中无法区别，影响图像的判读。为了避免这种情况，进一步提高图像的 T1 对比度，很多时候会采用实图。

图 3-6-5 是一个 IR 序列的实图示意图。采集信号时系统同时接收信号的大小和相位方向（也就是信号的实部），接收到的信号不仅有大小还有相位方向，通过绿色和蓝色组织信号的不同相位方向来区分它们。这种在反转恢复序列中，用信号实部来重建的图像称为实图（real image）。在实图中，−100% 处的信号最低，表现为黑色，而背景没有信号，表现为灰色。

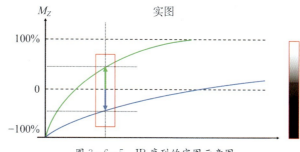

图 3-6-5　IR 序列的实图示意图

采用实图后，可以进一步提高图像的 T1 对比度，这样能够区分所有不同 T1 值的组织。Philips 公司采集实图的反转恢复序列称为 real IR；Siemens 公司则称为 true IR 序列。

如图 3-6-6 所示，为同样的参数扫描头颅横轴位及矢状位，采用 IR 序列，TR=7 000 ms，TE=15 ms，TI=400 ms。A、C 图采用实图重建，背景是灰色的，图中灰白质对比非常好，图像是一个重 T1

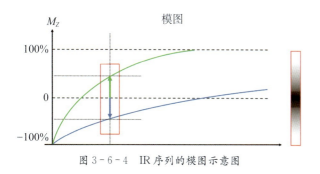

图 3-6-4　IR 序列的模图示意图

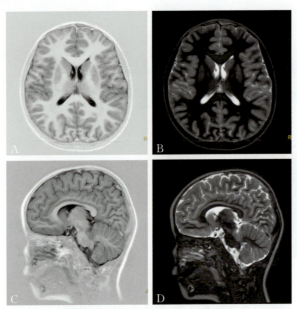

图 3-6-6　IR 序列的实图及模图对比

权重;B、D 图采用模图重建,背景是黑色的,图像类似 T2 权重。同样的参数,由于重建的图像类型不同,呈现的对比度是完全不同的。

　　临床中实图比较多的用于儿童头颅扫描及某些部位如海马的重 T1 对比度成像(图 3-6-7)。

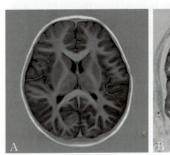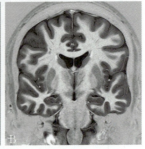

图 3-6-7　实图的临床应用。A. 头颅;B. 海马

　　需要注意的是,实图虽然避免了组织之间的对比度干扰,但是由于实图为利用相位信息,所以需要对采集的相位信息做校正,否则容易产生伪影。

六、双反转及多反转恢复序列

　　既然能够通过一次反转脉冲来实现抑制某种组织或者提高对比度,那么能不能使用两个或者多个反转脉冲来达到抑制更多组织的效果呢?

　　采用连续两个反转脉冲作为准备部分的反转恢复序列称为双反转序列(dual IR)。在双反转序列中存在两个反转时间(TI_1 和 TI_2),通过合理设置这两个时间可以选择性抑制两种组织,如在头颅扫描中,可以通过抑制脑脊液和脑白质信号达到脑灰质成像的目的,或者抑制脑脊液和脑灰质信号来实现脑白质成像(图 3-6-8)。

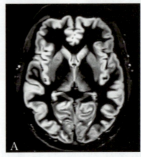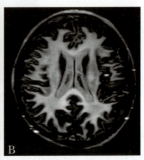

图 3-6-8　通过双反转序列达到脑灰质成像(A)和脑白质成像(B)

　　在血管壁或者心脏扫描中,为了彻底抑制血液信号,也会采用双反转序列来达到黑血成像的目的。如果在黑血成像的基础上再进行脂肪抑制,则还需要提前施加一个反转脉冲对脂肪组织进行抑制,这样就组成了三反转序列(图 3-6-9)。

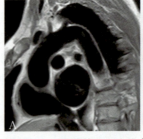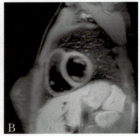

图 3-6-9　双反转及三反转序列用于心脏扫描。A. 心脏黑血成像:双反转序列;B. 心脏黑血+脂肪抑制:三反转序列

　　还有一些不常用的多反转序列,如四反转序列用于黑血成像,该序列抑制血液信号非常彻底,能保证注射对比剂后血管呈低信号。

（李懋）

第七节　平面回波成像

　　早在 1977 年,英国诺丁汉大学的彼得·曼斯菲尔德教授就提出了一种超快速的信号采集方法,并且在 1981 年利用这种方法得到了第一幅兔子心脏的图片,这种技术称为平面回波成像(echo planar imaging，EPI)，能够在几毫秒完成对一幅图像的采集，所以该技术是目前已知的最快信号采集方式。严格来说，EPI 并不是一种序列，而是采集信号的模式，它可以和不同序列组合来达到加快扫描的目的。由于其独特的信号采集方式及特定的临床应用，将采用 EPI 技术采集的序列均统称为 EPI 序列。

一、EPI 的基本结构

既然读出梯度场的切换可以产生一个信号，那么连续切换梯度场的方向就可以得到多个信号。EPI 技术就是利用连续梯度场方向变化来得到多个

信号进行数据采集。由于 EPI 采集的信号都是利用梯度场切换产生的，所以本质上来说 EPI 技术得到的序列可以归于梯度回波序列，可以把 EPI 技术看作是一连串读出梯度场交替改变极性(极性代表梯度场方向)形成的回波链。

需要注意的是，由于读出梯度场的方向变化不同，所以 EPI 技术得到的数据填充 K 空间的方向是不同的。如图 3-7-1 所示，第一个信号是由读出梯度场的负-正极性变化得到的，信号方向向上；第二个信号是由读出梯度场的正-负极性变化产生的，信号方向向下，依次类推。

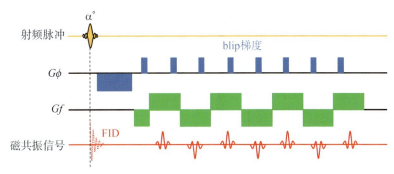

图 3-7-1　EPI 的基本结构

采用 EPI 方式采集信号，相位编码梯度也比较有特点：首先施加一个比较大的反方向梯度，然后在采集信号之前施加固定大小的一连串 blip 梯度。blip 这个词在这里表示相位编码梯度幅度小且持续时间短，每一次 blip 梯度编码都会导致信号填充在 K 空间移动一个固定的距离。

由于 EPI 技术特殊的信号采集模式，导致其在 K 空间的填充中形成迂回(Zig-Zag)的填充轨迹。

二、EPI 采集方式的 K 空间填充轨迹

图 3-7-2 是 EPI 采集方式的 K 空间数据填充方式。Ky 是相位编码方向，Kx 是频率编码方向。由于 EPI 技术每次采用 blip 梯度进行相位编码，梯度的大小和方向是固定的，所以 K 空间数据在相位编码方向每次移动的距离和方向是相同的，图中所示从下往上。而采集信号时读出梯度方向变化是交替的，所以在频率编码方向数据的填充方向每一行都是变化的，这样就形成了其独特的轨迹，一个迂回形的"Z"字形，又称为 Zig-Zag。

三、EPI 序列的分类

利用 EPI 技术的序列都属于 EPI 序列，根据与

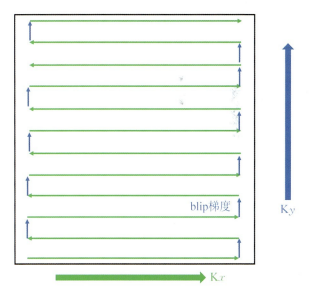

图 3-7-2　EPI 采集模式的 K 空间数据填充轨迹

不同序列的结合可以将 EPI 序列分为自旋回波 EPI 序列(SE-EPI)及梯度回波 EPI 序列(FFE-EPI)。

SE-EPI 序列是 SE 序列结合 EPI 技术采集信号，FFE-EPI 序列是 FFE 序列结合 EPI 技术采集信号。

根据激发次数可以将 EPI 序列分为单激发 EPI 序列(single-shot EPI，SS-EPI)及多激发 EPI 序列

(multi-shot EPI,MS-EPI)。单激发EPI序列是只需要一次射频脉冲激发,即可通过梯度场连续切换采集完所有的信号。多激发EPI序列由于一次激发并不能采集完所有信号,需要再重复这个过程。

如图3-7-3所示,多激发EPI序列在一次激发时并不能填充完所有K空间所需的数据,还需要再一次激发,重复数据采集过程。图中黄色和红色的箭头分别代表两次激发数据的填充轨迹。

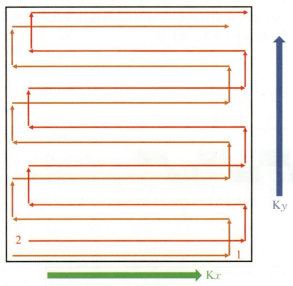

图3-7-3 多激发EPI序列的K空间填充

四、EPI序列的特点及相关参数

EPI序列最大的特点就是扫描速度快,能够在30~50 ms完成一幅图像的采集,这样保证了该序列能够瞬间冻结运动,对运动组织不敏感。这种特点非常适用于进行时间分辨率要求比较高的动态成像或者危重情况下的快速扫描。

由于信号的连续采集是通过一连串梯度场的交替变化得到的,所以EPI序列对磁共振梯度系统的性能要求特别高,需要梯度切换率高并且控制得非常精准。

快速自旋回波序列中有一个参数——回波链长度(TSE factor),表示每次激发可以产生多少个回波;同样EPI序列中也有一个对应的参数——EPI因子(EPI factor),它同样表示一次激发后可以产生多少个回波。由于EPI序列是通过连续梯度交替变化产生信号的,没有重建脉冲纠正主磁场的不均匀性及相位信息的误差。随着EPI因子的增多,累积的相位误差越来越大,图像的相关变形及伪影也会

越来越重。

EPI因子越大,扫描速度越快,对运动越不敏感,但是图像的信噪比越低,磁化率伪影及图像形变越严重。

对于单激发的EPI序列来说,一次采集就需要完成所有K空间数据的填充,为了降低EPI因子,就只有减少相位编码步数,也就是牺牲图像的空间分辨率。这也是EPI序列受限于空间分辨率的原因。

采用多激发EPI序列,虽然可以通过多次激发减少EPI因子,降低图像的形变及伪影。但是多次激发导致图像扫描时间慢,对运动敏感,容易产生运动伪影。

如图3-7-4所示,图A是单激发EPI图像,图B是多激发EPI图像,可以看出图B的图像空间分辨率要优于图A,图像的信噪比也好于图A。但是图B的图像容易对运动比较敏感,容易产生运动伪影。

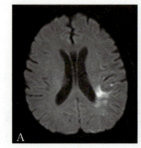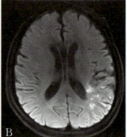

图3-7-4 单激发EPI和多激发EPI图像比较。A. SS-EPI;B. MS-EPI

五、EPI序列的临床应用

EPI序列主要用于扩散加权成像、动态磁敏感灌注成像及一些对空间分辨率要求不高的动态扫描,特别是扩散加权成像(DWI)(图3-7-5),基本上是以单激发的SE-EPI序列为主。

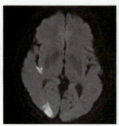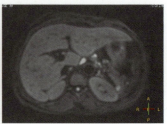

图3-7-5 EPI序列主要用于各部位的扩散加权成像

(李懋)

第八节 混合序列

如果一个序列能够同时采集自旋回波信号和梯度回波信号,那么这种序列就被称为混合序列(mixture sequence)或者杂合序列(hybrid sequence)。

利用多个重聚脉冲可以产生自旋回波信号,利用多个梯度场切换可以产生梯度回波信号,那么把他们组合起来就可以形成这种混合序列。

一、混合序列的基本结构

如图3-8-1为一个混合序列的脉冲示意图。如果只看第一排射频脉冲部分,则该序列是一个典型的快速自旋回波序列,90°激发脉冲后跟随多个180°重建脉冲,图中所示回波链为3,所以可以产生3个自旋回波信号(图中红箭头所示:SE1、SE2、SE3)。如果看第三排读出梯度场,则该序列的梯度场极性交替变化,很像一个EPI序列,梯度场的切换产生梯度回波,图中可以产生12个梯度回波(GE1、GE2、GE3、GE4、GE5、GE6、GE7、GE8、GE9、GE10、GE11、GE12)。采用这种组合方式,该序列就能够同时得到自旋回波信号和梯度回波信号。由于自旋回波信号能够纠正主磁场的不均匀性,该信号强度高,一般把自旋回波信号填充在K空间中心,将梯度回波得到的信号填充到K空间周边。这种混合序列又称为自旋梯度回波序列,顾名思义将两者结合,Philips公司这个序列全称是gradient and spin echo,简称GRASE序列;Siemens公司这个序列称为turbo gradient spin echo,简称TGSE。

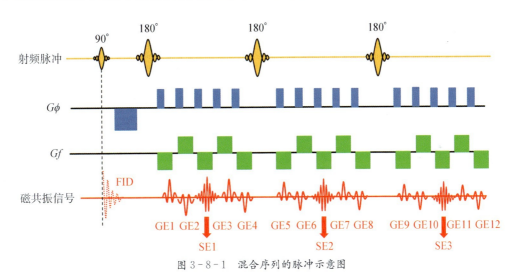

图3-8-1 混合序列的脉冲示意图

二、序列特点

既然GRASE序列是自旋回波和梯度回波序列的结合,所以该序列也结合了这两者的特点。相比传统的快速自旋回波,由于采用了类似EPI的采集技术,该序列扫描速度大大提高。另外,它采用读出梯度场切换方式采集信号,可以减少重聚脉冲的使用个数,这样可以大大地降低SAR值。相比于EPI序列,由于还有多个重聚脉冲,可以得到自旋回波信号,该序列可以部分纠正主磁场的不均匀性,提高图像质量。

三、临床应用

GRASE序列的临床应用并不多,早期将该序列用于头颅T2WI扫描,可以有效降低SAR值并且提高扫描速度。由于该序列含有T2*权重,所以对于出血可能也比较敏感。

最近的一些新技术广泛的采用了这个序列,比如头颅不用对比剂的冠状成像3D ASL,Philips公司采用GRASE序列来实现。

为了满足快速成像的目的,设计出了基于GRASE序列的3D MRCP快速扫描序列。

如图3-8-2所示,图A采用传统的3D快速自

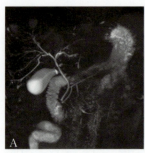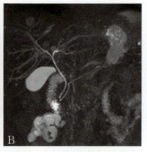

图 3-8-2 GRASE 序列用于快速的 3D MRCP 成像。A. MRCP：3D TSE,5 min；B. MRCP：3D GRASE,16 s

旋回波进行 MRCP 薄层扫描,需要 4～6 min；图 B 采用 3D GRASE 序列,16 s 即可以完成 MRCP 扫描,大大提高了扫描效率。

（李懋）

第九节 其他特殊序列

还有一些序列按照磁共振信号可以归为自旋回波类或者梯度回波类,但是由于其独特的特点,在这里专门介绍一下。

一、消除运动伪影序列

有一类特殊的自旋回波序列,通过改变 K 空间的填充轨迹可以达到消除运动伪影的目的。这种序列采用非笛卡尔方式的放射状（radial）填充或者风车（multi vane）方式填充。K 空间中心数据会被反复的过采样,导致决定对比度的中心数据被重复采集,有利于图像的对比度；而决定解剖细节的周边数据则稍微稀疏采集。而每次旋转采集相位信息都不同,可以利用中心数据的相位信息,对运动做校正。这就保证了采用 radial 或者 multi vane 填充方式的

序列对于运动不是很敏感。

图 3-9-1 是不同 K 空间填充方式示意图。传统的笛卡尔（Cartesian）填充方式是逐行依次填充；一行填充完,由相位编码控制,移动到下一行进行填充,直到填满整个 K 空间,然后处理数据及重建图像；放射状（radial）填充方式和 Cartesian 填充有所不同,先从 K 空间中心开始填充,一行填充完后,通过相位编码,不是移动到下一行,而是围绕着中心圆点做一个轮辐运动,旋转角度,然后填充下一行（步）,一直填充完；风车（multi vane）填充方式轨迹类似于螺旋桨的叶片（有厚度）围绕中心做旋转或者类似于风车扇叶旋转,所以这种填充方式称为螺旋桨填充或者风车填充。

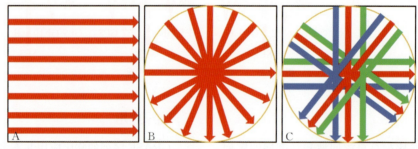

图 3-9-1 不同 K 空间填充方式的比较。A. 笛卡尔填充；B. 放射状填充；C. 风车填充

1999 年,James. G. Pipe 首次采用这种方法来消除头颅扫描中的运动伪影,这种采用改变 K 空间填充轨迹的方法来消除运动伪影的技术在不同公司有不同的名字：GE 公司这种序列或者技术称为 periodically rotated overlapping parallel lines with enhanced reconstruction,简称 Propeller,又被称为螺旋桨技术；Philips 公司这种技术称为 MultiVane 或者 MultiVane XD 风车技术；Siemens 公司该序列被

称为 Blade 刀锋序列；佳能公司类似的技术称为 JET；国内联影公司,该技术称为 ARMS,一般用于 FSE 序列,使用该技术的序列被称为 fse_arms 序列。

这种消除运动伪影的序列一般用于不能良好制动完成配合检查的患者,比如儿童或者躁动者；或者用于有呼吸运动的部位扫描,如体部、胸部等。

如图 3-9-2 所示,对同一个志愿者进行扫描,

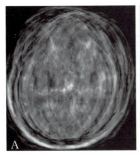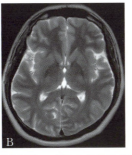

图 3-9-2 消除运动伪影序列 MultiVane XD 和常规的 TSE 比较。A. 常规 TSE T2WI；B. MultiVane XD，T2WI

让该志愿者在扫描过程中左右晃动脑袋。图 A 是采用常规的 TSE 序列得到的图像，可以发现由于被检查者在扫描过程中不停运动，产生了非常大的运动伪影及模糊效应，图像无法观察；图 B 是采用消除运动伪影的 MultiVane XD 序列，即使在扫描过程中运动，也可以通过该序列消除运动伪影，得到临床可以使用的图像。

二、一次扫描多对比度序列

随着磁共振技术的发展，一次扫描出多种对比度图像的序列越来越多，包括利用 DIXON 技术得到的水-脂分离图像及基于多个延迟多回波（multiple-delay multiple-echo，MDME）得到的多种对比序列。

需要注意的是，这种一次扫描得到的多对比序列和采集多个回波得到多种对比度序列是不同的。在多回波序列中，将不同回波填充到不同的 K 空间中可以得到多种不同对比度的图像，这种多对比序列是直接依赖于不同的采集时间，直接获取不同权重的图像。而本节介绍的多对比序列则是利用了不同回波信号之间的计算及图像重建技术来实现的。

临床上非常多的 DIXON 技术就是这类序列。该序列采集 2～3 个回波，利用水和脂肪在不同相位得到的信号进行运算，最终可以得到 4 组图像：水图（脂肪抑制图像）、同相位图像（水和脂肪信号相加）、反相位图像（水和脂肪信号相减）、脂图（水抑制图像）。这种一次扫描得到多种对比的序列大大提高了扫描效率，使一次扫描得到的信息更多。

图 3-9-3 是采用 DIXON 技术的 mDIXON-FFE 序列，一次扫描得到的 4 组不同对比度的图像，其中 water 代表只有水信号的图像；in-phase 是同相位图；out-of-phase 是反相位图；fat 代表只有脂肪组织信号的图像。这种序列常用于腹部扫描，4 种不同对比度的图像有助于提供更多的信息。

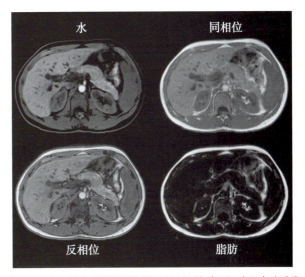

图 3-9-3 利用 DIXON 技术一次扫描得到四组对比度的图像

（李懋）

第十节 3D 扫描序列

类似于 CT 有轴扫描和容积扫描，磁共振的成像模式中也有二维扫描（2D，two-dimensional imaging）和三维扫描（3D，three-dimensional imaging）。

一、3D 扫描和 2D 扫描的区别

传统的磁共振序列多采用 2D 扫描，即断层扫描，首先是选择性激发某个成像层面，然后再对这个层面的体素进行空间编码。而 3D 扫描则不同，它是直接激发需要成像的容积，然后分别对 3 个方向的体素进行编码。所以，3D 扫描序列和 2D 扫描序列的主要区别在于采集模式及体素的空间定位不同。千万不要错误地理解为 3D 扫描层厚薄，2D 扫描层厚厚。严格来说，3D 扫描是没有层厚这个概念的，3D 中所谓的"层"是最后图像重建时候形成的（图 3-10-1）。

如图 3-10-1 所示，2D 扫描序列是一种断层扫描方式，3D 扫描序列是一种容积扫描方式。在 3D 扫描中没有层面选择方向，取而代之的是第二个相

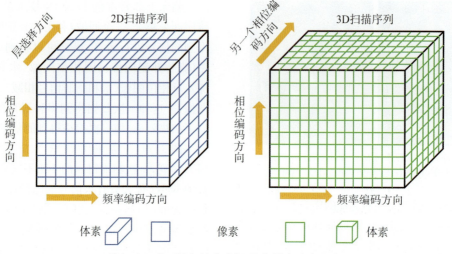

图 3-10-1 2D扫描序列和3D扫描序列的区别

位编码方向,重建图像时把该方向认为是层面方向。在层面内两种扫描方向的体素定位是相同的,均需要进行相位编码及频率编码,得到的像素是一致的;但是在层面间的方向则不同,2D扫描是直接切层,得到一个层厚大小的体素,而3D扫描是通过另一个方向的相位编码来实现的。

理论上3D扫描是没有层厚这个概念的,图中的层是另一个方向的相位编码梯度对层方向的体素进行编码,最后重建出来的。这个方向的相位编码又可以称为层面编码(slice encoding)方向。

2D序列扫描先选层,再进行层面内的空间定位;而3D扫描则是先激发,然后进行3个方向的空间定位。2D扫描为了精确地选择层面,一般会要求射频脉冲的带宽(频率范围)比较窄,这样能够精确地激发某一个层面,这种带宽比较窄的脉冲又称为软脉冲。而3D扫描不需要精确选择,3D序列一般采用一个持续时间比较短的射频脉冲,该脉冲的带宽比较宽,能够激发一个很大的扫描区域,这种脉冲被称为硬脉冲。

二、3D扫描模式的K空间填充

由于采集模式及空间定位方式不同,3D序列和2D序列的K空间填充方式也是完全不同的。2D扫描模式中采集的磁共振信号原始数据填充到2D的K空间,对这个K空间进行2D傅立叶变换得到图像;而3D扫描模式采集的磁共振信号原始数据是填充到3D的K空间中(图3-10-2),所以对这个K空间需要进行3D傅立叶变换。

如图3-10-2所示,3D序列的K空间填充方式比2D要复杂得多。由于有两个方向的相位编码,

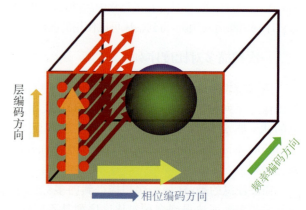

图 3-10-2 3D扫描序列的K空间填充方式

所以总的需要的编码步数是两个方向的相位编码步数的乘积。假设相位编码方向步数为 N_P,另一个相位编码即层编码方向步数为 N_S,则总的相位编码步数 $N_P \times N_S$,如果一个TR内只采集一个信号,则需要重复 $N_P \times N_S$ 个步数才能把K空间填满。与2D的K空间性质类似,3D序列中填充在K空间立方体中心的数据决定图像的对比度。

三、3D序列的扫描时间

对于一个2D的自旋回波序列,其扫描时间为:$NSA \times N_P \times TR$,如果是一个快速自旋回波,则扫描时间为:$NSA \times (N_P \div TSE\ factor) \times TR$。

3D序列增加了一个方向的相位编码,所以一个普通的3D自旋回波序列扫描时间为:$NSA \times N_P \times N_S \times TR$。假设一个普通序列相位编码步数为128,层面编码步数为64,则总的相位编码步数为 $128 \times 64 = 8192$,这个时间是非常长的,几乎不能满足临床需要。所以为了节约时间,3D序列一般都会采用快

速自旋回波的方式,在一个 TR 内采集多个回波,这样扫描时间就变为:NSA×(N_P÷TSE factor)×N_S×TR,这样必须通过将回波链 TSE factor 设置得非常大,扫描时间才有可能下降。这也是 3D 自旋回波在临床应用中受限的主要原因。

对于 3D 梯度回波序列,由于 TR 可以设置得非常短,所以理论上扫描时间相比 2D 不会增加很多。为了进一步再加快扫描速度,3D 的梯度回波序列一般采用的是磁化准备超快速梯度回波序列,可以将 TR 及 TE 设置最短。假设进行一个 3D 梯度回波序列扫描,FOV = 256 mm × 256 mm,矩阵为 256×256,则平面体素为 1 mm×1 mm,重建层数为 30(即层面编码步数为 30),TR = 3 ms,TE = 1.5 ms,则根据公式 NSA×n_P×n_S×TR,n_P 为 256,n_S 为 30,得到扫描时间为 3 ms×256×30 = 23 040 ms ≈ 23 s。这个扫描速度是非常快的,这也是为什么 3D 的梯度回波序列在临床中应用非常普遍。

四、3D 序列的特点

梯度回波序列由于 TR 非常短,采用 3D 模式成像,扫描时间增加得并不多,其序列特点和 2D 梯度回波序列类似。

3D 自旋回波序列和 2D 自旋回波序列差异比较大,主要表现在:①回波链非常长,通常为一个 TR 内采集 100~300 个回波;②回波间隔非常短;③重聚脉冲角度非常小,一般为 30°~100°;④决定对比度的 TE 不是有效 TE 而是等效 TE;⑤可以在两个方向产生卷褶(fold-over)伪影;⑥可以在两个方向使用并行采集加速;⑦信噪比优于同样层厚的 2D 序列。

为了缩短扫描时间,3D 的自旋回波序列必须要增加回波链长度(回波个数),这样就必须保证在一个固定的 TR 内能容纳更多的回波,所以采用的技术就是尽量缩短回波之间的间隙,减少重聚脉冲角

度。不同公司的 3D 自旋回波序列名称不同,但是基本上都采用了增加回波链长度,减小重聚脉冲角度的技术。Philips 公司 3D 的自旋回波序列称为 VISTA 序列;Siemens 公司 3D TSE 序列被统称为 SPACE 序列;GE 公司 3D 自旋回波序列被命名为 CUBE 序列。

在 2D 的快速自旋回波序列中,决定图像对比度的 TE 是填充到 K 空间中心的 TE,被称为有效 TE,TEeff。在 3D 的序列中,决定图像对比度的 TE 不再是序列的有效 TE,而是一个计算的等效 TE。这是因为 3D 序列一般采用非 180°的小角度重聚脉冲产生信号,而非 180°重聚脉冲会使得部分磁化矢量被保存在纵轴方向,这一部分磁化矢量没有经历完整的 T2 衰减,因此得到的采集信号经历的实际 T2 衰减要小于回波时间 TE。另外非 180°脉冲使得纵向产生磁化矢量,也引入了 T1 对比。

如图 3-10-3 所示,图 A、B、C 3 个序列均是 3D 的自旋回波序列,TR 都为 2 500 ms,其中图 A 重聚脉冲采用可变的小角度组合,TE = 585 ms;图 B 重聚脉冲均采用 180°,TE = 585 ms;图 C 同样重聚脉冲均使用 180°,TE = 140 ms。可以发现在图 A 中,TE = 585 ms 是非常大的,然而图像显示的是一个普通 T2 权重,究其原因是由于采用小角度重聚脉冲,产生了受激回波信号,该信号包含了 T1 对比度,所以影响图像的对比度,而实际上决定对比度的 TE 此时不再是填充 K 空间中心的有效 TE,而是等效 TE(equivalent TE),简称 TEequiv,这个 TEequiv 并不是显示 585 ms,而是通过计算得到的 140 ms。图 B 采用 180°重聚脉冲,信号完全重聚,则 TEequiv = TE = 585 ms,所以第二幅图中 TE 值非常长,大部分信号都衰减了,表现为重 T2 权重的水成像;图 C 采用 180°重聚脉冲,TE = 140 ms 则 TEequiv 也是 140 ms,显示的对比度和图 A 相同。

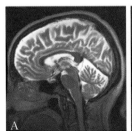 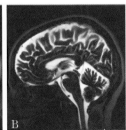 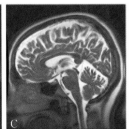

图 3-10-3 3D 序列的对比度

在 3D 自旋回波序列中,重聚脉冲角度对 TWI 和 T2WI 影响是不同的。对于 T2WI,也就是 TEeff 比较大时,有以下关系:重聚脉冲角度均为 180°时,TEequiv = TEeff;而如果重聚脉冲角度<180°,则

TEequiv<TEeff;重聚脉冲角度越小,则TEequiv和TEeff差距越大。而对于T1WI,由于TEeff比较小,所以重聚脉冲角对于其对比度影响很小,基本上可以认为TEequiv=TEeff。

3D序列具有两个方向的相位编码,因而可以产生两个方向的相位编码相关特性,如在两个方向进行并行采集加速以及FOV不足在两个方向均可以发生卷褶。

在同样的层厚及其他条件下,3D序列的信噪比要显著的优于2D序列,这是因为3D序列进行采集的次数要比2D序列多n_S倍,这大大提高了图像的信噪比,当然扫描时间也随之增加。

五、各向同性与各向异性

各向同性(isotropic)是一个几何学术语,表示一个立方体素在3个方向上的尺度是相同的,也就是这个体素是一个正方形体素,如1 mm×1 mm×1 mm。与其相对的是各向异性(anisotropic),表示一个体素在3个方向上的长度不是完全相等的,如一个立方形体素大小为1 mm×1 mm×3 mm。

在实际扫描中,如果采用各向同性扫描,组成一个图像的基本体素在3个方向的大小是相同的,则该图像通过多平面重建(multi-planar reconstruction, MPR)可以得到任意方位的图像,并且这些图像和原始方位的图像空间分辨率完全一致,几何不失真(图3-10-4)。

如果采用各向异性体素扫描的话,则经过MPR重建的图像,由于有一个方向的体素不同可能导致空间分辨率下降,几何失真。

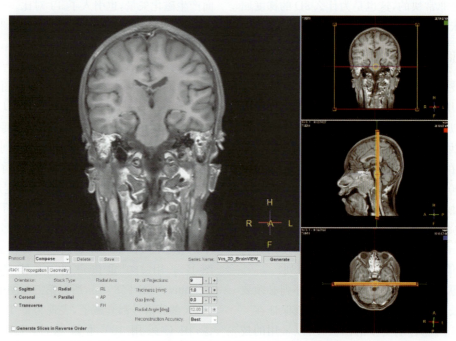

图3-10-4 3D序列,各向同性体素,进行多平面重建,图像不失真

要达到各向同性则需要在层面选择方向(即层厚)和平面内方向的体素一致,这样就要求层厚非常薄。一般对于2D序列,层厚<2 mm则很难得到高信噪比的图像,并且扫描时间也会大大延长。而3D序列则可以保证在重建层厚比较薄的情况下也能够得到高质量的图像。

六、临床应用

以往由于3D的自旋回波序列扫描时间太长,所以临床中应用的3D序列大部分是3D梯度回波序列。而随着磁共振快速成像技术的发展,3D自旋回波序列扫描速度得以大大提高,使其越来越多的应用于临床。

采用3D自旋回波序列来进行各向同性体素扫描,然后重建各个方位的图像是其主要的临床应用。在一些解剖结构复杂或者走行特殊的部位,采用3D序列扫描可以避免由于定位不准确而重新进行扫描的情况。比如,进行女性盆腔扫描,由于子宫走行不同,可以采用3D序列进行扫描,然后利用其各项同性的特点进行不同方位的重建,以得到最理想的显示结构的图像。

如图 3-10-5 所示,采用 3D 的自旋回波序列进行女性盆腔扫描,采集体素为:1.2 mm×1.2 mm×1.2 mm,各向同性。原始图像采用矢状位成像,扫描完后进行 MPR 重建,顺着子宫走行切子宫长轴或者短轴可以得到斜冠状位或者斜横轴位的图像,这样有利于更好地观察子宫结构。

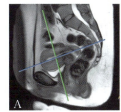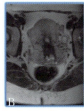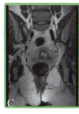

图 3-10-5　3D 自旋回波序列扫描子宫。A. 3D TSE T2WI 矢状位;B. MPR 横轴位;C. MPR 冠状位

（李懋）

主要参考文献

[1] Chavhan GB, Babyn PS, Jankharia GB, et al. Steady-state MR imaging sequences: physics, classification and clinical application [J]. Radiographics, 2008,28: 1147-1160.

[2] 赵喜平. 磁共振成像[M].北京:科学出版社,2004.

[3] 杨正汉,冯逢,王霄英.磁共振成像技术指南:检查规范、临床策略及新技术应用[M].北京:人民军医出版社,2010.

[4] Hahn E L. Spin echoes [J]. Phys Rev, 1950,80: 580-594.

[5] McRobble D W, Moore EA, Graves MJ, et al. MRI from pictures to proton [M]. 2nd ed. Cambridge: Cambridge University Press, 2006.

[6] Hennig J,Nauerth A, Friedburg H. RARE imaging, a fast imaging method for clinical MR [J]. Magn Reson Med, 1986,3: 823-833.

[7] Melhem ER, Itoh R, Folkers PJM. Cervical spine: three-dimensional fast spin-echo MR imaging-improved recovery of longitudinal magnetization with driven equilibrium pulse [J]. Radiology, 2001,218: 283-288.

[8] Elster AD. Gradient echo imaging: techniques and acronyms [J]. Radiology, 1993,186: 1-8.

[9] Westbrook C, Roth CK, Talbot J. MRI in practice [M]. 4th ed. Chichester: Wiley-Blackwell, 2011.

[10] Bernstein MA, King KF, Zhou XJ. Handbook of MRI Pulse Sequences [M]. Chicago: Elsevier Academic Press, 2004.

[11] Stehling MK, Turner R, Mansfield P. Echo-planar imaging: magnetic resonance imaging in a fraction of a second [J]. Science, 1991,254: 43-50.

[12] Caruthers SD, Jara H, Melhem ER. MR imaging: some applications of GRASE [J]. Medica Mundi, 1998,42(3): 23-28.

[13] Pipe JG. Motion correction with propeller MRI: application to head motion and free-breathing cardiac imaging [J]. Magn Reson Med, 1999,42: 963-969.

[14] Mugler JP 3rd. Optimized three-dimensional fast-spin-echo MRI [J]. J Magn Reson Imaging, 2014,39(4): 745-767.

[15] Weigel M, Hennig J. Contrast behavior and relaxation effects of conventional and hyperecho-turbo spin echo sequences at 1.5 T and 3 T [J]. Magn Reson Med, 2006,55: 826-835.

第四章

磁共振扫描参数及质量控制

第一节 磁共振图像的质量控制

磁共振扫描得到的图像主要是用于临床诊断，所以图像的质量是非常关键的。评价磁共振图像质量的指标很多，包括信噪比、空间分辨率、图像均匀度、图像对比度等。为了保证评价的指标不受主观影响，临床主要以一些客观的、可以测量的、比较一致的指标对磁共振图像进行评价。

一、信噪比

信噪比（signal-to-noise ratio，SNR）是磁共振图像中最重要的一个评价指标，它的定义是系统接收到的有效信号振幅和背景噪声的比值，反映在图像中就是图像的信号强度与背景随机噪声强度之比。在磁共振信号采集的过程中，线圈得到的信号中既包括了真正的磁共振信号，也有系统的随机背景噪声。

SNR越高，则图像的质量越好，表现在图像上就是成像的组织越清晰；SNR越低，图像质量越差，反映在图像中就是背景噪声大，图像发虚、模糊、不清。为了得到满足诊断要求和临床使用的图片，一般要求图像必须达到一定的信噪比。

根据信噪比的定义，它可以简单的表示为：$SNR = S \div N$。其中，S代表成像组织或者感兴趣区（region of interest，ROI）的平均信号强度大小，N代表背景噪声，它主要是背景区域信号的标准差（standard deviation，SD）。

测量图像SNR的方法很多，主要常用的有两种。

美国电气商制造协会（NEMA）制定了一个测量磁共振图像信噪比的方法，见图4-1-1。

图4-1-1中，NEMA $SNR = S/N$，其中信号$S = (mean)C$，也就是图中红色感兴趣区内的信号强

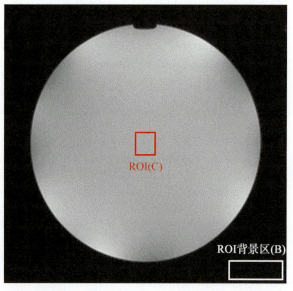

图4-1-1 NEMA的信噪比测量方法

度平均值；噪声$(N) = SD(B) \div 0.655$，$SD(B)$代表白色背景区域的信号标准差，由于这个测试图像是一个幅值图，图像的噪声并不是高斯分布，而是瑞利分布（Rayleigh distribution），所以需要除以一个0.655的校正因子。

另一种SNR的测量方法是$SNR = SI(ROI) \div SD(ROI)$。首先确定图像的感兴趣区（ROI），然后测量这个ROI区域的平均信号强度，得到$SI(ROI)$；再测量这个区域的信号强度标准差，得到$SD(ROI)$，两者相除即可得到SNR。为了得到一幅图像准确的SNR，可以在这幅图像的多个区域进行测量，最后得出一个平均的SNR值。

在实际操作时，大部分磁共振设备的扫描界面都会出现一个相对信噪比（relative SNR，Rel. SNR），需要注意的是，这个相对信噪比并不是实际扫描或者测量的序列信噪比，而是一个相对比值。

任何一个默认的原始序列,在没有修改扫描参数前,它的相对信噪比都是1或者100%。修改了扫描参数之后,信噪比会发生变化,和前面没有修改的相比,大概变化了多少,就反映在相对信噪比数值上。

如图4-1-2,一个序列没有修改前的相对信噪比都是1,修改之后信噪比会发生变化。比如,一个序列如果修改后,信噪比下降到原来的一半,则相对信噪比变为0.5或者50%;一个序列修改后,信噪比提高了30%,则相对信噪比数值又变为1.3或者130%。相对信噪比只能作为与未修改之前序列参考,不能把它绝对化。

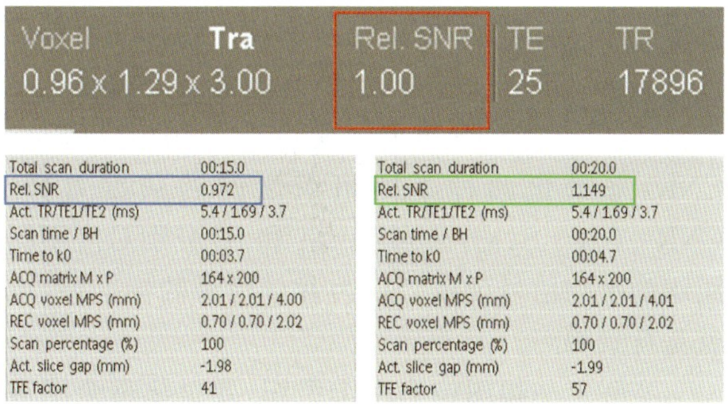

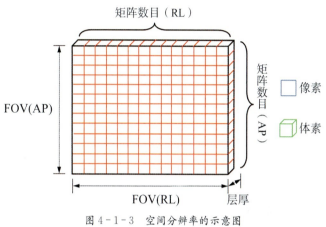

图4-1-2 MR操作界面显示的相对信噪比

对于一个图像来说,理论上信噪比是越高越好,任何一种提高信号强度或者减小背景噪声的方法都可以带来信噪比的整体提升。SNR与主磁场的磁场强度成正比,理论上同样的扫描参数,3.0 T磁共振的SNR是1.5 T磁共振的两倍。SNR也与体素大小成正比,体素越大包含有更多的自旋质子,因此有更多的氢原子核来产生信号。同样SNR也与层厚成正比。层厚越厚,包含的自旋质子越多,信噪比也就越高。组织的氢质子密度同样也会影响SNR,质子密度越大则SNR越高。除了扫描参数,影响信噪比的因素还有很多,包括系统硬件性能、接收线圈的几何品质因素等等。在一定的扫描时间内,信噪比和其他几个指标一般是相互制约的,所以不能单纯追求高信噪比而忽略了其他指标的均衡。

二、空间分辨率

空间分辨率(spatial resolution)是另一个比较重要的评价图像的指标,反映的是一幅图像能够区分最小两点的能力或者显示最小体素尺寸的能力。一幅二维图像的最小单位就是体素,所以空间分辨率大小主要取决于像素(pixel)大小或者体素(voxel)大小。

如图4-1-3所示,对于一个二维的图像,像素是其最基本的单位,也是最小的不可分割的单元,所以像素大小反映了图像空间分辨率大小。而实际上无论是磁共振图像还是CT图像都是一个断面图像,其本身是包含层厚的,所以对于一个三维的断面图像,体素是其最基本的单位,体素大小反映了图像的空间分辨率。

图4-1-3 空间分辨率的示意图

空间分辨率可分为层面内空间分辨率和层间空间分辨率。一幅图像的像素越小,则层面内空间分辨率越高;一层图像层厚越薄,则层间空间分辨率越高。

在描述图像的空间分辨率时,直接采用像素大小或者体素大小是比较准确明了的。部分厂家的磁共振设备是直接通过修改采集体素大小来调整图像的空间分辨率。除了这种方式,还可以采用扫描视野(field of view,FOV)除以矩阵数目的方式来描述空间分辨率的。如:一幅图像,左右方向的宽度FOV(RL)=256 mm,左右方向的矩阵数目是256,前后方向的长度FOV(AP)=128 mm,前后方向的矩阵数目也是128。则对于一个体素,其左右方向尺寸为256 mm÷256=1 mm,前后方向尺寸为128 mm÷128=1 mm。采用体素大小直接来描述空间分辨率是非常简单的,直接描述体素的几何性质为1 mm(RL)×1 mm(AP)即可。如果采用FOV和矩阵的方式来描述,则必须同时说明FOV大小,256 mm(RL)×128 mm(AP)以及矩阵数目256(RL)×128(AP)才行。仅仅只列出矩阵数目或者FOV大小都无法准确地描述这幅图像的空间分辨率,因为对于一个320×320矩阵的图像,FOV为400 mm×400 mm与FOV为200 mm×200 mm得到的体素尺寸是完全不同的。

FOV、矩阵(matrix)、像素大小这三者之间的几何关系为：FOV＝像素×矩阵，三者之间的方向是一一对应的。改变任何一个参数都会引起其他两个的变化。

层间分辨率则直接用扫描层厚表示。描述一个体素大小就可以用像素大小乘以层厚，如：1 mm×1 mm×5 mm 表示一个 1 mm 大小的正方形像素，其层厚为 5 mm。注意像素的大小可以是正方形的，比如 1 mm×1 mm。也可以是矩形的，如 1 mm×1.2 mm。同样体素的大小可以是正方体 1.5 mm×1.5 mm×1.5 mm，也可以是长方体 1.5 mm×1.5 mm×3.0 mm。这种 3 个方向尺寸大小完全一致的正方体体素又叫做各向同性，它能保证在重建任意方位图像时几何不失真。

最后需要注意的一点是，磁共振操作界面显示的体素或者像素大小又分为采集体素大小和重建体素大小。FOV 不变的情况下，也就会有采集矩阵和重建矩阵之分。这两者是不同的，采集体素或者采集矩阵代表扫描过程中实际上的编码数目；而重建体素则是采集完后，系统通过插值算法进一步提高矩阵数目，压缩体素大小，从而提高空间分辨率。在描述空间分辨率时，一般以采集体素为准。

系统会详细显示采集体素大小和重建体素大小，如图 4-1-4 所示，其中 ACQ 代表采集体素，REC 代表重建体素。一般情况下，重建体素都比采集体素小，因为系统会通过插值算法进一步提高空间分辨率。然后重建体素并不是无限小的，它的大小也取决于采集体素大小。理论上重建体素不能小于采集体素的 50%，这是因为利用插值提高分辨率

Voxel	**Tra**	Rel. SNR	TE	TR
0.96 x 1.29 x 3.00		1.00	25	17896
Total scan duration		05:31.6		
Rel. SNR		1		
Act. TR (ms)		482		
Act. TE (ms)		16		
ACQ matrix M x P		188 x 303		
ACQ voxel MPS (mm)		0.96 / 1.22 / 4.00		
REC voxel MPS (mm)		0.66 / 0.66 / 4.00		
Scan percentage (%)		78.3		
Packages		4		
Min. slice gap (mm)		4		
Optimal slices		8		

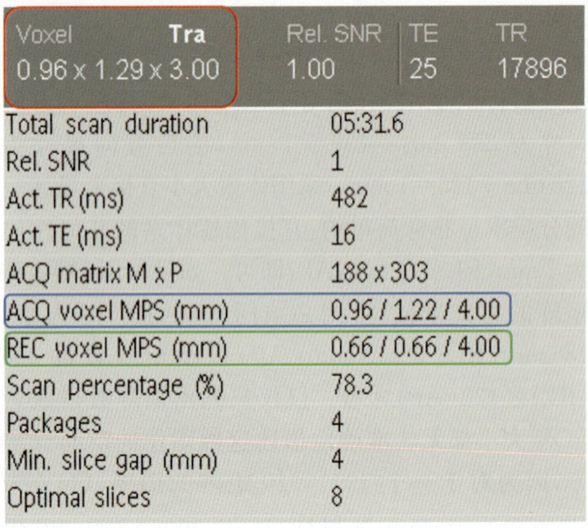

图 4-1-4　采集体素和重建体素

也是有极限的，如采集体素 10 mm×10 mm，就不可能让重建体素达到 1 mm×1 mm。

空间分辨率代表了图像分辨细节的能力，空间分辨率越高，则图像细节显示得越丰富，图像越细腻。然后空间分辨率越高，相应的像素或体素也就越小，提供的信噪比也越低。所以，并不是体素越小越好，实际扫描中需要根据检查目的和扫描部位合理设置体素大小。

三、对比度

CT 有一个密度分辨率的概念，而磁共振则是多参数成像，磁共振图像的灰度反映的是组织的信号强度大小，所以没有密度分辨率这个指标。用对比度(contrast)来反映不同组织之间的灰度差异。一般可以用对比噪声比（contrast-to-noise Ratio，CNR）来量化两种不同组织之间的灰度差异。CNR＝(S1－S2)÷SD，其中 S1 和 S2 分别对应不同组织的平均信号强度，SD 为背景信号的标准差，也就是背景噪声。

实际上一幅图像有多个组织，要量化整个图像的 CNR 是非常困难的，一般针对不同扫描部位会优先考虑某两种组织的对比。如：在进行头颅 T1WI 扫描中，优先以脑灰质/脑白质对比度为考虑；进行心脏磁共振扫描中，则优先考虑心肌组织/血池对比度。一幅图像满足了某两种组织的最佳对比度，则相应牺牲其他组织的一些对比度。

某两种组织对比度越明显则在图像上越容易区分，通过修改扫描参数，得到不同的序列，可以反映不同的组织对比度。所以，对比度是一个综合指标，它并不是某一个参数的单独反映，而是整个图像的整体结果。

四、扫描时间

扫描时间是指完成一幅图像或者完成一个序列所需要的时间。这里需要和传统的磁共振信号采集时间相区别。狭义的采集时间仅仅是指在系统采集磁共振信号所需要的时间，这个时间是非常短暂的；而一幅图像的扫描时间是指从扫描开始到完成图像重建所需要的时间。

扫描时间虽然不体现在磁共振图像中，但却是非常重要的。理论上其他参数不变的情况下，扫描时间越长，图像质量会越好。然而在实际的临床操作中，扫描时间太长，患者无法耐受，在扫描的过程中发生移动的可能性就越大，图像反而会变差。另

外,扫描时间也从侧面评价了一副图像的效率。同样质量的图像,2 min 完成扫描和 5 min 完成扫描显示前者的效率更高。在尽量不降低图像质量的前提下,一般会要求尽可能缩短扫描时间。

对于动态序列、4D 血管成像、电影序列或运动监控序列,扫描时间还可以反映时间分辨率(temporal resolution)。如:一个运动监测序列,0.2 s 扫描完,则它的时间分辨率就是 0.2 s,1 s 就可以出 5 帧图像。时间分辨率越高,同一个时间窗观察的图像就越多。对于影像检查来说,时间分辨率和空间分辨率一直都是相互制约的。

总之,扫描时间和图像质量一般是呈正相关的,扫描时间越长,图像质量会越好;扫描时间太快,可能会牺牲一些图像质量。在实际扫描中,为了满足常规的临床工作,扫描时间不宜过长。磁共振得以快速发展也离不开快速扫描技术,如果扫描时间太慢,也不利用临床推广应用。

五、权衡

磁共振图像的 3 个客观指标:信噪比、空间分辨率、扫描时间,在某一个条件固定的情况下,其他两个是相互制约、相互牵制,3 个图像指标类似一种三角关系。不可能通过修改某些参数达到所有的图像指标都提高(图 4-1-5)。

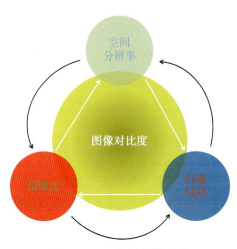

图 4-1-5 磁共振图像三角

一幅图像如果要清楚地显示人体影像结构,首先必须要满足一定的信噪比。如果图像的信噪比不够,则图像模糊、发虚,甚至根本无法显示出组织信号,这时即使空间分辨率再高,也是无济于事的。满足了基本的信噪比之后,临床中为了得到符合要求的影像图像,必须要保证没有明显影响诊断的伪影。图像的空间分辨率也非常重要,它反映了图像显示细节的能力。最后也需要考虑扫描时间,扫描时间太长,不利于临床检查及患者的流通量,其次长时间扫描,患者的耐受性和配合度下降,扫描过程中运动的概率增大,反而容易产生伪影。

扫描时间固定:空间分辨率越高,代表体素越小,信噪比越低;增大体素,会降低空间分辨率,但是信噪比得到了提升。

空间分辨率固定,增加扫描时间,信噪比肯定上升;减少扫描时间(比如用并行采集,增加回波链数目等),信噪比下降。当然,扫描时间过长可能造成被检查者移动的概率增加,耐受性变差,图像质量也可能由于运动伪影影响而下降。

信噪比固定,如果要提高空间分辨率,则体素变小,信噪比会下降,如果要维持同样的信噪比则需要增加信号激励次数,扫描时间上升;同样,增大体素带来空间分辨率的下降,信噪比会上升,可以用多的信噪比换取扫描时间。

在影像诊断中,医生更关注图像对比度,主要包括正常组织-病变的对比度、不同正常组织的对比度。信噪比高,并不一定图像对比度好。空间分辨率高,也不一定是图像对比度好。图像的对比度首先是反映在各种不同组织的差异上,无论是信号差异,还是解剖位置差异。

图像对比度是通过信噪比、空间分辨率的调整,综合调试出来的。信噪比太低了,图像没有信号;空间分辨率太低,即使信号有差异,细节显示不足,图像对比度也不能很好地反映。根据检查目的,我们需要得到不同对比度的图像,比如:在显示病灶方面需要正常组织-水肿的对比度;头颅扫描时需要灰质-白质对比度;腹部扫描需要肝脏和病变组织对比度;心脏磁共振成像需要心肌-血池对比度等。

不可能通过修改某些参数达到所有的图像指标都提高。信噪比、空间分辨率、扫描时间三者中,提高了任何两者,都会牺牲另一个。所以,在进行磁共振序列的扫描时,根据检查目的,合理选择需要达到的指标,做到取舍有度是最重要的。

(李懋)

第二节　扫描参数分类

一、什么是扫描参数

参数(parameter)也称参变量,是一个可以改变的数值,主要用它来定量描述一些系统指标。磁共振系统是一个庞大的工程系统,有很多参数,如硬件性能参数、软件算法条件参数等。

在磁共振扫描中,用户可以人为设定或者修改的扫描条件又被称为扫描参数。不同的扫描参数决定了不同的磁共振序列,也决定了最后磁共振图像的表现。所以,掌握好基本的扫描参数是非常重要的。

扫描参数一般是在磁共振界面里进行设置和修改。大部分扫描参数可以直接修改或者用户自定义;另一些参数则不能直接修改,一般是通过修改其他的扫描条件来反映,如一个序列的最短 TE、扫描时的梯度切换率等。

和磁共振序列名称类似,不同的厂家,其参数名称或者专业术语也是有所不同的(表4-2-1)。

表4-2-1　主流制造商磁共振参数名字对照

Sequence Type	Philips	Siemens	GE	Canon
矩形视野	RFOV	RFOV	RFOV	RFOV
平均采集次数	NSA	Average	NEX	NAQ
并行采集技术	SENSE	iPAT(mSENSE 和 GRAPPA)	ASSET	SENSE
部分K空间技术	Half Scan	Phase Partial F	NEX<1	Half Fourier
部分回波技术	Asymmetric echo	Partial Echo	Minimum TE Fractional Echo	Matched Bandwidth
相位编码方向过采样	Foldover Suppression	Phase Oversampling	NPW	NAQ
回波链长度	TSE Factor	Turbo Factor	ETL	ETL
回波间隙	Echo Spacing(ES)	Echo Spacing(ESP)	Echo Spacing	Echo Spacing
采集带宽	WFS(pixel/BW)	Bandwidth(Hz/Px)	Receive Bandwidth	Bandwidth
脂肪抑制	SPIR/SPAIR	Fat Sat	FS	FS
饱和带	REST	Saturation	SAT	Saturation

虽然各大磁共振制造商的参数名字并不统一,但是基本的原理是相似的。扫描参数是如此之多,以至于很多初学者根本记不住。为了方便大家理解,根据参数对于图像的贡献和作用,可以人为地把这些扫描参数进行分类。

二、扫描参数的分类

扫描参数决定了磁共振扫描过程中的物理程序等扫描条件,改变扫描参数会影响扫描过程以及最终的磁共振图像。根据扫描参数对图像的影响,可以把这些参数进行分类。

影响信噪比的参数可以称为信噪比类参数;影响空间分辨率的参数则统称为空间分辨率参数;主要决定图像对比度的参数归为对比度类参数。按照这种分类方法,可以把扫描参数分为以下几大类:①几何类参数,主要决定扫描的视野、范围、层厚等几何性质;②信噪比参数,主要影响图像的信噪比;③空间分辨率参数,决定图像的空间分辨率;④对比度参数,决定了图像的对比度及权重;⑤运动补偿参数,主要是起到控制运动伪影及进行运动补偿功能;⑥提高扫描速度参数,主要是加快扫描速度;⑦后处理参数,影响系统重建的一些参数统称。

需要注意的是,很多参数不只影响图像的某一指标,还可能同时影响图像的几个指标。比如:体素大小会直接决定图像的空间分辨率,还会影响图像的信噪比。体素越大,图像空间分辨率越低,而信噪比越高。TR 和 TE 会决定图像的对比度，还能够影响信噪比。TR 越长，图像的 T1 权重被削弱，同时信噪比会上升；TE 越长，图像越偏 T2 权重，而信噪比会下降。所以，采用这种方法归类，可能会导致很多参数能够同时归到不同类别，考察参数时，主要看它对图像的哪方面影响更大。

三、扫描参数的设置、调整及修改

磁共振界面能够显示的扫描参数都是可以让用户进行调整和修改的。不同的是用户在进行参数设置及修改时可以采用不同的方法，包括赋值法及条件法。

赋值法是指直接对某一个参数设置一个固定的值，将该参数固定。比如，对于 TR，用户可以自定义 TR 的具体值，将 TR 设定为 500 ms，或者将 WFS（水-脂位移）设置为 1 个像素。采用赋值法直接把这个数值输入相应的参数即可。这种方法的好处是将某一个参数固定，这样在进行比较扫描或者实验时，该参数不会因为其他参数的调整而发生变化。

条件法是将某一个参数设置成一个条件或者一个范围。比如，对于 TR，用户可以将其设置为 shortest（最短），此时系统将根据序列自动计算一个最短最优的 TR，或者把 WFS 设置为 maximum（最大）。采用条件法设置参数，一个优点就是在具体扫描时，系统可以帮助你计算一个相对最优的值。但是需要注意如果序列的其他参数调整，则该参数的值可能发生变化。举个例子，对于一个 TSE 的 T2WI 序列，将 TR 设置为 shortest，可能此时实际的 TR＝2 000 ms；如果增加了扫描层数，则改变后的序列最短 TR 值会发生变化，可能延长为 2 800 ms。

如果需要做临床实验或者一致性的序列扫描以及标准化扫描，则需要将主要的参数固定，这时推荐采用赋值法来设置参数。

（李懋）

第三节　几何类参数

扫描过程中调整或修改最频繁的参数就是几何类参数。该组参数主要决定扫描视野（FOV）大小、扫描叠块（stack）、扫描方位、相位编码方向、扫描层数、层厚（thickness）、层间距（gap）、采集体素大小、采集模式（2D、3D）等和几何相关的参数。当然，这里很多参数还会直接影响图像的空间分辨率，比如 FOV 大小、层厚、采集体素大小。下面重点介绍几个重要的几何类参数。

一、扫描方位

和 CT 不同，磁共振可以进行任意方位的扫描。常规解剖部位主要还是采用传统的三方位扫描：横轴位（transverse，TRA）或者轴位（axial，AX）、矢状位（sagittal，SAG）及冠状位（coronal，COR）。有些特殊复杂部位扫描，可能采用斜方位，比如心脏扫描，采用的短轴位、四腔心方位。

一个序列除了进行一个方位扫描，还可以同时进行多方位扫描。一个扫描叠块只能进行一个方位的扫描，所以要在一个序列同时进行多方位扫描，需要增加扫描叠块，也就是多叠块扫描。多叠块多方位扫描常见于定位像扫描、椎间盘扫描及心脏首过灌注。

修改扫描方位可以在参数里直接选择，或者定位计划时，旋转扫描叠块角度进行调整。需要注意的是，在旋转扫描叠块角度时，如果角度＞45°，则系统会自动变化方位。举例来说：标准的横轴位是垂直于人体长轴，当旋转角度时，横轴位变化为斜横轴位，然而当角度＞45°时，则这个方位就变为斜冠状位或者斜矢状位。

如图 4-3-1 所示，在矢状位定位图片上，扫描叠块虽然有角度，但是＜45°，仍然是斜横轴位（上一

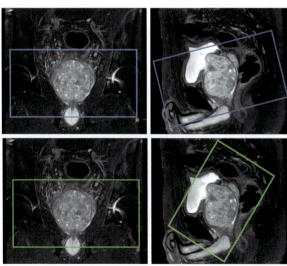

图 4-3-1　角度大于 45°方位会改变

排);当角度>45°,则扫描方位变成斜冠状位了(下一排)。

扫描方位的选择以检查部位为主,大部分部位以横轴位为主,辅以矢状位或冠状位。方位的选择以显示需要成像的目标组织或者器官为主,一般是平行于该组织或器官的长轴或者垂直于该组织或器官的长轴(横切)。

多方位同时扫描时需要注意,在多个方位交叉的部分会产生信号丢失,也就是交叉激励干扰,所以定位时需要避免目标组织在交叉部分。

二、相位编码方向

相位编码(phase encoding direction)方向是非常重要的一个参数。①磁共振序列的扫描时间取决于相位编码步数(也就是相位编码方向的矩阵数目),该参数会影响扫描时间;②很多伪影可能产生在相位编码方向。所以,合理选择相位编码方向对于成像质量是至关重要的。

设置相位编码方向的两个关键原则是:①不产生影响诊断的相关伪影;②尽量减少相位编码方向 FOV。

很多伪影会产生在相位编码方向,比如卷褶伪影(fold-over artifact)、血管搏动伪影等。脊柱矢状位扫描一般会将相位编码方向设置为头足方向,这样和前后方向相比扫描时间会延长,但是避免了脑脊液搏动伪影产生在前后方向影响诊断。

在不产生影响诊断伪影的基础上,为了节约扫描时间,会尽量缩短相位编码方向的 FOV 大小,将解剖的短轴作为相位编码方向。比如,腹部横轴位扫描,相位编码方向设置为前后肯定会比左右更短,能够节约扫描时间。

三、层间距

磁共振扫描中的层间距(gap)和 CT 扫描的层间距(spacing 或者 interval)是有明显区别的,其定义也是不同的。CT 的层间距是指每一层中心到下一层中心的距离,假设扫描层厚是 10 mm,层间距也是 10 mm,实际上连续两层之间是没有缝隙的。而磁共振的层间距是真正的有缝隙,存在没有扫描到的遗漏地带。所以,英文的 gap 和 spacing/interval 分别用来描述 MRI 和 CT 的层间距是比较准确的(图 4-3-2)。

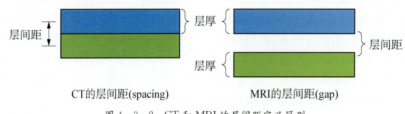

图 4-3-2　CT 和 MRI 的层间距定义区别

MRI 层间距有缝隙是因为在进行 2D 扫描的时候,层选择脉冲不可能这么精准,刚好是矩形,在层的两侧边缘可能会呈弧形。所以,如果相邻层面间没有间距,则两层边缘会被重复激励,产生交叉干扰伪影,信号丢失。为了避免这种情况,可以设置层间距,这样相邻两层之间就有缝隙,两层交界部分不会有重叠激发的可能。

现在的设备都可以做零间距(层间距为 0),甚至是负间距的扫描。采用单层成像法或者拆分采集包间隔采集,可以避免交叉干扰。

3D 扫描时其实是没有层间距概念的,可以通过设置重建体素大小来调整。

四、饱和带

饱和带是一种区域饱和技术,或者称为空间饱和(spatial saturation)技术。这种技术原理是在成像之前给选定的一个区域施加饱和脉冲,从而让这个区域不产生信号,达到饱和(抑制信号)的目的。这个技术参数一般都归于几何类,该技术可以选择性抑制某一些区域的信号,从而达到所需要的临床目的。

饱和带或者空间区域饱和技术是一种比较基础的技术,所以基本上每个磁共振制造商(公司)都有这种技术。Philips 公司这种技术是通过添加 REST slabs 来实现的;Siemens 公司这种技术一般用 Saturation 来表示;GE 公司这种技术称为 SAT;佳能公司这种技术同样称为 Saturation。

饱和带的临床使用当中,作用主要有:①通过饱和带,消除不需要的信号(抑制某个空间区域的信号);②通过在扫描视野外放置饱和带,减少一些搏动、流动、呼吸运动引起的伪影；③在磁共振血管成像中，使用饱和带来抑制流入血管信号，从而达到选择性动脉成像或静脉成像。

图 4-3-3 所示，黄色的长条即为饱和带计划界面，饱和带区域的组织信号会被抑制到。在盆腔矢状位、颈椎矢状位扫描中，经常使用这种方法，抑制呼吸扫描视野外的呼吸运动伪影。

在头颅动脉成像中，饱和带平行于扫描层面，饱和带的方位设置为上方（也就是头端）。这样可以抑制上游的静脉信号（因为头颅中，静脉血流方向是头-足方向）。头颅静脉被抑制，可以更好地突出动脉。反之亦然，要做头颅静脉，可以把饱和带放在下方（也就是足端）。在扫描下肢动脉的时候，情况则刚刚相反。同样将饱和带设置为平行于扫描方位，饱和带放置于下方，因为下肢静脉血流方向是从足到头。通过抑制下游的流入静脉血液质子信号来抑制静脉显示，从而达到只显示动脉血管的目的（图 4-3-4）。

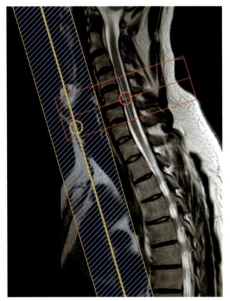

图 4-3-3　颈椎扫描，饱和带置于前部可以有效地抑制呼吸运动伪影

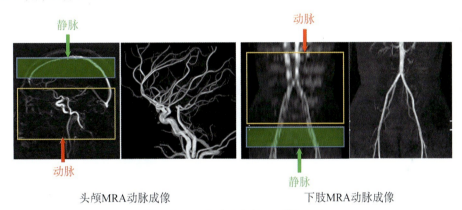

头颅MRA动脉成像　　　　　　　下肢MRA动脉成像

图 4-3-4　血管成像中饱和带的应用

用户可以针对临床目的设置合适的饱和带，包括饱和带的数目；饱和带的类型（平行、垂直、圆圈、自由放置）；饱和带的方位（前方、后方、左侧、右侧、头端、足端）；饱和带离成像 FOV 的距离，也就是饱和带到最靠近饱和带外出扫描叠块的距离；饱和带角度等。

另一个决定饱和带效果的参数是饱和带的强度。需要注意的是：并不是施加了饱和带，在饱和带区域的组织就 100% 不会产生信号了。饱和带抑制信号效果和饱和带的强度有关，调整饱和带强度，可以达到加强饱和效果的目的，使饱和带区域里的信号尽量被抑制。

（李懋）

第四节　信噪比参数

很多参数都可以影响图像的信噪比，本节主要介绍信号采集次数以及采集带宽。

一、信号采集次数

信号采集次数是指一个序列填充每一条相位编码线需要重复的采集次数，不同公司该参数名称不同。GE 公司称为激励次数（number of excitation，NEX）；Philips 公司称为信号平均次数（number of signal average，NSA）；西门子公司称为平均次数（average）、佳能公司信号采集次数称为 number of acquisitions,简称 NAQ。

信号采集次数越多,则扫描时间越长,图像的信噪比也越高。具体的量化关系是,信号采集次数增加 N 倍,扫描时间也相应增加 N 倍,而图像的信噪比提高 $\sqrt{N}$ 倍(图4-4-1)。为什么信号采集次数增加了 N 倍,信噪比并不是也增加 N 倍,而是 $\sqrt{N}$

倍。这是由于增加信号采集次数,采集的不光是信号,背景噪声也会增加。举例来说,信号采集次数从原来的 1 增加为 2,则扫描时间翻倍,图像的信号强度也增加了两倍,但是背景噪声同时也增加了 $\sqrt{2}$ 倍,所以图像信噪比增加了 $2 \div \sqrt{2} = \sqrt{2}$,也就是 1.41 倍(图4-4-2)。

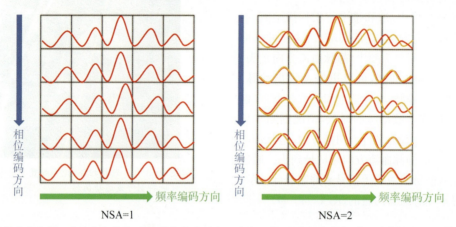

图4-4-1 信号采集次数。左边 1 次采集,每一条相位编码线只填充一次;右边 2 次采集,每一条相位编码线填充两次,然后进行信号平均

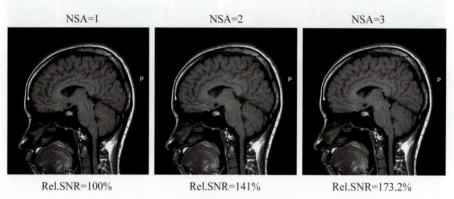

图4-4-2 信号采集次数直接决定图像信噪比

如图4-4-2所示,从左到右,信号采集次数从 1 增加到 3,其他扫描参数均相同。NSA=1 时,相对信噪比(Rel. SNR)为基准信噪比,即 100%;当 NSA 增加 1 倍时,相对信噪比提高到 $\sqrt{2}$ 倍(141%);当 NSA 增加到 3 倍时,相对信噪比提高到 $\sqrt{3}$ 倍(173.2%)。

在扫描参数完全相同的情况下,3.0 T 得到的图像信噪比是 1.5 T 的两倍。如果想要通过增加信号采集次数使得 1.5 T 的信噪比和 3.0 T 相同,则需要将采集次数提高到 4 倍而不是 2 倍。在一般的扫描中,1.5 T 由于信噪比相对不如 3.0 T,所以很多序列信号采集次数会设置为 2 次或 3 次以提高信噪比。而 3.0 T 由于本身图像信噪比很高,一些常规序列

采集次数设置为 1 就可以了。

理论上,信号采集次数是一个整数,其参数设置为 1、2、3⋯⋯。然而不少厂家该参数可以设置为小数,比如 Philips 公司、GE 公司、联影公司的信号采集次数均可以设置为非整数,Siemens 公司的 3D SPACE 序列也可以设置为非整数。这种非整数的信号采集次数技术又称为 partial NSA。非整数信号采集次数,比如 1.5 次,第一次采集填充所有 K 空间相位编码线后,后面 0.5 次代表下一次采集只填充 50% 的 K 空间相位编码线。

如图4-4-3所示,NSA 设置为 1,图像质量一般。将 NSA 设置为 2,信噪比上升,但是扫描时间翻倍。把 NSA 改为 1.5,则信噪比上升,扫描时间相对

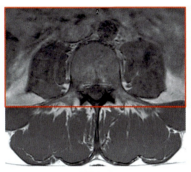 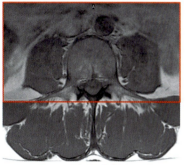

NSA=1　　　　　　　　　　　NSA=1.5

图 4-4-3　采集次数设置为非整数增加灵活性（信号采集次数大于 1 可以通过信号的平均消除一些运动伪影）

只增加 1.5 倍,这样增加了调整参数的灵活性,能够保证扫描时间和信噪比得到一个相对合理的权衡。

信号采集次数大于 1 次时,可以选择信号平均的模式,有连续平均(又称短程平均)和非连续平均(又称长程平均)。

一般多次信号平均采用的是连续平均技术,即第一次激发采集完成一条 K 空间相位编码线填充之后,第二次激发采集继续填充相应的 K 空间相位编码线。这种方式是传统的多次采集信号平均的方式,它的优点是短时间内连续获得采集相同的 K 空间相位编码线,得到相似的图像信息。如果扫描部位大部分组织静止,则得到的图像细节显示清晰;但如果扫描部位组织运动幅度大,生理运动很剧烈,两次采集同一条相位编码线可能由于短时间剧烈运动导致相位编码位置不一致,进行信号平均之后可能会产生更多的运动伪影。

为了解决这个问题,引入了长程平均技术,或称为非连续平均技术。这种信号平均方式是第一次采集就把整个 K 空间相位编码线全部填充完毕,然后再进行第二次采集,将整个 K 空间相位编码线信号进行平均。这样多次采集,相同位置的相位编码线获取间隔时间比较长。对于剧烈运动的部位,由于相同 K 空间相位编码线是在不同时间采集的,而运动是不规律的,则可以保证平均之后尽量削弱运动伪影。采用这种平均模式的缺点是,如果组织有运动,虽然可以消除一些运动伪影,但是图像模糊效应会加重。

Philips 公司这种技术称为连续运动伪影消除技术 (serial motion artifact reduction technique, SMART)。NSA>1 才能够使用,由于可以选择非整数信号采集次数,为了使用该技术,不需要 NSA 设置为 2,可以设置为 >1 的非整数,如 1.5 即可。

这种技术用在头颅扫描中非常好,特别是有些老年人对 T2WI 序列运动敏感。

Siemens 公司这种技术称为长程平均技术 (long-term averaging method, LOTA)。在平均模式中,通过下拉菜单,可以进行选择。有两种模式:短程(short term)和长程(long term)。选择长程即开启了长程平均技术。

二、采集带宽

(一) 基本概念

带宽(band width, BW)是指频率范围,这里的带宽指的是磁共振信号的采集带宽。需要注意的是这个带宽应该和射频脉冲发射的带宽相区别。射频脉冲发射时也存在一个频率范围,如 63.58～65.58 MHz,这个频率范围称为射频脉冲的发射带宽。

采集带宽又称为接收带宽 (receiver band width),是指系统读出磁共振信号的频率,它表示单位时间内采集的频率点数。根据这个定义,采集带宽大小与采样时间以及频率编码方向所需要的采样点数有关。频率编码方向需要采集的采样点数也就是频率编码方向的矩阵数目。在没有特殊说明的情况下,磁共振语境中的带宽通常指采集带宽。

不同公司对于采集带宽的描述以及参数中的显示是不同的,下面举一个例子来说明:假设一个 1.5 T 的 MR,普通的机器性能,采样时间约为 8 ms,频率编码方向的矩阵是 256,也就是需要采样的点数是 256。则根据定义,BW＝256÷8 ms＝32 kHz。带宽的单位是 Hz。

GE 公司的参数栏里显示的是整个采集的总带宽,即 32 kHz,以 ±16 kHz 来表示。

Philips 公司和 Siemens 公司不直接显示总带

宽,而是显示每个像素(或体素)所占的带宽大小。如果32 kHz是总的采集带宽,也就是采集256个体素所占用的带宽,那么每一个体素所占的带宽就应该是32 kHz÷256=125 Hz。Philips公司和Siemens公司的参数栏里显示的BW(Hz)表示每一个体素所占的带宽,即125 Hz。除此之外,Philips公司和Siemens公司还用水-脂位移多少个像素来表示带宽大小。

我们就可以非常轻松地将Philips公司和Siemens公司的采集带宽显示转化为总采集带宽显示。在有些质量控制指标中,采集带宽(RBW)是以总带宽来表示的,如ACR的标准(图4-4-4)。

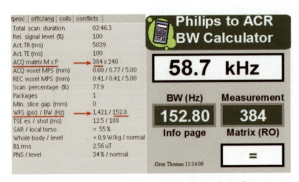

图4-4-4 Philips公司或Siemens公司的采集带宽显示转化为ACR带宽

ACR的采集带宽(RBW)=Philips(BW)×ACQ measurement matrix÷1 000 Hz。

图4-4-4所示,一个像素占的带宽为152.8 Hz,ACQ measurement matrix代表频率编码方向上的矩阵,也就是频率编码方向采集的采样点数。152.8 Hz×384=58 675.2 Hz,总采集带宽一般用kHz来表示,除以1 000 Hz,得到的结果为58.7 kHz。

(二) 水脂位移

水脂位移(water fat shift,WFS)是由于在水中的氢质子和脂肪组织中的氢质子由于化学环境不同,在同一磁场中进动频率并不相同。脂肪组织中氢质子的进动频率比水中的氢质子慢了$3.5×10^6$。氢质子的旋磁比γ为42.58 MHz/T,可以表示为$42.58×10^6$ Hz/T,那么在1.5 T中两者的进动频率差异就是$3.5×10^{-6}×42.58×10^6$ Hz/T×1.5 T≈225 Hz。

在磁共振的频率编码方向上,每个体素的空间定位是以频率来表示的,而脂肪组织中的氢质子进动频率会慢,也就是会向低频方向移动225 Hz,而同

样位置的水中氢质子则是正常的,这样水和脂肪就产生了位移。

上面的例子中,采集总带宽是32 kHz,每个像素所占的带宽是125 Hz,而水脂频率差异有225 Hz(1.5 T中)。所以,水脂位移的大小就是225 Hz÷125 Hz=1.8,大概会移动2个像素。

在Philips公司的磁共振参数界面中,不仅会显示每一个像素所占的带宽,还会显示其水脂位移的体素大小。以上结果在Philips公司的磁共振参数界面中就显示为Act. WFS(pix)/BW(Hz):1.8/125,1.8代表水脂位移有1.8个像素,125表示每个像素所占的带宽为125 Hz。在Siemens公司的磁共振参数界面中则显示为Hz/Px:125,表示一个像素Px所占的带宽是125Hz。

可以看出,采集带宽和水脂位移程度是相关的。在Philips公司的参数栏中通过修改水脂位移来调整采集带宽。

采集带宽可以用宽窄来度量,也可以用频率范围的大小来度量。窄带宽一般是指在5~20 kHz跨度比较小的频率范围,而宽带宽的频率范围就远远大于这个值。采集带宽如果越大,则每一个像素所占的带宽也越大,那么水脂位移的程度就变小了。如在1.5 T中,同样两个序列,第一个序列每个体素所占带宽是450 Hz,那么水脂位移是225 Hz÷450 Hz=0.5,会移动大概半个像素;第二个序列每个体素所占带宽是225 Hz,那么水脂位移是225 Hz÷225 Hz=1,会移动大约1个像素,比第一个的移动程度增加了1倍。所以,采集带宽和水脂位移成反比,采集带宽越大,水脂位移程度越小,反之亦然。在临床扫描中,如果希望减少水脂位移程度,则可以提高采集带宽。

(三) 采集带宽与信噪比

采集带宽除了和水脂位移相关,主要影响的是图像信噪比。

如图4-4-5所示,采集带宽大小和图像信噪

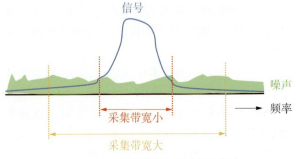

图4-4-5 采集带宽与信噪比的关系

比呈反比,采集带宽越大,采样的频率范围就大,更多噪声被采集进来,由于信号大小都差不多,所以图像信噪比下降。同理,采集带宽越小,采样的频率范围变小,噪声采集得少了,图像信噪比上升。

在临床扫描中,有时可以通过调整采集带宽来提高图像信噪比,如缩小采集带宽,则信噪比上升。但是采集带宽缩小了,水脂位移程度也变大了。综合来看,采集带宽会同时影响图像的信噪比和水脂位移程度。增大采集带宽,图像信噪比下降,但是水脂位移变小了;减小采集带宽,图像信噪比上升,但是水脂位移变大了。

(四)可变带宽

对于 TSE 序列,一次激发可以采集多个回波,不同回波对应的 TE 是不同的,越往后的回波由于采集时间靠后,信号强度逐渐下降。所以,对于 TSE 序列,可以采用可变带宽的设置。采用这种方法后,系统会自动优化合适的采集带宽,在前面的回波信号采集中,由于信号强度大,所以采用比较大的采集带宽进行采集;而后面的回波,则调整采集带宽大小,逐渐变小,这样可以增加后面回波信号的信噪比,使得一次激发得到的不同回波信号差距不至于太大。

(李懋)

第五节 对比度参数

和 CT 相比,MRI 最大的优势在于多参数成像,可以通过调整扫描参数得到不同对比度的图像来反映各种组织的信号强度。影响图像对比度的参数统称为对比度参数,在不同序列中,这些参数对图像对比度的影响是不同的,多个对比度参数共同协作配合,才能得到临床所需的图像。这些参数包括前面介绍了的 TE、TR、FA 等,很多参数在第三章都有非常详细的介绍及解释,这里再补充说明一下。

一、TE 和 TR

TE 和 TR 是控制序列权重,影响图像对比度最重要的两个扫描参数,在很多公司都把这几个参数归到对比度。在不同的序列其含义会略微不同。在 SE 序列中,TR 代表相邻两个 90° 射频脉冲之间的时间间隔;在 IR 序列中,TR 代表相邻两个 180° 反转脉冲之间的时间间隔。

TR 和 TE 是共同作用、综合决定图像的对比度。对于经典的自旋回波序列,一次激发只采集一个回波,该序列只拥有唯一和固定的 TR、TE 值,其对比度是非常容易解释的。

TR 越长,组织的纵向恢复越充分,下一次激发时得到的信号强度越大。所以,TR 越大,图像信噪比越高。假设 TR 无限长,则每一次激发均不受上一次组织的纵向弛豫影响,这样削弱了不同组织之间 T1 的差异。在临床扫描中,如果需要得到 T2 权重的图像或尽量剔除 T1 对图像的影响,可以延长 TR。当然,随着 TR 的延长,扫描时间也会增加,所以选择一个合理的 TR 是非常重要的。

TR 越短,组织的纵向恢复并不完全,导致下一次激发时纵向的磁化矢量比较小,图像的信噪比降低。为了得到 T1 权重的图像,可以适当缩短 TR,这样不同组织之间的纵向弛豫得以体现。但是 TR 也不能太短,假设 TR 非常短,两次射频脉冲激发之间组织根本来不及进行纵向恢复,等于组织被弛豫的脉冲饱和,这样就没有信号产生。TR 越短,扫描时间越快,但是如果是多层扫描,TR 太短,在一个 TR 内的等候时间就非常短,激发的其他层数就非常少,这样扫描层数多了时间也会很长。

TE 也是一个经常修改的参数,它代表了从射频脉冲激发到信号采集填充 K 空间中心的时间间隔。在经典的自旋回波中,一次激发只采集一个回波,对应唯一的一个 TE。延长 TE,等于信号的采集时间往后推迟,信号会随着时间衰减,所以信噪比会下降。TE 越长,组织的横向弛豫越充分,其 T2 值对图像的影响越大。TE 越短,得到的信号强度越大,图像的信噪比越高。假设 TE 无限短(接近于 0),则信号刚产生还没有进行横向弛豫就被采集了,则组织的 T2 值对图像基本上没有影响,T2 权重被消除了。

在快速自旋回波序列中,由于一次激发会采集多个回波,每一个回波对应的真实 TE 值都不同。所以此时 TE 决定了图像对比度,称为有效 TE,有效 TE 对应的信号会直接填充到 K 空间的中心,影响图像对比度。

总之,TE 和 TR 是协同作用的,为了得到所需要的图像对比,需要同时合理的设置这两个参数的值。如图4-5-1所示,对于SE或TSE序列:TR越长,图像的T1权重越弱;TE越短,图像的T2权重越弱。长TR长TE,产生T2WI;短TR短TE,产生T1WI;长TR短TE则同时削弱了T1和T2对图像的影响,产生PDWI。而在SE及TSE序列中,不存在TE>TR的序列(梯度回波中有),所以短TE长TE并不能形成有效的图像。

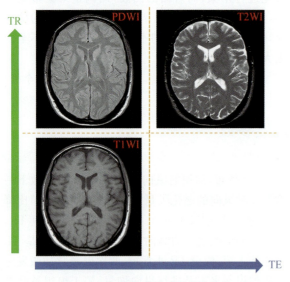

图4-5-1　SE、TSE序列的对比度

二、有效TE及等效TE

对于经典的自旋回波序列和梯度回波序列,一次激发,只采集一个信号,也就是一个TR内,一个回波只对应一个TE,非常方便体现序列的权重及对比度。

对于快速自旋回波序列,一次激发采集多个信号,在一个TR内,有多个回波对应了多个TE,所以需要明确哪一个TE决定图像对比度。由于K空间中心的数据主要决定了图像的对比度,所以把填充K空间中心相位编码线的回波对应的TE称为快速自旋回波序列的有效TE(effective TE,TEeff)。在用户进行参数设置时,调整的TE即为有效TE。

比较特殊的是3D的自旋回波序列,该序列主要采用小角度的射频脉冲进行重聚,其中重聚角度对于序列的对比度影响比较大。此时,决定图像对比度的不是有效TE,而是等效TE(equivalent TE,TEequiv)。该等效TE值是系统根据有效TE大小及重聚角度进行计算的,等效TE才是真正反映3D自旋回波序列对比度的参数。一般的磁共振界面除了显示有效TE值,还会显示等效TE值,方便用户

通过该值判断图像的对比度。

图4-5-2所示为一个3D自旋回波T2WI序列的参数信息栏。TEeff代表有效TE,显示为232ms,这个值是非常大的,理论上如果是该值决定对比度则得到的图像是类似水成像的重T2。TEequiv才是代表该序列对比度的TE值,该值为105ms,说明这个序列还是T2权重。

WFS (pix) / BW (Hz)	0.464 / 935.9
TSE es / shot (ms)	3.3 / 434
TEeff / TEequiv (ms)	232 / 105
Min. TR (ms)	446

图4-5-2　有效TE和等效TE的显示

小角度的重聚角对不同对比度的序列影响也是不同的,主要是对T2WI影响较大,对于T1WI则影响有限。所以,对于3D自旋回波的T1WI,可以近似地认为TEeff≈TEequiv。

三、FA

在SE序列或者TSE中,T2WI的FA一般都设置为90°,因为这样能够得到一个最大的信噪比,并且T2W序列的TR长,组织有充分时间进行纵向恢复。而对于T1W序列,FA则不一定是90°,为了提高组织的对比度,一般采用的FA范围在65°～90°。对于SE或TSE序列,FA对图像权重的影响比较轻微,它主要是影响细微组织之间的对比度及信噪比。

对于梯度回波序列,FA则能够直接决定图像的权重。由于梯度回波序列的TR都比较短,所以此时决定图像对比度的因素主要是TE和FA。FA此时的作用类似于SE序列中的TR。FA越大,被偏转到水平方向上的磁化矢量越多,在TR固定的情况下,各种组织并不能充分进行纵向恢复,所以T1差异得以体现;FA越小,被偏转到水平方向上的磁化矢量越小,纵向残留的磁化矢量越多,各组织只需要一个很短的TR就都能完全恢复纵向磁化矢量,T1差异被削弱。

如图4-5-3所示,对于一个梯度回波(FFE)的序列,在其他参数不变的情况下,小FA得到的是偏T2*权重的图像,图中脑脊液呈高信号;而当FA增加到90°,图像的T2(T2*)权重被削弱,图像偏T1对比度,注意图中的脑脊液变为低信号了。所以,在梯度回波序列中,大的FA配合短TE,得到T1WI;小的FA配合短TE,得到PDWI;小的FA配合长TE,

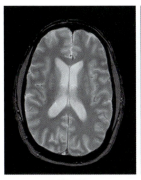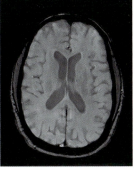

T2* FFE　　　　　T1 FFE
FA 18°　　　　　FA 90°

图 4-5-3　对于短 TR 的梯度回波序列,翻转角直接影响图像权重

得到 T2* WI。

如果一个序列 TR 比较短并且是个固定值,那么对于任意一个已知 T1 值的组织来说,都存在一个最佳 FA,使得该组织的信号强度最大。试想一下,对于某一组织其 T1 值固定,序列的 TR 固定,当 FA 在 0~90° 时,随着 FA 增大,该组织被偏转到水平方向分量越大,得到的信号强度越大;随着角度进一步增加,虽然该组织在水平方向的分量越来越大,然而在同样的 TR 里,该组织的纵向恢复并不充分,下一次激发时其磁化矢量被部分饱和,随着角度变大,得到的信号强度又逐渐变小。这时存在一个最佳的 FA,使得该组织在这个角度得到的信号强度最

大,这个最佳 FA 又叫做恩斯特角(Ernst angle),可以根据公式计算这个角度,Ernst angle = arccos(e$^{-TR/T1}$)。对于一个已知的 TR 和 T1,都有一个固定的 Ernst angle。

图 4-5-4 可以看出,组织的 T1 值越长,采用最佳 FA 后信号增加的幅度越大。对于不同 T1 值的不同组织,最佳 FA 大小也是不同的。对于 T1W 序列,最佳 FA 针对的是某一具体 T1 值的组织,如果需要突显该组织,可以采用该组织的最佳 FA。但是对于 T2* WI 或者 PDWI,最佳 FA 并不一定是最适合的 FA,这一点需要注意。

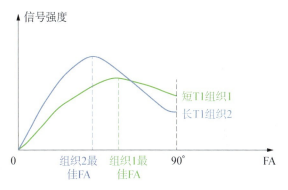

图 4-5-4　TR 固定的情况下,不同组织(T1 值不同),其最佳 FA 不同

(李懋)

第六节　空间分辨率参数

空间分辨率决定图像细节及显示能力,对于一些精细部位的扫描则必须要满足高空间分辨率。像素是组成一个二维图像最基本的元素单位,其尺寸大小直接决定了图像的空间分辨率;而体素则是一个三维图像的最基本元素。根据方向又可以将空间分辨率分为层面内空间分辨率和层间空间分辨率。在磁共振扫描中直接影响空间分辨率的扫描参数不多,包括 FOV、矩阵数目、像素大小以及层厚。

一、层面内空间分辨率

对于一个二维图像,影响层面内空间分辨率的扫描参数主要是:FOV、矩阵及像素大小。其三者的关系是:FOV(mm)=矩阵×像素(mm)。而这三者都对应两个方向,频率编码方向和相位编码方向,所以在描述这几个参数时需要指明方向或以两个数

值相乘的方式来表示,比如,FOV 大小一般用 FOV(phase)×FOV(frequency)来表示,256 mm(phase)×256 mm;矩阵数目也是同样,512(phase)×256(frequency)。一般需要强调相位编码方向,这是因为相位编码方向决定了扫描序列的成像时间。

不同厂家设备调整空间分辨率的方式有所区别,所以,在调整扫描参数的时候,需要注意三者的变化。比如 Philips 公司可以直接通过调整像素大小来改变空间分辨率,单纯调整 FOV 大小,由于采集像素大小并没有变化,此时空间分辨率也不变,这时由于 FOV 变化,矩阵会跟着变化。

如图 4-6-1 所示,增加 FOV 后,矩阵也跟着发生变化,但是由于像素大小并没有改变,所以空间分辨率其实也没有发生变化。这样修改只不过是将

扫描视野扩大了,由于相位编码方向的矩阵也加倍,所以扫描时间翻倍,扫描范围扩大。如果要调整空间分辨率,可以直接修改像素大小。另外,上面这个例子也说明一个问题,那就是矩阵变大或者相位编码方向的步数增加,并不一定代表空间分辨率的提高。空间分辨率是否变化,本质上就是看像素大小是否发生了变化。

分辨率下降一半。像素大小相比原来增大了1倍,单个像素提供的信号也就更多,图像信噪比也加倍。

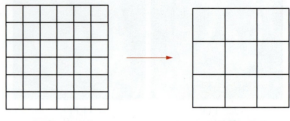

矩阵:6×6　　　　　　　　　矩阵:3×3

图4-6-2　FOV不变的情况下,调整矩阵使得像素大小发生变化,空间分辨率改变

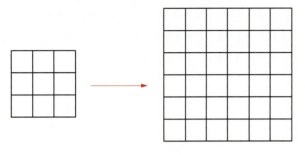

矩阵:3×3　　　　　　　　矩阵:6×6

图4-6-1　像素不变的情况下,改变FOV和矩阵,空间分辨率也不会发生变化

Siemens公司和GE公司则一般通过改变矩阵来控制空间分辨率,矩阵如果不变的话,调整FOV大小,等于间接修改了像素大小,空间分辨率是会发生变化的。所以Siemens公司和GE公司的磁共振系统是通过改变矩阵或者FOV大小来间接调整像素大小,从而影响空间分辨率。

如图4-6-2所示,在FOV不变的情况下,将矩阵从6×6调整为3×3,则像素变大了1倍,空间

空间分辨率越大,相同FOV下的矩阵也就越大,采集像素的尺寸越小,图像的信噪比也就越低。所以,在提高空间分辨率的同时,需要兼顾信噪比。相位编码方向的矩阵大小也直接影响序列的成像时间,所以相位编码方向的空间分辨率越高,扫描时间越长。而一般频率编码方向的空间分辨率并不会影响扫描时间。所以,有时可以采用只增加频率编码方向空间分辨率的方式来提高层面内空间分辨率,这样做的优势在于并不延长扫描时间。

如图4-6-3所示,FOV不变,从左到右,频率编码方向矩阵依次提高,这样的效果类似于频率编码方向的像素缩小,空间分辨率得到了提高。而由于相位编码方向矩阵并没有变化,所以扫描时间不变。

FOV不变

矩阵:256(频率)×256　　　矩阵:336(频率)×256　　　矩阵:512(频率)×256

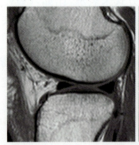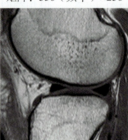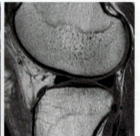

图4-6-3　FOV不变的情况下,增加频率编码方向矩阵,可以提高空间分辨率并且扫描时间不变

综上所述,层面内空间分辨率主要和像素大小相关,像素越小,空间分辨率越大,反之亦然;矩阵增加并不能保证空间分辨率提高,只有直接影响到了像素大小才会改变空间分辨率;有时提高空间分辨率不一定增加扫描时间,如在频率编码方向增加矩阵或者缩小像素在频率编码方向上的大小,空间分

辨率提高但扫描时间不变。

二、层间空间分辨率

层面间的空间分辨率主要由扫描层厚决定。对于影像图像来说,图像反映的是整个断层里面组织信号强度的平均值,所以扫描层厚越厚,图像的部分

容积效应也就越大,层间的空间分辨率就下降。

层厚越厚,包含的不同组织越多,这些不同的组织呈现在同一个体素内(成像容积),则该成像容积反映的图像灰度(信号强度)是所有这些组织的平均值。部分容积效应的主要表现就是图像轮廓变得模糊,不同组织被平均显示(图4-6-4)。

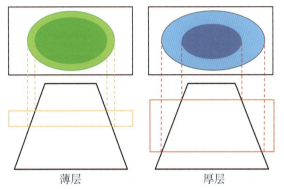

图4-6-4　层厚越厚,部分容积效应越明显,层面间空间分辨率下降

采用更薄的层厚扫描可以减少部分容积效应,提高层间空间分辨率,但是图像的信噪比会下降。这是由于层厚越厚,每一个层面的组织越多,提供的信号强度越大。所以,层厚和图像信噪比是呈正比关系的,在提高层面间空间分辨率的同时,也要考虑权衡图像的信噪比。

图4-6-5中,从左到右,其他扫描参数不变,层厚依次为2mm、4mm、8mm,可以发现图像信噪比越来越高,但是部分容积效应也越来越重,表现为图像模糊,细节显示能力下降。

信噪比

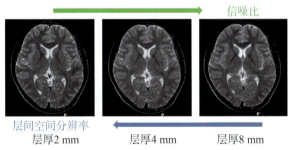

层间空间分辨率

层厚2mm　　　层厚4mm　　　层厚8mm

图4-6-5　层厚增加,图像信噪比增加,但是层间空间分辨率下降

3D序列采用的是容积采集,然后进行3个方向的编码,严格意义上讲是没有层厚这个概念的。用户可以在扫描参数中通过调节层方向的FOV、矩阵数目及层数来确定重建层厚。同样,重建层厚越薄,则层面间的空间分辨率越高。

综上所述,层厚直接决定图像的层间空间分辨率并且影响图像信噪比。层厚越薄,则层间空间分辨率越高,但图像信噪比越低;层厚越厚,层间空间分辨率越差,图像信噪比越高。

三、采集分辨率和重建分辨率

在磁共振的参数界面中,有时发现系统会显示两种体素或者两种矩阵数目,这两种体素大小或两种矩阵数目分别代表采集体素(采集矩阵数目)和重建体素(重建矩阵数目)。

采集体素由扫描FOV和采集矩阵决定。采集体素决定系统的采集分辨率(acquisition resolution),也就是扫描时系统实际采集的矩阵数目。一般用户调节的空间分辨率就是系统的采集分辨率。

重建体素由扫描FOV和重建矩阵(reconstruction matrix)决定。在系统的重建过程中,可以通过一些插值算法,增加矩阵数目,从而达到增加重建分辨率(reconstruction resolution)的目的。一般情况下重建体素小于采集体素,通过重建可以提高图像显示的分辨率。通过内插算法提高显示分辨率也是有极限的,一般重建体素大小不能小于采集体素的一半。

如图4-6-6所示,ACQ voxel MPS代表采集体素的大小,其中M、P、S分别代表3个方向:M

Total scan duration	04:05.0
Rel. SNR	1
Act. TR (ms)	5000
Act. TE (ms)	30
ACQ matrix M x P	384 x 264
ACQ voxel MPS (mm)	0.42 / 0.61 / 3.00
REC voxel MPS (mm)	0.31 / 0.31 / 3.00
Scan percentage (%)	68.8
Packages	1
Min. slice gap (mm)	0
Act. slice gap (mm)	0.3
WFS (pix) / BW (Hz)	0.993 / 218.8
TSE es / shot (ms)	10.0 / 110
Min. TR (ms)	2873
SAR / local extremities	< 36 %
Whole body / level	< 0.3 W/kg / normal
SED	< 0.1 kJ/kg
B1+rms	2.72 uT
Max B1+rms	2.72 uT
PNS / level	50 % / normal

图4-6-6　系统显示的采集体素和重建体素大小

代表频率编码方向(信号读出方向 measurement)、P代表相位编码方向(phase)、S 代表层面选择方向(slice)。REC voxel MPS 代表重建体素在 3 个方向的大小。

一般在描述图像空间分辨率或者论文中表示参数信息时,还是以采集分辨率为主。

(李懋)

第七节 提高扫描速度的参数

提高扫描速度的参数有回波链、半扫描技术、并行采集技术、压缩感知等。这里主要介绍回波链和匙孔技术。

一、回波链

在快速自旋回波序列中,回波链是一个非常重要的参数,该参数代表一次射频脉冲激发能够采集多少个回波。不同公司该参数名称不同,GE 公司磁共振系统中该参数称为回波链长度(echo train length,ETL);Philips 公司这个参数被称为 TSE factor,也就是 TSE 因子;Siemens 公司用 Turbo factor 来表示回波链。

回波链反映的是快速自旋回波序列中一次射频脉冲激发后采集的回波个数,也代表了其采集效率。回波链越长,理论上扫描速度越快。然而在考虑多层扫描时,还应该注意,回波链太长,一个 TR 内剩余的时间就非常少,就没有足够的时间去激励下一层,这样有时反而扫描时间会延长。

当回波链增长后,扫描时间缩短,后面的回波由于 TE 的延长,回波信号变弱,这些回波填充到一个 K 空间后会产生对比度的相互干扰,引起图像模糊。所以,回波链越长,图像的模糊效应越大。

此外,对于 T2W 序列,回波链长也会导致脂肪组织的信号增高,在图像上表现为高信号。

在 TR 固定的情况下,回波链越大,则相邻回波之间的回波间隔会变小。回波间隔越小,代表采集的回波速度越快,这样图像对运动伪影变得不敏感。所以,可以利用增加回波链的方式来减少回波间隔,达到削弱运动伪影的目的。

如图 4-7-1 所示,两个图像其他参数都相同。A 图回波链 TSE factor 为 7,回波间隔为 25 ms;B 图回波链 TSE factor 变为 15,回波间隔缩小为 12.5 ms。可以发现 B 图对腹壁的呼吸伪影不敏感(黄圈所示)。另外,由于回波链显著增加,脂肪组织信号变高,B 图中腹壁、背部及盆腔内脂肪组织信号高于 A 图。所以,在实际扫描过程中,设置回波链

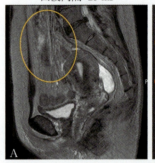
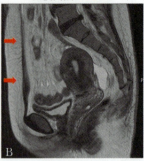

图 4-7-1 回波链影响回波间隔

要根据检查部位。回波链越长,图像的对比度下降,模糊效应加重,如果是需要精细扫描的部位,则回波链不宜设置过大。而对于一些对运动敏感并且不需要太好对比度的部位,则可以增加回波链,提高扫描速度,减少运动伪影。

二、匙孔技术

匙孔技术(key hole)是应用于动态增强或者磁共振 4D 血管扫描中的一种加速技术。对于动态增强或者 4D 血管成像,需要非常高的时间分辨率,也就是必须要保证扫描速度非常快。

匙孔技术利用了 K 空间的特性。K 空间中心的数据主要决定对比度,周边的数据主要决定解剖细节,将 K 空间分为中央部和周边部。在增强扫描前,先进行一个普通平扫,获得完整的 K 空间数据;然后进行动态增强或者增强血管成像,此时只需要采集 K 空间中心部分的数据,然后和前面平扫阶段获得的 K 空间周边数据相组合就能得到完整的 K 空间数据。

K 空间中心部的数据主要决定图像的对比度,代表钥匙;而 K 空间周边的数据决定解剖细节,代表孔或者锁。对于动态增强成像或者 4D 血管成像,其解剖细节和平扫中的类似,主要的区别就在于增强后的对比度,所以增强后只采集 K 空间中心数据就类似于获得不同的钥匙一样。

如图4-7-2所示,在动态增强扫描或者增强血管扫描前,先进行平扫,获得完整的K空间数据。然后进行动态增强或增强血管成像,由于需要高时间分辨率,所以通过只采集K空间中心部分数据达到加速的目的。获得了不同的动态K空间中心数据,将这些中心数据和前面获得的K空间周边数据组合,得到完整的K空间数据,最后重建出不同的动态图像。

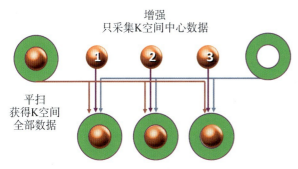

图4-7-2 匙孔技术原理示意图

匙孔技术加速的倍数取决于填充K空间中心部分数据所占的百分比,又称为填充百分比(Key hole percentage)。比如,将填充百分比设置为16%,那么扫描速度提高了100%÷16%≈6倍。需要注意的是由于K空间中心数据决定图像的对比度,所以设置的填充百分比不能过小,否则得到的动态图

像对比度会降低。

利用匙孔技术的显著加速效果,磁共振也可以进行4D血管扫描,通过对比剂可以动态观察动脉的流入到静脉流出的效果。采用匙孔技术完成4D血管动态成像的序列,不同公司有不同名称:Philips公司该序列称为4D TRAK XD,Siemens公司称为Time-resolved MRA,GE公司称为TRICKS。

图4-7-3是4D血管成像,采用匙孔技术再配合其他的一些加速技术,时间分辨率达到了0.6 s,可以完整地显示该动静脉畸形,血流从供血动脉流入引流静脉的全过程。

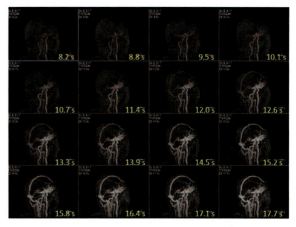

图4-7-3 利用匙孔技术得到的4D血管成像

(李懋)

第八节 运动补偿参数

类似于照相机拍照的原理,影像成像也比较怕"动",在成像的过程中如果被成像介质发生了比较明显的运动,则最终形成的影像图像可能会产生模糊及运动伪影,影响医生对图像的判读。磁共振由于成像速度慢,理论上对运动更加敏感。对于运动器官或者组织的扫描,首先需要考虑的问题就是如何消除或控制运动、如何消除运动伪影或者进行运动补偿。这在进行胸部、心脏、腹部及部分盆腔检查中,是需要额外注意的。

针对这些运动组织的检查,磁共振扫描中有一些参数的主要作用就是进行运动补偿,避免这些部位在扫描中产生运动伪影,这一类参数统称为运动补偿参数。有些厂家的磁共振把这些参数归类于生理或运动栏。

一、屏气扫描

屏气(breath hold,BH)是最常用的冻结呼吸运动的扫描方法,采集图像信息时,要求被检查者屏住气(憋气),在短时间完成采集,这样由于患者在成像过程中没有呼吸运动,所以不会产生运动伪影。这种方式比较简单,也比较基础,可以在磁共振参数界面将需要屏气扫描的序列预先设置为屏气扫描模式。这样在进行正式扫描时会有指令让被检查者屏气,屏气之后再启动扫描成像。部分厂家的设备都有自动语音系统,自动提示被检查者如何屏气并且启动扫描。

屏气扫描方式简单,成像速度也比较快,在体部扫描中使用频率比较高。但是使用屏气扫描一定要

注意两个问题：①在什么时候要求患者屏气？②如果患者屏气时间短，如何修改扫描参数以适应患者屏气？

第一个问题，规范化的操作是要求患者在呼气末屏气，常用的是要求患者"吸气-吐气-屏气"。这是因为对于很多序列的扫描，一次屏气并不能采集完所有层面的图像，需要分段屏气完成检查。那么如果直接让患者吸气后屏气，由于每次患者吸气量会有差异，膈肌的位置也是不同的，分段扫描后可能会出现错层。所以，采用"吸气-吐气-屏气"的模式，虽然每次患者吸气量也可能不同，但是吐气量也会相应调整，对于分多次屏气扫描膈肌的位置相对固定，图像一致性更高。

第二个问题，如果患者憋不住气怎么办？这也是我们临床检查实际遇到最多的问题，特别是老年人行腹部磁共振检查，屏气比较困难。此时，可以根据患者屏气时间来调整扫描参数，一般是分多次屏气完成扫描，用户可以调整每一次屏气时间（或者单次屏气扫描的层数），使得一次屏气时间缩短，增加分段次数来完成检查。这样即使一个被检查中单次只能屏气几秒，也可以完成检查，得到相对没有伪影的图像。

如图 4-8-1 所示，进行一个肝脏的 T2WI-TSE 扫描，假设需要成像 26 层，扫描完需要 30 s，这个时长大部分正常人都难以全程屏气。可以调整扫描参数，设置单次屏气扫描 13 层（26 层的一半），这样单次屏气时间就下降为 15 s，大部分正常人是可以完成的，该序列被拆分成两次屏气扫描完。

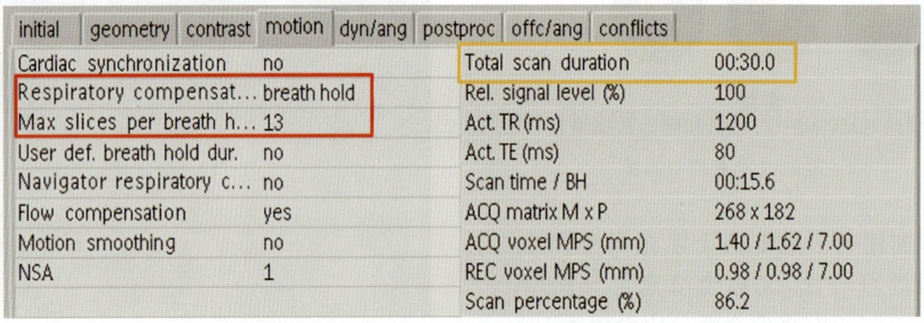

initial	geometry	contrast	motion	dyn/ang	postproc	offc/ang	conflicts		
Cardiac synchronization		no			Total scan duration		00:30.0		
Respiratory compensat...		breath hold			Rel. signal level (%)		100		
Max slices per breath h...		13			Act. TR (ms)		1200		
User def. breath hold dur.		no			Act. TE (ms)		80		
Navigator respiratory c...		no			Scan time / BH		00:15.6		
Flow compensation		yes			ACQ matrix M x P		268 x 182		
Motion smoothing		no			ACQ voxel MPS (mm)		1.40 / 1.62 / 7.00		
NSA		1			REC voxel MPS (mm)		0.98 / 0.98 / 7.00		
					Scan percentage (%)		86.2		

图 4-8-1　屏气扫描的序列可以通过参数控制单次屏气时长

二、呼吸触发技术

呼吸触发（respiratory trigger）技术需要利用外部装置去探测被检查者的呼吸曲线（呼吸波形），呼吸曲线和磁共振系统联动，在进行序列扫描时可以选择性的在相对呼气末采集信号（图 4-8-2）。

一般用呼吸门控装置探测被检查者的呼吸曲线，这种装置采用压力传感的原理，将弹性呼吸带或者充气的压力气垫置于被检查者下腹部以探测呼吸曲线。

一般人的呼吸曲线，在呼气末会有一个相对的平台期，这时呼吸运动动度最小，膈肌位置相对静止。如果在这个平台期内采集图像，会最大程度冻结运动，得到良好的图像。

和屏气扫描相比，呼吸触发不需要给患者施加口令，不需要患者屏气，在相对正常的自由呼吸状态下完成信号采集，因此也是临床最常使用的运动补偿技术。如图 4-8-3 所示，只要是在一个呼吸周期的相对平台期采集信号，则可以做到消除呼吸运

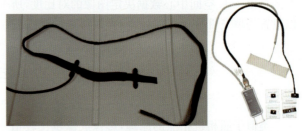

图 4-8-2　不同公司的呼吸探测装置

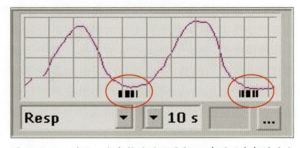

图 4-8-3　对于一个完整的呼吸周期，只在呼吸末相对平台期采集信号

动伪影。

然而，具体在使用该技术的过程中，用户需要考

虑两个问题：①系统什么时候开始采集信号？②采集信号的时间窗持续多长？

对于这两个问题，可以通过设置相关参数来解决。使用了呼吸门控装置后，系统会自动检测被检查者的呼吸曲线，当探测到曲线开始下降（从吸气到呼气时），此时如果采集信号则由于被检查者还在呼气，可能导致伪影产生。这时需要用户设置采集时间，从系统探测到呼吸到正式采集信号时又称为触发延迟时间。设置这个时间的原则是呼吸曲线到达

平台期时才开始采集信号。这个触发延迟时间和被检查者的呼吸频率有关。

如图4-8-4所示，假设一个患者10 s刚好两个完整的呼吸波，则一个呼吸波大约是5 s，可利用的呼气末平台期最大就是2500 ms；而如果另一个患者10 s有3个完整的呼吸波，则一个呼吸波大约3 s，可利用的呼气末平台期最多1 666 ms。如果被检查者呼吸频率越慢，则相应的呼气末平台期越长，触发延迟时间可以设置得大一点，反之亦然。

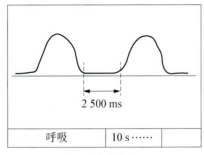
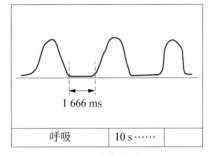

10 s两个完整呼吸　　　　　　10 s三个完整呼吸

图4-8-4　不同呼吸频率的患者，呼吸触发的参数设置不同

触发延迟时间的设置不同设备可能有所区别，有些公司直接设置时间，如300 ms、400 ms、500 ms等；有些公司是把一个完整的呼吸周期按照百分比来设置，如设置为25%、30%、35%等。一般根据经验，大部分正常人10 s大概有3个呼吸波，触发延迟时间可以设置为300 ms或者呼吸周期的30%左右。

另外一个就是采集信号的时间窗，该参数决定什么时候停止采集信号。如果采集信号持续时间太长，可能呼气末平台期结束，开始下一次吸气，还在采集信号，则会导致呼吸运动伪影产生。所以，采集

信号的时间窗需要根据呼气末平台期的长短来调整。

图4-8-5是两个不同被检查者，呼吸频率基本相同，采集时间窗不同。A病例采集时间窗为1573 ms，不超过最大可利用的呼气末平台期，所以图像质量良好，没有明显的伪影；而B病例采集时间窗延长到2200 ms，超过了最大可利用的呼气末平台期，呼吸曲线也可以明显看到，采集时间窗比较长，有差不多1/3采集都落在了吸气相上，所以图像出现一些呼吸运动的伪影。

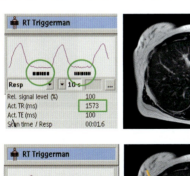
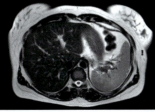
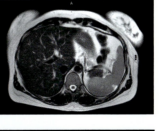
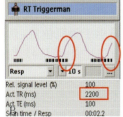
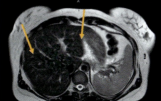
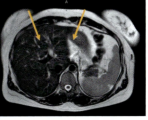

图4-8-5　触发延迟和采集时间窗是呼吸触发扫描最重要的两个参数

很多厂家在使用呼吸触发扫描时,显示的 Act. TR 或者 TR 不是真正意义上的 TR,而是指采集信号的时间窗。用户可以根据这个时间来判断是否超过了呼气末平台期。而对于呼吸触发序列,真正的两个脉冲之间的间隔时间(TR)其实是两次呼吸之间的间隔时间。对于普通人,10 s 如果有 3 个呼吸波,则一次呼吸的时间是 3.3 s,实际上真实的 TR 大约为 3 300 ms。

三、膈肌导航

膈肌导航(navigator)是利用一个圆柱形的激发脉冲,确定扫描中膈肌的位置,在膈肌位置相对比较固定的区间采集信号,达到冻结呼吸运动的目的。与呼吸门控技术相比,采用导航技术来扫描,不需要放置呼吸门控装置。

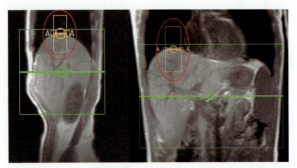

图 4-8-6　导航条置于右侧(避开心脏)肝-肺之间

监测膈肌运动的扫描条又称为导航条,一般将其置于右侧(避开心脏),范围横跨肝-肺之间(图 4-8-6)。其原理为肺部由于含氢质子少,呈现无信号(黑色);而肝脏组织含氢质子多,表现为高信号(白色)。黑白之间即为膈肌的运动轨迹(图 4-8-7),通过连续扫描以探测膈肌运动。在采用膈肌导航扫描的同时,系统会显示导航窗口,该窗口主要反映膈肌的运动轨迹。

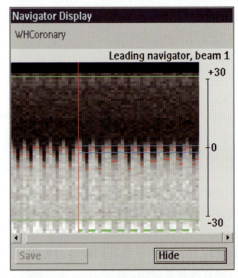

图 4-8-7　导航窗反映膈肌运动轨迹,窗口中黑白之间即为膈肌运动轨迹

通过膈肌导航检测膈肌运动,再配合门控技术,可以达到冻结运动的效果。用户可以自定义一些相关扫描参数,如图 4-8-8 所示。

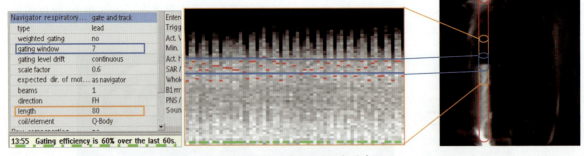

图 4-8-8　膈肌导航技术的相关参数

图 4-8-8 是膈肌导航技术的一些参数,用户可以修改及自定义。主要包括导航条长度,其实导航条是无限长的,但只有中心部分才显示出来,中心显示部分的长度可以用"length"定义,也就是整个导航视野黄色框的高度。而采用了配合门控技术之后,用户可以自定义一个接收窗范围,它决定了被接收的膈肌的最大和最小位置,只有当采集点在这个范围信号才被采集,图中蓝色线的位置就是接受窗范围。红色的点显示了膈肌位置,只有当这个点刚好位于设置的接收门控窗内,信号才被采集,采集的信号点以绿色来显示。

膈肌导航技术是对呼吸触发技术的有效补充,理论上该技术直接检测膈肌的运动,比间接反映膈肌运动的呼吸触发技术更准。对于呼吸运动比较微弱、无法检测的被检查者,如新生儿、腹式呼吸微弱者比较适用。另外,在心脏冠状动脉磁共振平扫中,基本上都采用膈肌导航来进行运动补偿。

四、心电同步

相对于呼吸运动,心脏搏动则是更为复杂的。扫描过程中可以让被检查者短暂的屏气,或者在呼吸运动的相对平台期采集信号;而心脏搏动则是高频率的、猛烈的、不可能停止的,所以在进行心脏磁共振扫描时,控制心脏运动几乎是不可能的,需要做到的就是如何进行心电同步。

进行心电同步技术必须检测到被检查者的心率,一般使用心电门控装置探测心电向量图(VCG)或者外周指脉探测装置(PPU),见图4-8-9。

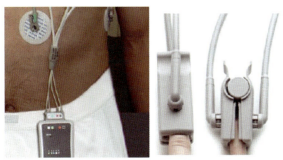

图4-8-9 探测心率装置

一般进行心脏磁共振扫描推荐使用VCG,这样更准确。而进行心脏外的流速测定则可以使用PPU。

根据心电同步方式的不同,可以把其分为前瞻性门控和回顾性门控(图4-8-10)。

initial	geometry	contrast	motion	dyn/ang	postp
Cardiac synchronization			no		
Respiratory compensat...			no		
User def. breath hold dur.			trigger		
Navigator respiratory c...			gate		
Flow compensation			retrospective		
fMRI echo stabilisation			no		
NSA			1		

图4-8-10 心电同步的几种方式

前瞻性门控是系统先检测心动周期,当达到数据采集要求时(如心脏舒张期中后期,心脏收缩末期,或者自定义时间等),再启动序列扫描,采集信号。这种事先设置好采集的时相(采集窗口),等系统检测达到这个条件时,启动触发扫描的行为,称之为前瞻性。前瞻性门控主要是用于心脏黑血成像以及仅需要得到静态图像的序列,信号的采集在整个心动周期是不连续的。

回顾性门控和前瞻性门控有明显的不同,它是在整个心动周期,一直持续扫描,采集数据。扫描结束后,用大致相同的心脏时相图进行重组。不同的心动周期采集的图像用于重建不同时相图,最终得到一个心动周期中连续的心脏运动图像。心脏电影成像就采用回顾性门控技术,在整个心动周期中,信号是连续采集的。

用户可以根据扫描目的,选择不同的心电同步模式。如果采用前瞻性门控,则需要设置采集的触发延迟时间以及采集信号时间窗;如果使用回顾性门控,则需要设置采集多少个相位等。

五、流动补偿

流动补偿(flow compensation)也是一种运动补偿技术,该技术主要用于减轻或者消除层面内或层面间的流体运动伪影(图4-8-11)。

initial	geometry	contrast	motion	dyn/ang	post
Cardiac synchronization			no		
Respiratory compensat...			no		
Navigator respiratory c...			no		
Flow compensation			**yes (no)**		
direction			through-plane		
Temporal slice spacing			in-plane		
Motion smoothing			through-plane		

图4-8-11 流动补偿

不同公司的磁共振扫描仪都有流动补偿技术,在参数中选择开启即可使用流动补偿。开启后用户还可以设置流动补偿的方向,原则上是把流动补偿方向设置为流体运动方向。有些厂家是可以选择设置为层面内或者层面间的。

一般推荐在进行流体运动比较剧烈或者容易产生流体伪影的部位使用该技术,比如进行脊柱矢状位扫描,打开流动补偿可以降低脑脊液搏动伪影。

(李懋)

第九节　后处理参数

还有一类比较特殊的扫描参数,可以决定图像的重建,这类参数可以称为后处理参数。比如,扫描完的原始图像,系统可以对图像进行一些简单的处理,包括降噪、平滑、边缘增强,这些可以通过设置来进行。还有就是扫描完后需要重建哪些类型的图像,模图还是实图,比如进行 SWI 扫描后,还可以选择重建相位图等。

有时扫描完后可能需要保持原始数据(raw data),方便进行各种不同参数的重建比较,这种情况下系统一般允许用户选择不同的重建模式。

如图 4-9-1 所示,一般扫描过程完成信号采集填充 K 空间以后,需要进行重聚才能够得到最终的图像。根据不同的目的可以选择不同的重建方式,比如实时(real-time),一边扫描一边出图,实时重建,这种模式一般用户动态监测序列;immediate 表示扫描完后就开始重建图像;而如果保存了原始

数据,用户可以选择 delayed,采用这种延迟重建的模式,只要原始数据在,用户可以自动再启动重建。

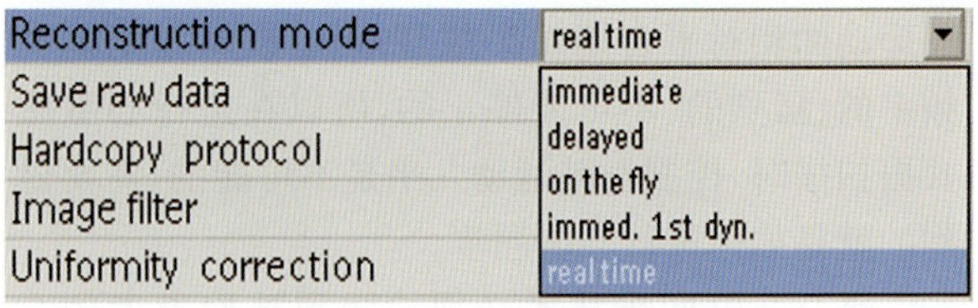

Reconstruction mode	real time
Save raw data	immediate
Hardcopy protocol	delayed
	on the fly
Image filter	immed. 1st dyn.
Uniformity correction	real time

图 4-9-1　不同重建模式展示

后处理类参数相对使用的频率不高,一般的常规序列都是设置好了重建模式,重建图像类型或者图像过滤等参数,所以实际扫描过程中,技术人员很少去调整这一参数。

(李懋)

主要参考文献

[1] NEMA Standards Publication MS 1 - 2008. Determination of Signal-to-Noise Ratio(SNR)in Diagnostic Magnetic Resonance Imaging [J]. Arlington: National Electrical Manufacturers Association, 2008: 1 - 9.

[2] Kastler B, Vetter D, Patay Z,等主编. 王夏主译. 深入了解 MRI 基础[M]. 北京: 人民军医出版社, 2012.

[3] Wilinek WA, Hadizadeh DR, von Falkenhausen M, et al. 4D time-resolved MR angiography with key hole(4D - TRAK): more than 60 times accelerated MRA using a combination of CENTRA, key hole and SENSE at 3.0 T [J]. J Magn Reson Imaging, 2008,27: 1455 - 1460.

[4] Jahnke C, Nehrke K, Paetsch I, et al. Improved bulk myocardial motion suppression for navigator-gated coronary magnetic resonance imaging [J]. J Magn Reson Imaging, 2007,26(3): 780 - 786.

第五章

磁共振快速成像技术

—— 第一节　磁共振成像时间 ——

1978 年,达马迪安实验组得到了人体第一幅胸部横断面质子加权图像,成像时间是 4 小时 45 分钟,而现在完成一幅磁共振图像最快仅需要几毫秒。所以,磁共振成像的发展、临床应用及推广离不开快速的成像技术。

随着硬件系统及软件系统的更新和发展,磁共振成像速度越来越快,也逐渐形成了很多专门的快速扫描或者快速成像技术。要了解这些加快成像速度的技术之前,我们首先需要知道是哪些因素决定了磁共振扫描的时间。

下面我们来讨论不同序列的成像时间,由于序列的扫描模式及采集模式不同,所以必须分开来论述。

一、2D 序列

对于一个没有回波链的序列,也就是一次射频脉冲激发只采集一个信号的序列,成像时间 $(Tacq)=NSA \times Ny \times TR$。其中,NSA 为激励次数或信号采集次数,$Ny$ 为相位编码步数,TR 则是扫描序列的重复时间。而对于一个有回波链的序列,$Tacq=NSA \times (Ny \div n) \times TR$。这个公式中 n 代表回波链数目,也就是一次射频脉冲激发采集的信号数目。这两个公式适用于磁共振的所有 2D 序列。

对于自旋回波类序列来说,快速自旋回波序列由于具有回波链,所以扫描速度会加快。相比于传统的自旋回波序列,快速自旋回波序列扫描速度加快的倍数就是回波链的个数。对于梯度回波序列来说,由于 TR 都非常短,没有回波链的概念。而在梯度回波序列中有一类特殊的序列,也就是磁化准备超快速梯度回波序列,除了这个因素,还要考虑每次磁化准备所需的时间。对于平面回波成像采集,

回波链个数类似于 EPI factor。

扫描模式有单激发序列和多激发序列。多激发序列需要反复重复采集过程直到 K 空间数据填充完毕,所以对于多激发序列,TR 是非常重要的。单激发序列理论上是没有 TR 这个概念的,因为一次射频脉冲激发,就需要采集完所有信号。因此,单激发序列的成像时间并不满足以上公式,而是 $Tacq=ES \times n$,其中 ES 代表回波间隔时间,n 表示回波链长度。

图 5-1-1 是一个基本的单激发采集模式结构图,一个射频脉冲后面跟随一串回波链。回波链的形成可以依靠多个连续的重聚脉冲或梯度场的交替切换方向,所以单激发模式可以和快速自旋回波序列结合形成单激发快速自旋回波序列(ssh-TSE),也可以和梯度回波序列结合形成 EPI 相关序列(ssh-EPI)。单激发序列成像时间取决于回波间隔时间(ES)和回波链个数(n)。回波链个数和图像的空间分辨率有关,而最短的回波间隔时间则是由磁共振的硬件系统决定的。

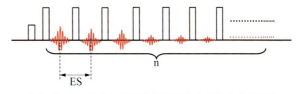

图 5-1-1　单激发序列的结构及影响成像速度的因素

二、3D 序列

3D 序列由于在两个方向存在相位编码,所以其成像时间和 2D 序列有明显的不同。3D 梯度回波序列成像时间:$Tacq=NSA \times Ny \times Nz \times TR$。$Ny$ 是相位编码方向的步数,Nz 是另一个相位编码方向或

层编码方向的步数。3D自旋回波序列一般都会有很长的回波链，其成像时间修改为：Tacq＝NSA×(Ny÷n)×Nz×TR。

3D自旋回波序列需要尽量减少时间，所以一般回波间隔会非常短，回波链会很长，而最短回波间隔取决于磁共振系统的硬件性能以及合理的设置序列结构。因此，影响成像时间的因素除了公式中直观的几个参数，还和硬件性能直接相关。

总之，磁共振成像时间和信号采集次数（NSA）、TR及相位编码步数成正比，与回波链数目成反比。所以，要想缩短扫描时间，就要想方设法降低NSA、TR及相位编码步数或增加回波链数目。另外，磁共振硬件系统也很重要，它决定了射频、梯度的性能，并且影响最短回波间隔时间以及最大回波链数目。所以，提高磁共振硬件系统性能也能加快扫描速度。

（李懋）

第二节　硬件系统相关影响因素

一个磁共振成像序列包含了很多物理程序，其在空间上的时间分布及排列组合形成了不同序列。各种物理程序在扫描的过程中本身也占据着时间窗，尽量缩短其在时间窗上的尺度当然会加快扫描速度，节约成像时间。

不管是什么种类的序列，都离不开射频脉冲、梯度场变化及信号采集时间窗等因素。随着磁共振硬件系统性能的不断提高，能够保证参与序列的各种物理程序在达到同样效率的情况下，尽可能地缩短其占据的时间窗。

一、射频系统

射频系统主要的作用是产生能够激发感兴趣区的射频脉冲（radio frequency pulse）。对于一个磁共振成像序列，射频脉冲是不可或缺的，可以说没有射频脉冲就不能产生磁共振信号。而射频脉冲的作用不只是激发，其主要作用有激发（excitation）、重聚（refocusing）及储存磁化矢量（store）。

施加射频脉冲后，会产生FID信号，这体现了射频脉冲的激发作用。激发的效果一般用FA或激发角度来表示。FA的大小取决于射频脉冲的能量，而它的能量是其射频脉冲强度和持续时间的乘积。所以，如果能够缩短射频脉冲的作用时间，则可以提高扫描速度。要达到这个目的，可以采用两种方法，如图5-2-1所示：缩小FA，如采用梯度回波序列；或者在同样的FA情况下，提高射频脉冲的能量。

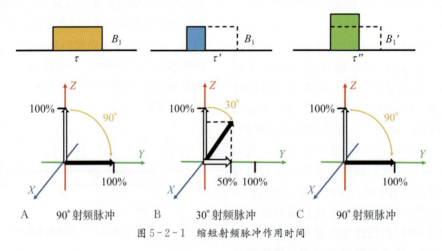

图5-2-1　缩短射频脉冲作用时间

图A和B比较，如果射频脉冲能量相同的话，采用30°FA的射频脉冲作用时间相比90°FA的缩短1/3；如果FA相同，图A和C提高射频脉冲的能量能够缩短其作用的时间。

射频脉冲的第二个作用是对质子的相位进行重聚产生自旋回波信号，这一点在自旋回波类序列中得以体现。所以，如果要得到自旋回波序列，必须额外增加射频脉冲，增加的射频脉冲也会占据着序列的时间窗口。为了缩短扫描时间，可以采用小角度的射频脉冲对信号进行重聚；或放弃额外射频脉冲，采用梯度回波序列。

如果是非180°的射频脉冲,会将水平方向的磁化矢量部分翻转到纵向上,从而达到储存磁化矢量的作用,等下一个射频脉冲后可以产生受激回波信号。在3D自旋回波序列中,采用连续的小角度射频脉冲得到信号就利用了这一点。

射频系统功率越高,则射频脉冲的能量越大,达到同样效果需要的作用时间就越短,理论上就能够提高扫描速度。另外,也有很多厂家的磁共振采用双射频系统。这种双射频系统或者多源射频系统主要是为了解决扫描中产生的介电伪影,达到尽量消除由于B_1场造成的图像不均匀。双射频系统还能在一些高级功能序列中得到应用,如需要射频脉冲进行持续饱和的酰胺质子转移(APT)序列中,利用两个独立的射频发射器实现射频切换,可以实现100%的射频占空比,保证射频饱和时间长达2~5 s。

射频系统的性能还会影响图像的质量。磁共振成像中射频的激发作用是通过施加垂直于主磁场B_0方向的射频脉冲来实现的,这个射频脉冲作用等效于一个磁场,通常把射频脉冲形成的磁场称为B_1场。B_1场越均匀,越稳定,产生的激发角度就越精准,得到的图像质量也就越好。对于临床常用的1.5 T 或 3.0 T 磁共振,B_1场的大小一般为5~20 μT($1\mu T=10^{-6}T$),与主磁场相比是非常小的。

二、梯度系统

除了射频系统,磁共振成像及空间定位也离不开梯度系统。

梯度系统有两个主要作用。其一是进行信号的空间定位;其二是利用梯度磁场的变换得到梯度回波信号。在磁共振成像序列中,梯度系统也同样是不可或缺的,层面选择、空间定位时会开启梯度系统,在信号的读取阶段也会打开频率编码方向的梯度对信号进行频率编码。所以,梯度系统在一个序列的时序脉冲图中占据了很重要的位置。如果能缩短梯度的作用时间,就能提高扫描速度。

图5-2-2展示了梯度系统的主要性能指标。

梯度场强是梯度系统输出的最大梯度磁场或梯度峰值强度,单位是 mT/m,mT 为毫特斯拉,m 是长度单位米。它的计算公式为:梯度场强(mT/m)=梯度场两端的磁场强度之差÷梯度场有效长度。梯度场强越大则形成的梯度场越大,现在很多高性能磁共振能够达到的梯度场强是

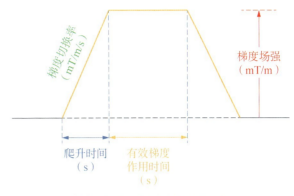

图5-2-2 梯度系统的性能指标

80 mT/m。

爬升时间是梯度场从0到达最大峰值所需要的时间。梯度线圈通电后就会产生梯度磁场,理想情况是逐渐达到成像所需要的梯度磁场大小,也就是爬升时间为0,然而实际上这是不可能的。

梯度切换率是用以描述梯度场变化快慢的一个指标,表示单位时间内梯度场强的变化量,单位是 mT/(m·ms),也反映了梯度场从0到达最大值的爬升速度。梯度切换率越高,则达到最大梯度场强所需要的爬升时间越短,梯度所占据的时间窗则越小。梯度切换率的计算公式为:梯度切换率=梯度场强(mT/m)÷爬升时间(ms)。如果爬升时间为0,梯度示意图就应该变成矩形,表示开启梯度的一瞬间即到达最大峰值,则梯度切换率这个指标也就没有意义了,因为此时的梯度场强不存在变化了。从图5-2-2中可以发现,梯形越陡则梯度切换率越大,达到有效梯度场所需要的爬升时间越短。随着磁共振硬件系统的发展,爬升时间越来越短,梯度切换率越来越大,目前最高性能磁共振梯度切换率可以达到200 mT/(m·ms)。

综上所述,梯度系统性能越好,则爬升时间越短,梯度切换率越大,达到作用梯度所需要的时间越短,成像速度也就越快(图5-2-3)。这对需要大量

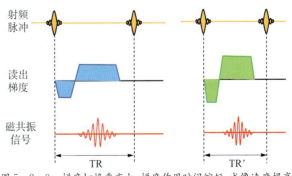

图5-2-3 梯度切换率变大,梯度作用时间缩短,成像速度提高

使用梯度系统的序列尤为重要,如 EPI 序列或 3D 序列。通过增大梯度切换率可以显著地缩短扫描时间。

梯度的线性度或梯度的稳定性也是非常重要的。如图 5-2-4 所示,虽然梯度系统的作用范围比较大,然而成像所需要的最均匀、最稳定的线性梯度场其实只有中间的那一段,也就是所谓的梯度场的线性部分。所以,梯度线性部分的尺寸是肯定小于磁共振的孔径,成像的最大 FOV 当然也是比孔径要小的。梯度线性部分越大,则成像的最大 FOV 也就越大;超过了梯度线性部分,则梯度变得不均匀,得到的图像可能会变形或者扭曲。

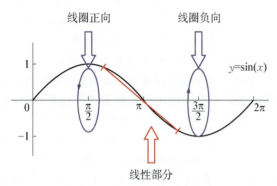

图 5-2-4 梯度系统的线性度

三、磁体系统

磁共振中最核心的一个硬件系统就是磁体系统,它的主要作用是提供一个稳定而强大的主磁场,或称为静磁场 B_0。临床中常用的超导型磁共振的静磁场一般是 1.5 T 或 3.0 T,静磁场强度大小并不能直接决定成像快慢,但是它和图像的信噪比是成正相关的。同样参数、同样条件下,3.0 T 磁共振得到的图像信噪比是 1.5 T 磁共振得到图像的两倍。所以,如果静磁场越大,则得到的图像信噪比越高,

更高的信噪比其实代表可以用部分信噪比去换取扫描时间。

假设同样的扫描参数,分别采用 1.5 T 和 3.0 T 磁共振成像。1.5 T 磁共振得到的图像信噪比为 X,3.0 T 磁共振得到的图像信噪比则是其两倍为 2X。如果希望 1.5 T 磁共振得到的图像信噪比也变为 2X,则其他扫描条件不变的话,需要将信号采集次数 NSA 增加到 4 倍,则 1.5 T 磁共振扫描的时间需要延长到 3.0 T 磁共振的 4 倍才能得到同样的信噪比。

如图 5-2-5 所示,在所有扫描参数相同的情况下,1.5 T 磁共振得到的图像信噪比远远低于 3.0 T 磁共振;在其他扫描参数相同的情况下,想要使得两者的图像信噪比相同,则 1.5 T 磁共振扫描的信号采集次数(NSA)必须是 3.0 T 磁共振扫描的 4 倍,也就是 1.5 T 磁共振的扫描时间需要延长到 3.0 T 磁共振的 4 倍。

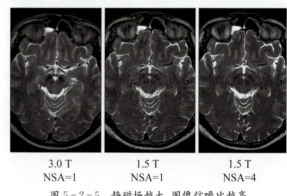

| 3.0 T
NSA=1 | 1.5 T
NSA=1 | 1.5 T
NSA=4 |

图 5-2-5 静磁场越大,图像信噪比越高

所以,静磁场强度提高了,等于变相地增加了图像的信噪比。如果不需要这么高的信噪比,则可以缩短扫描时间,从而达到的提高成像速度的目的。

(李懋)

第三节 多片技术

一、多层扫描模式

在磁共振成像中,根据信号的采集方式可以把扫描模式分为 2D 和 3D。而对于二维扫描来说,如果是多层成像,又可以将其扫描模式分为单片技术和多片技术。

单片技术又称为单层成像法或贯序法扫描,是指在一个序列中,必须要完成一层图像的所有信号采集,才能激发下一层。

图 5-3-1 是单片技术的多层扫描示意图,系统需要每层所有的数据采集完,再激发下一层进行成像。采用这种扫描模式的序列,其总的成像时间

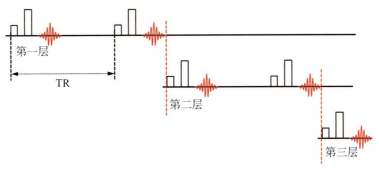

图 5-3-1 单片技术示意图

就应该为每一层扫描的时间乘以层数。比如，一个序列完成一层扫描需要10 s，总共扫描20层，则总的成像时间为200 s。此时，如果增加层数，则成像时间也会相应增加。

单片技术一般是 TR 比较短的梯度回波类序列常用的扫描模式，对于 TR 非常长的自旋回波类序列，则在完成多层扫描时，成像时间会非常长，这时需要用到另一种扫描模式——多片技术。

多片技术是在同一时间间隔内(也就是一个 TR 内，实际上就是一个完整的循环内)采集多个切片(多层)的技术，而不是先采集完整个一层，再去激发下一层。对于一个 TR 比较长的序列，特别是自旋回波类序列。由于 TR 非常长，采集完这一层的一次信号后，还剩余很多的时间。这时可以在等待时间内，再去激发下一个层面，而不是把这个等待质子纵向恢复的 TR 时间浪费掉。这种技术实际上是有效地利用时间，提高不同层的采集效率。这种在一个 TR 内交叉激励多层的技术又被称为交叉多层成像法(multi-slice method)，或简称为多层成像法。

多片技术的精髓实际上就是有效地利用时间。图 5-3-2 所示为一个 TR 很长的序列，在完成一次信号采集之后，还有很长的时间，也就是图中所示的空置时间。在空置时间阶段，此时系统可以激发下一层，然后进行信号采集，如果还有时间，则继续激发下一层，依次类推。图中根据 TR 及 TE，在空置时间内系统可以再激发两层，也就是一个 TR 内系统可以采集 3 层图像的信号。把这种技术称为多片技术而非多层技术是为了与后面要讲的多层同时激励相区别，多片技术实际上也是在一个 TR 内完成多层的采集，只不过不是同时完成，而是利用空置时间交叉激励。

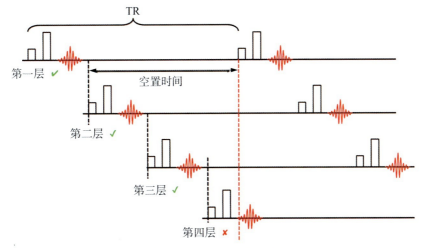

图 5-3-2 多片技术示意图

二、多片技术多层成像时间

一个经典自旋回波序列，在一个 TR 内采用多片技术，理论上最多采集层数为 TR/TE。比如，一个 TR＝500 ms、TE＝10 ms 的 T1WI 序列，一个 TR 内最多能采集50层。然而这只是理想情况，实际上还要考虑物理硬件的准备时间。所以，一个 SE 序列一个 TR 内能采集的层数公式为：No. Slice＝TR÷(TE＋Ts)。式中 Ts 为梯度准备时间、信号读出时间等系统准备时间的总和。考虑了 Ts，则一个 TR＝500 ms、TE＝10 ms 的序列，一个 TR 内能够采集的层数要小于 50。

TSE 序列一个 TR 内能采集的层数和最后一个信号的回波时间相关(图 5-3-3)。这样一次采集的最大层数公式为：No. Slice＝TR÷(TE$_{end}$＋Ts)，式中 TE$_{end}$ 是最后一个信号对应的回波时间。在 TSE 序列中，一般回波链长度越大，表示一个 TR 内采集的回波越多，空置时间就越短。增大回波链长度，可以有效地缩短扫描时间，但在有些情况下可能反而会造成扫描时间增加。这是因为增加回波链长度后，最后一个信号的 TE 延长，导致一个 TR 内能够采集的层数下降。

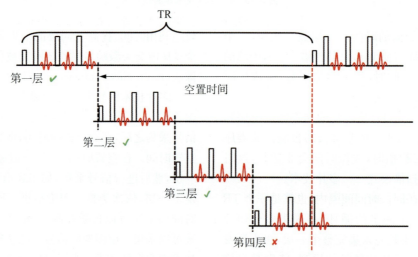

图 5-3-3　快速自旋回波序列的多片技术示意图

对于一个多层的序列，如果在一个 TR 内无法采集完所有的层数，则系统会增加一个采集包(package)进行采集(图 5-3-4)。比如，一个 SE 序列，TR＝500 ms，TE＝20 ms，扫描 20 层，可以一个采集包完成；如果扫描 40 层，则必须采用两个采集包，此时的扫描时间就比进行 20 层扫描时多了 1 倍。

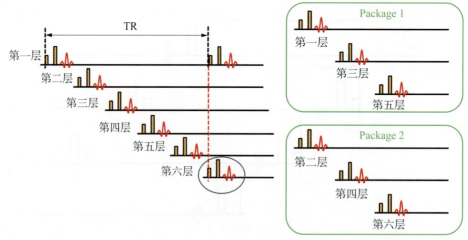

图 5-3-4　空置时间不足以保证采集完所有层则系统会自动分采集包

如图 5-3-4 所示，在 TR 固定时，扫描层面为 5 层时 TR 间期内刚好没有空余时间，也就是一次 TR 最多采集 5 层。如果此时需要增加一层，又不改变 TR，则系统会自动把 6 层图像信息分成 2 个采集包来采集。系统先采集第 1、3、5 层信息生成图像，接着再采集 2、4、6 层图像信息，扫描时间是原来的 2 倍。因此,多片技术的成像时间和采集包数目直接相关。

多片技术的成像时间,SE 序列的扫描时间为:$T_{acq}=NSA\times N_y\times TR\times package$;TSE 序列的扫描时间为:$T_{acq}=NSA\times(N_y\div n)\times TR\times package$,式中 n 为回波链长度,package 为采集包数目。所以,对于有些序列,在空置时间有余的情况下,增加一些层数,扫描时间并不会发生变化;而另一些序列,空置时间已经利用到极限了,此时即使增加一层,系统也会额外地增加一个采集包,则扫描时间会翻倍。

对于单片技术,则没有采集包这个概念了,因为一个 TR 只采集一层的信号。

三、两种技术的临床应用

多片技术的使用前提是需要在一个 TR 内有额外的空置时间,对于梯度回波类序列,TR 都是非常短的,有的只有 5 ms,这么短的 TR,基本上采集完信号后是没有空置时间的。

自旋回波类序列采用多片技术,梯度回波类序列采用单片技术。当然也有例外的情况,如单激发的自旋回波序列则都用单片技术,因为一个 TR 内即可完成一层图像的所有信号的采集,基本上没有空置时间。

多片技术不能与呼吸触发、心电同步等运动补偿技术联用。因为呼吸触发只在呼气末激发信号,而多片技术是连续采集信号。如果要使用各种运动补偿技术,则应该使用单片技术进行信号采集。

(李懋)

——— 第四节　减少信号采集次数 ———

根据计算扫描时间的公式可知,信号采集次数和扫描时间成正比,所以减少信号采集次数肯定能够加快扫描速度。该方法也是最简单的一种缩短扫描时间的方法。

对于一个磁共振成像序列,理论上一次信号采集就足够得到一幅完整的图像。当然,信号采集次数也决定最终图像的信噪比。信号采集次数越多,最后得到的图像信噪比越高。

如图 5-4-1 所示,将信号采集次数从 4 降到 2,序列的扫描时间缩短了一半。

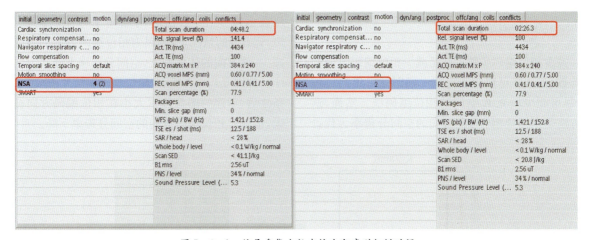

图 5-4-1　信号采集次数直接决定序列扫描时间

3.0 T 磁共振对信噪比要求不高,大部分图像为了节约时间都可以将信号采集次数直接减少到 1 次。当然,对于需要高空间分辨率的部位扫描,如直肠、海马等,由于采集体素变小,此时如果采用一次采集的话,信噪比可能不足,所以需要增加信噪比。目前大部分厂家的磁共振系统支持非整数的信号采集次数,如将 NSA 设置为 1.5 次、2.6 次等。设置为非整数的优势在于灵活方便,对于有些部位,采用一次信号采集次数担心信噪比不够,使用两次又觉得扫描时间太长,则可以设置为 1.5 次(图 5-4-2)。

1.5 T 磁共振图像的信噪比不如 3.0 T,所以临床扫描中很多部位需要进行多次信号采集平均以提高图像的信噪比。常规部位的扫描序列一般将信号采集次数设置为 2 次就足以满足临床需求,有些要

图 5-4-2 飞利浦系统中,NSA 可以设置为非整数(将 NSA 由 2 降到 1.5,扫描时间也缩短了)

次数需要注意,最好将其值的非整数部分设置为≥0.5,如:NSA=1.5,1.6,1.7…… 或 NSA=2.5,2.6……。另外,这种部分信号采集次数一般不能用在 3D 扫描序列和单激发序列中。

采用这种减少信号采集次数来缩短序列的扫描时间,需要注意的是,不能为了加快扫描速度而将信号采集次数设置为最小值(一次)。临床扫描时还应以图像质量为重,在信噪比足够的条件下以及满足临床诊断要求的情况下,可以减少信号采集次数。

将信号采集次数设置成最小的整数,也就是 1 次,理论上就不能再调整了。那么有没有可能让这个值小于 1 呢?这样扫描时间还会缩短。其实是可以让信号采集次数小于 1 次的,这个技术就是后面介绍的半扫描或者半傅立叶技术。

(李懋)

求高分辨率的扫描或者采用 STIR 进行脂肪抑制的,则可能需要把信号采集次数提高到 3 次以上。当然,采用非整数的信号采集次数也能够相对平衡一下扫描时间和图像质量。使用非整数的信号采集

第五节 减少相位编码线数目

和信号采集次数一样,第二个直接影响序列扫描时间的因素就是相位编码线数目。如果能够在信号采集时尽量减少相位编码线数目,则可以缩短扫描时间,提高扫描速度。

一、减少相位编码步数

减少相位编码步数也就是减少相位编码方向的矩阵数目,这样可以使在完成一幅图像采集的过程中,尽可能少填充 K 空间的相位编码线。然而,这种方法是以牺牲相位编码方向的空间分辨率为代价

的。比如,一幅图像其他扫描参数不变,将扫描矩阵从 512(频率编码方向)×512(相位编码方向)调整为 512(频率编码方向)×256(相位编码方向),由于相位编码方向的矩阵数减少了一半,所以相位编码步数也减少了,扫描时间缩短了一半。但是,在 FOV 不变的情况下,则因为相位编码方向的矩阵数减少,该方向的体素变大,空间分辨率下降。

如图 5-5-1 所示,相位编码线从 8 条减少到 4 条之后,重建的图像体素大小在相位编码方向被拉大,也就是相位编码方向的空间分辨率下降。

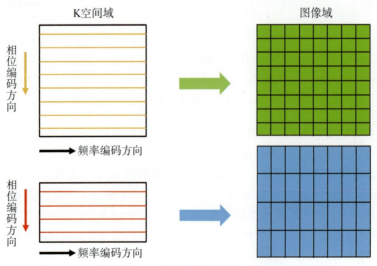

图 5-5-1 减少相位编码线会影响体素的相位编码方向尺寸大小

这种方法特别适用于在相位编码方向对空间分辨率要求不是太高的扫描。既然相位编码方向的矩阵会影响扫描时间，那么完全可以在不改变相位编码步数的情况下，通过提高频率编码方向的矩阵数目来提高空间分辨率。这就类似于在同样的扫描时间情况下，提高了频率编码方向空间分辨率而扫描时间并不变。

二、矩形 FOV

矩形 FOV 主要是通过减少相位编码方向的 FOV 来减少相位编码步数。人体很多部位在断面上并不是两个方向大小都相等，而且具有明显的不对称性，比如在腹部及盆腔的横断面上，前后方向的长度明显小于左右方向。所以，扫描这些部位时，视野不一定要使用正方形，而是可以使用矩形，即两个边的长度不需要相等。将解剖的短轴设置为相位编码方向，则自然该方向由于 FOV 小了，编码步数也就下降了，可以节约扫描时间。

如图 5-5-2 所示，黄色框代表 FOV，使用矩形 FOV，假设像素为正方形，红色箭头表示相位编码方向。左边相位编码方向为左右，右边则为前后。显示由于前后长度远小于左右，所以使用前后作为相位编码可以节约相位编码方向的矩阵数目，在同样的空间分辨率下缩短扫描时间。

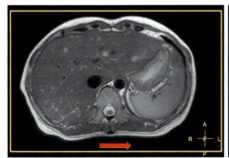
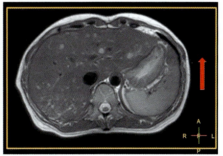

相位编码方向：左右（RL）　　　　相位编码方向：前后（AP）

图 5-5-2　矩形 FOV 的应用

采用矩形 FOV 的前提是，不能产生影响图像质量的伪影。有时虽然可以把解剖短轴方向设置为相位编码方向，然而和该方向相关的血管搏动伪影可能影响诊断，所以在这种原则下就应该先保证图像质量而不是先考虑缩短扫描时间。

三、半扫描技术

理论上，由于 K 空间相位编码方向的对称性，只需要填充一半的相位编码线就可以利用数学算出另外一半，然后重建图像节约扫描时间。这种只填充 K 空间一半（一半以上）的相位编码线的方法称为半扫描技术（部分 K 空间技术）。

该技术在不同公司的名称不同。Philips 公司，这种不填充完 K 空间的技术称为半扫描（half scan）；Siemens 公司，这种技术称为部分傅立叶技术（phase partial Fourier）；GE 公司把 NEX（信号激励次数）设置为<1，即 NEX<1；佳能公司，这种部分 K 空间技术称为 AFI；日立公司，该技术的名称也是 half scan。

虽然理论上只需要填充 K 空间一半的数据即可重建出整幅磁共振图像，然而在实际使用时，由于 K 空间中心的数据是非常关键的，该数据主要决定图像的对比度。所以，即使采用这种半扫描技术，也不可能仅仅只填充一半 K 空间数据，而是为填充比 50% K 空间数据稍微多一些的数据。实际填充的 K 空间数据占全部 K 空间数据的百分比又称为填充百分比，用户可以自行设置该数值，一般该值不得小于 0.6（60%）。对于加速作用来说，填充百分比越小则加速的效果越大，扫描时间越短（图 5-5-3）。

Philips 公司磁共振中 halfscan factor 代表半扫描填充因子，该数值的范围在 0.6~1。如果选择 1，则代表填充 K 空间的 100%，实际上是没有使用半扫描技术。如果是 0.6，则表示填充 K 空间的 60%，加速约 2 倍。Siemens 公司磁共振选择部分傅立叶技术后，也可以设置 K 空间填充百分比，用户可以选择 5/8、6/8、7/8，分别对应 62.5%、75% 和 87.5%。GE 公司磁共振将 NEX 直接设置为小于 1 后即启动了半扫描技术，可以选择 0.5、0.75 等数值。

3D 序列由于有两个方向的相位编码，所以可以在两个方向施加半扫描。

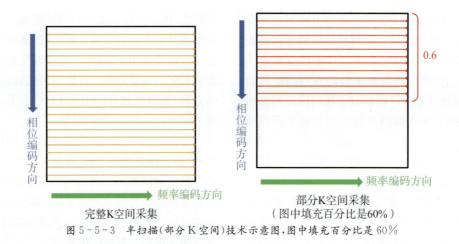

图 5-5-3　半扫描（部分 K 空间）技术示意图，图中填充百分比是 60%

图 5-5-4　3D 序列可以在两个相位编码方向使用半扫描技术

如图 5-5-4 所示，3D 序列可以在两个方向采用半扫描技术，其中一个方向设置为 0.6，另一个方向为 0.875，则扫描时间为原来的 $0.6 \times 0.875 = 0.525$，扫描速度提高约 1 倍。

任何加速技术都会以牺牲图像的某部分为代价，半扫描技术也不例外。使用该技术之后，半扫描因子也就是填充百分比越少，加速越快，但是信噪比也下降得越明显。所以，使用该技术一定要注意信噪比的变化，做到尽量兼顾。

（李懋）

第六节　缩短 TR

TR 是第三个影响序列成像时间的参数，所以如果能够缩短 TR，则扫描速度是能够加快的。

一、直接缩短 TR

既然一个序列的扫描时间和 TR 成正比，那么缩短 TR 也是比较简单的加快扫描速度的方法。但是需要注意的是，TR 是 MR 最重要的参数之一，在 SE 和 TSE 序列，它会影响图像的对比度，而且该参数也影响图像的信噪比。所以采用直接缩短 TR 来实现加速目的之前，应该考虑权衡图像的信噪比以及对比度。所以在 SE 或者 TSE 序列中，缩短 TR 之前要非常慎重。比如，头颅 T2W 序列，一般 TR 要求在 3 000～4 000 ms，此时如果把 TR 缩短得太多，则很可能不仅图像信噪比变差，而且 T2 图像对比度也会被削弱，得不到临床需要的图像，最终反而得不偿失。

另外，对于 TSE 序列，有时缩短 TR 不仅不能加快扫描速度，反而增加扫描时间。这是由于在进行多层扫描的时候，TR 越长，则空余的时间越多，系统可以再去激发下一层。而缩短了 TR 之后，则一个 TR 内，交叉激发的层数减少，系统需要多次分包采集，时间反而上升。

在不影响图像大体对比度的情况下，适当地缩短 TR 确实可以起到加速作用。比如，采用改良后的快速恢复快速自旋回波序列，使用一个 −90° 的射频脉冲，将残留的横向磁化矢量强行打回纵轴，其作用就是加快组织的 T1 弛豫，这样在 TR 相对比较短的情况下也能形成 T2 对比度。这种序列一般多用于脊柱矢状位的 T2WI。

梯度回波和磁化准备超快速梯度回波序列相对比较特殊，由于该序列本来 TR 就比较短，序列图像的对比度主要取决于 TE 和 FA，所以对于这一类序列尽量缩短 TR 是比较合理的。

二、半回波技术

半回波技术又称部分回波技术,是在信号采集时,利用 K 空间频率方向对称性,采集信号时只采集类似一半的采样点数,即可重建图像的技术。

该技术和半扫描技术有点类似,半扫描技术是利用 K 空间在相位编码方向的对称性,减少 K 空间相位编码线的填充,从而达到缩短扫描时间的目的。而半回波技术是利用 K 空间在频率编码方向的对称性,减少频率编码方向的采样点数,从而缩短信号采集时间,减少 TR,从而提高扫描速度(图 5-6-1)。

该技术在不同公司名称不同。Philips 公司把这种技术称为部分回波技术(partial echo),可以在回波下选择是否开启该技术。如果开启,还可以通过选择部分回波因子(partial echo factor)来确定采集回波的占比。Siemens 公司这种技术被称为非对称回波技术(asymmetric echo),通过调整参数可以选

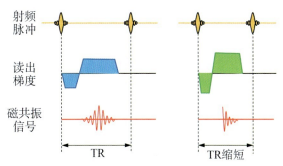

图 5-6-1　半回波技术能够缩短 TR 从而缩短扫描时间

择是否使用。GE 公司可以通过调整 TE 来选择是否使用这种半回波技术,当把 TE 设置为 minimum TE,则使用半回波技术,在采集信号时不会采集所有的采样点。

半回波技术一般用于梯度回波或超快速梯度回波等 TR 比较短的序列,因为对于 SE 或者 TSE 序列,其 TR 本身比较长,即使采用半回波技术也不能缩短 TR。

(李懋)

—— 第七节　改变信号读出模式 ——

磁共振成像序列可以分为两个部分,第一部分是对比度形成的准备阶段,第二部分是信号采集阶段。传统的 SE 序列一般采用射频脉冲配合读出梯度的切换来达到采集回波信号的目的,而梯度回波则直接采用读出梯度的切换来采集信号。这种采集方式效率并没有达到最大化,如果改变信号的读出模式则可以加快扫描速度。改变信号读出方式的主要目的是为了提高信号采集效率,从原来的一次激发只采集一个信号变为一次激发采集多个信号,甚至一次激发采集完所有一幅图像所需要的信号。

一、增加回波链

SE 序列一次激发只采用一个 180°重聚脉冲读出一个信号,填充一条相位编码线;而如果采用 TSE 或 FSE 序列,则一次激发可以采集多个重聚脉冲同时得到多个磁共振信号,填充多条编码线,大大提高了信号的采集效率。

一次射频脉冲激发能够采集的回波数目又称为回波链,回波链越多则代表单次激发采集的信号越多,扫描速度越快。然而,有时增加回波链扫描时间不降反升,这是由于进行多层成像,回波链多了反而不能够交叉激发更多层面,造成采集包次数增加。

所以增加回波链的时候,一定要注意配合 TR、TE 等参数,防止出现层数不够而分包的情况。

另外,回波链越多,图像信噪比会下降,并且对比度干扰效应加重。必须要合理设置回波链,在扫描加速的情况下权衡图像质量及对比度。

二、采用 EPI 技术采集信号

平面回波成像技术(EPI)是目前已知的最快信号采集方式,该技术能够在几毫米完成对一幅图像的采集。EPI 技术不仅可以和 SE 序列结合,也可以和梯度回波序列结合。

虽然临床中 EPI 多用于扩散加权成像,但该技术也可以用于普通的 T2W 序列中。为了达到加快扫描速度的目的,一般 EPI 采集还会结合单激发技术,从而在一次射频脉冲激发就完成整幅图像的 K 空间相位编码线填充。

除了 T2WI,头颅扫描中,T2 FALIR 序列也可以采用 EPI 技术来读出信号,形成 FLAIR-EPI 序列,它能够显著地缩短扫描时间。

EPI 技术也用于很多对于时间分辨率要求高或需要进行实时模式扫描的序列。比如,进行心脏首过灌注时可以采用 TFE-EPI 序列,该序列扫描速

度非常快,能够保证很高的时间分辨率。脑功能 fMRI 一般也是采用 EPI 技术进行信号的读出。

使用 EPI 技术读出信号,确实节约了扫描时间,加快了扫描速度。但是由于其本身的序列结构及 K 空间填充方式,结合 EPI 采集的序列会产生很多 EPI 相关的伪影,如图像变形、磁敏感伪影等。所以,对于需要进行精细结构的部位扫描,并不推荐使用这种方式来提高成像速度。

(李懋)

———— 第八节　并行采集技术 ————

序列的扫描时间和 TR、信号采集次数及填充 K 空间相位编码线数目是直接相关的,无论直接还是间接减少这三者中的任意一个,都可以缩短扫描时间。传统的加速技术是通过直接减少某一项或者某几项来达到的。并行采集技术(parallel acquisition technique,PAT)或并行成像技术(parallel imaging,PI)是磁共振中一个非常重要的加速采集技术,在并行采集技术应用于临床之前,如果要缩短扫描时间就必须要直接减少 TR 或信号采集次数或者相位编码步数。传统技术上减少了相位编码线步数,导致空间分辨率降低或图像 FOV 变化。使用并行采集技术后,在加速的同时理论上并不影响空间分辨率和图像对比度。可以说,现代磁共振扫描速度的大幅度提升离不开并行采集技术,该技术基本上可以用于各种不同序列。

一、K 空间填充和图像 FOV 之间的关系

对于传统笛卡尔轨迹填充的 K 空间,其相位编码线填充形式影响重建图像的 FOV。K 空间两条相邻相位编码线之间的间隔 Δk 与重建图像的 FOV 成反比,也就是 $FOV=\dfrac{1}{\Delta k}$。最大编码频率(Kmax)和重建图像的像素大小成反比,改变 K 空间的填充方式影响重建图像的 FOV 或空间分辨率。

如图 5-8-1 所示,如果 K 空间完全填充并且相邻相位编码间隔为 Δk_y,则重建后的图像相位编码方向的 $FOV_y=1/\Delta k_y$。

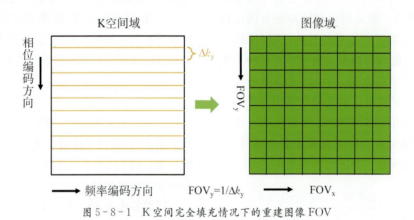

图 5-8-1　K 空间完全填充情况下的重建图像 FOV

如图 5-8-2 所示,K 空间不完全填充(实线代表实际填充的相位编码线,虚线代表并未填充的),但是相邻相位编码间隔 Δk_y 不变,所以重建后的图像相位编码方向的 FOV_y 不变。然而由于填充 K 空间相位编码线变少,都集中填充 K 空间中心而并没有填充 K 空间周边,相位编码的最大频率(Kmax)变小,所以重建图像在相位编码方向上空间分辨率下降,表现为图像的像素在相位编码方向变大。半扫描技术是只填充 K 空间中心的数据,而不改变 Δk 的变化,利用 K 空间相位编码方向对称性的特点通过数学方式计算出其余的 K 空间数据。另外,采用牺牲图像相位编码方向的空间分辨率来达到减少 K 空间相位编码步数也是同样的原理。

如图 5-8-3 所示,K 空间不完全填充,而且相邻相位编码间隔 $\Delta k_y'$ 增大 1 倍,所以重建后图像相位编码方向的 FOV_y' 缩小了一半。这种 K 空间数据欠采样的方式和只填充 K 空间中心数据是不同的,该方式也采集了 K 空间周边的数据,所以相位编码

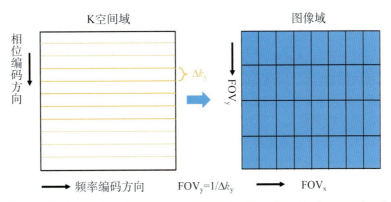

图 5-8-2　K 空间部分填充，但是 Δk 不变，重建图像 FOV 不变，空间分辨率下降

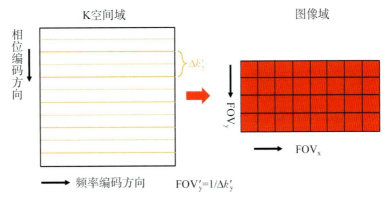

图 5-8-3　K 空间部分填充，Δk 变大，重建图像 FOV 缩小

的最大频率（Kmax）并没有变化，重建的图像像素大小不发生变化。这种情况得到的重建图像的 FOV 是一个矩形 FOV，矩形 FOV 就是这样形成的。

二、并行采集技术原理

并行采集技术主要采用增加 Δk 的方式来减少 K 空间相位编码线填充，缩短成像时间，但图像的

FOV 缩小，得到的图像会产生卷褶伪影（图 5-8-4）。此技术通过相控阵线圈的多个线圈单元接收不同的磁共振信号，利用多通道相控阵线圈以及每个线圈单元的敏感度信息，采用算法去除图像的卷褶，最终生成没有伪影的图像。所以，并行采集技术也可以说是一种图像的算法或后处理技术。

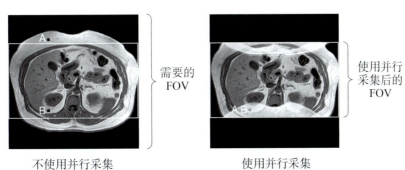

图 5-8-4　使用并行采集后，由于 FOV 缩短会产生卷褶

采用并行采集技术减少了 K 空间相位编码线填充，扫描时间缩短，但是图像相位编码方向 FOV 缩短会导致产生卷褶。只要利用算法和后处理去除卷褶伪影，则可以实现即不降低图像空间分辨率又

达到了加快扫描速度的目的。而根据如何去除卷褶的步骤和算法，可以把并行采集技术的后处理算法进行分类。

三、并行采集技术的分类

由于减少 K 空间相位编码线的填充后,进行傅立叶变换会得到有卷褶的图像,所以如何去除卷褶重建出没有伪影的图像是并行采集技术的关键。根据后处理算法不同可以将并行采集技术分为两类:图像域重建并行采集技术和 K 空间域重建并行采集技术。这两种方法的区别在于是在哪个步骤进行去卷褶,如果是在傅立叶变换前就是 K 空间域,如果是在傅立叶变换后就是图像域。

(一)图像域重建并行采集技术

图像域重建并行采集技术(image domain PI)是在图像域对卷褶进行处理,也就是在傅立叶变换后已经得到了卷褶图像,然后利用线圈的不同通道敏感度信息进行重建,完成最终图像的去卷褶。这种方法也是最早的并行采集技术,1999 年由瑞士苏黎世大学的 Pruessman 等人开发。现在采用这种技术的主要有:Philips 公司的敏感度编码技术(sensitivi-

ty encoding,SENSE);Siemens 公司的 mSENSE 技术;GE 公司的阵列空间编码技术(array spatial sensitivity encoding technique,ASSET);佳能的 Speeder 等。

这种方法是怎么去除卷褶得到没有伪影的图像呢?下面以 SENSE 技术来举例说明。

由于相控阵线圈一般是具有多个线圈单元的,所以进行并行采集前一般会扫描一个线圈敏感度信息的探测序列。如图 5-8-5 所示,进行腹部扫描的线圈有前、后两个单元,采用敏感度信息扫描可以得到这两个线圈的不同位置的敏感度信息。越靠近线圈,采集的磁共振信号强度越大,这种效应称为近线圈效益,所以线圈单元一和线圈单元二的敏感度信息是不同的。图中线圈单元一位于前部,所以前面的敏感度系数更高;而线圈单元二位于后部,所以后面的敏感度系数高,图中颜色的梯度表示敏感度系数的变化。此时,采用并行采集技术,减少 K 空间相位编码线,使得扫描速度提高 1 倍,则图像 FOV

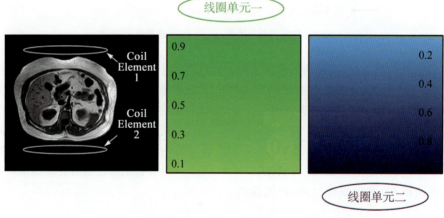

图 5-8-5 并行采集技术第一步:探测线圈各单元敏感度信息

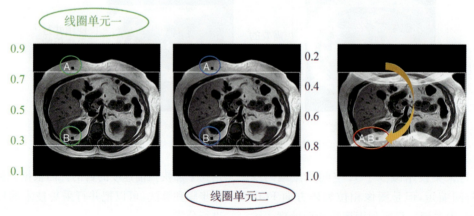

图 5-8-6 利用线圈单元敏感度信息对图像进行去卷褶

会缩小一半。由于 FOV 缩小,在相位编码方向上图像发生卷褶,图中的 A 点位置的信息卷到 B 点位置并且和它重合。假设线圈单元一中 A 点的敏感度系数为 0.75,B 点的敏感度系数为 0.35;线圈单元二中 A 点的敏感度系数为 0.25,B 点的是 0.8。最后形成的图像 A 点会卷褶到 B 点,所以此时图中 B 点的信号强度实际上为 A 点和 B 点信号强度之和。

线圈单元一此时的 B 点信号强度为:$0.75A+0.35B$。

线圈单元二此时的 B 点信号强度为:$0.25A+0.8B$。

由于线圈单元一和线圈单元二得到的图像中信号强度都可以测量,所以可以将方程解开,得到 A 点和 B 点的实际信号强度。通过这种方法,最终可以得到每一点(像素)实际的信号强度大小和来自卷褶的部分信号强度大小,展开图像即可完成去卷褶,得到没有伪影的图像(图 5-8-6),这就是 SENSE 的基本原理。

(二)K 空间域重建并行采集技术

K 空间域重建并行采集技术(K-space PI)采用不同的线圈单元得到了不同的 K 空间数据信息,然后利用线圈敏感度信息以及数据间相关性信息将欠采样的 K 空间数据信息补全,然后重建出没有卷褶伪影的图像。该方法是在傅立叶变换前先进行后处理。采用这种并行采集技术的主要有:Siemens 公司的一般性自动校准部分并行采集技术(generalized autocalibrating partially parallel acquisition,GRAPPA);GE 公司的笛卡尔采样自动校准技术(autocalibrating reconstruction for cartesian sampling,ARC)。

(三)两种并行采集技术的比较

两种并行采集技术由于后处理不同,其各自具有不同特点,体现在不同的方面。①扫描时间:由于 K 空间域重建技术需要进行额外的 K 空间数据校准,所以对于同样序列其加速效果要相对慢一点,扫描时间要略微长一点。②重建速度:K 空间域重建技术其图像重建速度要略微快于图像域重建技术。③图像信噪比:有文献报道采用图像域重建技术的并行采集(如 SENSE)其图像的信噪比要稍微高于采用 K 空间域重建的并行采集(如 GRAPPA)。

然而在加速倍数为 2 时,两者之间几乎没有明显差异。④对运动敏感度:图像域重建并行采集技术对于运动更敏感,如果在进行线圈敏感度扫描和正式扫描之间有运动,则更容易产生伪影。

四、并行采集技术的临床应用

磁共振扫描中任何加速技术都会对图像产生影响,并行采集技术也不例外。使用了并行采集技术之后,主要是影响图像的信噪比,图像信噪比的下降和加速倍数是相关的,它们的关系是 $SNR'=SNR\div(g\times\sqrt{R})$,其中 SNR 代表没有使用并行采集技术的图像信噪比,而 SNR' 代表使用了并行采集技术图像的信噪比;g 代表几何因子,该数值的范围是:$1\leqslant g\leqslant 2$;R 代表并行采集因子,也就是使用并行采集技术加速的倍数。需要注意的是,如果并行采集加速倍数过大,如>4,则 g 值也会显著增大,所以使用并行采集技术不要加速过猛,否则图像的信噪比下降比较明显。可以看出,如果 $g=1$,使用并行采集技术之后,信噪比和并行采集加速倍数的根号成反比。如并行采集因子为 2,代表加速 2 倍,扫描时间变为原来的一半,而图像信噪比则为原来的 $1/\sqrt{2}$,大约是 71%。几何因子和线圈的设计及摆位都有关系。所以在使用并行采集技术时,线圈中心摆放和成像 FOV 中心越一致,几何因子越小,得到的图像信噪比越高。

如图 5-8-7 所示,使用并行采集技术主要就是为了加快扫描速度。图中并行采集因子代表使用该技术的加速倍数,reduction=2 表示加速两倍,扫描时间则缩短了一半。有部分公司的并行采集加速倍数可以设置为非整数,比如 Philips 公司的 SENSE 技术可以设置小数点,如可以采用 1.5、1.8、2.2 等非整数设置。

如图 5-8-8 所示,进行腹部增强屏气扫描,未使用并行采集技术,扫描时间为 30 s,患者很难屏气这么长时间,容易产生呼吸运动伪影;使用并行采集技术,加速 2 倍,扫描时间缩短为 15 s,患者容易屏住气,则呼吸运动伪影消失,图像质量得到改善。扩散加权成像采用并行采集技术可以缩短 EPI 采集的回波链,能够降低 EPI 相关的伪影,减少图像的形变。心脏电影序列使用并行采集技术,可以保证在同样的扫描时间内获得更多的心脏时相信息。

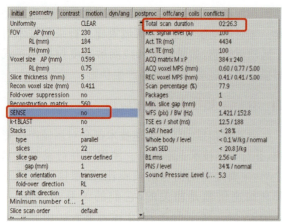

图 5-8-7 使用并行采集加快扫描速度

未使用并行采集技术　　　　　　　使用并行采集技术
　　　　　　　　　　　　　　　　　　加速倍数：2

扫描时间：30 s　　　　　　　　扫描时间：15 s

图 5-8-8 腹部增强扫描使用并行采集加速

既然并行采集技术主要是通过减少相位编码方向上的采集步数缩短时间，那么对于 3D 序列，由于存在两个相位方向编码，也可以在两个方向同时使用并行采集技术达到成倍的加快扫描速度的目的。比如 Philips 公司的数字化并行采集技术（ds-SENSE）和 Siemens 公司的鸡尾酒技术（controlled aliasing in parallel imaging results in higher acceleration，CAIPIRNHA）就可以实现在 3D 序列的相位编码方向和层编码方向同时加速。

如图 5-8-9 所示，Philips 系统中，一个 3D 序列可以在两个相位编码方向同时使用并行采集技术。图中 P 方向代表相位编码方向，使用并行采集加速倍数为 3 倍；S 方向代表层面编码方向，加速倍数为 2。所以，该序列使用并行采集一共加速倍数为 3×2＝6 倍。这对于 3D 序列来说，可以大幅度地提高扫描速度。

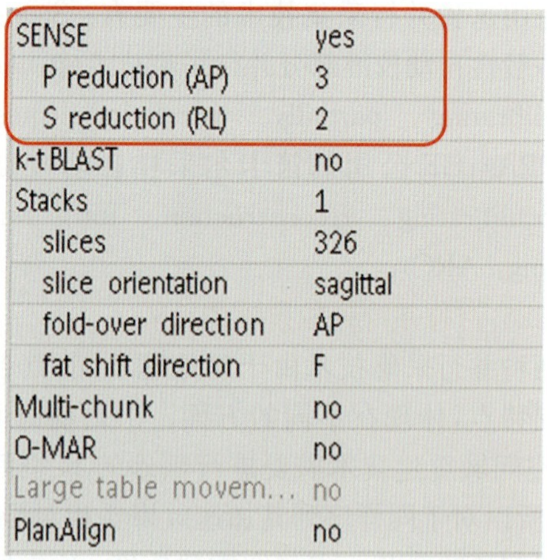

并行采集技术加速的倍数并不是无限的，理论上其加速倍数不能大于在该方向上的线圈单元数目。如进行腹部扫描，相位编码方向设置为左右，而

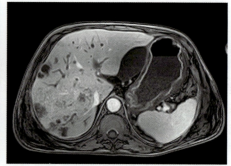

图 5-8-9 3D 序列可以在两个方向同时采用并行采集技术

线圈在左右方向上的排布单元数为 4 个，则并行采集的加速倍数不应该大于 4。

另外，使用并行采集技术本来就是通过减少相位编码线步数来达到加速。如果加速倍数太多而成像的 FOV 又太小，则即使采用了并行采集算法，也可能发生图像卷褶，这时形成的卷褶伪影又称为并行采集相关的伪影。

图 5-8-10 采用 GRAPPA 技术,并行采集加速倍数 R 分别为 2、3、4,可以看出当 R=4 时,图像的信噪比显示下降并且还是产生了一些卷褶(白箭头)。

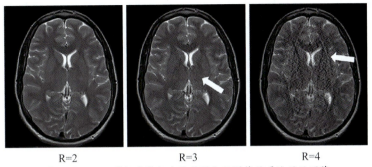

R=2　　　　　R=3　　　　　R=4

图 5-8-10　并行采集加速倍数增大后图像信噪比显示下降

（李懋）

第九节　多层同时成像技术

传统的磁共振扫描模式主要分为两种:2D 扫描和 3D 扫描,临床使用的磁共振序列很少进行单层扫描,一般都需要扫描很多层(多片)。扫描的层数越多,理论上时间也会增加,要解决由于层数增加而扫描时间增加的问题,传统方式是采用交叉同时激励技术,也就是多片成像技术,这种技术是利用一个 TR 内的空余时间激发另外的层面,从而达到节约扫描时间的目的。而对于一些 TR 特别短、扫描层数特别多的序列,如脑功能序列,采用这种方法并不能节约时间,因此多层同时成像技术应运而生。

和传统的多片技术不同,多层同时成像主要是一次射频脉冲就直接激发多个层面,重建时通过算法把不同层面的图像分开,这样扫描效率得到大幅度提高,再配合一些其他的加速技术,能够使一些高级的科研序列得以推广。

一、基本原理

多层同时成像技术最初的原型是 SMASH 技术,最早是在 2001 年由英国的 David Larkman 等人首先提出,他采用类似的技术实现了膝关节多层同时成像。该技术的原理如图 5-9-1 所示。该技术的核心特征是一个射频脉冲同时激发多层,利用一个多频带的射频脉冲可以达到同时激发不同层面的目的。此时由于多层图像在一起,采集时会产生多层图像的混叠,然后利用重建算法去除混叠,得到不同层面的图像。

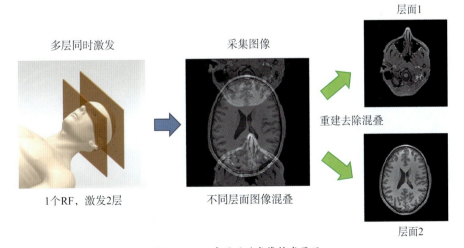

层面1

多层同时激发　　　　采集图像

1个RF,激发2层　　　不同层面图像混叠

重建去除混叠

层面2

图 5-9-1　多层同时成像技术原理

二、临床应用

多层同时成像技术主要用于神经系统的高级序列,如多方向的 DTI、多 b 值的扩散加权成像以及多动态的脑功能成像等。对 DTI 施加的扩散敏感梯度方向越多,其白质纤维束追踪的越准确。但方向越多,扫描时间会成倍增加,采用多层同时成像技术能够显著地缩短扫描时间。比如,对于一个 128 方向的 DTI,传统的扫描序列可能需要 40 min 以上,而使用多层同时成像加速 2～4 倍,扫描时间可以缩短到 20 min 甚至 10 min 以内。

不同公司该技术名称不同。Siemens 公司多层同时成像称为 simultaneous multi-slice,简称 SMS;Philips 公司该技术称为 multi-band SENSE,简称 MB-SENSE;GE 公司该技术称为 hyper band。

多层同时成像技术一般根据需要可以设置不同的加速倍数,这种加速倍数又称为 MB SENSE factor 或 SMS acceleration factor。如在 Philips 系统中可以设置 MB SENSE factor 为 2～8 的整数值,大部分情况下采用 2～4 倍加速。该技术还可以结合其他的磁共振快速采集技术,如普通并行采集技术、半扫描技术等。

任何磁共振加速技术都会对原有的图像质量有影响,多层同时成像技术也不例外。使用了该技术之后,信噪比会下降,但是和传统的并行采集技术相比,多层同时成像的优势在于信噪比降低不明显。下面两个公式分别是多层同时成像的加速倍数及并行采集加速倍数和信噪比的关系。

$$SNR_{MB\text{-}SENSE} = \frac{SNR_{full}}{g}$$

（公式 5-9-1）

$$SNR_{SENSE} = \frac{SNR_{full}}{g\sqrt{R}}$$ （公式 5-9-2）

公式 5-9-1 中,SNR_{full} 代表未使用多层同时成像的信噪比,而 $SNR_{MB\text{-}SENSE}$ 代表使用该技术后的信噪比,g 表示几何因子。公式 5-9-2 中,R 代表并行采集加速倍数。可以发现多层同时成像的信噪比下降和加速倍数不直接相关,而取决于几何因子。假设几何因子都为 1,同时使用两种技术加速 4 倍,使用并行采集之后信噪比下降了一半,而采用多层同时成像则几乎不受影响。

如图 5-9-2 所示,同样的参数,在不使用多层同时成像时扫描时间接近 15 min。使用了多层同时成像,即使加速倍数只有 2 倍,扫描时间也缩短一半。而且对于一个序列,原有的扫描时间越长,采用多层同时成像技术加速之后,节约的时间也就越多。

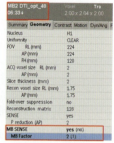

不使用多层同时成像技术　　使用多层同时成像技术
加速倍数:2倍

图 5-9-2　多层同时成像技术可以显著缩短一些高级功能序列的时间

对于脑功能成像,时间分辨率是非常重要的,常规的 BOLD 序列 TR 一般设置为 2 000 ms,也就是全脑覆盖的时间分辨率大概为 2 s。采用了多层同时成像技术后,可以在相同的时间内提高采样数量,也就是提高了时间分辨率,保证能够捕捉到更多的激活信号。

多层同时成像技术可以同时激发多层,等于增加了时间分辨率,提高采样数量,捕捉到更多过去看不到的细微的信号,使得脑功能成像更加精准(图 5-9-3)。

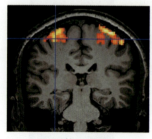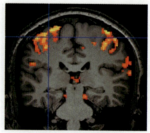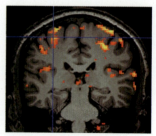

不使用多层　　　　MB SENSE　　　　　MB SENSE
同时成像　　　　　加速4倍　　　　　　加速8倍

图 5-9-3　多层同时成像技术在脑功能的应用

(李懋)

第十节　压缩感知

很多快速成像技术都是通过减少 K 空间填充或减少 K 空间相位编码线实现的，也就是在图像采集阶段减少采样，然后利用各种重建技术得到完全信息的图像，如半傅立叶技术、并行采集技术。根据奈奎斯特信号采集理论，传统的采样频率要求不少于模拟信号中最高频率的两倍，这就使得即使采用欠采样的技术来达到加速目的也需要采集很多信号，速度提高幅度受限。

压缩感知（compressed sensing，CS）理论则突破了奈奎斯特信号采集理论限制，通过压缩采样实现在信号采集过程中完成对图像的压缩，使成像速度大幅度提高。

一、基本原理

在此技术用于磁共振加速前，压缩感知技术早已广泛地应用于军事、天文学、图像处理等领域。最近几年压缩感知技术开始广泛地用于磁共振领域，带来了扫描速度的飞跃，磁共振能够实现多个部位甚至全身的压缩感知扫描。该技术的原理比较复杂，其主要是通过亚采样和迭代重建来实现加速。首先进行信号的随机采样，通过远远小于正常情况的采样点达到节约成像时间的目的；然后进行稀疏变换，通过小波变换在希尔伯特空间进行降噪处理，这一步就是迭代重建。通过反复迭代改善图像质量，最终得到没有伪影和信号不失真的图像。

要实现压缩感知，还必须满足以下两个关键条件。首先是 MR 图像必须具有稀疏性（sparse）。图像稀疏性可以理解为图像中只有少量的非零值是决定重要信息的，如磁共振血管成像或者 3D 图像大部分背景信号都很低或为零。磁共振大部分图像是满足稀疏性的，所以大部分序列都可以采用压缩感知进行加速。第二个条件是随机亚采样引起的混叠是不相干的。

二、临床应用

压缩感知技术的主要应用就是大幅度提高扫描速度，传统的并行采集技术加速倍数受到线圈单元排布等限制，一般在一个方向加速倍数不宜过大。而压缩感知技术则能够显著提高扫描速度，其加速倍数根据不同扫描序列有所不同，部分 3D 序列甚至可以加速 30 倍。

并不是所有的序列都可以采用压缩感知，必须要满足 MR 图像的稀疏性，如临床常用的 DWI-EPI 以及 MRS 波谱扫描的序列就不能使用该技术进行加速。

在磁共振血管成像及 3D 扫描中，压缩感知带来的速度提升是最可观的，由于这些序列图像的稀疏性比较高，所以能够加速的倍数就更大，部分 3D 序列其加速倍数甚至可达 30 倍。对于传统的 2D 序列，使用压缩感知技术，加速倍数不宜设置过大。

图 5-10-1 是常规的头颅 3D TOF 动脉成像，A、B 两图采用同样空间分辨率，A 图是传统的并行采集加速倍数设置为 2.5 倍，扫描时间为 218 s；B 图采用压缩感知后，可以将加速倍数提高，扫描时间进一步缩短。

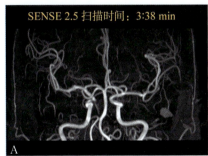 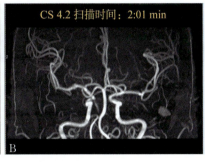

3D TOF MRA，采集体素 0.5 mm×0.7 mm×1.2 mm
图 5-10-1　并行采集和压缩感知在头颅 TOF MRA 中的应用比较

压缩感知技术应用于腹部和心脏扫描，通过加快扫描速度使患者屏气时间减少，检查成功率提高。另外还可以提高时间分辨率，使得动态增强扫描可抓的时相更丰富。

图 5-10-2 是腹部增强冠状位屏气扫描,采用压缩感知技术后,同等条件下扫描时间下降为 5.8 s,减少了患者屏气时长,提高了检查成功率及图像质量。

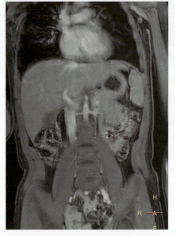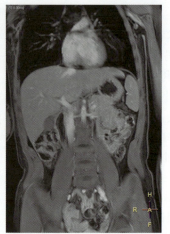

采集体素: 2.0 mm×2.0 mm×3.0 mm   采集体素: 2.0 mm×2.0 mm×3.0 mm
扫描时间: 18 s   压缩感知, 加速6.2倍
                                        扫描时间: 5.8 s

图 5-10-2　压缩感知技术显著缩短扫描时间,使患者屏气时间下降

对于乳腺增强扫描,如果能进行各向同性成像,采用 1 mm×1 mm×1 mm 来完成是最理想的,扫描完后还可以进行不失真的多平面重建,能够提供更多方位的动态增强信息。但是采用这么高的分辨率,动态扫描时间会增加,推荐的时间分辨率又要求在 90 s 以内,这就导致了不能同时兼顾空间分辨率和时间分辨率。采用压缩感知则可以使得在各向同性的基础上也能保证 90 s 以内完成动态扫描。

图 5-10-3 采用压缩感知技术,加速倍数为 4.5 倍,采集体素 1 mm×1 mm×1 mm,扫描 350 层,一个动态时间仅需要 60.3 s,这样既保证了空间分辨率,又满足了乳腺动态增强扫描要求的时间分辨率。

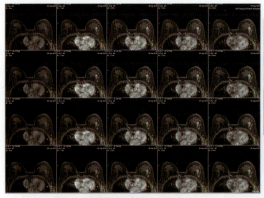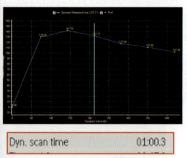

乳腺动态增强,采集体素1 mm×1 mm×1 mm
压缩感知, 加速倍数: 4.5
一个动态扫描时间60.3 s

图 5-10-3　乳腺动态增强通过压缩感知实现时间分辨率和空间分辨率平衡

压缩感知技术还可以用于其他各种部位的多个序列加速扫描,特别对于 3D 序列,加速效果尤为明显。传统的 MR 扫描一般采用 2D 序列为主,这主要是因为 3D 序列扫描时间长,而压缩感知技术的出现,使得 3D 扫描临床化、常规化成为可能。

任何加速技术都会带来图像的变化,压缩感知技术也是一样的,不过和传统的并行采集技术相比,使用同等加速倍数的压缩感知,图像的信噪比下降非常少,并且压缩感知采用迭代重建技术还可以进行降噪处理。压缩感知技术在加速的同时是否会产生一些额外的伪影或导致图像细节的丢失,这也是目前需要大量数据研究的。最后需要说明的就是,压缩感知技术在很多功能成像中还无法使用,如

DWI、MRS 及抗运动伪影等序列,未来能否实现所有磁共振序列均可使用有待进一步的研究及开发。

（李懋）

第十一节 优化扫描流程

目前的磁共振检查,即使是单一的一个部位,也不可能只扫描一个序列,而是进行多组序列成像,这也是磁共振多参数成像优势的体现。而有些检查部位,由于扫描序列比较多,所以可以适当地进行一些扫描流程的优化,最终达到节省整个检查时间的目的。

合理安排不同序列的扫描顺序是进行扫描流程优化的主要方式,通过这种方法不仅可以节约扫描时间,还可以增加检查的成功率。比如,婴幼儿的头颅检查时有经验的技师可以把噪声相对比较大的 T2W 序列或者 DW 序列放在前面,如果扫描这个序列婴儿没有醒,那么就肯定能够完成整个检查;如果婴儿扫描这个序列醒了,那么可以及时中止扫描,继续让婴儿睡,这样避免了浪费扫描时间。

另一方面,对于很多需要做延迟强化的检查,可

以调整不同序列的扫描顺序,使得等候时间不至于被白白浪费掉。

如图 5-11-1 所示,进行心脏磁共振成像时,一般会进行延迟强化,也就是注射对比剂后等候 10 min（延迟）再进行扫描。此时,如果能够合理地优化扫描流程,则可以节约整个检查时间。方案一,按照检查顺序来进行扫描,完成了心脏扫描的平扫功能序列之后,进行首过灌注,然后等候 10 min,再进行延迟强化扫描。这时可以发现延迟扫描期间等候的 10 min 是白白浪费的。方案二,首先快速定位出短轴位,然后完成首过灌注,在延迟扫描等候的 10 min 时间内,再进行其他一些方位的功能扫描,这样可以充分把等候时间利用起来,整个检查过程得以优化。

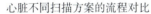

心脏不同扫描方案的流程对比

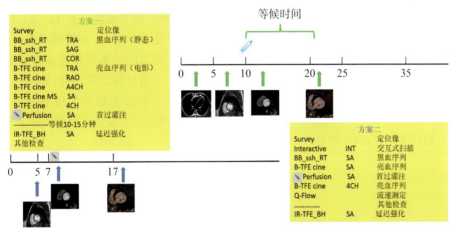

图 5-11-1 心脏不同扫描方案的比较

除了心脏成像,腹部特异性对比剂增强扫描也会用到这种方法。如果采用特异性对比剂,如普美显（钆塞酸二钠注射液）或者莫迪司（钆钡葡胺注射液）,则注射后除了完成常规的动态增强,还必须要等候足够长的延迟时间,进行肝胆期,甚至是肝细胞摄取期的扫描。以普美显为例,注射后完成了动态增强扫描,一般还需要等候 30 min 进行肝胆期的扫

描。针对这种情况,可以采用优化扫描方案,也就是先进行常规的增强扫描,完成之后,在等候的 30 min 时间内,依次再完成普通的 T2W 序列、DW 序列的扫描。这样把等候时间利用起来进行其他序列扫描,达到节约整个检查时间的目的。

（李懋）

第十二节　不适当的加速方法

任何节约扫描时间或加速过程都应以保证图像质量为前提，而在实际的操作过程中，有时为了节约扫描时间，可能采用了不适当或错误的加速方法，导致图像质量显著下降从而影响诊断。这些不适当的加速方法是每一个技术人员应该避免的，本节列举一些常见的、错误的加速方法，提醒大家在操作过程中一定要避免。

一、盲目增加扫描层厚，大幅度减少扫描层数

根据患者检查部位大小不同，我们经常会更改层厚或层数以适应不同大小，这是非常合理的。理论上来讲，减少层数可以节约扫描时间，适当增加层厚可以达到减少层数的目的。如果盲目增加扫描层厚，减少层数，则可能影响图像的层间分辨率，造成明显的部分容积效应，影响医生对图像的判读。比如，头颅常规扫描，一般国内大部分医院采用的层厚是 5 mm 或 6 mm，层间距是 0.6 mm 或 1 mm，扫描层数一般是 18～24 层。有时为了节约时间，有人采用 10 mm 层厚，2 mm 的层间距，这样只需要 15 层就能覆盖整个头颅，扫描时间大幅度下降。但是，由于层厚增加，部分容积效应加重。另外，层间距 2 mm 也有遗漏病灶的风险。这样虽然扫描时间缩短了，但是误诊、漏诊风险大大上升，这种方法并不是合理的加速方法，因此不推荐这样做。

二、过度增大回波链数目

对于快速自旋回波序列，回波链越多，理论上扫描速度越快。所以，有时为了节约时间，可能会尽可能地增大回波链。但是随着回波链的增大，图像的模糊效应加重，细节显示能力下降。另外，回波链增加有时还可能延长扫描时间，这是由于一个有效 TR 内能够利用的剩余时间少了。所以，过度增加回波链也是不恰当的。

三、为了缩短整体检查时间，直接缩减关键序列

适当优化扫描序列是可取的，如常规膝关节扫描，一般 4 个序列就够用了，矢状位 T1WI‐TSE、矢状位 PDW 的脂肪抑制、冠状位 PDW 的脂肪抑制、横轴位 PDW 脂肪抑制（或者 T2WI 的脂肪抑制）。采用这种方式时，一定要注意不能省略掉对诊断价值大或诊断权重高的序列。如进行骨关节扫描，省略脂肪抑制序列则会影响医生对图像的判读；进行头颅扫描时，省略 T2W 或 DW 序列。另外，在磁共振检查中，一定要注意多方位扫描，有时不同方位是对结构组织及病变定位的补充。有的医院，头颅扫描就 3 个序列，横轴位 T2WI、横轴位 T1WI、横轴位 DWI，这种扫描方案省略了 T2‐FLAIR 这个对头颅来讲非常重要的序列，还省略了另外一个方位的必要序列。导致的结果是可能漏掉很多信息，另外缺少了另一个方位的图像，不利于医生定位。所以，中华放射学会制定了比较严格不同部位扫描推荐方案，一个部位至少要包含两个不同方位的序列。

（李懋）

主要参考文献

［1］Weigel M. Extended phase graphs：dephasing, RF pulses, and echoes-pure and simple ［J］. J Magn Reson Imaging, 2015, 41：266 ‐ 295.

［2］Stehling MK, Turner R, Mansfield P. Echo-planar imaging：magnetic resonance imaging in a fraction of a second ［J］. Science, 1991, 254：43 ‐ 50.

［3］Deshmane A, Gulani V, Griswold MA, et al. Parallel MR imaging ［J］. J Magn Reson Imaging, 2012, 36：55 ‐ 72.

［4］Pruessmann KP, Weiger M, Scheidegger MB, et al. SENSE：Sensitivity encoding for fast MRI ［J］. Magn Reson Imaging, 1999, 42：952 ‐ 962.

［5］Larkman DJ, Nunes RG. Parallel magnetic resonance imaging ［J］. Phys Med Biol, 2007, 52：R15 ‐ R55.

［6］Griswold MA, Jakbo PM, Heidemann RM, et al. Generalized autocalibrating partially parallel acquisition (GRAPPA) ［J］. Magn Reson Med, 2002, 47：1202 ‐ 1210.

［7］Blaimer M, Breuer F, Mueller M, et al. SMASH, SENSE, PILS, GRAPPA. How to choose the optimal method ［J］. Top Magn Reson Imaging, 2004, 15：223 ‐ 236.

［8］Larkman DJ, Hajnal JV, Herlihy AH, et al. Use of multicoil arrays for separation of signal from multiple slices simultaneously excited [J]. J Magn Reson Imaging，2001，13(2)：313 - 317.

［9］BarthM，Breuer F，Koopmans PJ，et al. Simultaneous multislice（SMS）imaging techniques [J]. Magn Reson Med，2016，75：63 - 81.

［10］Donoho DL. Compressed sensing [J]. IEEE Trans Inform Theory，2006，52(4)：1289 - 1306.

［11］Candès EJ，Romberg JK，Tao T，et al. Robust uncertainty principles：exact signal reconstruction from highly Incomplete Fourier information [J]. IEEE Trans Inform Theory，2006，52(2)：489 - 509.

［12］Lustig M，Donoho DL，Pauly JM. Sparse MRI：The application of compressed sensing for rapid MR imaging [J]. Magn Reson Med，2007，58(6)：1182 - 1195.

第六章

磁共振成像相关伪影及处理

第一节 伪影概述

影像检查的本质是采用影像技术获得影像图像来反映人体的解剖结构、解剖特征，无论是 X 线、CT、B 超及 MRI 都是相同的。所以，影像图像是对客观物体的数字化反映，利用影像技术将被成像物体的特征用图像形式来表达。

图像伪影（artefact，artifact）是指图像中出现的、与被成像物体无关的各种影像表现。广义来说，任何一幅图像都不可能 100% 完全复现客观物体的结构，都或多或少存在一些伪影，这是影像技术采集信号重建图像不可避免的。而狭义的伪影则主要是指那些不是来源于被成像物体，又在实际临床应用中对放射科医生产生干扰、影响其判读的影像。

临床影像学中的伪影主要是狭义的影响临床诊断的伪影。这些伪影会干扰影像科医生对病变的客观判断，导致漏诊或误诊。所以在临床工作中，图像质量控制及尽可能消除伪影是非常重要的工作。

磁共振又是相对最复杂的影像成像技术，其成像过程涉及设备本身硬件、被检查者情况、信号采集及图像重建。任何一个环节都可能导致伪影的产生，从而影响图像质量。所以，正确识别和认识不同伪影表现是设法消除这些伪影的前提条件。

一、MRI 伪影的来源

图 6-1-1 所示为 MR 成像过程中的关键因素，其中任何一个或几个出现偏差都可能导致伪影产生。首先是患者，也就是被检查者。影像图像主要反映被检查者的解剖结构，而如果被检查者本身就存在一些导致伪影产生的因素，如扫描过程中的运动、金属植入物等。其次是磁共振系统本身，如果相关的硬件产生故障均可能造成伪影的产生。再次就是操作者，如磁共振技师在操作过程中的任何不规范或使用序列设置不严谨都会产生伪影。从采集完磁共振信号到图像产生还需要进行图像重建，磁共振的软件系统也非常重要，图像重建也是最容易

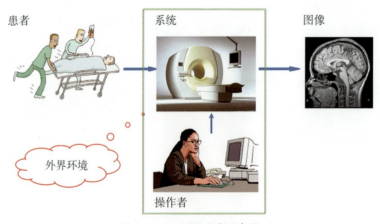

图 6-1-1 MRI 伪影的来源

产生伪影的一个环节。最后,外界环境对图像质量的影响,磁共振扫描间要求温度和湿度都要保持在一个设备运行的最佳范围,磁屏蔽也非常关键,否则当接收信息的频率和相位编码受到外界干扰,将导致图像伪影的出现。

综上所述,MRI 伪影来源于整个成像过程的方方面面,对于不同来源伪影的具体处理方式也会不同。

二、MRI 伪影的分类

将伪影进行分类主要是为了便于临床中图像的质量控制及伪影处理策略的制定。

图 6-1-2 所示为根据 MRI 伪影产生的原因进行分类。这种分类方法比较科学和直观,但是不同类型的伪影其临床处理原则是不同的。所以,为了方便临床质量控制将伪影按照处理策略进行分类。

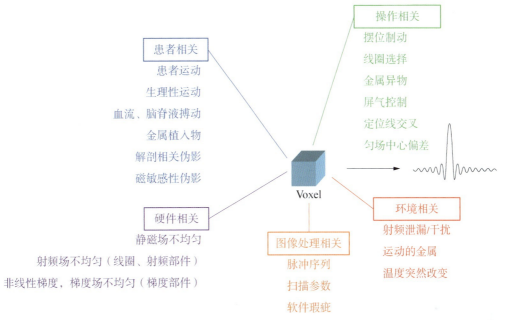

图 6-1-2　MRI 伪影来源分类

临床扫描中产生的伪影根据处理原则一般分为 3 类。①调整参数可以减轻或解决的伪影:这一类伪影主要是由于扫描序列参数设置不当产生的,包括卷褶伪影、化学位移伪影、截断伪影、部分容积效应等。对于这些伪影,操作者(磁共振技师、医生或者厂家培训工程师)一般可以通过调整扫描参数来解决。②改变操作习惯可以减轻或解决的伪影:这类伪影的产生主要是由于不规范的操作,包括和患者及操作者相关来源的伪影,如患者运动导致的运动伪影、患者忘记脱内衣导致的磁敏感伪影、操作者定位不当产生的交叉伪影、操作者线圈放置不当产生的并行采集相关伪影等。这些伪影大部分都可以通过规范化操作及患者的配合来解决。③需要工程

师维修和处理的伪影:这类伪影一般是和系统硬件、软件重建及外界环境相关的伪影,如设备故障产生的各种伪影及外界射频干扰导致的斑马线伪影等。这些伪影在图像中表现都非常明显并且严重影响图像的观察,需要专门的维修工程师进行检测及处理才能解决。根据以上分类,放射科相关工作人员需要重点掌握第一类和第二类伪影的相关知识,正确识别这两类伪影可以保证通过调整扫描参数、规范化操作习惯能够尽可能消除这两类伪影。而对于第三类伪影,非专业维修工程师一般都无法处理,当遇到这类伪影的时候,应该第一时间请相关工程师进行处理(图 6-1-3)。

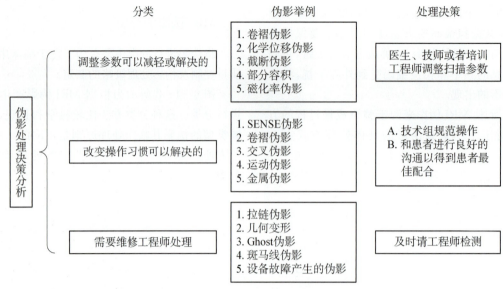

图 6-1-3　伪影处理决策

（李懋）

第二节　卷褶伪影

图 6-2-1 所示的伪影是临床工作中比较常见的一类伪影，这类伪影的表现非常有特点，主要是图像中成像组织的一侧偏到另一侧，这种伪影称为卷褶伪影（fold-over artefact）。

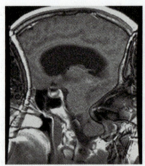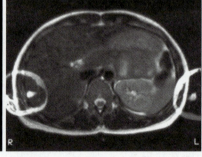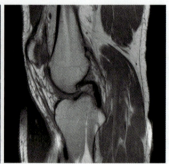

图 6-2-1　临床工作中最常见的一类伪影

一、产生机制

卷褶伪影又称为假频或信号混叠（aliasing），是一种在图像重建时由于频率或者相位信息出现混叠而造成的图像重建空间位置错误。产生卷褶伪影的主要原因是当成像物体的大小超过扫描视野（FOV）范围，则有可能在相位编码方向或频率编码方向出现卷褶。

根据信号混叠的来源可以将卷褶伪影分为频率编码方向卷褶伪影、相位编码方向卷褶伪影及 3D 卷褶伪影（层面间卷褶）。

（一）频率编码方向卷褶伪影

频率编码梯度存在，频率编码方向 FOV 外的组织频率比 FOV 内的组织频率更高。如果该频率大于奈奎斯特（Nyqusit）频率，在信号处理时这个错误的频率就会和视野内低频率自旋发生混淆，产生信号混叠，从而出现卷褶。

在信号的采集过程中，一般是将模拟信号进行数字化采集，为了正确反映信号频率，采样过程需要遵守奈奎斯特采样定律。为了保证不产生频率信号混叠，采样频率要求不少于模拟信号中最高频率的两倍。采样频率的一半又称为奈奎斯特频率，用 N_f

表示,所以必须满足 $N_f \geq f_{max}$。f_{max} 是模拟信号中的最高频率。如一个频率范围从 $0 \sim 20\,kHz$ 的样品,如果其采样频率设为 $20\,kHz$,那么所有高于奈奎斯特频率即 $N_f = 20/2 = 10\,kHz$ 的频率将和低频率部分混叠到一起,图像也就卷褶了。要保证不产生混叠,采样频率至少应该为最高频率 $20\,kHz$ 的两倍,也就是 $40\,kHz$。

一般来讲,频率编码方向产生卷褶的情况比较少见。这是由于频率编码方向不影响扫描时间,大部分扫描序列频率编码方向采样都是足够的,很少出现欠采样导致采样频率过低的情况。临床中最常见的是相位编码方向卷褶伪影。

(二)相位编码方向卷褶伪影

相位编码方向中,图像的空间定位是根据自旋质子的相位角度 $0° \sim 360°$(或 $-180° \sim 180°$)进行编码。当相位编码方向 FOV 外还有组织时,组织中的质子累积超过一个循环的相移,即 $360° + \omega°$。这种情况下其相位角度就会和 FOV 内相移等于 $\omega°$ 的组织相同,从而导致信号混叠产生卷褶。

如图 6-2-2 所示,正方形范围代表扫描 FOV 大小,在相位编码方向 FOV 明显不够,FOV 外还有成像组织,这些组织同样会经历相位梯度编码产生相移。假设 FOV 外右侧的组织经历了梯度编码相位角度为 $405°$,系统重建时无法区分 FOV 外 $405°$ 的自旋质子和 FOV 内 $45°$($405° - 360°$)的自旋质子从而导致信号混叠,$405°$ 的质子信号被错误的重建在 FOV 内 $45°$ 质子的位置,在图像上就表现为相位编码方向卷褶的产生。

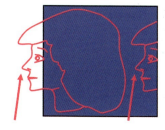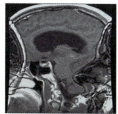

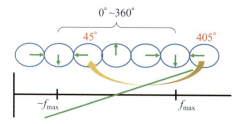

图 6-2-2 相位编码方向卷褶伪影产生机制

(三)3D 卷褶伪影

3D 成像时由于还有另外一个方向的相位编码,也就是层间方向,所以当层间 FOV 不足时也会产生同样的卷褶伪影,如图 6-2-3 所示。

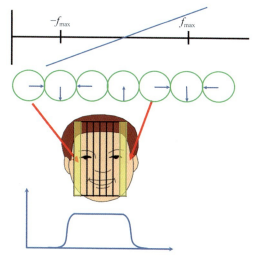

图 6-2-3 3D 序列层间卷褶伪影示意图

可以把层间方向也想象成另一个相位编码方向,如果在层间方向外还有组织,则同样会发生卷褶伪影。和相位编码方向卷褶伪影表现不同,层间卷褶是层与层之间发生了信号混叠,表现为最后几层图像叠加到前面几层或者相反。

二、伪影表现及特点

卷褶伪影主要表现为 FOV 以外的部分解剖影像移位或卷摺到同一张图像的另一侧。也就是一侧图像重建位置错误,重叠到图像的另一侧。对于 3D 序列的层间卷褶,其表现为最后几层可叠加到前几层。

图 6-2-4 所示为 3D 成像曾经卷褶伪影,卷褶发生在层与层之间,表现为后几层图像叠加到前几层图像上。

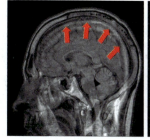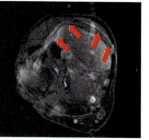

图 6-2-4 3D 序列层间卷褶伪影表现

理论上来讲,卷褶伪影可以发生在相位编码方向,也可以产生在频率编码方向上,还可以产生在层间方向(3D卷褶)。而在实际扫描中,由于频率编码方向的采样基本上不影响扫描时间,所以卷褶伪影几乎都发生在相位编码方向。

三、解决方案

卷褶伪影产生的关键原因在于:①FOV大小不够;②FOV外还有组织(质子可被编码)。所以在充分掌握了卷褶伪影产生的原因及表现后,要解决这种伪影就相对来说比较简单。消除卷褶伪影的解决方案主要通过两方面来实现:扫描视野方面及视野外组织。

首先是增大FOV,使得所有组织结构都包含在扫描视野以内,这是最直接也是最简单的解决方案。但是,对于有些检查部位,就是希望小视野成像或是不希望包含其他组织,那么采用这种方案虽然解决了伪影但是不能满足临床要求。此时就需要用另一些解决方法。

第二种方法就是设置扫描过采样(over sampling)。这种方法可以用于不希望进行大视野成像的临床扫描要求。在图像采集时,过采样的像素质子也会进行编码,所以不会产生信号混叠。而进行图像重建时,只重建扫描视野以内的范围,过采样范围则不重建为图像。这样既满足了局部视野成像,也不会产生卷褶伪影。

如图6-2-5所示,进行腰椎的矢状位成像,相位编码方向设置为FH头脚方向。由于FH方向始终都有组织,所以如果不设置过采样则会产生卷褶。图中黄色框代表扫描框FOV,蓝色框代表过采样范围。

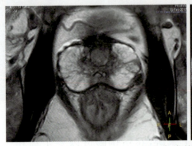

FOV	FH (mm)	450
	RL (mm)	450
	AP (mm)	230
Voxel size	FH (mm)	1.5
	RL (mm)	1.7
Slice thickness (mm)		5
Recon voxel size (mm)		0.88
Image shutter		yes
Fold-over suppression		oversampling
L (mm)		100
R (mm)		100

图6-2-5 相位编码方向过采样的设置3D

第三种方法则可以采用饱和带,使得FOV以外的组织被饱和掉,这样FOV外的组织不产生信号就不会发生卷褶。当然,这种方法有时不能完全消除卷褶伪影,因为即使有饱和带,也不能这么精准、彻底地抑制FOV外组织。

另外,还可以使用矩形FOV技术,改变相位编码方向,使相位编码方向和成像的解剖短轴一致。使用这种方法时需要注意椎体矢状位扫描例外,如果将解剖短轴设置为相位编码方向,椎体为AP前后,则确实能够节省时间并且不会产生卷褶伪影,但这样设置又会导致其他一些影响伪影的产生,如搏动伪影和化学位移伪影。所以,进行椎体矢状位扫描时,遵循的优先原则是保证图像满足诊断(图6-2-6)。

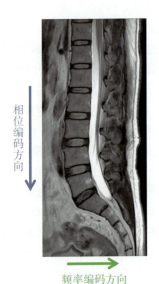

图6-2-6 椎体矢状位扫描时并没有将相位编码方向设置为解剖短轴位

当然,现在还有一些小视野成像技术,这些技术能够保证在进行小视野扫描时不产生卷褶伪影(图6-2-7)。

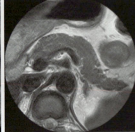
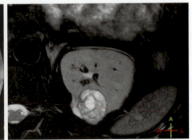

图6-2-7 小视野成像技术,即使FOV只有90～120 mm,也不会产生卷褶伪影

对于 3D 卷褶伪影,解决方法同样可以设置 3D 的层间过采样。另外还可以将层方向设置为解剖短轴,如头颅 3D 扫描采用矢状位采集,这样由于头颅矢状位两侧没有组织就不容易产生 3D 卷褶。

（李懋）

第三节　化学位移伪影

图 6-3-1 所示为需要仔细看才能发现的伪影,图中红箭头和黄箭头分别表示图像中的亮带和暗带,图像中这种表现称为化学位移伪影或化学位移效应。

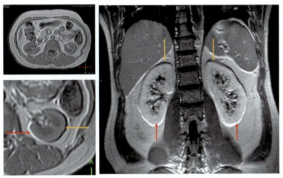

图 6-3-1　需要仔细看才能发现的伪影

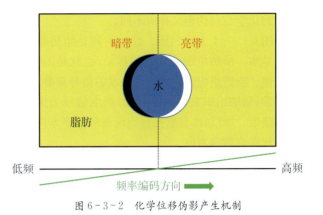

图 6-3-2　化学位移伪影产生机制

水信号重叠表现为亮带;在水的左侧,脂肪组织还是向左侧低频移动,造成水的左侧脂肪信号移空表现为暗带。

一、产生机制

化学位移(chemical shift)又称为水脂位移,是指不同组织中的氢质子在同一磁场强度下进动频率不同。在人体中,由于磁共振信号来源主要是来自水和脂肪,所以化学位移主要表现为水和脂肪组织中氢质子进动频率不同导致的空间定位移动。

由于人体内脂肪与水分子中氢质子化学结构不同,它们的进动频率在同一场强下有差别,大约是 3.5 ppm,也就是 150 Hz/T。在频率编码方向上,MRI 信号是通过施加频率编码梯度造成不同位置上质子进动频率的差别来完成空间定位编码的。MRI 一般以水的进动频率为中心,脂肪的进动频率比水慢,在傅立叶变换时,会把脂肪的低进动频率误认为空间位置的低频率。在图像重建后,脂肪组织的信号会在频率编码方向上向梯度较低一侧错位,这就是化学位移伪影产生的原因。

如图 6-3-2 所示,水平方向为频率编码方向,右侧高频,左侧低频。以水的频率为中心,由于脂肪组织中氢质子进动频率比水慢,在 1.5 T 中大概慢 225 Hz,同样位置的脂肪组织会向低频侧移动 225 Hz。在水的右侧,脂肪组织向左侧低频移动和

二、伪影表现及特点

由于化学位移伪影和频率相关,所以这种伪影出现在频率编码方向上。而产生化学位移伪影的原理是水和脂肪组织的化学位移现象,所以这种伪影发生在水脂交界区。伪影的具体表现则是频率编码方向的水脂交界区出现暗带(黑带)和亮带(白带)。

(一) 脂包水

图 6-3-2 展示了周围是脂肪组织、中间是水的化学位移伪影,这种情况是临床中比较常见的。

图 6-3-3 就是典型的脂包水,肾脏含水而周

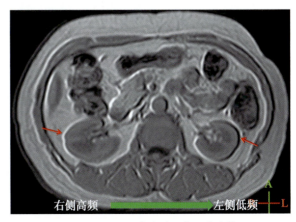

图 6-3-3　脂包水的化学位移伪影

围是脂肪组织。此时的化学位移伪影发生在频率编码方向，图中所示为左、右方向。亮带出现在高频率方向，暗带出现在低频率方向。通过伪影的表现我们就能得知哪个方向是高频，哪个方向是低频。

（二）水包脂

如果周围是水、中间是脂肪组织，就是水包脂，此时的化学位移伪影又有所不同。

图 6-3-4 为水包脂。此时中间是脂肪组织，周围是水。脂肪组织会往低频移动，也就是图像中的左侧。脂肪组织左侧移动后和水的信号重叠表现为亮带；脂肪组织右侧向左移动，产生信号丢失，表现为暗带。所以，水包脂亮带出现在低频率方向，暗带出现在高频率方向。

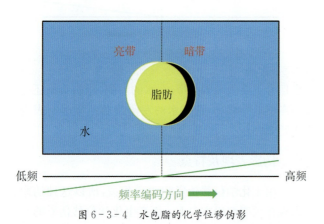

图 6-3-4　水包脂的化学位移伪影

（三）应用场景

这种化学位移伪影的不同表现有时还可以用于诊断，如诊断脂肪瘤、椎管内中线脂肪瘤，椎管内主

要含水，如果有脂肪瘤，那么肯定是水包脂，那么这时化学位移伪影方向就是高信号出现在低频方向上。而在同样一层图像中，脑脊液与硬膜囊外也有化学位移伪影，而且这种情况是脑脊液在硬膜囊外中间，就是脂包水，这时化学位移伪影是高信号出现在高频方向。椎管中央的白-黑化学位移伪影方向和蛛网膜下腔的黑-白化学位移伪影方向刚好相反，可以直接诊断脂肪瘤。

（四）DWI 序列的化学位移伪影

采用 EPI 采集的 DWI 序列，其化学位移伪影不是发生在频率编码方向，而是相位编码方向。这是特殊的情况。

三、解决方案

掌握了化学位移伪影产生的原因后，要解决这个问题并不复杂。如果要彻底消除化学位移伪影，可以采用脂肪抑制技术或水抑制技术，抑制了两者中其中一个，就不存在化学位移伪影了。而临床中很多时候扫描序列是要同时显示脂肪组织和水，那么这种情况下就不能消除化学位移伪影，只能通过修改参数尽量减少伪影的影响。

改变频率编码方向可以改变化学位移伪影产生的方向。如图 6-3-5 所示，A 图频率编码方向为左右，化学位移伪影的亮带和暗带也发生在左右；B 图频率编码方向为前后，化学位移伪影的亮带和暗带也发生在前后。改变频率编码方向并没有消除化学位移伪影，而是使伪影方向发生了变化。临床上可以通过改变频率编码方向使伪影产生在不影响诊断的方向上。

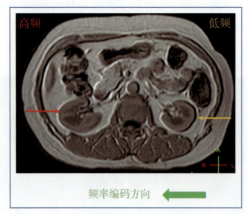
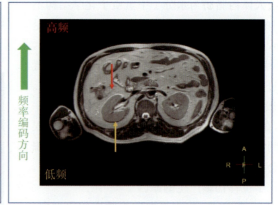

图 6-3-5　改变频率编码方向化学位移方向也改变

提高采集带宽，采集带宽越大，则化学位移伪影程度越轻。第四章已经详细介绍了其原理。

四、第二类化学位移伪影

很多书籍把同反相位中反相位图的勾边效应称

为第二类化学位移伪影。同反相位中反相位图像中的勾边效应产生的原因是在反相位时间上,脂肪组织和水的氢质子相位差为180°,得到的信号是两者相减,这样在水脂交界处信号就减掉了。真正的化学位移伪影和同反相位中勾边效应是有非常大的区别的。表6-3-1列出了两者的区别。

表6-3-1 化学位移伪影和勾边效应的区别

（续表）

区别	化学位移伪影	勾边效应 （第二类化学位移伪影）
产生序列	不抑脂序列均会产生	不抑脂的梯度回波序列
产生环节	空间编码	空间编码及信号采集
与TE的关系	无关	有关,同相位无,反相位有
伪影方向	频率编码方向	所有水-脂交界区
伪影特点	一侧黑带,一侧白带	均为黑带
与采集带宽的关系	增加带宽,伪影减轻	与采集带宽无关

（李懋）

第四节 运动相关伪影

和其他影像检查一样,磁共振成像也同样需要被检查者在扫描过程中保持不动。如果在磁共振扫描过程中,患者移动了,则会在图像上形成明显的运动伪影,影响医生对图像的判读和诊断(图6-4-1)。

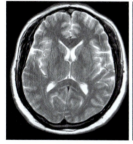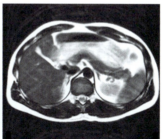

图6-4-1 运动伪影是临床扫描中非常常见的伪影

一、类型

扫描过程中由于被检查者运动(移动)或其他相关运动产生的伪影称为运动伪影或运动相关伪影。一般在扫描过程中,被检查者的运动可以分为主动运动(自主运动)和被动运动(不自主运动)。主动运动是指被检查者在扫描过程中有主动意识的运动,这种运动一般是可以控制的;被动运动则主要是指很多生理相关的运动,这种运动在扫描过程中是不能控制或不能完全控制的。

进一步根据运动的类型及处理原则,可以把被检查者运动分为周期性运动和非周期性运动。常见的生理性相关运动,如呼吸运动、心脏跳动、大血管搏动都有一定的频率及周期,为周期性运动。而另一类型的运动,如胃肠蠕动、吞咽运动、眼球转动等,其没有明显的周期性和规律性,为非周期性运动。不同类型的运动相关伪影其图像表现及处理策略是不同的,所以首先必须识别是哪一种运动相关伪影。

二、伪影表现及特点

对于自主运动或被检查者主动运动,由于其随机性比较强,没有固定的频率,所以这种伪影表现为图像模糊,或在相位编码方向出现一些条纹伪影,或有明显的错层和错位。

对于生理性的周期性运动,一般表现是相位编码方向出现条纹状伪影,如血管搏动伪影,并且有时表现为等间距连续出现(图6-4-2)。

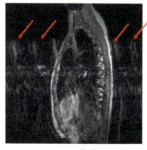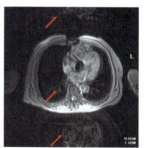

图6-4-2 血管搏动、心脏运动伪影表现为等间距地出现在相位编码方向

生理性的非周期性运动相关伪影,如肠道蠕动等,表现为一层或者某几层出现条纹状影。

三、解决方案

针对不同类型的运动伪影,其解决方法也不尽相同。

(一)自主运动

自主运动一般是患者在检查中主动运动,这种运动一般可以通过意识进行控制。对于这一类运动相关伪影,处理策略如下。

(1)扫描前:嘱咐患者保持静止或者做好固定,争取被检查者的配合,大部分情况下可以避免由于自主运动产生的运动伪影。如果是部分狂躁者、意识障碍者或者小儿,可以在检查前条件允许的情况下,给予镇静剂。

(2)扫描后发现图像有相关伪影:一般先停止检查,嘱咐被检查者保持制动,然后重复扫描该序列。

(3)在被检查者难以配合或者控制不了运动的情况下,可以采用一些抗运动伪影序列或对运动不敏感的序列来尽量消除伪影对图像的影响(图6-4-3)。

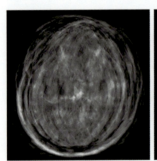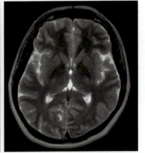

常规T2WI　　　　抗运动伪影的T2WI MultiVane

图6-4-3　采用抗运动伪影序列可以尽量消除运动伪影

(4)尽量缩短扫描时间,以减少运动伪影对图像的影响。如在进行胎儿扫描时,采用单激发的快速序列,以减少胎动对图像的影响。

(二)周期性生理运动

大部分周期性的生理运动可以采用外置的生理门控装置,对这些运动进行监测、补偿或配合磁共振专用的抗运动伪影序列来减少伪影的产生(图6-4-4)。

对于心脏搏动产生的运动伪影,解决方法主要是使用心电门控,一般可以使用 VCG 或指脉式的。由于心脏的跳动是不能停止的(这一点需要和呼吸运动区别),所以在整个采集过程中心脏都会存在运动。在心脏磁共振成像中,必须使用心电门控进行

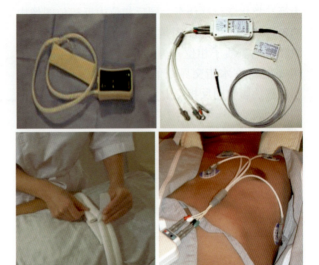

图6-4-4　呼吸门控和心电门控可以分别用于进行呼吸运动和心电运动的补偿

心电运动补偿。如果是纵隔成像,可以采用其他方法来减少心脏搏动的影响,如改变相位编码方向,增加信号采集次数等。

对于呼吸运动产生的伪影,解决方法包括:①屏气扫描,在采集信号的过程中嘱咐被检查者屏气;②使用呼吸门控装置进行运动补偿;③采用膈肌导航技术扫描;④通过增加信号采集次数对图像进行平均来减少运动伪影;⑤采集单激发序列;⑥使用抗运动伪影的序列,如 MultiVane、Blade 或 Propeller 等(图6-4-5)。

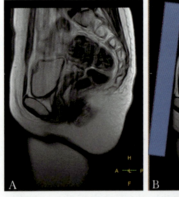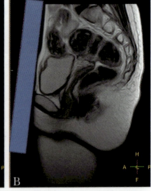

图6-4-5　A.常规矢状位扫描,可见明显的腹壁呼吸运动伪影;B.添加了饱和带,将腹部组织饱和后,呼吸运动伪影减少

对于血液流动或大血管搏动伪影,解决方法包括:①采用流动补偿技术;②使用 VCG 或者指脉式门控进行流动补偿;③添加饱和带;④改变相位编码方向(图6-4-6)。

对于脑脊液流动产生的伪影,解决方案包括:

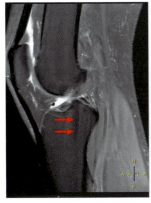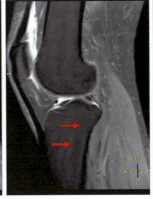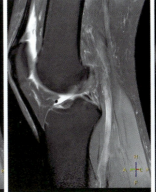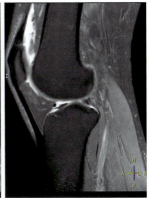

相位编码方向：前后　　　　　　　　　　相位编码方向：头足

图 6-4-6　改变相位编码方向可以减轻或消除一些血管搏动伪影

①采用平衡式自由稳态进动序列进行扫描；②如果要进行脑脊液电影或者脑脊液成像，则必须使用心电门控或者指脉式门控进行心率探测；③改变相位编码方向。

（三）非周期性生理运动

扫描过程中可能还会遇到被检查者的另一些生理性运动，如突然的吞咽、呃逆（打嗝）、肠道蠕动等。这类生理性运动由于是非周期性的、随机性的，所以相对比较难处理。

对于吞咽运动、呃逆等，扫描前争取被检查者的最大程度配合是非常有必要的，嘱咐被检查者扫描过程中不要主动吞咽。如果出现这种伪影并且影响对图像的判读，则需要重新扫描一次。另外，可以使用一些抗运动伪影序列进行扫描。

对于肠道蠕动等，可以在扫描前注射一些肠蠕动抑制剂以减少其运动。除此之外，如果肠道运动比较剧烈，影响图像观察，也可以采用抗运动伪影的序列进行扫描。

（李懋）

第五节　自由感应衰减伪影

图 6-5-1 中的伪影不仔细看是不容易察觉的，这种伪影在扫描中出现的频率并不低，但由于比较轻微，不影响诊断，所以很多时候容易忽略，这种伪影被称为自由感应衰减伪影（FID 伪影）。

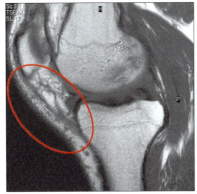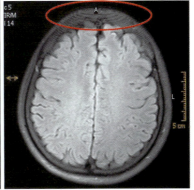

图 6-5-1　这种伪影有时也不容易察觉

一、产生机制

FID 伪影顾名思义和 FID 信号有关，其产生的原因是由于在 SE 序列中，重聚脉冲产生的 FID 信号在没有完全衰减的情况下，与后面的自旋回波信号进行重叠，也可以理解为射频脉冲产生的 FID 信号对后面的自旋回波或者受激回波产生了干扰。图 6-5-2 为 FID 伪影原理示意图。

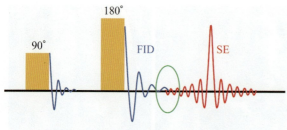

图 6-5-2　FID 伪影产生原理示意图

如图 6-5-2 所示,180°重建脉冲产生的 FID 信号还没有完全衰减,与后面的 SE 信号在时间上进行了重叠,相互干扰,就产生了伪影。

这种伪影不同公司名称可能不同。Philips 公司这种伪影称为 FID 伪影;GE 公司这种伪影称为细线伪影(fine line artefact);Siemens 公司这种伪影称为 FID 伪影。

二、伪影表现及特点

FID 伪影一般表现为有规则的细线及条索线状伪影,主要是沿着频率编码方向交替出现的高低信号线状影。

根据原理,FID 伪影容易产生在 T1 加权像及 3D 成像中,这是由于在 T1 加权像上,TE 比较短,FID 衰减不完全。3D 的自旋回波也非常容易产生 FID 伪影,是由于 3D 快速自旋回波序列回波链长,回波之间间隔短,不同回波容易相互干扰。

三、解决方案

根据 FID 伪影的原理,解决该伪影有以下几种

方法:①延长 TE,使 FID 信号有充足的时间衰减,从而避免 FID 伪影的产生。但是延长 TE 后,图像的对比度会发生变化,进行 T1W 成像则不能使用这种方法。②增大层厚,由于层厚变宽,射频脉冲在时间域上占的时间窗变窄,不容易产生 FID 伪影。③增加信号平均次数,通过两次以上的平均,使得 FID 伪影被平均掉。④使用一些系统自带的参数解决该伪影,如 Philips 系统上,可以通过使用 fid reduction 这个参数减少 FID 伪影。

图 6-5-3 是一组 T1W IR 序列,这种序列比较容易产生 FID 伪影。A 图是未修改之前的图像,可以发现有轻微的 FID 伪影产生;B 图是启用 FID 消除参数后的图像,比较一下可以发现同样位置 FID 伪影消失。该参数是利用了一个损毁梯度,使 FID 信号提前衰减,所以图像信噪比会略微下降。

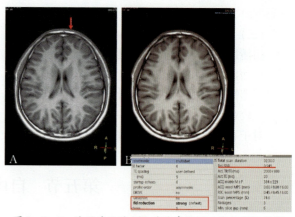

图 6-5-3　使用系统的 FID 消除参数可以减少 FID 伪影

(李懋)

第六节　Gibbs 伪影

图 6-6-1 中的伪影和 FID 伪影有点相似,在

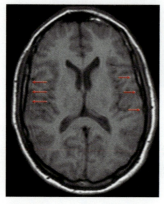

图 6-6-1　Gibbs 伪影的表现

扫描中出现频率高,但并不太影响诊断,这种伪影被称为 Gibbs 伪影,根据表现又称为截断伪影、环形伪影、振铃样伪影等。

一、产生机制

Gibbs 伪影产生的原因主要是数字化的图像实际上无法真实地反映客观图像的变化。一幅真实的图像包含了无限多的像素点及无穷的空间频率,而数字化的图像通过像素(体素)来表现真实图像,不可能做到无限小的像素。在高对比度的组织界面,由于采样的数据点是有限的,所以有时不能完全描述这种变化导致产生 Gibbs 伪影。这种伪影的表现

类似振铃,又类似于环形条纹,所以又称为环形伪影和振铃样伪影。

二、伪影表现及特点

Gibbs 伪影一般出现在图像高对比度界面的周围,形成交替的明暗条纹表现,这也是鉴别 Gibbs 伪影和 FID 伪影的关键点。这种条纹及振铃样表现可以出现在相位编码方向,也可以出现在频率编码方向,但是相位编码方向更加普遍。这是因为一般相位编码方向存在采样不足的可能性远远大于频率编码方向。为了减少序列采集的时间,所使用的矩阵往往是非对称的,一般表现在相位编码方向少,所使用的像素有时也是非矩形的,相位编码方向像素尺寸偏大,因此 Gibbs 伪影更容易出现在相位编码方向。

根据原理,FID 伪影容易产生在 T1 加权像及 3D 成像中。这是由于在 T1 加权像上,TE 比较短,FID 衰减不完全。3D 的自旋回波也非常容易产生 FID 伪影,是由于 3D 快速自旋回波序列回波链长,回波之间间隔短,不同回波容易相互干扰。

Gibbs 伪影出现的原因是采样不足,或者空间分辨率不够大,或者体素还不够小。那么什么情况下,采样是充足的呢? 实际上,采样永远都不足,只要你用有限的像素数目来描绘(反映)图像中的无限元素,都是不足的。只不过随着采样的增加,也就是空间分辨率越来越高,矩阵越来越多,伪影的条纹会越来越细、越来越密。所以,理论上,如果图像的采集矩阵非常大,像素非常小,那么产生的 Gibbs 伪影的条纹就近似于无限薄,条纹之间距离近似于无限接近,在图像中也就不明显了,甚至类似于 Gibbs 伪影消失了。

三、解决方案

Gibbs 伪影不可能完全消除,可以通过以下方式来减少 Gibbs 伪影:①减小像素尺寸,增加采集矩阵,提高空间分辨率。这是最有效的一种方法,但空间分辨率提高后,扫描时间也会增加。②增加信号采集次数,通过信号平均的方法能够减少 Gibbs 伪影。③使用一些系统自带的参数解决该伪影。如 Philips 公司的设备有一个称为环形过滤的参数,利用这个参数可以降低 Gibbs 伪影。

(李懋)

第七节 部分容积效应

图 6-7-1 为踝关节矢状位扫描图像。A 图是 T2WI,采用 3.5 mm 层厚,在某一层可以观察到跟腱有高信号;B 图采用 mDIXON TSE 序列,层厚减少到 2.5 mm,同样的位置跟腱表现正常。这就是影像断层成像中非常典型的部分容积效应。

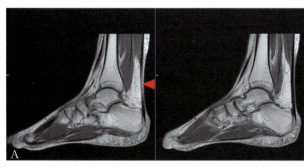
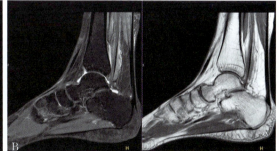

层厚: 3.5 mm   层厚: 2.5 mm

图 6-7-1 部分容积效应

一、产生机制

同 CT 成像一样,MRI 也有部分容积效应,其产生原因主要是由于像素过大或层厚比较厚,导致像素(体素)内信号平均,使得体素的信号表现为多种组织的信号强度平均值,这样不能完全真实地反映体素内某些组织的信号强度。另外,射频脉冲波形不理想也容易导致平均容积效应产生。

二、伪影表现及特点

一般平均容积效应在扫描层厚比较厚时是比较明显，表现为同一体素内显示多种组织信号，容易造成混淆和假象。

三、解决方案

减少部分容积效应有两种方法：减小层厚；减小体素大小（也就是提高空间分辨率）。

（李懋）

第八节　磁化率伪影

磁化率伪影是比较常见的一类伪影，当有磁化率较大的物质引入磁场后，会导致局部磁场不均匀性增大，产生明显的伪影（图6-8-1）。

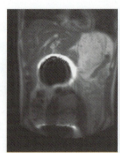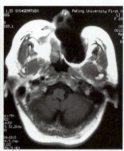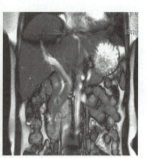

图6-8-1　磁化率伪影的表现

一、产生机制

磁化率（χ）是为了描述一个物质的磁敏感性，它的定义为某种物质进入外磁场后感应的磁化强度与外磁场强度的比率。

在磁共振成像中，为了得到良好的图像质量，总是希望磁场的均匀性越好，也就是磁场差异越小。磁化率越大，对主磁场的均匀性影响越大，磁场越不均匀首先导致质子去相位加速，信号衰减迅速，造成信号丢失；其次磁场的不均匀又会带来相位信息及频率信息的错配，产生图像形变及严重的伪影。磁化率相差较大的不同组织会导致局部磁场不均匀，梯度呈现非线性，破坏了频率编码和图像位置的固定关系，产生信号损失或错误记录。

金属伪影也是一种特殊的磁化率伪影（图6-8-2），是因为金属物质会严重影响局部磁场均匀性，导致磁化率增大，产生明显的伪影。

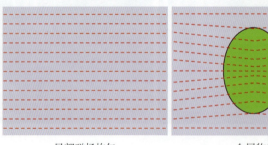

局部磁场均匀　　　　　金属物质导致局部磁场不均匀

图6-8-2　金属伪影也是一种特殊的磁化率伪影

二、伪影表现及特点

磁化率伪影主要表现为在磁场不均匀的区域及周围出现异常高信号及低信号区，图像明显变形、扭曲。

由于梯度回波序列没有重聚脉冲纠正主磁场不均匀性，梯度回波序列更容易产生磁化率伪影。因为越靠四周的磁场均匀性越差，对磁化率伪影更敏感，磁化率伪影更常见于梯度回波序列图像的四周边角。

DWI扫描也可以在磁场不均匀的区域出现磁敏感伪影,表现为该区域明显扭曲,出现异常的高低信号影。

图6-8-3所示,A图为平衡式自由稳态进动的梯度回波序列图像,由于FOV四角的磁场均匀性下降,产生明显的磁化率伪影;B图为SE-EPI的DWI,在磁化率变化大的区域,如颅底及上颌窦区域可见明显的磁化率伪影。

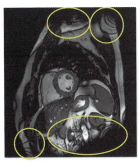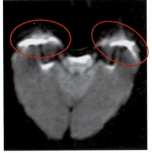

A　　B-TFE序列　　　B　　DWI-EPI序列

图6-8-3　梯度回波序列及DWI序列的磁化率伪影表现

三、解决方案

磁化率伪影主要是由于成像区域内磁场不均匀导致的,所以解决方案主要是围绕提高FOV区域磁场均匀性为主。

首先需要筛查被检查者,排除外源性的物质引入磁场导致磁场不均匀。如假牙、衣服上的金属扣子等。其次可以将成像的感兴趣区尽量置于磁场中心,以提高FOV区域磁场均匀性,减少磁化率伪影。再次可以采用设备自带的高阶匀场功能或添加匀场框,使成像的FOV区域磁场均匀性提高。最后是采用对磁场均匀性不敏感的序列,如快速自旋回波序列或抗金属伪影序列进行成像。如果使用上述方法后,仍然有很明显的磁化率伪影,则可以请工程师来检查是否有金属异物吸入磁体内。

(李懋)

第九节　交叉伪影

图6-9-1所示为在常用的椎体椎间盘横轴位扫描时由于角度过大,两个不同的扫描框在某一个位置交叉重合,发生信号干扰产生的交叉伪影。

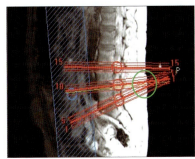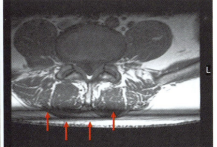

图6-9-1　交叉伪影

一、产生机制

层面内组织受到其他层面或额外的射频脉冲激发,提前饱和,不能产生信号,则会发生射频干扰,产生交叉伪影。这种情况一般发生在斜位定位时角度过大。另一种情况是采用放射状扫描,由于中心部位每次都会被激发,产生交叉伪影。

图6-9-2所示是采用放射状顺序扫描图像,由于每个扫描角度有一个位置会重合,该区域被反复激发,信号饱和,产生交叉伪影。这种情况容易出现在关节旋转扫描成像中或MRCP放射状扫描中。

临床上有时为了减少一些呼吸运动伪影会增加饱和带,在使用饱和带时一定要避免对重要的观察位置饱和。

二、伪影表现及特点

交叉伪影的表现主要是扫描框交叉的部位或区域信号下降或流空,产生明显的黑带。

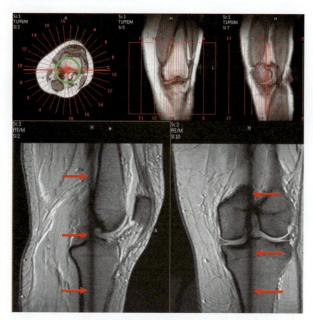

图6-9-2 放射状扫描,中心位置反复被激发产生交叉伪影

三、解决方案

解决交叉伪影的主要办法是定位时尽量使层面不产生交叉,如果由于角度过大必须交叉,则尽量使交叉的区域避开主要的观察区。

放射状扫描时,如果交叉位置很重要,可以采用分次扫描,也就是每个角度分开扫描,避免相邻角度同时激发采集信号。

(李懋)

第十节 并行采集技术相关伪影

图6-10-1中的伪影比较明显,就在图的中间,对于临床诊断有很大的影响。这种伪影一般是使用不正确的并行采集技术导致的,所以可以归纳为并行采集技术相关伪影。

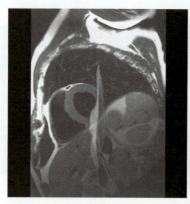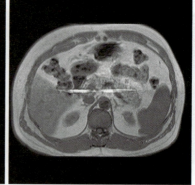

图6-10-1 两幅图中间有明显的伪影

一、产生机制

并行采集技术加速的原理主要是通过利用多通道线圈探测信号敏感度,进行欠采样节约时间,再利用后处理及算法去除卷褶,从而达到加速而不产生伪影的目的。在使用并行采集技术时,如果由于使用不当可能仍然会导致卷褶产生,出现伪影。

不同公司并行采集技术的名称不同,所以并行采集相关伪影在不同公司可能名称不同。Philips公司并行采集相关伪影称为SENSE伪影;Siemens公司此伪影称为GRAPPA伪影;GE公司以ASSET伪影来代表并行采集相关伪影。其实,这些伪影都是使用并行采集技术(不当)导致的,因此可以统称为并行采集相关伪影。

以下原因可能导致出现并行采集伪影。

(一)FOV太小或加速太大

使用并行采集技术的首要目的是加速。如果一个扫描本身FOV太小了或者加速太大了(加速倍数设置得太大)就可能导致伪影产生(图6-10-2)。此时,即使有并行采集的算法,也不能保证去卷褶。这时的伪影表现就是卷褶伪影的表现,不过和卷褶伪影发生在对侧不同,并行采集相关伪影由于有去卷褶的运算,所以一旦发生类似的卷褶伪影,一般是在图像的中央。

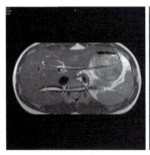
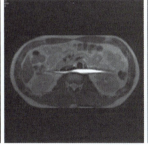
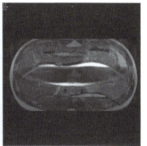

加速1.5倍　　　　加速2.0倍　　　　加速2.5倍

图6-10-2　FOV不足,并行采集加速倍数越大,伪影越明显

(二)线圈摆放不合适

这种情况一般常见于体部扫描,需要前、后两片线圈进行。使用并行采集技术之后,图像信噪比会下降,其下降和并行采集加速倍数及几何因子相关。如果线圈摆放不一致,则会导致几何因子显著增大,得到的图像信噪比低,并且导致不能完全去除卷褶,产生伪影。

(三)预扫描和正式扫描不一致

使用并行采集技术,一般都会先进行参考扫描或校准扫描的预扫描。如果此时预扫描和后面正式扫描不一致,或进行预扫描时被检查者发生了移动,导致产生伪影。

(四)加速方向使用错误

我们知道并行采集技术和线圈的排布设置单元相关,并行采集在某个方向加速的最大倍数和这个方向的线圈单元有关,如果设置了错误的方向或加速倍数,则可能产生伪影。

如图6-10-3所示,对于一个8通道的头颅线圈,线圈单元排布是4(左右)×2(前后)。如果使用并行采集技术时,加速方向设置为前后,而加速倍数又大于前后线圈的单元数目,则会导致伪影产生。

(五)图像中间信噪比明显下降

并行采集技术由于算法的问题,在去卷褶的过程中也会增加噪声,所以使用了并行采集技术后(特别是加速倍数大),图像中间信噪比不高,噪点比较大。因此加速倍数过大几何因子显著增加,噪声放大效应会更大。

如图6-10-4所示,相位编码方向为前后,并行采集使用过大,可以发现平行于相位编码方向中间有一条噪点比较高的带,是中间信噪比下降的表现。

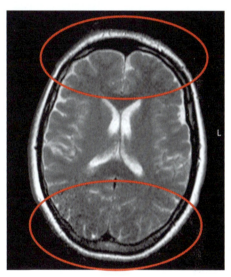

图6-10-3　错误地使用并行采集的加速方向导致伪影产生

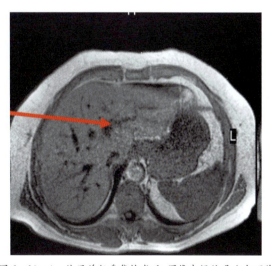

图6-10-4　使用并行采集技术后,图像中间信噪比会下降

二、伪影表现及特点

并行采集技术相关伪影其实可以理解为一类特殊的卷褶伪影,不过其图像表现和卷褶伪影有明显的不同。卷褶伪影一般出现在图像周边、对侧,而并行采集相关伪影则出现在图像中心(图6-10-5)。所以并行采集相关伪影的表现是向中心进行卷褶,与并行采集技术图像算法有关。

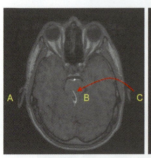
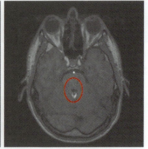

图6-10-5 并行采集相关伪影一般出现在图像中心

当FOV过小而加速倍数过大时,可能产生明显的中心卷褶伪影。如果FOV足够大,而加速倍数过大,则可能出现图像中心信噪比下降的表现。

三、解决方案

首先在扫描时要注意FOV不能过小,尽量包括所有组织。其次,根据线圈排布单元分布,并行采集加速倍数不宜过大。当出现明显的并行采集相关伪影时,可以先检查一下参数设置的加速倍数,如果过大,可以将其调小。

预扫描与正式扫描不一致时,重新扫描一次,此时不仅要重新进行序列扫描,也要重新进行预扫描,在整个扫描过程中嘱咐被检查者保持不动。对于腹部扫描,务必使预扫描和正式扫描方式一致。如采用屏气扫描,则预扫描也嘱咐患者屏气。

注意线圈单元排布方式及线圈放置,要将线圈前部和后部对齐摆放,可以显著降低几何因子,减少伪影。

(李懋)

第十一节 介电伪影

图6-11-1中的伪影在3.0T磁共振体部扫描中比较常见,这种伪影就是介电伪影,又称为电解质伪影(dielectric artifact)。其图像表现没有固定的规律,经常对影像诊断产生较大的影响。

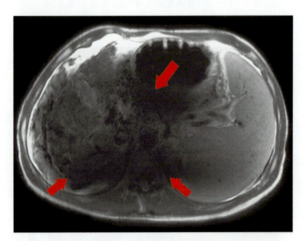

图6-11-1 介电伪影

一、产生机制

公式 $E=(h×c)÷\lambda$,其中E是能量,h是普朗克常数,c 为光速,λ 是波长。根据这个公式,射频脉冲的能量和波长成反比。射频脉冲在人体介质中波长会变短,并且在组织界面可能形成波的折射和反射。射频脉冲在不同介质中波长(λ)不同,其公式又可以写作:$\lambda=c÷(f×\sqrt{\varepsilon})$。$f$ 为不同场强下的共振频率,ε 是不同介质下的介电常数。所以磁共振静磁场场强升高,其共振频率 f 增大,射频脉冲在人体中波长就越短。当射频脉冲波长变短和人体左右径接近时,其不能完全穿透人体,产生驻波,导致了 B_1 场不均匀,在成像中产生伪影。驻波(standing wave)是频率相同、传播方向相反的两列波,沿着传输线形成的一种分布状态。这两列波中,其中一个波一般是另一个波的反射波。驻波导致的主要结果是射频场 B_1 在人体中分布不均,最终反映在图像上则是信号不均匀。

在1.5T磁共振中,射频脉冲在人体中波长大约为52 cm,大于人体横径,可以完全穿透人体,基本上不会产生驻波;而在3.0T场强下,射频脉冲波长变为26 cm,体部成像可能无法穿透人体横径,则会产生驻波,影响 B_1 场均匀性,产生伪影(图6-11-2)。

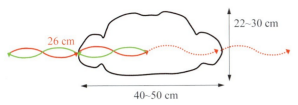

图6-11-2 在3.0T及以上场强磁共振中,射频脉冲波长变短无法穿透人体产生驻波

如图6-11-2所示,在3.0T磁场中,穿越人体的射频脉冲波长大约为26 cm,无法完全穿透人体形成驻波,并且在组织界面还会形成反射波。这些驻波会和后面的入射波在某些位置发生干涉,表现为某些区域信号增强,某些区域信号减弱,表现为黑白不均。

二、伪影表现及特点

根据原理,介电伪影主要更容易在超高场强(>3.0T)的磁共振中产生,并且容易发生在人体横径比较长的体部成像中,如腹部、盆腔、乳腺等。伪影的表现主要是图像信号强度不均匀,中心信号偏低。

在3.0T头颅成像中,有时中心区域由于发生了增强性相干,表现为图像中心信号特别亮(图6-11-3)。

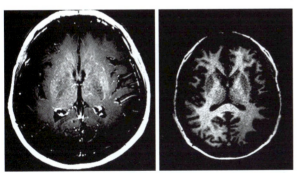

图6-11-3 高场强下的头颅介电伪影,表现为图像中心信号偏高,周边偏低

场强越高或人体左右径成像区域越长,介电伪影越明显。另外,有腹水或大量含液体囊肿的患者,本身就会使得B_1场不均匀;其次,液体介电常数高,会导致射频脉冲波长进一步缩短,加重介电伪影。

三、解决方案

根据介电伪影产生的原理,要解决介电伪影有以下方法:①采用多源射频系统,从根本上解决这个问题。②使用饱和介质水带,也就是电解质带或电解质垫(dielectric pads)。这种电解质垫主要是由高传导率的材料构成,摆位时置于患者成像区域和接收线圈之间以减少介电伪影。③对于大量腹水的腹部患者,可以使用1.5 T或者更低场强的磁共振进行扫描。

图6-11-4所示为多源射频系统,采用这种系统可以根据驻波产生的位置发射另一个方向的射频脉冲,抵消驻波,从而减少介电伪影产生。

多源射频系统

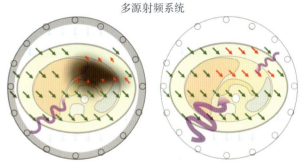

图6-11-4 采用多源射频可以消除电解质伪影

图6-11-5所示为一个大量腹水患者,在3.0T磁共振上行腹部检查,使用了多源射频后,介电伪影显著减少。但如果患者腹水量太大,即使采用了双源射频或增加电解质袋,可能也无法消除介电伪影。这种情况下,建议使用1.5 T场强以下的设备进行扫描。

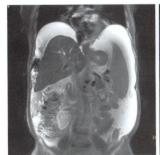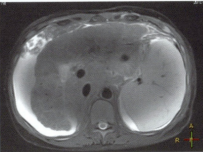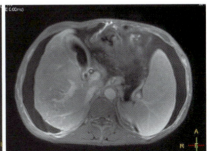

图6-11-5 大量腹水患者,3.0T腹部成像,使用双源射频显著地减少了介电伪影

(李懋)

第十二节　硬件系统相关伪影

本节将介绍第三类伪影,这类伪影主要是由于硬件系统故障直接导致的。一般这种伪影都非常明显,严重影响图像质量,干扰医生对影像图片的判读。

出现硬件系统相关的伪影,必须由专业的维修工程师来处理。所以正确识别和判读这类伪影也是十分重要的,处理方式是第一时间报修,使维修工程师尽快到场,及时排除和解决硬件系统相关故障,保证后续设备的正常使用。

一、Ghost 伪影

(一)伪影表现及特点

Ghost 伪影又称为鬼影(图 6 - 12 - 1)或重影。这种伪影在图像的表现像幽灵一样,主要是产生重叠的一组图像。其特点是在相位编码方向出现多个连续的重影(幽灵样影像),这种连续的多个重影还是很好识别的。

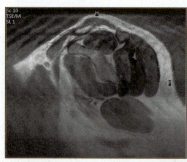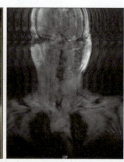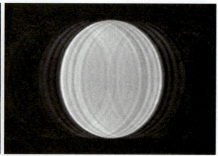

图 6 - 12 - 1　Ghosting 伪影的图像表现

(二)产生机制

Ghost 伪影产生的原因主要是硬件系统不稳定导致的。如射频系统不稳定、梯度系统不稳定、磁场均匀度等。其次,患者检查时运动也可能导致 Ghost 伪影产生。

还有一种情况是比较老的机型进行 DWI 序列扫描,单激发 ssh - EPI 时,由于系统硬件的原因产生的 Nyquist N/2 Ghost 伪影。主要原因是 EPI 序列中由于双极梯度快速切换造成失相位和聚相位不能精准。

(三)解决方案

如果出现 Ghost 伪影,首先需要判断是什么原因产生的。如果不是由于扫描过程中患者自主运动产生的,则需要尽快联系专业的维修工程师进行检修。

在 ACR 推荐的磁共振质控流程中,也有专门对于 Ghost 伪影重影率的检测,重影比例≤2.5% 则通过该项测试。

二、射频干扰伪影

(一)伪影表现及特点

如图 6 - 12 - 2 所示,射频干扰伪影图像表现主要为沿相位编码方向排列的高亮线状拉链影,又称为拉链状伪影(zipper artifact)。

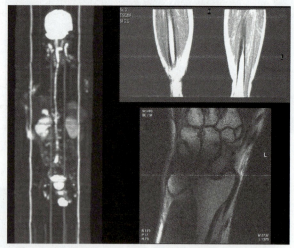

图 6 - 12 - 2　射频干扰伪影

(二)产生机制

射频干扰伪影产生的原因是外界无线电信号干扰产生噪声,在图像重建时引入的伪影。一般通过查看原始的 K 空间数据或图像表现就能发现。

（三）解决方案

产生射频干扰伪影常见原因是由于磁共振屏蔽没有做好，此时可以检查屏蔽门是否关闭。另外，检查磁共振磁体间周围是否有射频干扰源。如果还没有解决问题，必须请工程师来检测和调试。在场地设计时，需要避免两台同样场强的磁共振设备面对面安装。

三、灯芯绒伪影（白噪声）

（一）伪影表现及特点

图6-12-3中的伪影根据其图像表现有不同的名称，如灯芯绒伪影、电火花伪影、斑马线伪影、Spike伪影或Sparkle伪影、白噪声。其在图像中的表现主要是覆盖整个图像的灯芯绒样线状影，为明暗相间的条纹状影。可为单一方向，也可为多个方向相交排列。可出现在一个序列的某一幅图像中，也可能出现在整个序列的所有图像中。

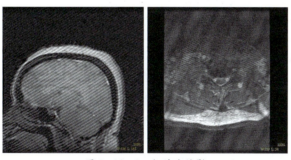

图6-12-3 灯芯绒伪影

（二）产生机制

灯芯绒伪影产生机制是封闭磁体内某些放电辐射导致K空间数据污染。主要的原因有：①高速ADC采样时，电子开关出现接触不好；②其他系统接触不良或接线尖端导致放电；③其他无线发射装置瞬时射频信号串扰，导致原始K空间出现了信号异常强的数据点（即Sparkle点）。

伪影出现的条纹方向及间隔和K空间中异常的高亮点有关。这种K空间出现的异常高亮点称为白噪声或打火点（图6-12-4）。根据伪影图像K空间数据和仿真软件分析，图像中系列明暗间隔的条纹影，其实是由一个打火数据点形成的。打火点位置越远离K空间中心，灯芯绒伪影的明暗条纹间隔越小；反之，打火点越靠近K空间中心，明暗条纹间隔越大。打火点的位置与K空间中心的连线方向，与灯芯绒伪影的明暗条纹方向垂直（图6-12-5）。

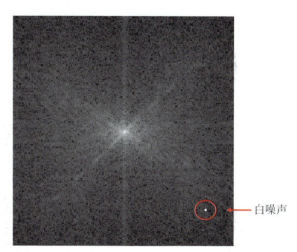

图6-12-4 K空间中的打火点（白噪声）

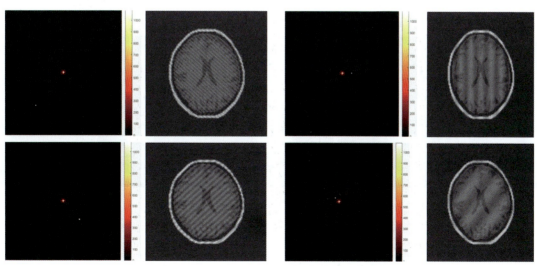

图6-12-5 K空间中的打火点位置和图像伪影表现是相关的

为了降低伪影对诊断的影响，一些厂家的磁共振系统在图像重建之前，对 K 空间进行数据校验，对非 K 空间中心区域的奇点（幅度异常）数据进行邻域替换或插值替换，可以消除灯芯绒伪影。但对于比较靠近中心区域的数据点，则不方便处理。

（三）解决方案

一旦出现灯芯绒伪影，解决方案一般是直接联系维修工程师进行检查。推荐进行以下项目检查：扫描室附近的无线发射装置；检查噪声滤波器；检查内部有无松动部件；系统内是否存在接线端的偶然尖端放电；检查内部电缆；检查 ADC 高速采集板卡。

四、非线性梯度

（一）伪影表现及特点

梯度系统是磁共振空间定位的关键，如果梯度非线性则会导致图像空间定位产生错误，发生图像扭曲、变形（图 6-12-6）。

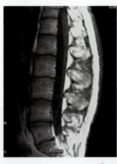
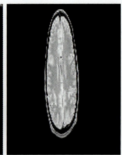
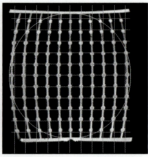

图 6-12-6 非线性梯度造成的图像变形

（二）产生机制

由于梯度线性下降，可以导致这种伪影产生。

（三）解决方案

出现严重的图像变形、扭曲需要请维修工程师来现场调试解决。

五、线圈单元或通道故障

（一）伪影表现及特点

由于接收线圈单元或通道故障导致的伪影（图 6-12-7），其在图像中表现为故障单元及通道对应位置的图像出现信号不均、信噪比显著下降或图像空间定位变形。

（二）产生机制

磁共振扫描需要利用线圈来收信号，如果线圈产生故障或线圈单元或通道有问题，则肯定会影响图像，产生伪影。对于多通道线圈，如果某些单元或通道产生故障，则对应的位置图像信号有异常。

（三）解决方案

怀疑线圈故障导致的伪影，一般可以先通过更换扫描部位或更换线圈来确定是否是线圈原因导致的。如果是线圈故障，解决方案是维修或更换线圈。

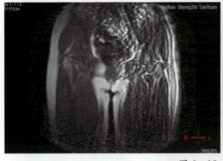
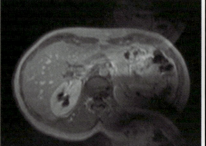
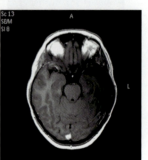

图 6-12-7 线圈单元或通道故障导致的伪影

（李懋）

<h1 style="text-align:center">主要参考文献</h1>

［1］ 沙琳,赵一平. 磁共振伪影与假象[M].北京：科学出版社,2019.

［2］ Heiland S. From A as in aliasing to Z as zipper：artifacts in MRI［J］. Clin Neuroradiol, 2008,18：25 – 36.

［3］ Jezzard P, Balaban RS. Correction for geometric distortion in echo planar image from B0 field variations［J］. Magn Reson Med, 1995,34(1)：65 – 73.

［4］ Hood MN, Ho VB, Smirniotopoulos JG, et al. Chemical shift：the artifact and clinical tool revisited［J］. Radiographics, 1999,19 (2)：357 – 371.

［5］ Zaitsev M, Maclaren J, Herbst M. Motion artifacts in MRI：a complex problem with many partial solutions［J］. J Magn Reson Imaging, 2015,42(4)：887 – 901.

［6］ Graves MJ, Mitchell DG. Body MRI artifacts in clinical practice：a physicist's and radiologist's perspective［J］. J Magn Reson Imaging, 2013,38(2)：269 – 287.

［7］ Deshmane A, Gulani V, Griswold MA, et al. Parallel MR imaging［J］. J Magn Reson Imaging, 2012,36：55 – 72.

［8］ Goldfarb JW. The SENSE ghosts：field-of-view restrictions for SENSE imaging［J］. J Magn Reson Imaging, 2004,20(6)：1046 – 1051.

［9］ Pruessmann KP, Weiger M, Scheidegger MB, et al. SENSE：Sensitivity encoding for fast MRI［J］. Magn Reson Imaging, 1999, 42：952 – 962.

［10］ Robson PM, Grant AK, Madhuranthakam AJ, et al. Comprehensive quantification of signal-to-noise ration and g-factor for image-based and k-space-based parallel imaging reconstructions［J］. Magn Reson Med, 2008,60(4)：895 – 907.

［11］ Webb AG. Dielectric materials in magnetic resonance［J］. Concepts Magn Reson, 2011;38A：148 – 184.

［12］ Webb AG, Collins CM. Parallel transmit and receive technology in high-field magnetic resonance neuroimaging［J］. Int J Imag Syst Technol, 2010,20：2 – 13.

第七章

脂肪抑制技术

第一节 脂肪抑制的意义

脂肪抑制是磁共振成像中最常用的一种技术，在其他影像检查中几乎没有单独强调脂肪抑制，如CT或X线。这是因为这些影像检查一般都是单参数，CT图像反映组织的密度信息，而脂肪组织在CT中均表现为低密度，CT值为负值。而磁共振是典型的多参数成像，脂肪组织在不同的加权图像中，表现不尽相同，并且影响对水信号的观察，所以在磁共振中进行脂肪抑制是必要和必须的。

在影像成像中，脂肪其实是一个非常好的天然对比组织，无论是在X线、CT，还是磁共振。在X线和CT上，脂肪组织呈低密度表现，反映在图像上是黑影、暗影。这样我们根据图像的表现结合位置就能够确定脂肪组织。而在磁共振中，脂肪同样在很多时候可以提供天然的对比。脂肪组织在磁共振T2WI中一般呈高信号，表现为图像呈亮影或白影；在T1WI中，脂肪组织仍然呈高信号；在PDWI中，脂肪组织信号也是比较高的。不同的是，磁共振图像是以氢原子核来成像的，在人体组织中，主要的成像来源物质是水（H_2O）和脂肪（—CH_3和—CH_2）。脂肪组织在主要的3种磁共振对比图像中都表现为高信号，而自由水则不同，在T2WI上也表现为高信号，在T1WI上表现为低信号。这样，在某些序列中，脂肪和自由水都表现为高信号，我们很多时候就无法区别这个高信号是脂肪组织还是水肿。这就是为什么很多序列会进行脂肪抑制的原因。

除了脂肪组织在磁共振图像中的表现不同，脂肪组织同样会影响磁共振图像的质量。许多序列进行脂肪抑制的意义还在于提高图像质量，消除脂肪组织的相关伪影。

一、脂肪组织相关的运动伪影

图7-1-1是一组典型的腹部扫描图像，A图是常规的T2WI，可以看到有一些条形的伪影；B图是腹部的T2WI，增加了脂肪抑制技术，可以看到腹壁及腹腔内的脂肪高信号都被抑制了。

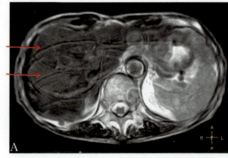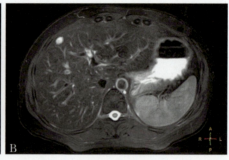

图7-1-1 腹部扫描进行脂肪抑制可以减少腹壁的运动伪影

由于在行腹部检查中，需要冻结呼吸运动。如果一个患者呼吸不规律，则很可能出现由于腹壁脂肪组织的呼吸运动而带来的运动伪影。进行脂肪抑制技术后，则能够最大限度减少这种伪影发生的概率。所以，进行脂肪抑制可以减少和脂肪组织相关的运动伪影，提高图像质量。

同样,在进行盆腔矢状位扫描时,可以通过施加一条饱和带的方式抑制腹盆壁的脂肪组织,可以减少图像的运动伪影(图7-1-2)。

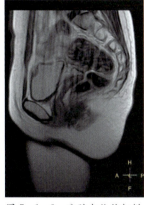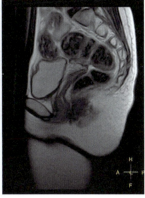

图7-1-2 盆腔矢状位扫描,进行脂肪抑制后减少了呼吸运动伪影

二、消除化学位移伪影

图7-1-3是一组磁共振常见的腰椎矢状位扫描图像,A图是常规的T2WI矢状位图像,可以发现红箭头指脊髓硬膜囊外和脑脊液之间有一个黑线状的丢失影(勾边影),是水和脂肪的化学位移伪影。B图增加了脂肪抑制技术,脂肪组织被抑制,则化学位移伪影消失。

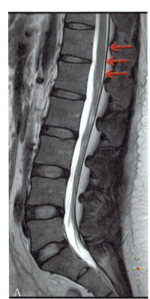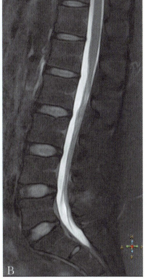

图7-1-3 腰椎矢状位T2WI(A)及T2WI脂肪抑制(B)

有时化学位移伪影会出现在非常重要的位置,形成一个黑带,影响医生对图像的判读。所以,进行

脂肪抑制可以消除化学伪影,提高图像质量及对图像的判读。

三、增加图像对比

骨关节部位的磁共振扫描一般会进行多个序列的脂肪抑制。

图7-1-4A、B是踝关节磁共振扫描图像,A图为常规T2WI,B图增加了脂肪抑制。B图中明显有高信号的骨骼水肿。由于成人骨头大部分由黄骨髓组成(部分位置红-黄骨髓会交替),黄骨髓大部分是由脂肪组织构成的,所以在T2WI上,无论是水肿或是脂肪组织都显示为高信号,无法判断到底有无骨髓水肿。增加抑脂技术以后,正常骨髓的高信号被抑制,骨髓水肿得以显示。C图是常规的膝关节冠状位扫描图像,采用脂肪抑制的T2W序列,能够非常清晰地显示骨髓水肿及骨挫伤。所以,骨关节扫描经常会在T2W序列增加脂肪抑制技术,是为了突出显示水肿等信息,提高正常组织与病灶的对比度。

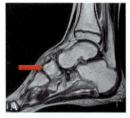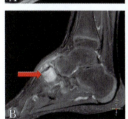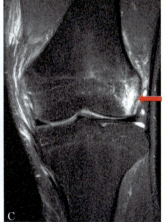

图7-1-4 骨关节扫描脂肪抑制的必要性

四、提高增强扫描的效果

同CT一样,磁共振有时也需要使用增强扫描,通过注射对比剂,提高病灶与组织的对比度,加强病灶的检出。

乳腺组织中一般含有大量脂肪,当进行T1WI增强扫描时,由于脂肪组织是短T1,在T1WI上表现为高信号。如果不进行脂肪抑制,则无法显示小病灶的强化。所以,脂肪抑制技术可以增加增强扫描的效果,更好地显示小的强化病灶(图7-1-5)。

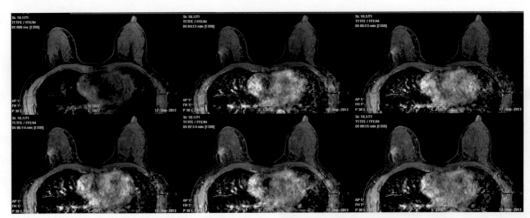

图 7-1-5　乳腺增强扫描一般采用 T1WI 脂肪抑制序列

五、判断组织成分

进行脂肪抑制还可以判断组织成分。临床上可以扫描不抑脂和抑脂两组序列，通过比较，判断病灶是否含有脂肪以及脂肪含量的多少。这种方式对进行定性诊断有帮助。

如图 7-1-6 所示，采用 mDIXON 进行腹部扫描，一次有 4 组图像(同相位 T1WI IP、反相位 T1WI OP、脂肪抑制图 T1WI FS、脂肪图 T1WI Fat)。第二排图像可以发现，肝左叶的病灶，在同相位上呈高信号，反相位上周边呈低信号，抑脂图像是低信号，而脂肪图像是高信号。结合这些信息可以判断这个病灶是一个纯脂肪组织(几乎不含水)。第一排是另一个病例，肝右叶后段有一个病灶：在同相位上是高信号，反相位上信号下降；抑脂图像上也有部分高信号，而脂肪图上也有部分高信号。综合判断，这个病灶既含水也含有脂肪组织，最后病理结果为肝癌病灶脂肪变性。所以，脂肪抑制技术对于磁共振定性诊断非常重要，可以用于鉴别组织是否含有脂肪，以及推断脂肪含量的多少。

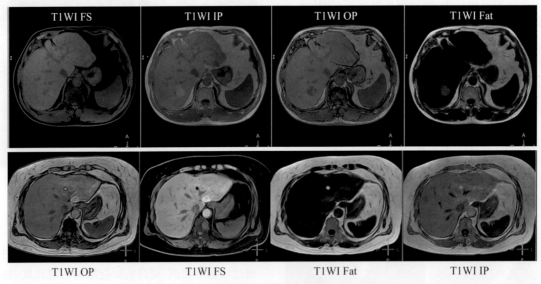

图 7-1-6　腹部多对比度图像判断病灶脂肪组织

六、脂肪组织对 ADC 值的影响

脂肪组织的存在还可能影响一些定量的指标，如 ADC 值。如采用不同的脂肪抑制技术结合扩散加权成像扫描，得到的 ADC 值会有所不同。

七、总结

脂肪抑制技术可以减少脂肪相关的运动伪影及化学伪影，增加图像的组织对比度，增加增强扫描小病灶的检出率，还可以通过该技术判断组织是否含有脂肪。所以，合理利用脂肪抑制技术不仅可以改善图像质量、提高病变检出率,还可以为鉴别诊断提供重要信息。

需要注意的是,有时不需要进行脂肪抑制,如在进行前列腺或直肠扫描时,脂肪组织高信号的存在可以衬托周围组织,这样更容易观察包膜等结构。

(李懋)

第二节 脂肪和水的区别

磁共振成像的信号来源主要是氢质子,而人体中氢质子主要来自水和脂肪组织。所以,要进行脂肪抑制,就等同于抑制脂肪组织中的氢质子产生信号,这里就涉及脂肪和水的区别。

一、物理区别

水和脂肪由于结构、性质、分子式不同,其在磁共振中固有的组织特征值也不同,如 T1 值、T2 值等。水的 T1 值一般比较长,在 1.5 T 磁共振中为 3 000~4 000 ms,而随着场强升高,T1 值还会延长。脂肪组织的 T1 值相对比较短,在 1.5 T 磁共振中为 225~250 ms(图 7-2-1)。

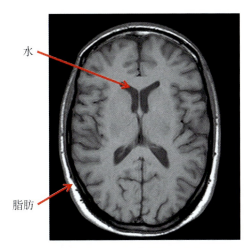

图 7-2-1 由于 T1 值不同,在 T1WI 上,脂肪组织和水分别表现为高信号和低信号

水和脂肪组织的 T1 弛豫时间不同,反映在 T1WI 上,水由于 T1 值比较长,在图像中表现为低信号;而脂肪组织由于 T1 值比较短,纵向弛豫恢复得快,在 T1 加权像中表现为高信号。在常规的 T1 加权像中,实际上是可以区分水和脂肪组织的。这也是为什么如果不做增强扫描,T1WI 一般不需要单独加上脂肪抑制技术。

除了 T1 值的差异,其实水和脂肪组织在 T2 值也有差异。水的 T2 值一般也比较长,在 1.5 T 磁振中一般＞2 500 ms;而脂肪的 T2 值相对比较短。

但是由于目前临床常用快速自旋回波序列(TSE)进行扫描,所以在 T2 加权像上,脂肪和水均表现为高信号,有时无法区别,这也是为什么需要在 T2WI 上增加脂肪抑制技术的原因。

脂肪组织在快速自旋回波(TSE)序列中表现为高信号,主要有两个原因:①TSE 序列的多个回波链会打断脂肪组织的 J-coupling,导致脂肪组织信号升高;②TSE 序列采用多个重聚脉冲,增加 MTC 磁化传递效应,导致背景信号下降,突出了脂肪的高信号。

二、化学区别

除了脂肪和水的 T1 值差异外,脂肪组织和水由于氢质子周围的电子环境不同,电子云的屏蔽程度不同,导致氢质子在水和脂肪组织中进动频率有差别,这个差别就是化学位移(图 7-2-2)。

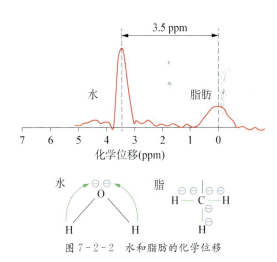

图 7-2-2 水和脂肪的化学位移

水分子(H_2O)中氢和氧主要是靠离子键形成羟基(—OH),脂肪组织中氢和氧主要是靠共价键形成甲基(—CH$_3$)和亚甲基(—CH$_2$)。

水分子中的氢质子进动频率与脂肪分子中的氢质子存在差异,这个化学位移和磁场场强成正比。水分子中的氢质子进动频率比脂肪分子中的氢质子化学位移大 3.5 ppm 左右,约为 150 Hz/T。

化学位移和进动频率之间是如何换算的呢?氢质子的旋磁比是一个常数,为 42.58 MHz/T,也就是每特斯拉（Tesla）42.58 MHz。3.5 ppm ＝ 3.5 × 10^{-6}。42.58 × 10^6 × 3.5 × 10^{-6} ≈ 149.03 Hz/T。也就是每特斯拉，水和脂肪的进动频率大概差了 150 Hz。1.5 T 磁共振化学位移为 1.5 T × 150 Hz/T ＝ 225 Hz；3.0 T 磁共振，为 3.0 T × 150 Hz/T ＝ 450 Hz。可以看出，场强越高，水和脂肪的进动频率差异就越大。

另外，化学位移还和温度有关系，水-脂化学位移为 3.5 ppm 是在温度为 22 ℃ 时。而温度升高后，水-脂化学位移缩小，如人体温度为 37 ℃，水-脂化学位移变为 3.27 ppm。

三、总结

水和脂肪组织的差异主要表现在：①物理差异。T1 值差别大，可以利用这个时间差异来进行脂肪抑制。②化学差异。水和脂肪的化学位移不同，可以利用这个频率差异进行脂肪抑制。

（李懋）

第三节　脂肪抑制技术方法概述

脂肪抑制技术有多种方法针对脂肪和水的区别，来实现抑制脂肪组织中氢质子产生信号。

一、广义的脂肪抑制技术

广义的脂肪抑制技术主要可以分为 3 类。

（一）间接脂肪抑制

该技术并不是直接进行脂肪抑制，而是通过改变参数让脂肪组织信号消失。如常见的有延长 TE 时间，当 TE 延长到超过脂肪组织 T2 值两倍时，脂肪信号已经完全衰减了，此时采集磁共振信号，则脂肪组织肯定就被抑制了，因为已经没有脂肪信号了。

通过延长 TE 时间虽然可以达到脂肪抑制的效果，但信噪比会大幅度下降。

（二）频率选择抑制

该技术针对脂肪的进动频率，选择性施加一个预饱和脉冲，进行脂肪抑制，该技术对于磁场的均匀性要求比较高。

（三）空间选择抑制

该技术主要包括增加饱和带及选择一个没有脂肪组织的区域作为感兴趣区进行成像。该技术其实是有意避开脂肪区域，所以选择性较差。

二、狭义的脂肪抑制技术

狭义的脂肪抑制技术一般是指脂肪抑制专用扫描序列。这些序列主要是利用脂肪和水的区别，通过选择频率或选择时间，或两者结合来达到抑制脂肪信号的效果。

根据实现脂肪抑制的路径和方式，可以把这些序列分为：水激发及脂肪信号抑制。

激发阶段是指在信号激发时只选择性激发水信号，这样能保证脂肪信号不被激发，从而达到抑脂的目的，这种序列一般称为选择性水激发（water excitation）。

脂肪信号抑制则是在信号采集阶段将脂肪的信号饱和，使脂肪组织不产生信号，这些序列又可以分为以下几类。①时间选择法：利用脂肪组织和水的 T1 时间不同，可以采用时间选择法的脂肪抑制技术，如反转恢复序列 STIR。②频率选择法：利用其化学位移不同，采用频率选择法或化学饱和法，该方法可以先针对脂肪组织的共振频率发射一个选择性饱和脉冲或反转脉冲，目的是使脂肪饱和，然后再进行激发，达到脂肪抑制的效果，这些序列包括 SPIR 等。③结合法：同时利用脂肪和水的 T1 时间不同及化学位移不同，将上面两种技术结合起来产生新的抑脂序列。

不同厂家的脂肪抑制序列名称不同，但是基本原理是相似的（表 7-3-1）。

表 7-3-1　不同厂家脂肪抑制序列名称

脂肪抑制序列	Philips 公司	Siemens 公司	GE 公司	联影公司
频率选择法	SPIR	FS	CHESS	FatSat
时间选择法	STIR	STIR	STIR	STIR
频率-时间选择法	SPAIR	SPAIR	SPECIAL	SPAIR
水激发	Proset	WE	SSRF	WE
DIXON 技术	mDIXON-FFE	DIXON-VIBE	Flex	quick 3d_wfi
	mDIXON-TSE	DIXON-TSE	IDEAL	fse_wfi

（李懋）

第四节　时间选择法脂肪抑制序列

时间选择法脂肪抑制序列主要是利用脂肪和水的 T1 时间不同,通过序列设计达到抑制脂肪组织的目的序列。这种序列一般是采用反转恢复序列,通过选择合适的反转时间(inversion time，TI),使脂肪组织的磁化矢量在此时刚好在纵向上没有分量(过零点)。这种序列也是临床常用的 STIR,又称为短时反转恢复序列。

一、STIR 序列原理

STIR 序列全称 short tau inversion recovery,也就是短时反转恢复序列,其中 T 原是希腊字母 Tau (τ)的缩写,意思是 inversion time。

图 7-4-1 是 STIR 序列脂肪抑制的原理示意图。在 90°射频脉冲激发之前,首先施加一个非选择的 180°反转脉冲,将成像范围内的所有组织磁化矢量都反转。此时脂肪组织和其他组织都会进行纵向弛豫,磁化矢量逐渐恢复到正方向。而由于脂肪组织和其他组织的 T1 时间不同,脂肪组织的 T1 比较短,也就代表其纵向恢复得比较快。脂肪组织会率先过零点,这个时间点脂肪组织在纵向上面没有分量。从 180°反转脉冲到 90°射频脉冲激发的时间间隔就是 STIR 序列的中的 TI 时间。当 TI 刚好等于脂肪组织过零点时间时,此时施加 90°射频脉冲,脂肪组织由于在纵向上没有分量,则不会有磁化矢量被反转到水平方向,脂肪组织将不产生信号。而其他组织由于并不在过零点,是可以产生信号的。

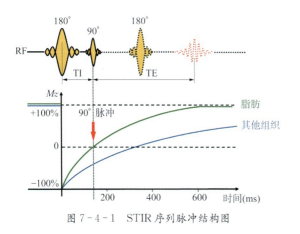

图 7-4-1　STIR 序列脉冲结构图

STIR 序列利用的原理是先用非选择性反转脉冲将水和脂肪反转,然后利用水和脂肪的 T1 弛豫

时间不同,在脂肪过零时,水或其他组织没有过零,会产生信号,达到脂肪抑制的目的。

二、STIR 序列的主要参数

STIR 序列的关键技术是准确计算脂肪过零点的时间,然后设置好 TI 时间,使 TI＝脂肪组织过零点。反转恢复时间(TI)又称为 IR(inversion recovery)时间。

脂肪组织过零的时间可以根据公式计算,由于脂肪的 T1 相对比较短,所以在一个相对长的 TR 里,可以认为每次激发,脂肪组织都经历了充分的纵向弛豫,这样脂肪过零点的计算相对容易。

脂肪组织过零点的时间其磁化矢量在纵向上没有分量,也就是为 0,则可以得到 $0 = 1 - 2e^{-TI/T1}$,可以得到 $TI = \log_2 T1 = \ln T1 \approx 0.693 \times T1$。公式中,TI 是脂肪组织过零点的时间,也是 STIR 序列中设置的反转时间,T1 是脂肪组织的 T1 值。所以,脂肪组织过零的时间 TI 大约为脂肪组织 T1 值的 70%。

在 1.5 T 磁共振中,脂肪的 T1 值大约为 220～250 ms,中间值为 235 ms,则 235 ms × 70% ＝ 164.5 ms。所以在 1.5 T 磁共振中,STIR 序列的 TI 一般设置为 150～180 ms。而随着场强的升高,组织的 T1 值也升高,所以在 3.0 T 磁共振中,STIR 序列的 TI 就需要增加,一般设置为 200～230 ms(图 7-4-2)。

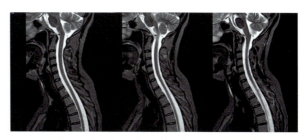

图 7-4-2　STIR 序列进行颈椎脂肪抑制图像

三、STIR 序列的优势

STIR 序列主要是基于水和脂肪组织的 T1 弛豫时间的差别进行的,是一种非频率选择性脂肪抑制技术。该技术的最大优势在于针对的是水和脂肪的 T1 差异,而非进动频率差异。这样即使低场强磁

共振也可以达到比较好的效果。水和脂肪的进动频率差异随着场强升高而增大,在1.5 T磁共振中水-脂进动频率差异为225 Hz,这时还相对容易选择只针对脂肪组织的预饱和脉冲。而在0.15 T磁共振的低场强磁共振中,水和脂肪的进动频率差异仅为225 Hz÷10＝22.5 Hz,这个差异就非常小了,就很难采用频率选择法进行脂肪抑制。所以,STIR序列的一个优势是场强依赖性低,可以在低场强中应用。

其次,STIR序列不依赖于水-脂的进动频率。STIR序列则完全不依赖于磁场的均匀性,所以在难抑脂部位、大范围抑脂部位、偏中心抑脂部位都是比较理想的解决方案。

另外,STIR序列的关键在于反转恢复时间(TI),由于不同场强脂肪的T1不同,所以在使用STIR技术时,一定要检查这个TI设置是否合理。在1.0 T磁共振中,一般推荐设置为150 ms;1.5 T磁共振中,推荐设置为165～180 ms;3.0 T一般推荐设置为200～220 ms。

四、STIR序列的应用局限和劣势

STIR序列第一个不足是图像信噪比不高。在采用非选择性脉冲将所有组织都反转的情况下,脂肪组织过零点时,其他组织还没有完全恢复到初始的磁化矢量,所以图像的信噪比有所下降(图7-4-3)。

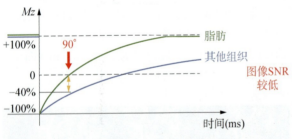

图7-4-3　STIR序列信噪比下降的原因

如图7-4-3所示,由于STIR序列的180°反转脉冲是非选择性的,所以无论是脂肪或其他组织都会被反转。而当脂肪过零时,水或其他组织并没有过零,但是也没有恢复到100%的信号强度,也就是其他组织有部分被饱和,所以信噪比就下降了。虽然抑制了脂肪组织,但水的信号也被饱和了。

为了提高STIR序列的信噪比,1.5 T磁共振可以通过增加信号平均次数的方法来提高图像质量。

STIR序列一般不推荐进行增强扫描。如图7-4-4所示,磁共振增强扫描大部分情况采用顺磁性的钆对比剂。注射后,对比剂能够缩短组织的T1

时间,这样在T1W序列中,病灶的信号增强。STIR序列是时间选择序列,关键参数是TI。如果一个病灶或组织在注射对比剂以后,由于对比剂缩短T1时间,导致缩短的T1时间和脂肪相似,则采用STIR序列以后强化的部分反而直接被抑制。所以,这也是为什么不推荐STIR序列进行增强扫描的原因。

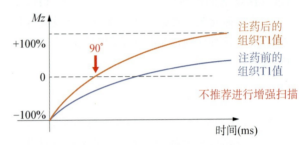

图7-4-4　STIR序列不推荐进行增强扫描

STIR序列扫描时间一般比较长,是由于先采用了一个反转脉冲,然后序列等待TI再进行激发。

STIR序列上被抑制的信号不代表就一定是脂肪组织。也就是说,STIR序列敏感性很高,但是不具有特异性。STIR序列虽然不像频率选择法的各种序列如SPIR、SPAIR一样对磁场均匀度有要求,依赖设备的性能及磁场的均匀度,但STIR序列是时间选择性脂肪抑制技术,如果某种组织或病灶的T1值和脂肪组织的T1值相似,在STIR序列中也同样会被抑制。比如,在盆腔扫描中,巧克力囊肿出血,血液的顺磁性可能导致T1值缩短,如果刚好和脂肪组织的T1值接近,则在STIR序列中被抑制。这样在判读图像时,可能会误以为是脂肪成分。所以,在STIR序列中被抑制的高信号,有可能是脂肪组织,也有可能并不是脂肪组织。

五、总结

STIR序列是常用的脂肪抑制序列,根据其成像原理及序列特点,在临床使用中需要根据其优点和缺点合理的选择。

1. 优点　①适用于所有场强;②不受B_0场均匀度影响;③不受B_1场均匀度影响;④大范围、偏中心部位抑脂效果稳定。

2. 缺点　①STIR序列信噪比相对不高;②扫描时间延长;③不推荐用于增强扫描;④被抑制的信号不一定是脂肪组织(特异性差)。

(李懋)

第五节 频率选择法脂肪抑制序列

频率选择法又称为化学饱和法,针对水-脂进动频率差异施加一个脂肪选择性预饱和脉冲,将脂肪信号饱和,从而达到脂肪抑制的目的。比较常用的频率选择法序列有两种。一种是首先针对脂肪进动频率施加一个90°的射频脉冲,将脂肪组织磁化矢量偏转到水平方向,然后通过扰相梯度使水平方向脂肪组织信号衰减;另一种同样是施加一个脂肪选择性的脉冲,不过此射频脉冲的角度大于90°,此后脂肪组织会很快地过零点,然后再发射激发脉冲,这样脂肪组织将不产生信号。

一、SPIR 序列原理

SPIR 序列全称是 spectral presaturation with inversion recovery,也就是反转恢复的频率选择预饱和序列。

如图 7-5-1 所示,在 90°射频脉冲之前,施加一个针对脂肪频率的翻转脉冲(翻转角一般大于90°,范围为 110°～140°)。由于脂肪组织被翻转到

一个相对小角度(<180°),脂肪组织进行纵向弛豫,经过一个非常短时间的 TI,脂肪组织刚好过零点。这时施加 90°激发脉冲,则脂肪组织信号被抑制不产生信号,水则不受影响,从而达到脂肪抑制的目的。

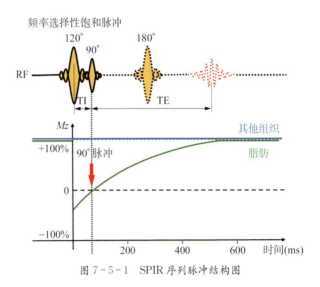

图 7-5-1 SPIR 序列脉冲结构图

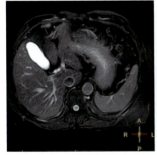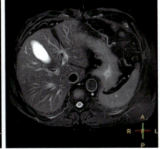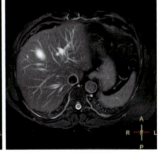

图 7-5-2 腹部 T2WI 抑脂图像,采用 SPIR 进行脂肪抑制

二、SPIR 序列的特点

和 STIR 序列不同,SPIR 序列主要利用水和脂肪的进动频率差异来达到脂肪抑制技术。STIR 序列是时间选择性脂肪抑制序列,而 SPIR 序列则是频率选择性脂肪抑制序列。下面通过比较这两种序列来讨论 SPIR 序列的特点。

STIR 序列主要是利用水和脂肪的 T1 时间差异来进行脂肪抑制的;而 SPIR 序列则主要是利用水和脂肪的进动频率差异来选择性的针对脂肪施加预饱和脉冲(图 7-5-2)。

STIR 序列一开始先采用 180°非选择性脉冲,把成像层面内所有组织进行反转;而 SPIR 序列则采用选择性的小角度脉冲(<180°,一般是 120°～140°的脉冲)仅让脂肪组织部分反转。

STIR 序列由于存在部分质子饱和的效应,信噪比相对下降;而 SPIR 序列中非脂肪组织则不受影响,信噪比则变化不大。

STIR 序列一般不推荐做增强扫描,因为有强化病灶可能被抑制的风险;而 SPIR 序列则可以用来做增强扫描。

三、SPIR 序列的挑战

虽然和 STIR 序列相比,SPIR 序列具有高信噪比,可以用于增强扫描等优势,但其对磁共振硬件系统要求比较高。

SPIR 序列准确地进行脂肪抑制的前提是能够准确地选择脂肪频率并且将其反转到精确的角度,所以该序列要求:①感兴趣区 B_0 场高度均匀;②感兴趣区 B_1 场高度均匀。

首先是静磁场,也就是 B_0 场。如图 7-5-3 所示,由于水、脂的进动频率的差别只有 3.5 ppm,所以当静磁场不均匀性超过 2 ppm 时,我们就无法区分两者之间的频率差别,此时施加的选择性预饱和脉冲不可能准确地反转脂肪组织,可能会造成两种情况:一种是部分脂肪组织没有被选中,导致抑脂不均;另一种情况就是将部分水信号反转,导致抑制了部分水信号。所以,只有在静磁场非常均匀的情况下,预饱和脉冲才可以准确地区分两者 3.5 ppm 的频率差别,才能够产生较好的脂肪抑制的效果。由于 SPIR 序列对静磁场均匀性要求比较高,所以在进行大范围、偏中心或有内固定的患者扫描时,采用该序列得到的脂肪抑制效果并不好。为了提高成像区域静磁场,一般扫描前系统会进行匀场处理。

静磁场不均匀>2 ppm

静磁场均匀

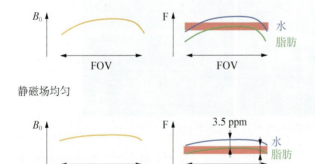

图 7-5-3　静磁场均匀性对 SPIR 序列的影响

其次,B_1 场的均匀性也影响 SPIR 的脂肪抑制效果。B_1 场又称为射频场,是指射频脉冲发射产生的磁场。该磁场的均匀性直接影响的射频脉冲翻转角。

如图 7-5-4 所示,选择性地发射一个小角度(110°~140°)的脉冲,假设需要反转到 120°。如果射频场不均匀,则反转的角度就不一定是 120°,导致角度过小(118°)或角度过大(122°)。此时的 TI 时刻,

脂肪组织并不过零,从而导致抑脂效果不佳。所以,SPIR 序列对于 B_1 场均匀性要求非常高。

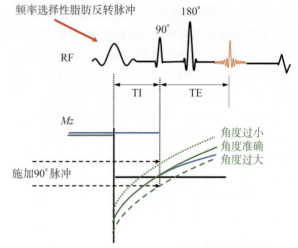

图 7-5-4　射频场均匀性对 SPIR 序列的影响

如图 7-5-5 所示,在进行盆腔横轴位脂肪抑制 SPIR 序列时,有时会发现图像对角线部分有一些信号不均匀及丢失等现象(图中红圈所示),这种伪影称为四极电场伪影。这个伪影产生的原因是因为采用 SPIR 序列做脂肪抑制,SPIR 序列对 B_1 场均匀性敏感;而人体组织在盆腔内容易产生磁性涡流,导致盆腔内的 B_1 场不太均匀,则采用 SPIR 做脂肪抑制后就出现脂肪抑制的不均匀,导致产生四极电场伪影。

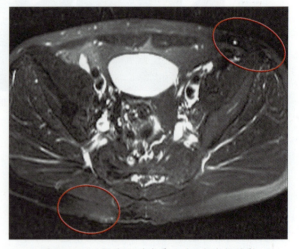

图 7-5-5　B_1 场不均匀导致的四极电场伪影

四、总结

STIR 序列是常用的脂肪抑制序列,根据其成像原理及序列特点,在临床使用中需要根据其优点和

缺点合理选择。

SPIR 序列针对脂肪的进动频率选择性地施加预饱和脉冲。翻转角是略大于 90°的相对小角度。由于翻转角比较小,则脂肪过零时间快,几乎不增加 TR。这种序列和前面的 STIR 完全不同,需要根据其特点选择合理的临床应用。

1. 优点 ①可以进行增强扫描;②能与所有成像序列联合使用;③几乎不增加扫描时间;④图像信噪比不受影响。

2. 缺点 ①对磁场的均匀性要求比较高;②低场下不建议使用;③大范围及偏中心部位抑脂比较困难。

由于 SPIR 序列的特点及对 B_0、B_1 场的敏感性。在使用 SPIR 序列时需要注意一些技巧,这样做出来的图像效果才好。首先是尽量避免偏中心扫描,因为偏中心的磁场均匀性很难保持;其次减少 FOV,尽量使得成像感兴趣区在磁场中心;在扫描时使用系统的主动匀场功能(匀场框、高阶匀场),这样能够保证磁场均匀度提高。针对某些比较难抑脂的部位,建议采用其他脂肪抑制序列,如 STIR、SPAIR、DIXON 等。

(李懋)

第六节 频率衰减反转恢复序列

前面分别介绍了脂肪抑制序列中的时间选择法(STIR)序列和频率选择法(SPIR)序列,那么如果同时进行频率选择和时间选择,就可以产生新的脂肪抑制序列,这种方法又称为频率-时间选择法或结合法。SPAIR 序列就是最常用的频率-时间选择脂肪抑制序列。

一、SPAIR 序列的原理

SPAIR 全称是 spectral attenuated inversion recovery,频率衰减反转恢复序列。该序列同时利用了水和脂肪的进动频率差异和 T1 时间差异来达到脂肪抑制的目的。这种频率-时间选择法序列在 Philips 公司、Siemens 公司、联影公司都称为 SPAIR。

SPAIR 利用水和脂肪进动频率差异,施加一个针对脂肪频率的 180°反转脉冲(这个 180°反转脉冲和 STIR 的不同,该脉冲是一个绝热脉冲),脂肪纵向磁化矢量从负的最大值逐渐恢复。此时,利用脂肪组织 T1 值,脂肪组织过零点时施加 90°射频脉冲,这时只有水中的氢质子受到射频激发,产生信号。

可以发现 SPAIR 序列的脉冲结构图(图 7 - 6 - 1),类似于结合了 STIR 和 SPIR 序列的特点,所以该序列也同时具有两者的优势及不足(图 7 - 6 - 2)。

二、SPAIR 序列的特点

SPAIR 序列和 STIR 序列相比,都是先采用一个 180°反转脉冲。不同的是 STIR 序列的 180°反转脉冲是不具有选择性的,将所有组织都反转;而 SPAIR

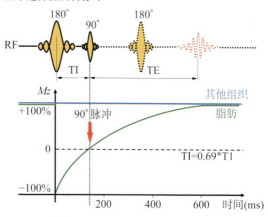

图 7 - 6 - 1 SPAIR 序列脉冲结构图

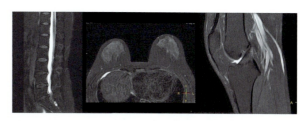

图 7 - 6 - 2 SPAIR 是临床最常用的脂肪抑制序列,可以用于全身各部位

序列的 180°绝热脉冲是一个频率选择性脉冲,只将脂肪组织进行反转。

SPAIR 序列和 SPIR 序列相比,都是先采用一个选择性脉冲,选择性施加给脂肪组织。不同的是 SPIR 序列采用的是小角度(<180°)的脉冲,而 SPAIR 序列采用的是 180°的绝热脉冲。

绝热脉冲是一个物理学概念,该脉冲和常规的射频脉冲不同,并不是直接把组织的磁化矢量偏转到负方向,而是通过各种复杂的设计使宏观磁化矢量绕到180°的方向。

和普通的射频脉冲相比,绝热脉冲反转的角度更精准,对于射频场B_1不敏感,即使B_1场不均匀,也能保证将所选择的组织反转到精确的角度。正因为SPAIR序列采用了绝热脉冲,所以SPAIR序列对于B_1场的均匀性并不敏感,其脂肪抑制效果不受B_1场影响。

三、SPAIR序列的挑战

和SPIR序列一样,由于是频率选择法,所以SPAIR序列对主磁场的均匀性即B_0场均匀比较敏感。但是,由于有了180°绝热脉冲,所以SPAIR序列对射频场B_1场均匀性并不敏感。SPAIR序列对硬件的要求和SPIR一致,就是感兴趣区静磁场B_0高度均匀。

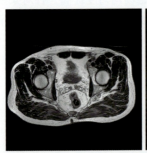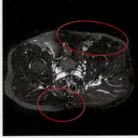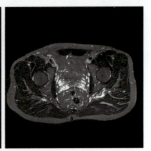

T2WI　　　　　　　T2WI SPIR　　　　　　T2WI SPAIR

图7-6-3　由于对B_1场不敏感,SPAIR序列可以消除盆腔四极电场伪影

进行盆腔横断位脂肪抑制时,采用SPAIR不会出现四极电场伪影(图7-6-3)。因为SPAIR采用绝热脉冲,对B_1场均匀性完全不敏感,即使B_1场不均匀,也不会影响脂肪抑制效果。

对于偏中心和大范围的脂肪抑制,由于很难保证磁场均匀性,所以SPAIR序列有时也出现抑脂不均的情况(图7-6-4)。

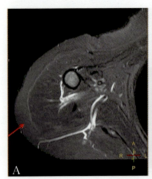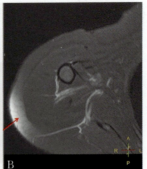

图7-6-4　肩关节横轴位T2WI脂肪抑制。A. 采用STIR;B. 采用SPAIR

临床上,有几个部位是比较难抑脂的,特别是肩关节,同时具有偏中心、几何结构不规则、磁敏感交界等特点。如图7-6-4所示,如果采用频率选择法或频率-时间选择法进行抑脂,经常可以发现局部有高信号,这对临床诊断造成了困惑,因为在这些部位,我们无法判定这个高信号是本来就是高信号,还是抑脂不均造成的。采用STIR序列后(B图)可以发现该高信号消失,证明前面的高信号是抑脂不均

产生的。所以,在使用SPAIR序列时,还是要尽量避免偏中心扫描,扫描时使用系统的主动匀场功能以提高磁场均匀性。

四、总结

SPAIR序列是频率-时间选择法脂肪抑制序列,同时具有SPIR和STIR序列的特点。临床扫描中,SPAIR使用的频率是比较高的。和SPIR序列相比,SPAIR序列的脂肪抑制效果更稳定,并且对B_1场不敏感。所以,临床应用比较多。但是由于SPAIR的频率选择脉冲是180°,所以其TI延迟时间要远远大于SPIR序列,因此扫描时间延长。SPAIR序列的TR也由于TI的延迟而延长,所以SPAIR序列更适用于T2权重的脂肪抑制;而SPIR序列相对TR可以设置得比较短,更适用于T1权重序列(表7-6-1)。

表7-6-1　SPAIR序列和SPIR序列比较

参数	SPAIR	SPIR
频率选择脉冲	180°绝热脉冲	100°～140°
延迟时间TI	长	短<30 ms
B_0敏感性	敏感	敏感
B_1敏感性	不敏感	敏感
适用序列	T2WI、PDW	T1WI、PDW、T2WI
用于增强	可以	可以

(李懋)

第七节　水激发脂肪抑制序列

水激发(water excitation)主要通过序列的设计使在信号激发阶段只激发水的信号,从而到达脂肪抑制的目的。不同公司水激发序列的名称不同:Philips公司该序列称为选择性水激发(principle of selection excitation technique,PROSET),简称 Proset 序列;Siemens 公司该序列称为 water excitation,简称为WE;GE公司这种脂肪抑制方法称为 spectral-spatial RF(SSRF);联影公司该序列同样称为 WE。

一、水激发序列的基本原理

水激发序列通过在射频脉冲上进行变化,把射频脉冲按照二项式分布拆分成多个子脉冲的形式,如图 7-7-1 所示的 1-1 形式两个 45°的子脉冲;1-2-1 形式两个 22.5°脉冲,一个 45°(22.5°-45°-22.5°)脉冲;1-3-3-1 形式的脉冲(11.25°-33.75°-33.75°-11.25°)。

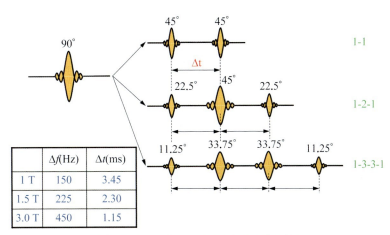

	Δf(Hz)	Δt(ms)
1 T	150	3.45
1.5 T	225	2.30
3.0 T	450	1.15

图 7-7-1　水激发序列不同射频脉冲的拆分

每个子脉冲之间的时间间隔与水、脂进动频率差异和场强有关。其时间间隔刚好为水和脂肪在相位相反的时刻,也就是反相位时刻。

如图 7-7-2 所示为 1-1 形式的水激发序列的原理示意图。浅黄色的代表脂肪组织、浅绿色的代表水。将 90°的射频脉冲拆分成两个在 45°的子脉冲:A 图所示,首先发射第一个 45°的子脉冲,激发组织。脂肪组织和水均被 45°射频脉冲激发,偏转到 45°的方向。这时(这一瞬间)脂肪组织和水在 XY 平面的相位是一致的。射频脉冲结束后,在 XY 平

面,由于脂肪和水的进动频率不同,其会逐渐进行散相效应(相位不一致,相位差拉大)。当经过一个 Δt,水和脂肪组织中的氢质子相位刚好是反相位(相位差是 180°)(B 图)。在 Δt 时刻施加第二个 45°子脉冲,此时水中氢质子刚好被翻转到 XY 平面,产生磁共振信号;而脂肪组织中的氢质子则被翻转到了纵轴方向,在水平方向没有分量,不产生磁共振信号(图 C)。

水激发序列的关键参数是两个子脉冲之间的间隔时间 Δt,Δt 要保证水和脂肪刚好处于反相位,那

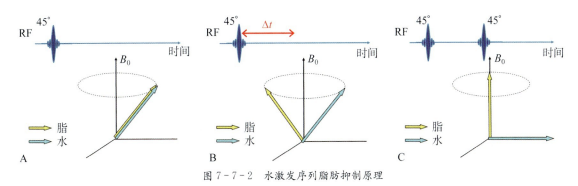

图 7-7-2　水激发序列脂肪抑制原理

么这个 Δt 是如何计算的呢？水和脂肪的进动频率差异是 3.5 ppm，在 1.5 T 磁共振中大约差异是 220 Hz，达到第一个反相位时间是 2.3 ms。在 3.0 T 磁共振时，水和脂肪组织的进动频率差异是 440 Hz，达到第一个反相位时间是 1.15 ms。此时水和脂肪组织不仅会在 XY 水平方向进行弛豫，也会在纵向上进行恢复(纵向弛豫)，水和脂肪组织也会部分恢复。怎么保证第二个 45°子脉冲施加时，刚好把脂肪组织反转到纵轴、水反转到水平方向呢？其实是由于两个子脉冲时间间隔 Δt 非常短，在 1.0 T 磁共振上是 3.45 ms，在 1.5 T 磁共振上是 2.3 ms，在 3.0 T 磁共振上是 1.15 ms。这个时间相对于组织的 T1 值(一般水为 3 000～4 000 ms，脂肪组织为 230～260 ms)是非常短的。所以，在这个模型中，可以不考虑在这么短时间内，脂肪组织和水恢复的纵向磁化矢量分量。当然，在实际的序列设计中，系统是可以计算在 Δt 时间内脂肪组织和水纵向弛豫恢复了多少，通过精确计算来保证两个子脉冲刚好能够只把水反转到水平方向。

二、水激发序列的分类

根据拆分子脉冲的个数，一般把水激发序列分为 3 类。

1. 1-1 是两个 45°的形式。由于只间隔一次的时间，所以脉冲持续时间短(等候一个时间间隔)。脂肪抑制效果相对要差(激发范围广、抑制范围窄)。

2. 1-3-3-1 是 4 个子脉冲 11.25°-33.75°-33.75°-11.25°的形式。由于拆分的子脉冲个数多，相应的脉冲持续时间长(需要等候 3 个时间间隔)。但是，脂肪抑制效果比较好。

3. 1-2-1 是 3 个子脉冲 22.5°-45°-22.5°的形式，鉴于 1-1 和 1-3-3-1 之间。相应的在脉冲时间和脂肪抑制效果上达到较好的平衡。

子脉冲拆分得越多，脂肪抑制效果越好，但扫描时间越长(图 7-7-3)。

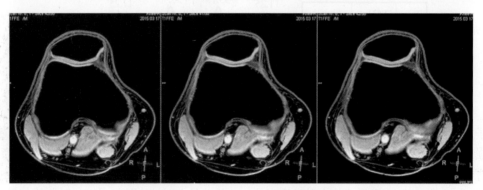

图 7-7-3 水激发序列脂肪抑制图像

三、水激发序列的特点

水激发序列首先是在射频脉冲上进行改变，将射频脉冲拆成多个子脉冲，然后利用水-脂进动频率不同，产生失相位，进行选择性只激发某一种组织，从而达到抑制另一种组织的目的。该序列由于需要利用水和脂肪的反相位，所以只能用在梯度回波序列上。自旋回波序列由于有 180°重聚脉冲的聚相位作用，水和脂肪不会产生反相位效果，所以在自旋回波序列上无法使用该技术进行脂肪抑制。

其次，由于水激发序列也涉及水和脂肪进动频率的差异，同样对磁场均匀度要求比较高，对 B_0 场相对比较敏感。如果静磁场不均匀则可能导致在 Δt 时刻水和脂肪并不是刚好在反相位，抑脂效果受到影响。

水激发序列的 TE 是有限制的，最短 TE 取决于脉冲形式。比如，在 1.5 T 磁共振中，使用 1-2-1 形式的水激发序列，水和脂肪第一个反相位出现的 Δt 是 2.3 ms，那么理论上该序列的射频脉冲都会至少持续 2.3 ms＋2.3 ms＝4.6 ms，序列的最短 TE 理论上只能无限接近 4.6 ms。让最短 TE 缩短到 4 ms 以内是不可能的。如果使用的是 1-3-3-1 形式的水激发序列，那么理论上该序列的射频脉冲会持续 2.3 ms＋2.3 ms＋2.3 ms＝6.9 ms，最短 TE＞6.9 ms。所以，水激发序列会导致最短 TE 的延长。

水激发序列最常用的是 3D 梯度回波序列，常用于骨关节的软骨成像。

四、总结

根据其成像原理及序列特点，在临床使用中需要根据其优点和缺点合理的选择。水激发脂肪抑制序列和前几种脂肪抑制序列不同，其主要的变化是在射频脉冲部分，但是同样利用的是水和脂肪组织进动频率不同。根据其成像原理及序列特点，临床中该序列在骨关节成像中应用较多。

1. 优点　①适用于所有场强；②不受 B_1 场均匀度影响；③可用于增强扫描。

2. 缺点　①仅用于梯度回波序列；②对 B_0 场要求比较高；③序列的最短 TE 会延长。

（李懋）

第八节　DIXON 水脂分离技术

DIXON 技术是一种比较早的水脂分离技术。Tomas Dixon 早在 1984 年就提出了采用梯度回波序列，在不同的 TE 采集信号，采集 2 个回波，根据不同时间水和脂肪的相位把水信号和脂肪信号分离出来，达到水-脂分离的目的，这就是最早的 DIXON 技术。而现在目前各大公司使用的相关 DIXON 技术其实都是经过了很多次改良和优化的全新水脂分离技术，可以说这些技术和最早的 DIXON 技术有很大差异，但是为了纪念 DIXON 的贡献，现在的水脂分离技术大部分还是以 DIXON 的名字来命名。

一、传统 DIXON 技术的原理

传统的 DIXON 技术基于水-脂化学位移，采用梯度回波序列后，由于没有 180°重聚脉冲纠正质子之间的相位差，水-脂肪在磁场中进动频率有差异，大约 3.35 ppm，随着回波时间 TE 的不同，水-脂相位差异不同。不同 TE 采集信号，水-脂相位差不同，信号强度也不同（图 7-8-1）。

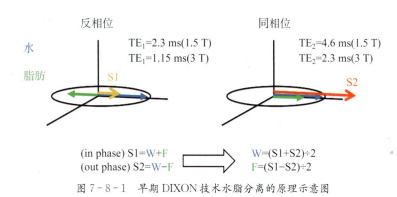

图 7-8-1　早期 DIXON 技术水脂分离的原理示意图

分别在同相位（水-脂相位差为 0°或 360°的倍数）采集一次信号，这时信号强度为 S1＝W＋F；在反相位（水-脂相位差为 180°的倍数）采集一次信号，这时信号强度为 S2＝∣W－F∣。

一次 TR 采集 2 个 TE 时间的回波，得到两个信号，两个方程，两个未知数。要得到水（W）和脂肪（F）的信号就可以采用类似解方程的。

$$S1 = W + F$$
$$S2 = W - F$$
$$W = (S1 + S2) \div 2$$
$$F = (S1 - S2) \div 2$$

这样就达到分离了水信号和脂肪信号的目的，这种技术就是 DIXON 技术的水脂分离，其中获得的水图也就是脂肪抑制图像。这种水脂分离技术一次扫描可以同时出 4 组图像（水图-脂肪抑制图像、同相位图、反相位图、脂肪图-水抑制图像）。但是这种技术对于回波时间要求比较高，需要在反相位采集一次，在同相位采集一次，而这种对于 TE 时间有严格限制的条件越来越不适用于当今磁共振快速扫描的特点。并且，这种水脂分离技术也可能出现计算错误的情况。所以，后续不断对这种水脂分离技术进行改进和优化，以满足日益提高的临床需求。

二、DIXON 技术的演进及改良

传统的 DIXON 方法存在一些不足和缺陷，包括：①只能做梯度回波序列；②TE 依赖于水-脂的同相位，反相位时间，比较固定，这样 TE 固定了，TR 也相对固定，不灵活；③受主磁场均匀性影响大，算错概率高。

为了解决这些不足，各种改良的 DIXON 技术

及序列也不断推出。

2004年，Reeder等人提出了三点最小二乘法进行水脂分离，该方法并不基于水和脂肪相位的相对差异，因此可以进行回波的自由选取。该方法又被称为三点自由采集或者自由3点法。

2006年，Xiang等发表论文提出采用两点回波采集方法，是目前临床上普遍应用的方法，该方法又被称为两点固定法或者固定2点。两点法扫描速度比三点法快，但由于是固定两点采集，TE和TR相对受到限制，导致图像锐利度相对不足。

2010年，Perkins提出了两点自由采集。采用这种方法，能够显著缩短扫描时间及回波间隔，使图像表现更加细腻。

目前的DIXON水脂分离技术不仅能用于梯度回波序列，还可以用于自旋回波序列。自旋回波的DIXON技术能够保证脂肪抑制稳定、彻底，对B_0场及B_1场不敏感，也是目前最理想的脂肪抑制方法。

三、梯度回波的DIXON水脂分离序列

梯度回波的DIXON水脂分离序列主要是在一个TR内采集两个或3个回波，然后计算水的信号及脂肪的信号，重建水图（脂肪抑制图）、同相位图、反相位图及脂肪图（水抑制图）。

该序列的主要特点有：①梯度回波序列；②3D扫描；③图像对比度是T1WI；④一次扫描可以重建出多个对比度图像；⑤扫描时间快。

这种序列目前广泛地用于腹部及盆腔的动态增强扫描。不同公司该序列名称可能有差别：Philips公司这种序列称为mDIXON-FFE，m代表modified，意思是改良的DIXON技术，FFE在代表

梯度回波序列；Siemens公司该序列称为DIXON-VIBE；GE公司水脂分离技术称为Flex或IDEAL，其中Flex是两点法的水脂分离技术，而IDEAL是三点法水脂分离技术。GRE序列结合水脂分离技术临床常用的序列包括LAVA-Flex、Vibrant-Flex、DISCO-Flex、3D GRE-IDEAL等。

如图7-8-2所示，一次扫描最多可以同时产生4种对比度图像，分别是water（水图，也就是脂肪抑制图）、in-phase（同相位图）、out-phase（反相位图）及fat（脂肪图也就是水抑制图像）。

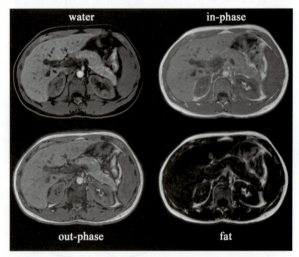

图7-8-2 梯度回波DIXON序列用于腹部扫描

梯度回波DIXON序列是3D扫描，层厚可以非常薄，扫描速度快，脂肪抑制效果也比较理想，该序列被广泛地用于动态增强扫描，特别是腹部、盆腔的动态增强扫描。

图7-8-3所示，使用Philips公司的mDIXON-

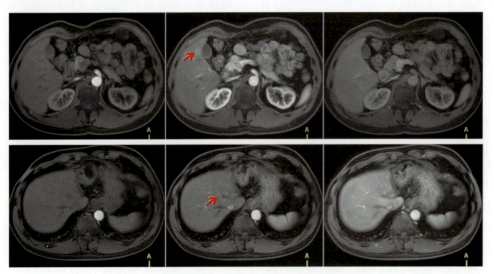

图7-8-3 梯度回波DIXON序列用于腹部动态增强

FFE进行腹部动态增强,可以做三动脉期成像,对于不同病灶的显示更有利。图中两个病例病灶均在动脉中期强化明显,动脉晚期则消退。如果仅扫描一个动脉期则可能造成漏诊。

由于梯度回波的DIXON序列采用的是梯度回波,所以其对于磁场均匀性也比较敏感,在某些磁场不均匀的部位可能造成计算错误,产生水和脂肪的信号识别混乱,这种情况又称为DIXON的算错。

图7-8-4所示是梯度回波DIXON序列典型的算错。在磁场不均匀处(比如膈顶或颅底)可以发现脂肪抑制图中水和脂肪信号反了。对于这种情况,目前有些公司采用更先进的算法避免出现错算。另外,在使用梯度回波DIXON序列时尽量将成像视野置于磁场最均匀的地方,扫描时可以使用主动匀场技术等。

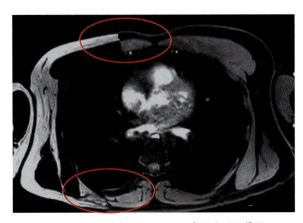

图7-8-4　梯度回波DIXON序列典型的算错

四、自旋回波的 DIXON 序列

自旋回波要实现水脂分离就不能只通过一次采集实现,该序列是通过多次信号采集获得不同水脂相位差的图像,然后完成计算达到水脂分离的效果。第三章讲过一个非对称自旋回波,也就是90°射频脉冲到180°的时间间隔和180°射频脉冲到回波时间间隔不相等,这样得到的回波信号就不一定在同相位。通过多次采集自旋回波信号,利用非对称自旋回波原理,如图7-8-5所示,第一次采集时,180°脉冲刚好纠正了质子的失相位;水和脂肪处于同相位;第二次采集,通过改变TE,产生一个ΔTE的时间差,这个时间差导致水和脂肪相位

不一致。利用多次采集的不同 TE 可以计算出水的信号和脂肪的信号,重建出 4 种不同对比度的图像。

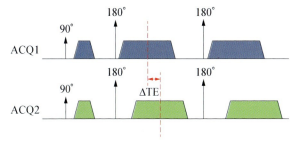

图7-8-5　自旋回波DIXON序列原理

自旋回波 DIXON 序列的特点有:①自旋回波序列;②2D 扫描;③图像对比度丰富,可以结合任意对比度,如 T2WI、T1WI、PDWI;④一次扫描可以重建出多个对比度图像;⑤对 B_0 场不敏感,图像不会产生算错情况。

自旋回波序列对主磁场的不均匀不敏感,利用其特点,该序列一般用于骨关节、脊柱、颈部等部位的脂肪抑制。不同公司该序列名称可能有差别:Philips 公司这种序列称为 mDIXON - TSE,TSE 在代表快速自旋回波序列序列;Siemens 公司该序列称为 DIXON;GE 公司水脂分离技术称为 Flex 或者 IDEAL,其中 Flex 是两点法的水脂分离技术,而 IDEAL 是三点法水脂分离技术。FSE 序列结合水脂分离技术临床常用的序列包括 2D FSE Flex、2D FSE IDEAL、3D CUBE-Flex 等。

利用自旋回波 DIXON 序列可以结合多种权重的特点及对磁场均匀度不敏感的优势,该序列用于偏中心骨关节抑脂效果非常好,如颈部、踝关节、肩关节等。

对于一些大范围和比较难抑脂的部位,特别是颈部的冠状位,采用自旋回波 DIXON 技术能够得到非常好的图像。图 7-8-6 所示为 mDIXON - TSE 肩部冠状位扫描图像,一次扫描可以同时产生多种对比度的图像,脂肪抑制效果稳定。

图 7-8-7 所示,踝关节矢状位脂肪抑制,采用传统的频率选择法有时可能出现抑脂不均,此时如果发现高信号对于医生来说是非常难判断的,是骨髓水肿还是抑脂不均。采用 mDIXON - TSE 则能够得到良好的脂肪抑制图像,提高了诊断准确性。

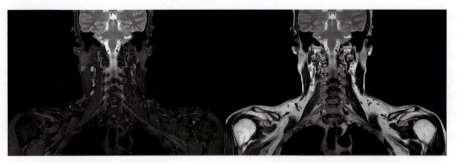

T2w mDIXON XD TSE_W
· 0.75 mm×0.8 mm×3.0 mm
· 3:25 min

T2w mDIXON XD TSE_IP
· 0.75 mm×0.8 mm×3.0 mm
· 3:25 min

图 7-8-6　Philips mDIXON-TSE 肩关节冠状位大范围成像

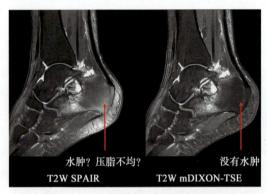

水肿？压脂不均？　　没有水肿
T2W SPAIR　　**T2W mDIXON-TSE**

图 7-8-7　自旋回波 DIXON 脂肪抑制稳定

另一个临床常见的难点就是颈部增强扫描,由于增强扫描一般都需要进行脂肪抑制,而常规的 STIR 序列不推荐用于增强扫描,频率选择法脂肪抑制序列又有可能导致抑脂不均,这时可以使用自旋回波的 DIXON 序列(图7-8-8)。

自旋回波 DIXON 序列不仅可以用于 T2WI,还可以用于 T1WI,所以特别适合用于增强扫描的脂肪抑制图像。采用自旋回波 DIXON 序列进行颈部增强扫描,可以得到非常稳定的图像,脂肪抑制均匀。

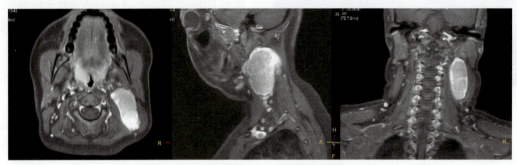

图 7-8-8　自旋回波 DIXON 用于颈部增强扫描

当然,自旋回波 DIXON 序列是 2D 扫描序列,相对于梯度回波 DIXON 序列,其扫描时间比较长。另外,该序列对于运动和血管搏动比较敏感,所以在使用时需要注意。

（李懋）

第九节　脂肪抑制技术在各部位的临床应用

一、头颈部

MRI 具有多平面成像、出色的软组织对比度及无电离辐射等诸多优点,被广泛应用于头颈部影像学检查中。头颈部存在大量的脂肪(如硬膜外、眼眶内、颈部、颈椎内黄骨髓),这些脂肪组织在多个常用的 MRI 序列中(T1WI、T2WI、PDWI)均呈高信号,可以在成像时提供天然的信号对比,但是同样有化学位移伪影、掩盖高信号病变、影响增强效果等，从而对诊断造成影响。加入抑脂序列后，更有利于解剖结构及病变的显示，帮助诊断。大多数情况下，脑神经病变位于颅底附近，颅底骨髓高信号使下脑神经病变在增强时不易观察，如将骨髓内的脂肪高信号抑制，则增强时神经病变更容易被发现。椎体转移瘤取代椎体内的正常骨髓，在 T1WI 上一般呈低信号，与脂肪高信号对比较明显。但是增强后转移瘤会强化，不能与周围骨髓的脂肪高信号很好地区分，因此增强后应用脂肪抑制技术能更好地显示转移瘤。脊髓内的先天性病变，如髓内脂肪瘤或脂肪脊髓脊膜膨出，高信号可能来自脂肪或高铁血红蛋白。脂肪抑制可以很容易区分这两种组织，有利于鉴别诊断。另外，头颈部解剖结构复杂，气-骨交界较多，噪声明显，而且颈背部脂肪厚度不均匀，所以要选择合适的序列进行脂肪抑制才能获得最佳的效果。

（一）头部脂肪抑制的临床应用

颅脑的解剖结构较简单，受呼吸影响不大，在实际临床工作中，我们一般用频率选择法（SPIR）进行脂肪抑制。因为时间选择法（STIR）信噪比低、扫描时间长且不适合用于增强扫描；Dixon 序列虽然脂肪抑制效果最佳，但对运动敏感，且时间相对较长。与上述方法相比，频率选择法不仅扫描时间较短、信噪比高，且可以用于增强扫描，在颅脑脂肪抑制扫描中可以获得不错的效果，所以我们一般选择 SPIR 进行颅脑的脂肪抑制扫描（图 7-9-1）。需要注意的是，若患者颅内有金属植入物、假牙等物质使频率选择法脂肪抑制效果不佳，则需视情况使用 DIXON 序列或时间选择法。

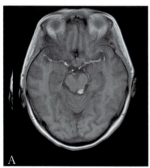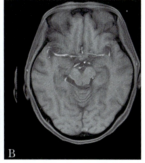

图 7-9-1　A. 头颅横断位 T1WI；B. 头颅横断位 T1WI 频率饱和法抑脂。四叠体左侧 T1WI 高信号结节灶，抑脂后呈低信号，判断该病灶含有脂肪成分，考虑脂肪瘤

（二）眼眶脂肪抑制的临床应用

眼眶内有大量脂肪组织，这些脂肪组织在 T1WI 上呈高信号，可以为周围的组织结构提供天然的对比，但是脂肪组织在 T2WI 及强化后的 T1WI 上也呈高信号，不易观察，常与呈高信号的病变及强化后的眼肌等组织结构混淆，并且大量脂肪可产生化学位移伪影，因此在眼眶扫描时需要应用脂肪抑制技术，不仅可以消除化学位移伪影，还可以更精确地显示神经、肌肉和泪腺轮廓的厚度及眶内病变（图 7-9-2）。

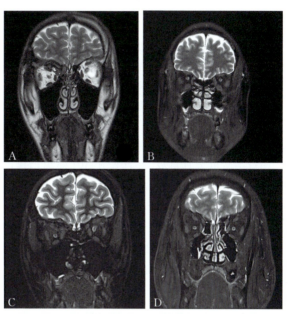

图 7-9-2　A. 眼眶冠状位 T2WI；B. 眼眶冠状位 T2WI 频率饱和法抑脂；C. 眼眶冠状位 T2WI STIR 抑脂；D. 眼眶冠状位 T2WI Dixon 抑脂

眼眶横断位扫描时，解剖结构较简单，与颅脑一样，我们一般用频率选择法进行脂肪抑制扫描。眼眶的冠状位图像能更直观地显示病灶是处于肌锥外间隙还是肌锥内间隙，临床工作中常采用冠状面成像的脂肪抑制序列扫描。在冠状位图像中，眼眶及其周围的解剖结构较复杂，眶周骨质及鼻旁窦内的气体可导致 MRI 扫描时 B_0 磁场欠均匀，因此不适宜选用对磁场均匀度要求较高的频率选择法；否则，会导致脂肪抑制效果不佳，图像中组织结构边缘模糊甚至变形以及出现明显的伪影等。STIR 序列对磁场均匀性要求不高，可以用于眼眶冠状位脂肪抑制扫描，但是由于信噪比低，对脂-水交界部位显示不够清晰，而眶内眼外肌、视神经以及眶内病灶与脂肪接触紧密，所以采用 STIR 序列扫描的图像中这些结构的边缘多显示欠清晰，而且 STIR 序列一般不用于增强后 T1WI。相较于以上两种脂肪抑制技术，DIXON 水-脂分离技术不仅信噪比高，对磁场均匀性要求低，还可用于增强扫描、T1WI 及 T2WI，也

可以进行二维及三维成像,能比较好地应用于眼眶冠状位脂肪抑制扫描中。需要注意的是,应用DIXON序列进行眼眶冠状位成像时,在T2WI中鼻腔和鼻窦的显示效果没有STIR序列好,颞肌的脂肪抑制效果相对较差,而且增强T1WI中的鼻腔结构显示欠佳,但是这些均不是眶内组织,不会对眶内疾病的诊断造成影响。

(三)口底颌面部脂肪抑制的临床应用

口底颌面部位于颅颈交界区,颅骨与鼻旁窦内气体、舌周围空腔间隙、颌面与颅颈交界区结构几何空间变化大,存在多处空气-骨组织及空气-组织交界面,容易导致局部磁场不均匀,所以一般不用频率选择法进行该部位的脂肪抑制扫描(图7-9-3),而选用时间选择法进行扫描。该方法受磁场不均匀性影响不大,且扫描时间短,但是由于信噪比低,组织结构显示效果不是最好,并且在T1WI增强扫描中的应用有限。目前来看,如果想获得较好的图像质量,并且应用于增强扫描中,DIXON技术可以满足这一要求,其可应用于多个序列,不受磁场不均匀性的影响,且脂肪抑制效果最佳,虽然扫描时间较时间选择法长,但更有利于口底颌面部病变的检出、观察和诊断(图7-9-3)。

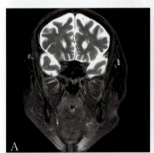
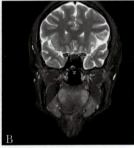

图7-9-3 A.颌面部冠状位T2WI频率饱和法抑脂;B.颌面部冠状位T2WI Dixon抑脂。后者抑脂效果优于前者

(四)颈部脂肪抑制的临床应用

颈部结构复杂,颈背部脂肪厚度不一,使局部磁场不均匀,所以高度依赖磁场均匀性的频率选择法在颈部脂肪抑制上不能获得良好的效果,在颏下、气管前、颈肩部、颈背部等区域脂肪抑制效果差,多位于FOV边缘。时间选择法可以用于平扫,但信噪比稍低,且一般不用于增强扫描中。DIXON技术虽然也受磁场不均匀性的影响,但通过区域增长算法、相位解卷绕、取向滤波器等后处理方法进行相位误差校准后,可以明显改善成像效果。所以相较于以上两种,DIXON技术在颈部脂肪抑制中可以获得较好的均匀性和准确性,可应用于对比增强扫描、二维及

三维扫描等的多个序列中,而且在脊柱有金属内固定的患者中也可以取得不错的效果,采用频率选择法和时间选择法均不能获得良好的效果(图7-9-4,图7-9-5)。

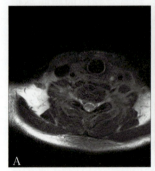
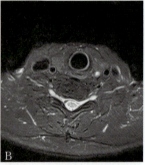

图7-9-4 A.颈部横断位T2WI-FS频率饱和法抑脂相;B.颈部横断位T2WI Dixon抑脂相。前者因为颈部弯度、磁场不均匀性造成抑脂失败,后者可清晰显示颈部软组织结构和左侧甲状旁腺瘤

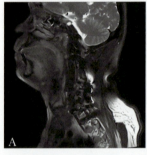
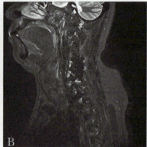

图7-9-5 A.内固定患者颈椎矢状位T2WI-FS频率饱和法抑脂,局部B_1场不均匀引起抑脂效果较差,术区涟漪样伪影;B.内固定患者颈椎矢状位T2WI-STIR抑脂,金属伪影较小

二、胸部

胸部磁共振成像的应用主要包括肺、纵隔、心脏、胸壁、胸椎和乳腺等,在软组织分辨率方面比CT具有独特的优势,常规成像包括T2WI和T1WI平扫、DWI以及增强扫描,但诸如运动伪影和低信号(乏质子器官)之类的挑战依然存在。因此,增加组织间的对比度,有助于病变的显示。

(一)肺与纵隔

肺部MRI相对于CT的优势不仅限于无电离辐射,对于评估儿童(如肺炎、囊性纤维化)或需要经常随访检查患者(如免疫功能低下患者)的肺部疾病具有很大优势。研究呼吸动力学和对比增强的首过灌注成像的动态检查远远超出了CT的范围。高质量的MRI可以为许多肺部疾病的临床决策做出重大贡献,这些疾病包括肺癌、恶性胸膜间皮瘤、急性

肺栓塞、肺动脉高压、气道疾病(如囊性纤维化、间质性肺病和肺炎)等。

常规胸部 MRI 方案包括冠状位、矢状位单激发 T2WI(可自由呼吸),轴位膈肌呼吸导航的 T2W-

TSE-BLADE_FS 抑脂序列,轴位 T1W-DIXON VIBE,DWI,动态增强的 T1W-VIBE 屏气序列(图 7-9-6~图 7-9-9)。

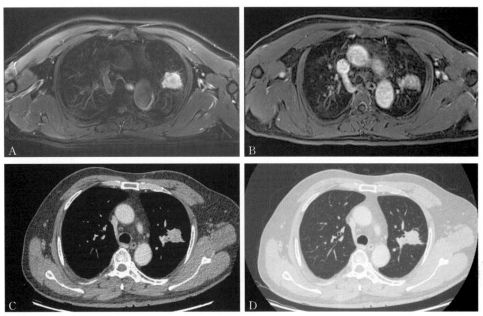

图 7-9-6　左肺尖后段肺癌。A. T2W-TSE-BLADE-FS 左肺尖后段分叶状较高信号结节;B. T1W-DIXON-VIBE-FS 增强图像显示结节不均匀强化;C 和 D. 分别为 CT 增强扫描纵隔窗和肺窗的结节显示

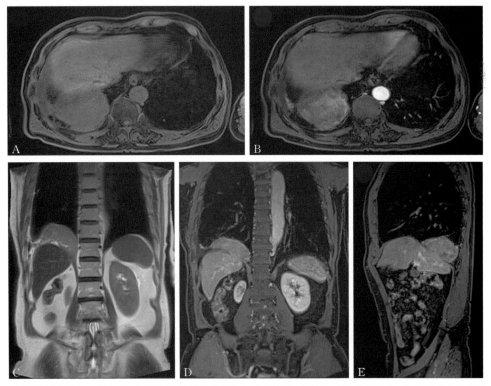

图 7-9-7　右肺底滑膜肉瘤。A 和 B. 分别为增强前后的 T1W-DIXON-VIBE-FS 轴位图像;C. 为冠状位 T2W-haste,显示肿瘤位于膈顶-右肺底之间,提示胸膜来源可能;D 和 E. 分别为 T1W-DIXON-VIBE-FS 冠状位和矢状位增强扫描图像,显示病变呈较明显强化

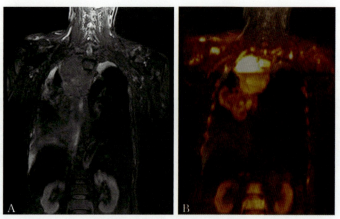

图7-9-8　多发性骨髓瘤肺内浸润。A.为胸腹部冠状位T2W-STIR抑脂拼接图像,清晰显示肺内肿块、胸腔积液多发骨质破坏信号;B.为b=800 s/mm² 的DWI图像与冠状位图像融合后的类PET显示

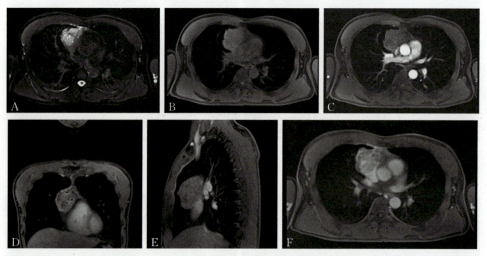

图7-9-9　纵隔肿瘤。A.T2W-BLADE-FS上病变呈不均匀较高信号;B.T1W-DIXON-VIBE-FS上病变呈等信号间杂少量高信号,提示出血可能;C、D、E.分别为T1W-DIXON-VIBE-FS动态增强轴位、冠状位和矢状位图像,病变不均匀持续强化,其内见坏死囊变及强化分隔;F.延迟期STAR-VIBE图像。病理提示胸腺瘤B2型

(二) 乳腺

在全世界女性中,乳腺癌约占所有癌症发病率的10%,使其成为女性中常见的类型。乳腺动态对比增强MRI不仅提供有关病变形态的信息,还能提供功能信息,即组织灌注和增强动力学信息。MRI对检测浸润性乳腺癌非常敏感,据报道比率为89%~100%,特异性37%~97%。乳腺影像学和报告数据系统(ACR BI-RADS)已被临床实践广泛接受。

尽量注意安排患者MRI扫描时间:绝经前妇女应在月经周期的第二周(第7~14天)进行MR检查,因为对比剂的摄取与月经周期密切相关,激素刺激可能会导致假阳性结果。激素替代疗法和哺乳期会增加腺体本底强化,而他莫昔芬治疗则会降低乳腺本底强化程度,在放疗后的几个月中,会引起乳腺

实质水肿,影响病灶的显示。

乳腺MRI的高空间分辨率(层厚≤3 mm,面内像素分辨率≤1 mm)对于显示小肿瘤的形态学细节很重要。同时,需要较高的采集速度以进行半定量血流动力学分析。常规检查程序为采集轴位T2W-TSE-Dixon抑脂序列,同时获得T2WI、抑脂T2WI,接着采集轴位T1W-TSE图像,对于有植入物的患者,STIR为选择性序列。接下来,执行带有脂肪抑制脉冲的对比前T1W-3D梯度回波序列,用作对比增强后图像的蒙片,注射钆剂后,以动态增强方式获得连续的3D-VIBE梯度回波序列,以评估可疑病变的TIC曲线及血流动力学改变,最后,扫描高分辨率3D-FLASH-T1WI,采用的抑脂技术均为SPAIR(图7-9-10,图7-9-11)。

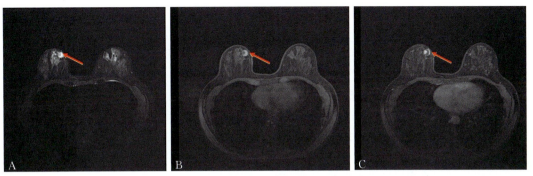

图 7-9-10　乳腺平扫 T2W-Dixon 抑脂(A)，T1W-flash 3D-SPAIR 抑脂(B)及 T1W-flash 3D-SPAIR 增强(C)，黄色箭头为导管内乳头状瘤，BI-RADS 4B

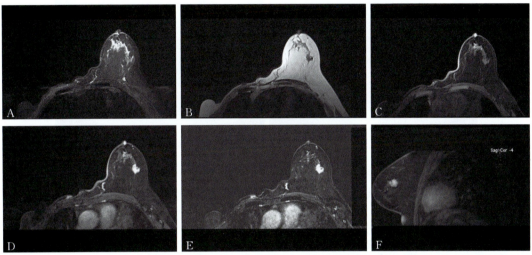

图 7-9-11　左乳外上象限富血供结节，BI-RADS 4C，病理为实性乳头状癌。乳腺平扫 T2W-TIRM(A)，T1W-TSE(B)，T1W-flash 3D-SPAIR 抑脂(C)，T1W-flash 3D-SPAIR 抑脂增强(D)；E.为减影显影结节显著强化；F.为矢状位重建图像

(三) 胸椎

T2W 预饱和脂肪脉冲序列，结合 T1W 预饱和脂肪脉冲序列，可以更加敏感地反映脊柱的异常变化。TSE T2W 图像采用频率饱和法、DIXON 水脂分离或 STIR 技术，可以清楚地显示水样的高信号，以同样的方式，在给予对比剂后，加上脂肪饱和的 T1W 序列，可以清楚地显示病变(图 7-9-12)。

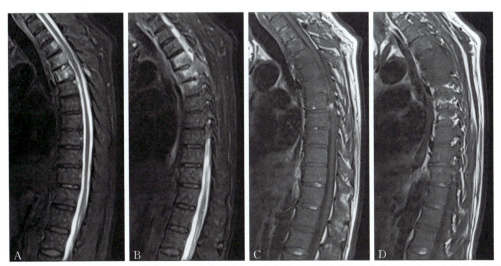

图 7-9-12　肺癌胸椎多发骨转移。胸椎椎体及附件骨质破坏。A 和 B. T2W-DIXON 抑脂显示胸 3～6 椎体及部分椎体附件骨质信号异常增高；C 和 D.显示上述椎体及附件骨质破坏

三、腹部和盆腔

(一) 肝脏

磁共振化学位移成像也称同相位/反相位成像,同相位图像即普通的 T1WI,反相位图像与同相位图像相比,可初步判断组织或病灶内是否含脂及其大概比例。当同反相位对比,反相位上信号强度有明显下降,说明兴趣区内含有脂肪成分,而且这种方法对于兴趣区内少量脂肪的检出也很敏感,因此能检测出组织内的微量脂肪。

磁共振化学位移成像可以显示肝脏弥漫性或局灶性脂肪沉积,但由于信号强度和脂肪浓度之间的非线性关系,反相位图像上的脂肪定量受限。DIXON 成像提供了可靠的肝脏水-脂分离,能够对肝脏脂肪进行定量分析,弥漫性脂肪浸润容易诊断(图 7-9-13)。局灶性脂肪肝与发生在毗邻镰状韧带、胆囊窝和肝包膜等特定部位病变有时难以辨别。

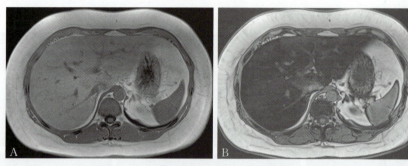

图 7-9-13 脂肪肝。A.同相位肝脏实质信号普遍增高;B.反相位信号普遍减低

脂肪抑制成像的另一个用途是检测非脂肪性病变。当病变与正常肝实质等信号,抑脂背景下的病变显示更明显(图 7-9-14)。例如,肝硬化局灶性结节增生通常在 T2WI 上相对等信号,在 T2WI 抑脂、水相位病变略显著。

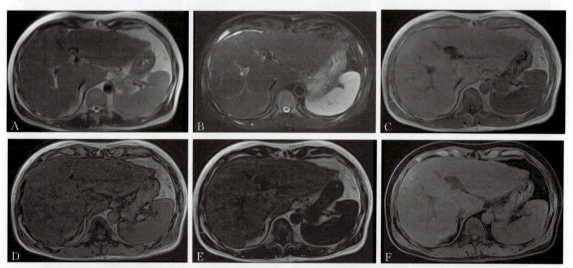

图 7-9-14 肝硬化。A.脂肪肝 T2WI 显示肝脏肿大,肝实质信号不均,肝脏再生结节显示不清;B.T2WI blade FS 肝内可见低信号再生结节;T1WI DIXON VIBE 序列肝脏在同相位(C)、脂相(E)信号较高,反相位(D)信号有减低,水相(F)清晰显示肝内弥漫多发再生结节,呈略高信号

部分肝脏肿瘤也含有脂质。据估计,17%~35%的肝细胞癌含有脂肪(图 7-9-15)。肝细胞癌的脂质沉积是由脂肪变性引起的。

肝腺瘤是一种良性肿瘤(图 7-9-16),最常发生在育龄妇女身上,在化学移位成像中有 35%~77%肝腺瘤可见脂肪变性。

肝脏其他含脂肿瘤包括血管平滑肌脂肪瘤、畸胎瘤及转移瘤。若原发肿瘤含有脂肪成分,则转移到肝脏的肿瘤亦可能含有脂,如转移性脂肪肉瘤。以上 3 种病变相对少见。

(二) 胰腺

弥漫性胰腺脂肪浸润比较常见,尤其是在老年

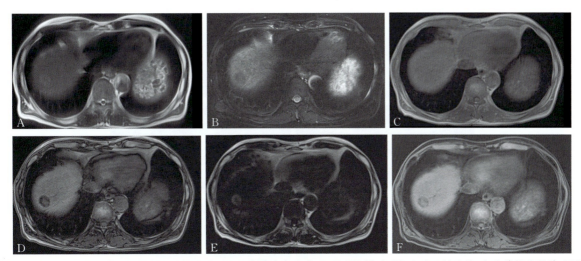

图 7-9-15　含脂小肝癌。A. T2WI肝右叶近膈顶不均质略高信号；B. T2WI blade FS 呈明显低信号，内见等信号结节；T1WI DIXON VIBE 序列同相位（C）肝右叶近膈顶病灶显示不清；反相位（D）病灶呈明显低信号，内见等信号结节；脂相（E）病灶周边呈高信号，灶内结节呈低信号；水相（F）病灶周边呈低信号，灶内结节呈等信号

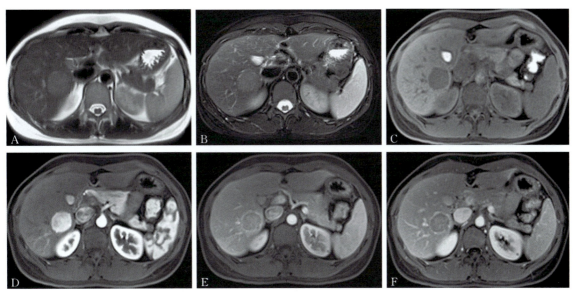

图 7-9-16　肝腺瘤。A. T2WI 显示肝左叶稍高信号结节灶，边界模糊；B. T2WI blade FS 在肝实质脂肪抑制背景下，病灶较周围肝实质呈高信号；C～E. 3D T1WI VIBE 增强序列蒙片病灶呈略低信号，边界不清，动脉期病灶呈明显强化，门脉期、延迟期呈低信号，边缘可见强化包膜

患者。胰腺的局灶性脂肪浸润也可发生（图 7-9-17）。胰腺脂肪瘤（图 7-9-18）相对少见，抑脂图像上表现出均匀的信号强度降低，在化学位移图像边缘可见勾边效应。

（三）肾脏

肾血管平滑肌脂肪瘤是最为常见的良性肾脏占位性病变（图 7-9-19、图 7-9-20），由不同比例的脂肪、平滑肌和厚壁血管组成。当肾脏肿块在影像图像上明确脂肪的存在时，即提示血管平滑肌脂肪瘤。肾血管平滑肌脂肪瘤的一个特点是肿块缓慢向外生长推挤肾皮质（"皮质掀起征"），另一特征性表现为"劈裂征"，肿瘤与正常肾脏实质交界清楚，呈三角形，尖端指向肾门方向。乏脂型血管平滑肌脂肪瘤和肾细胞癌的 T2 信号特征常重叠，增强序列有利于鉴别两种病变。乏脂肪血管平滑肌脂肪瘤常表现为均匀和持续强化，而肾细胞癌常表现为不均匀的强化和对比剂早期退出。

（四）肾上腺

肾上腺最常见的病变是肾上腺腺瘤，其病理特征为不同数量的胞质内出现脂质。DIXON 成像能够确定病变内是否存在脂肪成分（图 7-9-21），特别是对于小的病变。如果发生在肾上腺的病变含有

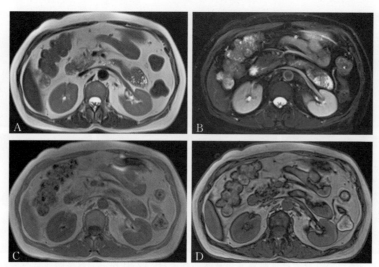

图7-9-17　胰头脂肪浸润。A.同相位胰头结构松散;B.反相位胰头局部信号减低,腺体组织呈颗粒状,边缘可见勾边效应;C. T2WI胰头信号不均质增高,呈局部肿块样改变;D. T2WI-FS胰腺头部信号减低

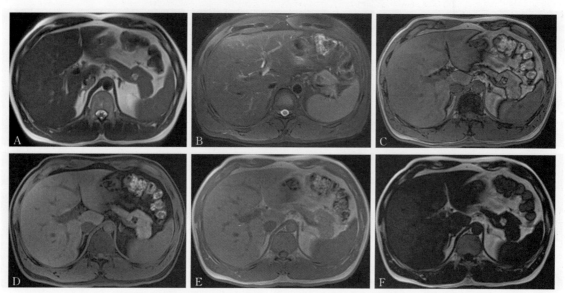

图7-9-18　胰尾脂肪瘤。A. T2WI胰腺尾部高信号结节灶,信号欠均,内见低信号条索影;B. T2WI blade FS病灶信号明显减低;C~F. T1WI DIXON VIBE序列反相位(C)上病灶信号略低,边缘可见勾边效应;水相(D)上病灶呈明显低信号,内可见条索;脂相(F)上病灶整体呈高信号,内见低信号条索

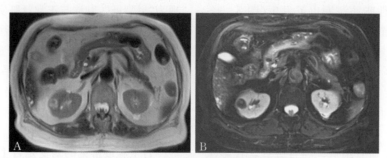

图7-9-19　肾脏血管平滑肌脂肪瘤。A. T2WI上右肾中部高信号结节灶;B. T2WI blade FS上病灶呈明显低信号,提示病灶内含成熟脂肪

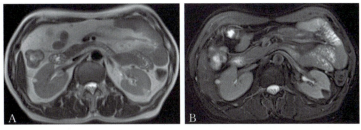

图 7-9-20　肾脏血管平滑肌脂肪瘤。A. T2WI 上左肾中部高信号结节灶,病灶呈"劈裂征";B. T2WI blade FS 上病灶呈明显低信号

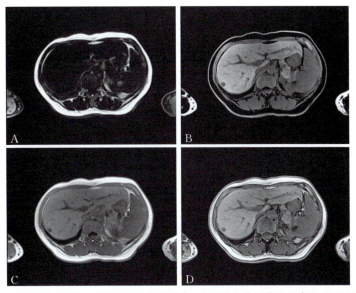

图 7-9-21　左侧肾上腺髓脂瘤。A. T1W-DIXON VIBE 脂肪相,左侧肾上腺结节内为高信号团状脂肪;B. 水相即抑脂图像,结节内脂肪被抑制呈低信号;C. 同相位,结节呈高信号;D. 反相位,较 C 图同相位所示信号偏低

肉眼可见的脂肪,那么就可以诊断为髓质脂肪瘤。

(五) 卵巢

畸胎瘤由多种组织学成分组成,起源于外胚层、中胚层和内胚层的成熟组织是典型的表现,常含有不等量的脂肪成分。卵巢畸胎瘤是最常见的卵巢良性肿瘤

(图 7-9-22),分为 3 种类型:成熟囊性、未成熟囊性和单胚层。卵巢肿块中脂肪的存在是畸胎瘤的重要诊断依据,并通过 T1 高信号(如出血性囊肿)将其与其他肿瘤区分开来。DIXON 成像、T2W 抑脂成像都可以有效地将脂肪信息辨别出来,尤其是 DIXON VIBE。

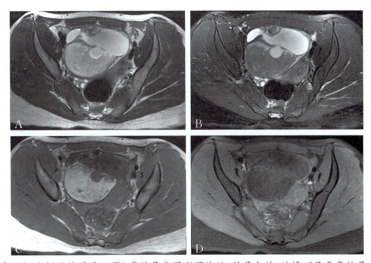

图 7-9-22　卵巢畸胎瘤。A. 右侧附件区见一 T2 高信号类圆形团块灶,信号欠均,边缘可见更高信号小灶;B. T2WI TSE FS 抑脂后病灶整体信号明显减低,边缘可见小囊灶;C. T1WI 上病灶呈明显高信号,内散在小斑点低信号;D. T1WI TSE FS 上病灶内信号明显减低,可以明确为脂肪信号,以区别于内膜样囊肿陈旧性出血的信号(T1W 抑脂仍呈高信号)

在女性骨盆磁共振成像中,一个重要的技术是应用脂肪饱和抑制来区分脂肪和出血。当卵巢相关病变发现高 T1 信号时,可能代表脂肪或内异症或出血性囊肿中的血液产物。如果应用脂肪饱和序列,脂肪的信号将被抑制,但来自内异症或出血性囊肿血液产物的信号将变得更加明显,有助于两类疾病的鉴别诊断。

(六) 前列腺

T2W 抑脂图像有助于前列腺癌的对比显示,观察前列腺包膜、周围侵犯、淋巴结转移等情况。T1WI 的 DIXON 技术动态增强可显示肿瘤的时间强度变化,反映前列腺结节的血供特点,有助于其定性;另一方面,对常规平扫病灶显示不明显的病例,动态增强后可能有明显强化或与周围组织对比出来,有助于病灶检出,再者因为局灶性病变的血供不同,动态增强有助于鉴别诊断。

(七) 腹膜后

后腹膜的各种含脂性病变可用化学位移选择性抑制技术检测。从良性增生的脂肪瘤到恶性的脂肪肉瘤,这些病变通常可以与其他实性肿瘤区别开来。

四、四肢关节

脂肪抑制技术在显示滑膜增厚、关节积液、骨髓水肿等方面优势明显,对隐性骨折的敏感度亦很高。该技术对四肢隐性骨折(尤其合并骨挫伤,韧带、肌腱、半月板损伤,关节积液等)的确诊具有明显优势。

(一) 颞颌关节

颞颌关节扫描又分张口位及闭口位。临床上常用的脂肪抑制相关序列包括 T2W 脂肪抑制序列、PDW 脂肪抑制序列,以冠状位及矢状位为优势观察面。

颞颌关节脂肪抑制成像可提供关节积液、肿瘤、炎症、水肿等相关图像信息;另外,关节盘周围组织病变、髁突及下颌骨挫伤亦可得以清晰显示。临床上常用于对颞颌关节外伤、弹响、关节功能紊乱综合征及关节盘病变(包括关节盘移位)的诊断(图 7-9-23)。

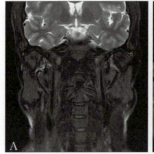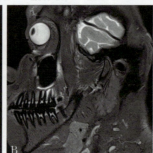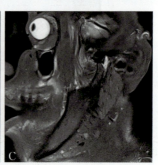

图 7-9-23 颞颌关节。A. 右侧颞颌关节上下腔少量积液,关节盘双板区、后附着软组织肿胀;冠状位 T2W-FS 抑脂成像(闭口位);B. 颞颌关节上下腔少量积液,关节盘双板区、后附着软组织肿胀;矢状位 T2W-FS 抑脂成像(闭口位);C. 颞颌关节上下腔少量积液,关节盘双板区、后附着软组织肿胀;矢状位 T2W-FS 抑脂成像(张口位)

(二) 肩关节

肩关节解剖结构复杂,肩胛盂小,关节囊较松弛,且为人体活动度最大的关节,故而在完成较复杂的大范围动作时更易受伤。肩关节损伤以慢性、小创伤居多。临床上常用的脂肪抑制相关序列包括冠位、横轴位及矢状位的 T2W 脂肪抑制序列,PDW 脂肪抑制序列,动态增强。横轴位扫描结合斜冠位扫描对于关节盂唇撕裂具有较好的诊断价值。斜冠状位、斜矢状位肩关节成像,尤其是斜冠状位,能较好地显示肩袖病变。增强后 T1W 抑脂成像能更好地显示肩关节及关节周围组织病变,提高诊断准确性(图 7-9-24)。

(三) 肘关节

肘关节解剖结构复杂,肘部损伤常涉及多个骨、软骨、肌腱、韧带、肌肉组织等复杂结构。磁共振脂肪抑制技术通过完全抑制脂肪信号,清晰显示肘关节及周围软组织病变,对髓腔变化敏感度较高。肘关节内外侧副韧带是维持肘关节内外侧稳定的主要结构,该结构若发生损伤,可在脂肪抑制序列中清晰地观察到撕脱、松弛等信号异常。磁共振抑脂技术可于疾病早期明确肘关节的损伤部位及损伤程度,从而使患者得到及早的治疗,减少并发症的发生(图 7-9-25)。

临床常用 T2W-FS 序列进行冠状位、矢状位及横轴位扫描,在普通脂肪抑制效果不佳的部位(如肱骨内上髁、外上髁)和金属伪影干扰下,Dixon 技术的脂肪抑制效果较好,能获得较高的图像质量。

(四) 腕关节及指间小关节

磁共振脂肪抑制技术可以清晰显示腕骨间相互关系、腕骨间韧带、三角纤维软骨复合体(TFCC)、尺

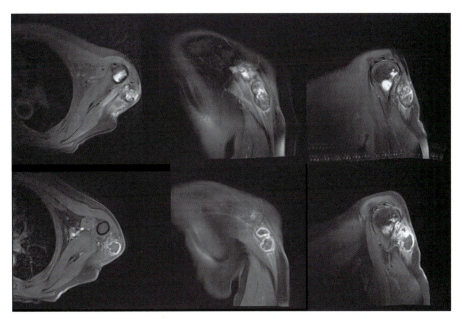

图7-9-24 肩关节肱骨头-肱骨上段、三角肌转移瘤。上排为横轴位及矢状位 T2W-FS 抑脂成像;下排为增强后横轴位、冠状位及矢状位 T1W-FS 抑脂成像

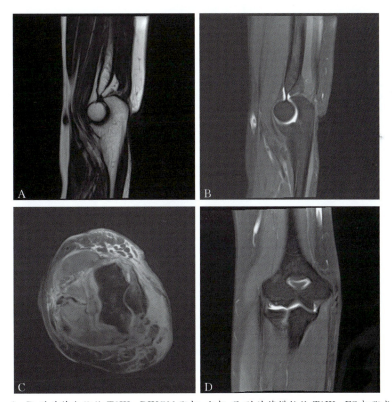

图7-9-25 肘关节。A、B.肘关节矢状位 T2W-DIXON 脂相、水相;C.肘关节横轴位 T1W-FS 抑脂成像;D.肘关节积液:冠状位 T2W-DIXON 水相

桡关节下端结构等解剖特征。腕关节成像对磁共振检查技术要求更高,需要高的空间分辨率。冠状位扫描是最为重要的扫描方位,主要观察 TFCC 和腕骨间韧带;横断位主要观察腕管综合征及下尺桡关节结构;矢状位主要用于明确腕关节稳定性(图 7-9-26)。

(五) 髋关节

脂肪抑制技术对早期股骨头缺血性坏死及髋臼唇的损伤有极高的诊断敏感性和特异性,能够清晰地显示病灶,故而磁共振脂肪抑制技术可更早、更准

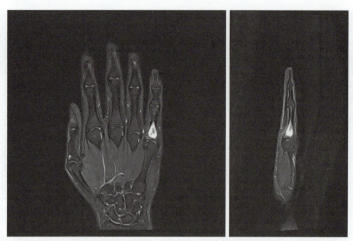

图7-9-26 腕关节扫描,小指近节指骨基底部软骨瘤,冠状位及矢状位T2W-DIXON抑脂相

确地进行股骨头缺血性坏死的定性、定量诊断,对提高髋臼唇病变的诊断能力具有极高的临床应用价值。磁共振脂肪抑制技术与髋关节造影检查对髋臼唇损伤的评价结果具有一致性。髋关节成像中,冠状位及横断位是优势观察面(图7-9-27)。

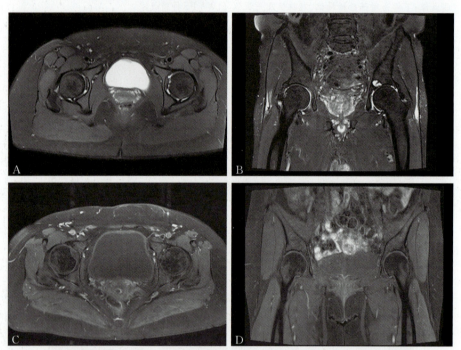

图7-9-27 髋关节扫描。A.髋关节退变伴少量积液:横断位T2W-FS抑脂成像;B.髋关节冠状位T2W-STIR抑脂成像,关节面下假囊肿,关节腔积液,双侧GTPS;C.髋关节退变伴少量积液;D.增强后横轴位及冠状位T1W-FS抑脂成像

(六)膝关节

磁共振多平面的脂肪抑制序列对膝关节损伤,如关节软骨变性及缺损,软骨下骨的骨髓水肿、囊变、硬化,软骨下骨的反应性增生以及关节边缘骨质赘生的检出具有较高的敏感度,并且在疾病严重程度及病变范围的明确中具有极高的准确性;对骨挫伤所致的骨髓出血、水肿及骨小梁的轻微骨折也具有特异价值。磁共振脂肪抑制技术对膝关节病变的诊断价值明显高于其他检查手段(图7-9-28)。

(七)踝关节及足部小关节

脂肪抑制技术能够显著降低骨髓腔的脂肪信号,滑膜、软骨和骨髓病变得以清晰显示;水激发技术对软骨病变具有独特的优越性,能清晰显示病变累及软骨的范围,并对损伤进行分级;在多平面进行脂肪抑制成像还可明确足、踝关节周围神经、韧带的损伤情况,更完整地显示韧带走行及附着情况(图7-9-29)。

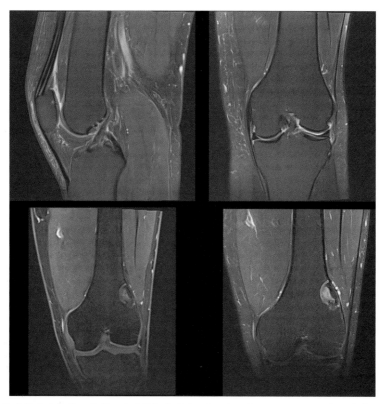

图 7-9-28　膝关节脂肪抑制。上排：膝关节轻度退变，冠状位及矢状位 T2W-FS 抑脂成像；下排：股骨干骺端骨肿瘤，增强后冠状位 T1W-VIBE 抑脂成像

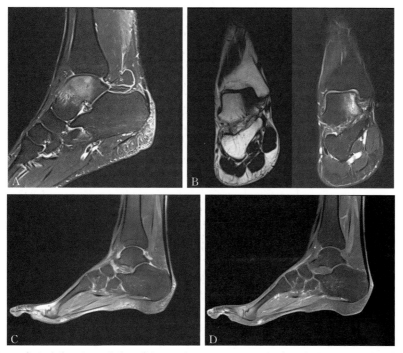

图 7-9-29　踝关节及足部小关节。A.踝关节距骨损伤：矢状位 T2W-STIR 抑脂成像；B.踝关节距骨损伤：冠状位 T2W-DIXON 成像脂相、水相；C.足底前方皮下血管瘤：矢状位 PDW-FS 抑脂成像；D.足底前方皮下血管瘤：增强后矢状位 T1W-FS 抑脂成像

（李仕红　林光武）

主要参考文献

［1］ Krinsky G，Rofsky NM，Weinreb JC. Nonspecificity of short inversion time inversion recovery（STIR）as a technique of fat suppression：pitfalls in image interpretation［J］. Am J Roentgenol，1996，166（3）：523－526.

［2］ Hauger O，Dumont E，Chateil J，et al. Water excitation as an alternative to fat saturation in MR imaging：Preliminary results in musculoskeletal imaging［J］. Radiology，2002，224（3）：657－663.

［3］ Tannús A，Garwood M. Adiabatic pulses［J］. NMR Biomed，1997，10（8）：423－434.

［4］ Dixon WT. Simple proton spectroscopic imaging［J］. Radiology，1984，153（1）：189－194.

［5］ Reeder SB，Wen Z，Yu H，et al. Multicoil Dixon chemical species separation with an iterative least-squares estimation method［J］. Magn Reson Med，2004，51（1）：35－45.

［6］ Xiang QS. Two-point water-fat imaging with partially-opposed-phase（POP）acquisition：an asymmetric Dixon method［J］. Magn Reson Med，2006，56（3）：572－584.

［7］ Berglund J，Ahlstrom H，Johansson L，et al. Two-point Dixon method with flexible echo times［J］. Magn Reson Med，2011，65（4）：994－1004.

［8］ Ma J. Dixon techniques for water and fat imaging［J］. J Magn Reson Imaging，2008，28（3）：543－558.

［9］ EggersH，Brendel B，Duijndam A，et al. Dual-echo Dixon imaging with flexible choice of echo times［J］. Magn Reson Med，2011，65（1）：96－107.

［10］ Deshmane A，Gulani V，Griswold MA，et al. Parallel MR imaging［J］. J Magn Reson Imaging，2012，36：55－72.

第八章

磁共振血管成像

第一节 血流的信号特点

血液是人体中重要的运输工具,运载着各种人体所需的重要物质,如代谢产物、营养物质、氧及二氧化碳。可以说血液的流动是人体活力的表现,所以血管成像也是一个重要的检查项目。

影像学手段是血管成像的主要方式,传统的技术包括 DSA、CT 血管成像及磁共振血管成像。与 DSA 及 CT 相比,磁共振血管成像(magnetic resonance angiography,MRA)技术具有无创、无需对比剂等特点,还可以利用磁共振技术进行血管流速、流量等定量分析,磁共振血管成像越来越多地应用于临床。理解 MRA 技术首先必须要掌握血流的特点、血流在不同序列的信号表现。

一、血液流动的几种形式

图 8-1-1 所示为血液在人体中流动的几种形式。

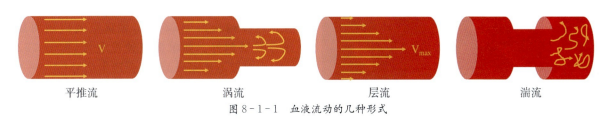

平推流　　　涡流　　　层流　　　湍流

图 8-1-1　血液流动的几种形式

1. **平流(plug flow)**　主要表现为血流质点在流动方向上速度都是相同的,一般在人体中这种情况非常少见,可能在降主动脉的某一段存在这种形式的流动。

2. **层流(laminar flow)**　主要表现为血流质点在流动方向上速度是不相同的,越靠近血管壁血流速度越慢,在血管腔中心位置血流速度最大(V_{max})。

3. **涡流(vortex flow)**　主要见于通过血管狭窄或血管转弯处,表现为血流方向并不是沿着直线进行,会产生旋涡状的特点。

4. **湍流(turbulent flow)**　主要表现为血流不规则,不同位置血流质点方向不同,速度差异大。

在人体中不同部位血管大小差异很大,所以不同血管腔中,血液流动的形式也是不同的。血管走行平直、管腔大小均匀的某一段血管中血流主要表现为层流,而血管狭窄处、转弯处、血管分叉处则主要表现为涡流或湍流。

二、血管及血液的信号特点

不同血管、不同位置的血液流动状态不同,其信号表现也不同,在不同的扫描序列上,血管及血液信号也有很大差异。

(一)自旋回波序列的流空效应

自旋回波或快速自旋回波序列的一个特点就是对于非静止组织,如流动的体液、血液,由于其位置移动性不能同时接受90°射频脉冲和180°射频脉冲的作用,则不能产生磁共振信号,表现为流空效应(flowing void effect)。

SE 或 TSE 序列的流空效应在流速比较快的血液中表现得尤为突出,血液信号流空,血管腔内表现为完全的低信号。如图 8-1-2 所示,黄色的框代表扫描层厚,90°射频脉冲作用时血液信号被激发,经过一定时间(τ)施加180°重聚脉冲,这时被激发的血液信号已经流出了激发层面,不产生信号。但是

179

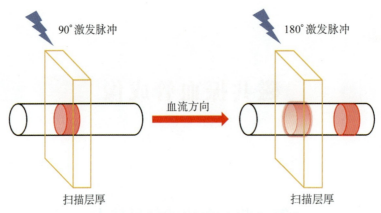

图 8-1-2　自旋回波序列的流空效应示意图

并不是所有的 SE 或 TSE 序列中血管都表现为低信号,有时可以在腹部扫描中看到腹主动脉并没有呈低信号(图 8-1-3)。

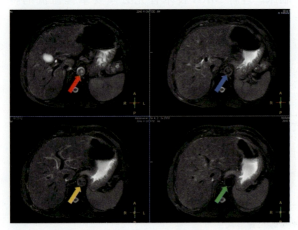

图 8-1-3　腹部 T2WI-TSE 脂肪抑制序列,连续 4 层,腹主动脉信号都不同,绿色箭头血液流空较好,红色箭头则血液完全没有流空产生信号

虽然在自旋回波序列中血管及血液多表现为流空效应,但具体血管腔及血液在图像中的信号,则取决于序列的参数及血液流速等特点。

假设血流速度为 0,也就是静止组织,则在一个 TR 里,组织受到 90°射频脉冲和 180°重聚脉冲的作用,会产生信号,在图像中表现为高信号;假设血流速度为 v,扫描层厚为 Z,则在 90°射频脉冲和 180°重聚脉冲之间的这段时间间隔(TE/2),血液刚好流出采集层面,得到血流速度为 $v = Z \div (TE/2) = 2Z/TE$。这时候血液刚好流空,不产生信号。血流速度越快,$v > 2Z/TE$,则流空效应越明显,黑血效果越好。如果血流速度变慢,即 $v < 2Z/TE$,则血液不能完成流空,会产生信号(图 8-1-4)。所以,血液流速越快,流空效应越好;扫描层厚越薄,流空效应越好。TE 时间越长,越容易产生流空效应。

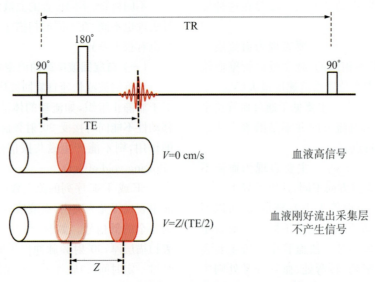

图 8-1-4　SE 序列中血液信号和流速大小及层厚相关

自旋回波序列中血液表现为流空效应这个说法并不是非常严谨,以下情况下,即使在自旋回波序列中血管也可能表现为高信号。①血流速度缓慢,在 TE/2 时间内并没有流出采集层厚范围产生信号;②即使血流速度快,如果血流方向不固定或者会产生反流,也有可能同时受到 90°射频脉冲和 180°重聚脉冲作用产生信号;③自旋回波序列中,如果采用多回波成像,则偶数回波会产生质子相位重聚效应,血液在偶数回波中可能表现为高信号。比如,在多回波的 SE 序列中,4 个回波时间分别为 15 ms、30 ms、45 ms 和 60 ms,则在偶数回波(30 ms 和 60 ms)的序列中血管表现为高信号,而在奇数回波(15 ms 和 45 ms)的序列中血管表现为低信号。

(二)梯度回波序列的亮血效应

自旋序列中,流动的组织会产生"流空效应",导致信号丢失。而在梯度回波序列中,血管及血流等流动的组织常表现为高信号。这是因为梯度回波序列不需要重聚脉冲,梯度场的作用范围是相当大的,在有效范围内,组织都会产生信号。

图 8-1-5 是腹部扫描中常用的梯度回波序列图像,腹主动脉在很多层面表现为明显的高信号。通过 MIP 重建可以发现腹主动脉及下腔静脉在流入方向都表现为不同程度的高信号。

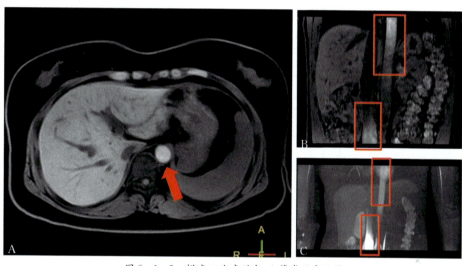

图 8-1-5 梯度回波序列中,血管常呈高信号

三、磁共振血管成像技术

虽然在梯度回波序列中,血管及血液会表现为高信号,但临床应用中要求会更高。要实现上述目标首先要增加血液信号,其次要抑制背景组织信号。这样需要利用一些特殊的磁共振扫描序列,也就是所谓的磁共振血管成像序列。

根据是否注射对比药剂,可以将磁共振血管成像技术分为非增强血管成像技术和增强血管成像技术。根据血管在图中显示的信号特点及(和)背景组织的对比,可以将血管成像技术分为亮血技术和黑血技术。

(李懋)

第二节 流入增强血管成像

在非增强磁共振血管成像技术中,时间飞跃法(time of flight,TOF)是最常见的。这种技术主要是利用梯度回波序列中流动血液的流入增强效应(in flow)进行血管成像,所以又称为流入增强血管成像技术。

一、血管成像原理

梯度回波序列无需重聚脉冲,一般血液信号不会产生流空效益。如果该序列的 TR 比较短,会导致静止组织由于短时间被反复激发产生饱和,而流动的组织则由于没有被饱和反而会产生高信号,这就是梯度回波序列的流入增强效应。

如图 8-2-1 所示，假设采用 TR 比较短的梯度回波序列进行扫描，激发层面的厚度（也就是层厚）大小为 d。对于静止组织，$v=0$，两次激励过程中位置不变，由于该组织被射频脉冲反复激发，产生饱和效应，信号下降；对于流动组织（血液），假设其流速 $v<d/\mathrm{TR}$，也就是在一个 TR 内，同样位置层面内的组织有新流入的血液组织由于没有被前面的射频脉冲激发，不会产生饱和效应，则会产生信号；对于流速比较快的血液组织，假设其流速 $v>d/\mathrm{TR}$，则同样位置层面内流入的都是新鲜的血液组织，这些组织并没有被射频脉冲饱和，所以会产生高信号。要使得流入增强效应最大化，则需要血液的流速快，或者采用尽可能薄的层厚及延迟 TR。

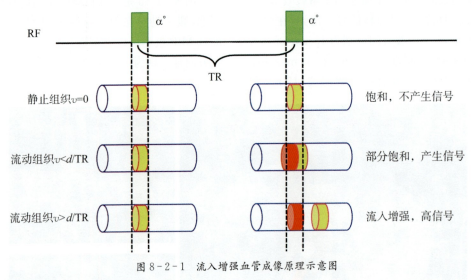

图 8-2-1　流入增强血管成像原理示意图

二、技术特点

流入增强血管成像技术最大的特点就是无需使用对比剂就可达到血管成像的目的。该技术主要使用梯度回波序列，通过比较短的 TR 设置来抑制静止的背景组织信号，从而突显血管，这种序列又可以称为 TOF MRA 序列。然而该技术也存在一个比较明显的问题，即随着血液的流入，这些流动的血液组织由于受到多个不同层面的射频脉冲激发而产生饱和效应，其结果就是远端的血管显示逐渐变差。

图 8-2-2 所示为流入增强血管成像中产生的血液饱和现象。在血液流动的方向，随着扫描层面的增加，血液不断接受了前面的射频脉冲作用，如果 TR 比较短，则每次血液质子信号都来不及恢复，也会逐渐产生饱和效应，导致血流远端信号显示不佳。

解决血液饱和现象导致的远端血管显示不清可以采用 3 种方法。

第一种方法是逆血流方向采集信号。既然随着血流流入容易产生饱和，那么在信号采集的时候可以逆方向采集，通过这种方法可以有效地减少血液饱和效应（图 8-2-3）。

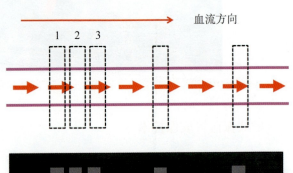

图 8-2-2　流入增强血管成像可能产生血液饱和效应

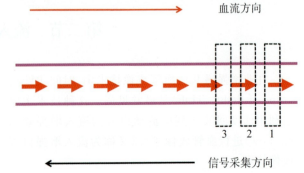

图 8-2-3　信号采集方向与血流方向相反可以减少血液饱和效应

第二种方法是多叠块重叠扫描组合技术（multi-chunk）。该技术主要是在3D的TOF序列中将一个成像容积分为多个组块（chunk），这样每个组块内部的饱和效应会减少，然后将重叠的饱和部分剔除进行拼接，这样形成的血管图像则相对比较均匀。图8-2-4所示为multi-chunk技术的示意图。首先将扫描容积分成几个组块（chunk），每个组块仍然会在血流远端产生饱和效应，远端血流信号下降。此时由于每个组块之间会有部分重叠，将远端低信号的部分剔除，然后再进行拼接，这样得到的整个血管就不会产生明显的饱和效应。

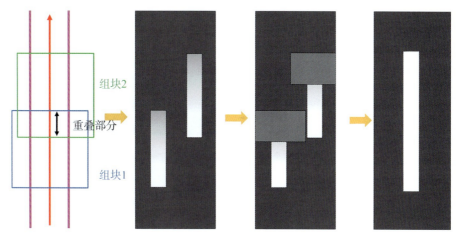

图8-2-4　multi-chunk技术的原理示意图

采用multi-chunk技术能有效地减少血管饱和效应。一般来说，chunk数目越多，血管饱和效应越小，远端血管显示得越好，但图像信噪比会下降，并且扫描时间会延长（图8-2-5）。

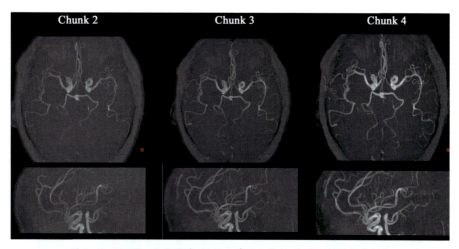

图8-2-5　Chunk数越多，远端血管显示越好，但是扫描时间会增加

需要注意的是，使用了multi-chunk技术后，也可能导致新的问题，这就是由于每个不同的chunk之间信号强度不同，重组图像之后产生了百叶窗伪影。不同公司针对这种情况都有特殊的重建技术，如Philips公司采用CHRAM（chunk acquisition and reconstruction method）技术可以去除百叶窗伪影（图8-2-6）。

第三种方法是优化射频脉冲的翻转角。这种技术称为倾斜优化非饱和激励（tile optimized nonsaturation excitation，TONE），原理主要是基于翻转角越大，血液信号越大，但是在相同的TR短时间内其纵向弛豫恢复也越不充分，越容易饱和。TONE技术主要是在采集信号时不使用固定的翻转角，而是采用斜坡式翻转角。具体的角度设置则是一开始血流流入时采用较小的翻转角以减少近端血液的饱和效应，随着血液流入，逐渐增大翻转角，这样远端的

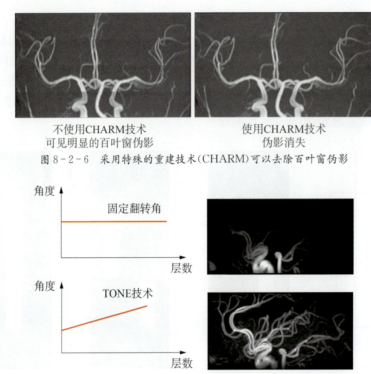

不使用CHARM技术　　　　　　　使用CHARM技术
可见明显的百叶窗伪影　　　　　　伪影消失

图8-2-6　采用特殊的重建技术（CHARM）可以去除百叶窗伪影

图8-2-7　TONE技术减少血液饱和效应的原理

血液由于翻转角大，信号也会增加，从而弥补饱和造成的信号下降（图8-2-7）。

在TOF MRA序列中，这几种技术经常联用，以减少远端血管饱和效应。

三、TOF MRA序列分类及临床应用

根据TOF MRA序列采集的模式可以将其分为2D TOF和3D TOF序列。其各自的特点见表8-2-1。

TOF MAR广泛应用于全身各个部位的血管成像，特别是头颅的动脉成像，由于颅内动脉血液流速比较快，比较容易产生明显的流入增强效应，常规采用3D TOF MRA进行头颅动脉成像（图8-2-8）。

表8-2-1　2D TOF和3D TOF序列的比较

序列	2D TOF	3D TOF
优势	背景组织抑制较好	层面间空间分辨率高
	对慢血液敏感，有利于流速比较慢的血液显示	对容积内任何方向血流敏感，容易显示迂曲血管
劣势	层面间空间分辨率低	慢血流显示困难
	容易产生百叶窗伪影及错层	背景组织抑制效果不及2D

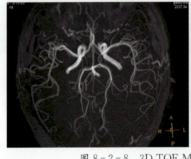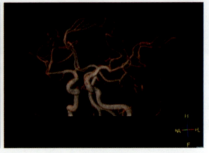

图8-2-8　3D TOF MRA广泛用于头颅动脉成像

除了头颅，颈部、下肢等部位的血管也常用TOF MRA进行成像。下肢血流速度相对头颅比较慢，并且下肢范围比较大，所以多采用2D TOF序列成像。采用多段的TOF法结合图像重建和拼接技术，可以实现大范围的血管扫描（图8-2-9）。

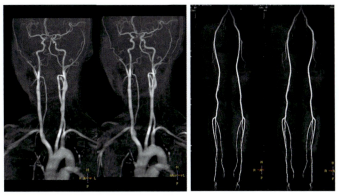

图 8-2-9　TOF MRA 用于颈部血管及下肢血管成像

（李懋　吕鹏）

第三节　相位对比血管成像

相位对比血管成像（phase contrast angiography，PCA）是另一种比较常用的非增强磁共振血管成像技术。该技术除了可以进行血管成像，还可以定量测量血液的流速及流量。

一、血管成像原理

相位对比血管成像的原理是流动组织（血管）经过一对双极梯度后，相位无法得到纠正，产生相位差，从而形成对比（图 8-3-1）。

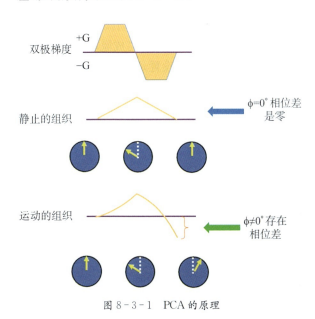

图 8-3-1　PCA 的原理

如图 8-3-1 所示，PCA 采用双极梯度对流动进行编码。双极梯度（bipolar gradient）是指梯度强度和持续时间完全相同但方向相反的两个梯度场。

图中的一对梯形形成双极梯度，两个梯形面积相同代表梯度的作用强度相同，而他们的方向则是相反的。①静止组织：第一个梯度场使其自旋质子的相位加速散开。接着施加梯度场强相同但方向相反的梯度场，使第一个梯度场造成的散相得到重聚，相位变化被完全纠正。刚好经过两个梯度后静止组织的自旋质子相位差为 0。②运动的组织：如血液，同样第一个梯度场使运动组织中的自旋质子相位发生偏移。由于施加梯度场这段时间，物体自身也在运动，使感受到的梯度场作用也不同。接着施加场强相同但方向相反的梯度场，第一个梯度场造成的相位变化就不能被第二个梯度场完全纠正。运动速率越快，相位偏移越多，则形成的对比度就越明显。

改变双极梯度场的强度同时也会影响相位偏移程度，应用更强的双极梯度使相位偏移更大，对运动引起的相位差就更敏感。

二、技术特点

通过在一个序列的信号采集前施加一对双极梯度则可以形成 PCA 的相关序列。PCA 序列扫描一般为 3 组图（图 8-3-2）。

1. PCA-M 图　又称为 PC 的幅度图，其中 M 代表重建信号的模部（modulus），也就是得到信号的绝对值大小。该图像采用背景抑制，血管显示清晰，图中所有血管表示为白色，也就是亮血效果。相位差越大的血管其亮度越大。该序列主要是通过减影实现的。

2. FFE-M 图　又称为软组织图，可以得到解剖结构。该序列血管显示为亮血，软组织信号也是

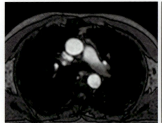
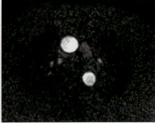
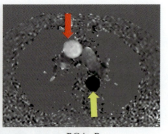

FFE-M	PCA-M	PCA-P

图 8-3-2　PCA 序列扫描得到 3 组图

高信号。

　　3. PCA-P 图　又称为 PC 的相位图,其中 P 代表 phase 相位。该图像不仅可以显示血流,还可以反映其血流方向。和相位编码方向一致的血流在 PCA-P 图中表现为高信号,呈白色;和相位编码方向相反的血流在 PCA-P 图中表现为低信号,呈黑色。如图 8-3-2 所示,升主动脉和降主动脉血流方向不同,其在图中表现出来的信号大小也不同。

　　PCA 序列根据不同采集模式可以分为 2D PCA、3D PCA 和 4D PCA。4D PCA 是在 3D 采集的基础上增加了时间分辨率,采集多个不同时间获得的血管信号。

　　PC 法血管成像的特点:应用双极梯度编码,获得不同流速下流动造成的相位对比,通过采集和校正流速信息来获得流动血液与静止组织的相位差别来进行血管成像。所以,在 PCA 序列中,一个很重要的参数是流速编码,改变流速编码可以显示不同流速的血管。

三、流速编码

　　改变双极梯度场的强度也会影响相位偏移的程度,从而形成不同的对比度。在 PC 法中通过修改流速编码(velocity encoding, VENC)(或称为速度灵敏度编码)来调整双极梯度的强度,单位是厘米/秒(cm/s)。合理的设置流速编码是 PC 法血管成像的关键,一般根据需要显示的目标血管流速进行设置。为了显示缓慢流动的液体,则双极梯度的强度需要

加大,否则无法探测到慢速流动液体的相位差。同理,如果液体流速本身很快,则可以适当降低双极梯度的强度,其相位差也得以表现。所以,流速编码大小和双极梯度强度是呈反比的。

　　如果设置的流速编码比目标血管的血流速度更慢,施加的双极梯度场强度比真正需要的更大。这时相位偏移太大导致相位混淆,会产生相位卷褶,使血管显示为反方向的信号。

　　如果设置的流速编码远远大于目标血管的血流速度,施加的双极梯度场强度又过小,此时导致产生的相位差比真正的小。虽然可以显示血管,但是其敏感度下降,血管亮度下降。

　　为了显示血管,一般推荐设置为目标血管最大流速的 120%,也就是比需要显示的血管最大流速稍微大一点。这样可以保证不会产生相位卷褶并且血管显示比较亮。根据需要显示的目标血管设置流速编码,如需要做头颅静脉成像,一般 VENC 设置为 10～15 cm/s;如果要做颈部动脉,则 VENC 设置为 80 cm/s;如果是进行主动脉弓成像,则 VENC 需要设置为 200 cm/s。以上设置是根据血管的血流速度取的经验值,需要注意,如果血管有病变,非正常状态下,则血流速度也会变化,这时根据经验设置的流速编码大小可能不是最准确的。如果流速编码设置过大,血管亮度下降,敏感度下降;而流速编码设置过小,则会产生相位卷褶,在相位图上血流的方向显示相反。

　　如图 8-3-3 所示,流速编码设置过小,在 PCA-

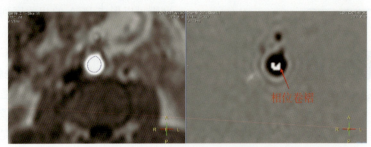

PCA-M	PCA-P

图 8-3-3　流速编码设置过小导致的相位卷褶

M图上不一定能够发现,但在 PCA-P 图,也就是相位图上,可以清楚地发现该现象。该现象表现为血管腔内低信号中间有亮信号或者亮信号中间有低信号,代表相位信息混淆发生了相位卷褶。

除了头颅,颈部、下肢等部位的血管也常用 TOF MRA 进行成像。下肢血流速度相对头颅比较慢,并且下肢范围比较大,所以多采用 2D TOF 序列成像。

四、流速定量技术

既然可以通过采用相位对比的方法,配合流速编码来显示血管;那么反过来,采用相位对比法也可以测量目标血管。

合理设置流速编码大小对于 PC 法血管显示及流速定量都非常重要,否则测出来的流速大小不一定准确。流速编码设置过小(远小于目标血管流速),测出来的流速值是反的;流速编码设置过大(远大于目标血管流速),测出来的流速值偏小(敏感度降低)。

测量准确的前提是输入准确的 VENC 值,但是我们如何确定输入的流速编码值是否准确呢?

可以采用经验法即根据固定部位血管的正常流速大小来设置 VENC。根据表 8-3-1,将 VENC 设置为目标血管最大流速的 120%,则基本上可以进行准确的测量。然而,有些血管的最大流速变化很大,采用经验法进行设置有时会有很大的误差。

表 8-3-1 不同血管的最大血流速度

正常大血管	最高流速(cm/s)	病理状态	最高流速(cm/s)
升主动脉	150~200	主动脉瓣狭窄	250~800
降主动脉	120~200	瓣膜关闭不全	200~400
腹主动脉	100~150	颈动脉狭窄前	5~500
颈总动脉	80~150	动脉狭窄处	100~500
大脑中动脉	60~140		
基底动脉	40~50		
股动脉	60~80		
门静脉	5~10		
腔静脉	5~40		

另一种方法则是先预设一个 VENC 的值,再进行层面内的 in-plane 扫描。扫描完通过在 PCA-P 图中观察是否有相位卷褶来判断这个预设的流速编码是否合适。

要准确的测量流速,除了流速编码,还有一个参数是流速测量的方向(flow directions)。在流速测量的相关参数中可以选择 FH(头足方向,即测量的是 Z 轴方向),AP(前后方向,即测量的是 X 轴方向),RL(左右方向,即测量的是 Y 轴方向)和 FH-AP-RL(各个方向,这是为了配合做 4D Flow 的,需要另外的软件分析 4D Flow)。

常规的流速测量(非 4D Q-flow)只能测量一个方向上的流体流速及流量(图 8-3-4),所以在进行血管流速测定时,要注意定位,有以下两种情况。①through-plane:穿层(层间),测量的是垂直于扫描层面方向流动的液体(血液)速度。测量血流速度时,流速编码方向一定要和血流方向一致。由于测量流速时,扫描平面方向是垂直于血流方向的,所以流速编码方向也要垂直于扫描平面。②in-plane:层内,流速编码方向平行于扫描平面,也就是流速编码方向和血流速度并不一致。使用这种方向定位,无法测量流速,因为一个平面内流速错综复杂,流进流出,但是可用于检验流速编码设置是否合理,或利用 PCA-P 图,观察层面内有无反流等现象。

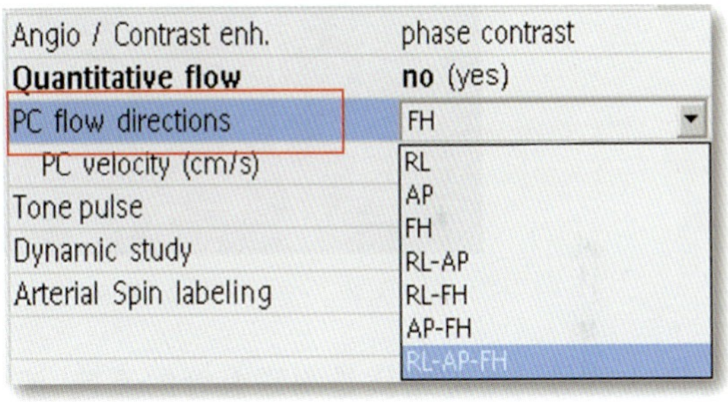

Angio / Contrast enh.	phase contrast
Quantitative flow	**no (yes)**
PC flow directions	FH
PC velocity (cm/s)	RL
Tone pulse	AP
Dynamic study	FH
Arterial Spin labeling	RL-AP
	RL-FH
	AP-FH
	RL-AP-FH

图 8-3-4 常规的流速测量,只能选择一个流速编码方向

定位采用 in-plane 的方式虽然无法得到流速定量结果,但是还是非常重要的,它的另一个作用就是探测血流方向。这种对于一些复杂位置或血流情况多变,不能确定血流方向的情况下,可以先采用 in-plane 来进行流速探测。血流方向和流速编码方向一致,则信号逐渐变亮;血流方向和流速编码方向相反,则信号逐渐变暗。

如图 8-3-5 所示,采样 PC 法进行大脑血管显示。A 图流速编码方向设置为前后(AP),从前向后,血流朝着流速编码方向流入,则 PCA-P 图从前向后血管逐渐变亮,如大脑后动脉,血流从前向后,则大脑后动脉逐渐变亮;而大脑前动脉,血流方向是从后向前,与流速编码相反,则信号逐渐变暗。同理,流速编码为左右(RL),大脑中动脉左侧,血流方向从右到左,信号逐渐变亮;大脑中动脉右侧,血流方向从左到右,信号逐渐变暗。

PCA-P图

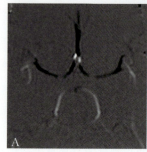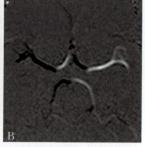

图8-3-5 不同流速编码方向得到的PCA-P图不同。A.流速编码方向:AP;B.流速编码方向:RL

当流速编码速度和流速编码方向都设置准确后,则可以进行流速定量扫描。

五、PCA的临床应用

同TOF MRA不同,PC法血管成像对比度取决于血液的流速和序列设置的流速编码,所以利用这种特性进行一些慢血流显示是比较理想的。临床应用最多的就是采用PCA进行颅内静脉成像(图8-3-6),将流速编码设置得很小(一般小于15 cm/s)则可以抑制动脉血管显示。

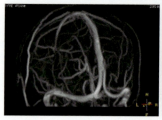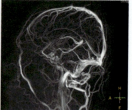

图8-3-6 PCA显示颅内静脉

通过改变流速编码,可以选择性进行血管成像,如进行颈部血管PCA,将流速编码设置为70~90 cm/s,则可以同时显示颈部动脉和静脉(图8-3-7)。

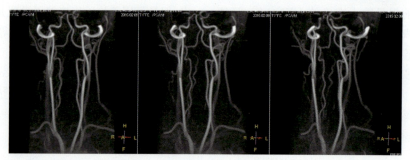

图8-3-7 PCA显示颈部血管

PCA的另一个应用就是测量血管的流速、流量等。进行流速定量扫描时,需要将扫描定位框垂直于所要测量的目标血管,流速编码方向设置为血流方向。

完成扫描后,一般需要进行后处理,得到流速-时间曲线或流量-时间曲线。在磁共振系统工作站中均可进行流速定量的相关后处理(图8-3-8)。

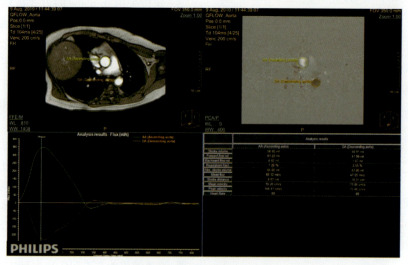

图8-3-8 进行流速定量相关处理,可以得到流速-时间曲线以及各种定量数值

(李懋 单艳)

第四节　4D-flow MRI 原理及在心脏疾病的应用

一、4D-flow MRI 技术原理

4D-flow MRI 是在 2D PC-MRI 的基础上，对 3 个方向（X、Y、Z 轴）的流速编码和单向的流动补偿编码来进行四维扫描（三维＋时间），从而获取 4D-flow 图像信息。不仅可动态三维显示大中动脉、心腔内的血流动力学特征，还可准确测量扫描范围内各位置血流的方向、速度、剪切力等重要参数，对心脏内复杂的血液流动也能进行具体的分析。相比于 2D-PC MRI，4D-flow MRI 可以对流体体积定量，计算多种流体参数，扫描方案简单，方便进行回顾性分析，且有更好的可重复性。

二、4D-flow MRI 后处理参数

在关于血流动力学的检查中，4D-flow MRI 所得到的大量数据进行可视化评估将对临床工作带来巨大帮助。目前，4D-flow MRI 可视化处理主要包括：①色彩编码图。根据选定平面血液的流速与方向进行不同颜色的编码，同时，可与电影图像进行融合，并进行任意层面、任意体素内的血流相关参数测量。②速度向量图。向量显示速度的大小和方向。③流线图。流线是与速度方向局部相切的曲线，它

提供有关瞬时速度场的信息，可以指示流入和流出方向，特别有助于显示涡流等特殊血液流动模式。④三维可视化。主要用于动态显示血流运动。目前，4D-flow MRI 可视化方法已经有效地识别了诸如主动脉、颈动脉、脑血管以及心腔内的各种血流异常变化（图 8-4-1，图 8-4-2）。全心的 3D 采集也能更好地显示和量化心脏内的复杂血流状态。

在定量数据分析中，4D-flow MRI 不仅提供常规的流量、流速等定量参数，还提供具有潜在临床价值的各种流体动力学参数，如壁剪切力（WSS）、动能（KE）、湍流动能（TKE）、涡量、压力梯度和脉搏波速率（PWV）等。

三、4D-flow MRI 及衍生血流动力学参数在心脏疾病的临床应用

（一）4D-flow MRI 在心脏疾病的临床应用

1. 心脏瓣膜疾病　准确量化瓣膜反流量对患者临床管理具有重要意义。4D-flow MRI 可根据瓣膜的位置和角度对分析平面进行调整，再对瓣膜反流进行量化。此外，使用回顾性瓣膜追踪技术使心脏 4 个瓣膜的跨瓣血流评估分析更加简单、可靠。

虽然高度湍流导致相位分散会影响流速结果的

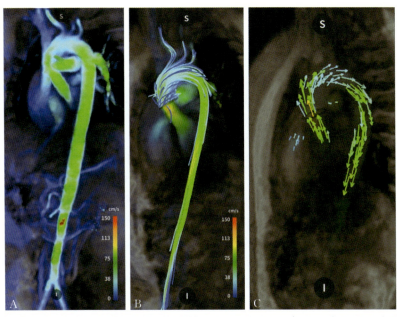

图 8-4-1　轻度腹部大动脉炎。A.色彩编码图，腹主动脉内高速血流区域显示红色；B.流线图，显示病变区域血流模式仍然为层流模式；C.速度向量图，显示主动脉内血流的速度和方向

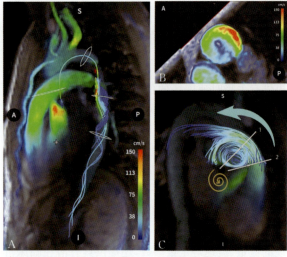

图 8-4-2 4D-flow MRI 显示不同血流模式。A. 重度主动脉缩窄，流线图显示收缩期降主动脉狭窄后螺旋流；B. 二叶主动脉瓣，升主动脉的横断面图显示靠近主动脉侧壁的偏心高速射流（红色）；C. 法洛四联症修复术后，流线图像显示收缩肺动脉正向血流（蓝色箭头）及涡流（金色箭头），可视化流线图有助于提高垂直于血管轴线的血流测量的定位准确度，并避免涡流区域，从而提高了肺反流严重程度评估的准确性

收缩期血流流线图

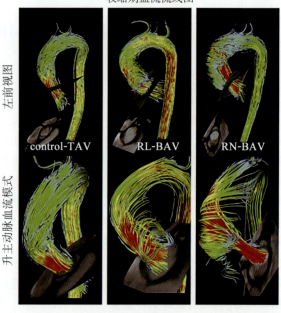

图 8-4-3 健康志愿者及 BAV 患者收缩期血流流线图。BAV 患者升主动脉内高速血流及螺旋流较健康志愿者明显增多。RL-BAV：左冠瓣与右冠瓣融合；RN-BAV：右冠瓣与无冠瓣融合

准确性，但 4D-flow MRI 仍可对瓣膜狭窄引起的射流峰值速度进行稳定量化。由于 4D-flow MRI 可以通过流线图和三维流速信息图对血流方向进行准确定位以获取最高流速，因此 4D-flow MRI 主动脉瓣、肺动脉瓣的峰值流速均优于 2D-PC MRI。而相比之下，经胸超声心动图则轻度低估了主动脉狭窄的峰值速度，因此，4D-flow MRI 是准确探测瓣膜血流速度的首选方法，尤其适用于偏心性和复杂性射流。

壁剪切应力（wall shear stress，WSS）是一种基于 4D-flow MRI 数据的血流动力学参数，指主动脉壁流体剪切应力，WSS 升高与动脉壁基质失调、弹性纤维变性相关，反映血管壁舒张功能及顺应性下降。二叶主动脉瓣（bicuspid aortic valve，BAV）是一种常见的先天性心脏瓣膜发育畸形，常伴有主动脉瓣不对称性狭窄，从而导致偏心血流量增大（图 8-4-3），4D-Flow MRI 在该类患者血流动力学监测方面具有较大的潜力。研究发现，当 BAV 患者伴有偏心血流时，会导致主动脉壁扩张。收缩期血流偏心程度与主动脉扩张程度之间具有很好的相关性，不同瓣膜表型的 BAV 血流模式亦不相同。当 BAV 伴狭窄时，升主动脉 WSS 增加的程度要高于不伴狭窄时。4D-flow MRI 还可用于识别 BAV 患者主动脉扩张的风险，并对该类患者的病情进展提供参考依据。

2. 房颤（atrial fibrillation，AF） AF 患者的血栓栓塞事件主要是由左心房内血栓形成导致。对心房内的血流模式评估有助于了解血栓形成的机制。利用 4D-flow MRI 发现健康个体在收缩和舒张期间的左心房内出现漩涡，漩涡的持续时间和频率与年龄的增长成反比。左心房内形成漩涡者，左心房体积更小，峰值流速更高，推测在心房内形成漩涡可能有助于避免心房血流停滞。持续性房颤患者的左心房内平均血流速度减低，并且左心房内平均/峰值血流速度比与房颤患者卒中风险模型 CHA_2DS_2-VASc 评分之间存在显著的负相关，4D-flow MRI 获得的左心房血流指标可增加卒中风险分层的价值。

3. 先天性心脏病（congenital heart diseases，CHD） CHD 经常导致心血管血流动力学发生变化，引起严重的临床后果。准确量化该类患者的血流动力学参数对于优化患者管理至关重要。使用多个成像平面的 2D-PC 法除需较长的采集时间外，平面的潜在错位也可能会低估实际血流速度。在升主动脉进行体循环流量（Qs）和肺动脉进行肺循环流量（Qp）测量，用于评估心内左向右分流，如 Qp/Qs>1.5，则临床意义重大。如有动脉导管未闭、间隔缺损、肺静脉异位引流或其他异常，可以在最佳位置平面进行可靠的流量测量。对心脏内异常血流模

式进行可视化再现有助于理解 CHD 手术后心脏结构的改变与血流动力学变化之间的相互作用(图 8-4-4)。

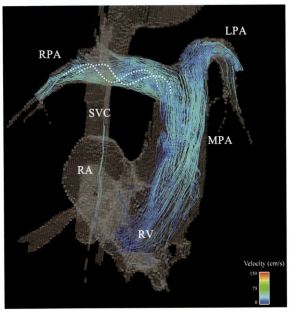

图 8-4-4　38 岁,男性,法洛四联症,在婴儿期完成修复和 Waterston 分流术。收缩期晚期流线图显示肺动脉内螺旋流模式增加。SVC:上腔静脉;RA:右心房;RV:右心室;MPA:主肺动脉;LPA:左肺动脉

(二) 4D-flow MRI 衍生血流动力学参数在心脏疾病的临床应用

1. 动能(kinetic energy,KE)　心脏舒缩运动的一个重要功能就是转移血液的动能,KE 直接参与血液的运动。4D-flow MRI 可对血液动能进行量化并进行成像,每个体素 $KE = 1/2(mv^2)$,其中 m 指体素内的血液质量,v 指体素中的速度,然后,将感兴趣区域内特定时间内每个体素的 KE 进行相加即可得总 KE。

对心室腔内血流动能分布评估有助于为临床提供更全面的血流动力学信息。Carlsson 等人首先对左、右心室在整个心动周期内血液动能进行量化分析,发现左、右心室平均动能高度相关,收缩期左心室峰值 KE 低于右心室;相反,舒张早期左心室的 KE 高于右心室,左、右心室舒张晚期 KE 峰值均小于收缩和舒张早期峰值(图 8-4-5)。轻度左心室重构的心力衰竭患者尽管左心室每搏输出量维持在正常水平,但是这类患者舒张期血流路径已经发生改变,且收缩期前流入 KE 的能量受损,提示 4D-flow MRI 动能参数可用于评估临床代偿情况下的左心室血流路径和能量变化。此

外,心肌梗死亦可导致整个心动周期左心室平均 KE 降低。KE 评估还可为左心房、左心室充盈模式进行分类,对瓣膜疾病患者术后效果进行评估。尽管各类心脏疾病出现了 KE 的变化,但 KE 参数对于各类心脏疾病的价值还需要进一步探讨。

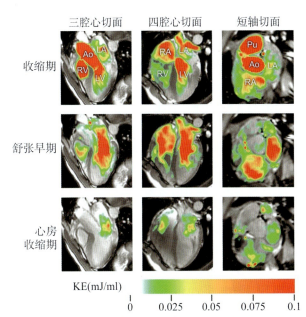

图 8-4-5　健康志愿者心脏 KE 分布图,收缩期(上排)、舒张早期(中排)和心房收缩期(下排)成像。在收缩期,RA 的 KE 值比 LA 更高,LA 的 KE 主要位于肺静脉入口处。在舒张早期,LA 的 KE 急剧增加,表现为从左心房中央部到左心室中央部的红色部分;同时,RA 的 KE 也在增加,但增加程度不如 LA 明显。心房收缩时 KE 的位置与舒张早期充盈时相似,但程度较小。Ao:主动脉;PA:肺动脉干;LA:左心房;RA:右心房;LV:左心室;RV:右心室

2. 湍流动能(turbulent kinetic energy,TKE)　心血管内血流模式以层流为主,但在瓣膜病、心腔狭窄等情况下,血流模式可以过渡为湍流,并伴有高速波动。湍流的部分能量以热量的形式不可逆转地耗散,通过体素内速度分布及其与 MR 信号的关系进行计算得出湍流动能(turbulent kinetic energy,TKE),为这种能量损失提供了定量计算方法。

长期以来,有较多学者对正常心脏内湍流的意义进行了研究。健康志愿者的左心房和左心室的 TKE 值相似,范围为 0~5 mj。在扩张型心肌病(dilatedcardiomyopathy,DCM)患者,舒张早期左心室 TKE 无明显变化,但是舒张晚期 TKE 则显著升高,表明 DCM 患者舒张晚期出现低效率血流。而在二尖瓣反流患者中,随着反流程度的增加,左心房

血流畸变程度增加,每个心动周期的平均左心房TKE 与二尖瓣反流量相关,说明左心房血流模式与TKE 可用于反映二尖瓣反流程度。主动脉瓣狭窄患者由于狭窄后高速血流的增加,升主动脉 TKE 也明显升高。法洛四联症修复术后合并重度肺动脉反流的患者右心室 TKE 显著高于轻度肺反流的患者,并且 TKE 水平与右心室舒张末期容积指数之间存在密切关系。

3. 粘性能量损失(viscous energy loss,EL)

EL 是由于血管内血流速度的变化引起流动血液之间的摩擦而产生的,是血流中另一种形式的能量损失,EL 与 TKE 不同,TKE 是在狭窄或瓣膜病存在的情况下产生的,而 EL 是在生理情况下即存在的。基于 4D‑flow MRI 三个方向流速信息,使用Navier-Stokes 方程可以对 EL 进行量化。

伴有二尖瓣异常的房室间隔缺损者左心室内EL 和血流动力学常发生变化,这类患者往往左心室涡环形成障碍,涡环更多发生于左心室充盈期,发生位置更靠近左心室侧壁,导致生成了更多的侧向血流,从而引起左心室充盈动力学发生变化,左心室充盈期 EL 增加。Fontan 术后患者心室内 EL 亦明显增加,且该类患者在药物应激期间,心室内 EL、KE和涡度均增加,并与最大运动能力呈负相关。但是,目前尚不清楚心脏对左心室 EL 水平升高的反应性变化,因此,有必要进一步研究 EL 的临床意义。

4. 压力差(pressure difference)

4D‑flow MRI 基于简化的伯努利方程(压力梯度 $=4V_{peak}^2$)或Navier-Stokes 方程对整个心血管系统内压力梯度进行量化,对流量相关压差的空间和时间分布信息进行估算,但并不是计算心血管系统内的绝对压力值。心腔内压力差可在 3 个方向上进行量化,用于评估心腔内压力改变。健康志愿者左心室相对压力场具有空间异质性,在各方向上不均一,在舒张期左心室主要压力差沿左心室长轴分布,短轴方向也存在着较小且重要的压力差,且短轴方向的压力差可能与房室耦合相关(图 8‑4‑6)。伴有左心室不同步的心力衰竭患者血流动力学发生明显改变,主要表现为舒张期纵向力明显下降,而横向力明显增加,这种量化左心室不同步的新方法可能在改善心脏同步化

治疗效果方面发挥潜在作用。

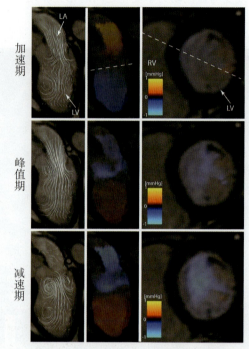

图 8‑4‑6 59 岁,健康男性,舒张早期相对压力图。左列:带有流线的三腔心切面图,展示了 E波加速、峰值和减速阶段的瞬时流场。中列:三腔心切面的三维压力分布图。右列:短轴切面的压力分布图。LV:左心室;LA:左心房;RV:右心室

四、4D‑flow MRI 的临床前景

4D flow MRI 的采集相对简单,数据分析仍然相对复杂,但是它可回顾性全面分析任意层面的血流动力学参数。不仅可动态、三维显示扫描区域的血流动力学特征,还可准确测量各位置血流的方向、速度、剪切力等重要参数,对心脏内复杂的血液流动也能进行具体的分析。一些新的血流动力学参数仍处于科学研究阶段,但是它们揭示了心脏疾病的潜在机制,有望在临床实践中应用。与 10 年前相比,分析工具的选择变得多样化,分析方法也更加便捷。总之,4D‑flow MRI 将是研究心血管疾病流量变化的一种新的、强有力的工具。

(彭鲲 汤光宇)

第五节　增强血管成像

磁共振增强血管成像(contrast-enhanced MRA, CE-MRA)是通过注射对比剂,缩短血液组织的 T1 时间,从而提高血液及血管的信号强度,与周围背景组织形成对比。临床最常用的磁共振对比剂是顺磁性的钆剂(Gd),如 Gd-DTPA。Gd 离子带有 3 个正电荷,含有 7 个不成对电子,是一种顺磁性很强的金属离子,能够显著缩短组织的 T1 弛豫时间。在浓度不大的时候,其主要效果是缩短组织的 T1 时间;而在浓度比较高、大剂量注射时,它还能显著缩短周围组织的 T2 及 T2* 弛豫时间。由于对比剂缩短组织 T1 弛豫,在 T1WI 上使血管信号升高,图像上表现高亮。

一、增强血管成像原理

在常规的 1.5 T 磁共振中,血液的 T1 值一般是 1500~1800 ms,脂肪组织的 T1 值约 250 ms,在 T1WI 上血液信号并不高。由于对比剂缩短组织 T1 值的效应,可以使血液组织的 T1 值下降到 50~100 ms,再结合脂肪抑制技术,在 T1WI 上血液及血管表现为明显的高信号,达到血管成像的目的。

血液 T1 值的缩短和注射对比剂的浓度及注射速率有关。如图 8-5-1 所示,在注射速率达到 0.4 ml/s 以上,血液的 T1 值显著缩短,达到 1 ml/s 后,其 T1 值可下降到 50 ms。所以,在进行 CE-MRA 时,尽管采用手推注射的方式,但为了保证稳定的对比剂注射速率还是推荐采用高压注射器来完成。对比剂剂量一般推荐 0.1 mmol/kg,也就是

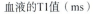
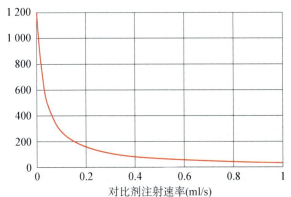

图 8-5-1　注射对比剂后血液 T1 值和对比剂注射速率有关

0.2 ml/kg,如果要进行大范围的血管扫描,则可以适当增加对比剂剂量,如采用双倍剂量,甚至是 3 倍剂量。

CE-MRA 一般采用短 TR 的 T1W 梯度回波序列,结合脂肪抑制技术。由于 TR 比较短,所以需要根据血液组织的 T1 设置最佳的 FA,FA 为 30°~40° 时血液组织的信号强度最大,所以一般采用这个范围的 FA。

二、技术特点

CE-MRA 的扫描序列比较简单,但是具体扫描过程则需要注意如何保证目标血管得到最好的显示。

决定扫描时机的关键因素有两个:对比剂到达目标血管的时间;数据采集填充 K 空间中心的时刻。当这两个时间相匹配时,此时目标血管显示最佳。确定对比剂进入目标血管时间一般有 3 种方法:经验法、小剂量测试法、透视触发。

经验法主要是根据以往的经验,注射对比剂后结合目标血管位置,自己选择扫描时间。如肘静脉注射对比剂后,一般在 15~20 s 达到腹主动脉,所以如果进行注射对比剂后腹主动脉成像,可在注射对比剂后 18 s 左右启动扫描。当然,还要考虑 K 空间填充方式,如果该 CE-MRA 序列扫描时间为 20 s,采用 K 空间顺序填充,则注射对比剂后启动扫描的时间应该为 18 s—(20 s÷2)＝8 s;如果采用 K 空间中心优先填充,则注射对比剂后启动扫描的时间为 18 s。

小剂量测试法用得比较少,这种方法是先注射小剂量的对比剂,然后通过对目标血管连续扫描,测试对比剂在什么时间到达目标血管。

目前用得最多的一种方法是透视触发法,该方法在目标血管区域进行大范围的快速、实时动态扫描。这种扫描又称为透视触发扫描,时间分辨率很高,可达 0.5 s 一层。扫描的同时注射对比剂,当观察到对比剂快要进入目标血管时,停止透视触发扫描,立即启动 CE-MRA 扫描。

如图 8-5-2 所示,为透视触发扫描,随着不同时间,可以显示对比剂逐渐进入,当快进入目标血管后,可以启动扫描。

目前磁共振设备基本上都具备透视触发功能,

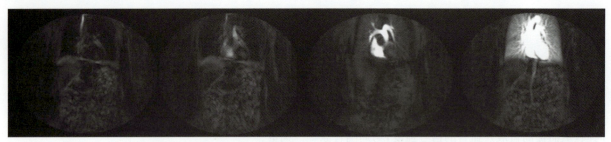

图 8-5-2 透视触发扫描的不同时刻（动态），显示对比剂逐渐进入目标血管

Philips 公司这种技术称为 bolustrack 技术；Siemens 公司则称为 care bolus 序列；GE 公司该技术名称是荧光触发（fluoro trigger）。

确定对比剂到达目标血管的时间后，还需要根据采集序列的 K 空间填充方式来选择扫描时刻。如果采用 K 空间顺序填充，则填充 K 空间中心的时间等于扫描序列时间的一半；如果采用 K 空间中心优先填充方式，则开始启动扫描就会立即填充 K 空间中心。不同的 K 空间填充方式，在选择扫描时间时是不同的，如图 8-5-3 所示。

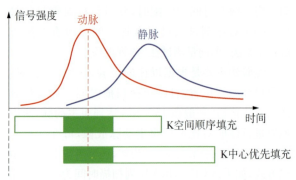

图 8-5-3 不同的 K 空间填充方式，注药后启动扫描的时间不同

一般使用透视触发技术检测对比剂达到情况，都会采用 K 空间中心优先填充，因为一旦观察到合适的扫描时间窗，则需要立即启动扫描并且保证采集数据填充到 K 空间中心。

在进行注射对比剂动脉成像时，最佳的情况就是动脉显影而避免静脉污染，这就需要对比剂峰值到达目标血管时，立即获得最佳的对比。传统的 K 空间中心优先填充虽然也是优先采集 K 空间中心决定图像对比度的部分，然而还是不够快。因此，在 CE-MRA 序列中，很多公司采用新的 K 空间填充方式，如 CENTRA 填充方式。

如图 8-5-4 所示，K 空间填充方式采用 CENTRA 填充方式，将 K 空间直接分为决定对比度的内圈和决定解剖细节的外圈。启动扫描后，立即

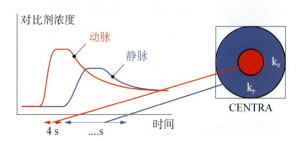

图 8-5-4 采用 CENTRA 填充方式

填充中心决定对比度的区域，这种方法可以使得填充 K 空间中心的时间进一步缩短，从而避免静脉污染。

三、4D CE-MRA 技术

CE-MRA 相对于不增强血管成像技术的一个优势就是扫描速度快，而如果扫描速度进一步加快，时间分辨率进一步提高，则可以进行 4D CE-MRA。所谓的 4D MRA 就是在 3D MRA 的基础上，增加了时间轴，通过在不同时刻连续反复获得的血管图像，达到动态显示血液流入及流出的效果。

虽然 CE-MRA 扫描速度快，但是要达到 4D CE-MRA 的需要应进一步提高扫描速度。传统的磁共振成像中，空间分辨率和时间分辨率是相互制约的，空间分辨率高，扫描时间就长，时间分辨率就低，反之亦然。要满足 4D CE-MRA 的时间分辨率要求，需要其他的技术。

匙孔技术则能够在不大幅度牺牲空间分辨率的情况下显著提高时间分辨率。进行 4D CE-MRA，需要对同一个目标血管在不同的时刻反复成像。此时，不同时刻目标血管的主要差异是对比度。K 空间中决定对比度的是中心部分，如同一把钥匙。K 空间周边决定图像解剖结构和细节的部分如同钥匙孔。不同时刻目标血管的主要差异就是 K 空间中心部分的数据。把 K 空间分成两部分，中心决定对比度的区域如同一个孔（钥匙孔），不同钥匙开不同的锁。外面决定解剖细节的区域如同门。不同

门的区别就是钥匙不同。也就是说,同一个目标血管,连续动态电影成像,他们的主要区别是对比度不同,而空间分辨率等解剖信息变化不大。注射对比剂后,动态扫描每次只采集决定K空间对比的中心数据,则可以大大减少扫描时间,提高时间分辨率。

如图8-5-5所示,注射对比剂前进行一个参考图像扫描,获得目标血管完整的K空间数据。注射对比剂后,只采集K空间中心数据,则时间分辨率显著提高。在不同时刻,K空间中心数据不同。然后将前面参考图像的K空间周边数据和注射对比剂动态扫描的不同时刻的K空间中心数据组合,则可以得到不同时刻不同对比度的血管图像,达到4D CE-MRA的效果。

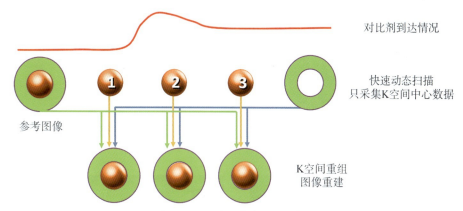

图8-5-5　匙孔技术原理示意图

采用匙孔技术能够将时间分辨率提高多少倍呢?K空间中心数据填充部分占整个K空间的百分比为填充百分比。一般这个填充百分比设置为15%~20%,如果是20%,则时间分辨率可以提高5倍。

图8-5-6为4D CE-MRA头颈部血管图像,

时间分辨率达到了0.63 s,也就是不到1 s时间就可以完成一个血管动态扫描。该例中使用了匙孔技术,填充中心的填充百分比为16%,差不多加速了6倍,再结合并行采集等其他加速技术能够显著缩短扫描时间。

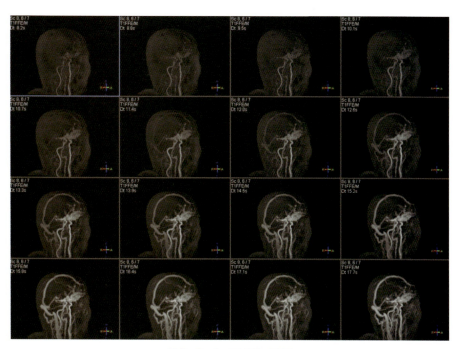

图8-5-6　4D CE-MRA

四、CE-MRA 临床应用

与不增强血管成像技术相比,CE-MRA 具有以下优势:①扫描速度快;②显示血管远端分支更好;③假阳性和假阴性都远远低于不增强血管成像;④能够进行多段、大范围的血管成像。所以,临床上 CE-MRA 使用非常广泛,可以用于全身的各个血管(图 8-5-7,图 8-5-8,图 8-5-9)。

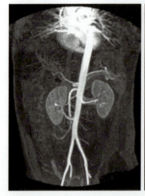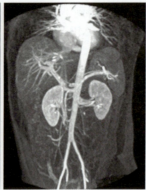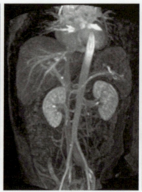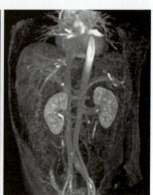

图 8-5-7 腹主动脉 CE-MRA,多期血管显示

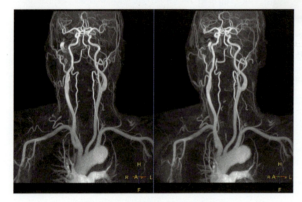

图 8-5-8 头颈部 CE-MRA

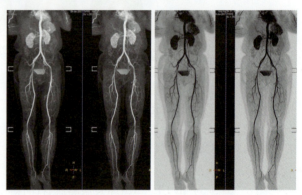

图 8-5-9 CE-MRA 下肢动脉成像

(李懋 吕鹏)

第六节 ASL 血管成像

动脉自旋标记(arterial spin labeling, ASL)是一种通过射频脉冲标记内源性氢质子实现的不注射对比剂磁共振灌注成像。在最近几年的进展中,该技术也可以用于进行不注射对比剂的血管成像,通过进行多个标记点的采集实现动态血管显示。这种 ASL 的血管成像法又称为流出法(out-flow)血管成像。

一、ASL 血管成像原理

ASL 血管成像主要是通过射频脉冲来标记相关位置的血管,采集两次数据,生成两组图像:自旋标记像和对照像。标记像对流入的血流进行标记,

对照像不对血流标记,然后用对照像减去标记像生成灌注图。其中一个比较重要的参数是标记后延迟时间(post label delay, PLD),它是指标记完以后延迟多久开始采集信号。PLD 需要根据血液组织的 T1 值及不同的位置标记血液到达脑组织的时间来进行设置,一般进行头颅灌注推荐采用 1 500～2 000 ms。

如果标记后进行多个不同 PLD 的连续采集,也就是获得多个时相(multi-phase)的标记图,则可以反映血液组织逐渐流入的过程,获得动态血管成像。如图 8-6-1 所示,标记后在多个 PLD 分别采集不同信号数据,最后可以得到动态的血管图像。所以,

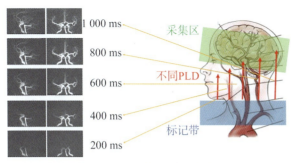

图 8-6-1　ASL 血管成像原理

ASL 血管成像主要是采用多相位（多个 PLD）的 ASL 序列,得到血管信号图。

如图 8-6-2 所示,标记后,在多个 PLD 分别采集不同信号数据,最后可以得到动态的血管图像。图 8-6-2 为采样多相位 ASL 进行头颅血管成像,得到血管原始信号后,可以进行各种后处理,如 MIP

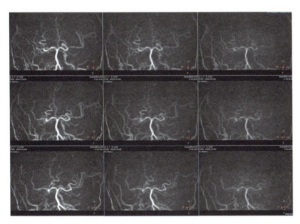

图 8-6-2　头颅 ASL MRA（MIP）

来显示动态血管图像。图中进行了冠状位 MIP 重建,不同图像反映不同的标记时刻。

二、选择性标记血管成像

除了常规的头颅血管成像,目前最新的技术还可以根据标记带位置的不同,进行选择性的标记某一支目标血管,从而达到选择性血管成像的目的。比如,将标记带放置合适的位置,只标记左侧颈内动脉,则最后显示的血管理论上是左侧大脑中动脉和前动脉;只标记右侧颈内动脉,则最后显示的血管理论上是右侧大脑中动脉和前动脉（图 8-6-3）。

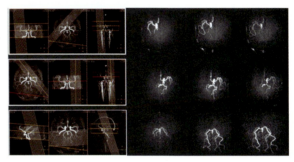

图 8-6-3　选择性 ASL 血管成像

当然,这种选择性的血管标记成像不仅仅可以用于头颅,未来还有很大的应用潜力,特别是对于比较难成像的血管。有文献报道,采用选择性的 ASL 标记门静脉,可以进行肝内门静脉成像,避免了肝动脉和静脉的污染。还有采用这种方法选择性标记肾脏静脉来达到肾静脉成像的目的。

（李懋　杨烁慧）

第七节　其他不注射对比剂血管成像法

一、SSFP MRA 序列

平衡式自由稳态进动（steady state free precession,SSFP）序列是一种梯度回波序列,临床使用比较广泛,利用该序列本身的特点及改进可以进行血管成像。

（一）基本原理及特点

SSFP 序列的一个主要特点就是其对比度为 T2/T1,在常规的图像中脂肪、血液及液体表现为高信号。由于 SSFP 序列的脉冲结构,所以传统的 SSFP 序列对于流体显示比较好。

要利用 SSFP 序列进行血管成像,则需要在序

列上进行改进,一般是采用一些磁化准备脉冲,如反转脉冲或者 T2 准备脉冲。这种采用 SSFP 为基础改良的血管序列可以统称为 SSFP MRA 序列。SSFP MRA 序列临床使用最多的是不注射对比剂腹主动脉和肾动脉成像。不同公司该序列名称不同,Philips 公司这种序列称为 B-TFE;GE 公司该序列称为 IFIR（in flow inversion recovery）;Siemens 公司这种成像技术称为 native true-FISP;佳能公司该序列称为 time-SLIP。

SSFP MRA 肾动脉成像主要在 SSFP 序列的基础上,先施加一个反转脉冲,该脉冲的作用是抑制背景组织及脂肪组织。此时,成像区域内所有组织由于

IR脉冲结构被抑制,动脉和静脉血液会流入采集层面。此时由于动脉及静脉是新鲜流入的,所以并没有被抑制,会产生流入增强效应。但是静脉流速慢会被部分饱和,并且在静脉流入端增加饱和带可以抑制静脉信号,最终达到动脉成像的效果(图8-7-1)。

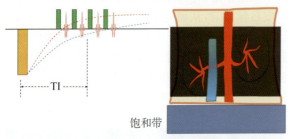

图8-7-1 SSFP肾动脉成像技术原理

SSFP MRA 由于其本身的血管对比度强,所以适用于走行比较平直的大血管成像,特别是腹主动脉及下肢动脉。在进行腹主动脉及肾动脉成像中,可以使用3D采集模式,这样可以进一步提高层面间的空间分辨率,增加肾动脉分支的显示。

另一个改进就是在传统的 SSFP 序列中,增加 T2 准备脉冲,可以进行良好的血液成像。这是由于血液组织的 T2 值比较长,高于软组织,所以可以形成对比。这种增加了 T2 准备脉冲的 SSFP 序列主要用于磁共振不注射对比剂冠状动脉成像。

(二) SSFP MRA 的临床应用

腹主动脉及肾动脉成像是其最主要的临床应用,特别是对于肾功能不全及对 CT 对比剂过敏的患者。由于腹部的呼吸运动,所以一般采用呼吸触发的方式来进行扫描,也可以采用屏气的扫描方式。

图8-7-2所示为使用 B-TFE 序列进行的肾动脉成像,采用呼吸触发扫描,完成后对图像进行 MIP 及伪彩处理得到的显示效果。

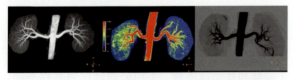

图8-7-2 SSFP MRA 不注射对比剂肾动脉成像

除此之外,还可以利用 SSFP MRA 序列进行下肢静脉成像。下肢静脉不注射对比剂血管成像一直是个难点,由于静脉流速慢,采用 TOF 法效果并不好。利用 SSFP 本身的血管高信号特点及对流动信号补偿的作用可以进行下肢静脉成像(图8-7-3)。

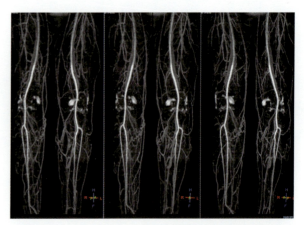

图8-7-3 SSFP MRA 序列进行下肢静脉成像

T2 SSFP 序列临床中主要是用于心脏磁共振冠脉成像(图8-7-4),在扫描时需要使用心电触发及膈肌导航技术,保证采集的过程中能进行心脏及呼吸运动补偿(图8-7-4)。

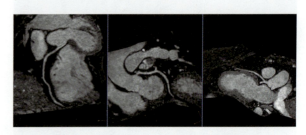

图8-7-4 T2 SSFP 序列进行心脏冠脉成像

二、心电触发不注射对比剂血管成像

在快速自旋回波序列中,一般血液由于流动会产生流空效益,不产生信号。而采用心电触发技术的快速扫描序列可以利用不同的心动周期血液流速不同,产生对比来达到血管成像的目的。

(一) 基本原理及特点

采用这种心电触发结合快速自旋回波序列扫描进行血管成像的序列称为 TRANCE 序列,全称是 trigger angiography non-contrast enhanced。该序列的特点是:①不注射对比剂;②基于快速自旋回波序列;③需要使用心电门控技术。

图8-7-5所示为 TRANCE 序列血管成像的原理,在心脏的不同时期,动脉和静脉的流速是不同的,其中在收缩期动脉流速快,舒张期流速慢,而静脉在不同心动时期流速变化不大。收缩期采集信号,由于动脉流速快,所以流空效益明显,不产生信号;舒张期采集信号,由于动脉流速变慢,流空效益不明显,会产生信号。

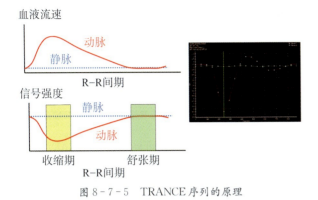

图 8-7-5 TRANCE 序列的原理

由表 8-7-1 可知,在收缩期采集,信号强度为静脉＋背景组织信号;在舒张期采集,信号强度为动脉＋静脉＋背景组织信号。则两次采集后,舒张期信号减去收缩期信号就是动脉血液的信号。而静脉成像则采用收缩期采集结合背景组织抑制

技术。

表 8-7-1 不同心动周期动静脉在快速自旋回波序列中信号表现不同

	动脉	静脉
收缩期	低信号	高信号
舒张期	高信号	高信号

动脉成像 $A = S_{舒张期} - S_{收缩期}$;静脉成像 $V = S_{收缩期}$。

(二) TRANCE 序列的临床应用

TRANCE 序列多用于下肢动静脉成像及上肢的一些难扫描部位血管成像。进行动脉扫描时,由于需要在收缩期及舒张期均采集信号,所以扫描时间相对比较长(图 8-7-6)。

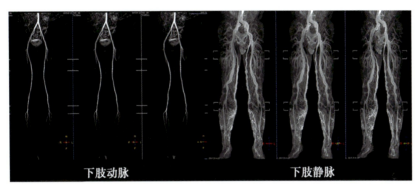

图 8-7-6 TRANCE 序列下肢动脉、静脉成像

三、改良 DIXON 血管成像序列

梯度回波的 DIXON 序列其脂肪抑制效果好,并且可以进行 3D 成像,在这个序列的基础之上进行改良可以实现不注射对比剂血管成像技术。这种新的血管成像序列称为 REACT,全称是 re-laxation-enhanced MR angiography without contrast-and triggering。这种序列的特点是无需注射对比剂,无需采用心电门控技术,所以使用起来非常方便。

(一) REACT 序列基本原理

REACT 序列是在传统的 3D 梯度回波 DIXON技术上改良的,其序列结构主要是增加了 T2 准备脉冲及 180°反转脉冲。

反转脉冲的主要作用是抑制背景组织,T2 准备脉冲可以突出组织的 T2 值对比。由于动脉和静脉血液 T2 值还是有差异,所以 REACT 这个序列可以

同时显示动静脉,并且可以形成对比。

(二) REACT 序列的临床应用

REACT 序列最大的优势就是不注射对比剂,无需采用心电门控技术,自由呼吸扫描并且可以形成动静脉对比,所以适用于心脏大血管的大范围不注射对比剂血管成像。

图 8-7-7 所示为采用 REACT 序列图像,扫描

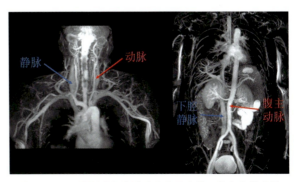

图 8-7-7 REACT 序列用于头颈血管及体部血管成像

3～5 min可以得到大范围的血管图像,包括动脉和静脉。其中,动脉信号更高,静脉信号稍低,这样能够形成很好的动静脉对比。

(李懋 吕鹏 林江)

───── 主要参考文献 ─────

[1] Wheaton AJ, Miyazaki M. Non-contrast enhanced MR angiography: physical principle [J]. J Magn Reson Imaging, 2012,36(2): 286－303.

[2] Willinek WA, Hadizadeh DR, von Falkenhausen M, et al. 4D time-resolved MR angiography with keyhole (4D TRAK): more than 60 times accelerated MRA using a combination of CENTRA, keyhole, and SENSE at 3.0 T [J]. J Magn Reson Imaging, 2008,27(6): 1455－1460.

[3] Shimada T, Amanuma M, Takahashi A, et al. Non-contrast renal MR angiography: value of subtraction of tagging and non-tagging technique [J]. Ann Vas Dis, 2012,5(2): 161－165.

[4] Yoneyama M, Zhang S, Hu HH, et al. Free-breathing non-contrast-enhanced flow-independent MR angiography using magnetization-prepared 3D non-balanced dual-echo Dixon method: A feasibility study at 3 Tesla [J]. Magn Reson Imaging, 2019, 63: 137－147.

[5] Tan EJ, Zhang S, Tirukonda P, et al. REACT-A novel flow-independent non-gated non-contrast MR angiography technique using magnetization-prepared 3D non-balanced dual-echo dixon method: Preliminary clinical experience [J]. Eur J Radiol Open, 2020,7, 7: 100238.

[6] Azarine A. Four-dimensional flow MRI: principles and cardiovascular applications [J]. Radiographics, 2019. 39(3): 632－648.

[7] da Silveira J S. Quantification of aortic stenosis diagnostic parameters: comparison of fast 3 direction and 1 direction phase contrast CMR and transthoracic echocardiography [J]. J Cardiovasc Magn Reson, 2017,19(1): 35.

[8] Garcia J, Barker A J, Markl M. The role of imaging of flow patterns by 4D flow MRI in aortic stenosis [J]. JACC Cardiovasc Imaging, 2019,12(2): 252－266.

[9] Badano L P. Standardization of left atrial, right ventricular, and right atrial deformation imaging using two-dimensional speckle tracking echocardiography: a consensus document of the EACVI/ASE/Industry Task Force to standardize deformation imaging [J]. Eur Heart J Cardiovasc Imaging, 2018,19(6): 591－600.

[10] Kamphuis V P. Stress increases intracardiac 4D flow cardiovascular magnetic resonance-derived energetics and vorticity and relates to VO(2)max in Fontan patients [J]. J Cardiovasc Magn Reson, 2019,21(1): 43.

第九章

磁共振扩散加权成像

第一节 扩散加权成像的物理基础及脉冲序列

一、扩散加权成像的物理基础

悬浮的微粒永不停息地做无规则、随机运动的现象叫做布朗运动。随后学者进一步发现布朗运动现象实际反映的是分子的随机热运动，从而发现了扩散现象。扩散现象是一种分子热运动现象，是分子通过布朗运动从高浓度区域向低浓度区域的运输过程。扩散的快慢程度与温度有关，温度越高，分子的布朗运动现象和扩散越明显。

在 MRI 中，扩散加权成像（diffusion weighted imaging，DWI）技术可以无创测量活体组织中水分子的扩散运动。当施加扩散敏感梯度时，水分子的扩散引起横向磁化矢量的失相位，使 MRI 信号降低。扩散信号的衰减幅度取决于组织类型、结构、生理状态及微观环境等多种因素，在活体组织中水分子的扩散方向、速率受生物膜和组织中大分子的影响显著。由于不同组织的水分子扩散情况不同，DWI 可以反映这种扩散组织对比。DWI 脉冲序列主要由产生扩散权重和信号采集两个部分组成，下面将详细介绍。

二、扩散加权方法

在产生扩散权重方面，普遍基于自旋回波的方法，如最常用的 Stejskal-Tanner 方法（或称为单极扩散敏感梯度场编码），以及可以降低涡流导致图像变形的双极扩散敏感梯度场编码。在信号采集方面，扩散敏感梯度可集成到多种脉冲序列中用于采集扩散加权图像，如 GRE、SE、SE-EPI、TSE/FSE、受激回波（stimulated echo acquisition mode，STEAM）、稳态自由进动序列（steady state free precession，SSFP）、Spiral 及梯度自旋回波（gradient and spin echo，GRASE）脉冲序列等。

在扩散加权方法中，最简单的扩散敏感梯度设计包括两个扩散敏感梯度场，需要一对大小相同、但极性相反的梯度，然而由于梯度施加存在非线性，难以实现理想的大小相同、极性相反的梯度，因此实际应用中会通过结合 SE 序列，在两个极性和大小完全相同的扩散梯度中间施加一个 180°重聚脉冲实现相同的效果（图 9-1-1），这也就是上文中提到的 Stejskal-Tanner 方法，是目前最常用的扩散加权方法。扩散敏感梯度也具备方向性，可以通过调整施加相位编码、层面选择方向、读出方向（频率编码方向）上梯度场的强度比例，实现任意梯度方向。

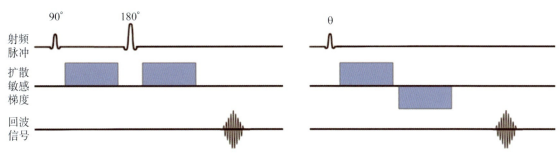

图 9-1-1 扩散敏感梯度场。左图：基于 SE 序列的扩散加权方法（Stejskal-Tanner 方法）；右图：理想的扩散加权方法

DWI 最常用的序列是自旋回波。对于静止(扩散弱)的水分子,第一个梯度脉冲所致的质子自旋散相会被第二个梯度脉冲重新汇聚,磁共振信号不会降低;而对于运动(扩散强)的水分子,第一个梯度脉冲导致散相的质子自旋离开了原来的位置,所受到的第二个梯度脉冲的梯度场和第一个梯度场不同,相位不能再被聚焦,MRI 信号降低。

三、DWI 信号采集方法

(一)单激发回波平面成像序列(SS-EPI)

随着梯度技术的发展,DWI 目前临床上最常用的是(SS-EPI)(图9-1-2)。选择 EPI 是由于其数据采集速度快,可明显减少成像时间、降低运动伪影;同时由于非常快的采集速度,该序列为临床与科研应用提供了更多选择性,如多 b 值、多方向的高级扩散模型的应用。

基于 SS-EPI 在射频激发后将完整采集用于图像重建的所有回波的数据,可以显著降低图像采集时间。在 DWI 中,每幅图像的成像时间可短至 25～100 ms,回波链在 64～192 之间。由于体部组织 T2 弛豫时间较短,为了保证 DWI 图像的信噪比,尽量缩短回波时间。在无法降低图像分辨率的情况下,也可采用部分傅立叶采集和更高的并行成像因子来减小回波链,从而缩短回波时间。

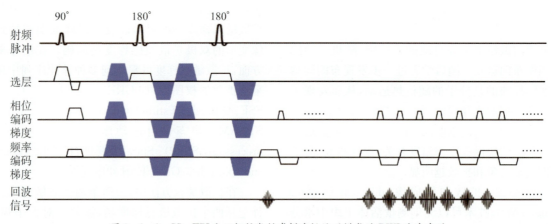

图9-1-2　SS-EPI 和双极扩散敏感梯度场编码模式的 DWI 脉冲序列

(二)高质量 DWI 技术

SS-EPI 的最大优点是图像采集速度快、对运动伪影不敏感,是目前 DWI 的首选技术,已广泛应用于全身多种疾病临床检查中。该技术的主要不足有:易受磁化率伪影影响造成图像变形,会产生化学位移伪影,实际应用中必须采用有效的脂肪抑制技术;另外,回波链较长也会造成图像模糊效应等。

为了弥补 SS-EPI 的不足,目前主要采用的方法有:快速自旋回波序列的 DWI 技术,多次激发 EPI(multi-shot EPI,MS-EPI)的 DWI 技术,小视野激发的 EPI(zoomed-EPI)DWI 技术,以及逐层匀场(slice-adjust EPI)技术。

1. 快速自旋回波序列的 DWI 技术　通过重聚脉冲抑制磁化率导致的图像变形和化学位移伪影。在早期,该技术是 DWI 的一个重要发展方向,备受关注。其中常见的技术有:HASTE(half-fourier-acquisition single-shot turbo spin-echo)和 BLADE/Propeller(periodically rotated overlapping parallel lines with enhanced reconstruction)。HASTE DWI 技术常用于运动部位,通过单次激发填充一半 K 空间信号,从而可以快速获得对运动伪影不敏感 DWI 图像。主要不足是:由于采用较长的回波链,导致 SAR 值过高,图像 T2 模糊效应明显,且软组织对比度较差。

BLADE/Propeller DWI 采用多次激发快速自旋回波技术,通过较短的回波链降低 T2 模糊效应;同时利用 K 空间径向填充(每次填充都经过 K 空间中心),降低潜在的运动伪影和实现不同激发之间的相位校正。主要不足是:该技术采集时间较长,采集时间随着激发次数成倍增加。由于该技术产生的 DWI 图像无明显变形和化学位移伪影,在临床应用中具有重要意义,如图9-1-3所示。

2. 多次激发 EPI 技术　多次激发 EPI 技术能够有效地改善 DWI 图像的变形问题和提高图像采集效率,现已逐步走向临床。目前应用较为广泛的是分段读出 EPI 技术(readout-segmented EPI,RS-EPI),以及 Duke 大学研发的 MUSE(multiplexed sensitivity encoding)DWI 技术。RS-EPI 技术在读

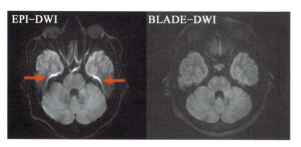

图 9-1-3 基于 EPI 和 BLADE 序列的扩散图像对比

出方向采用 EPI 技术进行分段采集(图 9-1-4)。由于单次采集的时间较短,T2* 模糊效应较小;同时相位编码方向上回波间隔减小,因此相对的采集带宽增加,从而显著降低磁化率导致的 DWI 图像变形(图 9-1-5)。与多次激发自旋回波技术相比,RS-EPI 技术的图像 SNR 高,SAR 值更低,能够获得更高的图像分辨率,目前该技术已经应用于多个部位的临床检查中。

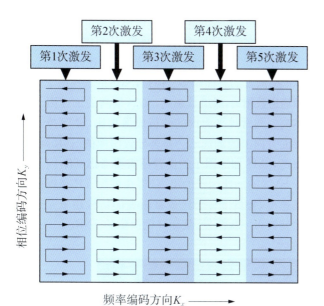

图 9-1-4 RS-EPI 分段采集模式

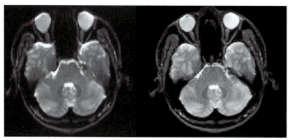

单激发EPI　　　　　　　　多次激发EPI

图 9-1-5 单激发 EPI 和多次激发 EPI(RS-EPI 读出分段采集)图像对比。多次激发 EPI 序列可明显降低磁化率造成的扩散图像的变形,特别是颅底,如视神经和眼球

MUSE DWI 技术同样是通过减小相位编码方向的回波间隔来降低磁化率导致的图像变形。与 RS-EPI 不同的是,MUSE 通过采用较高的并行成像因子来实现,并行成像因子越高,回波间隔越小,磁化率伪影越低。

3. 小视野激发 EPI 技术　小视野激发 EPI 技术通过缩小相位编码方向的 FOV 来减少 EPI 的回波数,从而降低 EPI 长回波链导致的相位误差累积和 T2* 模糊效应,实现高分辨率低变形的 DWI 成像。该技术的核心是射频脉冲小范围激发,Siemens 的 ZOOMit 技术和 GE 公司的 Focus 技术都可以实现类似的效果,但实现方法不同。Focus 技术通过脉冲序列的编码实现选择性激发,而 ZOOMit 技术是通过双通道射频的调制来实现(图 9-1-6),尽管单射频通道也能够实现,但会显著延长射频激发时间,从而增加 TE 时间。图 9-1-7 中展示了常规 EPI 序列和 ZOOMit 序列获得的 DWI 图像比较。

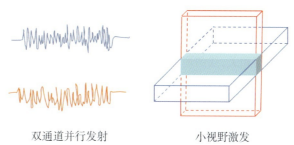

双通道并行发射　　　　　　小视野激发

图 9-1-6 ZOOMit 成像原理

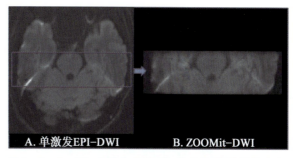

A. 单激发EPI-DWI　　　　B. ZOOMit-DWI

图 9-1-7 SS-EPI 和 ZOOMit 技术的 DWI 图像对比。ZOOMit DWI 可明显降低局部磁化率变形,获得较高分辨率的 DWI 图像。A. SS-EPI;B. ZOOMit

4. 逐层匀场 DWI 技术　该技术基于传统的 SS-EPI 技术,但是在 EPI 成像之前,通过额外采集 B_0 场图,计算偏共振频率,并将其导入后续的 EPI 成像中,进行逐层的线性匀场(图 9-1-8)。通过逐层的匀场,降低 B_0 场不均匀造成的图像变形。

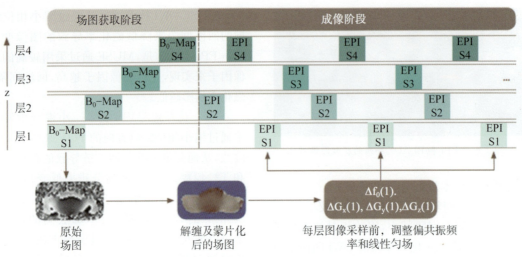

图9-1-8　逐层匀场扫描原理图

四、DWI 脉冲序列加速技术

（一）层面内并行采集加速技术

层面内并行采集技术是将线圈阵列的空间信息进行空间编码，即通过减少相位编码步数来减少扫描时间。该加速方法广泛应用于 DWI 脉冲序列中。层面内并行采集技术的加速因子 R 与线圈的通道数密切相关，线圈通道越多，可应用的 R 值就越大。但是，由于并行成像和传统全 FOV 编码的图像的 SNR 的关系：$SNR = SNR_{full}/(g\sqrt{R})$，g 为线圈灵敏度因子。如果 R 太大，就会减低 SNR。因此，R 值不能选择太大，一般在 1.0～4.0 之间。

（二）多层并行采集（SMS-EPI）的 DWI 技术

虽然 SS-EPI 技术以及 MS-EPI 技术已经广泛用于临床，但是在高级应用中，如神经的纤维束追踪扫描中，时间相对较长。为了进一步加快 DWI 的采集速度，近年来多层并行采集技术（simultaneous multi-slice，SMS）被开发出来。该技术通过包含多个带宽的射频同时激发多个 2D 层面，同时采集，从而成倍加速图像采集速度（图9-1-9）。SMS 技术的加速因子越高，表示同时激发的层面越多。但是，SMS 的加速因子与线圈通道数相关，通道数越高，SMS 最高的加速因子也越高。与常规平面内的并行成像相比，SMS 技术在层面方向上的加速不会显著导致图像的 SNR 降低。但是，SMS 加速因子的设置还需要考虑 TR，因为随着 SMS 的加速因子的提高，将会缩短 TR 来提高采集速度，短的 TR 会造成被激发的信号还未完全弛豫就被再一次激发，从而降低图像的 SNR。

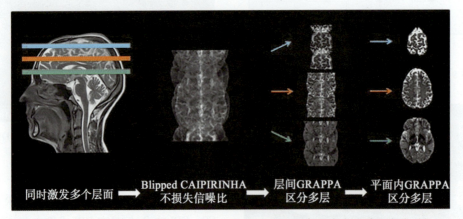

图9-1-9　SMS-EPI 图像及重建。结合受控混叠导致更高加速度的并行成像（blipped controlled aliasing in parallel imaging results in higher acceleration，Blipped CAIPIRINHA）和广义自校准部分并行采集（generalized autocalibrating partially parallel acquisitions，GRAPPA）技术实现同时多层激发和重建

（严序　张会婷）

第二节　扩散加权成像的特有参数及图像对比

DWI 序列的原始图像称为扩散加权图像。扩散加权图像特点是组织中水分子扩散较快的区域因信号衰减过快表现为低信号，组织中水分子扩散较慢的区域因信号衰减过慢表现为高信号。为了获得能够进行临床疾病诊断的 DWI 不同对比的图像，需要通过施加扩散敏感梯度来实现，通常使用扩散敏感因子 b 值来设置序列中施加的梯度大小，单位为 s/mm^2。

实际上 b 值由扩散时间、梯度的施加时间和梯度场强多个因素综合确定，对于常用的 Stejskal-Tanner 梯度模式，其 b 值的计算公式为：

$$b = \gamma^2 \times G^2 \times \delta^2 (\Delta - \delta/3)$$

其中，γ 是旋磁比（H，42.58 MHz/T），G 是扩散梯度磁场强度，δ 是一个扩散梯度脉冲的持续时间，Δ 是两个扩散梯度前缘的间隔时间（图 9-2-1）。

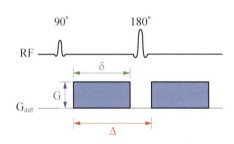

图 9-2-1　施加 Stejskal-Tanner 扩散敏感梯度场

b 值越小，施加梯度的强度越小或扩散时间越短，对扩散的检测敏感度较低，但是整个图像的信号强度就越高，信噪比就越好；b 值越大，施加梯度的强度越大和（或）扩散时间越长，对扩散的检测能力就越敏感，但是整个图像的信号强度就越弱，信噪比越差，同时会增加变形和伪影。

不同的 b 值对于病灶的显示也有不同的意义。小 b 值（$0 \sim 200 \, s/mm^2$）DWI 图像有明显的灌注特征，可以反映病变或组织的血液供应情况，另外，T2 较长的组织因 T2 透射效应，在 DWI 图像上表现出与扩散受限组织类似的高信号特征；中等 b 值（$200 \sim 500 \, s/mm^2$），病灶在 DWI 上往往表现为高信号，易检出病灶，但是会漏诊扩散受限不明显的病变；高 b 值（$500 \sim 1500 \, s/mm^2$）是临床较为常用的 b 值设置，能较好地兼顾成像时间、信噪比和病变的对比度；超高 b 值（$1500 \sim 4500 \, s/mm^2$）能够对病变进行更好的显示，但是由于 DWI 图像的信噪比较低，在实际应用中需根据不同的磁场强度、不同的部位等对超高 b 值进行合理选择。

在 DWI 检查时，有时需要门控技术进行伪影的抑制。在头颅、盆腔等相对静止部位行 DWI 扫描时，可忽略呼吸运动对图像质量的影响；进行腹部 DWI 扫描时，为了降低呼吸运动伪影，可采用屏气或呼吸门控方法进行扫描。不同门控采集方法有各自的优缺点，如屏气方法的优点是成像时间短、有效地减少呼吸运动伪影，但受患者屏气时间的限制，获得 DWI 的 SNR 较低；呼吸门控方法包括基于腹带的呼吸监控、膈肌导航技术和肝内相位导航，均是通过监控被试者呼吸并在适当位置激发和接收信号，基于呼吸门控的 DWI 可通过增加平均次数提高 DWI 图像的 SNR，扫描时间较长。自由呼吸 DWI 可权衡扫描时间和图像 SNR，受运动伪影影响较显著。从 DWI 图像质量与定量参数的可靠性考虑，行腹部 DWI 时选择哪种成像方法仍然存在争议。

（严序　张会婷）

第三节　表观扩散系数及其临床意义

一、表观扩散系数的定义和价值

表观扩散系数（apparent diffusion coefficient，ADC）是假定组织内水分子扩散是均一的，利用 DWI 单指数模型计算而来。ADC 值是临床上最常用的扩散定量参数，它能够比较简单地表征组织内水分子的扩散情况，计算公式为：

$$\ln(S_b/S_0) = -b \times ADC$$

其中 S_b 是施加了扩散敏感梯度时扩散敏感因子为 b 的 DWI 信号强度，S_0 是没有施加扩散敏感梯度的信号强度。

根据 Fick 定律，真正的扩散是由于浓度梯度导致的分子净运动。在 MR 成像中，分子扩散运动和血管内的血流运动或管道内液体的流动等无法区分，同时 DWI 中仍有 T2 的成分，因而 ADC 只能称之为表观扩散系数而不是纯的扩散系数(D)。

临床实际应用中，通常采集一低($b_1 < 100 \, \text{s/mm}^2$)一高两个 b 值($b_2 > 500 \, \text{s/mm}^2$)的 DWI 数据，通过下面公式计算 ADC：

$$ADC = \ln(S_{b1}/S_{b2})/(b_2 - b_1)$$

其中，S_{b1}、S_{b2} 对应于 b_1 和 b_2 时采集的 DWI 信号。而对于超过两个 b 值的 DWI 数据，则通常采用线性拟合获得更准确的 ADC 值。

虽然 ADC 早已在疾病诊断中展示出重要的临床应用价值，但 ADC 的一致性及可重复性目前仍然面临挑战。不同医疗机构使用的 MRI 设备硬件配置、选择的 DWI 序列、参数设置、后处理方法及数据测量方法等都可能给 ADC 带来测量误差。因此，标准化与规范化的数据采集和图像后处理能提高 ADC 的稳定性，这也是 DWI 临床应用的发展方向之一。另外，有报道称归一化的 ADC 能获得更好的参数稳定性及临床价值，即利用病变与参考组织的 ADC 比值进行疾病诊断及评估研究。在颅内应用时，对侧正常组织是常用的参考；在体部应用时，肌肉或脾脏是常用的参考器官。

二、DWI 的临床应用

ADC 图上的低信号区域常表示该组织内水分子扩散受限，在 DWI 上对应此区域的信号较高。因此，病变在 DWI 上的高信号易于临床医生的诊断。通过在 ADC 图上勾画感兴趣区(region of interest, ROI)测量 ADC 值，可用于疾病诊断、鉴别诊断和疗效评价。DWI 是反映水分子自由扩散程度的序列。DWI 高信号的原因主要包括两种，一种是真性扩散受限，其 ADC 值降低；另一种是扩散未受限的高信号，其 ADC 值不降低，主要是因为 T2 透射效应，后者是由于 T2 的延长导致 DWI 的高信号，而 ADC 值不降低。因此 DWI 上的高信号病灶可能反映了强 T2 透射效应，而不是真正的扩散减少。扩散受限的原因主要包括三类：一是细胞毒性水肿；二是细胞密集度增加；三是液体的黏稠度增高。DWI 作为重要的 MRI 序列之一，已广泛用于人体各个部位的临床检查中，其提供的优异组织对比及定量信息在临床诊断和生物学行为评估中发挥着越来越重要的作用。

(一)中枢神经系统

中枢神经系统是 DWI 最早应用的领域，在疾病的早期诊断、鉴别诊断、疗效检测和预后评估中应用广泛，不可或缺，已经成为临床扫描常规技术。

1. 脑梗死 DWI 在中枢神经系统的应用中最为成熟，具有高度特异性的价值是用于检测超急性期脑梗死。由于脑缺血后导致局部缺血，脑组织中水分子扩散降低，DWI 能敏感地反映这种水分子的扩散状态的变化，其基本原理是：水分子中的氢质子在扩散敏感梯度场的作用下，不同部位的质子产生不同的共振频率，以致相位重聚时质子间失去相位的一致性(失相位)，从而在 DWI 上出现信号衰减。而水分子扩散运动减弱的区域(如缺血区)常无信号的衰减而呈高信号，在 ADC 图上为低信号区(ADC 值降低)。其存在的机制是：①脑缺血时发生的一系列病理生理变化导致细胞外水分子进入细胞内，产生细胞毒性水肿，细胞内水分子由于受到细胞膜、细胞器等水分子结构的限制，与细胞外水分子相比，其扩散降低。②缺血时细胞内大分子物质分解，黏稠度增加导致细胞内水分子扩散降低。③由于细胞外水分子进入细胞内，细胞外间隙变窄、迂曲，扩散降低。随着缺血的发展，在 4~6h 后发生血管源性脑水肿，同时脑细胞发生坏死，使细胞外水分增多，此时在常规 T2WI 和 FLAIR 上也可出现高信号，进一步发展，则可在 CT 上表现为低密度灶。

因此，对于脑梗死，DWI 反映的是细胞毒性水肿，T2WI 反映的是血管源性水肿，CT 反映的是脑组织的坏死和水肿。血管源性水肿的出现比细胞毒性水肿的出现晚 6~12h，所以对于超急性脑梗死(6h 之内)的确诊，DWI 明显优于常规 MRI 序列和头颅 CT。常规 MRI 检查中以 FLAIR 发现脑梗死最敏感，但因其反映的仍是脑梗死的血管源性水肿，所以要在 6~12h 方能发现，而 DWI 反映的是细胞毒性水肿，因此能更早发现脑梗死(在缺血发生 2h 即能发现)，这已经得到公认(图 9-3-1)。急性、亚急性、慢性梗死灶在常规 MRI 的 T2WI 上均表现为高信号，难以分辨新、旧梗死灶。DWI 和 ADC 图像则不同，超急性、急性、亚急性期病灶在 DWI 上呈高信号，在 ADC 图上呈低信号，而慢性期和恢复期病灶在 DWI 呈低信号，ADC 呈高信号，根据这一点可以鉴别新旧梗死灶。

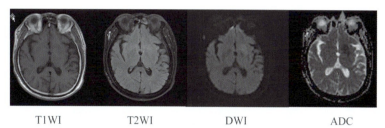

| T1WI | T2WI | DWI | ADC |

图 9-3-1 男性,74 岁,左侧基底节急性脑梗死。T1WI、T2WI 未见异常征象,b＝1 000 s/mm² DWI 呈高信号,ADC 值降低

2. 多发性硬化(MS) 研究认为环形高信号是 MS 活动期病灶在 DWI 上的特征性表现,病灶中心主要是炎性细胞的渗出液和失去髓鞘的轴突,高信号的环代表急性脱髓鞘和炎症反应区,说明 DWI 可以在一定程度上反映 MS 病灶的病理改变。大部分急性期病灶呈高信号(急性期炎症反应显著,以单核细胞和巨噬细胞浸润为主)。需要注意的是,MS 病灶在 DWI 上可以长时间表现为高信号,也有作者认为由于 MS 在病变发展变化过程当中,新老病灶交替出现,慢性期 DWI 的高信号代表了新的活动性病灶的出现(图 9-3-2)。

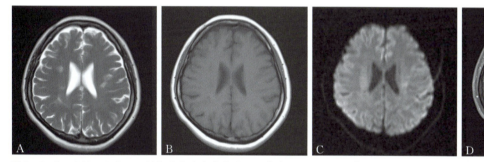

图 9-3-2 女性,46 岁。双侧大脑半球内多发性硬化患者。A. T2WI 呈高信号斑块影;B. TIWI 呈等低信号;C. b＝1 000 s/mm² DWI 上病灶信号略高;D. 横断位 T1WI 增强未见强化

3. 鉴别脑脓肿与坏死囊变肿瘤 典型脑脓肿与坏死囊变肿瘤的鉴别不难,但随着抗生素的大量应用以及各种继发性免疫缺陷人群的增多,隐源性脑脓肿发病率呈逐年上升趋势,临床缺乏典型感染中毒症状,导致两者鉴别困难。虽说囊壁有无结节是两者的鉴别点之一,但是往往引起较大的争议。而 DWI 对其有较好的鉴别价值,其鉴别机制如下:脓腔内脓液是一种含有很多炎性细胞、细菌、坏死组织以及蛋白质分泌物的黏稠液体,高黏稠度使脓液内水分子的扩散速度减慢,ADC 值降低(ADC 图上为低信号),从而在 DWI 上表现为明显的高信号。此表现可作为脑脓肿的特征性表现,可作为与颅内囊变-坏死性肿瘤鉴别诊断的依据(图 9-3-3,图 9-3-4)。也有个别报道脑脓肿的 ADC 值不仅不降低反而升高,于 DWI 上呈低信号或等信号。肿瘤的坏死囊变区以浆液性的坏死物为主,其黏稠度相对较低,较正常脑组织扩散加快,ADC 值升高(在 ADC 图上为高信号),从而在 DWI 上表现为低信号。

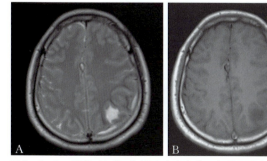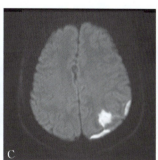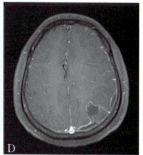

图 9-3-3 男性,29 岁,左侧顶叶脑脓肿。A. T2WI 上呈高信号;B. TIWI 上呈低信号;C. DWI b＝1 000 s/mm² 示高信号、扩散受限;D. T1WI 增强环形强化

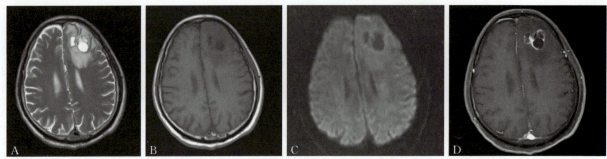

图 9-3-4　男性，56 岁，左侧额叶肺癌脑转移瘤伴囊性坏死。A. 左侧额叶囊实性信号影，T2WI 上呈等高信号；B. T1WI 上呈等低信号；C. DWI/b＝1 000 s/mm² 囊腔为低信号；D. T1WI 增强后实性部分、囊壁和分隔明显强化

4. 颅内囊性病变的 DWI 信号特点　颅内囊性病变主要包括先天性囊性病变、感染性病变及囊变-坏死性肿瘤。根据囊液性质不同又可分为囊液类似于脑脊液或浆液的囊性病变、囊液中以含蛋白质或黏液为主的囊性病变、以含角蛋白和胆固醇为主的囊性病变、含细胞坏死物为主的囊性病变。不同病变之间的病理特征相同或相近，但囊液性质不同，有的病理特征不同但囊液性质相似或相同。因此，颅内囊性病变在 DWI 上的表现多样，而不同病理特征的囊性病变的 DWI 表现也存在重叠。而不同类型囊性病变的临床治疗原则及选择的手术方式明显不同，因此鉴别诊断尤为重要。由于此类病变在 MRI 上一般呈长 T1、长 T2 信号，有部分病变常规 MRI 鉴别困难。DWI 正是通过反映生物组织中水分子的微观变化对病变进行定性诊断，因此，DWI 对囊性病变具有较高的诊断及鉴别诊断价值。

（1）类似于脑脊液的囊性病变的 DWI 信号特点：主要包括蛛网膜囊肿、神经上皮囊肿（脉络丛囊肿、室管膜囊肿、脉络膜裂囊肿）、穿通畸形囊肿等。此类囊肿囊液性质类似于脑脊液，脑脊液的特点是含有大量水分，略带黏性，总蛋白含量低、细胞数少，不含黏蛋白，类似于血浆和淋巴液。因此，此类囊性病变囊液中水分子的运动在各个方向上相对自由，其 ADC 值与脑脊液的相近，于 DWI 上呈低信号（图 9-3-5），但当合并出血、高蛋白质内容物或流动变缓（蛛网膜囊肿）时，MRI 信号将变复杂。穿通畸形囊肿由于与蛛网膜下腔或脑室系统相通，其 ADC 值与脑脊液一致，于 DWI 上呈低信号。总之此类病变均呈长 T1、长 T2 信号，DWI 上均呈低信号，仅依据信号特点鉴别困难，但根据其发生部位不同可予以鉴别，如脉络膜裂囊肿，病变位于脉络膜裂走行区。

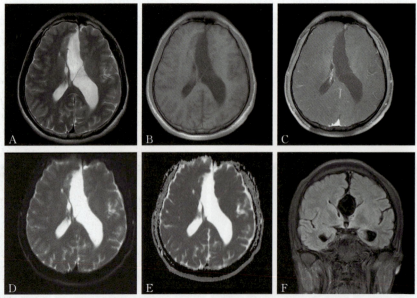

图 9-3-5　男性，16 岁，大脑前纵裂偏右蛛网膜囊肿。A. 大脑前纵裂偏右长条状信号影，T2WI 高信号；B. T1WI 低信号；C. T1WI 增强后未见强化；D. DWI/b＝1 000 s/mm² 高信号；E. ADC 呈高信号，ADC 值约 3.2×10⁻³ mm²/s；F. FLAIR 呈低信号

（2）以蛋白质为主的囊性病变的 DWI 信号特点：主要包括胶样囊肿、Rathke 裂囊肿、肠源性囊肿等。胶样囊肿内容物由上皮分泌和裂解产物慢慢聚集而成，囊内充满黄绿色黏稠的凝胶状物质，其内富含黏蛋白，还含有血红蛋白衍生物、泡沫细胞及胆固醇结晶等，其囊内水分子扩散受到一定的限制，其 DWI 信号强度要高于以含脑脊液为主的囊性病变，ADC 值降低；Rathke 裂囊肿囊液为白色黏液样或胶冻状，部分为草黄色清亮液体，囊液中主要含蛋白质及黏多糖，也可见陈旧性出血、胆固醇结晶或脱落皮屑等，于 DWI 上呈低信号（图 9-3-6）；肠源性囊肿的内容物性质多样，可以为均质浆液、清亮的水样液体，也可为胶冻状物，其内主要含有黏蛋白，扩散不受限或轻度受限，受限程度与其内蛋白质含量有关，于 DWI 上呈低信号。故根据此类病变的 DWI 信号特点对其进行鉴别诊断存在困难，但其发生部位明显不同，可依此进行鉴别诊断。胶样囊肿好发于室间孔区，发生部位是其诊断的主要依据；Rathke 裂囊肿多位于鞍内及鞍上；肠源性囊肿常位于后颅窝，脑干的前方。

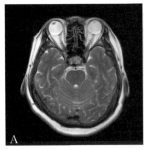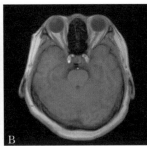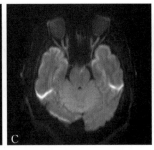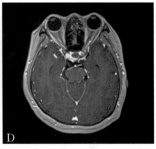

图 9-3-6　女性，55 岁，垂体 Rathke 囊肿。A. 鞍区异常信号影，T2WI 呈略高信号；B. T1WI 等信号；C. DWI/b＝1 000 s/mm² 低信号；D. T1WI 增强后无明显强化

（3）以含角蛋白和胆固醇为主的囊性病变：主要为表皮样囊肿，其内含有丰富的角蛋白及胆固醇，于 DWI 上呈高信号（图 9-3-7）。表皮样囊肿的形成是由于鳞状上皮脱屑于囊内，多数囊内主要成分为固态胆固醇结晶和角化蛋白，少数囊内含有液态胆固醇及甘油三酯等纯脂肪成分，另外还可见角质碎屑及其他类脂成分等，有的囊肿内还可见钙盐沉着，少数病灶内可见新旧不一的出血和反应性肉芽组织增生，其内不存在通常意义上的"囊液"，其 ADC 值一般低于蛛网膜囊肿的平均 ADC 值，高于正常脑组织的平均 ADC 值，但于 DWI 上呈明显高信号，其原因除可能与水分子扩散受限有关外，T2 透射效应也起重要作用。表皮样囊肿好发于脑桥小脑角区，根据其信号特点形态一般可以诊断。

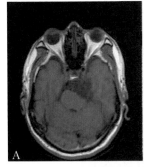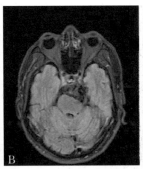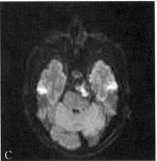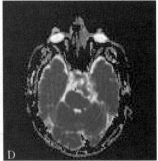

图 9-3-7　男，62 岁，表皮样囊肿。A. 左侧桥前池混杂信号占位，T1WI 低信号；B. T2WI/FLAIR 呈混杂等低信号；C. DWI/b＝1000 s/mm² 部分高信号；D. ADC 图等信号

（4）颅内感染性囊性病变的 DWI 信号特点：按感染的病原微生物的不同可分为化脓菌感染、结核菌感染、寄生虫感染、真菌感染及原虫感染等，较常见的为前三者。化脓细菌感染后形成脑脓肿的 DWI 脓腔扩散明显受限，ADC 值降低（图 9-3-8）。颅内结核菌感染后，结核灶内部分组织液化坏死而形成结核性脑脓肿，于 DWI 上呈明显高信号，其 ADC 值与多数脑脓肿相一致（图 9-3-9）。诊断结核性脑脓肿要结合相关的病史和实验室检查；寄生虫感染主要为囊虫和包虫，在虫体死亡后囊膜失去调节水分及渗透压变化的功能，由于存在内外渗透压差，囊周水分进入囊内形成囊性病变，囊液中的水

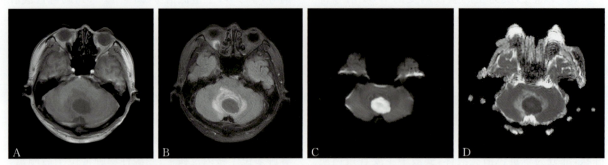

图9-3-8　男性,66岁,小脑蚓部脓肿。A. T1WI呈低信号;B. T2WI/FLAIR呈中央低信号,周围水肿呈高信号;C. DWI/b=1 000 s/mm² 高信号;D. ADC值明显降低

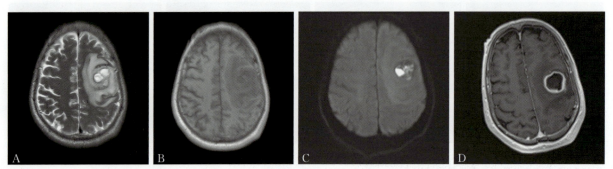

图9-3-9　男性,65岁,脑结核脓肿。A. 左侧额叶皮质下团块异常信号影,T2WI呈不均匀高信号;B. T1WI呈不均匀低信号;C. DWI/b=1 000 s/mm² 高信号;D. T1WI增强后边缘环状明显强化

分子运动相对自由,于DWI上呈低信号,脑寄生虫感染具有相关的病史,见头节或囊内囊有助于诊断。

5. 颅内肿瘤的DWI信号特点　脑肿瘤的DWI信号主要取决于ADC值(细胞密度)与T2信号。低ADC反映了高细胞密度和减少的细胞外间隙;高ADC反映了低细胞密度,低细胞核浆比,细胞外基质增多。高级别胶质瘤(包括间变性胶质瘤、间变性少突胶质细胞瘤、胶质母细胞瘤等)、淋巴瘤、转移瘤、髓母细胞瘤、中枢神经细胞瘤、原始神经外胚层肿瘤PNET等脑肿瘤,通常表现为DWI高信号、低ADC值。相对ADC值:淋巴瘤<高级别胶质瘤<

转移瘤。对于胶质瘤而言,低级别的胶质瘤细胞密度稍低,其DWI呈等或稍高信号,高级别的胶质瘤则细胞密度较高,其DWI呈高信号,ADC值降低。这不是绝对的,因为DWI高信号还包含了T2信号,因此,有些肿瘤DWI高信号部分同时包含ADC低信号(扩散受限的部分)和等/高信号(T2透射效应的部分)。通过DWI观察肿瘤内水分子扩散差异可以对胶质瘤进行分级,也有助于良、恶性肿瘤的鉴别。肿瘤实质部分的ADC值对脑星形细胞肿瘤的病理学分级准确性较高,一般分级越高、分化越差,则ADC值越低(图9-3-10,图9-3-11,图9-3-12)。

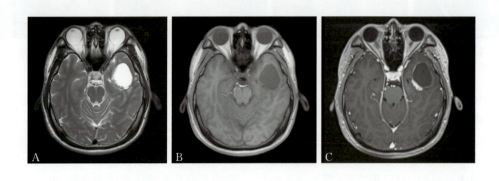

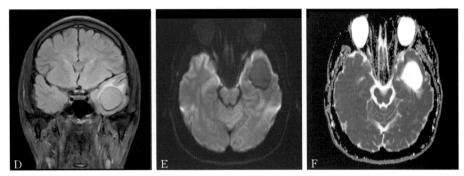

图 9-3-10 男性，24 岁，毛细胞星形细胞瘤。A. 左侧额叶囊实性异常信号影，T2WI 呈等高信号；B. T1WI 呈等低信号；C. T1WI 增强后病灶实性部分明显强化；D. FLAIR 呈等信号特征，肿块边界低信号；E. DWI 未见受限；F. ADC 呈高信号，ADC 值约 2.9×10^{-3} mm²/s

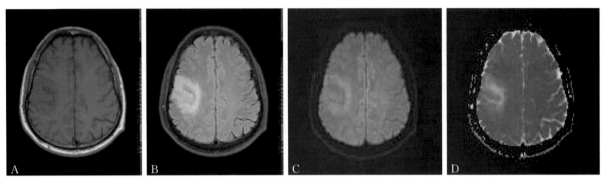

图 9-3-11 男，45 岁，右额叶弥漫性星形细胞瘤。A. T1WI 呈等信号；B. T2WI/FLAIR 呈等高信号；C. DWI/b=1 000 s/mm² 等高信号；D. ADC 上呈高信号，扩散不受限

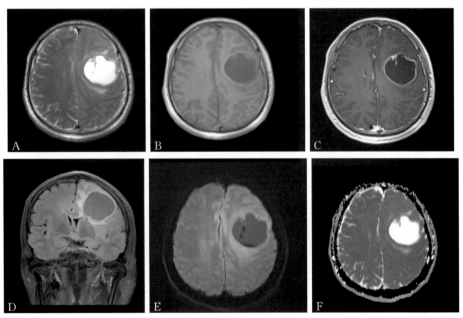

图 9-3-12 男性，34 岁，胶质母细胞瘤。A. 左侧额叶异常信号影，T2WI 呈高信号；B. T1WI 呈低信号；C. T1WI 增强后病灶边缘明显强化；D. T2WI/FLAIR 呈等信号；E. DWI/b=1 000 s/mm² 等信号；F. ADC 图实质部分呈较低信号，扩散略受限，ADC 值约 2.4×10^{-3} mm²/s

对于囊变的肿瘤，由于不同颅内肿瘤其囊性部分的形成机制不同，其囊液性质亦不同。有些肿瘤的囊性部分囊液以细胞坏死物为主，有的则以浆液或黏液为主，还有的富含蛋白质和胆固醇，造成其囊性部分的 DWI 信号表现不同。以细胞坏死物为主要囊液成分的囊性病变主要指恶性肿瘤的囊性部

分,包括高级别星形细胞瘤和囊性转移瘤。一般是由于肿瘤生长迅速、局部缺血坏死造成,但也有作者认为其形成与血脑屏障破坏血浆渗出有关,亦有认为与肿瘤的新生血管通透性较高有关。尽管对其形成机制存在分歧,但此类囊性病变囊液清亮、黏滞度低、水分子扩散受限程度低、ADC值较高(比脓液高4～10倍),于DWI上呈低信号。低级别神经上皮肿瘤(Ⅰ、Ⅱ级)可能是由于肿瘤细胞发生黏液变性,或部分发生囊变坏死而造成的。尽管其囊性部分形成机制不同,但于DWI上多呈低信号。

部分颅内脑外的良性肿瘤及脑膜起源的肿瘤内也可见囊性区,如垂体腺瘤、神经鞘瘤、脑膜瘤、颅咽管瘤、血管母细胞瘤等,由于其囊性部分的形成机制、内容物的性质不同,于DWI上一般呈低或等信号,当伴有囊内出血时,DWI信号发生相应的变化,其信号表现与出血量、血红蛋白衍生物的含量密切相关。此类病变根据其发生的部位及影像学表现,一般可以诊断。

非典型恶性脑膜瘤的平均ADC值比正常脑组织低,在DWI上为高信号;良性脑膜瘤的平均ADC值比正常脑组织高,大多数在DWI和ADC图上为等信号,利用DWI和ADC值在鉴别良性、非典型性和恶性脑膜瘤及指导临床制定手术方案方面,有重要参考意义。

由于转移瘤的迅速膨胀,会在瘤周压迫形成一个"致密带",从而阻碍水分子的扩散过程,而高分化胶质瘤由于生长相对缓慢而使瘤周组织逐渐适应压迫,不易形成明显的"致密带"。利用DWI的优势,通过检测"致密带"是否存在或程度大小,可以进行二者的鉴别诊断,转移瘤瘤周带ADC值低于高分化胶质瘤的瘤周带组织。需要说明的是瘤周致密带和瘤周水肿带概念不同,后者主要是由于血管源性水肿形成,其病理基础与DWI影像表现均与前者不同。

6. 放射性坏死 放射性坏死是组织细胞物理损伤导致的坏死。其坏死囊液的特点与恶性肿瘤发生的坏死类似,坏死灶内含有大量水分和少量的细胞碎屑。通常放射性坏死的ADC值较高,于DWI上呈低信号;但也有ADC降低、DWI上呈高信号的病例报道,其原因不明,可能与病变发生无菌性液化坏死并产生黏蛋白使其黏滞度增加有关。

7. 弥漫性轴索损伤 弥漫性轴索损伤(diffuse axonal injury, DAI)又称脑白质剪切伤,脑组织受到剪切力后引起以脑内轴索广泛水肿、撕裂以及轴索并行小血管破裂为特征的一种严重的创伤性脑损伤。随着交通事故伤特别是高速交通事故伤而增多。DWI在脑外伤早期可以更好地描绘血管损伤,特别是在FLAIR、SE T2WI、GRE显示"正常"时,DWI更有诊断意义,可显示更多的损伤病灶(图9-3-13)。ADC值评分与昏迷时间呈正比关系,ADC图可以显示常规序列不能显示的DAI损伤区域。故DWI对DAI的早期诊断具有重要价值。

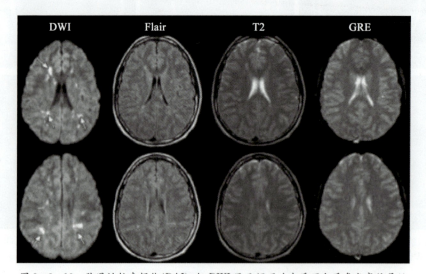

图9-3-13 弥漫性轴索损伤(DAI),仅DWI显示额顶叶皮质下白质多发高信号灶

(二) 颌面、颈部

DWI有助于鉴别颈部病灶的良恶性、判断淋巴结分级、预测肿瘤的疗效、鉴别肿瘤复发和放疗反应,对头颈部肿瘤的治疗选择和优化越来越重要。

1. 头颈部鳞状细胞癌 非霍奇金淋巴瘤(图9-3-14)的ADC值明显低于鳞癌(图9-3-15)和

腺样囊性癌(adenoid cystic carcinoma,ACC)(图9-3-16),后两者的ADC值无显著性差异;在良性实性病变中,血管畸形(图9-3-17)的ADC值最高,明显高于炎症性病变(图9-3-18)。但不同病理类型肿瘤的ADC值可能存在重叠。仅以ADC值判断肿瘤,易误诊,DWI联合其他成像如DCE-MRI可修正诊断。

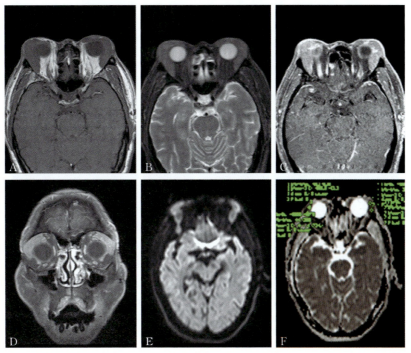

图9-3-14 男,71岁,双眼非霍奇金淋巴瘤。A.横断位T1WI,双侧泪腺弥漫性肿大,肿瘤呈低信号影,局部包绕两侧眼球;B.T2WI/FS横断位,病灶呈低信号影;C、D.T1WI增强横断位及冠状位,肿瘤呈明显不均匀强化;E.DWI:肿瘤呈等信号;F.ADC图:ADC值为$(0.2\sim0.4)\times10^{-3}$ mm²/s

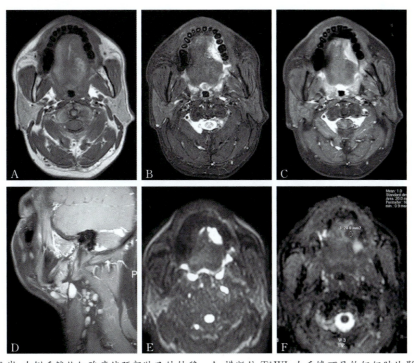

图9-3-15 男,37岁,左侧舌鳞状细胞癌伴颈部淋巴结转移。A.横断位T1WI,左舌缘可见软组织肿块影,边界欠清,大小约28 mm×16 mm×16 mm,T1WI呈不均匀等信号;B.T2WI/FS横断位,肿瘤呈高信号;C、D.T1WI增强横断位及矢状位,肿瘤呈明显强化,未过中线,左侧颈深上区可见短径约为10 mm淋巴结影,呈轻度强化;E.DWI:肿瘤呈高信号;F.ADC图:肿瘤扩散受限,ADC值为$(0.9\sim1.0)\times10^{-3}$ mm²/s

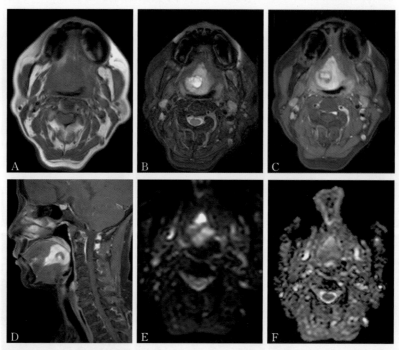

图 9-3-16　女,59岁,舌根及右侧舌腺样囊性癌。A.横断位 T1WI,舌根及右侧舌可见软组织肿块影,形态欠规则,边界不清,大小约 31 mm×26 mm,T1WI 呈稍低信号为主,内可见小片状稍高信号;B.横断位 T2WI/FS,肿瘤呈不均匀高信号;C、D.增强后横断位及矢状位,肿瘤呈明显不均匀强化;E. DWI:肿瘤呈不均匀高信号影;F. ADC 图:肿瘤扩散受限不明显,ADC 值为 $(1.6\sim1.7)\times10^{-3}$ mm^2/s

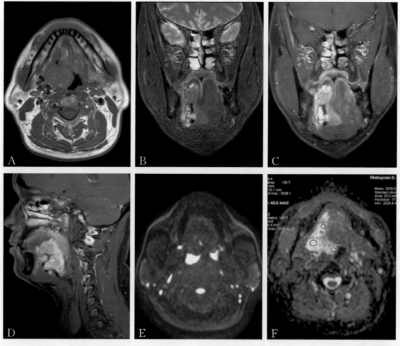

图 9-3-17　男,46岁,右侧舌根、舌腹动静脉畸形。A.横断位 T1WI,右侧舌根、舌腹可见软组织肿块影,形态欠规则,边界较清晰,大小约 47 mm×35 mm×51 mm,T1WI 呈低信号;B.冠状位 T2WI/FS,病灶呈稍高信号为主的混杂信号;C、D.增强冠状位及矢状位 T1WI,肿块明显强化,累及口底,内见粗大血管;E. DWI:病灶呈等、高信号;F. ADC 图:肿瘤扩散速度增加,ADC 值为 $(2.0\sim3.0)\times10^{-3}$ mm^2/s

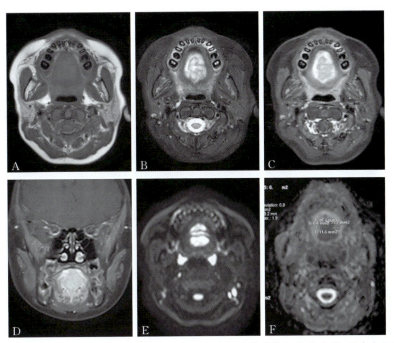

图 9-3-18　女,10 岁,舌炎性病变。A. 横断位 T1WI,舌体正中前部见异常软组织肿块影,形态欠规则,边界不清,大小约 34mm×30mm×26mm,T1WI 呈等、低信号;B. 横断位 T2WI/FS,肿块呈不均匀稍高信号;C、D. 增强横断位及冠状位 T1WI,肿块呈明显不均匀强化;E. DWI:肿块呈等、高信号;F. ADC 图:肿块中央区域扩散受限,ADC 值约为 $1.0×10^{-3}$ mm²/s

2. 颈部淋巴结鉴别诊断　在头颈部淋巴结病变中,良性淋巴结(图 9-3-19)的 ADC 值最高,鼻咽癌的转移性淋巴结(图 9-3-20)居中,而恶性淋巴瘤(图 9-3-21)的 ADC 值最低。采用 DWI 成像分析颈部淋巴结时,应注意恶性淋巴结的坏死率较高,坏死部分 ADC 值高于非坏死区域 ADC 值,应避开液化坏死区域进行分析。DWI 对短径＜10mm 的微小淋巴结转移具有较高的灵敏度和特异度。

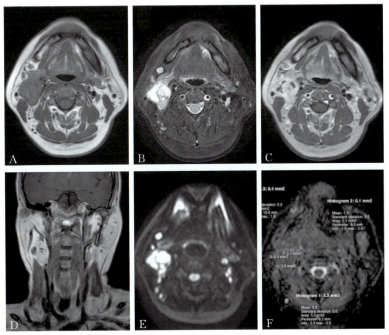

图 9-3-19　女,51 岁,右颈部淋巴结结核。A. 横断位 T1WI,右侧颈Ⅱ区可见软组织肿块,边界清楚,大小约 25mm×27mm,T1WI 呈不均匀等信号;B. 横断位 T2WI/FS,肿块呈等、高信号;C、D. 增强横断位及冠状位 T1WI,肿块呈明显不均匀强化,内见小片状未强化灶,右侧颈后部亦见数枚淋巴结;E. DWI:肿块呈高信号;F. ADC 图:肿块中央区域扩散受限呈低信号,ADC 值约为 $1.2×10^{-3}$ mm²/s

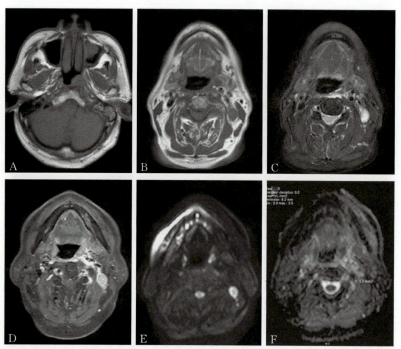

图9-3-20 男,73岁,左侧鼻咽癌伴转移性淋巴结。A、B.横断位T1WI,左侧鼻咽顶后侧壁和咽旁可见异常软组织肿块影,形态不规则,边界欠清,T1WI呈等信号影;C.横断位T2WI/FS,肿瘤呈等高信号;D.增强横断位T1WI,左咽旁、左颈Ⅱ区可见多发肿大淋巴结,较大者直径约17mm,强化不均匀;E.DWI:肿瘤呈高信号;F.ADC图:肿瘤扩散受限呈低信号,ADC值约为0.9×10⁻³ mm²/s

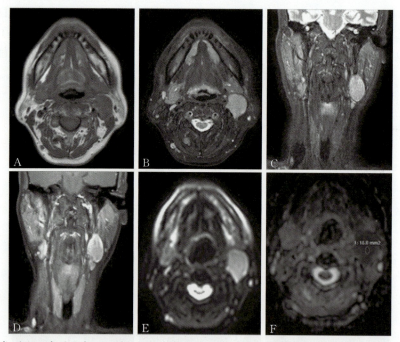

图9-3-21 女,57岁,左侧颈部淋巴瘤。A.横断位T1WI,左侧颈深上区可见类圆形软组织肿块影,境界清楚,大小约22mm×24mm×38mm,T1WI呈等低信号;B、C.横断位及冠状位T2WI/FS,肿瘤呈均匀高信号;D.增强冠状位T1WI,肿瘤明显强化;E.DWI:肿瘤呈高信号;F.ADC图:肿瘤扩散明显受限呈低信号,ADC值约为0.5×10⁻³ mm²/s

3. 腮腺肿瘤 目前对部分腮腺肿瘤不主张术前采用细针穿刺活检,因其有损伤神经血管、肿瘤细胞扩散的风险,因此影像学检查在腮腺肿瘤的术前无创鉴别诊断中有重要意义。关于腮腺肿瘤的特征,多形性腺瘤(图9-3-22)的ADC值最高,Warthin瘤(图9-3-23)居中,癌肿(图9-3-24,图9-3-25)的ADC值最低,联合DCE和DWI检查能提高诊断的准确性。

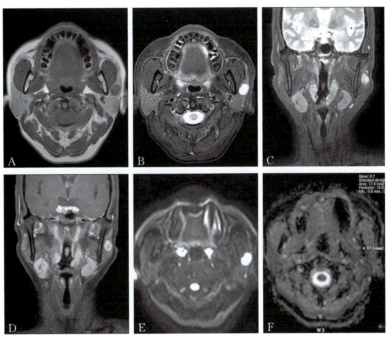

图 9-3-22　女,57 岁,左侧腮腺多形性腺瘤。A. 横断位 T1WI,左侧腮腺浅叶前缘可见椭圆形软组织肿块影,边界清楚,大小约 13 mm×9 mm×16 mm,T1WI 呈等低信号;B、C. 横断位及冠状位 T2WI/FS,肿瘤呈高信号,内可见小圆形更高信号影;D. 增强冠状位 T1WI,肿瘤呈明显欠均匀强化;E. DWI:肿瘤呈高信号;F. ADC 图:肿瘤受限不明显,ADC 值为(0.7~0.8)×10⁻³ mm²/s

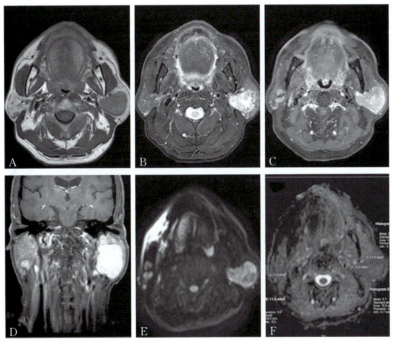

图 9-3-23　男,63 岁,左侧腮腺 Warthin 瘤。A. 横断位 T1WI,左侧腮腺下极可见不规则肿块影,边缘尚清,大小约 42 mm×32 mm×50 mm,T1WI 呈混杂斑片状等高信号;B. 横断位 T2WI/FS,肿瘤呈混杂斑块状等高信号;C、D. 增强横断位及冠状位 T1WI,肿瘤呈不均匀强化;E. DWI:肿瘤呈稍高信号;F. ADC 图:肿瘤受限不明显,ADC 值约为 0.7×10⁻³ mm²/s

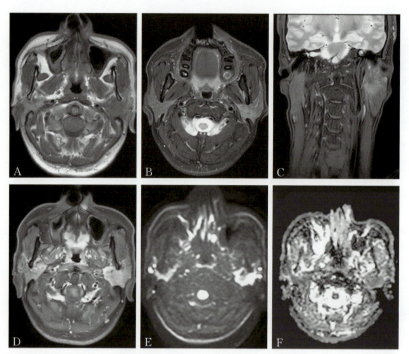

图9-3-24 男,37岁,左侧腮腺导管癌。A.横断位T1WI,左侧腮腺深叶可见不规则软组织肿块影,边界不清,肿瘤大小约25 mm×14 mm×32 mm,T1WI呈等信号;B.横断位T2WI/FS,肿瘤呈稍高信号;C、D.增强冠状位及横断位T1WI,肿瘤呈均匀强化,左侧茎乳孔似见增宽;E.DWI:肿瘤呈高信号;F.ADC图:肿瘤扩散受限,ADC值约为0.3×10⁻³ mm²/s

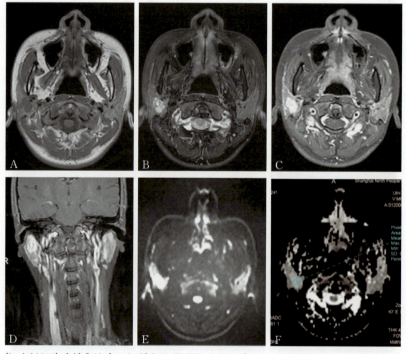

图9-3-25 女,24岁,右侧腮腺腺样囊性癌。A.横断位T1WI,右侧腮腺深叶可见类椭圆形软组织肿块影,边界尚清,肿瘤大小约18 mm×12 mm×21 mm,T1WI呈等信号;B.横断位T2WI/FS,肿瘤呈不均匀稍高信号;C、D.增强横断位及冠状位T1WI,肿瘤呈不均匀强化;E.DWI/b=800 s/mm²:肿瘤呈高信号;F.ADC图:肿瘤受限不明显,ADC值为(1.2~1.3)×10⁻³ mm²/s

(三) 体部

目前DWI的肺部临床应用较少,因为肺部空气造成的磁化率伪影会产生一定的图像变形,同时DWI对心脏和呼吸运动高度敏感,会产生运动伪影和图像模糊,导致ADC值计算误差增大,因此肺部DWI常通过呼吸门控或导航或者屏气来控制运动伪影。在肺结节良恶性诊断方面,Mori 等人报道DWI(70%)和 PET - CT(72%)的敏感性相似,但DWI 有更好的特异性,DWI 也可用于鉴别坏死的良性和恶性肺病变。在鉴别中央型支气管源性肿瘤与梗阻性肺不张方面,DWI 和 PET - CT 具有相似效果。另外在治疗方面,有研究建议 ADC 图用来指导活检和放疗区域的选择,也有研究发现 DWI 可以用于区分早期的化疗敏感和化疗耐药的肺癌。

DWI 是乳腺检查的常规 MRI 序列之一,大于$800\,s/mm^2$ 的高 b 值 DWI 在评价可疑乳腺病变中具有重要作用。鉴别诊断方面,DWI 单独诊断乳腺癌的灵敏度为 84%～86%,特异度为 76%～79%。DWI 联合动态增强 MRI 检测乳腺癌灵敏度达到94%。浸润性乳腺癌的 ADC 值往往低于原位癌(图9 - 3 - 26)。较高的 b 值可以获得乳腺病变与邻近软组织更好的对比度,但是信噪比降低。有研究报道乳腺癌的 ADC 值与许多疾病的生物学标志物有关,如 ADC 值与雌激素受体阳性表达、微血管密度增高、ki - 67 增高有关。疗效评价方面,ADC 可早于形态学发生改变。

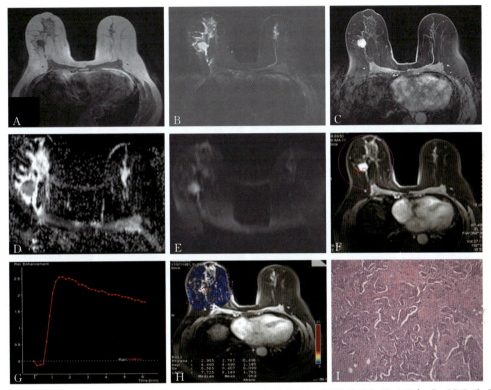

图 9 - 3 - 26 女性,63 岁,右乳浸润性导管癌。A. T1WI;B. T2WI;C. DCE - MRI 增强扫描延迟相;D. ADC 图;E. DWI/b = $1\,000\,s/mm^2$;F. DCE - MRI 增强延迟相 ROI 选取;G. TIC 曲线;H. DCE - MRI 定量参数;I. 染色镜下图(×100)

DWI 在肝脏成像中的价值已经被广泛研究。脂肪抑制的单次激发 EPI 序列是肝脏 DWI 成像最常用的序列,建议使用 3 个 b 值。与 T2WI 相比,DWI 在肝脏局灶性病变的诊断中效能更高,由于更高的病灶对比度,其对于<20 mm 的肝细胞癌的检测具有更高的灵敏度,在对肝癌分级和区分良好/中等分化程度的肝癌方面有很好的作用。ADC 定量诊断方面,有研究采用$(1.5～1.6)×10^{-3}\,mm^2/s$ 的 ADC 阈值鉴别良恶性肝占位,但由于肝脏良性结节之间 ADC 存在重叠,对于最佳 ADC 阈值仍然缺乏共识。一般来说,b 值较高的 DWI 高信号和低 ADC 值的肝结节常常是高细胞密度的恶性结节或炎性病变(图9 - 3 - 27,图9 - 3 - 28)。关于治疗反应的预测,高 ADC 值的肝转移瘤可能预示着较差的化疗反应;无反应的肿瘤在治疗后没有明显的 ADC 变化,而有反应的肿瘤 ADC 值明显增加。DWI 图像受到呼吸运动的影响,通常需要通过自由呼吸多次平均、屏气或者呼吸触发等方式降低运动伪影。在同样的时间下,自由呼吸配合多次平均对于 ADC 测量可重复性高于其他方法,在临床工作中应用也较为简单。另外,肝脏 DWI 也会受到心脏运动的影响,其中心脏运动可导致肝脏左叶扩散参数的变化,施加心电门控可减小伪影。

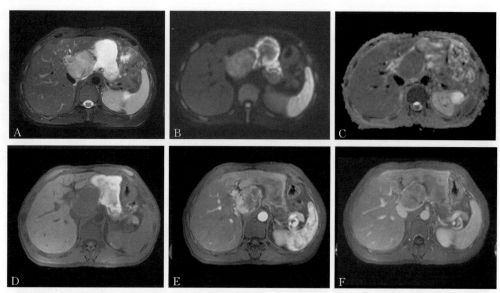

图 9-3-27　男性,56 岁,肝细胞癌。A.肝脏尾叶类圆形异常信号影,T2WI 呈高信号;B.DWI/b=800 s/mm² 扩散受限;C.ADC 值图上呈等信号;D.TIWI 呈低信号;E、F.T1WI 增强后快进快出式强化;ADC 值约 1.2×10⁻³ mm²/s

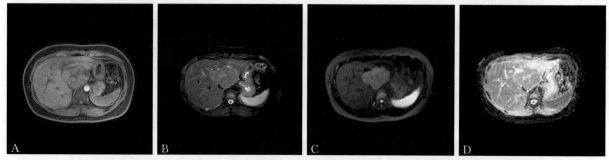

图 9-3-28　女性,24 岁,肝脏局灶性结节增生(FNH)。A.肝脏尾叶异常信号灶,TIWI 呈低信号;B.T2WI/FS 呈等高信号;C.DWI/b=800 s/mm² 较高信号;D.ADC 图呈等信号,扩散不受限

DWI 作为常规胰腺 MRI 检查序列的补充,在胰腺癌诊断中具有重要意义,多项研究表明胰腺癌 ADC 显著小于正常胰腺组织;DWI 联合常规增强 MRI(敏感性 97%,特异性 92%)对小尺寸胰腺癌(<3 cm)的诊断效能显著高于常规增强 MRI(敏感性 75.5%,特异性 87.5%)(图 9-3-29);DWI 有利

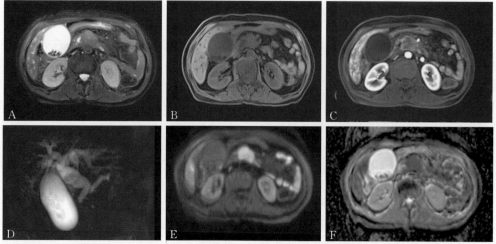

图 9-3-29　女性,72 岁,胰头癌,胰腺头部肿块。A.T2WI 呈高信号;B.TIWI 呈低信号;C.T1WI 增强后轻度强化;D.MRCP 显示明显扩展的胰胆管系统;E.DWI/b=800 s/mm² 扩散受限;F.ADC 值图上呈低信号,ADC 值约 1.06×10⁻³ mm²/s

于胰腺癌分期,特别是诊断<10 mm 肝转移病灶的敏感性和特异性显著高于 CT。胰腺癌异质性明显,DWI 显示胰腺癌的能力低于 T1 增强图像;单从信号特征来看,胰腺癌在 DWI 上往往不表现明显高信号特征;胰腺癌 ADC 变化较大[(0.78~2.32)×10^{-3} mm^2/s];不同胰腺肿瘤的 ADC 值存在较大的重叠,ADC 用于胰腺实性肿瘤(如胰腺癌、实性假乳头状瘤、神经内分泌肿瘤等)的鉴别诊断价值有限;另外 ADC 值鉴别诊断胰腺癌和慢性肿块性胰腺炎的报道也不一致。尽管胰腺癌异质性是造成 DWI 信号不均及 ADC 值变化较大的主要原因,但通过规范的扫描参数、数据处理与测量方法等,可进一步提高 DWI 在胰腺癌诊断的精确性。

食管、胃部疾病诊断首选内镜检查,CT、PET-CT 可用于食管癌进一步分期。在临床应用中,DWI 尚未成为食管癌术前检查的必须序列。胃癌细胞密度高,ADC 值显著低于正常胃壁和良性疾病(图 9-3-30),ADC 被报道是胃癌的一个独立的预后因子,与组织学分级、亚型和 Ki67 指数有相关性,但磁化率伪影、气体和胃部运动导致 DWI 变形和伪影较大。小视野 DWI 可用于胃部检查,以提高 DWI 图像质量和 ADC 测量的精度。术前胃癌淋巴结定位方面,DWI 优于 PET-CT。

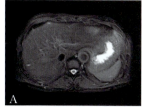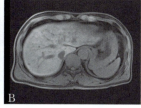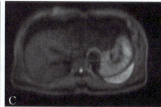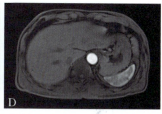

图 9-3-30 男性,62 岁,胃贲门癌。A. 胃底部胃壁增厚,和肝脏比较,T2WI 呈稍高信号;B. T1WI 呈等信号;C. T1WI 增强后轻度强化;D. DWI/b=800 s/mm^2 稍受限

多个研究表明 DWI 在肠道癌肿 T 分期意义较大,包括评估肠壁浸润、血管浸润和浆膜受累等(图 9-3-31)。与横结肠和右半结肠相比,乙状结肠受运动伪影影响较小,获得的 DWI 质量更好,DWI 在对乙状结肠的评价效果较好。MRI 是直肠癌的诊断、分期和复发评估的重要工具,进行直肠 MRI 检查时应包含 DWI 序列,推荐使用至少 2 个 b 值,其中高 b 值为 1000 s/mm^2,DWI 对直肠癌患者放化疗的评估有较好敏感性(图 9-3-32)。此外,结合 T2WI 和 DWI 检查对肠管淋巴瘤的定性诊断有较高的价值(图 9-3-33)。单独使用 DWI 序列进行直肠癌评估还不够准确,需要与常规 MRI 序列相结合。DWI 在肠道炎症性病变也有重要的临床价值,有助于区别克罗恩病的活动期和慢性期(图 9-3-34)。女性盆腔 DWI 扫描定位需在轴位(子宫和宫颈的器官短轴)上进行,扫描定位线与 T2WI 一致,以便获得较好的解剖信息对照。MRI 被用于子宫内膜癌检查,以发现传统方法可能无法检测到的小病灶。子宫内膜癌的 ADC 值明显低于正常子宫内膜,高级别子宫内膜癌的 ADC 值低于低别级子宫内膜癌。联合 DWI 和 T2WI 在评估子宫肌层浸润方面比单纯使用 T2WI 更准确,敏感度高达 92%,这是

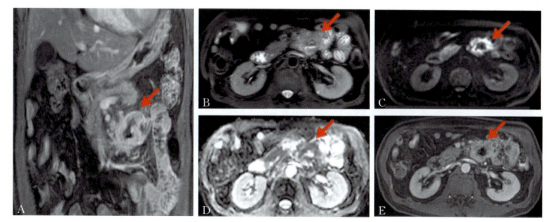

图 9-3-31 男,74 岁,十二指肠远端浸润性腺癌(红箭)。B. 十二指肠远端肠壁不均匀增厚,局部肠腔狭窄,T2WI 呈高信号;C. DWI/b=1200 s/mm^2,信号增高;D. ADC 值减低;A、E. 增强扫描表现为明显强化

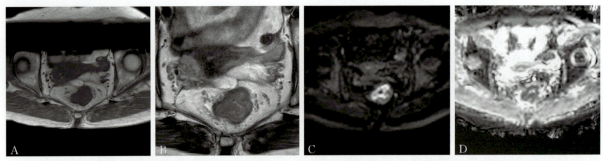

图9-3-32 女性,72岁,直肠癌。A.直肠壁不规则增厚,TIWI呈等低信号;B.T2WI呈等略高信号;C.DWI/b=800 s/mm² 呈高信号;D.ADC图呈较低信号,扩散受限

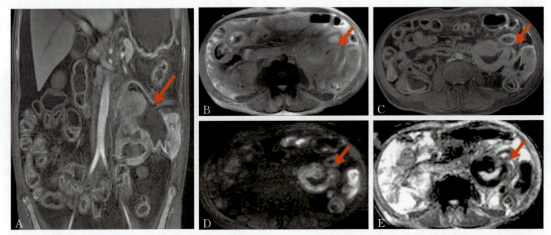

图9-3-33 男性,43岁,外周小肠T细胞淋巴瘤(红箭)。B.左中、上腹空肠肠壁增厚,肠腔扩张,T2WI呈等信号;C.DWI/b=1200 s/mm² 信号明显增高;D.ADC信号明显减低;A、E.增强扫描增厚肠壁明显均匀强化

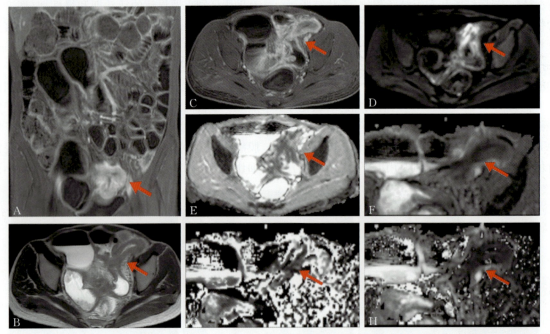

图9-3-34 男性,38岁,左下腹回肠、乙状结肠克罗恩病(红箭)。B.左下腹回肠、乙状结肠肠壁增厚,局部肠壁粘连,浆膜面毛糙,周围脂肪间隙内少许渗出,T2WI呈等高信号;D.DWI/b=1200 s/mm² 信号增高;E.ADC信号减低;A、C.增强扫描增厚肠壁明显强化,邻近系膜血管增多;F～H.分别为D图、D*图及f图,异常增厚肠壁信号均减低

决定手术方案(子宫切除术的类型和淋巴结清扫)的关键。关于宫颈癌,常规MRI可发现的病变常为 Ⅰb级或更高级别,肿瘤在T2WI上清晰可见。然而,DWI可以提高活检后小肿瘤的检出率,因为术

后炎症可能会改变正常的解剖结构。DWI 在评估肿瘤大小方面也比 T2WI 更准确，提高了检测肿瘤侵犯的准确性。有研究报道，当宫颈癌不适合手术时，ADC 可以用于预测化疗-放疗反应。治疗前较

低的 ADC 值常预示着良好反应，较早的 ADC 增加往往早于肿瘤大小的变化。DWI 也是卵巢癌诊断的基本序列之一，在鉴别诊断卵巢实性占位中，高 b 值 DWI 属于不可或缺的序列（图 9-3-35）。

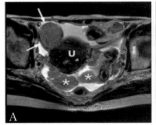
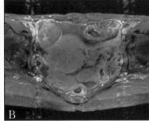
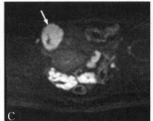
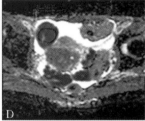

图 9-3-35 女性，52 岁，右侧卵巢分化差的浆液性囊腺癌。A. T2WI；B. T1WI；C. DWI/b=1 000 s/mm²；D. ADC 图。ADC 值约为 0.68×10⁻³ s/mm²

临床上关于肾脏良性、恶性肿瘤鉴别主要集中于乏脂 AML、嗜酸细胞瘤与肾细胞癌之间，ADC 值与肿瘤细胞的分布密度有关，良性病变的 ADC 值高于恶性病变，恶性程度越高的肿瘤 ADC 值越低。AML 依据瘤体内血管、平滑肌、脂肪 3 种成分的比率不同，ADC 值差异较大，AML 瘤内存在大量血管成分且细胞分布不密集，水分子扩散受限程度一般

不如肾透明细胞癌，但需要注意的是，如果平滑肌丰富，由于细胞排列密集，可以表现水分子扩散受限，高 b 值的 DWI 呈高信号。（图 9-3-36，图 9-3-37）。肾细胞癌 3 种主要亚型中透明细胞肾癌的 ADC 值高于乳头状肾癌及嫌色细胞肾癌，乳头状肾细胞癌的 ADC 值低于嫌色细胞肾细胞癌（图 9-3-38，图 9-3-39）。然而，低分期（Ⅰ期和Ⅱ期）肾透

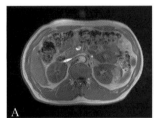
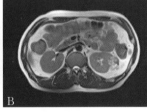
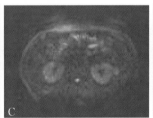
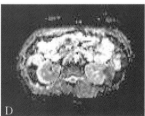

图 9-3-36 男性，36 岁，左肾 AML。左肾上极类不规则肿块影。A. T1WI；B. T2WI 见高信号脂肪影，DWI/b=1 000 s/mm²；C. 混杂高等信号；D. ADC 图扩散不受限

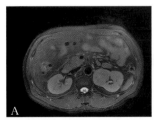
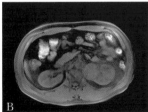
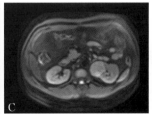
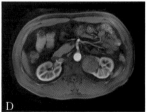

图 9-3-37 男性，43 岁，AML 患者，左肾上极类圆形肿块影。A. T2WI 呈等信号；B. T1WI 等信号；C. DWI/b=600 s/mm² 较高信号、扩散受限；D. T1WI 增强，轻度渐进性强化

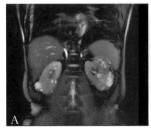
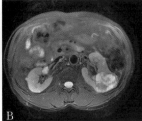
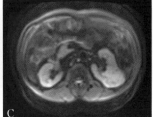
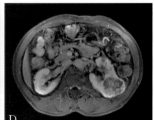

图 9-3-38 63 岁，男性，左肾透明细胞癌。A. 冠状位 T2WI；B. 横断位 T2WI；C. DWI/b=600 s/mm² 实质成分信号增高；D. 横断位 T1 增强，混杂强化

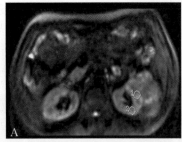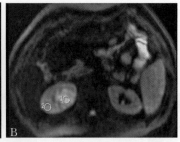

图9-3-39　A. 46岁,男性,左肾透明细胞肾癌。ROI1病灶ADC值1.920×10⁻³ s/mm²,ROI 2肾实质ADC值2.260× 10⁻³ s/mm²;B. 28岁,男,右肾乳头状肾癌,ROI1病灶,ADC值0.889×10⁻³ s/mm²,ROI 2肾实质ADC值2.000×10⁻³ s/mm²

明细胞癌与高分期(Ⅲ期和Ⅳ期)之间的ADC值差异无统计学意义。

DWI在膀胱癌临床分期中有着重要作用。DWI上,浅表性膀胱癌(≤T1期)基底部的等低信号肌层完整光滑,与高信号肿瘤间有着明确分界,浸润性膀胱癌肌层低信号中断、甚至突破肌层至膀胱外生长。膀胱癌淋巴结转移扩散受限,DWI上表现为明显高信号,扩散受限(图9-3-40)。肿瘤放化疗后常常发生坏死,细胞成分减少、细胞间隙增大,坏死区的细胞膜破裂,因此,ADC值增高。

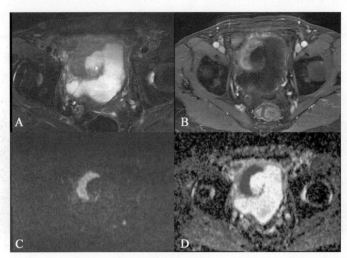

图9-3-40　男性,80岁,膀胱右前壁高级别浸润性尿路上皮癌。A. T2WI/FS; B. T1WI增强扫描;C. DWI;D. ADC图。病灶DWI/b=800 s/mm²呈明显高信号,ADC 值明显减低

DWI是前列腺癌诊断及分期的重要方法,是前列腺结节PI-RADS分级的重要参数之一(图9-3-41)。但部分前列腺增生结节、间质性慢性前列腺炎(图9-3-42)及前列腺慢性脓肿等亦能引起

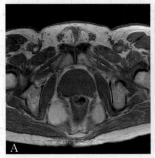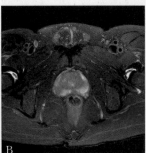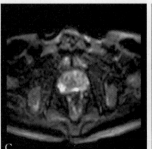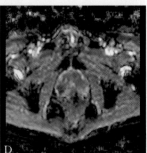

图9-3-41　男性,64岁,右侧外周带前列腺癌。A. T1WI等信号;B. T2WI外周带7点钟处异常信号结节;C. DWI/b= 1000 s/mm²呈高信号;D. ADC图ADC值0.813×10⁻³ s/mm²

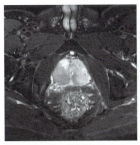
A. T2WI

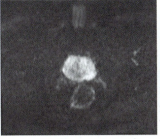
B. DWI/b=1 000 s/mm²

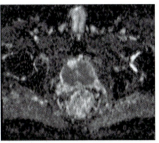
C. ADC 图

图 9-3-42 男性,56 岁,前列腺增生伴间质性炎症,T2WI/FS 呈弥漫稍低信号,DWI 呈稍高信号,ADC 值 1.258×10⁻³ s/mm²

DWI 信号增高和 ADC 信号减低,与部分分化良好的前列腺癌结节有信号变化重叠,容易相互误诊。有研究报道 ADC 值与前列腺癌的 Gleason 评分负相关。

(四) DWI 在诊断心脏疾病中的应用

心脏磁共振扩散加权成像(CMR-DWI)可以在微观水平评价心肌组织结构完整性,具有扫描速度快和不需要注射对比剂等优点,是目前唯一能观察活体心肌水分子微观运动的成像方法。

1. 缺血性心肌病 近年 DWI 已逐步应用于心肌损伤检查中,能够发现心肌急性水肿区域,评价心

肌损伤的程度和范围。DWI 图像测量水肿面积明显大于 T2WI,并且能够更敏感地检测到心肌水肿,尤其是下壁心肌梗死,DWI 可使左心室内血液信号完全抑制,减少慢血流伪影的影响,因此推测 DWI 可作为心肌急性损伤的诊断手段。DWI 成像检测心肌水肿范围要大于 T1 mapping 和 T2 mapping 所示,水肿节段心肌与正常节段心肌之间的 ADC 值差异最明显。梗死区域心肌 ADC 值低于正常区域心肌,这可能主要与心肌水肿、梗死心肌血流灌注减少、缺血性坏死、梗死后心肌重构等有关(图 9-3-43)。

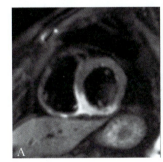
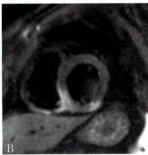
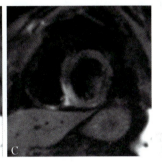

图 9-3-43 心肌梗死后 2 d,CMR DWI 短轴位显示下壁水肿。A. b=50 s/mm²;B. b=100 s/mm²;C. b=200 s/mm²

2. 非缺血性心肌病

(1) 心肌炎:低 b 值 DWI 是检测心肌水肿的有效方法,可用于检测心肌炎所致的心肌水肿。低 b

值(b=50 s/mm²)DWI 较 T2-STIR 加权序列更敏感检测心肌水肿,是检测急性心肌炎患者局部或整体心肌水肿的可行方法(图 9-3-44)。

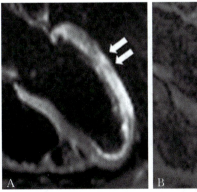
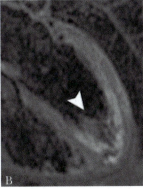
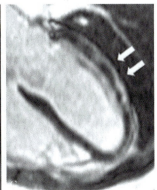

图 9-3-44 32 岁,急性心肌炎。A. DWI 示游离壁中部心肌信号增高(箭头);B. T2-STIR 未见明显信号增高区;C. 晚期延迟成像显示延迟强化区域与 DWI 显示的病灶吻合。DWI 对血流信号抑制良好,而 T2-STIR 左心室腔心尖部慢血流伪影较明显(箭头)

（2）肥厚型心肌病：CMR-DWI对肥厚型心肌病（hypertrophy cardio myopathy，HCM）LGE阳性患者的ADC值显著高于LGE阴性患者，DWI可以定量表征HCM患者的纤维化程度，以ECV为"金标准"，纤维化区域ADC值显著高于非纤维化区域，并且ADC与ECV对纤维化的检出水平基本一致。

T2WI/STIR阳性节段心肌ADC值显著高于T2WI/STIR阴性节段心肌，肌钙蛋白I（cTnI）阳性组织的ADC显著升高，并与LGE阳性、T2WI/STIR相关，表明ADC作为一个分子扩散参数除了能反映心肌的替代性纤维化，还能反映水肿及其与血清cTnI的程度（图9-3-45）。

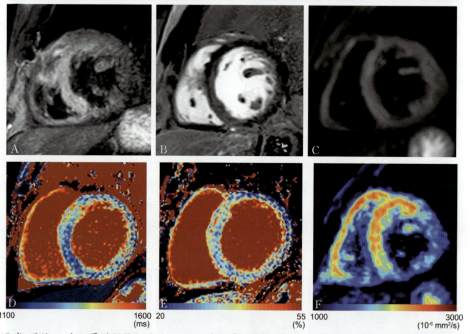

图9-3-45 47岁，男性，心尖肥厚型HCM，cTnI：0.10。非肥厚性前壁、室间隔及右室游离壁T2-STIR信号增高，LGE显示室间隔轻度线样强化，前间隔T1值升高，室间隔ECV值升高，而在ADC图上，T2-STIR显示高信号的区域ADC值均增高。A. T2-STIR显像；B. LGE显像；C. DWI（b=10 s/mm²）；D. T1 mapping图；E. ECV图；F. ADC图

（马超　彭鲲　艾松涛　曲扬　赵炳辉　张琳　汤光宇）

第四节　扩散张量成像的基本概念及应用

一、扩散张量成像的基本概念

水分子扩散是一个三维过程，DWI检测组织中水分子的扩散运动具有方向性，水分子扩散运动引起的相位离散与扩散敏感梯度场的施加方向有关，即只有在扩散敏感梯度场方向上的扩散运动才能被检测出来。

在均匀组织中，如脑灰质中，水分子沿着各个方向均匀扩散，扩散是各向同性的，即在各个方向的扩散系数相同，DWI测量的ADC值与扩散梯度方向无关；然而在实际临床应用中，很多组织如脑白质，水分子运动是各向异性的，ADC与施加的扩散敏感梯度方向有关。为了研究各向异性问题，在常规

DWI基础上发展出来一种新技术：扩散张量成像（diffusion-tensor imaging，DTI），这个概念由Basser等提出，DTI可以提供微观结果以及生理方面的信息，可在三维空间内定量分析组织内水分子扩散运动的方向性特性，通常在6个及以上的方向上分别施加扩散敏感梯度场，并用物理上的张量（tensor）来描述水分子的扩散。

简单来说，张量需要具备3个本征向量（V_1、V_2和V_3）和本征值（λ_1、λ_2和λ_3）。可以把张量想象成一个反映扩散速率的椭球体，3个轴的方向和长度则分别对应了V_1、V_2、V_3和λ_1、λ_2、λ_3，通常根据本征值的大小来定义顺序，如$\lambda_1 \geq \lambda_2 \geq \lambda_3$，那么$V_1$和$\lambda_1$就代表了最大扩散速率对应的扩散系

数和方向,常用于描述单个体素中纤维束主要的走行方向与扩散系数,如图9-4-1所示。另外,根据张量的定义 V_1、V_2 和 V_3 必须相互垂直,因此

DTI模型在交叉纤维的追踪方面有所不足,但由于其模型简单稳定,计算速度快,目前的应用较为广泛。

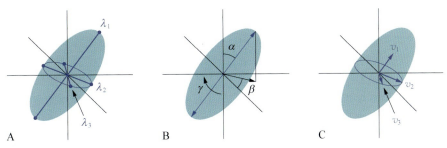

图9-4-1　DTI扩散椭球示意图

DTI定量方面,常用平均扩散系数(mean diffusion,MD)来表示单个体素内水分子的扩散的大小,即

$$MD = \frac{\lambda_1 + \lambda_2 + \lambda_3}{3}$$

其包括轴向扩散(axial diffusivity,AD)和径向扩散(radial diffusivity,RD):

$$AD = \lambda_1,\quad RD = \frac{\lambda_2 + \lambda_3}{2}$$

另外,各向异性分数(fractional anisotropy,FA)常用于反映脑白质完整性,其定义如下:

$$FA = \frac{\sqrt{3\left[(\lambda_1 - \langle\lambda\rangle)^2 + (\lambda_2 - \langle\lambda\rangle)^2 + (\lambda_3 - \langle\lambda\rangle)^2\right]}}{\sqrt{2(\lambda_1^2 + \lambda_2^2 + \lambda_3^2)}}$$

FA本质上反映了3个本征值之间的相对差异,其值范围为0~1。对于各向同性的组织,3个方向的本征值相等,则FA为0;对于柱形各向异性组织,沿着柱形长轴方向的本征值远远大于其他两个方向,FA接近为1。

二、DTI的临床应用

(一) 神经系统

DWI已广泛应用于临床MRI检查中并发挥重要作用,尤其被广泛应用于神经系统和精神疾病的研究,DTI技术最具潜力的临床应用是辅助神经外科手术和放射治疗定位。DTI通过定量测量水分子扩散的方向和强度,反映神经纤维的相对数量、粗细和病理变化情况,提供常规成像方法所无法实现的大脑解剖结构和功能信息。DTI对脑白质病、亚急性脑梗死、颅内肿瘤等的诊断、病灶的定位、病灶与

纤维束的毗邻关系的确定有重要意义。

对于人类大脑功能的研究一直是神经科学领域的热点问题。在脑发育方面,基于DTI研究发现FA随年龄变化显著。在神经系统疾病领域,DTI可评估脑卒中患者白质纤维束的损伤程度,预测患者神经功能恢复情况,其中亚急性期、慢性期缺血性脑卒中患者皮质脊髓束的FA值减低,与卒中后上肢运动功能恢复不佳有关,而急性期缺血病灶周围皮质脊髓束的FA值亦有一定程度的减低。脑肿瘤方面,DTI可呈现肿瘤与毗邻的重要神经纤维束的关系,与结构像融合可在手术导航过程中引导调整手术切除范围,降低术后生活能力大幅下降的风险。此外通过DTI可以研究各种治疗手段对肿瘤治疗前后神经纤维束的破坏情况,对大脑功能、智力的影响等。

(二) 头颈部

DTI在神经系统的应用价值得到充分肯定,然而,其在头颈部的应用尚在探讨中。有研究报道利用DTI及神经纤维束追踪可以确定下牙槽神经与邻近组织之间的关系,对手术切除牙槽肿块提供有价值的信息。DTI有望用于反映颈周围神经的走向,如迷走神经、膈神经和交感神经,用于制订颈神经肿瘤切除的手术方案。DTI也可能有利于头颈部外伤、肿瘤和炎性病变的视觉通路及听觉通路评估、面神经的位置和走向评估等,以提高手术的精准度。

脊髓DTI具有一定的技术挑战,在创伤性轴索损伤、脱髓鞘病变和背根轴索切开术的动物模型中,DTI被证明对变性退化非常敏感。扩散测量对白质退化/脱髓鞘病变的动物模型中进行了研究,发现轴向扩散性对轴索变性更有特异性,而径向扩散性对脱髓鞘更有特异性。从轴突变性的病理生理学来看这一过程可能与多种病理如多发硬化或脊髓损伤有

关,也可能与组织的生物物理性质有关,其中几个物理参数可以影响 DTI 指标,包括髓鞘化、轴突密度、轴突直径或纤维束的方向,以及轴突周围组织基质的变化。

(三) 体部

由于肾髓质内径向排列的肾小管、集合管和血管、水分子的扩散过程被认为是单向的,因此,通过 DTI 可以进行定量评估和追踪显示管径结构,有研究报道了慢性肾病患者的肾皮质和髓质的 FA 值较健康志愿者显著降低。DTI 在发现糖尿病肾病早期结构改变中也具有潜力,eGFR<60 ml/min 的糖尿病患者的肾皮质和肾髓质的 FA 值较正常人显著降低;对于 eGFR>60 ml/min 的糖尿病患者,肾髓质的 FA 值较正常人显著降低;因此,DTI 可以在肾功能明显受损之前检测到糖尿病患者肾脏的结构变化。另外,有研究发现肾髓质 FA 与肾小管间质损伤的组织学程度之间存在显著的负相关。

关于 DTI 在肾脏占位的应用报道较少。肾透明细胞肾癌的 FA 值显著低于乏脂性 AML,然而,FA 值用来鉴别肾透明细胞肾癌病理分级的研究中,高级别和低级别组 FA 值差异并无统计学意义(图 9-4-2)。肾移植后发生急性排斥反应的肾脏髓质 FA 值明显降低,提示髓质 FA 值的改变与急性排斥反应有关。DTI 评估慢性肾病的肾纤维化程度最好,FA 值与肾小球滤过率呈正相关,与肾小球病变和肾小管间质损伤呈负相关。肾脏受呼吸运动影响显著,并且 DTI 采集时间较长,通常需要屏气或者呼吸触发控制运动伪影,避免其对 DTI 定量计算的影响。

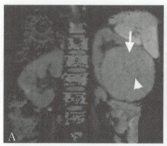
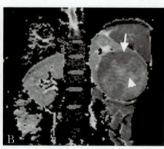
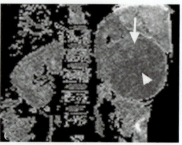

图 9-4-2　男性,47 岁,左肾透明细胞肾细胞癌。A. DWI 图,肿瘤实性成分呈高信号(箭),坏死成分呈低信号(箭头);B. ADC 图,肿瘤实性成分 ADC 值降低(箭),坏死成分 ADC 值增加(箭头);C. FA 图,与 ADC 图相似

前列腺的 DTI 研究较少,一个潜在应用是前列腺周围神经纤维的可视化。神经根前列腺切除术是局部前列腺癌患者的一种治疗选择,为了维持前列腺癌术后的泌尿和性功能,手术中应保留神经束,因此,术前对神经束可视化显示有助于手术计划制定。

DTI 在肝脏、胰腺、骨盆底及肾上腺的应用也有个别报道,其价值需要进一步研究。

(四) 心脏疾病

心脏微观结构复杂、有序,水分子易沿肌纤维束方向运动,而在垂直于肌纤维束方向运动明显变慢,水分子在平行和垂直于肌纤维束两个方向上的运动速度差异(也可称为各向异性)是 DTI 在心脏成像的基本原理。

心脏 DTI 能够无创显示心脏 3D 微结构。正常左心室心肌是由厚 4~5 个心肌细胞的片状结构组合而成,其纤维走行呈螺旋状排列,并分为内、中、外 3 层。在 3 层心肌结构中,中层心肌呈环形,从心尖到基底部心外膜下心肌纤维以左手螺旋的方式向中层心肌过渡,而心内膜下的内层心肌纤维则以右手螺旋的方式过渡到中层心肌,这种特殊的结构与心脏的收缩及舒张功能密切相关。当这种结构被破坏时,如心肌梗死后左心室心肌纤维的走行及结构发生改变即出现心室重构时,就可引起心脏舒缩功能的变化,熟悉这一心肌结构对理解 DTI 在心脏疾病的应用有重要意义。

MD 是衡量水分子在心肌中扩散的自由度,FA 则反映水分子在不同方向的扩散限制程度。螺旋角(helix angle,HA)是心肌细胞排列方向的一种衡量方法,心肌细胞的排列方向从心外膜左手螺旋逐渐心内膜右手螺旋过度(+90°向-90°过度),HA 分布图主要用于分析心肌力学特征。

1. 缺血性心肌病　急性心肌梗死后,心肌坏死和水肿导致梗死区和梗死周围组织的心肌微结构破坏。与正常心肌节段相比,急性梗死区 MD 值明显增加,FA 值降低,表明梗死区组织结构破坏,并且梗死区左手螺旋纤维百分比显著升高、右手螺旋百分比显著降低,因为最易发生缺血的区域是心内膜下区域,因此右手螺旋纤维在梗死区丢失最严重,而梗死区左手螺旋纤维的增加可能代表了一个重塑过程,以补偿梗死区右手螺旋纤维的丢失(图 9-4-3)。

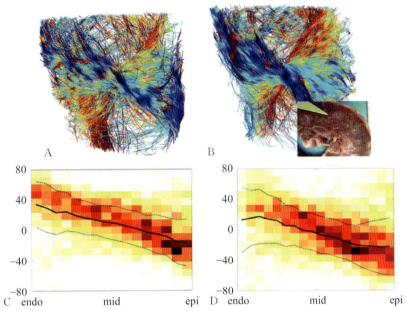

图 9-4-3　A. 健康心肌节段肌纤维 DTI 成像；B. 左心室中段前外侧壁慢性心肌梗死区肌纤维 DTI 成像；C. 健康心肌接地端螺旋角相对于跨壁深度的直方图，HA 由心内膜＋60°到心外膜—40°转变；D. 慢性梗死心肌节段螺旋角直方图显示了肌纤维结构的重构，心肌梗死区心内膜下的平均 HA 减小

纤维束成像传播角（propagation angle，PA）是由 DTI 得出的心肌纤维结构的新指标，与 LGE 有良好相关性。

2. 非缺血性心肌病

（1）肥厚型心肌病（HCM）：DTI 可显示心肌纤维紊乱以及动态展示心肌微结构改变；与健康志愿者相比，肥厚性心肌病患者 FA 值降低，这是由于 HCM 心肌细胞排列紊乱及间质纤维化，水分子在这样的结构中扩散更加趋于各向同性所致。HCM 患者舒张期 FA 的降低与室性心律失常相关，是一个潜在的独立危险因素。

（2）扩张型心肌病（DCM）：DCM 的特征性表现为心室腔扩大、收缩功能障碍和左室壁变薄。组织学上表现为心肌细胞肥大和延长、肌原纤维密度降低、细胞坏死和纤维化。与健康对照组相比，DCM 患者的 FA 降低，MD 升高，心肌微观结构的评估或许能够为扩张型心肌病患者的风险分层提供新的工具。

心脏 DTI 仍具有挑战性，尚处于临床探索阶段，但是该成像方式提供了一个非侵入性的观察心脏微结构变化和完整性的方法。但是仍然相对耗时，且数据分析繁琐、DTI 衍生的测量共识亦尚待达成。

（严序　张会婷　马超　彭鲲　陈录广　张琳）

第五节　体素内不相干运动的基本概念及应用

一、体素内不相干运动的基本概念

DWI 最常使用单指数模型获得 ADC 值，但是 ADC 值往往偏高，主要原因在于导致 MR 信号降低的因素除了常规扩散之外，还有可能是由于血液的流动导致。因此，ADC 值中同时包含了扩散以及血流灌注的信息，而后者很显然也反映组织本身的微观结构信息。为了更加准确地量化组织本身的扩散和灌注导致的扩散信号变化，Le Bihan 等在 1986 年提出了基于体素内不相干运动（intravoxel incoherent motion，IVIM）的概念，该概念是基于单指数模型演化而来的双指数模型。

IVIM 模型假设每个体素的扩散信号可分为快速扩散和慢速扩散两个部分，分别反映灌注和扩散信息。因为人体内微血管网络在空间上是随机分布，微血管的灌注过程可以近似为随机运动，其运动速率虽然明显快于常规水分子扩散，但依然可以通过扩散成像捕捉到，即快速扩散的部分。快速扩散部分与血流运动的速率相关，反映了灌注方面的信息，而慢速扩散则是我们常规理解的扩散效应，与细胞间水分子的扩散速率相关，反映了细胞密度与结构。

IVIM 通过一个双指数衰减模型对两个扩散成分进行分离：

$$S_b/S_0 = (1-f)\exp(-bD) + f\exp[-b(D+D^*)]$$

其中，S_0 代表没有扩散梯度的信号强度；S_b 代表施加扩散梯度时的信号强度；f(perfusion fraction)为灌注分数，代表快速扩散成分所占的比例；D(diffusion coefficient)为慢扩散系数，反映单纯的水分子扩散；D^*(pseudo-diffusion coefficient)为快速扩散系数，又称伪扩散系数或灌注系数等，反映微循环灌注情况，与灌注相关。

IVIM 模型的计算是基于多组 b 值（通常 7～15 个 b 值，亦可称多 b 值 DWI）下的信号变化，具体 b 值个数和大小需要视实际情况（如检查的部位和患者的情况）而定。在实际临床应用中，由于 D^* 显著大于 D 值（数十个数量级），采用较低 b 值（<200 s/mm²）和较高 b 值（≥200 s/mm²）可反映纯水分子的真实扩散运动和毛细血管的微循环灌注效应。同时由于快速扩散衰减很快，在进行 D^* 计算时，通常需要采集 4 个以上较小 b 值（<200 s/mm²）的 DWI 图像，而如肝脏、胰腺等运动器官由于受到生理运动的影响，也有研究指出通过较少小 b 值的采集（1～2 个小 b 值）也能获得稳定的灌注定量。

二、IVIM 的临床应用

（一）神经系统

由于 IVIM 可以同时获得水分子自由扩散运动和微循环灌注信息，故在神经系统中可应用于肿瘤的诊断、分级、疗效评估及缺血性脑卒中等研究中。研究发现，与胶质母细胞瘤相比，原发性中枢神经系统淋巴瘤的 f 值和 D 值明显降低，二者结合能提高诊断性能。与低级别胶质瘤相比，高级别胶质瘤的 ADC 和 D 值降低，D^* 升高。缺血性脑卒中患者在超急性期、急性期、亚急性期患侧缺血核心区的 ADC、D^*、D 均低于对侧镜像区。

（二）头颈部

头颈部的特点是存在较多软组织成分与空气和骨骼的接触部分，使得 MRI 对头部和颈部区域的评估受到磁敏感伪影的影响。另外，一些运动（如下颌运动、吞咽、说话、咳嗽或呼吸）往往会导致严重的运动伪影。有研究者开发了一些方法来减少 DWI 的运动伪影和图像变形，如分段读出平面回波成像。大量研究证实，良、恶性头颈部病变之间的 ADC 值存在显著差异，但存在较大的重叠。IVIM 参数可能会减小 ADC 值在原发性头颈部肿瘤应用价值有限的不足。在涎腺良恶性病变的鉴别诊断中，如鳞状细胞癌和淋巴瘤的鉴别诊断，IVIM 和 DWI 两种指标联合应用，有更好的诊断能力。在运用 IVIM 对鼻咽癌经诱导化疗联合放化疗后的疗效评估中，D 值具有较好的疗效预测价值。

头颈部转移性淋巴结的检测对确定放疗视野或颈部外科手术范围具有重要临床价值，恶性淋巴结的 ADC 值低于良性淋巴结。原发性头颈部肿瘤与转移性淋巴结相比，有更高的 IVIM 灌注比例（f 值）和 ADC 值。随着非手术治疗方法［放射治疗和（或）化疗］越来越多地应用于头颈部肿瘤的治疗，尽早筛选出对治疗无效的患者非常重要，以便及时改变或调整治疗方案。治疗后肿瘤坏死与肿瘤复发的鉴别诊断也是一个重要的临床问题，有研究表明 IVIM 和 ADC 可以用于确定是否复发。

（三）体部

1. 在肝脏病变中的应用 IVIM 在肝脏的弥漫性病变以及局灶性病变中都有较多的应用。多项研究报道，D^*、f 值更适合作为诊断肝纤维化的监测参数，且 D^* 值更加敏感，有利于发现早期肝纤维化（图 9-5-4）。ADC 值对肝纤维化早期的诊断能力有限，进展期（F3～F4）肝纤维化 ADC 值则明显减低，可能原因是早期肝纤维化的血流灌注减少而非血管外的扩散减低，也可能是肝纤维化细胞外大量纤维组织导致水分子扩散受限，合并肝细胞肿胀、炎症细胞浸润等导致 ADC 值下降，或者纤维组织增生引起的微循环改变导致。在对诊断肝局灶性病变的效能中，不同的研究结果也存在争议。总体来说，良性病灶的 ADC、D 值大于恶性病灶，D^* 变化的意义存在争议。另一方面，对 b 值数目和大小的最佳选择、数据测量的准确性及扫描方式、模型拟合数学方法等方面仍需进一步深入研究。

2. 在胰腺病变中的应用 近年来，许多学者应用 IVIM 对胰腺病进行研究。与慢性肿块型胰腺炎相比，胰腺癌（pancreatic cancer, PC）的 ADC 值降低，f 值可以对两种疾病进行鉴别（图 9-5-1，图 9-5-2）。在自身免疫性胰腺炎（autoimmune pancreatitis, AIP）和 PC 的疗效随访研究中发现，IVIM 的相关参数可以作为影像标志物评价治疗的效果，可以鉴别 AIP 和 PC，为临床诊治提供有价值的信息。

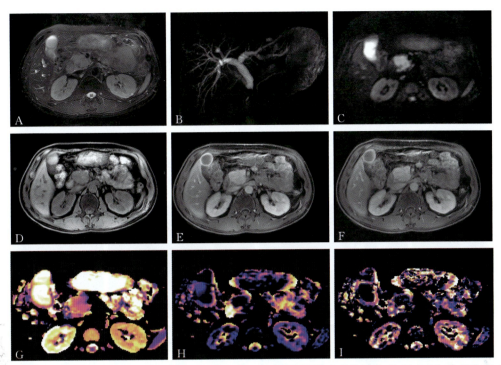

图9-5-1 男性,52岁,胰头部肿块型慢性胰腺炎。A.胰腺形态肿胀,T2WI上信号增高;B.肝内外胆管扩张;C.DWI受限;D.T1WI上稍高信号;E.T1WI增强后明显强化;F.延迟期高于肝实质;G.D值图上呈稍低信号;H.D值约 1.467×10^{-3} mm^2/s,D*图上呈低信号;I.D*值约 4.05×10^{-3} mm^2/s,f值图上呈低信号,f值约0.06

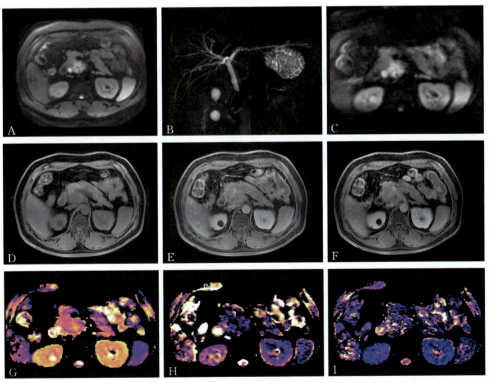

图9-5-2 男性,46岁,胰头癌。A.胰腺头部占位,T2WI上信号增高;B.胰管无明显扩张,肝内胆管及胆总管轻度扩张;C.DWI受限;D.T1WI上稍低信号;E.T1WI增强后轻度不均匀强化;F.延迟期稍低信号影;G.D值图上呈稍高信号;H.D值约 1.44×10^{-3} mm^2/s,D*图上呈低信号;I.D*值约 6.70×10^{-3} mm^2/s,f值图上呈稍低信号,f值约0.108

IVIM有助于鉴别胰腺病的类型,如慢性肿块型胰腺炎与胰腺癌、胰腺导管腺癌和胰腺内分泌肿瘤等,评价PC和AIP治疗效果。

3. 肾脏病变 IVIM在肾脏的研究中被广泛使

用。尽管 ADC 值在一些研究中显示良性和恶性肾脏病变之间存在显著差异,但无法自信地区分乏脂 AML 和 RCC。因为乏脂 AML 和恶性肾肿瘤的 ADC 值之间存在相当大的重叠。IVIM 衍生参数的组合在区分非 CCRCC 和低脂肪 AML 方面优于 ADC 值。肾肿瘤 ADC 值和 D 值显著低于正常肾实质,肾透明细胞肾癌的 f 值明显高于非透明细胞癌,提示透明细胞肾癌血流灌注更加明显。乳头状肾癌 f 值明显低于乏脂性 AML,D 值则明显高于乏脂性

AML,D* 值、f 值与肾透明细胞癌分级呈负相关(图 9-5-3,图 9-5-4)。采用 IVIM 研究糖尿病肾病肾脏的 D 值明显降低,f 值明显增高,糖尿病肾病患者尿蛋白/肌酐比值与肾脏 ADC 及 D 值呈负相关。f 值增加可能是糖尿病早期血容量增加所致,肾脏内液体负荷增加,D 值的降低可能是由于肾小球基底膜增厚、肾小管上皮肿胀所致,引起水分子扩散受限。输尿管梗阻后肾脏的 D 值、f 值减低,且与梗阻后肾小管变性、萎缩等病理学变化相关。

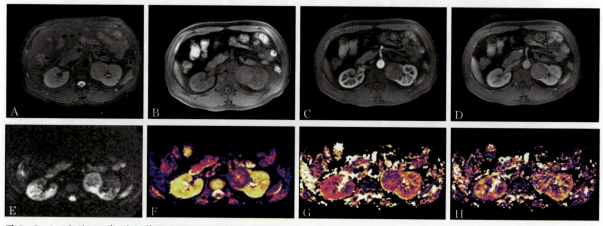

图 9-5-3 女性,43 岁,左侧肾脏 AML。A. T2WI 上稍低信号;B. TIWI 上呈低信号;C. T1WI 增强皮质期呈低强化特征;D. 髓质期强化范围稍增多;E. DWI 扩散受限;F. D 值图上呈高信号;G. D 值约 0.85×10^{-3} mm²/s,D* 图上呈高信号;H. D* 值约 7.47×10^{-3} mm²/s,f 值图上呈稍高信号(h),f 值约 0.22

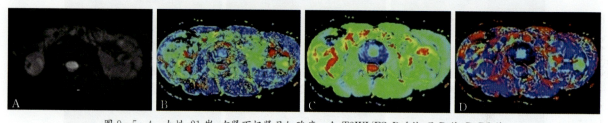

图 9-5-4 女性,21 岁,右肾下极肾母细胞瘤。A. T2WI/FS;B. f 值;C. D 值;D. D* 值

4. IVIM-DWI 在肠道病变的应用 近年 IVIM-DWI 已逐步应用于直肠癌影像诊断中,能够清楚的将直肠肿瘤与周围正常组织区别开,结合常规 T2WI 图像可以准确地定位肿瘤,对直肠癌 T 分期具有较好的准确性:随着 TNM 分期增高,肿瘤的 D 值逐渐降低且具有统计学意义。IVIM-DWI 还可应用于直肠癌转移性淋巴结与非转移性淋巴结的鉴别诊断,转移性淋巴结的 f 值明显大于正常淋巴结,表明其微灌注增加,且转移性淋巴结水分子的扩散受限、D 值降低,与瘤细胞排列紧密、核大深染、核分裂象明显有关(图 9-5-5)。IVIM-DWI 除应用于直肠癌 TNM 分期外,ADC 值和 D 值有助于直肠癌放化疗后效果的评价,可为临床判断放化疗方案的疗效提供较准确的定量信息。

克罗恩病(Crohn's disease, CD)病灶常呈跳跃性、节段性或非对称性分布,胃肠道任何部位均可受累,准确检测病变肠段对 CD 患者选择有效的治疗方法具有至关重要的指导意义。IVIM-DWI 可用于检测 CD 病变肠段,活动期病变肠壁中的水分子扩散受到限制,D 值相应减低,可能是由于肠道固有层及黏膜下层炎症及淋巴细胞聚集导致细胞外空间缩小、水分子在肠壁中的扩散受限所致。活动期病变肠段 D* 和 f 值均低于正常肠段,表明活动期的病变肠段微循环毛细血管灌注较正常肠段有所下降。且无论在疾病炎症渗出期或纤维化期,肠壁微循环血流灌注均有不同程度下降。D* 值反映了毛细血管内平均血流速度。克罗恩病肠壁组织炎症反应导致局部微血管阻力升高,血流速度减慢,血流灌注量

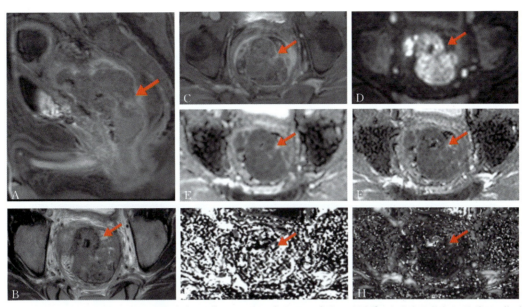

图 9-5-5 男性,53 岁,直肠中上段浸润性腺癌(红箭)。B. 直肠中上段肠壁偏心性增厚,见团块状软组织信号灶,浆膜面毛糙,局部肠腔狭窄,T2WI 上呈稍高信号;D. DWI 上信号增高;E. ADC 值减低;A、C. 增强扫描增厚肠壁明显不均匀强化;F～H. 分别为 D 图、D* 图及 f 图,异常增厚肠壁 D 值、f 值减低

减少,从而导致灌注相关参数 D* 和 f 值减低(图 9-5-6)。由于 CD 病程以反复发作的缓解和复发为特征,病变肠段的慢性透壁炎症可以渐渐发展为纤维化,可能影响肠段蠕动功能或导致肠腔狭窄,甚至引起肠道梗阻。组织病理学研究发现,炎性及纤维化狭窄可以同时存在于 CD 患者的同一段病变肠段中,影像上也不易区分。IVIM-DWI 灌注分数 f 与肠壁纤维化有关,CD 患者病变肠壁纤维化时,f 值减小,因此 f 值可评估 CD 病变肠壁的纤维化程度,且准确性较高。

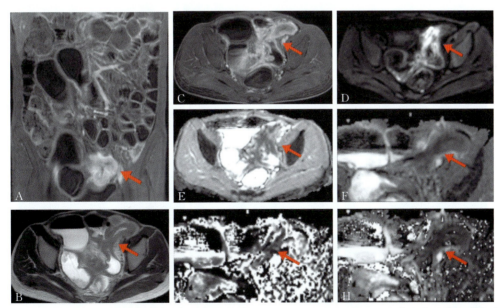

图 9-5-6 男性,38 岁,左下腹回肠、乙状结肠克罗恩病(红箭)。B. 左下腹回肠、乙状结肠肠壁增厚,局部肠壁粘连,浆膜面毛糙,周围脂肪间隙内少许渗出,T2WI 上呈等高信号;D. DWI 上信号增高;E. ADC 值减低;A、C. 增强扫描增厚肠壁明显强化,邻近系膜血管增多;F～H. 分别为 D 图、D* 图及 f 图,异常增厚肠壁 D 值、D* 值及 f 值均减低

5. 前列腺病变 IVIM 在诊断前列腺癌和在评价前列腺癌侵袭性中都有应用。比如前列腺外周带癌表现较典型,常规序列较易诊断,但影像学表现有时与前列腺炎有重叠;基质型前列腺增生(benign prostatic hyperplasia,BPH)与前列腺癌难以区分等,此时 IVIM 具有一定的鉴别意义。由于肿瘤细胞增

生旺盛且排列紊乱、密集,其组织结构更为密实,细胞外血管外间隙较拥挤,故扩散受限显著,ADC 和 D 值变低,D* 和 f 值的意义存在一定的分歧,有研究认为前列腺癌的 f 值显著小于正常外周带,且低于 BPH(图 9-5-7,图 9-5-8);但也有研究认为 f 在前列腺癌和 BPH 无显著性差异;在中央带的前列腺癌和 BPH 的鉴别诊断中,D* 和 f 的结果也存在分歧,可能原因为 f 值大小不仅与灌注所致伪扩散效应有关,还与感兴趣区内组织的整体扩散情况有关。D* 在前列腺癌的研究中也有较大争议,这可能与 b 值选取有关。ADC 值和 D 值在前列腺良、恶性疾病中的差异报道较为一致,即前列腺癌的 ADC 值和 D 值低于良性病变,并且两者越低,Gleason 评分越高;而 D* 值、f 值 2 个代表灌注的参数对于前列腺癌的诊断价值及其与 Gleason 评分相关性争议较大,仍需进一步探索。不同研究机构试验结果及结论均存在一定的差异,这种差异可能与扫描参数及设备等因素有关,因此对于扫描参数的选择及各定量参数的价值仍需进一步探讨。

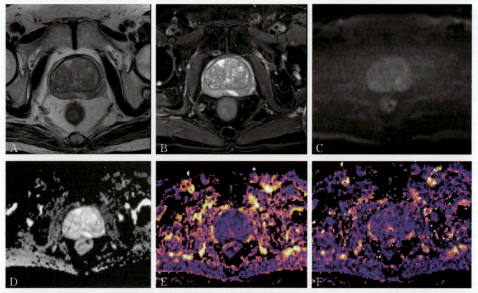

图 9-5-7 男性,74 岁,前列腺移行带增生患者。A. 常规 T2WI 显示前列腺增大;B. 抑脂 T2WI 上增生结节呈高低混杂信号;C. b 值为 2 000 s/mm² 的扩散图像结节未见明显受限;D. ADC 图增生结节呈混杂信号特征;E. 增生结节在 IVIM 参数 f 图上稍低信号;F. 增生结节在 IVIM 参数 D* 图上呈稍低混杂信号

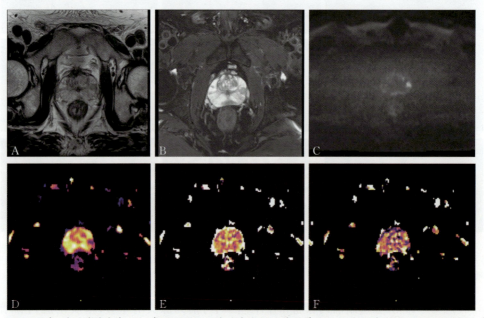

图 9-5-8 男性,73 岁,前列腺癌患者。A. 常规 T2WI 示前列腺左侧叶外周带见低信号结节影;B. 压脂 T2WI 肿瘤呈低信号;C. 肿瘤在高 b 值 2 000 s/mm² 图像上扩散受限;D. IVIM 参数 D 图上肿瘤呈稍低信号,D 值约 0.94×10⁻³ mm²/s;E. 肿瘤在 IVIM 参数 f 图上呈稍低信号,f 值约 15.5%;F. 肿瘤在 IVIM 参数 D* 图上呈低信号,D* 值约 5.3×10⁻³ mm²/s

6. 卵巢病变 IVIM 在鉴别卵巢肿瘤良恶性中也有应用。D 与 ADC 呈正相关，且 D 值明显低于 ADC 值，说明单指数模型 DWI 中包含微灌注效应，并未真实反映组织中水分子扩散受限，且得出卵巢良性病变的 D 值明显较高。ADC 的敏感性较高，可以用于病变的初筛，f、D* 特异性较高，可以用于进一步确诊（图 9-5-9）。也有研究发现，D 值可以鉴别低级别和高级别卵巢癌，其中 D 值的平均值意义最大。

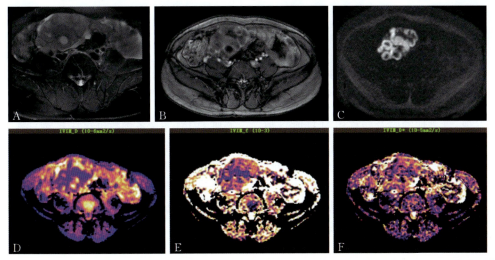

图 9-5-9 女性，49 岁，右侧卵巢癌。A. T2WI 示混杂长 T2 信号影；B. T1WI 呈不规则等长 T1 信号；C. DWI 扩散明显受限；D. D 值呈混杂信号影；E. D 值约 0.74×10⁻³ mm²/s，D* 示稍低混杂信号影；F. D* 值约 7.36×10⁻³ mm²/s，f 值图上呈稍低信号，f 值约 0.7

（四）乳腺疾病

IVIM 在乳腺病变方面的应用主要是良恶性肿瘤的鉴别诊断、新辅助化疗效果评估以及乳腺癌预后因素相关性分析等。研究表明，恶性肿瘤的 D 值明显低于良性肿瘤及正常乳腺实质，恶性肿瘤的 D 值明显小于 ADC 值，这可能是细胞密度和微循环直接从不同的方面影响了 ADC 值的测量；而恶性肿瘤 f 值明显大于良性肿瘤及正常乳腺实质，可能是恶性病变存在更多的与肿瘤浸润相关的新生血管的形成。而乳腺癌新辅助化疗药物的机制主要是抗肿瘤细胞增殖及抗肿瘤血管形成，IVIM 在反映与细胞密度相关的扩散的同时，也反映组织毛细血管网的灌注，因此 IVIM 被应用于新辅助化疗的疗效和预后评估。有研究报道，D* 值和 f 值可重复性及稳定性相对较差，变异性也较大，可能是由于 IVIM 序列多 b 值方案的不统一、参数的计算方法不同以及扫描所用机型不同等原因造成了测量结果的不一致，因此 IVIM 在乳腺病变方面的应用仍需进一步研究。

（五）骨肌系统疾病

IVIM-DWI 目前可用于评估骨质疏松（OP）血流灌注变化、鉴别骨良恶性病变以及观测骨骼肌运动前后灌注的变化等。

IVIM-DWI 参数中，与灌注有关的伪扩散系数 D* 与 BMD 呈正相关，与健康受试者相比，OP 患者的骨髓血流量明显降低（图 9-5-10，图 9-5-11），但将 IVIM-DWI 应用于骨质疏松的国内外报道并不多见，这可能是由于脂质成分对骨髓灌注的影响。

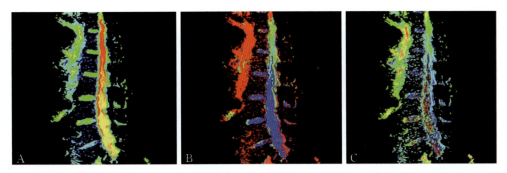

图 9-5-10 IVIM 图像，27 岁，男性，腰椎椎体骨髓血流灌注正常，A. 为 IVIM-D；B. 为 IVIM-D*；C. 为 IVIM-f

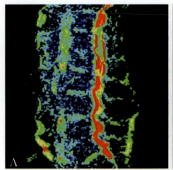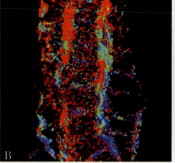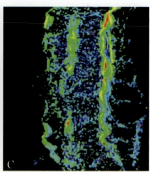

图9-5-11 78岁,女性,IVIM图像。腰椎椎体骨髓血流灌注下降,A.为IVIM-D;B.为IVIM-D*;C.为IVIM-f

此外,研究发现,骨恶性肿瘤及转移瘤的D值、f值显著低于良性病变,而D*值较高,但骨转移灶也可能基于原发灶的差异表现出不同的灌注特征。IVIM-DWI可初步应用于评估强直性脊柱炎患者骶髂关节炎的活动性,活动组和非活动组的f值显著高于对照组。此外,f值还可用作评估急性白血病骨髓血管生成的影像学标志,急性淋巴细胞白血病的f值显著高于急性髓细胞白血病。

IVIM在肌肉系统的应用主要集中在定量观测骨骼肌运动前后灌注的变化,运动后四肢骨骼肌D*值及D值均升高,咀嚼肌D*值和f值增加,D值变化不大,这种改变可能与运动导致部分肌肉毛细血管的开放有关,并且与骨骼肌纤维成分组成有关。IVIM-DWI对诊断多发性肌炎和皮肌炎具有重要作用,患者双侧大腿骨骼肌在静息状态D及D*均高于健康志愿者组。IVIM-DWI技术还可用于评估横纹肌肉瘤增殖能力及血管生成能力,进行患者预后评估及放化疗效果监测。

(六)心脏疾病

心脏IVIM成像目前大部分处于研究阶段,对患者一般情况、呼吸控制、心率快慢、心律整齐等都有一定限制,且对设备性能和后处理软件要求也较高,因此研究较少。其成像方法及测量标准尚无统一共识,缺乏相关参数明确的参考值,也无明确阈值反映心肌灌注血流量减少。不同的成像技术采集的

心脏IVIM图像各参数也存在差异。测量结果是否受b值、磁场强度及扩散方向影响亦需进一步验证,需进一步克服呼吸及心脏运动对扫描图像质量的影响。正常心脏IVIM成像,当b=0 s/mm² 时,心腔内血池呈高信号,一般作为参考图像。当b>0 s/mm² 时,心腔内血池呈低信号或无信号,心肌呈中等信号。随着b值的增大,心肌信号丢失的现象加重,心脏轮廓显示不清。心脏IVIM扫描受邻近脏器影响,可出现高信号条片状伪影,需与高信号的心肌损伤相鉴别,可以参考常规CMR序列进行综合分析、诊断。

1. **缺血性心肌病** IVIM技术可提供心肌组织水分子扩散状态和血流灌注信息,对肾功能较差的急性心肌梗死(acutemyocardialinfarction,AMI)患者有较大诊断价值。AMI患者的D值、D*值和f值均小于梗死样心肌炎患者和正常对照组。AMI延迟强化阳性节段心肌表现出了更低的灌注参数,表明IVIM成像可作为评估和鉴别AMI和梗死样心肌炎不同心肌灌注方式的可靠序列。纤维化区心肌D值、f值显著低于健康对照组,而D*值则高于对照组。经皮冠状动脉介入治疗(percutaneous coronary intervention,PCI)术后D*值和f值有所增加,PCI术后3~7 d能更有效评估心肌灌注水平,IVIM成像可充分反映PCI术后患者心肌水肿、心肌灌注状态变化的过程(图9-5-12)。

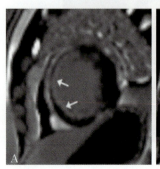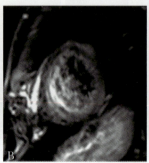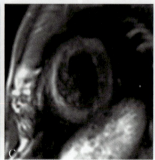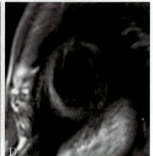

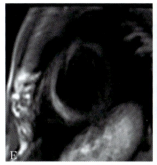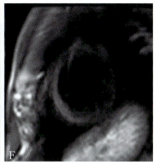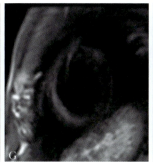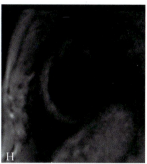

图9-5-12 56岁,男性,陈旧性心肌梗死。A.LGE示室间隔及前壁延迟强化、心肌梗死;B～H.同一患者的IVIM-DWI图像。IVIM-DWI图像的b值为0(B)、20(C)、60(D)、80(E)、120(F)、200(G)和600(H)s/mm²。梗死心肌信号强度和心肌血池信号强度均表现出较高的信号强度。随着b值的增加,血池信号强度降低,b=120 s/mm²时图像对比噪声比最佳

2. 非缺血性心肌病 肥厚型心肌病(HCM)的冠脉微循环障碍所致心肌低灌注是组织重构、功能障碍、心力衰竭等不良预后的有效预测因子。HCM患者非肥厚心肌以及无LGE节段的心肌D*值降低,提示IVIM技术可早期检测心肌微循环障碍。

目前,IVIM在技术方面仍存在挑战,例如如何避免肠蠕动及呼吸运动的影响,如何保持门控技术的重复性和稳定性,更值得重视的是b值的选择,原则上b值越多,所获得的信息越丰富,数据的准确性越高,但b值数量的增加也增加了DWI扫描时间,因此,无法确定最佳b值。

(严序 张会婷 马超 彭鲲 孙珮雯 汤光宇)

第六节 扩散峰度成像的基本概念及应用

一、扩散峰度成像的基本概念

前面章节介绍了水分子扩散是一个随机过程,在给定时间内水分子移动的距离服从概率分布。常规的单指数模型中,假设水分子为自由运动,且运动速率一致,则扩散运动位移满足高斯分布,即正态分布。但是在大多数生物组织内,由于存在细胞膜等障碍和细胞内外空间差异,这种复杂的微结构限制了水分子的自由运动,使得水分子扩散的位移概率密度分布偏离了高斯分布,又称为非高斯扩散。此外,不同组织成分内扩散速率成分的混杂也会导致非高斯扩散效应。水分子扩散位移分布偏离高斯分布的程度即表示为峰度(K)(图9-6-1)。

扩散峰度成像(diffusion kurtosis imaging,DKI)是由Jensen等人于2005年提出的,主要是为了定量扩散偏离高斯分布的程度。DKI理论公式为:

$$S_b/S_0 = \exp(-bD_{app} + 1/6b^2D_{app}^2K_{app})$$

其中,D_{app}为经过校正的扩散系数,类似于常规DWI中的表观扩散系数(ADC);K_{app}为表观扩散峰度(Kurtosis)系数,K_{app}值反映扩散偏离高斯扩散的程度,从而反映组织结构的受限和成分混杂性的程

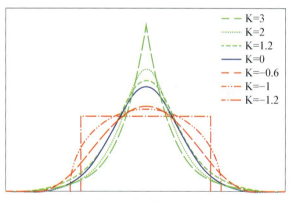

图9-6-1 概率分布图

度。K_{app}值接近于0表示本质上还是高斯扩散,K值越大,表示水分子扩散偏离高斯分布的程度越大,通常与其受细胞膜等周围组织的限制程度和体素内多种组织成分混杂程度相关。DKI模型同时获得D_{app}值和K_{app}值,因此进行计算时,数据需要包含两个及以上的非零b值。此外,DKI模型反映的是水分子的非高斯扩散的性质,需要高b值,通常最大b值需要在2 000～3 000 s/mm²之间。

DKI最早应用于神经系统,是扩散张量成像DTI在临床上的扩展,也称扩散峰度张量成像。为了获得与神经纤维走向相关的扩散参数,DKI采用

了类似 DTI 张量模型计算扩散张量和峰度张量,但由于其使用了四阶张量,与 DTI 的二阶张量(6 个方向)相比需要至少 15 个不同方向的扩散数据进行计算。DKI 除了能提供常规 DTI 参数 FA、MD 外,还能提供平均峰度(mean kurtosis, MK)、轴向峰度(axial kurtosis, AK)、径向峰度(radial kurtosis, RK)及峰度各向异性(kurtosis anisotropy, KA)参数。MK 是组织沿空间各个方向扩散峰度的平均值,其越大表示组织扩散受限越严重,成分越复杂;AK 是表示平行于神经方向的扩散峰度值,RK 表示垂直于神经方向上的扩散峰度均值,二者大小反映了两个方向上水分子的扩散受限程度;KA 与 FA 相似,可由峰度的标准偏差计算,其表示水分子的各向异性扩散程度,其值越大,代表水分子扩散趋于各向异性,预示着组织结构越紧密、规则。

二、DKI 的应用

DKI 采用非高斯分布的水分子扩散模型,分析组织微结构的变化,其参数能更准确地评估肿瘤组织的微观结构。

(一)神经系统

DKI 在中枢神经系统中主要应用在脑损伤、脑梗死、脑退行性病变以及脑肿瘤等。轻度脑损伤的诊断具有一定的难度,DKI 对外伤性脑损伤引起的脑组织微观结构变化很敏感,具有独特的诊断优势,可用于外伤性脑损伤及慢性认知功能的评估。DKI 较 DWI 在缺血性脑卒中病变中提供更多信息,如轴向峰度值有助于早期诊断单侧脑梗死后皮质脊髓束下降的微观变化。中枢神经系统退行性疾病包括帕金森病、阿尔兹海默病和亨廷顿舞蹈病等,早期对这类疾病进行诊断、评估及治疗对患者的预后尤为重要,退行性疾病具有特定功能的神经核团发生萎缩和神经元丢失。研究发现黑质 MK 有助于诊断早期帕金森病及评估病情,DKI 显示遗忘型轻度认知障碍和对照组之间的 MK/MD 值有显著差异,而海马体在两者之间分布相似,DKI 可用于阿尔兹海默病和轻度认知障碍的早期诊断。对于脑胶质瘤,不同分级的胶质瘤 MK 有显著变化,胶质瘤分级越高,MK 值越高。同样,恶性(Ⅱ级和Ⅲ级)脑膜瘤中的 MK 值显著高于良性(Ⅰ级)脑膜瘤。

(二)头颈部

DKI 在头颈部主要应用于肿瘤诊断及放、化疗疗效评估。研究发现良性肿瘤(腺淋巴瘤除外)的 MK 值显著低于恶性头颈部肿瘤,腺淋巴瘤的 MK 却显著高于恶性肿瘤,混合瘤的 MK 显著低于恶性肿瘤。ADC 可用于鉴别鼻窦良恶性病变,但存在较大的重叠,DKI 可以进一步提高鉴别诊断的效能,DKI 可以将腺样囊性癌和恶性纤维组织细胞瘤等恶性病变与良性病变区分开。有研究表明 MK 和 MD 值对于良恶性鼻窦病变鉴别的敏感性高于 ADC,其中,MK 值的诊断敏感性最高。DKI 预测晚期鼻咽癌患者化疗反应具有巨大潜力,如 MD 在鉴别治疗反应组与非反应组中效用最大。研究也发现鼻咽癌患者放疗后颞叶的相关变化,如颞叶灰白质的 MK 值在放疗一周后明显增高,半年和一年后都明显降低;而颞叶灰白质的 MD 值在放疗一周后明显降低,在放疗半年和一年后恢复到正常。然而,头颈部 DKI 临床应用多处于研究阶段,需要规范扫描参数(如 b 值的选择)及数据测量方法等。

(三)体部

在乳腺癌 DWI 和 DKI 研究中,浸润性导管癌的 ADC、MD 及 MK 和纤维腺瘤的差异具有统计学意义,纤维腺瘤和纤维囊性改变仅在 MK 值存在差异,对乳腺良恶性肿瘤的诊断,DKI 比 ADC 具有更高的特异性。另外,MK 在预测乳腺癌淋巴结性质、肿瘤分级及 Ki67 表达等方面具有潜在价值。

肺部扩散研究较少,但也有文献指出恶性肺部结节的非高斯扩散更明显,MK 值在恶性结节中较良性结节显著增加,另外,DKI 也可用于肺癌靶向治疗的预后预测。

肝脏 DKI 有多项研究成果,主要关注于肝纤维化及肝肿瘤。在肝纤维化评估中,MD 与肝纤维化程度显著负相关,MK 与纤维化程度相关性较弱;与 ADC 值相比较,MD 在鉴别中、重度肝纤维化的效能更好。DKI 对肝癌的诊断及疗效评估具有价值,肝癌活性组织的 MK 高于无活性组织,MK 评估肝透明细胞癌的敏感度超过 80%,也有研究反映 MK 可以预测肝癌微血管浸润。

胰腺是兼顾内外分泌功能的器官,分泌胰岛素。DKI 的 MK 指标有助于胰腺纤维化分级和葡萄糖不耐受的评估。DWI 和 DKI 都能用于胰腺癌组织与非癌组织的鉴别诊断,研究发现 DKI 较 DWI 有更好的诊断效能。DKI 在胰腺炎及胰腺癌中的研究较少,需要进一步探索。

肾细胞癌随着病理分级增高,MK 值增高,MD 值减低。在高级别肿瘤中,细胞结构更加复杂、细胞密度更高、核异型性更加明显,小血管生成及组织坏死更加常见,因此对自由水分子的扩散运动限制更加明显,导致 MK 值增高。高级别肾癌 MK 值标准差高于低级别肾癌,表明高级别肿瘤微观结构异质性增加。肾细胞癌不同病理分级之间 MK 及 MD 值差异具有统计学意义。肿瘤细胞的核浆比与组织 MK 值成正相关,与 MD 值成负相关,原因可能是肿瘤细胞等级越高,核浆比值增高,细胞间隙缩小、水分子运动受限,提示肿瘤细胞的微观复杂程度增加(图 9-6-2)。DKI 在肾脏非肿瘤性病变的研究集中在一系列肾脏损伤性疾病最终导致的肾纤维化上。研究显示梗阻肾的肾皮质及肾髓质 MK、AK 值显著高于对侧,而 FA 值及 MD 值低于对侧,随着梗阻时间的延长,肾脏 AK 值呈升高趋势,MD 值呈下降趋势。结果显示痛风患者及无症状高尿酸血症患者肾脏皮髓质 MK 值及髓质 RK 值显著高于健康受试者,与尿酸结晶在肾间质内沉积,可引起炎性细胞浸润及纤维组织增生,导致肾脏微观结构复杂性及异质性有关。DKI 可以评估组织微环境中水分子与细胞内外结构及生物分子的非高斯相互作用,定量组织微观结构异质性及复杂性,敏感反映出多种肾脏病变早期微观结构变化,并可用于肾脏肿瘤分型、肿瘤分级等。

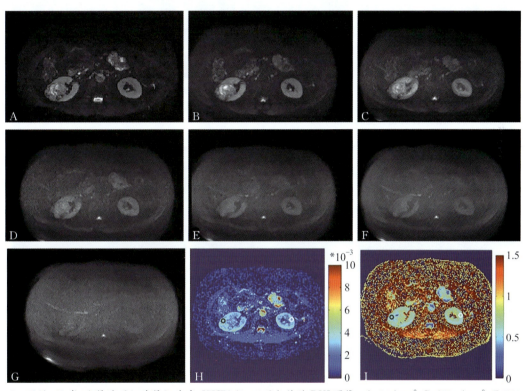

图 9-6-2 男性,47 岁,右肾透明细胞肾细胞癌,ISUP2 级;不同 b 值的 DKI 图像:A. 0 s/mm²;B. 250 s/mm²;C. 500 s/mm²;D. 750 s/mm²;E. 1 000 s/mm²;F. 1 500 s/mm²;G. 2 000 s/mm²;H. MD 伪彩图(mm²/s);I. MK 伪彩图

DKI 参数值在直肠腺癌中的应用价值较高,进行直肠腺癌的分级以及肿瘤淋巴结转移方面具有较高的效能。高级别直肠腺癌的 MK 值高于低级别腺癌。

DKI 参数能用于鉴别前列腺癌与前列腺增生(图 9-6-3,图 9-6-4),前列腺癌组织 KA 值较正常前列腺组织显著增高,MD 值显著降低,KA 可用于前列腺癌分级;相对于前列腺增生组织,KA 及 MK 在前列腺癌组织中显著增高,而 MD 在前列腺癌组织中显著降低。DKI 提供了用于前列腺癌诊断及评估的参数,但是否较传统 DWI 提供更多临床信息仍存在争议,需要进一步研究。

卵巢肿瘤是妇科常见病,良恶性的准确诊断直接影响患者治疗方案及预后。目前,肿瘤血清标志物在临床诊断中应用广泛,但多种肿瘤可表达同一种肿瘤标志物,如 CA125 在正常卵巢组织、上皮来源肿瘤、乳腺癌、肺癌等均可表达,因此肿瘤标志物诊断特异性低。MR 软组织分辨率高,可以检出微小病灶,可全面分析肿瘤组织成分,但不能准确鉴别诊断低级别恶性肿瘤与部分良性肿瘤。DKI 与 DWI 是 MRI 功能成像技术,可反映组织微观结构信息。MK 值是 DKI 最主要的参数,反映水分子扩散

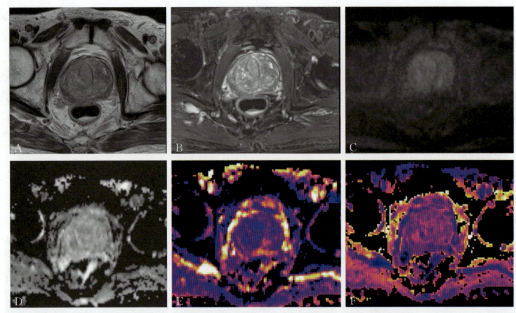

图 9-6-3 男性,83 岁,前列腺移行带增生患者。A. 常规 T2WI 显示前列腺增大;B. 抑脂 T2WI 上增生结节呈高低混杂信号;C. b 值为 2 000 s/mm² 的扩散图像结节未见明显受限;D. ADC 图上增生结节呈混杂信号特征;E. 增生结节在 DKI 参数 D 图上稍低信号;F. 增生结节在 DKI 参数 K 图上呈混杂信号

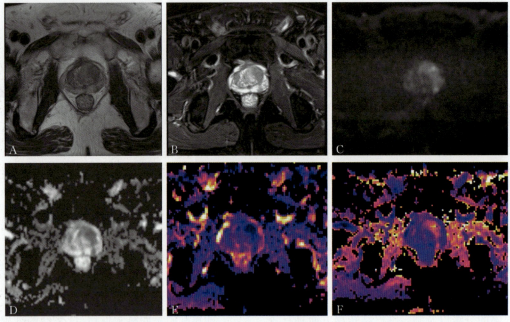

图 9-6-4 男性,68 岁,移行带前列腺癌患者。A. 常规 T2WI 示前列腺低信号结节;B. 抑脂 T2WI 上肿瘤呈低信号;C. b 值为 2 000 s/mm² 的扩散图像肿瘤明显受限;D. ADC 图肿瘤呈低信号特征;E. 肿瘤在 DKI 参数 D 图上低信号;F. DKI 参数 K 图上肿瘤呈高信号

受限程度及扩散的不均质性,组织结构越复杂(细胞密度及异型性越高,间质血管生成越多),MK 值越大。卵巢恶性肿瘤组的 MK 值明显高于良性肿瘤组,上皮来源交界性卵巢肿瘤组的 MK 值显著低于恶性肿瘤组(图 9-6-5)。FA 值是指水分子扩散各向异性分数,FA 值主要用于中枢神经系统,正常神经纤维水分子沿长轴同向扩散,当神经纤维损伤时,水分子向四周扩散程度增加,各向异性减小;卵巢良恶性肿瘤 FA 值差异无统计学意义,说明良恶性卵巢肿瘤水分子向各方向扩散程度无明显差异,各向异性低。MK 值与 Ki-67 表达呈正相关,MD 值、ADC 值和 Ki-67 表达呈负相关。而 FA 值与 Ki-67 表达无明显相关性。因此,MK 值及 MD 值可以从影像学角度反映肿瘤细胞的增殖程度。

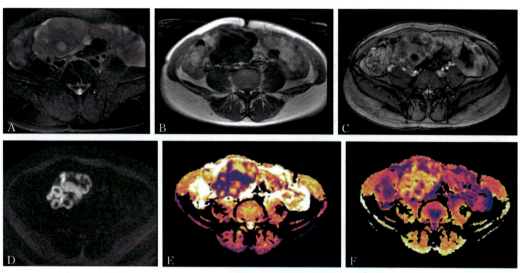

图 9-6-5　女性,49 岁,右侧卵巢癌。A. T2WI 示混杂长 T2 信号影;B. T1WI 呈不规则等长 T1 信号;C. 病灶呈花环样强化;D. DWI 扩散明显受限;E. D 值图上呈混杂信号,D 值约 1.26×10^{-3} mm^2/s;F. K 值图上呈稍高信号,K 值约 0.81

（严序　张会婷　马超）

第七节　拉伸指数模型及应用

一、基本概念

前面章节介绍的 IVIM 模型假设每个体素的扩散是由快和慢两个扩散部分构成,然而实际上生物组织的扩散往往包含更多组织成分,组织间扩散速率也各有差异,双指数模型仍然过于理想。Bennett 等人于 2003 年提出了一种拉伸指数模型(stretched exponential model,SEM),假设体素内扩散成分是连续分布,而并非包含两个或者多个成分,其计算公式为:

$$S_b/S_0 = \exp[-(b \times DDC)^{\alpha}]$$

其中,DDC 为分布扩散系数(distributed diffusion coefficient);α 为扩散异质性指数,代表体素内水分子扩散速率的异质性,反映了组织的复杂程度,范围在 0~1。这个模型引入的新的参数 α,不同于常规 DWI 定量参数,它可反映体素内水分子扩散不均质性程度:当 $\alpha=1$ 时,组织成分统一,仅有一种扩散成分;相反,当 α 接近 0 时,表示体素内有多种不同速率的扩散成分,成分不均质或复杂。需要强调的是这里的"不均质性"是指体素内指数衰减的不均质性,而不是常说的肿瘤内组织成分的不均质性。DDC 具有标准扩散系数的特征,可以被认为是按水分子的容积率加权的各个 ADC 连续分布部分的复合参数。

二、拉伸指数模型应用

目前,拉伸指数模型主要应用于肿瘤的诊断及鉴别诊断、预后因素相关性分析以及化疗后的预后评估等。

1. **神经系统**　拉伸指数模型在胶质瘤分级中具有潜在价值,低级别胶质瘤的 DDC 和 α 显著高于高级别胶质瘤,较高的 DDC 反映出肿瘤细胞的低密度;高级别胶质瘤细胞异型性大、组织成分复杂,其 α 显著降低。DDC 除了用于胶质瘤分级外,有研究还发现 α 越低肿瘤增殖程度越高,对应着预后较差。

2. **头颈部**　拉伸指数模型在头颈部领域应用较少。研究发现 DDC 与头颈部鳞状细胞癌的增长速率显著相关,α 可以预测鳞状细胞癌化疗后残余肿瘤组织。在鼻咽癌研究中,DDC 和 α 在高级别和低级别鼻咽癌中有显著差异,拉伸指数模型在区别鼻咽癌高、低级别中有着良好的诊断价值;另外,DDC 可以区分鼻咽癌与鼻咽炎症。

3. **体部**　肺部拉伸指数模型研究发现良性病变的 DDC 和 α 均显著高于恶性病变,但其诊断效能低于 IVIM 获得的组织扩散系数 D。

乳腺疾病方面,拉伸指数模型可用于良、恶性肿瘤的鉴别、乳腺癌预后因素相关性分析以及新辅助化疗的预后评估。有研究发现 DDC 和 α 可以鉴别良恶性乳腺结节,α 与乳腺癌 Ki-67 表达负相关,在乳腺癌辅助化疗评估中较双指数模型 DWI 更加准确。

肝脏疾病方面,拉伸指数模型可以用于肝脏纤维化分级评估,研究发现基于拉伸指数模型的定量参数DDC对进展期肝纤维化的诊断具有一定的价值。α值可用于非酒精性脂肪肝病的定量分级诊断,对非酒精性脂肪性肝炎诊断效能优于 ADC 值。DDC 对良恶性肝脏肿瘤的鉴别诊断具有良好的价值,α值在评价转移性病灶治疗后坏死程度方面具有重要意义。

胰腺癌 DDC 显著低于正常胰腺组织,研究表明胰腺癌 DDC 与 ADC 值有较好的相关性,而胰腺癌 α值显著高于正常胰腺组织,可能原因是与肿瘤致密性高且有较好的均匀性,而正常胰腺存在腺泡及导管结构,均匀性较低有关。

前列腺癌 DDC 值约为 0.60×10^{-3} mm²/s,α 值为 0.64,二者均显著低于正常前列腺外周带、中央带组织,前列腺癌的 ADC 值高于 DDC 值,但是在正常的前列腺外周带和中央带组织,ADC 值则低于 DDC 值,ADC 值与 DDC 值在病变和正常前列腺腺体中均表现为正相关关系。另外利用直方图分析方法进行拉伸指数模型参数的分析对临床显著性前列腺癌分级及评估具有较好价值(图9-7-1,图9-7-2)。

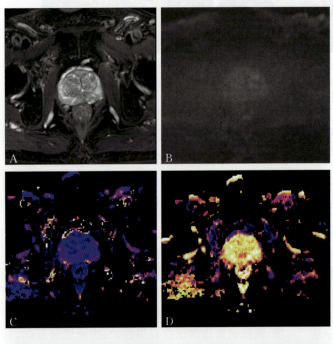

图 9-7-1 男性,72 岁,前列腺增生患者。A. 抑脂 T2WI 上增生呈高低混杂信号;B. b 值为 2 000 s/mm² 的扩散图像增生结节未见明显受限;C. 拉伸指数模型 DDC 参数图上结节呈混杂低信号特征;D. 拉伸指数模型 α 参数图增生结节呈混杂高信号

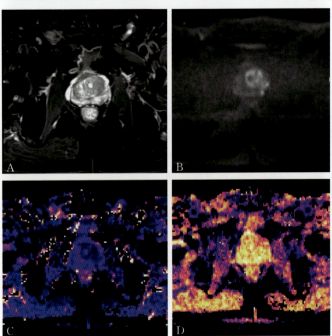

图 9-7-2 男性,68 岁,移行带前列腺癌患者。A. 抑脂 T2WI 上肿瘤呈低信号;B. b 值为 2 000 s/mm² 的扩散图像肿瘤明显受限;C. 拉伸指数模型 DDC 参数图上肿瘤呈低信号特征;D. 拉伸指数模型 α 参数图肿瘤明显高信号

与单指数或双指数模型相比,拉伸指数模型能更好地描述原发性和转移性卵巢癌的 DW - MRI 数据。对于不同部位的病变(卵巢病变、网膜病变、腹膜病变和淋巴结),无论是否给予治疗,拉伸指数模型的偏好都是正确的。此外,基线拉伸指数参数的重复性良好,尤其在测量 f 和 D* 方面强于双指数模型的 IVIM,是非单指数模型中最有效的,因为它只涉及一个附加参数的估计。而双指数参数的重复性较差。SEM 可以很好地拟合治疗前后卵巢病变、网膜病变和淋巴结的 DW - MRI 数据(图 9 - 7 - 3)。目前,SEM 在卵巢病变的检出、生物学行为评估、疗效评判方面尚处于初期研究阶段。

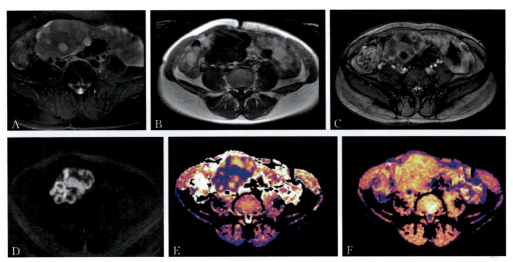

图 9 - 7 - 3　女性,49 岁,左侧卵巢癌。A. T2WI 示混杂长 T2 信号影;B. T1WI 呈不规则等长 T1 信号;C. 病灶呈花环样强化;D. DWI 扩散明显受限;E. DDC 值图上呈稍低信号;F. DDC 值约 1.11×10^{-3} mm^2/s,a 值图上呈稍高信号,a 值约 0.67

(严序　张会婷　马超　杨盼盼)

第八节　高级纤维束成像技术及其应用

一、扩散谱成像技术

传统 DTI 成像已经有比较长的应用历史,它可以显示纤维束的总体走行情况,并且可以计算 FA 和 MD 等定量参数来反应微结构的信息。但是,DTI 技术是基于二阶张量的简化模型,无法完全解决白质纤维交叉问题。研究也显示该模型对复杂的纤维束走行的重建能力较弱,难以准确追踪交叉纤维和接近皮质位置的精细纤维束。

扩散谱成像(diffusion spectral imaging,DSI)也称为 Q-space imaging(QSI),常用于研究体素内多纤维交叉。不同于 DTI 模型,DSI 完全不需要基于模型和假设,直接通过对扩散位移进行三维傅立叶编码,从而直接计算得到体素内水分子扩散位移的三维概率密度分布,准确推算出单个体素内多个纤维束的走向,追踪更精细的纤维束交叉和复杂走行结构。

传统 DSI 数据采集方案较为特殊,称为笛卡尔栅格状数据(Cartesiangrid sampling scheme)采集(图 9 - 8 - 1),也被称为 q-space 成像。"q-space"成像是 Callaghan 于 1994 年提出,为了更清楚地理解这个概念,可以把这个概念和 MR 成像中的"K-space"进行对比,K-space 内数据的编码通过频率和相位的二维或者三维编码来实现,而 q-space 内的数据是由扩散梯度方向和大小的三维编码来实现的,K-space 内数据通过傅立叶变换可以将不同频率氢质子信号转换成不同空间位置上氢质子的信号,而 q-space 内的数据通过傅立叶变换则可以将不同扩散梯度下的扩散信号转换为不同水分子位移概率的信号。通过对位移概率信号的计算,可以进一步计算扩散方向分布函数,从而通过追踪算法重建出不同走向、交叉的纤维束,图 9 - 8 - 2 为利用 DSI 重建的纤维束图像。

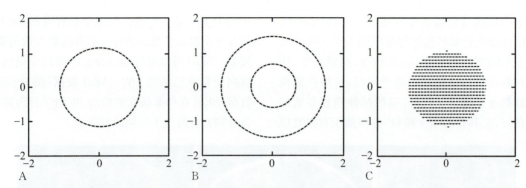

图9-8-1 从左至右分别为单壳数据(single-shell dataset)、多壳数据(multi-shell dataset)、栅格数据采集方案(grid sampling scheme)示意图

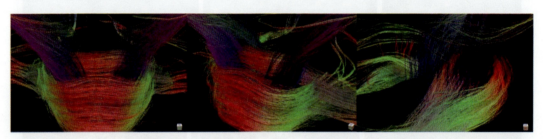

图9-8-2 基于DSI算法,利用部分栅格数据(grid sampling)(514个点)重建的纤维束图像

DSI是一种多b值多方向的q空间成像,通过概率密度函数(probability density function,PDF)来描述非高斯分布的水分子扩散信号,并且以高角度分辨率精确地将纵横交错的纤维束描述出来,得到六维(six dimensions,6D)扩散图像。并且可以通过计算DSI主要参数——广义分数各向异性(generalized fractional anisotropy,GFA)来判断纤维束的完整性。反映组织内水分子扩散方向的差异性,可以精确地反映轴突或者髓鞘的完整性。当中枢神经系统轴突损伤、水肿、炎症或者脱髓鞘时,GFA值下降,故可以在无创的情况下,通过GFA值对患者做是否有神经纤维损伤的初步判断。

二、其他纤维束成像方法

DSI一度成为神经纤维束追踪的金标准方法,但由于其采用栅格采集,数据采集时间较长,为了提高采集效率从而获得近似的效果,便出现了一些新模型。

Q-Ball成像最初的提出也是为了降低DSI的采集时间,其基于单个b值更多扩散方向的采集,并通过球面Radon变换获得近似于DSI的扩散方向分布函数,从而进行准确的交叉纤维追踪。相比于DSI,Q-Ball成像在相同的时间下可以采集更多扩散方向,获得更高的扩散方向分布的空间分辨率,从而分辨更小夹角的交叉纤维。但由于其忽略了不同扩散梯度的信息(单个b值),其扩散定量计算方面存在一定的误差,结果接近于DTI,无法进行组织精细结构的定量研究。

高角分辨率扩散成像(HARDI)与Q-Ball类似,也是采集更多的扩散梯度方向数据,从而获得更高分辨率的纤维束角度分布信息,追踪交叉纤维素,与Q-Ball的不同之处在于其假设水分子扩散位移服从高斯分布,并通过球谐函数来重建纤维束方向。球谐函数可以理解为类似于DTI中扩散张量的概念,由于其包含更多的自由度,可以重建出更复杂纤维束空间走行和纤维交叉情况。相对于Q-Ball,虽然HARDI基于更多假设,但其对扩散方向采集方案并无特殊要求,只需要数据大于40个不同的扩散方向即可以进行重建,因此,目前神经纤维束追踪研究中HARDI比Q-Ball得到更广泛的应用。

三、临床应用

高级纤维束成像在解决多方向纤维束方面具有肯定的意义,在揭示微观组织结构上的准确性、纤维束追踪上的可靠性逐渐被改进,已经被应用到一些临床疾病研究中,包括ADHD、精神病、脑卒中以及自闭症等。如使用DSI技术研究亚皮质脑卒中患者下肢对应的皮质脊髓束的完整性,通过比较障碍的下肢和正常下肢的皮质脊髓束的GFA值,发现障碍下肢的GFA显著降低,并且GFA值与下肢的运动功能高度相关。也有报道 DSI 追踪技术研究 ADHD 儿童的神经纤维束完整性变化,发现 ADHD 儿童的额叶-纹状体回路的四条纤维束的完整性都被破坏,并且眶额回到尾状核的纤维束完整性与患者的注意力缺陷的临床症状显著相关。基于 DSI 技术发现了一些导致精神分裂患者脑网络完整性丢失的核心脑区,例如眶额回、额中回、额下回和顶叶等。在听觉、言语幻觉的精神病患者的结构网络和功能网络的关系研究中,患者组双侧的腹侧纤维束和右侧的背侧纤维束的完整性以及背侧路径的功能偏侧性减小,并且右背侧路径结构完整性和背侧路径的功能偏侧性具有显著的正相关,而这二者与临床评分呈负相关。脊髓型退行性变颈椎病的 DSI 研究发现较正常健康人群,患者大部分脑区观察到较低的 GFA 值。

(严序 张会婷 马超)

主要参考文献

[1] Messina C，Bignone R，Bruno A，et al. Diffusion-weighted imaging in oncology：An Update [J]. Cancers (Basel)，2020 Jun 8；12 (6)：1493.

[2] Wáng YXJ，Wang X，Wu P，et al. Topics on quantitative liver magnetic resonance imaging [J]. Quant Imaging Med Surg，2019，9(11)：1840 - 1890.

[3] Barral M，Taouli B，Guiu B，et al. Diffusion-weighted MR imaging of the pancreas：current status and recommendations [J]. Radiology，2015，274(1)：45 - 63.

[4] Taouli B，Beer AJ，Chenevert T，et al. Diffusion-weighted imaging outside the brain：consensus statement from an ISMRM-Sponsored workshop [J]. J Magn Reson Imaging，2016，44(3)：521 - 540.

[5] Le Bihan D，Lima M. Clinical intravoxel incoherent motion and diffusion MR imaging：past，present，and future [J]. Radiology，2016，278(1)：13 - 32.

[6] Zhou XJ，Tang L. Diffusion MRI of cancer：from low to high b-values [J]. J Magn Reson Imaging，2019，49(1)：23 - 40.

[7] Bourne R，Liang SS，Panagiotaki E，et al. Measurement and modeling of diffusion time dependence of apparent diffusion coefficient and fractional anisotropy in prostate tissue ex vivo [J]. NMR Biomed，2017，30(10)：e3751.

[8] Lanzman RS，Wittsack HJ. Diffusion tensor imaging in abdominal organs [J]. NMR Biomed，2017，30(3)：e3434.

[9] Wang WT，Yang L，Yang ZX，et al. Assessment of microvascular invasion of hepatocellular carcinoma with diffusion kurtosis imaging [J]. Radiology，2018，286(2)：571 - 580.

[10] Li J，Zheng R，Niu J，et al. Correlation of intravoxel incoherent motion parameters and histological characteristics from infiltrated marrow in patients with acute leukemia [J]. Magn Reson Imaging，2020，51(6)：1720 - 1726.

第十章

磁共振灌注成像

第一节 概述

磁共振灌注成像是磁共振功能成像的一种,反映血管分布和血流动力学等信息,可以用来评价组织的生理活动,在肿瘤、脑缺血、神经退行性疾病等疾病的临床应用上有广泛的前景。除磁共振灌注成像外,计算机断层成像(computed tomography,CT)、正电子发射断层成像(positron emission tomography,PET)、单光子发射计算机断层成像(single-photon emission computed tomography,SPECT)等成像技术均可用来测量灌注水平。其中,磁共振灌注成像具有无电离辐射、成像质量好、可使用内源性示踪剂等优点。本章将首先介绍灌注成像的基本概念、常用参数、示踪剂以及灌注成像的分类,然后分别介绍使用外源性和内源性示踪剂进行磁共振灌注成像的原理及应用。

一、灌注的基本概念

灌注过程是指动脉血液中的氧气和营养物质等通过毛细血管输送到组织细胞中。在局部循环系统模型,由动脉、毛细血管床和静脉组成。其中,动脉将血液从心脏输出到全身各个组织器官;毛细血管在血液和组织之间交换气体、化学物质等;静脉将全身各个组织器官的血液带回心脏。

灌注(perfusion)描述的是单位时间内流过单位质量组织的血液容量,单位为毫升(血液)/[100 克(组织)·分钟][ml/(100 g·min)]。不同的组织或者相同的组织在不同的状态下,由于代谢情况、病理等因素的影响,灌注量会差异较大。如静息状态下的心肌灌注约为 100 ml/(100 g·min),而运动时的心肌灌注可以达到 400 ml/(100 g·min)。

二、灌注成像常用的参数

(一)血流动力学参数

反映灌注信息的常用血流动力学参数包括血容量(blood volume,BV)、血流量(blood flow,BF)和平均通过时间(mean transit time,MTT)。其中,血容量定义为通过单位质量组织的血液容量,单位为毫升/100 克组织(ml/100 g);血流量定义为单位时间内通过单位质量组织的血液容量,单位为毫升/(100 克·分钟)组织[ml/(100 g·min)];平均通过时间定义为一种血液成分(如一个红细胞或一个示踪剂分子)通过感兴趣区域毛细血管床的平均时间,单位为分钟(min)或秒(s)。根据中心容积定律,$BF = BV/MTT$,若知道 3 个参数中的任意两个参数,即可计算得到第三个参数。

在灌注成像中,BV、BF、MTT 通常以彩色编码的方式展示,用于临床诊断。血流动力学参数的改变通常和一些疾病相关,如在脑梗死的患者中,梗死区域的 BV 和 BF 会降低,MTT 会增加。此外,由于恶性肿瘤细胞在快速增殖的过程中,需要大量氧气和营养物质,会刺激新生血管的形成,因此,恶性肿瘤患者病灶区域的 BV 通常会增加。

(二)渗透性相关参数

人体中,除了大脑和脊髓外,血液中的成分(如示踪剂)会通过扩散的方式进入细胞外间隙。渗透性相关参数可以反映血液灌注、血管渗透性等信息,用于临床诊断。

最简单的组织模型由 Paul Tofts 团队提出。Tofts 模型中共包含 3 种成分:血管、细胞以及血管外细胞外间隙,如图 10-1-1 所示。血液中的化学成分会通过毛细血管进入到血管外细胞外间隙,容量转移常数（K_{trans}）描述扩散流入的速率，受血流量、血管渗透性、单位质量毛细血管表面积的影响。速率常数（K_{ep}）描述从血管外细胞外间隙流回血液的速率。此外，常用的定量参数还包括血浆容量分数（V_p）和血管外细胞外间隙容量分数（V_e）。

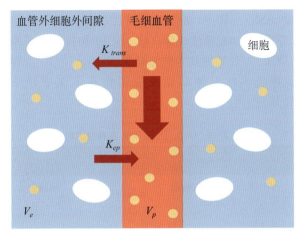

图 10-1-1　Tofts 组织模型

在人体内除了脑和脊髓以外的其他组织，血液中的化学物质还会通过扩散进入血管外细胞外间隙。然而在大脑和脊髓中，由于血脑屏障（blood brain barrier，BBB）的存在，可以阻止一些有害的物质从血液进入大脑和脊髓的血管外细胞外间隙。BBB 由血管内皮细胞之间的紧密连接、周细胞、星形胶质细胞的末端脚等结构形成，只能允许离子、气体以及一些小分子物质通过。

灌注成像中常用的含钆（gadolinium，Gd）的对比剂无法通过正常的血脑屏障。但是在一些疾病发生的情况下，如恶性肿瘤、感染等，血脑屏障会被破坏，导致对比剂泄漏进入大脑组织中。

三、灌注成像使用的示踪剂

灌注成像需要使用示踪剂，来监测示踪剂在组织中流入流出的过程。不同影像模态的灌注成像使用的示踪剂及其原理不同。

PET、SPECT 灌注成像使用放射性核素作为示踪剂，其中 PET 常用的示踪剂包括[11]C、[13]N、[15]O、[18]F 等，可以反映血流量、血容量、平均通过时间、氧摄取、氧代谢等生理信息。

CT 灌注成像使用碘对比剂作为示踪剂。碘剂通过吸收 X 线，可以改变图像的对比度。通过注射碘对比剂并结合动态 CT 扫描技术，可以进行 CT 灌注成像，反映血流量、血容量、平均通过时间等信息。

磁共振灌注成像使用的示踪剂可以分为外源性示踪剂和内源性示踪剂两种。其中，钆（Gd）元素的螯合物作为一种对比剂，是磁共振灌注成像中最广泛使用的外源性示踪剂。由于 Gd 的顺磁性，其在磁场中会加速附近的氢核纵向弛豫和横向弛豫的过程，因此会缩短 T1 和 T2，从而改变图像的对比度。氢核弛豫速度的改变和对比剂的浓度之间存在一定的线性关系：

$$\Delta(1/T1) = r_1 \cdot [Gd]$$
$$\Delta(1/T2) = r_2 \cdot [Gd]$$

其中，$T1$ 和 $T2$ 是弛豫时间，以秒（s）为单位；$[Gd]$ 是对比剂的浓度，以毫摩尔/升（mmol/L）为单位；r_1 和 r_2 是弛豫率，单位为 L/(mmol·s)。

Gd 示踪剂对弛豫时间 T1 和 T2 都有影响，其相对的浓度决定了对其中一种弛豫时间占主导影响。由于组织的基线 T1 时间通常比 T2 时间长 5～10 倍，因此，当 Gd 的浓度较低时，其对 T1 的影响占主导；当 Gd 的浓度较高时，可以观察到 Gd 对 T2 和 T2* 的影响。当 Gd 对比剂第一次通过血管时，由于大部分的 Gd 都聚集在血管中，血管内 Gd 的浓度较高，可以观察到 T2 缩短的现象，T2 加权图像变暗；随着时间进展，Gd 对比剂逐渐扩散进入到血管外细胞外间隙时，Gd 的浓度降低，T1 缩短占主导，T1 加权图像变亮。

除外源性示踪剂外，磁共振灌注成像还可以使用内源性示踪剂。这种方法无需注射对比剂，使用动脉中磁化标记的水分子作为内源性示踪剂，安全无创。

（郝佳欣）

第二节　磁共振灌注成像的分类

磁共振灌注成像按照是否需要外源性示踪剂，可以分为增强 MR 灌注成像和平扫 MR 灌注成像。其中，增强 MR 灌注又可以分为 T1 加权灌注以及 T2（T2*）加权灌注。

一、打药 MR 灌注成像

（一）T2（T2*）加权灌注成像
动态磁敏感对比技术（dynamic susceptibility

contrast，DSC)是通过静脉快速团注顺磁性对比剂（常用的为 Gd 的螯合物），之后在成像区域使用梯度或自旋回波序列获得一系列的 T2* 或 T2 加权图像。DSC 技术的图像采集时间较短（1～2 min)，可以快速捕捉到 Gd 对比剂第一次通过血管的过程。根据上一节对于 Gd 对比剂的介绍，Gd 第一次通过血管时，浓度较高，因此可以在 MR 图像中观察到 T2 以及 T2* 缩短的现象，图像变暗。在得到信号强度随时间的变化曲线后，可以通过数学模型分析，得到血流动力学参数 BV、BF、MTT 等。

（二）T1 加权灌注成像

动态对比增强（dynamic contrast enhanced，DCE)灌注成像同样需要通过静脉团注外源性对比剂。在注射对比剂后，通过较长时间的采集（5～10 min)，获得一系列 T1 加权图像。Gd 对比剂的顺磁性使得周围氢质子的 T1 缩短，T1 加权图像变亮。在获得随时间变化的图像数据后，可以通过视觉分析、半定量分析或者定量分析的方法分析图像。其中，定量分析是使用药代动力学模型，得到一些反映血液灌注和血管渗透性的参数，如容量转移常数（K_{trans})、速率常数（K_{ep})、血浆容量分数（ν_p)以及血管外细胞外间隙容量分数（ν_e)。

二、平扫 MR 灌注成像

平扫 MR 灌注成像无需注射对比剂，而是使用人体的内源性物质作为示踪剂。最常用的是使用动脉中磁化标记的水分子作为内源性示踪剂的动脉自旋标记（arterial spin labeling，ASL)技术。ASL 序列一般采集两幅图像——对照像和标记像。其中，对照像是指在没有自旋标记的情况下，对感兴趣的层面进行的图像采集；标记像是在成像层面上游的标记层面施加射频脉冲，对标记层面的水分子进行磁化标记。在等待一段时间后，标记层面中被磁化标记的水分子流入成像层面，此时再对成像层面进行图像采集，得到标记像。将对照像和标记像相减，可以得到灌注图像。灌注图像反映了成像区域的灌注信息。使用数学模型进行分析，可以得到血流量（BF)等血流动力学参数。

三、总结

磁共振灌注成像按照是否注射外源性示踪剂，可以分为打药 MR 灌注成像和非打药 MR 灌注成像（ASL)。其中，增强 MR 灌注成像又可以分为 T2(T2*)加权灌注成像（DSC)和 T1 加权灌注成像（DCE)。对 3 种技术的总结见表 10-2-1。3 种成像技术的具体原理及应用将在下文中详细展开。

表 10-2-1　DSC、DCE、ASL 三种技术的对比

项目	DSC	DCE	ASL
中文全称	动态磁敏感性对比	动态对比增强	动脉自旋标记
是否注射 Gd 对比剂	是	是	否
图像采集时间	Gd 对比剂第一次通过血管	Gd 对比剂第一次通过血管及扩散到血管外细胞外间隙	磁化标记的水分子到达成像区域并扩散
弛豫机制	T2(T2*)弛豫	T1 弛豫	磁化标记的水分子 T1 弛豫
对信号的影响	T2(T2*)缩短，T2(T2*)加权图像信号减弱	T1 缩短，T1 加权图像信号增强	/
生理参数	BF、BV、MTT	K_{trans}、K_{ep}、ν_p、ν_e	BF
图像采集时间	较短（1～2 min)	较长（5～10 min)	适中（3～5 min)
临床应用	神经、肿瘤	神经、肿瘤、乳腺、前列腺、骨盆、肌肉	神经、心脏、肾、肌肉

（郝佳欣）

第三节　T2(T2*)加权灌注成像及应用

一、T2(T2*)加权灌注成像介绍

DSC 是磁共振成像中用到的一种使用对比剂的灌注技术，是利用组织的 T2 或者 T2* 值因对比剂的使用引起的图像信号下降而获得灌注信息。该技术一般使用 T2 加权（或 T2* 加权)的序列，如 GRE-

EPI 或 FFE - EPI 序列。

DSC 技术利用 EPI 序列,对感兴趣区域进行重复采集。采集的最初几个时间点的图像作为基线,之后再通过静脉团注 Gd 示踪剂。当 Gd 示踪剂第一次通过血管时,由于其顺磁性,会造成血液信号 T2(T2*)缩短,在连续采集的 T2 或 T2* 加权图像中,可以看到信号强度的降低。为了保证采集的时间为示踪剂首次通过,即首过灌注,注射示踪剂的速度应尽可能地快(约为 3.5～5 mL/s),推荐使用高压注射器,注射完毕后用 20 mL 生理盐水冲刷。为起到最好的冲刷效果,生理盐水的注射速率也应尽量迅速。图 10-3-1 展示了 DSC 信号强度随时间的变化。随着示踪剂的流入和流出,信号强度表现为先降低再升高。但是由于 Gd 示踪剂会在血液中再循环,DSC 信号强度不会回到基线值。通过对信号强度曲线进行半定量、定量等分析,可以得到灌注相关的一些参数。

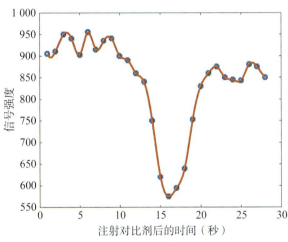

图 10-3-1 DSC 信号强度随时间的变化

二、T2(T2*)加权灌注成像参数:半定量和定量

对 DSC 图像的分析包括半定量和定量两种。其中,半定量分析可以直接从每一个体素的 DSC 信号强度曲线中得到一些灌注相关的参数,如图 10-3-2 所示。常用的半定量参数包括:

1. 到达时间(arrival time,AT) AT 是从静脉注射示踪剂到第一次在感兴趣区域组织中检测到示踪剂的时间。示踪剂到达定义为该时刻信号强度低于基线一定的百分比(如 5%)。

2. 达峰时间(time to peak,TTP) TTP 是从静脉注射示踪剂到信号强度达到最低所用的时间。

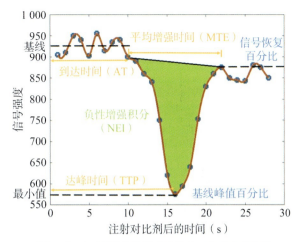

图 10-3-2 DSC 信号强度曲线及一些半定量参数

3. 负性增强积分(negative enhancement integral,NEI) NEI 是 Gd 首次通过血管时信号强度曲线下面积。

4. 平均增强时间(mean time to enhance,MTE) MTE 是团注的示踪剂全部通过感兴趣区域所用的平均时间。

这些半定量的参数可以粗略地估计 BV、BF 等参数,但是缺乏准确性和一致性,可以使用更复杂的数学模型来得到 BV、BF 等定量参数。定量分析的第一步是获取每个体素中 Gd 示踪剂的浓度随时间的变化。假设 Gd 的浓度和 T2* 弛豫速度的变化相关:

$$C_{tissue}(t) \propto \Delta\left(\frac{1}{T_2^*}\right) = -\frac{1}{TE}\ln\left(\frac{S_t}{S_0}\right)$$

这里的 S_t 是 t 时刻的信号强度,S_0 是基线的初始信号强度。$C_{tissue}(t)$ 是观察到的 Gd 的浓度曲线,然而并不是理想情况下的浓度曲线。理想的 DSC 实验需要快而紧凑地从静脉团注 Gd 示踪剂,然而实际示踪剂并不是以理想的团注形态注入到感兴趣组织中的,会有一定的延迟和分散。观察到的组织浓度曲线依赖于动脉输入函数(arterial input function,AIF)。具体的关系如下:

$$C_{tissue}(t) = C_{ideal}(t) \otimes AIF(t)$$

目前很多灌注相关的软件包提供了自动或半自动的方法来得到 AIF,在选择好最合适的 AIF 之后,可以通过使用如下公式得到理想的浓度曲线:

$$C_{ideal}(t) = FT^{-1}\left\{\frac{FT[C_{tissue}(t)]}{FT[AIF(t)]}\right\}$$

对得到的 $C_{ideal}(t)$ 使用伽马变量函数拟合,可以得到 $C_{fit}(t)$。对 $C_{fit}(t)$ 进行积分,可以得到 BV、BF、MTT 等参数。具体公式如下:

$$BV = \frac{\kappa}{\rho} \int C_{fit}(t) \cdot dt$$

$$MTT = \frac{\int t \cdot C_{fit}(t) \cdot dt}{\int C_{fit}(t) \cdot dt}$$

$$BF = \frac{BV}{MTT}$$

这里的 ρ 是组织的密度,κ 是反映大血管和小血管之间血细胞比容差异的常数。

图 10-3-3 展示了 DSC 技术得到的参数图。获得定量的脑血容量 CBV、脑血流量 CBF、MTT 参数的步骤总结如下:

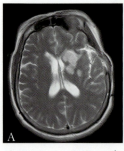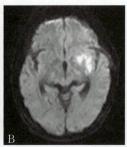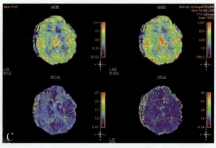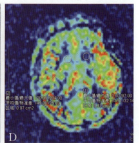

图 10-3-3 女性,57 岁,左侧基底节区急性脑梗死 DSC 图。A. T2WI;B. DWI 示左侧基底节高信号;C. DSC 灌注组图;D. CBF 图。示左侧基底节 CBV 和 CBF 降低,MTT 值较对侧延长

(1)将 MR 信号强度曲线转换为示踪剂浓度曲线。

(2)选择合适的动脉输入函数 AIF。

(3)通过数学建模计算等操作,得到 CBF、CBV、MTT。

三、T2(T2*)加权灌注成像的优缺点

DSC 灌注成像的优点是采集和分析较为简便、采集时间短,被广泛应用在脑肿瘤等疾病的研究中。另外,DSC 成像可以得到与血管大小和分布相关的信息。

DSC 灌注成像的缺点是其对磁化率伪影较为敏感。另外,DSC 成像容易受到 T1 缩短效应的污染。正常的大脑由于血脑屏障的存在,Gd 不会进入细胞外间隙,然而在一些疾病发生的情况下,血脑屏障被破坏,对比剂会泄漏进入细胞外间隙,造成 T1 缩短,对比度增强。尽管可以使用软件校正或是使用对比剂预载的方法来减少 T1 缩短对 DSC 的影响,但是这些方法增加了操作和分析的复杂性。

另外,虽然 DSC 成像和 CT 灌注成像均可以得到 BF、BV、MTT 等参数,但是 CT 灌注成像得到的参数是精准的定量,而 DSC 成像是相对的定量。CT 图像是通过不同的组织对于 X 线吸收系数的不同来区分组织的对比度的,组织对 X 线的吸收率定义为 CT 值,单位为 HU,因此 CT 图像可以进行定量。CT 灌注成像常用的示踪剂为碘对比剂,这种示踪剂不会进入组织中,随静脉血流出器官,且可以改变 X 线的衰减值。碘对比剂的浓度和 CT 值的增加具有直接的线性关系,因此 CT 灌注可以精准地计算出灌注的相关参数。而磁共振成像得到的图像信号强度受多种特征参数和扫描参数等的影响,不能得到精准的定量信息,只能从信号强度中估计出 BV、BF 等参数。

四、T2(T2*)加权灌注成像应用

DSC 灌注成像主要应用在大脑中,可以在脑肿瘤、脑卒中、神经退行性病等疾病中得到 CBF、CBV、MTT 等血流动力学信息,从而反映疾病状态下的脑血流动力学信息,用于疾病的诊断和预后。图 10-3-4 展示了一名间变性星形细胞瘤患者的 MR 图像以及 DSC 灌注成像参数图。增强的 T1 加权图像上未观察到病灶强化,表明该病灶处 BBB 还未受损。从 DSC 的参数图中可以看出,额叶的病灶处 CBF、CBV 均增强。

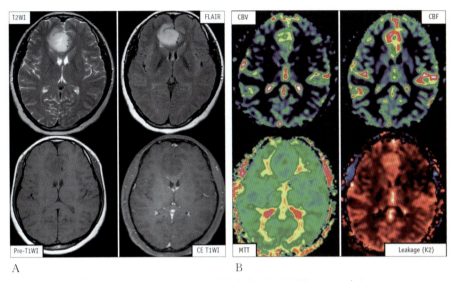

图 10-3-4 间变性星形细胞瘤患者的 MR 图像和 DSC 参数图

（胡亦辰）

第四节 T1 加权灌注成像及应用

一、T1 加权灌注成像介绍

除 DSC 外，另一种需要注射的磁共振灌注成像技术是动态对比增强 DCE 成像。DCE 成像也是在外源性示踪剂（如 Gd 的螯合物）通过感兴趣组织的过程中，动态采集一系列 MR 图像。与依赖 T2（T2*）的变化产生对比度的 DSC 成像不同的是，DCE 成像依赖的是 T1 的变化。当 Gd 对比剂通过静脉后，其首先会通过血管到达感兴趣区域，之后会以被动扩散的方式穿过血管内皮细胞进入组织的细胞外间隙。由于 Gd 的顺磁性属性，会导致组织的 T1 值缩短，在 T1 加权图像上显示信号增强。在正常的大脑和脊髓中，由于血脑屏障的存在，示踪剂无法穿过血管内皮细胞，因此不会观察到对比度增强。然而在一些肿瘤或炎症等疾病发生时，血脑屏障发生破坏，示踪剂泄漏进入血管外细胞外间隙，导致 T1 缩短，对比度增强。

DCE 成像通过数分钟的动态扫描，得到的信号强度时间变化曲线如图 10-4-1 所示。当 Gd 第一次随血流到达感兴趣区域时，T1 降低导致信号强度陡峭上升到达峰值。随后，Gd 一部分随血液流出后参与再循环，另一部分穿过血管内皮细胞渗透进入血管外细胞外间隙，信号强度反映了血管外细胞外间隙和血浆中的 Gd 浓度信息。在获取信号强度随

时间变化的曲线后，可以通过半定量分析和定量分析等方法，得到与血液灌注和血管渗透性相关的一些参数。

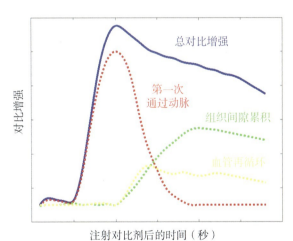

图 10-4-1 DCE 信号强度随时间的变化曲线

二、T1 加权灌注成像参数：半定量和定量分析

（1）半定量的分析方法是从 DCE 信号强度曲线中提取出一些半定量的参数，如图 10-4-2 所示。这些参数和 DSC 中的半定量参数类似，常用的包括到达时间（arrival time，AT）、达峰时间（time to peak，TTP）、流入率（wash-in rate，WIR）、流出率

(wash-out rate，WOR)、曲线下面积(area under curve，AUC)以及最大增强(maximum enhancement，ME)等。这些参数主要提供一些相对的比较信息，如比较同一患者病灶处和正常区域处的半定量参数值。

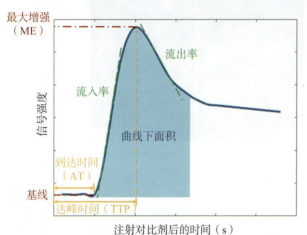

图 10-4-2　DCE 信号强度曲线及半定量参数

(2)另一种对 DCE 信号进行分析的方法为定量分析，通过数学模型得到包含血液灌注、血管渗透性信息的参数。定量分析的第一步是将 MR 信号强度曲线转换为 Gd 浓度曲线。DCE 技术常用的序列为 T1 加权的扰相梯度回波序列，t 时刻的信号强度公式为：

$$S(t) = S_0 \frac{\sin\alpha\left[1 - e^{-TR/T1(t)}\right]}{1 - \cos\alpha e^{-TR/T1(t)}}$$

其中，S_0 是平扫时的信号强度，$S(t)$ 是增强后 t 时刻的信号强度，α 是翻转角，$T1(t)$ 是 t 时刻的 T1 弛豫时间。上述公式可以写为：

$$\frac{1}{T1(t)} = \frac{1}{TR} \cdot \ln\left[\frac{S_0\sin\alpha - S_0\cos\alpha}{S_0\sin\alpha - S(t)}\right]$$

根据假设，T1 弛豫速度的改变和 Gd 对比剂的浓度成正比，有如下公式：

$$C_{tissue}(t) = \frac{1}{r_1}\left[\frac{1}{T1(t)} - \frac{1}{T_{1,0}}\right]$$

其中，$C_{tissue}(t)$ 是 Gd 对比剂的浓度，r_1 是该对比剂的弛豫率，$T_{1,0}$ 是未打药时的组织 T1 弛豫时间。根据上述两个公式，并得到未打药时各个体素的 T1 弛豫时间，即可得到 Gd 对比剂浓度随时间的变化曲线。

定量分析的第二步是选择合适的组织模型，第三步为对模型参数进行评估并进行渗透性分析。最常用的组织模型为 Tofts 二室模型，如图 10-1-1 所示。根据该模型，组织中包含 3 种成分，分别是血管、细胞以及血管外细胞外间隙(extravascular extracellular space，EES)。当血液中的 Gd 对比剂浓度高于 EES 时，对比剂顺着浓度梯度渗透进入 EES，容量转移常数 K_{trans} 是 Gd 对比剂从血浆渗透进入 EES 的转移常数，单位为 min^{-1}。从 EES 中的 Gd 对比剂浓度和血浆对比剂浓度相等开始，Gd 会从 EES 流回血浆，速率常数 K_{ep} 是反映 Gd 从 EES 流回血液的速率的常数，单位为 min^{-1}。另外，渗透性分析中还有两个常用的参数，血浆容量分数 V_p 及 EES 容量分数 V_e，定义为单位容量的组织中血浆和 EES 所占的分数。这两个参数没有量纲，在 0～1 之间。V_p 通常很小，在大脑中一般为 3%～5%，在一些情况下可以忽略不计。其余三个参数之间满足以下关系：

$$K_{ep} = K_{trans}/V_e$$

在定量分析的第一步中已经得到了 Gd 在组织中的浓度随时间的变化 $C_{tissue}(t)$，由于 Gd 存在于血浆和 EES 中，其浓度是血浆中 Gd 浓度和 EES 中 Gd 浓度的加权平均：

$$C_{tissue}(t) = v_p C_p(t) + v_e C_{EES}(t)$$

这里的 $C_p(t)$ 是 Gd 在血浆中的浓度，$C_{EES}(t)$ 是 Gd 在 EES 中的浓度。由于 Gd 对比剂只存在于血浆中，而不是全血中，其在血浆中的浓度可以根据以下公式得到：

$$C_p(t) = \frac{C_b(t)}{1 - Hct}$$

Hct 是血细胞比容，即红细胞占全血容积之比。$C_b(t)$ 是 Gd 在血液中的浓度，即动脉输入函数 AIF，可以通过将感兴趣区域定在动脉等方法来测得。

当 Gd 顺着浓度梯度从血浆进入 EES 时，其在 EES 中的浓度随时间的变化与 Gd 在 EES 和在血浆中的浓度梯度差、容量转移常数、EES 容量分数等因素有关，具体的关系如下：

$$V_e \frac{dC_e(t)}{dt} = K_{trans}\left[C_p(t) - C_e(t)\right]$$

该方程求解后可以得到组织浓度曲线：

$$C_{tissue}(t) = v_p C_p(t) + K_{trans}\int_0^t C_p(\tau)\exp\left[-\frac{K_{trans}}{v_e}(t - \tau)\right]d\tau$$

在 $C_{tissue}(t)$ 及 $C_p(t)$ 已知的情况下，可以使用非线性拟合的方法得到 V_p、K_{trans}、V_e 参数。其中，K_{trans} 是 DCE 成像中最重要的参数，反映了血流量（BF）、血管渗透性（P）、毛细血管表面积（S）。当渗透性和毛细血管表面积的乘积 PS 远大于血流量时，Gd 对比剂会在到达毛细血管床的静脉侧之前大量渗透到 EES 中，这种情况下，K_{trans} 主要反映了血流量。另一种情况，当 PS 乘积远小于血流量时，Gd 对比剂较少渗透进入 EES，这时的 K_{trans} 主要反映 PS 乘积。

（3）T1 加权灌注成像优缺点：DCE-MRI 的优点是可以量化评估微血管渗透性，相比 DSC 成像，DCE 可以得到血脑屏障 BBB 以及微血管的渗透性信息，更完善地对脑肿瘤新生血管进行评估，对临床诊断和疗效评估有重要意义。

DCE-MRI 的缺点包括图像采集复杂、采集时间长、药代动力学模型后处理复杂、可重复性较差等。另外，由于采集时间长导致的运动伪影可能会对图像质量造成影响。此外，在大血管成像中，也存在图像信噪比不高等问题。未来有望通过呼吸校正技术、快速成像技术等的突破以及更精准的药代动力学模型的研究，实现 DCE 技术的提高。

三、T1 加权灌注成像应用

（一）DCE-MRI 在肿瘤诊治的应用

在恶性肿瘤患者中，为给快速增殖的肿瘤细胞供应氧气和营养物质，肿瘤病灶通常伴随新生血管形成，血浆容量分数 V_p 会增加。由于毛细血管表面积的增加以及肿瘤导致的 BBB 的泄漏（如果是恶性脑肿瘤），K_{trans} 也会增加。另外，恶性肿瘤通常伴随坏死区域，造成 EES 容量分数 V_e 增加。图 10-4-3 展示了一名右侧乳腺癌患者的 DCE 图像，T1 加权图中可以看到肿瘤区域对比度增强，参数图显示肿瘤区域 K_{trans}、V_p、V_e 增加，TIC 曲线呈廓清型。相比传统的结构成像，DCE 可以得到反映组织微循环渗透性相关的参数，从代谢方面在早期对肿瘤进行诊断，并可以用于监测肿瘤的疗效。

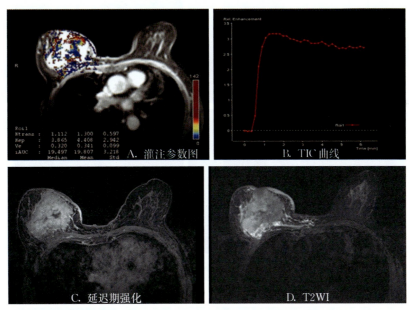

图 10-4-3　女性，66 岁，右乳浸润性导管癌（Ⅲ级），ER（+75%），PR（-），HER-2（+++），P53（-），ki67（+40%）。A. 示 DCE-MRI 灌注参数值；B. 示 TIC 曲线呈廓清型；C. 示延迟期强化图，病灶呈不均匀明显强化，内见条片状坏死灶；D. T2WI 上右乳肿块呈等高信号，右侧乳头凹陷，邻近皮肤增厚

（二）DCE-MRI 在骨肌系统疾病的应用

DCE-MRI 半定量分析（E_{max} 和 E_{slope}）发现骨质疏松症骨量的下降伴随骨髓灌注的下降，定量参数 K_{trans} 较半定量参数 E_{max} 更敏感地反映骨质疏松症早期骨髓灌注下降（图 10-4-4～图 10-4-7）。恶性骨肿瘤较良性骨肿瘤 K_{trans}、K_{ep} 明显增高，恶性骨肿瘤早期强化明显，TIC 斜率较大，多表现为Ⅰ型和Ⅱ型曲线，而良性骨肿瘤和肿瘤样病变因血管分化相对较成熟，多缓慢持续强化，TIC 斜率较小，多表现为Ⅲ型曲线。部分具有较好血流灌注的病变（如骨巨细胞瘤、动脉瘤样骨囊肿）也可早期强化，TIC 呈Ⅱ型。DCE-MRI 在一定程度上可用于判断血液

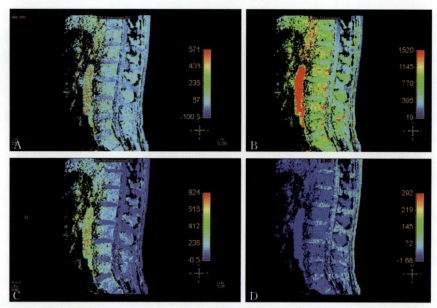

图 10-4-4　DCE-MRI 半定量分析图像,女性,13 岁,腰椎椎体骨髓血流灌注正常,A. rel enhancement；B. max enhancement；C. max rel enhancement；D. T0

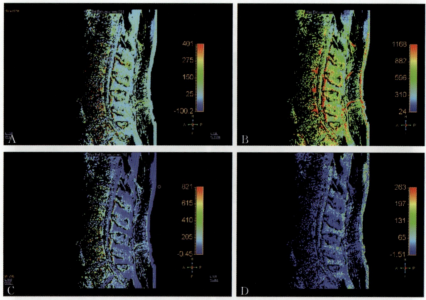

图 10-4-5　DCE-MRI 半定量分析图像,男性,66 岁,腰椎椎体骨髓血流灌注下降,A. rel enhancement；B. max enhancement；C. max rel enhancement；D. T0

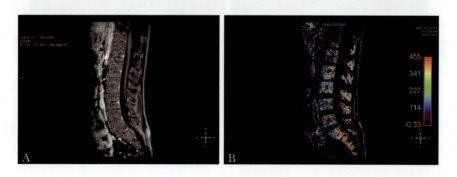

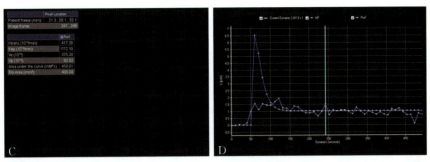

图 10-4-6 DCE-MRI 定量分析图像,男性,25 岁,腰椎椎体骨髓血流灌注正常,K_{trans} 为 417.26(10^{-3}/min)。A. T1/TFE; B. K_{trans};C. 各参数结果;D. 曲线图

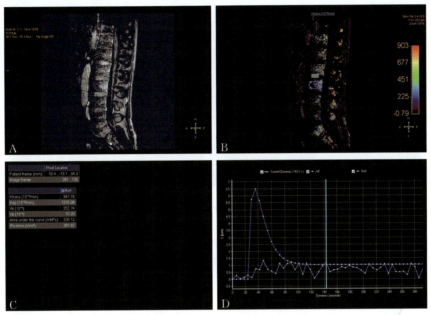

图 10-4-7 DCE-MRI 定量分析图像,男性,66 岁,腰椎椎体骨髓血流灌注下降,K_{trans} 为 347.79(10^{-3}/min)。A. T1/TFE; B. K_{trans};C. 各参数结果;D. 曲线图

恶性肿瘤是否存在弥漫性骨髓浸润,随着肿瘤组织学浸润程度增加,半定量参数 E_{max}、E_{slope} 明显升高,TTP 明显下降。

此外,DCE-MRI 定量参数 K_{trans} 可用于量化糖尿病下肢血管病变中比目鱼肌、胫骨前肌微血管通透性的变化,基于 K_{trans} 图的灰度共生矩阵纹理特征参数可识别糖尿病早期骨骼肌微结构变化。DCE-MRI 定量参数 K_{trans}、K_{ep} 可以用于评估软组织肿瘤的生物学行为,恶性软组织肿瘤 K_{trans} 和 K_{ep} 值均高于良性软组织肿瘤。

(三) DCE-MRI 在头颈部疾病的应用

1. 舌部肿瘤 占口腔肿瘤的 40%。恶性肿瘤以鳞状细胞癌(squamous cell carcinoma,SCC)最为常见,偶见淋巴瘤、软组织肉瘤等;良性肿瘤有神经鞘瘤、多形性腺瘤等。舌 SCC 以速升-流出型和速升-平台型 TIC 曲线多见(图 10-4-8),这可能与恶性肿瘤血管分化程度高,血流灌注丰富有关,舌神经鞘瘤多为缓升型或平坦型(图 10-4-9),从而有助于鉴别。

2. 涎腺肿瘤 DCE-MRI 的最佳阈值的 Tpeak 为 150 s,WR 为 30%,对涎腺良恶性肿瘤鉴别有较高的敏感性和特异性,良性肿瘤 TIC 多为 A 型(流入型)、B 型(廓清型)或 D 型(平坦型)(图 10-4-10),恶性肿瘤 TIC 多呈 C 型(平台型)。DCE-MRI 定量参数有助于鉴别多形性腺瘤与其他颌面部恶性肿瘤,多形性腺瘤的 V_e 大于恶性肿瘤,K_{trans}、V_p 及 K_{ep} 均小于恶性肿瘤。

3. 脉管畸形 MRA 主要应用于高流速脉管畸形。3D TOF-MRA 较常用于头颈部成像,但在静脉血管成像方面不如 2D TOF-MRA,PC-MRA 有利于显示慢血流的血管病变。DCE-MRI 检查速度快,血管病变细节显示佳,充分显示病灶内部结

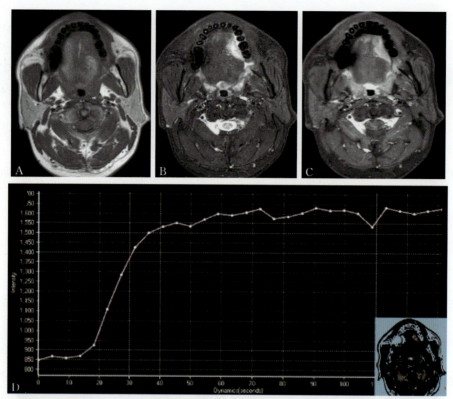

图 10-4-8　男性,37 岁,左侧舌鳞状细胞癌。A. 横断位 T1WI,左侧舌部见异常软组织肿块影,边界欠清,大小约为 2.8 cm×1.6 cm×1.6 cm,呈等信号;B. 横断位 T2WI/FS,肿瘤呈高信号;C. T1WI 增强肿瘤呈明显强化;D. TIC 呈平台型

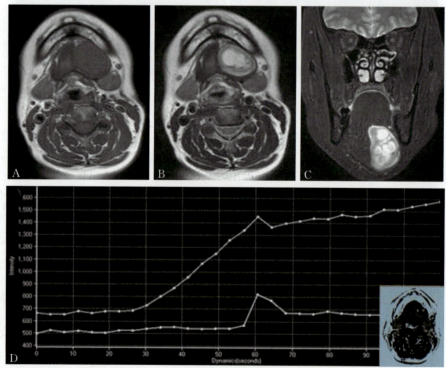

图 10-4-9　女性,50 岁,左侧口底神经鞘瘤。A. 横断位 T1WI,左侧口底见类椭圆形软组织肿块影,边界清楚,信号不均,大小约 3.2 cm×2.2 cm×4.2 cm,呈等信号;B. 横断位 T2WI,肿瘤呈等、高混杂信号;C. 冠状位 T2WI/FS,肿瘤呈等、高混杂信号;D. TIC 曲线呈缓升型

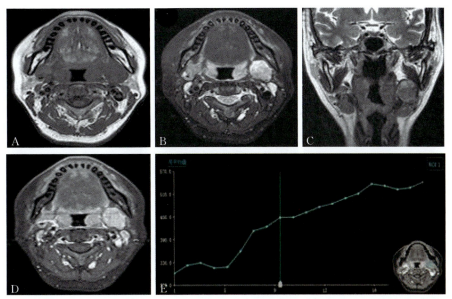

图 10-4-10 女性,47 岁,左侧颌下区多形性腺瘤。A.横断位 T1WI,左侧颌下腺上方见软组织肿块影,病变形态欠规则,边界尚清,大小约 2.8 cm×2.6 cm×2.0 cm,呈等信号;B.横断位 T2WI/FS,肿瘤呈高信号;C.冠状位 T2WI,肿瘤呈不均匀等高信号,与左颌下腺分界不清;D.T1WI 增强肿瘤呈不均匀强化;E.TIC 曲线呈流入型

构,在了解血管病变、肿瘤与周围主要大血管毗邻关系方面应用广泛,辅助制定手术方案(图 10-4-11)。

4. 血管肿瘤与血管瘤 CE-MRA 能够清晰显示血管瘤及其与邻近动脉、静脉的关系,并且可以显

示几乎没有流速的血管畸形,其采集时间短,图像质量可靠,DCE-MRI 显示动脉组织早期强化,而静脉呈现缓慢强化,丰富了头颈部血管瘤的诊断信息,有助于治疗决策和随访(图 10-4-12)。

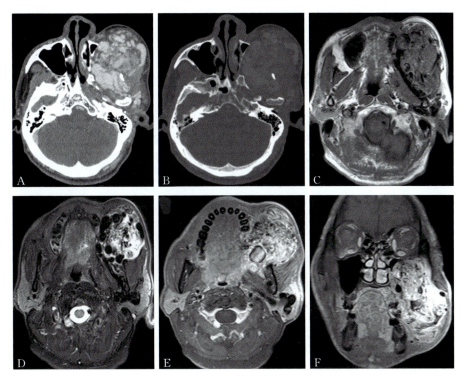

图 10-4-11 男性,58 岁,左面颊动静脉畸形。A、B.横断位 CT 增强,左面颊见软组织增厚,边缘不光整,范围约 7.1 cm×5.6 cm×4.0 cm,可见迂曲增粗血管影,邻近左上颌窦腔变窄,左侧翼突外板、颧骨、下颌骨升支骨皮质吸收变薄;C.横断位 T1WI,肿块大小与 CT 相仿,呈低信号;D.横断位 T2WI 脂肪抑制,肿块呈高信号,内见多发流空血管影,呈低信号;E、F.增强横断位及冠状位 T1WI,肿块呈明显强化,左侧颈外动、静脉增宽,左上颌骨受压变形

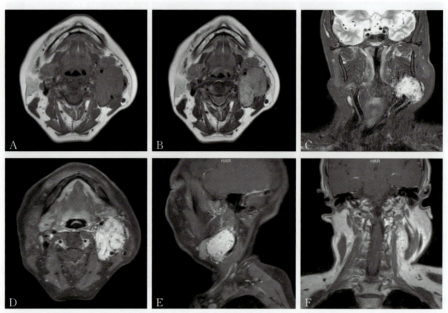

图10-4-12　女性,59岁,左侧颈鞘颈动脉体瘤。A.横断位T1WI,左侧颈鞘区颈总动脉分叉处团块状异常软组织信号影,边界清晰,大小约4.8cm×3.2cm×3.9cm,呈等信号;B、C.横断位T2WI及冠状位T2WI脂肪抑制,肿瘤呈不均匀高信号,内见流空血管影;D、E、F.横断位T1WI增强、矢状位及冠状位,肿瘤呈明显不均匀强化,左颈内、外动脉分离

5. 颌面颈部间隙感染　T1WI上呈等、低信号,T2WI上呈高信号,病灶边界不清,DCE-MRI蜂窝织炎呈现不均匀强化,TIC呈Ⅰ型曲线(图10-4-13),脓肿呈现明显的环形强化。

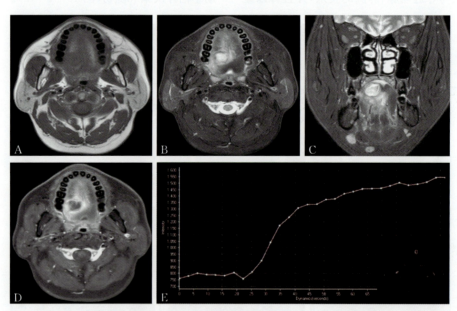

图10-4-13　男性,50岁,右舌部感染伴脓肿形成。A.横断位T1WI,右舌部软组织不规则增厚,大小为3.4cm×4.0cm×2.1cm,边界不清,呈等信号;B、C.横断位及冠状位T2WI/FS,脓肿呈混杂高信号,病变范围超过中线;D.横断位T1WI增强,脓肿呈边缘不规则环形强化,内见未强化坏死区域;E.TIC曲线呈流入型

(四) MR灌注成像在心脏疾病的应用

心脏磁共振灌注成像(cardiac magnetic resonance perfusion imaging,CMR-PI)能够直接评价心肌微循环状态,评估缺血心肌及其功能改变,目前已较广泛应用于临床。

1. 缺血性心肌病　心脏磁共振成像(CMR)具有高空间分辨率和高组织对比度,在检测冠状动脉阻塞性疾病方面具有较高的准确性,其性能优于

SPECT,与 PET 灌注数据一致性好。

在正常心肌 CMR-PI 中,T1WI 信号强度迅速增加,达到一个平台,然后随着钆对比剂的排泄而降低。梗死相关动脉供应的心肌节段显示两种不同的对比剂增强模式:①T1WI 信号强度增加比正常心肌慢,持续 10 min 的高强度平台。②与周围正常心肌相比,梗死核心区持续低信号数分钟,表明该节段

心肌发生微循环障碍(图 10-4-14)。CMR-PI 可用于 PCI 术后冠心病患者的评估和随访,经过 PCI 治疗的患者灌注参数均得到提高,且支架置入后的患者心肌血流储备(myocardial perfusion reserve, MPR)改善更为明显。CMR-PI 可对冠心病患者预测预后提供帮助,无低灌注患者的 3 年无事件生存率明显高于低灌注患者。

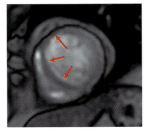
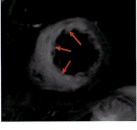
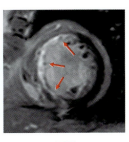

灌注　　　　　T2 STIR　　　　　LGE

图 10-4-14　男性,65 岁,左前降支开口闭塞。CMR 灌注成像:左心室基底部前壁、室间隔灌注减低;T2WI/STIR 及 LGE 显示相应区域心肌水肿、延迟强化

2. 非缺血性心肌病

(1) 肥厚型心肌病(HCM):HCM 以左心室壁过度增厚为主要表现。HCM 引起壁间冠状小动脉重塑和心肌纤维化,左心室质量和血管外压力增加、心肌细胞排列紊乱均导致冠状动脉微循环障碍,CMR-PI 显示 HCM 患者静息心肌血流量(myocardial blood flow,MBF)减少,以心内膜下区域更为显著。MBF 下降程度与左心室壁增厚程度和瘢痕范围呈显著负相关,这表明微循环障碍与心肌纤维化的发展相关,构成了导致心源性猝死的 HCM 风险的重要组成部分。在合并流出道梗阻的患者不仅心肌厚度增加,各项循环半定量参数也明显降低,HCM 组的肥厚性心肌节段 $Slope_{max}$ 不仅低于对照组,而且低于非肥厚性心肌节段。在负荷状态下,HCM 患者的 MBF 较静息灌注进一步下降。心肌肥厚程度越高,心肌灌注越低,心肌毛细血管的密度随着左心室心肌质量的增加而减少。此外,室间隔肥厚型心肌病患者乙醇消融术治疗后静息 MBF 及负荷 MBF 较治疗前均有显著升高,以负荷后改善最为明显,提示 CMR 灌注参数可作为疗效监测指标之一。

(2) 扩张型心肌病(dilated cardiomyopathy, DCM):DCM 是一种以左心室扩大或双心室扩大为主,并伴有收缩功能障碍的心肌疾病。组织学证实,DCM 心肌纤维化增加,心肌毛细血管密度明显降低,MPR 减少。DCM 患者负荷 MBF 较正常人明显降低,灌注时间延长。DCM 患者进行 β 受体阻滞

剂、别嘌醇治疗后发现,心肌微循环参数明显升高,左心室射血分数增加,尿酸、心率、血压等明显降低,心肌灌注参数改善可作为病情好转的重要指标之一。

(3) 心肌炎:心肌炎是由感染性因素(病毒、细菌、螺旋体等)和非感染性因素(药物、毒素和自身免疫反应)引起的局限性或弥漫性心肌炎性疾病。当致病菌或病毒侵犯冠状动脉微血管后可造成痉挛和损伤,进一步导致局灶性或多灶性心肌短暂缺血。CMR 成像已是无创性诊断心肌炎的最主要影像技术,能够从心肌水肿、组织学异常及血流灌注异常等多角度评估心肌损伤。与正常对照组相比,心肌炎患者 MPR 显著减低,且 MPR 的减低将进一步加快心力衰竭的发展,CMR 灌注成像对患者预后评估具有重要意义。

(4) 心肌淀粉样变性(cardiac amyloidosis, CA):CA 是由不溶性蛋白质异常聚集在细胞外基质、浸润、损伤心肌细胞,进而发展为充血性心力衰竭、心绞痛和心律失常的一种心脏疾病。淀粉样物质沉积在血管壁导致管壁增厚、管腔狭窄,血管周围和间质淀粉样物质沉积导致微血管受压、舒张期灌注减少,并且自主神经和血管内皮功能障碍均可导致灌注异常。CA 患者的静息、负荷灌注 MBF 均比非淀粉样变左心室肥厚患者减低,微循环障碍程度与心肌淀粉样蛋白负荷量呈正相关。无论 CA 患者左心室射血分数是否正常,左心室 3 个节段(基底

部、中间部及心尖部）的 Slope$_{max}$ 均减低，且左心室射血分数低于 50% 的患者 Slope$_{max}$ 下降更为明显，从左心室心尖部到左心室基底部灌注减低的程度呈进行性加重。

CMR-PI 不仅能早期、准确地诊断缺血性心肌病及非缺血性心肌病患者 CMVD 及其严重程度，有助于临床早期干预、改善心肌微循环障碍，还能够监测治疗效果，避免不良心血管事件的发生，提高患者生存质量及预后。

（胡亦辰　彭鲲　诸静其　艾松涛　汤光宇　张琳）

主要参考文献

［1］ Yin L. 3.0 T magnetic resonance myocardial perfusion imaging for semi-quantitative evaluation of coronary microvascular dysfunction in hypertrophic cardiomyopathy ［J］. Int J Cardiovasc Imaging, 2017, 33(12): 1949 - 1959.

［2］ Gulati A. Microvascular Dysfunction in Dilated Cardiomyopathy: A Quantitative Stress Perfusion Cardiovascular Magnetic Resonance Study ［J］. JACC Cardiovasc Imaging, 2019, 12(8 Pt 2): 1699 - 1708.

［3］ Mavrogeni S I. Pathophysiology and imaging of heart failure in women with autoimmune rheumatic diseases ［J］. Heart Fail Rev, 2019. 24(4): 489 - 498.

［4］ Zhu J, Zhang L, Wu X, et al. Reduction of longitudinal vertebral blood perfusion and its likely causes: a quantitative dynamic contrast-enhanced MR imaging study of a rat osteoporosis model ［J］. Radiology, 2017, 282: 369 - 380.

［5］ Zhu J, Xiong Z, Zhang J, et al. Comparison of semi-quantitative and quantitative dynamic contrast-enhanced MRI evaluations of vertebral marrow perfusion in a rat osteoporosis model ［J］. BMC Musculoskelet Disord, 2017, 18: 446 - 453.

［6］ Sujlana P, Skrok J, Fayad L M. Review of dynamic contrast-enhanced MRI: Technical aspects and applications in the musculoskeletal system ［J］. J Magn Reson Imaging, 2018, 47: 875 - 890.

［7］ Yin L. 3.0 T magnetic resonance myocardial perfusion imaging for semi-quantitative evaluation of coronary microvascular dysfunction in hypertrophic cardiomyopathy ［J］. Int J Cardiovasc Imaging, 2017, 33(12): 1949 - 1959.

第五节　动脉自旋标记成像及应用

一、动脉自旋标记成像原理及应用

动脉自旋标记成像（arterial spin labeling, ASL）是一种不需要注射外源性对比剂的灌注成像技术。ASL 利用血液中的水分子作为内源性可自由扩散的示踪剂，并进行灌注成像。由于 ASL 技术不使用外源性对比剂，因此具有无创、简便、成本低、可重复性好等优点，消除了 DSC 灌注成像因使用钆剂而引发肾源性系统性纤维化的风险，对儿童和肾功能衰竭的患者更为安全。

1992 年，研究者首次应用基于内源性对比剂的 ASL 技术，测得了小鼠的脑血流量 CBF。经过近 30 年的发展，ASL 技术不断进步，其成像质量、范围和速度都有了极大的提高，因此越来越广泛地应用于脑疾病临床诊断以及全身各部位灌注的科研工作上。

ASL 技术的原理是根据标记与非标记血液流经组织时引起的信号改变，再依据特定的血流动力学模型，定量地测量组织的灌注参数。其基本工作原理如图 10-5-1 所示。通过采集两组不同的数据，生成成对的标记像（label images）及对照像（control images）。标记像与对照像在静态组织中的信号无差别，两者的信号差别在于流入的血液有无被标记。所谓的标记过程就是将特定的反转射频脉冲施加于动脉血管所处特定位置上，来对流经该位置的血液进行标记，比如对脑灌注成像来说，反转脉冲通常施加于颈部区域进行标记。反转脉冲标记的效果，是对流入的动脉血液中的水分子施加 180° 磁化矢量反转，这些被反转的水分子经过一定的延迟时间后，随血液流入扫描目标层面，此时在进行磁共振成像时所产生的图像为标记像。当对标记像与未产生磁化矢量反转的对照像进行减影后，静态组织信号被减除，减影图上只显示出标记血流和未标记血流之间的信号差异，这个差异体现出了由灌注效应引起的图像信号强弱变化，因此该减影图像被称为灌注加权图像。

ASL 产生的灌注加权图像通常具有较低的信噪比（SNR）。以脑灌注为例，假定我们能够以最高的效率对血流进行标记，且在 ASL 成像过程中忽略 T1 弛豫衰减效应，则在这样的理想状况下所能标记的血液容积约占脑组织容积的 2%。而在考虑到测量时的 T1 衰减效应，以及现实条件下小于 100% 的

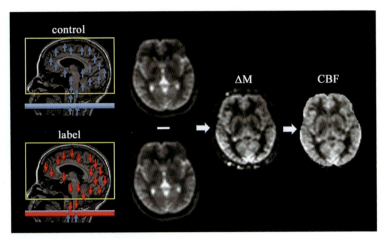

图 10-5-1　ASL 灌注加权成像的原理

标记反转效率时,实际测量到的灌注信号约为组织结构信号强度的 1%。ASL 灌注成像正是基于这样一个约 1% 的信号进行稳定、准确的测量。在实际扫描场景中,通常会多次重复采集成对的标记像和对照像,通过对这些重复采集的灌注图像进行平均,从而达到提高图像信噪比的目的。另一方面,为了进一步提高 ASL 成像的信噪比及降低成像过程中运动造成的图像干扰,ASL 成像通常会采用背景压制技术。背景压制技术利用空间选择性饱和脉冲与反转脉冲相结合的方法,能够抑制成像区域的静态

组织信号,从而改善了 ASL 图像的信噪比及对运动的敏感性,显著改善 ASL 成像质量。

在 ASL 应用中,除了能够得到定性的 ASL 灌注加权图像外,ASL 还可以基于特定的灌注信号模型,从 ASL 灌注加权图像中计算得到定量的灌注参数,即单位时间内脑血流量 CBF。CBF 图提供了更加精确的定量灌注信息。ASL 除在颅脑肿瘤应用外(图 10-5-2),在腹部疾病也有广泛应用(图 10-5-3,图 10-5-4)。

目前,ASL 在骨髓血流动力学监测上的研究仍

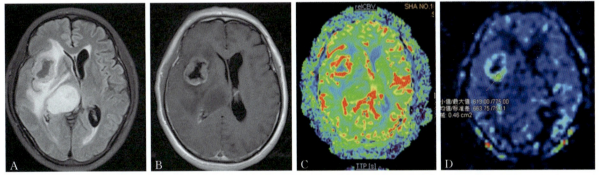

图 10-5-2　男性,68 岁,右侧岛叶多形性胶质母细胞瘤(WHO IV),右侧丘脑低级别胶质瘤。A. FLAIR;B. 增强 T1WI;C. DSC 灌注 rCBV 增加;D. ASL 灌注。ASL-CBF 图像显示占位区域明显低灌注

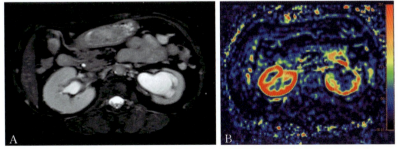

图 10-5-3　51 岁,女性,左肾梗阻性肾病。左肾实质萎缩变薄,伴 GFR 中度减低,血流灌注减低,左肾皮质 RBF 值(肾血流量)为 136.43 ml/(100 g·min),右肾皮质正常,RBF 值为 300.45 ml/(100 g·min)。A. 横断位 T2WI/FS;B. 横断位 3D-ASL

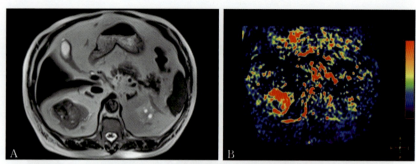

图 10-5-4 81 岁，男性，右肾上极透明细胞肾癌，病灶实性成分高血流灌注，RBF 值(肾血流量)为 199.46 ml/(100 g·min)，囊变坏死区域低血流灌注，RBF 值为 15.81 ml/(100 g·min)。A. 横断位 T2WI；B. 横断位 3D-ASL

处于探索阶段，其在骨肌疾病中的应用主要包括对肿瘤血流灌注的分析及对外周动脉疾病患者肌肉灌注的评估等。研究表明 ASL 测得的 TBF 值与 DCE-MRI 定量灌注参数呈正相关，有望成为无需注射对比剂进行骨髓灌注评估的理想手段(图 10-5-5，图 10-5-6)。在骨肿瘤或肿瘤样病变的评估中，发现肿瘤恶性程度越高，3D-ASL 测得的 TBF 值越高。常规应用 ASL 获取血流灌注变化的信息可能有助于检测恶性肿瘤的颅骨转移。

另外，ASL 技术能够无创、短时间内重复测量骨骼肌微循环的血流灌注，在动态跖屈运动后，采用 CASL 序列观察小腿各组肌肉中的血流灌注，运动

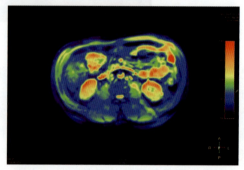

图 10-5-6 54 岁，女性，ASL 图像。骨质疏松症，腰椎椎体骨髓血流灌注下降

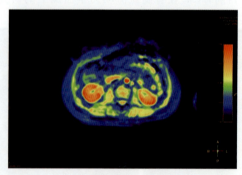

图 10-5-5 32 岁，女性，ASL 图像。骨量正常，腰椎椎体骨髓血流灌注正常

中肌群相对于静止肌群，血流灌注明显增加。在外周动脉疾病(如下肢动脉硬化性闭塞症、长期 2 型糖尿病)患者肌肉灌注的评估方面，CASL 所测骨骼肌血流指标与踝臂指数(大血管狭窄的间接评价指标)所示疾病状态显著相关。

二、动脉自旋标记成像技术分类

ASL 序列可以大致认为由标记模块和读出采集模块组成，如图 10-5-7 所示。在 ASL 技术 30 年的发展过程中，相关的血液标记方法和数据采集方式上都出现了许多的实现形式。我们可以根据不同的标记方法和采集方式对 ASL 技术进行分类。

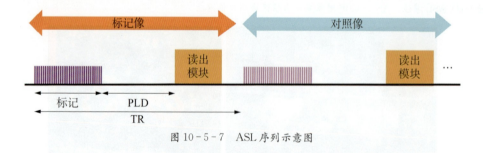

图 10-5-7 ASL 序列示意图

从标记方式上，ASL 可以分为脉冲式 ASL (pulsed ASL，pASL)、连续式 ASL (continuous ASL，CASL)、准连续式 ASL (pseudo-continuous ASL，pCASL)以及基于流速 ASL(velocity-selected

ASL，vsASL）。

脉冲式标记（pASL）方法利用 180 度反转脉冲在较短时间内同时翻转一个较大层块区域内的血液，达到血液标记的目的。然而，由于标记层块内不同位置的血液流进成像区域的时间不同，造成进入成像区域的血液标记实际翻转效率受到 T1 弛豫的影响也不同，最终导致 ASL 定量结果准确性受到影响。此外，脉冲式标记方法往往要求对大的层块区域（EPISTAR pASL）甚至全空间（FAIR pASL）进行均匀翻转，而远离磁体中心区域的实际翻转效率受限于射频脉冲的有效作用范围，往往达不到均匀翻转的要求，这也会影响 ASL 定量结果的准确性。

连续式标记（CASL）方式对较小的标记区域施加持续的射频脉冲与梯度脉冲来实现流动血液的绝热翻转。这种标记方法能够在标记区域内即刻翻转即将流入成像区域的血液，保证流入血液的均匀高效标记，从而产生较 pASL 更高的标记翻转效率。同时，由于 CASL 方法较薄的标记层面靠近成像区域，射频脉冲与梯度脉冲的保真度能够得到更好的保证，这也有利于提高 ASL 的标记翻转效率。但是，CASL 方法需要磁共振硬件，包括射频放大器和梯度放大器，以 100% 的占空比持续开启长达约 2 s，甚至更长，这对系统硬件提出了极高的要求，并且在高场时容易产生较高的 SAR 值而导致扫描安全性风险，这些都限制了 CASL 应用的进一步推广使用。此外，由于射频脉冲的持续施加，会在成像区域形成磁化传递（MT）效应，改变灌注信号的强度，进而影响 CBF 定量测量的准确性。

伪连续式标记（pCASL）结合了 pASL 和 CASL 的各自技术特点，在标记过程中使用多个重复的射频脉冲，以产生血流驱动的绝热翻转效果。pCASL 方法既保持了较高的标记翻转效率，又降低了对系统硬件的要求及高 SAR 值的风险，因此近年来得到了较为广泛的推广使用。

基于流速 ASL（vsASL）对于动脉血流的标记是基于血流的速度，而不是空间位置。它利用射频脉冲结合流动敏感性梯度，将超过一定截止速度（Vc）的动脉血液进行标记，因此可以有效避免由于血流缓慢而导致的信号丢失。vsASL 方法仍在不断完善中，尚未得到大规模的使用。

目前，在众多的 ASL 标记方法中，临床上使用最多的是伪连续式标记（pCASL）方法。鉴于 pCASL 方法具有灌注均匀、信噪比高、SAR 值较低等特点，国际医学磁共振协会和欧洲 ASL 和痴呆研究小组 2012 年 10 月在阿姆斯特丹起草白皮书，对 ASL 扫描参数、图像后处理及临床应用范围提出了建设性意见，推荐 ASL 临床扫描中使用 pCASL 方法。

ASL 序列从数据采集模块上也可以分类为二维（2D ASL）和三维（3D ASL）采集方式。2D ASL 主要采用多层的 EPI 序列进行数据采集，但这种方式较易受到 2D 采集时选层激发 Cross-talk 效应的干扰，且存在背景压制及血流到达时间在不同选层上的不一致等缺陷。而 3D ASL 较好地克服了上述 2D ASL 采集存在的问题。目前常用的 3D ASL 采集序列包括 FSE 与 EPI 相结合的 3D GRASE 序列，以及 FSE 与 Spiral 相结合的 3D FSE - Spiral 序列。

三、动脉自旋标记成像主要参数

在扫描 ASL 过程中，影响灌注图像及 CBF 定量结果的扫描参数有很多，以下是几个较常用相关参数的说明。

PLD（post label delay）是指标记后延迟时间，如图 10 - 5 - 3 所示。PLD 衡量的是在标记脉冲之后延迟多长时间开始进行数据采集，或是施加标记脉冲到采集数据之间的延迟时间。对 CASL 或 pCASL 来说，PLD 通常的取值范围在 1 500 ～ 2 000 ms。由于年龄、人体生理、病理状况不同，血流速度不同，从颈动脉流过大脑的时间不同，PLD 的设置会因人而异。另一方面，由于磁共振系统的磁场强度不同，也会引起血液 T1 值的差异。因此，在 ASL 实际扫描场景中，我们需要根据系统及被试情况，对 PLD 参数进行相应调整，以达到最佳的 ASL 成像效果。

重复次数是指为了提高 ASL 灌注图像的信噪比，而进行多次重复采集标记像及对照像。由于 ASL 灌注信号只有正常组织信号的 1% 左右，为了获得稳定可靠的灌注信号，通常在扫描 ASL 时会设置多次重复扫描，然后通过对多个灌注图像进行平均，以提高最终的灌注图像信噪比。当然，重复次数越多，ASL 的扫描时间也会相应增长。

Label Distance 为标记距离。标记距离是指从标记中心到扫描层面中心的距离。这个参数一般在默认协议中已设定为较优值，不需要过多干预。但是当被试的颈动脉结构、血流速度等发生较大改变时，可以适当调整该参数，以达到较好的 ASL 扫描结果。

四、动脉自旋标记成像衍生技术

在传统的单个 PLD 的 ASL 扫描中，标记的血液从标记位置流经毛细血管网并最终进入静脉需要一个时间过程，在这一过程中的不同时刻，即不同的 PLD 时间采集的灌注加权图像会呈现不同的亮度。也就是说，单 PLD 的 ASL 扫描定量结果会依赖于动脉到达时间（arterial transit time，ATT），从而使得定量结果产生误差。为了克服传统单 PLD 扫描的这个缺陷，我们可以在标记脉冲结束后至图像采集的一定时间内设置多个 PLD 时间（通常不小于 4 个）进行多次图像采集，生成不同 PLD 时间的灌注图像，利用特定的模型定量计算出每个像素的 ATT 值，进而生成 ATT 图。并在此基础上计算特定血管区域的最佳 PLD 时间，能够为 CBF 提供更加个体化、更加精确的测量。同时，基于特定的血流动力学模型，我们还能够通过计算得到动脉脑血容量（arterial cerebral blood volume，aCBV）信息。以上技术被称为多延迟 ASL 扫描技术（multi-PLD ASL）。多延迟 ASL 技术较为复杂，需要更多的测量过程以及更为复杂的后处理技术，目前只限于科研应用，如精准评价缺血性脑卒中的延迟灌注及侧支循环、烟雾病的脑血流动力学等。

ASL 灌注成像技术的另一个重要衍生应用，是在常规 ASL 技术基础上对单支目标血管进行选择性标记，得到该供血血管相应的灌注区域分布图像，以评估侧支循环和病变区域的动脉供应。这种技术通常被称为血管选择性的动脉自旋标记技术（territorial ASL，tASL）。目前常用的选择性血管标记方法包括，使用特定的局部激发表面线圈进行血管标记选择，通过对标记层块的倾斜空间摆位进行特定血管标记，利用血管编码技术（vessel encoded ASL，veASL）进行血管标记，结合旋转标记梯度的 CASL/pcASL 技术等。tASL 可以实现选择性地观察特定血管的供血灌注情况，这对于代偿支的灌注评估具有其他技术无可比拟的优势。

（谢军　袁健闽　徐飞佳　诸静其　汤光宇　张琳）

主要参考文献

［1］Jahng G H，Li K L，Ostergaard L，et al．Perfusion magnetic resonance imaging：A comprehensive update on principles and techniques［J］．Korean Journal of Radiology，2014，15(5)：554－577.

［2］Essig M，Shiroishi M S，Nguyen T B，et al．Perfusion MRI：The five most frequently asked technical questions［J］．American Journal of Roentgenology，2013，200(1)：24－34.

［3］McGehee B E，Pollock J M，Maldjian J A．Brain perfusion imaging：How does it work and what should I use?［J］．Journal of Magnetic Resonance Imaging，2012，36(6)：1257－1272.

［4］Mcrobbie D W，Moore E A，Graves M J，et al．MRI from Picture to Proton［M］．3rd edition．London：Cambridge University Press，2017.

［5］Alsop D C，Detre J A，Golay X，et al．Recommended implementation of arterial spin-labeled perfusion MRI for clinical application：A consensus of the ISMRM perfusion study group and the European consortium for ASL in dementia［J］．Magn Reson Med，2015，73：102－116.

［6］Zhu J，Xiong Z，Zhang J，et al．Comparison of semi-quantitative and quantitative dynamic contrast-enhanced MRI evaluations of vertebral marrow perfusion in a rat osteoporosis model［J］．BMC Musculoskelet Disord，2017，18：446－453.

［7］Sujlana P，Skrok J，Fayad L M．Review of dynamic contrast-enhanced MRI：Technical aspects and applications in the musculoskeletal system［J］．J Magn Reson Imaging，2018，47：875－890.

第十一章

功能磁共振成像

传统 MRI 技术对人体组织器官可进行多方位、多角度解剖成像。根据病变的形态学异常,进行疾病的分析和定性、定位诊断,也可以对疾病的发生、发展以及治疗效果跟踪评价。基于血氧水平依赖的功能磁共振成像(BOLD-fMRI)突破了传统 MRI 基于形态学诊断疾病的框架,可以对人体活体组织器官的功能异常进行评估,对疾病的诊断、治疗、随访以及某些疾病的发病机制进行探讨。广义的 MR 功能成像技术包括测量组织代谢物含量的磁共振波谱成像(MRS)、探测人脑功能活动的 BOLD-fMRI,反映组织水分子扩散特征的扩散加权成像(DWI)、追踪脑白质纤维束的扩散张量成像(DTI)等。狭义的 fMRI 就是指 BOLD-fMRI,它所揭露的脑功能活动模式与正电子发射断层扫描、脑磁图和皮质脑电图记录均有很好的相关性。目前 BOLD-fMRI 已经被用来研究视觉、运动、听觉和语言任务的大脑皮质活动,同时被广泛应用于神经疾病研究,探索脑疾病的功能活动模式的改变。本章节主要介绍 BOLD-fMRI 的成像原理、成像技术分类(包括任务态 fMRI 和静息态 fMRI)、数据处理方法以及临床和科研应用。

第一节　基于血氧水平依赖的功能磁共振成像原理

一、BOLD-fMRI 成像原理

基于血氧水平依赖(BOLD)的 fMRI 方法是 Ogawa(图 11-1-1)等在 1990 年提出的,它是主要研究活体脑功能的 fMRI 方法,已广泛用于脑的生理、病理及心理认知活动等研究领域,成为研究脑功能机制的一种重要的无损伤神经影像研究手段。BOLD 信号的变化是 fMRI 研究的基石,其内在机制及与脑神经活动的关系一直是国际上十分活跃的研究领域,许多实验研究探索外部刺激(如视觉刺激、听觉刺激及手指运动等)引起的 BOLD 响应曲线,并建立神经刺激诱发下的 BOLD 响应的关系。此外,动物模型研究证实 BOLD 信号和神经电生理信号存在关联,并建立两者之间的关系。这些研究结果均表明 BOLD-fMRI 能够用于检测人脑功能活动。本文就 BOLD 信号的特征、对外部刺激的非线性响应以及 BOLD 信号与神经电生理活动的关系等作一介绍。

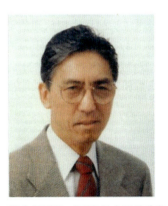

图 11-1-1　提出 BOLD-fMRI 的先驱科学家 Seiji Ogawa

二、BOLD 信号特征

BOLD-fMRI 通过探测与神经活动耦合的血流动力学变化来间接反映神经活动,这里首先需要弄清楚 BOLD 信号的本质是什么。BOLD-fMRI 利用组织内血红蛋白作为磁共振成像的内源性对比剂,依靠氧合血红蛋白和脱氧血红蛋白在组织内浓度的动态变化来得到 fMRI 信号,进而推测脑功能活动。氧合血红蛋白是逆磁性物质,脱氧血红蛋白是顺磁性物质。顺磁性的脱氧血红蛋白可以增强主磁场的不均匀性,缩短组织的 T2 和 T2* 时间,当它的含量升高时,fMRI 信号也会随之下降。氧合血红

蛋白则相反,当它的含量升高时,fMRI 信号则升高。具有 T2 或 T2* 权重的 BOLD-fMRI 正是利用了血红蛋白在这两种状态下不同的磁特性来影响局部磁场的不均匀性,进而实现功能磁共振成像(图 11-1-2 示纹理感知实验的脑激活区域)。

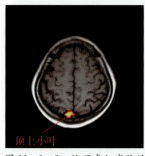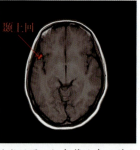

图 11-1-2 纹理感知实验的脑激活图。红色箭头表示神经活动时激活的脑区位置

三、BOLD 信号与神经活动的关系

神经活动的本质是电活动,神经元的电活动是一个复杂现象,局部场电位(local field potential, LFP)是较大范围组织突触后的电流平均,其表现为信号的低频部分;单神经元动作电位(single unit activity,SUA)和多神经元动作电位(multi unit activity,MUA)是探测电极附近神经元产生的动作电位尖峰,其表现为信号的中高频部分。MUA 主要反映细胞群体电活动,LFP 主要反映局部突触电活动。赵小虎团队根据前人研究总结出,MUA 及 LFP 均一定程度上描述了神经活动的某一特征,承载了一定的神经信息,BOLD 信号与 MUA 及 LFP 均存在一定相关性。Logthetis 的研究发现 BOLD 信号与 LFP 的关系最为密切,提示 BOLD 信号在很大程度上可能反映了神经突触的活动。因此,BOLD-fMRI 可以通过探测与神经活动耦合的血流动力学变化来间接反映神经活动。

神经活动引起 BOLD 响应的具体过程如下:当人脑开始接收到外界刺激时,神经电活动增加,必然加大氧消耗,导致脱氧血红蛋白含量的增加,fMRI 信号减低。所以刺激起始阶段可以看到负的 BOLD 信号,只是这种负信号相对较弱,在更高磁场下才能

探测到。刺激开始后,为了补偿氧消耗需要增大血流,而这种血流的增加是过度的,使得微血管及组织中血氧的供应大于组织对氧的代谢需求,氧过剩(相对于需求)的结果是血液的脱氧血红蛋白含量相对减少,氧合血红蛋白含量相对增多,氧合血红蛋白是抗磁性物质,它对 T2* 时间的影响甚微,磁环境的稳定性较好,T2* 衰减时间相对延长,MR 可探测到高信号。由于这种信号的变化是血流水平的变化导致的,相对于神经电信号而言,BOLD 变化是一种慢过程,所以在刺激开始 5~6 s 后,BOLD 信号才达到其顶峰(取决于刺激持续时间),然后以更慢的速度下降,至刺激开始大约 9 s 后(同样取决于刺激持续时间)才恢复到其基线水平(图 11-1-3)。但在回到基线前还有低于基线的下降过程,引起该过程的主要原因是 BOLD 信号并不单纯由脱氧血红蛋白/氧合血红蛋白含量变化所致,而是与神经活动耦合的局部脑血流及脑血容积的变化等因素综合效应所致。

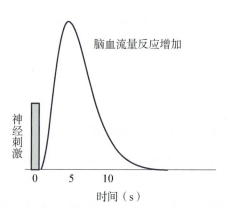

图 11-1-3 神经活动刺激 1~2 s 后,血流量开始增加,5~6 s 后 BOLD 信号达到峰值,随后逐渐恢复到基线水平

综上所述,BOLD-fMRI 通过探测与神经活动耦合的血流动力学变化来间接反映神经活动,并可以应用于神经系统疾病和心理认知活动的脑机制研究。典型的 BOLD-fMRI 实验分为两种:任务态 fMRI 和静息态 fMRI,这两种技术分别用于执行特定任务和不执行任务情况下的脑功能活动。

(张记磊 赵小虎 蔺晓梅)

第二节 任务态功能磁共振成像

任务态 fMRI 是指在执行具体记忆、语言或运动等任务时的 fMRI 实验。任务态 fMRI 基于强烈

的模型假设,在特定实验任务刺激的情况下相对于无刺激水平(基线水平)某些大脑区域的BOLD信号会存在显著变化,且信号变化符合任务刺激下的血流动力学响应曲线。任务态fMRI可以观察在不同时间段对应不同事件的脑皮质区域的活动情况,如通过光、声、气味、扣指运动等相关任务刺激事件研究视觉、听觉、嗅觉、运动、感觉及语言等脑皮质功能活动,其中任务设计是任务态fMRI实验的关键步骤。

一、任务态fMRI实验设计

任务态fMRI依赖于实验设计,这也是任务态fMRI研究的关键环节,主要分为以下三种:组块设计、事件相关设计和混合设计,如图11-2-1。

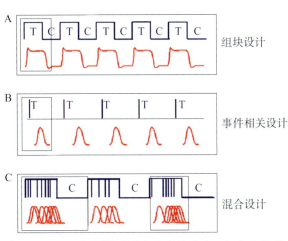

图11-2-1　脑fMRI常见任务设计方法。A. 组块设计;B. 事件相关设计;C. 混合设计

(一) 组块设计

组块设计是实现最简单和最直接的任务态fMRI的设计范例,被广泛用于临床功能区定位的fMRI研究,如在肿瘤切除手术前定位皮质语言区和运动区等。在图11-2-1A所示的实验设计可以看作是经典的"手指敲击"实验,T表示患者敲击手指15 s,然后进行等长的休息(C),重复交替进行几次,再通过数据处理可得到超过特定统计阈值的区域被称为"激活"区域,即与手指敲击相关的运动激活模式。与其他任务设计方式相比,组块设计具有最高的信噪比、统计能力和最大的时间效率。尽管有这些优点,但组块设计的实用性有限,特别是在涉及非二元任务的更复杂的神经心理学实验环境中。同时,受试者也可以预测到简单块的顺序或持续时间,从而引入额外心理因素的影响。此外,由于组块设计的测量周期相对较长(10~20 s),因此很难测量有

关血流动力学响应和fMRI信号时序的信息来得到瞬时刺激的脑功能活动情况。

(二) 事件相关设计

与组块设计不同,事件相关设计通过单个或多个任务刺激以短且可变的事件间隔实现,这些刺激是随机呈现的(图11-2-1B)。事件相关设计提供了复杂的神经心理学实验所需的灵活性,事件随机并且可以混合不同类别的事件,受试者无法预测哪种事件在什么时间会呈现,避免其他心理因素的干扰。随着fMRI时间分辨率的不断提高,促使事件相关设计在fMRI研究的普及和应用的推广,能够捕捉到与事件相关的血流动力学响应的瞬时变化,并允许对BOLD信号变化在事件维度上进行描述。事件相关设计的缺点包括激活区域的信噪比和统计能力较低,成像时间较长,每个受试者需要更多试验来检测与事件相关的激活反应。数据分析过程复杂,依赖于血流动力学响应函数的准确建模。

(三) 混合设计

混合设计采用组块和事件相关设计的组合可以提供折中的和相对优化的估计效率和探测效率。实现方式是通过把半随机事件发生在任务块期间,中间有休息期(图11-2-1C)。该方式允许提取显示与事件相关的脑区激活模式(瞬时的)或与任务相关(持续的)的功能活动模式。混合设计的主要优点是保留组块设计的良好信噪比特性,同时具有事件相关设计的灵活性和瞬时性。

任务态fMRI的主要临床应用是脑肿瘤等病变的术前功能定位和评估,以及癫痫患者的术前评估等。术前fMRI成像研究已被证明有助于外科医生定位和绘制有说服力的功能皮质和手术靶区附近的地图,从而对手术切除和手术入路的潜在风险或安全性做出明智的决定,并可能影响术中功能皮质定位的必要性。

二、任务态fMRI在脑肿瘤的临床应用

人脑的解剖结构存在明显的解剖学差异,脑肿瘤患者由于肿瘤的存在导致脑组织的解剖扭曲,肿瘤的增殖和生长也会引起大脑可塑性的变化以及功能区域的偏移,仅仅通过常规的磁共振成像无法准确定位邻近肿瘤的功能皮质区域。肿瘤切除术前定位功能有助于神经外科医生选择最佳手术入路、计划切除范围和优化术中直接皮质刺激(DCS)。任务态fMRI可以识别与患者日常功能相关的关键大脑

区域,如运动、语言和视觉功能,并已经在术前脑肿瘤手术计划中得到了很好的应用,成为脑肿瘤患者常规术前影像检查的一部分。如肿瘤灶周围存在功能区,那么尽可能地切除肿瘤组织并保留邻近的功能皮质,以最大限度地减少术后神经功能障碍,对于肿瘤患者术后恢复是至关重要的。因此,术前使用任务态 fMRI 来确定病变周围功能区和语言偏侧性是一种有用的非侵入性替代工具,可以作为术中DCS 的补充。任务态 fMRI 的临床实现需要包含以下关键的步骤:任务范式的选择与呈现、数据采集、数据预处理和质量控制、统计分析和结果显示。本节以脑肿瘤的任务态 fMRI 为例将这些步骤进行说明,以帮助读者理解。

(一) 任务范式的选择与呈现

临床中任务态 fMRI 采用组块设计的方式,即在一段持续的时间内(通常是 20～30 s)执行特定的任务(任务阶段),然后是相同时间的休息阶段。在完成任务的过程中要求受试者头部保持固定,任务和休息阶段需交替重复多次以达到较强的激活并提高激活区域的信噪比。选择组块设计的主要原因是临床采集中更容易执行,效率更高,并能够产生可靠的统计结果。

任务刺激的呈现通常是通过磁共振兼容的投影系统或视觉刺激系统显示刺激相关的文本和指令,听觉刺激任务则需要配备磁共振兼容的耳机完成。在受试者执行任务期间可使用磁共振兼容的摄像机对患者进行检测以确定对相应刺激任务的依从性,尤其是运动相关的任务。此外,复杂的任务设计可能还需要使用按键响应来执行和评估刺激反应。

(二) 数据采集

BOLD-fMRI 的数据采集依赖于磁化率变化敏感的 T2* 加权成像的 MRI 序列和较高的时间分辨率,基于梯度回波的平面回波成像技术(GRE-EPI)具备这两个特点,成为功能磁共振成像的最佳选择。临床常规使用的 GRE-EPI 序列的参数如下:重复时间 TR=2 000～3 000 ms,回波时间 TE=30 ms,视野 FOV=240×240 mm²,翻转角 FA=90°,激励次数NSA=1 次,体素大小=3～4 mm³,覆盖全脑并重复采集 90～120 次,类似参数也可以用于静息态fMRI。尽管 EPI 成像能够满足 BOLD-fMRI 数据采集的要求,但其获得的图像空间分辨率有限,在临床使用过程中可将任务态 fMRI 获得的激活图配准到高分辨三维 T1 加权成像中供临床使用和参考。目前,BOLD-fMRI 的临床检查推荐使用 3.0 T 磁共振成像扫描仪完成,1.5 T 磁共振成像扫描仪在临床中也是可以被接受的。

(三) 数据预处理和质量控制

任务态 fMRI 的数据在统计分析和得到激活图之前需要经过预处理步骤。质量控制是分析过程中非常必要的一个环节,包括评估患者的头动、功能像与解剖像的配准、磁化率伪影等。磁化率伪影的校正可以通过采集场图进行处理,进一步控制图像的形变,但临床中这种方法应用较少。自旋回波序列可以作为梯度回波序列的替代方法实现 BOLD-fMRI 并减少磁敏感伪影,但它所提供的 BOLD 效应和对比度较低,尚未得到广泛的临床应用,未来超高场(7 T 及以上)磁共振扫描的普及能够进一步提高自旋回波序列在脑功能成像中的应用。在临床中所分析的一般是基于个体水平的脑激活模式,预处理相对简单,主要包括头动校正和空间平滑这两个过程。受试者在执行任务的过程中数据采集时间较长,不可避免地会存在头动,为进一步控制头动的影响需要进行头动校正,将每个时间点得到的全脑容积通过平动和转动的方式对齐到第一个全脑容积。然后进行空间平滑,通常采用采集体素大小 1.5～3倍半高宽的空间高斯滤波器完成。任务态 fMRI 在组水平的分析可以探索疾病的脑激活模式相对于健康志愿者的改变,组水平分析需要将不同人的BOLD-fMRI 数据配准到标准化的人脑模板和坐标空间,标准化的步骤是组水平分析的关键步骤。

(四) 统计分析和结果显示

任务态 fMRI 最常用的是一般线性模型(GLM)的回归分析。fMRI 数据中脑容积内的每个体素都存在随时间变化的 BOLD 信号曲线。在执行任务期间,大脑中活跃的脑区皮质中氧合血红蛋白的含量相对较高,会产生略微增强的 BOLD 信号。在静息状态下,BOLD 信号处于基线水平。任务设计范式可以和理想的血流动力学响应函数进行卷积,得到在执行该任务时随时间变化的响应参考曲线,与该参考曲线相似的信号模式的任何体素都被假定成在执行刺激任务。如果每个体素都以相同的方式被拟合,可以通过预设统计阈值将相关体素挑选出来,则这些体素归属的脑区被认为是与任务相关的,也可以说这些脑区在任务刺激下是处于激活状态的。在回归分析的过程中,可能添加额外的回归变量作为混淆变量,比如运动就可能与任务执行高度相关,但运动并不是感兴趣变量,需要在回归分析中作为混淆变量控制这一变量在模型中的影响。回归分析需要构建设计矩阵,该矩阵中需要指定感兴趣变量(某种任务刺激等),随后计算 β 系数及相应刺激条件的对比组合,决定感兴趣任务条件的激活脑区。例如,在典型的运动任务中,感兴趣的刺激条件是受试者手指运动的时间段,通过一般线性模型分析后得到的激活区是与手指运动存在密切相关的,或者说这些脑区参与了手指运动的信息加工。

fMRI 采集的全脑容积包含上万个体素,甚至可以达到 10 万个或者更多。如对每个体素都单独进行 GLM 分析,则要重复上万次,可以称这种分析为大规模单变量分析。考虑到大量的统计分析导致假阳性的概率上升,通常采用多种比较校正的方法使激活误差最小化。统计分析之后得到与任务刺激相关的激活图,进一步将激活图与受试者的高分辨解剖图像融合,可以清晰地观察到激活区域与肿瘤的空间位置关系,如图 11-2-2。

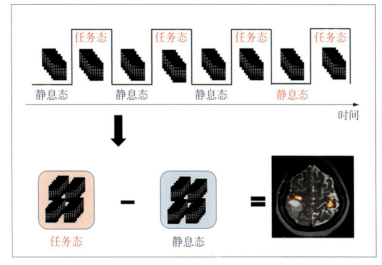

图 11-2-2 任务态 fMRI 的数据采集、任务模块设计以及激活图生成的示意图,肿瘤患者在执行双侧手指运动任务时初级运动皮质显著激活,且激活区域与肿瘤的关系清晰可见

任务态 fMRI 目前已成为临床最常用的非侵入性的脑功能评估方法,能够呈现功能皮质的活动模式,包括感觉运动、语言和视觉功能等,融合术中导航系统后可以指导神经外科专家在避免神经损伤的同时尽可能地切除肿瘤组织,并显著降低术后偏瘫、失语等神经功能障碍的发生率。此外,任务态 fMRI 在心理和认知活动的研究中被广泛应用,研究往往依赖于复杂的任务设计和统计方法,对于探索人脑工作机制提供一种无创的神经功能影像研究手段。

(张记磊 赵小虎 孟凡华)

第三节 静息态功能磁共振成像

一、概述

静息态功能磁共振成像(rs-fMRI)是一种相对新颖的神经功能成像技术,在探索神经活动和功能连接模式方面有很大的临床研究前景。与任务态 fMRI 不同,静息态 fMRI 依赖于在不执行特定刺激任务的情况下检测 BOLD 信号的低频波动(<0.1 Hz),其目的是识别不同脑区之间的同步性,进一步表示脑区之间的存在功能联系,即功能连接。目前,静息态 fMRI 已成为神经系统疾病和认知科学领域最为重要的研究手段之一,为研究脑机制提供了一项便捷的成像手段。

二、静息态脑活动研究背景

在 21 世纪以前,科学家多数认为人在休息状态时,大脑也处于休息状态。当时对大脑的功能存在两种观点:一种是大脑是反应性的,大脑活动仅对内外界环境的即时需求做出反应;另一种观点认为大脑活动是内在的、固有的,包括保持信息加工,以对外界刺激做出解释和反应以及预测环境的需求。

随着神经成像技术的不断研究和深入,第二种观点成为了目前的主流。研究发现大脑虽然只占体重的2%,却要消耗20%的能量,而且由于环境需要引起的能量消耗只占其中的5%。即在无外界刺激的条件下,大脑仍需要消耗大量能量。

任务态 fMRI 的脑激活信号即为任务状态与静息状态相比所得的激活状态,它反映了与任务相关的局部区域的功能活动。但近年研究发现,将静息状态与任务态反减,即静息状态减去任务状态会存在负激活模式。例如健康受试者 fMRI 研究中,以静息状态作为对照条件,情绪中性词刺激为任务条件,两者数据反减后,发现了与许多研究结果一致的负激活区,即默认网络(default mode network, DMN),如图11-3-1所示。这也提示在静息状态下仍然存在自发的脑活动模式,这种在静息状态下表现出的大脑活动,我们称之为静息态脑功能活动。静息态 fMRI 极大程度地拓宽了 fMRI 的研究范围,相较于任务态 fMRI 更加便捷地开展神经系统疾病的脑机制研究。

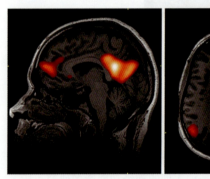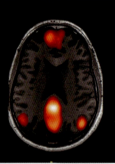

图11-3-1　正常人无任务空白对照与任务态 fMRI 相减所见结果图,呈现默认网络负激活模式

三、静息态 fMRI 预处理分析方法

静息态 fMRI 实验与任务态 fMRI 的数据采集方式类似,一般在高场磁共振扫描仪(1.5 T 及以上)实现数据采集,要求受试者躺在扫描床上保持头部固定并保持放松,无需执行特定任务。fMRI 数据是通过基于梯度回波结合平面回波成像(GRE-EPI)的 T2* 加权成像序列采集多层轴位的图像,形成一个全脑 MRI 数据,每一个全脑数据的采集时间取决于 TR。多数 fMRI 实验设置 TR 为 2 s,也可结合多层同时采集技术提高时间分辨率,进一步缩小TR,提高时间分辨率,或增加采集矩阵提供空间分辨率。重复多个 TR 采集随时间变化的一系列全脑容积图像反映 BOLD 信号的变化和波动。此外,三维高分辨率的 T1 加权结构像(1 mm^3)的获取可以帮助 fMRI 完成配准和标准化过程以弥补 fMRI 数据分辨率不足的问题,同时也可以提高配准到标准脑模板的精确度。

静息态 fMRI 数据需要进行一系列的预处理过程,去除数据采集带来的影响、生理噪声和受试者大脑的个体化差异,以保证组水平分析的可信性和灵敏度。fMRI 数据主要的预处理流程包括:时间校正、头动校正、配准、标准化和平滑等过程。

(一)时间校正

在 fMRI 数据分析时,需假设三维的全脑 fMRI 数据是在同一时间内采集得到的。然而在实际采集过程中,fMRI 是通过隔层、升序或降序扫描得到,每一层采集的时间都不一致。因此,研究者们选定某一时间点采集的层面作为参考层,然后通过插值的方法把其他层面校正到与参考层的采集时间一致。另外,时间校正会引入插值误差,通过灵活的血液动力学模型解释采集时间的不一致或通过更加快速的、可同时激发多层的扫描序列,避免时间校正带来的问题。

(二)头动校正

在扫描过程中,受试者头动在所难免,过大的头动会引起某一体素的信号强度受到邻近体素的污染。基于此,头动校正在补偿头动带来的负面影响中是至关重要的,典型的处理过程如下:选择一幅脑图(第一幅脑图或者平均脑图)作为参考图像,然后通过刚体变换(平移或旋转)将其他的全脑图像对齐到参考图像。头动校正在 fMRI 数据分析中是不可或缺的处理过程,它只能用以校正微小的头动,但对于较大的头动带来的严重而复杂的伪影无能为力。我们需要制定一个标准将头动过大的受试者予以排除,一般认为受试者头动大于 3 mm 或 3°会对 fMRI 数据分析产生比较大的影响。因此在研究中需要尽量控制受试者的头动大小,保证数据分析结果的可信性。

(三)配准

fMRI 图像空间分辨率较低,以至于所提供的大脑的解剖结构细节有限,将功能像映射到高分辨的三维结构像可以弥补这一不足。通过估计得到使平均功能像和结构像信息最大化的参数矩阵,并利用6参数的刚体变换或12参数的仿射变换来完成结构像对齐到平均功能像的配准过程。配准过程对随后的标准化过程是必不可少的。

(四) 标准化

每个受试者大脑的形状和沟回特征都具有特异性。若要进行组水平的分析,所有受试者的每个体素需要处于相同的解剖位置。因此,我们需要进行标准化过程,将每个被试功能像标准化到具有统一坐标空间的标准脑模板(图 11-3-2)。

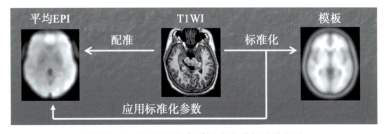

图 11-3-2 EPI 配准到标准脑模板的过程图

(五) 平滑

fMRI 在标准化后一般需要进行空间平滑。主要有以下两个原因:①提高受试者内配准的准确性,并去除受试者间存在的特异性;②确保空间信号的变化是连续的并服从正态分布。平滑核大小推荐设置为体素大小的 2~3 倍比较合适。

除了上述 fMRI 预处理步骤外,仍然需要根据选取的分析方法去除一些噪声的影响。①滤波:使用带通滤波(0.01~0.1 Hz)去除一些无关的生理信号的干扰,如低频的线形漂移、高频的呼吸和心跳等噪声信号。②无关变量去除:头动参数、全脑平均信号、白质和脑脊液的信号需要利用线形回归的方式作为无关变量去除,可以尽量减小头动和非 BOLD 信号波动对后续分析的影响。fMRI 数据经过以上的预处理过程,便可以根据研究需要使用相应的 fMRI 数据分析方法解决临床研究问题。

四、静息态 fMRI 数据分析方法

脑在信息加工的过程中可以分为两种类型:功能分离和功能整合。功能分离着重于特定的大脑区域的局部功能,主要用于定位功能区和脑功能活动异常区域。功能整合着眼于不同大脑区域之间功能关系或功能连接,并将大脑评估为一个功能交互网络。目前,静息态 fMRI 可以通过多种数据分析方法实施,实现了从局部到整体多层次评价体系。主要分为以下分析方法:①局部脑活动如低频振幅(ALFF)、低频振幅分数(fALFF)和局部一致性(ReHo)等。②功能连接(FC)分析方法反映了脑区与脑区之间的相互作用(无方向性),从脑区间作用反映大脑活动功能连接性和研究功能连接网络。③图论的方法将大脑作为一个整体网络,每个脑区作为网络节点并通过节点活动的相关分析构建大脑功能网络,结合图论的分析方法研究网络的小世界属性以及网络连接模式的改变等。

(一) 局部脑区自发性脑活动

静息态 fMRI 可以用来研究局部脑区的自发性脑活动,主要研究方法包括低频振幅(amplitude of low-frequency fluctuation,ALFF)、低频振幅分数(fractional ALFF,fALFF)和局部一致性(regional homogeneity,ReHo)等。

低频振幅由臧玉峰教授及其同事引入注意缺陷多动障碍患者的研究,并利用静息态 fMRI 研究其大脑自发性脑活动低频振荡的异常模式。该方法将某一体素的时间序列 $x(t)$ 经过快速傅立叶变换由时域转化为频域得到相应的能量谱,进而在 0.01~0.1 Hz 的频率范围内计算所有频率对应振幅的和,这样就得到 ALFF。计算方法如下:

$$x(t) = \sum_{k=1}^{N} \left[a_k \cos(2\pi f_k t) + b_k \sin(2\pi f_k t) \right]$$

(公式 11-3-1)

$$\text{ALFF} = \sum_{K: f_k \in [0.01, 0.1]} \sqrt{\frac{a_k^2(f) + b_k^2(f)}{N}}$$

(公式 11-3-2)

通过逐体素的计算低频振幅值得到受试者全脑的低频振幅图。低频振幅指标能够有效反映脑区低频震荡的强度,并且低频振幅的改变被认为与局部脑区神经活动的变化有关系。低频振幅分数可以通过计算在低频段振幅和与整个频段的振幅和的比值而得到。公式如下:

$$\text{fALFF} = \sum_{K: f_k \in [0.01, 0.1]} \sqrt{\frac{a_k^2(f) + b_k^2(f)}{N}} \bigg/ \sum_{k=1}^{N} \sqrt{\frac{a_k^2(f) + b_k^2(f)}{N}}$$

(公式 11-3-3)

这两个静息态 fMRI 指标可以反映脑区活动低频振荡的不同方面：低频振幅主要表示低频振荡的幅度；低频振幅分数表示特定低频振荡在整个频率范围的相对贡献。实际上，低频振幅分数被认为是归一化的低频振幅，由于每个脑区或体素信号的总能量可能会不同，这也就导致低频振幅分数在某些区域会与低频振幅表现出不同的数值。

局部一致性首次被臧玉峰教授及其同事提出，通过计算某一体素的时间序列与邻近体素的时间序列的肯德尔和谐系数（Kendall's coefficient concordance, KCC）来评估时间序列的相似性。其计算公式如下：

$$W = \frac{\sum_{i=1}^{n}(R_i)^2 - n(\overline{R})^2}{\frac{1}{12}K^2(n^3-n)}$$

（公式 11-3-4）

其中，W 为肯德尔和谐系数，n 为时间点的个数，$R_i(i=1, 2, 3, \cdots, n)$ 为第 i 个时间点的所有邻近体素点信号值的秩和，$\overline{R}$ 为 R_i 平均值，K 为某一体素与所有邻近体素的总数目。如果我们计算人脑中所有体素的 KCC 的值，就需要逐个体素进行计算，最终得到受试者全脑的局部一致性图。局部一致性方法可以反映局部脑区 BOLD 信号的同步性，也可以反映相邻体素之间的功能连通性。

（二）功能连接分析

Biswal 等人首次利用静态 fMRI 的方法并提出空间分离的脑区活动模式存在很强的相关性，并称两脑区间的相关性为功能连接，由此开启了利用功能连接的方法研究大脑的潜在连接以及描绘大脑中不同脑区间复杂的功能交互模式。目前比较常用的功能连接方法主要包括基于感兴趣的功能连接分析（region of interest-based functional connectivity, ROI-based FC）和基于数据驱动的独立成分分析（independent component analysis，ICA）。

基于感兴趣区的功能连接分析主要是用来计算两个脑区之间的功能连接强度或脑区与全脑其他区域的功能连接图谱。这种方法通常需要研究者基于先验知识选择某些体素、团块或模板分区作为感兴趣区域，然后提取感兴趣区内的平均时间序列 $(X)=(x_1, x_2, x_3, \cdots\cdots, x_n)$，其中 n 为时间序列的总数。如果我们要得到感兴趣脑区与其他脑区的功能连接图谱，则需要计算每个体素的时间序列 (Y) 与该 ROI 时间序列 (X) 的线形相关系数，即皮尔逊相关系数。计算公式如下：

$$R = \frac{\sum_{i=1}^{n}(x_i - \overline{X})(y_i - \overline{Y})}{\sqrt{\sum_{i=1}^{n}(x_i - \overline{X})^2 \sum_{i=1}^{n}(y_i - \overline{Y})^2}}$$

（公式 11-3-5）

其中，$\overline{X} = \frac{1}{n}\sum_{i=1}^{n}x_i$，$\overline{Y} = \frac{1}{n}\sum_{i=1}^{n}y_i$

这样我们就得到该感兴趣区与全脑的所有体素之间的功能连接图。同样，研究者也可以根据假设选择多个脑区之间的连接情况。基于感兴趣区的功能连接分析能够有效地揭示感兴趣脑区与其他脑区的连接特征，连接强度较高的脑区可形成具有一定功能同质性的静息态功能网络，比如默认网络。这种方法已被证实具有较高的可靠性。相对于其他分析方法，基于感兴趣区的 FC 分析最大的优势就是假设明确能够直接得到验证并作出相应的解释。正是由于这种优势才被研究者们广泛使用并应用于临床研究中，如阿尔兹海默病、帕金森病和癫痫等神经疾病。另外，基于感兴趣区的 FC 分析也存在一定的缺陷，尽管我们在 fMRI 数据预处理的过程中已经去除了生理噪声或非神经信号的影响，如呼吸、心跳、头动、白质和脑脊液的信号，但存留的残差仍然会对后续的分析有一定的负面影响。

研究者在选取感兴趣脑区时具有主观性，其位置和大小的不同都可能导致生成的静息态功能网络存在一定的差异性，在选取感兴趣区域时应特别注意。需要一种客观的方法自动分离静息态功能网络，值得庆幸的是，独立成分分析的引入很好地解决了这一问题。ICA 分析能够将混杂的信号实现盲源分离。独立成分分析是一种基于数据驱动的方法，可用于分析静息态 fMRI 和任务态 fMR。通常认为 fMRI 数据包含多种活动模式的混杂数据，通过进行独立成分分析可以将混杂的数据分离为功能活动相似的不同成分而生成不同的人脑固有的功能连接网络。如赵小虎团队对根据这些成分和功能网络模板之间的空间相关值，将它们归属于 7 个功能网络：基底神经节、听觉（AUD）、视觉（VIS）、感觉运动（SMN）、认知执行（CEN）、默认模式（DMN）和小脑（CB）网络（图 11-3-3）。用于静息态 fMRI 的 ICA 是相对而言较先进的方法，因为它们可以应用于全脑功能连接，ICA 方法的缺点是比传统的 seed-based FC 更难以理解。该方法已被广泛应用于神经疾病功能网络的研究，并为我们提供了一个新的视角审视脑内连接模式以及研究疾病的病理机制。

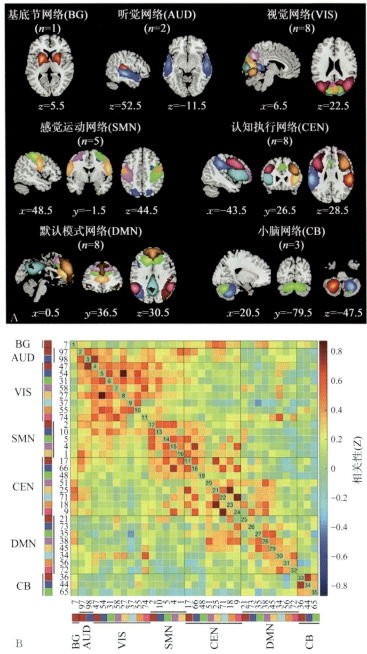

图 11-3-3 A.独立组件空间图,根据其解剖和功能特性划分为七个功能网络[基底神经节(BG)、AUD、VIS、SMN、CEN DMN 和 CB];B.使用整个静息状态数据计算独立组件之间的组平均静态功能连接。相关矩阵中的值表示 Fisher 的 z 变换、Pearson 相关系数,35 个独立组件中的每一个都根据 7 个功能网络按网络组重新排列

(三) 功能网络分析

　　人的大脑可以看作是一个与社交网络相似的错综复杂的功能网络,可以高效处理多种多样的信息。人脑功能网络连接的信息可以利用 fMRI 的数据分析得到。社会学家认为存在"六度分隔理论",即每个人可最多通过 6 个人与陌生人相识。20 世纪 90 年代,物理学家们开始分析复杂网络(如互联网和大脑网络)并致力于开发新的模型用于研究复杂网络的内在结构属性。小世界网络被认为是描述网络属性的一

个最基本的网络模型,并被广泛应用于各种领域,从互联网到线虫的神经系统再到电影演员的社交网络。

　　研究表明,大脑的结构和功能网络具有小世界属性。在描述小世界网络之前,我们首先需要介绍图论中的一些基本概念。网络由节点和边组成,节点是网络的基本单元,节点之间的连接则被称为边。对于大尺度的人脑功能网络来说,节点由特定功能的脑区定义,而边则由脑区之间是否存在功能交互(功能连接)定义。人脑功能网络在实际处理信息的

过程中可能是加权有向网络,但目前没有合适的方法或技术手段能完美表示出有向的网络。因此,我们在对其进行分析时往往将其简化为无权无向的二值网络进行计算,如图 11-3-4。

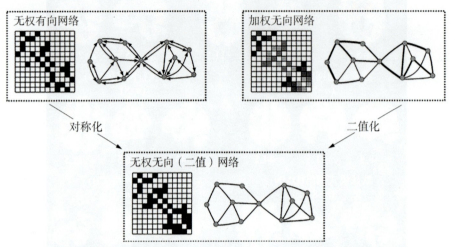

图 11-3-4　无权有向、加权无向和无权无向(二值)网络的示意图。注:无权有向网络可以通过对称化转化为无权无向的二值网络;有权无向网络可以通过二值化转化为无权无向的二值网络

大脑功能网络的属性能够通过一个或几个全局或局部的网络属性特征进行表征,并可通过其研究网络的功能整合和分离以及衡量单一节点或脑区在网络中的重要程度。表 11-3-1 给出了网络拓扑属性的具体数学定义。在网络分析中节点度是一个最基本和重要的测量指标,其定义为该节点所具有的连边数目或者与其相连节点的数目。节点度主要反映某一节点在网络中的重要程度。此外,在脑网络研究中比较重要的问题是如何衡量大脑网络的功能整合和功能分离的能力。大脑的功能分离是表示大脑通过紧密相连且空间位置接近的几个脑区高效完成特定任务处理。在图论分析中,集群系数通过计算某节点的相邻节点间有效连接的程度反映节点周围的聚合程度,聚合程度越高则表明功能分离能力越强。大脑的功能整合表示大脑通过空间分离的不同脑区能够高效完成对特定信息的整合,特征最短路径长度和全局效率是最常见的用于衡量功能整合的网络指标。通常来说,人脑网络是高效优化的复杂网络且同时具有高效的功能整合和功能分离能力,这种高效优化的模式称之为小世界网络属性。小世界网络相对于随机网络具有较高的聚合能力和相似的特征路径长度,而相对于规则网络具有相似的聚合能力和较短的特征路径长度。我们可以通过图论分析的方法衡量大脑功能网络的功能整合和分离能力以及衡定脑区在网络中的重要程度,这将极大的有助于从网络的角度理解神经或精神疾病的病理机制。

表 11-3-1　功能网络拓扑属性指标的定义

指标	定　　义
小世界网络属性	
L_p characteristic path length 特征路径长度	所有节点 L_i 的平均值,公式可表示为: $L_p = \frac{1}{n}\sum_{j \in N}L_i, \; L_i = \frac{1}{n-1}\sum_{j \in N,\, j \neq i}d_{ij}$ 　(公式 11-3-6) 其中节点 L_i 节点 i 与其他所有节点最短路径的平均值
C_p clustering coefficient 特征集群系数	所有节点 C_i 的平均值,公式可表示为: $C_p = \frac{1}{n}\sum_{j \in N}C_i,$ 　(公式 11-3-7) C_i 表示节点 i 的集群系数

（续表）

指标	定 义	
λ normalized L_p 归一化特征路径长度	γ 表示 L_p 与随机网络 L_p 的比值，公式如下： $$\lambda = \frac{L_p}{L_{p(rand)}}$$	（公式 11-3-8）
γ normalized C_p 归一化集群系数	γ 表示 C_p 与随机网络 C_p 的比值，公式如下： $$\gamma = \frac{C_p}{C_{p(rand)}}$$	（公式 11-3-9）
σ small-worldness 小世界属性	σ 为 γ 和 λ 的比值，公式如下： $$\sigma = \frac{\gamma}{\lambda}$$ 具有小世界属性的网络 $\sigma \gg 1$	（公式 11-3-10）
网络效率		
E_{glob} global efficiency 全局效率	所有节点 E_i 的平均值，公式可表示为： $$E_{glob} = \frac{1}{n}\sum_{j \in N} E_i,\ E_i = \frac{1}{n-1}\sum_{j \in N,\, j \neq i} \frac{1}{d_{ij}}$$ 其中 E_i 为节点 i 的效率	（公式 11-3-11）
E_{loc} local efficiency 局部效率	所有节点 $E_{loc,i}$ 的平均值，公式可表示为： $$E_{loc} = \frac{1}{n}\sum_{j \in N} E_{loc,i}$$ 其中 $E_{loc,i}$ 是节点 i 的局部效率	（公式 11-3-12）
节点中心性		
节点度	节点 i 的连边数或有连接的连点数，公式可表示为： $$k_i = \sum_{j \in N} a_{ij}$$	（公式 11-3-13）

注：N 表示某一网络所有节点集，n 表示节点的总数量 N，a_{ij} 表示节点 i 和 j 的连接状态，d_{ij} 表示节点 i 和 j 的最近路径长度

（张记磊 赵小虎 蔺晓梅）

第四节 静息态功能磁共振的应用

　　大量研究证明，阿尔茨海默病、脑卒中、焦虑症、抑郁症等不同神经精神疾病，与脑功能活动紊乱密切相关。fMRI 技术能够无创检测脑功能活动，可用于探索疾病早期诊断标志物及其潜在神经机制，同时也可用于评价疾病严重程度、反映预后等。随着 fMRI 技术普及、成熟，国内外研究团队利用 BOLD-fMRI 技术开展了大量针对心理、认知、疾病等多方面脑功能活动研究。

一、利用 fMRI 技术探索阿尔茨海默病默认网络活动变化

　　默认模式网络（DMN）提出是近年来 fMRI 技术

对大脑探索的重大发现之一，默认模式网络的特点是其在被动状态下的高水平代谢活动和在外部定向条件下的低活动。此外，DMN 在休息和任务执行期间的稳健活动相关性已在许多论文中得到证实。尽管 DMN 的确切功能仍有争议，但大多数文献表明 DMN 主要负责自传体记忆、未来、投射、走神和社会认知等自主思维，用于为即将发生的事件做准备。随着研究进展，有学者发现，DMN 存在功能亚区，目前常见的分区方法是 DMN 存在两个不同子系统（背内侧前额叶皮质子系统和内侧颞叶子系统）和一个核心区域。背内侧前额叶皮质（dMPFC）子系统包括 dMPFC、颞顶叶连接处（TPJ）、外侧颞叶皮质

（LTC）和颞极（TempP）；内侧颞叶（MTL）子系统包括腹内侧前额叶皮质（vMPFC）、后顶叶小叶（pIPL）、海马结构（HF）和海马旁皮质（PHC）等区域；两个子系统汇聚在一个核心区域上，包括前MPFC（aMPFC）和后扣带皮质（PCC）（图 11-4-1）。dMPFC 子系统主要决定一个人的现状或精神状态，而 MTL 子系统与自我对未来相关预测有关。不同的子系统参与不同的认知过程，AD 患者出现记忆构建和自我导向认知障碍，可能与 DMN 子系统功能受损关系更为密切。

利用静息态 fMRI 技术可以很好地探索 DMN

子系统内部以及子系统之间的 FC 变化。既往基于 fMRI 研究发现，阿尔茨海默病（AD）患者静息态 DMN 内的 FC 减少。多项基于皮质静息态 fMRI 的图论分析研究表明，脑内大多数核心区域位于 DMN 内，例如 PCC、内侧前额叶皮质（MPFC）和 HF，并且 AD 患者 DMN 这些皮质核心区域最先受到损伤。有研究发现 AD 患者早期 FC 的减少仅存在于某些区域，例如 PCC 和 MTL，但随着疾病进展出现 FC 广泛减少。这些证据表明，AD 患者 DMN 子系统损伤程度是不同的。基于静息态 fMRI 技术发现，在子系统内部，AD 患者 MTL 子系统 FC 数量和强度明显降低，但 dMPFC 子系统及核心区域没有发生变化（图 11-4-2）。在不同子系统间，AD 组的 MTL 子系统与 PCC 之间 FC 强度降低，并且连接数量减少，PCC 和 dMPFC 子系统之间连接数量减少，后顶叶小叶（pIPL）与海马（HF）、海马旁小叶（PHC）和腹侧前额叶皮质（vMPFC）连接减少（图 11-4-3）。AD 患者还表现出 dMPFC 子系统的 PCC 和 TLC 之间的 FC 强度降低。此外，MTL 子系统中的 HF 和 PHC 显示区域 FC 强度降低。这些结果很好地解释了 AD 患者 DMN 的记忆相关 MTL 子系统被破坏，此外，DMN 中的核心和 dMPFC 子系统也受到了一定程度的破坏（图 11-4-1）。这些发现提供了 AD 潜在发病机制的新见解，也为 AD 早期诊断提供了可能的影像学生物标志物。

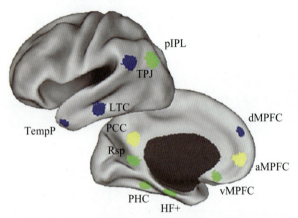

图 11-4-1　人脑网络默认网络记忆相关子系统脑区空间分布，蓝色：背内侧前额叶皮质子系统；绿色：内侧颞叶子系统；黄色：核心区

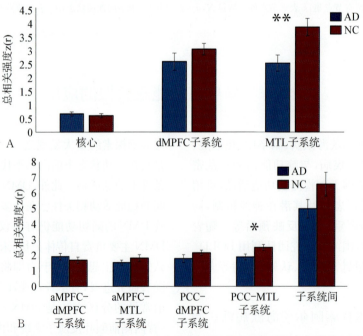

图 11-4-2　AD 患者与健康老人之间 FC 强度差异。A.子系统内部 FC 强度比较，AD 患者 DMN 的 MTL 子系统内的 FC 强度显著减低；B.子系统间 FC 强度比较，AD 患者 PCC 与 MTL 子系统之间的 FC 强度减低

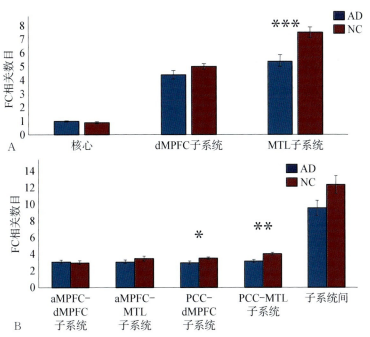

图11-4-3 AD患者与健康老人之间FC数量差异。A.子系统内部FC数目比较,AD患者的默认网络内的MTL子系统内的FC数目显著减低;B.子系统间FC强度比较,AD患者PCC与MTL子系统之间以及PCC和dMPFC子系统间的FC数目减低

二、fMRI技术在轻度认知障碍脑网络功能模式的应用

轻度认知障碍(MCI)是正常认知功能与痴呆之间的过渡状态,可以发展为痴呆,也可维持稳定的认知状态,甚至恢复正常。MCI被分为两种亚型,即遗忘型MCI(aMCI)和非遗忘型MCI(naMCI)。aMCI作为MCI的主要亚型,主要特点就是记忆功能受损,具有更高的AD转化风险。彼得森等研究发现每年10%~15%的AD是由aMCI转化而来。一项大样本(1265名受试者)为期6年纵向随访研究发现,33.9%的aMCI参与者进展为AD。因此,aMCI的早期诊断和及时干预在临床实践中非常重要。

人脑功能活动不是由单一脑区实现的,而是通过不同脑区构成的脑网络系统完成的。利用静息态fMRI技术,探索全脑网络内部或网络间的FC等指标,可以很好地刻画大脑网络间以及网络内部功能活动。Liang等利用静息态fMRI技术探索了aMCI患者的大脑网络内部以及不同脑网络之间功能活动,发现aMCI患者DMN和执行网络(CN)内的平均FC显著增加(图11-4-4),在DMN和CN之间以及DMN和注意网络(AN)之间平均FC显著增加(图11-4-4、图11-4-5),同时发现脑区活动增加与认知功能增强有关,这可能与疾病早期出现功能活动代偿有关,这为理解aMCI与AD的关系提供新的研究线索。

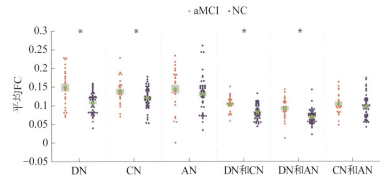

图11-4-4 默认网络(DN)、额顶控制网络(CN)及背侧注意网络(AN)内和网络间功能连接均值比较。aMCI和正常人分别用印度红和深蓝色表示。* 表示 $P < 0.05$(未校正)

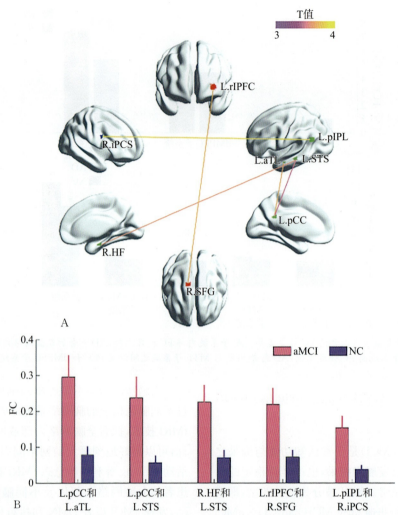

图 11-4-5 配对 FC 的比较。A.彩色线表示 T 值;B.条形图显示两组之间 FC 中的统计差异(FDR 更正)。aMCI 患者出现这种网络内平均 FC 强度,区域之间的 FC 强度增加可能与疾病早期出现了功能活动代偿有关

三、应用 fMRI 技术探索阿尔茨海默病患者脑网络小世界属性变化

小世界网络是介于规则网络与随机网络之间的一种网络状态,小世界网络在信息流动、处理都具有较高的效率,小世界属性可以评价小世界网络的特点。目前大量的研究证实,人脑功能网络也具有小世界属性。

小世界属性指标:①集聚系数(Cp)定义为网络中局部邻居之间实际连接的边占总可能连接边数的比例,反映了整个网络的连接状态。②最短路径长度(Lp)是指网络中任意两点间的最短路径的平均值,代表网络整体信息传输的效率。③局部效率(local efficiency,Eloc)衡量邻近节点间信息传播的指标,可以度量网络局部信息传输能力,也在一定程度上反映了网络防御随机攻击的能力。④全局效率(global efficiency,Eglob)描述了网络对于信息并行

处理的能力,定义为任意两节点的最短路径的调和平均值的倒数,衡量如何有效地通过整个网络传播信息。Lp 和 Eglob 度量了网络的全局传输能力,Lp 越短,网络 Eglob 越高,则网络节点间传递信息的速率就越快。Eglob 降低说明脑区之间的信息传输和交互效率降低。研究发现,脑小世界网络均衡且高效,具有较强的局部专业化性能和全脑整合性能。

AD 被认为是一种断开连接综合征,远处大脑区域之间功能断开可能解释 AD 患者认知功能障碍受损原因,小世界特性变化可以反映这种连接断开模式。利用静息态 fMRI 技术可以很好地构建大脑功能小世界网络,探索 AD 患者脑功能网络小世界特性改变,结果发现,AD 患者 Eloc 和 Cp 较正常人明显下降,这可能与 AD 患者脑功能网络受损,网络局部信息传输功能下降有关。fMRI 技术可能作为早期检测和评估 AD 的重要手段,有助于全面了解 AD 脑网络的底层结构以及网络功能障碍可能的发病机制(图 11-4-6)。

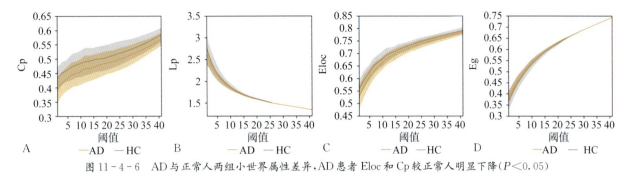

图 11-4-6 AD 与正常人两组小世界属性差异,AD 患者 Eloc 和 Cp 较正常人明显下降($P<0.05$)

四、利用 fMRI 技术探索阿尔茨海默病患者脑网络层级结构异常

人脑网络存在重要的层级结构。初级感觉运动网络位于层级结构底部,默认网络位于最高层级。这种层次结构反映了脑网络组织结构的基本原则,对学习、记忆等高级认知功能实现非常重要。大量研究表明,AD 涉及广泛脑功能网络活动异常,尤其是在额顶叶控制网络(FPN)和 DMN。这些结果为阐明 AD 的神经机制提供了重要信息,但仍然有很多问题尚未解决。之前对 AD 脑网络的研究多针对单个网络,脑网络层级结构反映了大尺度脑网络组织结构,能从系统层面评估脑网络活动异常,为之前研究提供重要补充信息。探索 AD 患者的脑网络层级结构变化能为进一步了解 AD 的发病机制提供新的见解,可能有助于早期诊断和有效治疗。

虽然 AD 患者存在广泛脑网络功能活动异常。

但其仍然保留了基础的脑网络层级组织架构,表现为默认网络位于网络层级顶端,初级感知觉相关网络(运动网络、视觉网络)位于底端,其他脑网络处于二者之间。然而,与正常老年人相比,AD 患者 FPN 和后 DMN(pDMN)之间的层级距离显著缩小(图 11-4-7,图 11-4-8),这可能反映了 FPN 对

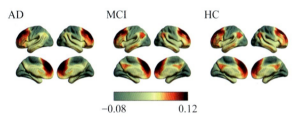

图 11-4-7 AD、MCI 和 HC 脑功能连接梯度分布图。默认网络相关区域梯度值最高(红色),感觉运动网络及视觉网络梯度值最低(绿色),额顶控制网络、警觉网络等梯度值介于二者之间。脑功能连接梯度分布反映了脑网络层级分布的这一组织特征

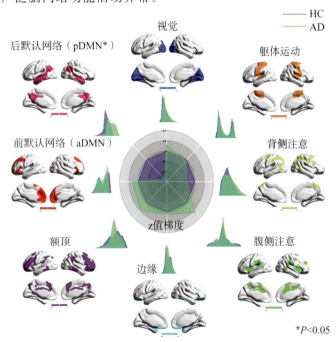

图 11-4-8 AD 患者脑网络层级结构异常。与正常老年人相比,AD 患者表现出额顶叶控制网络(FPN)梯度值增加,后默认网络(pDMN)梯度值显著降低($P<0.05$)。提示二者之间层级距离缩小

pDMN 的调节作用增加。AD 患者和正常老年人全脑体素水平梯度分析显示,大多数受影响的区域主要涉及 FPN 和 DMN 中的关键脑区。包括背外侧前额叶皮质、右缘上回、额中回、后扣带回皮质、双侧顶下小叶和外侧颞叶(图 11-4-9)。其中额中回的梯度值与逻辑记忆分数呈负相关。顶下小叶的梯度值与临床痴呆程度呈负相关。

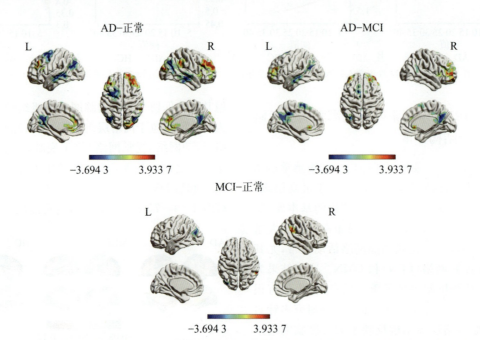

图 11-4-9 AD、MCI 和 HC 组的全脑体素水平梯度值比较。蓝色和红色分别表示梯度显著降低和升高的区域($P<0.05$)

五、脑卒中静息态下脑活动异常的 fMRI 研究

目前,脑卒中仍然是导致成年人残障的一个主要原因。脑卒中病发后超过半数的患者都会遗留运动功能障碍,对患者的生活质量造成巨大影响。严重偏瘫患者很难配合顺利完成任务设计的功能磁共振成像检查,故静息态 fMRI 已成为研究脑卒中患者运动功能恢复神经机制的一种有效手段。静息态 fMRI 技术下可直接观测人脑局部脑活动,常用方法即低频振荡振幅(ALFF)和低频振幅分数(fractional ALFF,fALFF)。

采用 fALFF 分析方法,研究发现脑卒中患者主要在同侧皮质下病变损伤区域(内囊、基底节神经核团和丘脑)出现 fALFF 显著下降,反映了该区域神经功能活动"低效"表现;尤其是丘脑的 fALFF 值降低程度与患者临床手运动功能损伤严重程度密切相关,进一步提示观测患者病灶侧丘脑的 fALFF 值变化,或许可成为评估脑卒中患者手运动功能障碍的一个潜在重要参考指标。

六、利用 fMRI 技术探索脑卒中患者运动功能损伤代偿机制

静息态 fMRI 是了解脑卒中后脑功能重组及代偿的一种有效手段。脑皮质静息态 FC 指的是不同脑区之间相互作用和相互联系,能够有效地揭示脑功能的组织和整合,目前众多研究表明皮质下脑卒中的运动功能损伤与脑皮质静息态功能连接改变有关。

以位于初级运动皮质中负责手运动的区域(M1)为种子点进行全脑 FC 分析,可以得到分别与其存在功能协同和功能拮抗的两个正负性网络。研究者以一组单侧皮质下脑卒中患者为研究对象,探讨脑卒中后 3~6 个月的患者手运动相关脑区的正负网络连接的改变,并结合脑-行为学分析探究卒中患者异常的 FC 系数与上肢运动功能评分的相关性。结果发现卒中后手运动相关脑区的正负网络连接的变化模式存在不同,且患者手运动相关脑区的网络连接的变化与其行为学运动损伤程度有关。

七、静息态 fMRI 检测胶质瘤患者的全脑功能连接损害

胶质瘤是影响全脑的疾病,肿瘤细胞的扩散远远超出肉眼可见的病变范围。目前神经放射学成像只能显现肿瘤的主体及其邻近病变。

研究者采用基于静息状态 fMRI 成像方法,在一组新诊断的神经胶质瘤患者中进行研究。34 例

胶质瘤患者纳入研究，其中 13 例 WHO Ⅱ 级、6 例 WHO Ⅲ 级和 15 例 WHO Ⅳ 级肿瘤。结果发现，大脑连贯性异常不仅发生于胶质瘤所在半球的受损脑区，也出现在对侧半球。通过患者个体检测有下述表现：在 1 例胶质母细胞瘤患者和 1 例左枕叶胶质瘤患者发现 FC 异常指数；1 例 MRI 诊断为低级别胶质瘤患者，BOLD 检测出现大脑 FC 广泛损害，最终确定为胶质母细胞瘤；低级别胶质瘤患者的无胶质瘤损伤的脑组织功能连接受损不明显；体积大的低级别胶质瘤大脑功能连贯性的损伤仅局限于肿瘤侧半球，而且与 WHO 分级所示的肿瘤侵袭性密切相关（图 11 - 4 - 10）。同时，研究结果表明，IDH1 突变型肿瘤与大脑功能异常连接相关；IDH 野生型肿瘤患者的 ABI 比 IDH1 突变型肿瘤患者明显升高。不仅如此，异常指数与神经认知功能负相关，提示肿瘤主体对认知表现的直接影响。

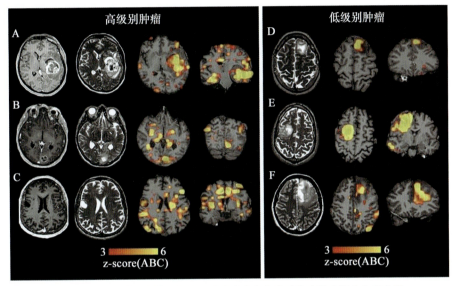

图 11 - 4 - 10　检测 BOLD 显示胶质瘤患者大脑功能连接受损的典型表现

这些结果提示胶质瘤患者神经功能连接的异常不仅存在于病灶及邻近区域，而且可出现在病灶远处脑组织甚至对侧半球。并且神经 FC 异常与肿瘤生物学和患者认知功能损害有关。利用静息态 fMRI 技术结合传统 MRI 增强检查，能够对胶质瘤患者做更全面的评估，可以个体化判断胶质瘤的范围和严重程度，具有制定有效治疗方案的潜在临床价值。

（张记磊　赵小虎　李芸菲）

主要参考文献

［1］Ogawa S, Lee TM. Magnetic resonance imaging of blood vessels at high fields in vivo and in vitro measurements and image stimulation ［J］. Magn Reson Med，1990，16：9 - 18.

［2］Kwong KK, Belliveau JW, Chesler DA, et al. Dynamic magnetic resonance imaging of human brain activity during primary sensory stimulation ［J］. Proc Natl Acad Sci USA，1992，89：5675 - 5679.

［3］Ogawa S, Tank DW, Menon R, et al. Intrinsic signal changes accompanying sensory stimulation：functional brain mapping with magnetic resonance imaging ［J］. Proc Natl Acad Sci USA，1992，89：5951 - 5955.

［4］Buckner RL, Bandettini PA, O'Craven K M, et al. Detection of cortical activation during averaged single trials of a cognitive task using functional magnetic resonance imaging ［J］. Proc Natl Acad Sci USA，1996，93：14878 - 14883.

［5］Thulborn KR, Waterton JC, Matthews PM. Dependence of the transverse relaxation time of water protons in whole blood at high Geld ［J］. Biochem Biophys Acta，1992，714：265 - 272.

［6］Yacoub E, Shmuel A, Pfeuffer J, et al. Investigation of the initial dip in fMRI at 7 Tesla ［J］. NMR In Biomedicine，2001，14：408 - 412.

［7］Fox PT, Raichle ME, Mintun MA, et al. Nonoxidative glucose consumption during focal physiologic neural activity ［J］. Science，1988，241：462 - 464.

［8］Fox PT, Raichle ME, Mintun MA, et al. Nonoxidative glucose consumption during focal physiologic neural activity ［J］. Science，1988，241：462 - 464.

［9］ Logothetis N K，Pauls J，Augath M，et al. Neurophysiological investigation of the basis of the fMRI signal ［J］. Nature，2001，412：150－157.

［10］ 赵小虎，王培军，唐孝威.静息状态脑活动及其脑功能成像［J］.自然科学进展，2005，15(010)：1160－1166.

［11］ Rijntjes M，Weiller C. Recovery of motor and language abilities after stroke：The contribution of functional imaging ［J］. Progress in Neurobiology，2002，66：109－122.

［12］ Davidson R J，Putnam K M，Larson C L，et al. Dysfunction in the neural circuitry of emotion regulation — A possible prelude to violence ［J］. Science，2000，289：591－594.

［13］ 赵小虎，王培军，李春波，等. Wernicke-Geschwind 语言模型的 fMRI 初步检验［J］.中国医学影像技术，2004，20(12)：1836－1838.

［14］ 吴义跟，李可. SPM 软件包数据处理原理简介Ⅰ.基本数学原理［J］.中国医学影像技术，2004，20(11)：1768－1771.

［15］ Shmuel A，Yacoub E，Pfeuffer J，et al. Negative BOLD response and its coupling to the positive response in the human brain ［J］. Neuroimage，2001，13：S1005.

［16］ Raichle M E，MacLeod A M，Snyder A Z，et al. A default mode of brain function ［J］. Proc Nathl Acad Sci，2001，98：676－682.

［17］ Mazoyer B，Zago L，Mellet E，et al. Cortical network for working memory and executive function sustain the conscious resting state in man Brian ［J］. Res Bull，2001，54：287－298.

［18］ Shulman G L，Fiez J A，Corbetta M，et al. Common blood flow changes across visual tasks：I. Increases in subcortical structures and cerebellum，but not in non-visual cortex ［J］. J Cogn Neurosci，1997，9：624－647.

［19］ Mazoyer B，Zago L，Mellet E，et al. Cortical network for working memory and executive function sustain the conscious resting state in man Brian ［J］. Res Bull，2001，54：287－298.

［20］ Greicius M D，Krasnow B，Reiss A L，et al. Functional connectivity in the resting brain：A network analysis of the default mode hypothesis ［J］. Proc Nathl Acad Sci，2003，100(1)：253－258.

［21］ McKiernan K A，Kaufman J N，Kucera-Thompson，et al. A parametric manipulation of factors affecting task-induced deactivation in. functional neuroimaging ［J］. Journal of Cognitive Neuroscience，2003，15：394－408.

［22］ Gusnard D A，Akbudak E，Shulman G L，et al. Medial prefrontal cortex and self-referential mental activity：Relation to a default mode of brain function ［J］. Proc Nathl Acad Sci，2001，98(7)：4259－4264.

［23］ Kjaer T L，Nowak M，Lou H C，et al. Reflective self-awareness and conscious states：PET evidence for a common midline parietofrontal core ［J］. NeuroImage，2002，17：1080－1086.

［24］ Gusnard D A，Raichle M E. Searching for a baseline：Functional imaging and the resting human brain ［J］. Nature Reviews Neuroscience，2001，2：685－694.

［25］ Maddock R J，Garrett A S，Buonocore M H. Remembering familiar people：The posterior cingulate cortex and autobiographical memory retrieval ［J］. Neuroscience，2001，104：667－676.

［26］ Fujii T，Okuda J，Tsukiura T，et al. The role of the basal forebrain in episodic memory retrieval：A positron emission tomography study ［J］. NeuroImage，2002，15：501－508.

［27］ Cabeza R，Dolcos F，Graham R，et al. Similarities and differences in the neural correlates of episodic memory retrieval and working memory ［J］. NeuroImage，2002，16：317－330.

［28］ Bush G，Luu P，Posner M I，et al. Cognitive and emotional influences in anterior cingulate cortex ［J］. Trends Cogn Sci，2000，4：215－222.

［29］ Simpson J R Jr，Ongiir D，Akbudak E，et al. The emotional modulation of cognitive processing：An fMRI study ［J］. J Cogn Neurosci，2000，12(Suppl. 2)：157－170.

［30］ Simpson J R Jr，Drevets W C，Snyder A Z，el al. Emotion-induced changes in human medial prefrontal cortex：II. During anticipatory anxiety ［J］. Proc Nathl Acad Sci，2001，98. 688－691.

［31］ Buckner R L，Andrews-Hanna J R，Schacter D L. The brain's default network：anatomy，function，and relevance to disease ［J］. Ann N Y Acad Sci，2008，1124：1－38.

［32］ Broyd S J. Default-mode brain dysfunction in mental disorders：a systematic review ［J］. Neurosci Biobehav Rev，2009. 33(3)：279－296.

［33］ Herting M M. Test-retest reliability of longitudinal task-based fMRI：Implications for developmental studies ［J］. Dev Cogn Neurosci，2018，33：17－26.

［34］ Mwansisya T E. Task and resting-state fMRI studies in first-episode schizophrenia：A systematic review ［J］. Schizophr Res，2017，189：9－18.

［35］ Glover G H. Overview of functional magnetic resonance imaging ［J］. Neurosurg Clin N Am，2011，22(2)：133－139.

［36］ Clark V P. A history of randomized task designs in fMRI ［J］. Neuroimage，2012，62(2)：1190－1194.

［37］ Ruge H. The many faces of preparatory control in task switching：reviewing a decade of fMRI research ［J］. Hum Brain Mapp，2013，34(1)：12－35.

［38］ Hartwig V. Systematic Review of fMRI Compatible Devices：Design and Testing Criteria ［J］. Ann Biomed Eng，2017，45(8)：1819－1835.

［39］ Petersen S E，Dubis J W. The mixed block/event-related design ［J］. Neuroimage，2012，62(2)：1177－1184.

［40］ Williams R J. Comparison of block and event-related experimental designs in diffusion-weighted functional MRI ［J］. J Magn Reson Imaging，2014，40(2)：367－375.

第十二章

磁共振波谱成像

活体磁共振波谱(magnetic resonance spectroscopy, MRS)可通过非侵入性方式检测和定量活体组织代谢及生物化合物的变化。在临床上,MRS 得到的被测化合物组成成分及其定量特征可用于研究疾病发病机制、疾病鉴别诊断以及纵向监测患者疗效等。目前,MRS 为评价脑的代谢和功能提供了一个强大的工具。此外,其在乳腺和前列腺等部位肿瘤的鉴别诊断也具有重要价值。

第一节 磁共振波谱基本概念

一、化学位移

(一) 共振频率和化学环境

基于拉莫尔共振条件,原子核的共振频率是由其旋磁比及其所感受到的磁场强度所决定,可表示为如下公式:

$$f_0 = \bar{\gamma} B_n \qquad \text{(公式 12-1-1)}$$

公式中 f_0 是原子核的拉莫尔共振频率(简称拉莫尔频率),$\bar{\gamma}$ 是旋磁比,B_n 为原子核感受到的磁场强度。特定的原子核有特定的旋磁比,如氢原子核(质子)的旋磁比为 42.57 MHz/T。

如果原子核不是自由的而是化合物的一部分,则可观察到外加磁场 B_0 被周围电子屏蔽的现象。因此,对于给定的外磁场,由于不同核所处的化学环境不一样,则产生共振频率的微小差别,从而导致磁共振峰的差别。这种屏蔽效应所导致的原子核共振频率的变化称为化学位移,这是 MRS 的一个主要概念。

图 12-1-1 为乙醇的质子磁共振波谱低分辨率谱,3 个 ^1H 共振峰分别表示羟基(—OH)、亚甲基(—CH$_2$)和甲基(—CH$_3$)。

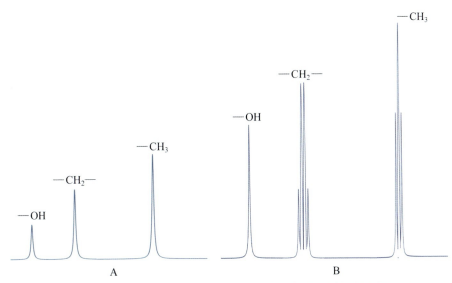

图 12-1-1 乙醇(CH$_3$—CH$_2$—OH)的质子磁共振波谱。A. 低分辨率谱,3 个 ^1H 共振峰分别表示羟基(—OH)、亚甲基(—CH$_2$)和甲基(—CH$_3$),其在共振谱线下面积的比例为 1:2:3,因此与 3 种原子基团的比例对应;B. 高分辨谱,谱线分辨率提高,能够观察到共振峰的分裂(自旋-自旋耦合);亚甲基团能够分为四部分,信号强度的比例为 1:3:3:1;甲基基团分为三部分,信号强度的比例为 1:2:1

（二）化学位移的定义

到目前为止，拉莫尔频率都是以赫兹(Hz)为单位表示的。而电子屏蔽效应依赖于磁场强度，因此其引起的频移也依赖于磁场强度。这种依赖于外部磁场 B_0 的拉莫尔频率的表示方式对于不同场强下化学物质鉴定和对比不太方便。当化学位移以相对于参考化合物的拉莫尔频率的比例来表示时，则变得与磁场强度无关。^{1}H 化学位移大约为百万分之一量级(parts per million, ppm)，所以以 ppm 表示：

$$\delta = \frac{f - f_{ref}}{f_{ref}} \times 10^6$$

（公式 12-1-2）

其中 δ 表示化学位移(ppm)，f 和 f_{ref} 分别表示所研究化合物和参考化合物的拉莫尔频率(Hz)。

（三）化学位移参考物

理想的参考化合物应该是化学惰性的，它的化学位移应该与外部变量(温度、离子强度、位移试剂)无关，并且能与其他共振信号很好分离，是强的单重态谱线。一种被 ^{1}H-NMR 广泛接受的参考化合物是四甲基硅烷(tetramethylsilane, TMS)，它的 $\delta = 0$。然而，TMS 的应用仅限于有机溶剂中化合物的 NMR 研究。对于水溶液，典型的参考物是 3-(三甲基硅基)丙酸酯(3-trimethylsilylpropionate, TSP)或 2,2-二甲基-2-硅戊烷-5-磺酸盐(2,2-dimethyl-2-silapentane-5-sulfonate, DSS)，其中 DSS 更理想，因为其化学位移与温度和 pH 无关。然而这些化合物在人体内组织中不存在，因此不能作为内参。

在活体 MRS 应用中，则采用其他共振峰作为内部参考。脑部 ^{1}H-MRS 常用的内部参考是的 N-乙酰天冬氨酸(N-acetyl aspartate, NAA)的甲基单峰(2.01 ppm)，而脑和肌肉的 ^{31}P-MRS 则可采用磷酸肌酸共振峰(0.00 ppm)。

（四）化学位移范围

图 12-1-2 显示了常规 ^{1}H 磁共振谱观察到的一些化学基团的化学位移的总体情况，总体模式可以定性地用邻近的负电性原子的屏蔽效应来解释。有些文献还会采用术语"下场区"(down field)和"上场区"(up field)来定义化学位移的分布。这些术语的起源是在磁共振的早期采用固定频率的射频照射，进而通过改变磁场来获得波谱。具有高拉莫尔频率的信号具有高的化学位移，需要较低的主磁场才能与固定频率的射频产生共振，因此具有较高化学位移的谱线会出现在下场区，具有较低化学位移的谱线出现在上场区。可以这样去理解：下场区的原子核电子屏蔽磁场降低，上场区的原子核电子屏蔽磁场增加。

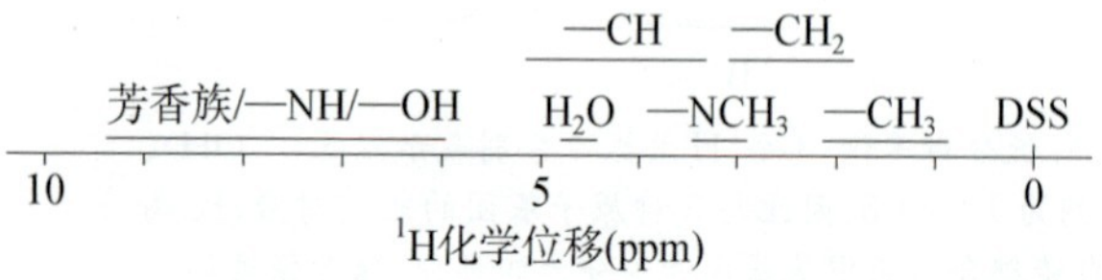

在图 12-1-2 中，电负性基团(如羰基和羟基)或其附近的共振谱线出现在波谱的下场区，而高度屏蔽的甲基出现在上场区。临床 ^{1}H-MRS 在很大程度上涵盖了 1~4 ppm 范围内的上场区共振谱线。

二、标量耦合

拉莫尔频率或者化学位移，可给出原子核化学环境的直接信息，从而极大地帮助化合物的明确检测和指认。理论上，谱线下积分面积与化合物的浓度成正比，从而使磁共振波谱成为一种定量技术。如上所述，乙醇在低分辨率磁共振波谱中出现 3 个峰，面积分别为 3:2:1，它们依次为—CH_3、—CH_2、—OH 基团中的质子峰(12-1-1A)。当 NMR 谱分辨率提高后，还可以观察到的另一个特征是共振峰分裂成几条较小的谱线(图 12-1-1B)，这种现象通常被称为标量耦合、J 耦合或自旋-自旋耦合。

具有磁矩的原子核之间是相互影响的，除了直接通过空间耦合即偶极-偶极耦合外，还会通过化学键中的电子来耦合即标量耦合。虽然偶极相互作用是液体中弛豫的主要机制，但由于分子的快速翻转使平均偶极相互作用为零，所以原子核之间不存在净相互作用。然而，由于化学键的平均相互作用并不为零，进而引起标量耦合现象。标量耦合是一种量子效应，仅用经典的磁化矢量模型是无法理解的。由于这方面的原理相对比较复杂，这里不加赘述。

标量耦合的基本原理是基于自旋-自旋配对，所以标量耦合常数与外加磁场无关，其值采用赫兹(Hz)表示。典型的标量耦合常数是：^{1}H—^{1}H(1~15 Hz)、^{1}H—^{13}C(100~200 Hz)、^{1}H—^{15}N(70~110 Hz)、^{1}H—^{31}P(10~20 Hz)、^{13}C—^{13}C(30~80 Hz) 和 ^{31}P—O—^{31}P(15~20 Hz)。

如果一种化合物的化学位移差值大于其标量耦合常数，则谱线被认为是一阶的。对于标量耦合和化学位移差值为相同数量级者，谱线被认为是二阶的。脑代谢物中的许多 ^{1}H 表现为标量耦合，并且随

芳香族/—NH/—OH   —CH   —CH₂   H₂O —NCH₃ —CH₃   DSS

| 10 | | 5 | | 0 |

^{1}H化学位移(ppm)

图 12-1-2 各种化学基团的化学位移范围。2-二甲基-2-硅戊烷-5-磺酸盐(DSS)中甲基质子的化学位移 $\delta = 0$

着信噪比的提高,高的主磁场强度有利于改善其谱线分辨率,并可通过减少二阶耦合效应来简化谱型。

使用标量耦合可进行波谱编辑。如 γ 氨基丁酸在人体大脑中含量很低,它有一个亚甲基的质子是三重峰,化学位移为 3.00 ppm,其与肌酸中化学位移为 3.02 ppm 的峰重合,并与胆碱中化学位移为 3.20 ppm 靠得也很近,因此常规 MRS 中难以检测到 γ 氨基丁酸中 3.00 ppm 的峰。利用标量耦合并采用谱编辑技术,就可将肌酸中化学位移为 3.02 ppm 的峰和胆碱中化学位移为 3.20 ppm 的峰消除掉,从而检测到 γ 氨基丁酸 3.00 ppm 的信号。

(李建奇)

第二节　谱线的特征及意义

活体 MRS 的目的是无创性定量分析活体组织中的化合物。MRS 共振信号(对应于谱峰面积)与共振原子核丰度成正比,因此可对其主体化合物进行定量分析。如果化合物具有一个以上的共振原子核,则可在谱线上观察到一个以上的波峰,同时所伴随的冗余信息可用来提高物质定量分析的精确度。代谢物特异性的化学位移和标量耦合组合产生了类似于人类指纹的独特谱型。但是,从活体人脑中采集的 ^{1}H - MRS 谱线包含有来自所有被观察代谢物的综合信息,是多个代谢物波谱的总和,这就需要将各个代谢物浓度进行分离。^{1}H - MRS 谱线分散有限(即所观察共振峰显示得不是明显),而且活体所获得的谱线宽度一般较宽,所以谱线之间会出现严重重叠。在临床实践中,尽管各个代谢物谱型具有基本特征,但很难对各个代谢物进行可靠识别。通过对谱峰的简单数值积分算出谱线下面积通常是不准确的,而需要用到复杂的后处理方法对波谱数据进行优化,并用数学模型对谱峰进行拟合,从而得到更可靠的定量结果。

图 12 - 2 - 1A 显示了波谱谱峰示意图,其具有如下特性。

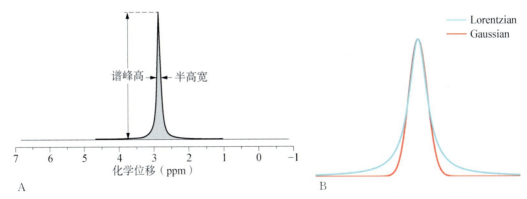

图 12 - 2 - 1　波谱特性图。A. 该波形为洛伦兹型,图中灰色表示峰下面积;B. 红色为高斯波形,浅蓝色为洛伦兹波型

1. **横坐标(谱线共振频率)**　谱的横轴(横坐标)代表共振频率,一般以 ppm 来标定横坐标。

横坐标向左是正。横坐标的左边,代表高频(下场);横坐标的右边,代表低频(上场);横轴的零点(参考点)是某一特定化合物的共振频率。一种被广泛接受的 ^{1}H - NMR 和 ^{13}C - NMR 参考化合物是四甲基硅烷(TMS)。[31]P 谱一般采用磷肌酸(phosphocreatine)作为标定物。水的质子共振频率相对于 TMS 为 4.65 ppm。

2. **纵坐标(谱峰高)**　纵坐标是化合物的信号强度(峰高)。

3. **半高宽**　半高宽(full width at half maximum, FWHM)用来表示谱峰的锐利度,主要由以下几个因素决定:①外磁场的均匀度。磁场均匀度越差,MR 谱线越宽,因此优化样品容积内的场均匀度即匀场非常必要。②样品内在的因素,磁化率的不均匀会破坏场均匀度。③横向弛豫时间 T2。T2 越长,谱线越窄。有许多因素可导致 T2 缩短,如与大分子的作用、环境的黏滞性和顺磁性物质的存在等。

4. **谱面积**　如果 TR 足够长和 TE 足够短,则谱面积正比于物质量。谱峰下面积也被称为谱强度。

5. **谱线形状**　谱线形状包括吸收线型和色散线型,或者是两者结合。吸收线型代表谱线是对称的,而色散线型表示谱线是反对称的。而吸收线型包括洛伦兹型(Lorentzian)和高斯型(Gaussian)(图12-2-1B)。

6. 谱线分裂　谱线分裂,代表标量耦合。

7. 信噪比　一般来讲,MRS探测到的信号要比质子MRI探测到的信号弱得多,因此MRS实验要求多次重复,然后在计算机内存内相加,以得到MRS所要求的信噪比。收集一个MRS谱至少要几分钟,得到的数据是整个采样时间段的信号平均。每个射频脉冲的作用都会干扰核自旋系统,因此每次激发后,都必须有一定的时间来让自旋恢复到平衡态。恢复到平衡态的过程是一个e指数变化过程,取决于T1常数,从几百毫秒到几秒不等。如果射频间隔非常小,则会出现部分饱和现象,降低信号强度。

(李建奇)

第三节　磁共振波谱的主要代谢产物

图12-3-1显示了7T系统上获得的正常人脑组织[1]H-MRS谱线,其由大脑中神经化学物质所有成分的谱信号组成。接下来我们对人体中常见的代谢产物的磁共振特征以及病理生理意义进行简单介绍。

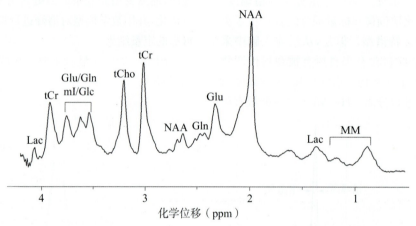

图12-3-1　7T系统上正常人大脑[1]H-MRS。Lac,乳酸;tCr,肌酸;Glu,谷氨酸;Gln,谷氨酰胺;mI,肌醇;tCho,胆碱化合物;NAA,N-乙酰天冬氨酸;MM,大分子物质(感谢复旦大学王前锋老师提供此图)

一、N-乙酰天冬氨酸

在正常脑组织的[1]H-NMR谱中,最显著的共振峰来源于NAA的甲基,其化学位移为2.01 ppm。NAA在大脑内的浓度是不均匀的,灰质区域的浓度为8~11 mmol/L,白质区域的浓度为6~9 mmol/L。NAA是正常神经元的标志物,只有功能性的神经细胞包含这种物质,其确切生理作用尚不明确。NAA具有调节渗透的功能,并且是神经递质N-乙酰基-谷胱甘肽-谷氨酸(N-acetyl aspartyl glutamate,NAAG)的前体。NAA含量的升高目前仅见于Canavan病;而其含量的降低(有时伴随Cho提高)与非特异性神经元损失或功能异常有关,包括缺血、创伤、炎症、感染、肿瘤、痴呆、胶质增生等。

二、胆碱化合物

胆碱化合物(choline-containing compounds,tCho)是由胆碱(choline, Cho)、磷酸胆碱(phosphorylcholine, PC)和甘油磷酰胆碱(glycerophosphorylcholine, GPC)组成的化合物,是反映细胞膜转换的标志物,化学位移为3.20 ppm。tCho在人脑中的浓度为1~2 mmol/L,且其含量在白质中高于灰质。tCho含量升高与细胞分裂增殖活跃及细胞代谢异常增高有关,常见于肿瘤、炎症、慢性缺氧;而其含量的降低主要发生于卒中、肝性脑病等。在乳腺、肝脏等部位的肿瘤中,tCho浓度也有增高。此外,在前列腺癌和前列腺增生(benign prostatic hyperplasia, BPH)中,由于细胞地增值速率加快,tCho浓度均有升高。

三、肌酸和磷酸肌酸

肌酸和磷酸肌酸（totalcreatine，tCr）是肌酸（creatine，Cr）及其磷酸化结构磷酸肌酸（phosphocreatine，pCr）的总数，其化学位移为 3.03 ppm 和 3.93 ppm。Cr 在 3.027 ppm 处的共振峰与 pCr 在 3.029 ppm 处的共振峰无法进行可靠分离，而 Cr 在 3.913 ppm 处的共振峰与 pCr 在 3.930 ppm 处的共振峰在 7T 或更高场强下可得到有效分离。人脑中 Cr 和 pCr 的浓度分别为 4.5～6.0 mmol/L 和 4.0～5.5 mmol/L，在灰质中的浓度（6.4～9.7 mmol/L）高于白质（5.2～5.7 mmol/L）。tCr 浓度相对恒定，不随年龄或疾病改变，因此 tCr 常被用作内部代谢物浓度参考物质。

tCr 是能量利用和存储的重要化合物，其标志着细胞的能量状态。Cr 在肝脏、胰腺和肾脏中合成，经血液转运到骨骼肌、心肌和大脑等组织，经磷酸化作用生成 pCr。Cr 含量升高常见于新生儿、阿尔茨海默症、糖尿病、脑病恢复期、低级别胶质瘤和高渗状态；而其含量的降低主要见于恶性肿瘤、慢性肝性脑病、卒中等。但是，tCr 的浓度在前列腺癌、BPH 和正常前列腺组织中无显著差异。

四、谷氨酸类化合物

谷氨酸（glutamate，Glu）和谷氨酰胺（glutamine，Gln）存在复合重叠的标量耦合（J 耦合），共振峰常难以分开，是复杂的多重峰模式，两种代谢物的组合常被称为谷氨酸类化合物（Glx）。β,γ - Glx 位于 2.1～2.4 ppm，α - Glx 位于 3.65～3.8 ppm。有研究认为在 3 T 及以上的磁场强度下，使用短回波时间的波谱拟合可以将约在 2.3 ppm 处的 Glu 和 Gln 的重叠峰分离开。Glu 在脑内的平均浓度为 8～12 mmol/L，且其在灰质与白质区域差异显著。Gln 主要位于星形胶质细胞中，浓度为 2～4 mmol/L。

Gln 是嘌呤和嘧啶合成过程中的氮原料物质，Glu 是 γ-氨基丁酸（γ-aminobutyric acid，GABA）的前体物质。Gln 可以转化成 Glu，后者与神经传送的调节有关，是兴奋性神经递质。Glx 含量的升高常见于肝性脑病、严重缺氧等。

五、γ-氨基丁酸

γ-氨基丁酸有 6 个氢质子分布在 3 个亚甲基上，GABA - H2 在 2.28 ppm 处的三重共振峰与谷氨酸- H4 的共振峰（2.34 ppm）和大分子 M6 的共振峰（2.29 ppm）非常接近；GABA - H4 的近似三重峰出现在 3.00 ppm 处，与来自肌酸和磷酸肌酸的强信号以及来自大分子和谷胱甘肽的较小信号重叠。GABA - H3 的近似五重峰以 1.89 ppm 为中心。由于 GABA 的三种共振峰与其他代谢物质有着很强的共振峰重叠现象，所以 GABA 的检测通常依赖于谱编辑技术。

GABA 是一种抑制性神经递质，脑内正常浓度大约为 1 mmol，其含量的降低与神经和精神疾病有关，包括癫痫、抑郁症和惊恐障碍等。

六、乳酸

乳酸（lactate，Lac）包含两种质子信号，一种来自 CH 组，另一种来自 CH_3。来自 CH 组的四重峰位于 4.10 ppm 处，与水峰（4.7 ppm）很接近；来自 CH_3 的双峰位于约 1.31 ppm 处。乳酸在正常脑组织中浓度低至 0.5 mmol/L，为无氧呼吸的最终产物，其含量的升高常见于缺血、先天性代谢异常（特别是呼吸链异常）、各级别的肿瘤、炎症等。在肿瘤、卒中或体素定位不理想（包含有皮下脂肪）时，乳酸可能与大的脂质共振峰重叠。在这些情况下，乳酸峰可使用谱编辑技术得到。

七、脂质

脂质（lipids，Lip）信号来自活动油脂、脂肪酸和甘油三酯。这些几乎均为脂质前体或脂质分解产物。脂质的谱峰信号主要源于脂肪酸链的亚甲基（1.3 ppm）和甲基（0.9 ppm）。脂质信号常见于短 TE 序列，它的出现可能早于组织学能观察到的坏死，其含量的升高与高级别的恶性肿瘤、脓肿、急性炎症、急性卒中有关。

八、肌醇

肌醇（myo-inositol，mI）主要位于 3.56 ppm，正常浓度为 4～8 mmol/L。肌醇被认为是胶质细胞的标志物，能反映渗透压的异常。肌醇含量的升高常见于新生儿（肌醇在婴儿时期含量较高）、阿尔茨海默症、糖尿病、脑病恢复期、低分级胶质细胞瘤和高渗透状态等；其含量的降低与恶性肿瘤、慢性肝性脑病和卒中等有关。

九、枸橼酸盐

枸橼酸盐（citrate，Cit）是细胞线粒体内三羧酸重要代谢产物,是精液的组成成分。Cit 峰位于 2.6~2.7 ppm 处。正常和增生前列腺组织内其浓度约为 1.2 mmol,而癌变前列腺组织内 Cit 浓度很低,切片标本显示正常前列腺外周带的 Cit 绝对浓度是前列腺癌的 10 倍。正常前列腺外周带 Cit 水平显著高于中央腺体。临床上诊断病变时,常测量 Cit 与相关代谢物(胆碱+肌酸)的比率。

(赵玮玮 李建奇)

第四节 磁共振波谱的序列及扫描参数

虽然 MRI 和 MRS 基于相同的基本原理,但是两者之间还是存在许多差别。对于临床医生来说,最大的差别就是:MRI 得到的是解剖图像,MRS 提供的则是以数值或图谱来表达的定量化学信息。磁共振波谱成像(MR spectroscopic imaging,MRSI)即以图像形式提供代谢信息。

一、定域单体素磁共振波谱

在定域磁共振波谱学中,MR 信号来自人体器官中指定的感兴趣容积。磁共振成像中,空间定位是通过层面选择、频率编码和相位编码来完成的;而定域单体素磁共振波谱学中,所需容积的形状和位置是通过一定频率和带宽的选择性射频脉冲与磁场梯度的结合来定义,被激发的感兴趣容积通常呈长方体形状。

(一) 单体素 ^{1}H-MRS 的定位原理

单体素 ^{1}H-MRS 的定位技术是使用层面选择性脉冲(特定频率和带宽的选择性脉冲与梯度磁场的结合)来激发选定感兴趣容积中的质子或使其横向磁化矢量重聚(图 12-4-1)。感兴趣容积外的质子不被激发,或者施加扰相梯度磁场将感兴趣容积外组织被层面选择性脉冲激发产生的横向磁化矢量产生相位离散。使用这样的技术,可在一次扫描中获得定域谱。

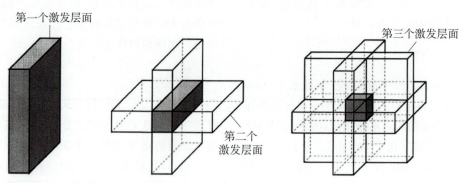

第一个激发层面

第三个激发层面

第二个激发层面

图 12-4-1 使用三个层面的容积确定原理。由层面选择性射频脉冲依次激发三个相互垂直的层面,通过三个层面的交叉来确定感兴趣容积

(二) 点分解波谱法定位(point resolved spectroscopy,PRESS)

1. 脉冲序列 图 12-4-2 为 PRESS 脉冲序列示意图。90°射频脉冲和第一个 180°射频脉冲的作用形成第一个自旋回波,第一个自旋回波及紧随其后的第二个 180°射频脉冲作用则会生成另一个回波。第一个自旋回波和第二个 180°射频脉冲之间的间隔时间完全等于第二个 180°射频脉冲和数据采集之间的延迟时间,即所谓双自旋回波。单体素定位则可以通过在一个平面上的层面选择性 90°脉冲以及紧随其后的在其余两个正交平面上的两个层面选择性 180°脉冲来完成。对于理想的射频脉冲,只有经受所有三个脉冲的自旋质子在采集时才形成所需的回波。图 12-4-3B 为颅脑背外侧前额叶采用单体素 PRESS 序列得到的 MRS 谱。

2. 优点 PRESS 是一种广泛采用的波谱定位方法,该序列得到的波谱信噪比比受激回波采集模式法高。PRESS 序列可以一次扫描整个磁化矢量来完成单体素定位,其对运动和系统不稳定相对不太敏感。

3. 缺点 PRESS 中两个层面选择性 180°射频脉冲会产生大量横向磁化矢量和假回波,因此,必须采用强的扰相梯度磁场将不需要的信号破坏掉(如图 12-4-2 黑色阴影区所示)。通过缩短射频脉冲

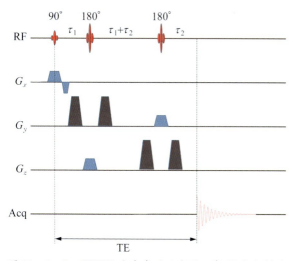

图 12-4-2　PRESS 脉冲序列示意图。在 X 方向梯度（G_x）存在时施加一个 90°激发脉冲，随后沿 Y 方向（G_y）和 Z 方向（G_z）施加两个层面选择性 180°射频脉冲。为了满足双自旋回波方案，射频脉冲与采集之间的时间延迟 τ_1 和 τ_2 应符合如图所示的要求。除了在两个 180°射频脉冲上施加层面选择性梯度之外，也应施加强扰相梯度（黑色阴影区）。在第一个 90°激发脉冲后的时间延迟（TE）开始采集空域信号。施加层面选择性脉冲的顺序可以是任意的

和梯度脉冲的长度，TE 可缩短到最小，但是缩短射频和梯度长度需要考虑到特定吸收率（SAR）和最大梯度强度的限制。与受激回波采集模式法定位序列相比，PRESS 所实现的最小 TE 相对较长。由于 MRI 系统射频峰值功率的限制，180°重聚射频脉冲的带宽通常被限制在 1～2 kHz，化学位移错位会比受激回波采集模式定位方法大。

（三）受激回波采集模式法（stimulated echo acquisition mode, STEAM）

1. 脉冲序列　STEAM 序列使用三个 90°射频脉冲，当最后一个 90°脉冲之后延迟时间等于前两个 90°脉冲之间的间隔时间时会生成一个受激回波（图 12-4-4）。由于在施加射频脉冲的同时还施加了梯度磁场，只有经历三个层面选择性脉冲的信号才被重聚以产生来自感兴趣容积的受激回波。通常，层面选择前或后的相位重聚梯度和信号破坏梯度分开施加。为了缩短回波时间，梯度可予以重新排列。例如，一个层面选择相位重聚梯度与后面的破坏梯

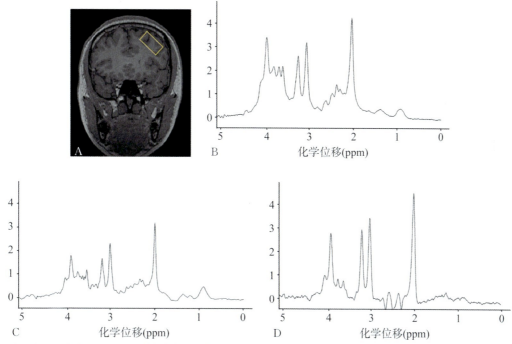

图 12-4-3　采用不同体素定位方法的单体素磁共振波谱。A. 颅脑背外侧前额叶的单体素定位图；B. 采用 PRESS 方法得到的波谱（TR=2 000 ms，TE=35 ms）；C. 采用 STEAM 方法得到的波谱（TR=2 000 ms，TM=10 ms，TE=35 ms）；D. 采用 semi-LASER 方法得到的波谱（TR=2 000 ms，TE=68 ms）

度相组合，形成另一个任意梯度。图 12-4-3C 为颅脑背外侧前额叶采用单体素 STEAM 序列得到的 MRS 谱。

2. 优点　STEAM 序列只使用 90°射频脉冲，这样当射频功率给定时，射频脉冲的时间可以缩短（相

对于 180°射频脉冲），带宽就可增加，可有效减少化学位移错位误差。STEAM 方法的另一个优点是混合时间（mixing time, TM）并不对整个回波时间有所贡献（图 12-4-4），因此 TM 这段时间可用于施加强的破坏梯度和额外的水抑制，但不影响 TE 长

度。当采用非对称性脉冲取代常规对称性射频脉冲时,TE可得到进一步缩短。

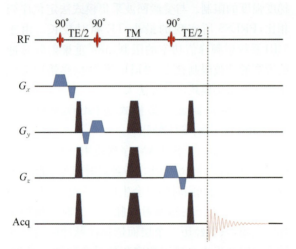

图12-4-4 标准STEAM序列。当TE足够长时,可使所有层面选择性梯度(正的蓝色阴影梯形)和破坏梯度(黑色阴影梯形)无重叠地进行编排。层面选择相位重聚梯度(负的蓝色阴影梯形)也可置于另一个位置,即第二个回波形成前的时间点

3. 缺点 受激回波的信号强度只有相应自旋回波的50%。这是因为第二个90°脉冲只使被激发

自旋的一半从横断面向纵轴旋转,而另一半则在混合时间内被扰相梯度作用导致相位离散。当使用非对称性脉冲时,其层面激发轮廓会变差,因此此时强烈推荐使用外部容积饱和。

(四) 图像选择性活体波谱法(image-selected in vivo spectroscopy, ISIS)

1. 脉冲序列 ISIS利用MRI技术的层面选择原理对来自特定容积的质子MR信号进行定位。这项技术是在自旋激发和信号采集之前对自旋进行层面选择性反转。为了理解单体素ISIS的原理,我们先解释1D-ISIS(图12-4-5A)。为了获得只来自某个特定层面的MR信号,必须进行两次扫描。在第一次扫描时,未施加层面选择性反转射频脉冲,采集得到的自由感应衰减信号是容积中的所有自旋具有相同相位时获得的(图12-4-5A,♯1);而在第二次扫描中,先施加层面选择性180°反转射频脉冲,使靶向层面中的自旋被反转,这样靶向层面的磁化矢量和层面外的磁化矢量相位相反,然后再采集自由感应衰减信号(图12-4-5A,♯2)。当两个自由感应衰减信号进行相减后,只剩来自靶向层面的信号(图12-4-5A中S)。

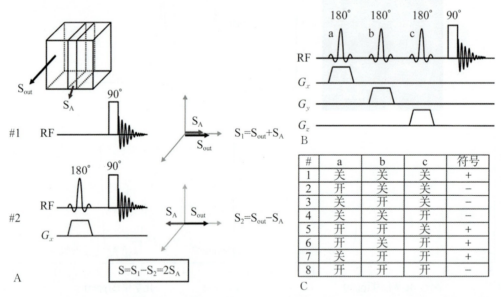

图12-4-5 1D ISIS(左列)和3D ISIS(右列)的原理示意图。A. 1D ISIS原理示意图;B. 3D ISIS脉冲序列时序图;C. 3D ISIS加减方案。1D ISIS原理是:S_A表示来自磁化矢量被反转的层面信号,S_{out}表示来自周围容积的信号,G_x、G_y、G_z表示特定的层面选择性梯度,♯1和♯2分别为未施加和施加有层面选择性反转射频脉冲的扫描序列,扫描得到的信号分别为S_1和S_2;S_1和S_2的信号相减就得到靶层面的信号S。将3个层面选择性反转模块(a~c)相结合则可完成3D ISIS中所需容积的定位

2. 优点 3D容积定位(单体素)可使用三对这种扫描的线性组合来进行定位(图12-4-5B、C),这就消除了来自靶容积之外的无用信号。这种方法

的优点是不存在任何T2加权和J-演化,因为在这种脉冲序列中没有回波时间。因此,ISIS技术非常适用于^{31}P等具有短T2的原子核的波谱采集。

3. 缺点 ISIS 得到的谱信号强度依赖于感兴趣区中的被反转的原子核信号,这样 T1 弛豫会导致其信号丢失,使具有短弛豫时间的代谢物的层面激发轮廓不理想。此外,对于容积定位需要至少 8 次扫描。另外,信号加减方案会使得定位对运动和射频脉冲缺陷等非常敏感,这些因素会导致定位不准确。

(五)绝热选择性重聚定位序列(localization by adiabatic selective refocusing, LASER)

LASER 序列采用绝热多回波自旋回波方案(CPMG 序列)来完成单体素定位。其不是在三个方向上使用三个 180°层面选择性脉冲,而是通过一个 90°绝热 BIR-4 脉冲得到非选择性激发后再使用三对绝热全通道(adiabatic full passage,AFP)脉冲(如 Sech 脉冲)来获得定域 MR 信号,该信号不依赖于射频幅度,并且具有较小化学位移错位误差。

当使用一个非选择性绝热激发脉冲(BIR-4)时,此序列完全绝热(图 12-4-6)。与其他反转脉冲(如 Sinc 脉冲)不同,绝热脉冲产生一个横穿层面的非线性相位波动,必须成对地施加才能获得层面选择性自旋回波。因为使用三对绝热全通道脉冲,所以有必要使用强的破坏梯度让所有无用相干性信号产生相位离散。考虑到射频脉冲和梯度的数量比较多,最小 TE 本身会增加。

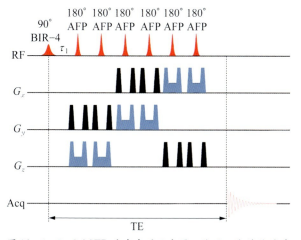

图 12-4-6 LASER 脉冲序列示意图。使用一个绝热脉冲即 BIR-4 施加一个非选择性激发。每对绝热全通道脉冲(AFP)以及相应的梯度使一个层面内磁化矢量重聚。这样,一对沿 Z 轴的层面选择性重聚脉冲后紧接着施加两对分别沿 Y 轴和 X 轴的层面选择性脉冲。三对绝热全通道脉冲(6 个 AFP 射频脉冲)定义出单体素容积

半绝热选择性重聚定位(semi localization by adiabatic selective refocusing,semi-LASER)序列采用层面选择性激发模块替代 LASER 序列中的

BIR-4 型 90°脉冲。因此,单体素定位方案的完成只需要两对频率选择性绝热全通道重聚脉冲而不是 LASER 序列中的三对脉冲。为了更好地抑制无用的磁化矢量,两对频率选择性绝热脉冲可以交替方式施加,扰相梯度也应仔细调整以消除无用的自由感应衰减或回波。图 12-4-3D 为颅脑背外侧前额叶采用单体素 semi-LASER 序列得到的 MRS 谱。

由于 LASER 和 semi-LASER 采用绝热脉冲,所以该类序列对 B_1 不均匀不太敏感。而且所施加的绝热全通道脉冲宽带比较大,激发轮廓边界比较锐利,因此化学位移错位误差较小,这有助于提高定位精度。另外,由于采用 CPMG 重聚脉冲序列,所以会有更长的表观 T2 并抑制部分 J 耦合演化,这有利于探测具有复杂多重峰的代谢物,如谷氨酸等。

(六)不同定位方案的利弊

最佳定位序列的选择取决于研究对象、硬件性能以及研究的具体目标和要求。正如前面所提到的,3D ISIS 和使用外部容积饱和的定位法通常并不足以有效地获得高质量的短 TE 质子谱。由于 PRESS 具有相对较大的化学位移错位误差以及在消除短回波时间下使信号被污染的伪自由感应衰减信号和伪回波中的复杂性,一般很少用于短 TE 研究。

由于人体 MR 系统对最大磁场梯度幅度和达到此幅度的最小时间延迟(上升时间)以及射频脉冲的最大数量及其长度和功率具有严格限制,因此,减小化学位移错位误差的方法(STEAM、LASER 和 semi-LASER)更适合于短 TE 的人体研究。STEAM 在本质上提供较低的信号强度;LASER 法能提供全部信号强度,但最小 TE 较长,这可能引入了更多的 T2 加权信号强度。所有这些技术也对射频磁场(B_1)的不均匀性不太敏感。在短 TE 的研究中,STEAM 对于较大的感兴趣容积和射频线圈的高敏感性是有益的。

二、磁共振波谱成像

在单体素磁共振波谱中,通过 MRI 引导定位可从指定的感兴趣位置中采集代谢物信息。但是,如果成像技术不能够清楚地显示病变,则很难精确定义感兴趣区,那么单体素 MRS 有可能遗漏掉重要的感兴趣区域。此外,研究代谢产物的空间异质性也很有意义。MRSI 可从同一次采集获取多个体素的

代谢产物信息,因此具有明显的优势。MRSI 方法可将来自一个大体素的信号细分为更小的体素以获取代谢信息的空间分布,目前广泛采用的方法是基于梯度场的空间编码法。MRSI 也被称为化学位移成像(chemical shift imaging, CSI)。

但是,与单个小体素采集相比,MRSI 需要对更大感兴趣区优化序列,这也就对 B_0 匀场质量、翻转角的空间均匀性以及水峰抑制和脂质抑制提出了新的要求,而且 MRSI 扫描时间较长,数据处理更加复杂。

与单体素中选择较小的体素相比,MRSI 会选择激发较大的容积,并将该容积进行进一步分割成 2D 或 3D 网格的多个小体素。激发大容积所采用的序列与单体素中采用的 PRESS、STEAM 或 semi-LASER 类似。在这些序列基础上,施加两个或者三个方向上的相位编码梯度实现 2D 或 3D 空间编码,以将波谱信号定位到特定的网格位置。

(一) 二维 MRSI

图 12-4-7 显示了基于 PRESS 采集的二维 MRSI 脉冲序列。三个选片射频脉冲与三个方向的梯度场相结合,能够激发三个相交的正交层面,应用 G_x 和 G_y 梯度可以激发一个感兴趣区的区域,而沿 G_z 的梯度则定义了 PRESS 感兴趣容积的切片厚度。在第二个 180°后延迟 τ_2 后对第二回波的后半部分进行采样。该序列中,沿 X 和 Y 方向还施加了相位编码梯度,对回波信号进行空间编码,可产生三

维数据矩阵(k_x、k_y、t)。然后对其进行空间和时间维度傅立叶变换,则可产生不同位置的波谱。

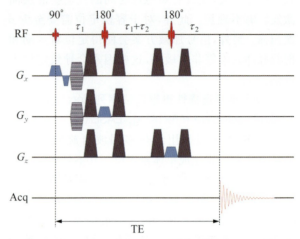

图 12-4-7 基于 PRESS 的 2D MRSI 脉冲序列。蓝色标记梯度为层面选择性梯度,黑色标记梯度为扰相梯度。与 PRESS 单体素 MRS 序列不同的是,2D MRSI 沿 X 和 Y 方向还施加了相位编码梯度(以水平线条纹梯度脉冲表示),对回波信号进行空间编码。最后在第二个 180°射频脉冲后延迟 τ_2 时间点开始采样,采集了第二个回波的后半部分

在 2D MRSI 中,在 Z 方向上的一个层的总采集时间是 $N_x \times N_y \times N_{avg} \times TR$,其中 N_x 和 N_y 分别是沿 X 和 Y 方向的相位编码的数目,N_{avg} 是信号平均值的数目,TR 为重复时间。

图 12-4-8 显示了一名健康志愿者在 3T 设备上采用 semi-LASER 获得的二维 MRSI。

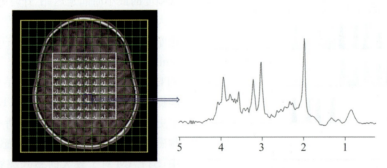

图 12-4-8 颅脑 2D MRSI。数据采集参数:TR=2000 ms, TE=70 ms,从 16×16 的 K 空间网格中进行椭圆采样,体素大小为 6 mm×6 mm×6 mm。白色方框为激发 FOV,黄色方框为采集 FOV。右图的波谱为左图定位图上深蓝色方框对应体素的波谱,白色方框内的每个体素都能得到类似的波谱

(二) 三维 MRSI

图 12-4-9 显示了基于 PRESS 方式的三维 MRSI 脉冲序列。该序列与基于 PRESS 的二维 MRSI 相同的是,也是通过 PRESS 方式激发了一个三维立方体。与上述基于 PRESS 的二维 MRSI 不

同的是,除了沿 X 和 Y 方向施加了相位编码梯度,在 Z 方向也施加了相位编码梯度,这样对三个方向的回波信号均进行了空间编码,可产生四维数据矩阵(k_x、k_y、k_z、t)。然后对其进行空间和时间维度傅立叶变换,可产生作为位置函数的波谱。

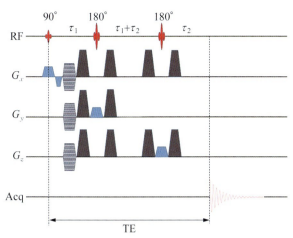

图 12-4-9 基于 PRESS 方式的三维 MRSI 脉冲序列

在三维 MRSI 中,总采集时间是 $N_x \times N_y \times N_z \times N_{avg} \times TR$,其中 N_x、N_y 和 N_z 分别是沿 X、Y 和 Z 方向的相位编码的数目,N_{avg} 是信号平均值的数目,TR 为重复时间。

(三)点扩散函数和信号污染

波谱信息的准确空间表征对于 MRSI 至关重要。在单体素波谱中,可以合理地假设大部分或几乎所有的信号来自于指定的体素位置。而 MRSI 数据重建是基于空间傅立叶变换,所以体素内的重建信号会被来自所有位置的信号所污染。其原因是,有限的空间分辨率导致 K 空间的截断,从而导致来自一个位置的信号泄漏入邻近体素中的效应。点扩散函数(point spread function,PSF)可精确描述 MRSI 网格上某个位置的信号如何对周围区域的信号产生贡献(图 12-4-10A、B)。对于相位编码 MRSI,PSF 是一个复数 sinc 函数;因此,一个体素内的信号包含其他体素正的和负的贡献,这些贡献随着离体素中心的距离而减小。

头皮脂肪特别容易在 MRSI 网格内产生信号,虽然其离 MRSI 网格有一定距离。这些伪影往往会引起明显的频谱失真,也影响对脑组织代谢物和脂质水平的准确估计。使用合适的滤波函数可减少这种信号污染(图 12-4-10C、D),但 PSF 的中心瓣会加宽,从而导致有效体素尺寸增大,因此谱的信噪比会增加,而有效空间分辨率会降低。

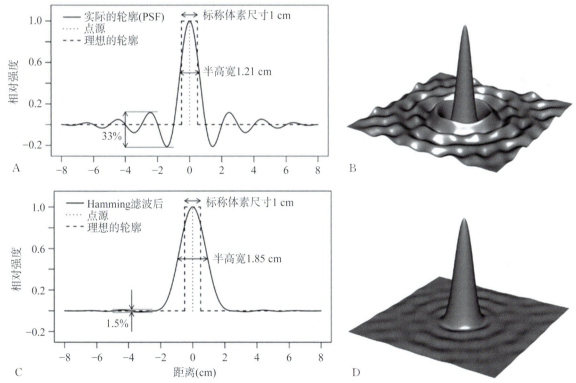

图 12-4-10 MRSI 的信号污染。A. 16 次相位编码的一维点扩散函数(PSF);B. 常用的 16×16 采集两维相位编码方案的两维点扩散函数;C. Hamming 函数对 K 空间数据滤波器后的一维点扩散函数,空间信号扩散减少,但 PSF 的中心瓣会加宽,因此空间分辨率会减小;D. Hamming 函数对 K 空间数据滤波器后的两维点扩散函数,空间信号扩散和分辨率都减小。其中相位编码方向上的标称体素尺寸由视野除以相位编码步数确定,所有的位置都采用了标称分辨率为 1 cm 和 16 cm 的 FOV。由于点扩散函数及其滤波,有效体素尺寸比标称体素尺寸大得多

(四) K 空间加权采集

另外一种降低信号污染的方法是将滤波函数形状整合进数据采集中,通过对所采样 K 空间的加权采集来实现(图 12-4-11),即在 K 空间中心采样的重复次数多于边缘采样。

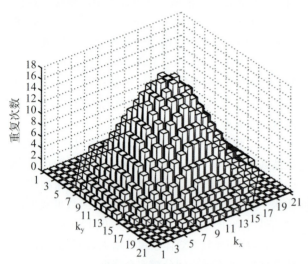

图 12-4-11　MRSI 中 K 空间加权采集分布。K 空间中心位置集中更多数据采样次数,而 K 空间边缘位置采用较少数据采样次数

(五) 快速 MRSI 方法

上述通过梯度空间编码的常规 MRSI 是最广泛使用的方法,已在大多数临床 MR 系统中实施。但是,以 2D 或 3D 方式对整个 K 空间进行编码需要花费很长时间,因为每个 TR 周期(1 秒至数秒)只对 K 空间中一个点进行采集。例如,采集 16×16×16 矩阵的三维波谱数据需要 4096 个 TR,如果 TR=1 s,则总扫描时间将

约 68 min。就实用性、患者舒适性、成本和患者流量而言,这么长的数据采集时间对于临床应用来说是难以接受的。尽管采用上述圆形或球形 K 空间填充方式,数据采集时间得到一定程度的降低,但总体时间还是太长。

与 MRI 快速成像一样,MRSI 加速数据采集也有两种主要方法:①以更有效的方式采集全 K 空间数据,也就是每个 TR 的数据采集有效地覆盖更多的 K 空间。②只采集部分 K 空间数据,然后通过重建算法计算出未采集的 K 空间数据。加速技术组合应用可进一步缩短扫描时间,同时也可避免单一加速技术使用的局限性。

三、磁共振波谱采集方案和参数

不同部位的磁共振波谱采集方案的选取取决于研究的具体目标和要求、使用的系统硬件性能等多种因素,本节将简单总结颅脑、乳腺和前列腺三个部位的 MRS 采集方案,另外也简单介绍肝脏脂肪定量的 MRS 方案。

(一) 颅脑

质子 MRS 可无创提供组织代谢产物的定量参数,已被证明其有助于多种颅脑疾病的临床诊断和评估。2019 年国际医学磁共振协会(The International Society for Magnetic Resonance in Medicine, ISMRM)MRS 学组发表了《颅脑临床用质子 MRS 方法学专家共识》,表 12-4-1、表 12-4-2 和表 12-4-3 分别总结了专家组就颅脑单体素 MRS 数据采集、二维 MRSI 数据采集和预处理、数据分析和解释方法等方面推荐的方法或参数。

表 12-4-1　单体素 MRS 采集方法专家共识

项　目	专　家　共　识
定位方法	化学位移错位小于每 ppm 4% Semi-LASER(首选)或 PRESS,并采用外部容积饱和 (采用 PRESS 序列时,应调整参数保证 PRESS 和外部容积饱和的激发轮廓边界尽可能锐利)
TE	尽可能短(典型值:30 ms) 长 TE 可用于探测乳酸(144 ms 或 288 ms)和抑制脂肪信号
TR	1 500 ms(1.5 T);2 000 ms(3 T)
谱采样参数	1024 复数数据点,谱宽 2 000 Hz
体素尺寸和平均次数	3 T:15 mm×15 mm×15 mm,128 次平均;或者 20 mm×20 mm×20 mm,64 次平均 1.5 T:15 mm×15 mm×15 mm,256 次平均;或者 20 mm×20 mm×20 mm,128 次平均
水参考采集	推荐采集。采集时关闭水抑制,并将发射频率设置为水共振频率,其他序列参数与水抑制时一致。每一次平均的数据采集前的延迟时间至少 9 s,以避免 T1 加权效应
B_0 匀场硬件	对于 3T,推荐采用二阶匀场线圈和具有足够功率的电流放大器
B_0 匀场算法	首选整合有匀场强度限制和不稳定对策的方法,其优于无约束方法

表 12-4-2　二维 MRSI 采集和预处理方法专家共识

方法或参数	专　家　共　识
定位方法	化学位移错位小于每 ppm 2% Semi-LASER(首选)或 PRESS,并采用外部容积饱和 (采用 PRESS 序列时,应调整参数保证 PRESS 和外部容积饱和的激发轮廓边界尽可能锐利)
TE	尽可能短(典型值:30 ms) 长 TE 可用于探测乳酸(144 ms 或 288 ms)和抑制脂肪信号
TR	1 500 ms(1.5T);2 000 ms(3T)
谱采样参数	1 024 复数数据点,谱宽 2 000 Hz
采样矩阵和标称体素尺寸	16×16,层内分辨率 10 mm,层厚 15 mm 每个相位编码步径的平均次数为 1
K 空间采样和预处理	二维相位编码采用笛卡尔采样(椭圆或圆形 k 空间) K 空间数据两倍填零(插值) Hamming 滤波 减少头皮脂肪污染(如 Papoulis-Gerchberg 算法)
水参考采集	应该尽可能采集。采集时关闭水抑制,其他序列参数与水抑制时一致。为了减少扫描时间,可采用低分辨率扫描,采集数据后插值至代谢物的分辨率
B_0 匀场硬件	二阶匀场线圈,并具有足够功率的电流放大器
B_0 匀场算法	首选整合有匀场强度限制和不稳定对策的方法,其优于无约束方法

表 12-4-3　数据分析和解释专家共识

项　目	专　家　共　识
数据预处理	在谱线拟合前不要对时域信号进行截趾处理和零填充操作 谱线拟合前应进行基于水参考的涡流校正(如果软件中有该功能)
分析方法	建议采用完全自动化的方法进行相位校正、化学位移校正以及代谢物幅值估算,用户不要对上述操作过程进行干预 可采用时域或频域的方法拟合,要保证对典型基线以及线宽变化建模时有足够的灵活度
基谱组	推荐优先采用整合有先验知识的基谱组方法,该方法优于谱线积分或对单个峰进行简单拟合 分析时采用的代谢物基谱组建议由与采集方案相匹配的已知 J 耦合和化学位移值仿真得到 肿瘤分析时的基谱组应整合有脂质信号,短 TE(<80 ms)分析时的基谱组应整合有大分子信号
质量评价	作为自动化分析流程的一部分,应测量代谢物单峰和水峰(如果有)的半高宽 需要精确分析的情况下,代谢物和水峰的线宽应<0.1 ppm;代谢物 SNR>3 是确定单峰存在的最低标准 通过对相位校正的谱线、拟合的谱线、估计得到的基线和拟合残差的组合显示,对谱线及其拟合质量进行视觉评估

(二) 乳腺

肿瘤组织中的代谢物状态可通过总胆碱(tCho)浓度来获得。在健康乳腺组织中的 tCho 浓度通常很低,而 tCho 信号增高通常与活检阳性结果相关。乳腺 MRS 有助于良恶性肿瘤之间的鉴别诊断、监测乳腺癌治疗过程、化疗、术后及术前干预重要残留病灶的识别。

1. 技术要点　乳腺 MRS 检查时需要注意如下几点:①一般采用乳腺相控阵线圈采集数据。②一般采用单体素 MRS 居多。为了减少脂肪的影响,一般需要进行脂肪抑制。③小心设置感兴趣区的位置和区域饱和带。感兴趣区只包含肿瘤组织,尽可能不要包含脂肪组织。④为了最大限度地减少由患者呼吸引起的伪影,一般需进行频率校正。

2. 参考定量方法　为了将总胆碱作为代谢标志物,代谢物必须定量。可有两种定量方式:①外部参照定量。在乳腺线圈中放置一种参考溶液(如已知胆碱磷酸浓度的溶液或者纯水)的水模,用于定量总胆碱的信号。②内参照定量。总胆碱的信号也可以通过内参照测量来定量,即感兴趣容积内的水。

为了达到这个目的,可以另外快速采集一个非水抑制的波谱,其体素的位置和大小与抑水时的波谱测量一致。

这两种方法各有优缺点。内标法易于操作,而且由于水抑制胆碱信号也是从相同的体素中获得的,因此该方法不会出现体素位置不一致、大小不同和 B_0 不均匀性等问题。这种方法的局限性是,如果水的浓度由于治疗而发生变化,这种方法可能在定量估计中引入误差。外标法可得到胆碱的一定程度的准确定量。其局限性是需要一个已知浓度的外部水模放置在乳腺线圈内的某处,并且需要另外采集该水模的波谱作为参考。由于病灶的位置和体素大小与参考波谱位置和大小不同,因此在波谱定量时需要进行 B_1 校正。

(三)前列腺 MRS

磁共振波谱成像已被证明在前列腺癌的诊断、定位和定性方面有价值。正常的前列腺波谱包括 Cho、Cr 和 Cit。当出现癌变时,Cho 水平上升,Cit 水平下降,因此代谢物的比例(Cho+Cr)/Cit 可用以病变的鉴别诊断。需要注意的是,Cit 峰具有复杂的 J 耦合,所以谱峰形状随着 TE 而变化。

前列腺 MRS 检查时需要注意如下几点:①建议使用前列腺线圈。采用前列腺专用线圈可大大提高波谱质量。②为了覆盖整个前列腺,测量方案一般基于三维波谱成像序列。③小心定位空间预饱和的位置,以抑制前列腺附近不需要的信号(特别是脂肪信号和膀胱里的尿液信号)(图 12-4-12)。④匀场的好坏对波谱测量尤为重要。在 3T 时,前列腺附近的直肠空气腔的磁化率效应导致磁场不均匀,因此在定位感兴趣容积(VOI)时,应避开直肠空气腔。对于匀场困难的区域(如血流、血管、磁化率的跃变),建议采用半自动匀场方法。在进行波谱测量之前,应仔细检查匀场效果,并在必要时对其进行重新匀场。

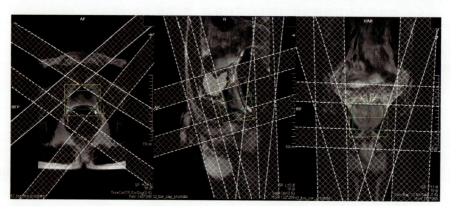

图 12-4-12 前列腺波谱定位方式示例。绿色方框为激发 FOV,黄色方框为采集 FOV,白色网格区域为空间饱和带(该图来自《西门子医疗磁共振系统手册》)

(四)肝脏脂肪定量 MRS

MRS 可以直接定量测量组织内脂肪含量,下面简单介绍 MRS 应用于测量组织内脂肪含量时的数据采集方法、数据处理和分析等具体方案。

1. 采集序列 MRS 定量脂肪含量一般常采用 PRESS 或 STEAM。与 PRESS 序列相比,STEAM 序列在第二个和第三个 RF 脉冲之间没有横向磁化矢量演化,因此具有更短的回波时间,且对 J 耦合效应相对不敏感。另外,STEAM 序列对主磁场强度、T2 矫正和拟合方式等因素更加不敏感,因此 STEAM 序列在定量脂肪含量方面比 PRESS 序列更加稳定。

目前 MRS 定量脂肪含量广泛采用的是快速 T2 矫正多回波采集序列(high-speed T2-corrected multiecho, HISTO),该序列优化了原来的 STEAM 序列。HISTO 方法将 STEAM 序列中射频脉冲之间的扰相梯度幅度成倍提高,而梯度的零级矩保持不变,这种修改可有效减少最短 TE,使最小 TE 降到 12 ms 甚至更短。通过多次连续扫描,每次扫描保持 TR 不变,而回波时间可灵活变化,这样一次扫描就可得到多个不同回波时间的波谱,从而可对 T2 衰减进行矫正。图 12-4-13 显示了通过 HISTO 序列采集的肝脏单体素波谱,TR 为 3000 ms,TE 分别为 12 ms、24 ms、36 ms、48 ms 和 72 ms。

HISTO 序列具有如下优势:首先,具有更短 TE,可降低 J 耦合影响;其次,该序列扫描总时间相

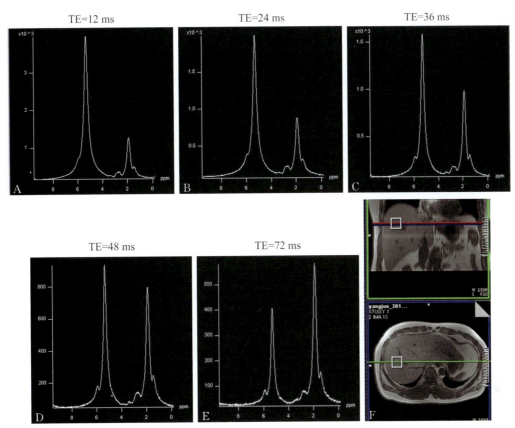

图 12-4-13　HISTO 序列采集的肝脏单体素波谱和体素定位图。A~E.回波时间分别为 12 ms、24 ms、36 ms、48 ms 和 72 ms 的肝脏磁共振波谱;F.为体素定位图

比之前要短,图 12-4-13 采集五个回波共需要 15 s,因此通过屏气一次性扫描获得。

2. 呼吸伪影　当进行腹部 MRS 数据采集时,波谱容易受到呼吸运动的影响。呼吸运动会导致定位的体素位置偏离,同时也会导致谱线位移、谱线增宽、谱线相位偏移等问题。消除呼吸运动影响最理想的方法是采用屏气扫描,然而屏气会限制对信号的采集时间,这就需要在采集时间以及信噪比问题上做好权衡。事实上,HISTO 单次采集就有足够的信噪比,所以一次屏气采集多个回波时间的波谱是可行的。

3. 感兴趣区域定位　肝脏 MRS 感兴趣体素一般定位在信号均匀的肝脏组织内,尽可能避开血管以及胆管结构,这样可避免其他化学物质对扫描结果的污染,同时也能保证好的匀场效果。

4. 饱和带　在进行一般代谢产物的 MRS 扫描时,我们会在感兴趣体素外施加饱和带,以避免感兴趣体素外的信号污染。但是在体部组织脂肪测量

MRS 方法中,则不需要施加饱和带,因为饱和带有可能将感兴趣体素区域的信号饱和,甚至有可能由于被饱和信号的不一致而引起信号不均匀。

5. 数据处理和分析　肝脏脂肪含量全自动波谱后处理算法流程如下:首先对读入的每个波谱数据进行谱线拟合,得到每个谱的谱峰面积,然后对多个 TE 的水和脂肪谱峰面积进行 T2 拟合,得到水和脂肪在 TE 为 0 时的信号值,再计算得到最终的质子密度脂肪分数(proton density fat fraction, PDFF)。

6. 优缺点　MRS 通常被认为是定量脂肪的黄金标准,因为它能直接显示脂肪酸分子内不同种类质子的信号强度。与 MRI 相比,MRS 具有如下的优势:首先,它具有很宽的动态范围,允许定量任何范围的脂肪含量;其次,MRS 对于检测肝脏甘油三酯含量的细微变化十分敏感。

但是,单体素 MRS 定量组织脂肪只能是单个位置,无法反映器官内脂肪的总体分布。

(李建奇　赵玮玮)

―――― 主要参考文献 ――――

［1］C. J. 斯塔格,D. L. 罗思曼主编. 李龙,李建奇主译. 脑磁共振波谱学:神经科学的研究工具和最新临床应用[M]. 北京:科学出版社,2015.

［2］张苗,翟国强,李改英,等. 定量肝脏脂肪的波谱自动后处理算法[J]. 波谱学杂志,2018,35(4):427-439.

［3］Fardanesh R, Marino MA, Avendano D, et al. Proton MR spectroscopy in the breast: Technical innovations and clinical applications [J]. J MagnReson Imaging, 2019,50(4):1033-1046.

［4］McRobbie DW, Moore EA, Graves MJ, et al. MRI: From Picture to Proton [M]. London: Cambridge University Press, 2017.

［5］Tayari N, Heerschap A, Scheenen TWJ, et al. In vivo MR spectroscopic imaging of the prostate, from application to interpretation [J]. Anal Biochem, 2017,529:158-170.

［6］Wilson M, Andronesi O, Barker PB, et al. Methodological consensus on clinical proton MRS of the brain: Review and recommendations [J]. MagnReson Med, 2019,82(2):527-550.

［7］Vidya Shankar R, Chang JC, Hu HH, et al. Fast data acquisition techniques in magnetic resonance spectroscopic imaging [J]. NMR Biomed, 2019,32(3):e4046.

［8］Pineda N, Sharma P, Xu Q, et al. Measurement of hepatic lipid: high-speed T_2-corrected multiecho acquisition at 1H MR spectroscopy — a rapid and accurate technique [J]. Radiology, 2009,252(2):568-576.

―――― 第五节　磁共振波谱的临床应用 ――――

一、MRS 在中枢神经系统疾病的应用

(一)肿瘤性疾病

颅脑肿瘤性疾病可分为中枢神经系统原发性肿瘤和继发性肿瘤,原发性肿瘤还可以分为脑内和脑外肿瘤;胶质细胞来源肿瘤和非胶质细胞来源肿瘤等。因此,MRS 在中枢神经系统肿瘤性疾病的应用可分为 3 个方面:当存在颅脑占位性疾病时,MRS 有助于判断肿瘤性疾病或非肿瘤性疾病;当确定为肿瘤时,MRS 有助于鉴别肿瘤的性质、来源;当肿瘤经过治疗后,MRS 有助于评估新发病灶或肿瘤治疗后改变。

1. 判断肿瘤性疾病或非肿瘤性疾病　肿瘤细胞增殖明显,导致细胞膜代谢产物之一的 Cho 峰(胆碱复合物)明显增多;而非肿瘤性病变如脑炎等也可导致细胞增殖,同时脱髓鞘疾病髓鞘崩解时亦会释放 Cho,但是 Cho 峰的升高低于肿瘤性病变。肿瘤细胞破坏神经元细胞,导致仅存在于神经元内的 N-乙酰天冬氨酸(NAA)峰明显减少;而非肿瘤性病变如感染、脱髓鞘病变虽然亦可导致神经元细胞的破坏,但是 NAA 峰的下降没有肿瘤性病变明显。当肿瘤出现坏死时,细胞无氧糖酵解增多,释放乳酸,导致乳酸(Lac)峰增高——1.33 ppm 处双峰;当肿瘤出现坏死,产生泡沫性组织细胞,此细胞中含有脂质成分,导致脂质(Lip)峰增高——1.3 ppm 处;当肿瘤级别较低、没有坏死,而是存在较多胶质增生,

导致胶质细胞的标志物肌醇(mI)峰增高。因此,文献指出当 Cho/NAA 比值大于 2.2 时,强烈提示为肿瘤性病变,且比值越高,并出现乳酸(Lac)峰、脂质峰时,提示肿瘤恶性程度越高,mI 峰出现则提示肿瘤级别较低。MRS 应用于判断肿瘤或非肿瘤性疾病,有利于避免不必要的手术治疗。

2. 鉴别肿瘤的性质、来源　中枢神经系统继发性肿瘤如转移瘤、非胶质来源肿瘤如淋巴瘤、脑外肿瘤如脑膜瘤,由于没有神经元细胞存在,故 NAA 峰可以完全消失。部分肿瘤有其特殊的 MRS 表现,可以通过 MRS 鉴别肿瘤性质,如脑膜瘤常常可以在 1.4 ppm 左右检测到丙氨酸(ALA)峰——脑膜瘤谷氨酸氧化能量代谢最终产物(图 12-5-1);转移瘤的水肿由回流障碍造成不同于胶质瘤的肿瘤细胞浸润,所以转移瘤水肿区域 MRS 波谱形态基本正常;淋巴瘤往往在 1.3 ppm 处出现高大的 Lip 峰——淋巴细胞含脂质相对高。MRS 在手术前提示肿瘤的性质、来源,有利于治疗方式的选择,强烈提示放化疗敏感的肿瘤如生殖细胞瘤等,可以选择非手术治疗的方式。

3. 评估肿瘤治疗后改变　中枢神经系统肿瘤治疗中放疗是很常用的手段,虽然随着技术进步,照射野定位精准、照射剂量控制严格,仍有放射性脑损伤存在,可能的原因有射线的直接作用、微血管破坏后缺血、免疫损伤机制等。肿瘤治疗随访过程中发现病灶时,放射性坏死有时与脑肿瘤复发难以鉴别,

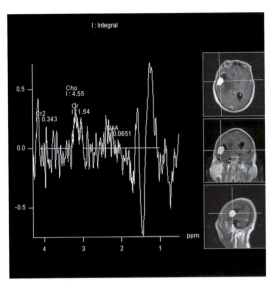

图 12-5-1　67 岁,女性,右侧颞部脑膜瘤 WHOI 级。1.48 ppm 及 1.3 ppm 处可见 ALA 峰及 Lip 峰重叠

平的区域提示脑组织损伤严重、预后较差。

谷氨酸(GLU)和谷氨酰胺(GLN)的总和(Glx)峰出现在 2.1 ppm 和 3.7 ppm 处。GLU 是人脑内重要的兴奋性神经递质。正常情况下,神经元释放 GLU,部分转化为 GLN,星形胶质细胞通过主动转运清除 Glx。当脑梗死细胞坏死时,细胞转运体障碍,大量释放 GLU,产生兴奋性毒性,导致细胞功能障碍,影响预后。但是梗死核心区和缺血半暗带区的 Glx 无明显差异,因此不能用来区分梗死核心区和缺血半暗带区。

2. **脑出血**　最常见的原因是高血压引起的脑血管损伤、破裂,血液进入脑组织形成血肿,血肿周围的脑组织由于压迫引起回流障碍、缺血缺氧、炎性因子释放等原因形成水肿区域。但是由于血肿的成分复杂,导致无法实现匀场,信噪比下降,所以脑出血 MRS 的基线不稳定,很难测量各种峰值,只能反映周围脑组织的代谢情况,对评估脑组织损伤预后有所帮助。

(三) 炎性、感染性疾病

颅脑炎性疾病可以分为自身免疫性疾病如多发性硬化、自身免疫性脑炎等及感染性疾病如病毒性脑炎、脑脓肿、寄生虫感染等。MRS 在中枢神经系统炎性疾病中的应用可分为 2 个方面:有助于区分炎性疾病或肿瘤性疾病;有助于评估炎性病变的急慢性期。

1. **脑脓肿**　脓肿往往表现为坏死性肿块,与胶质母细胞瘤相似,但是治疗方式不同,恶性肿瘤需要手术切除,而脓肿需要进行引流。除了应用常规 DWI、增强扫描进行鉴别外,MRS 亦有助于二者鉴别。

脑脓肿的脓腔内为各种细菌代谢产物,没有正常脑组织,故 MRS 表现为缺乏正常脑实质代谢物的波谱图,即 Cho、NAA 等均明显减低或缺如(图 12-5-2)。细菌代谢会产生一些特异性物质,主要是各种氨基酸,从而形成多个高大的波峰,0.9 ppm 处的氨基酸(AA)峰、1.33 ppm 处的 Lac 峰、1.47 ppm 处的丙氨酸(ALA)峰、1.92 ppm 处的乙酸(Ac)峰、2.42 ppm 处的琥珀酸(SUC)峰,其中 Ac、SUC 最具特异性。

2. **脑炎**　脑炎最常见的原因是单纯疱疹病毒感染,也有部分脑炎是自身免疫性的。多发病灶时较容易诊断,单发的、具有占位效应的病灶往往需要与低级别肿瘤进行鉴别,MRS 有助于二者的鉴别,尤其是 Cho 与 NAA 的比值,肿瘤往往大于 2。脑炎

而二者治疗的方式却大不相同。放射性坏死时,脑组织损伤髓鞘崩解 Cho 峰增高、神经元损伤 NAA 峰下降、坏死缺血缺氧后无氧糖酵解产物出现 Lac 峰。肿瘤复发时,导致细胞增殖、神经元破坏更严重,表现为 Cho 峰明显升高、NAA 峰明显降低,比值超过 1.2。

(二) 血管性疾病

1. **脑梗死**　脑梗死是因各种原因导致脑血管闭塞,几分钟后该区域的脑细胞就发生坏死,形成梗死核心区,周围的脑组织因缺血导致灌注减低,当存在侧支循环时,可以不发生完全的坏死,形成缺血半暗带,可能有两种转归:灌注迅速恢复,则半暗带脑组织不发生梗死;当侧支循环建立不成功,则半暗带脑组织发生梗死。MRS 有助于区分梗死核心区和缺血半暗带区。

Cho 是细胞膜完整性的标志,脑梗死时细胞发生坏死,导致 Cho 减低,但是同时存在胶质增生、髓鞘崩解释放 Cho,导致 Cho 增多,所以 MRS 上 Cho 峰可高可低,不是脑梗死的重要指标。

NAA 是神经元细胞的标志,脑梗死时细胞发生坏死,导致 NAA 峰降低,有文献报道梗死发生数小时内就可以观察到 NAA 的减低。

Lac 峰位于 1.33 ppm 处,容易与 Lip 峰混淆,Lac 峰为双峰,且短 TE 扫描时倒置。当梗死发生时,脑组织缺血缺氧,细胞的无氧酵解增多,导致 Lac 增多,且梗死核心区域增多的更明显,Lac 峰可以用来区分梗死核心区和缺血半暗带区;当脑组织恢复时,再灌注成功区域 Lac 减低,Lac 峰持续高水

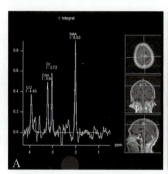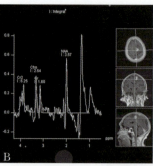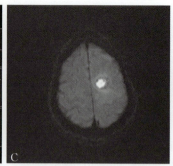

图 12-5-2　77 岁，女性，左侧额叶脑脓肿。A. 正常区域波谱；B. 左额叶脑脓肿，可见 1.33 ppm 处出现高大 Lac 峰；C. DWI 图像，左侧额叶病灶扩散明显受限

的 MRS 表现可有 Cho 峰的增高——炎性细胞增殖、NAA 峰的下降——神经元破坏、Lac 峰的增高——炎性细胞如巨噬细胞活性增加糖酵解、mI 峰的增高——存在胶质增生。

3. 多发性硬化　多发性硬化是一种自身免疫性炎性疾病，是中枢神经系统的急慢性炎症、脱髓鞘、神经元变性和局部髓鞘再生等一系列病理改变。MRI 上常表现为多发的白质病灶，部分表现为肿块样病灶，MRS 有助于鉴别肿瘤和肿块样脱髓鞘病变以及多发性硬化病灶的急慢性期。

由于神经元变性导致多发性硬化病灶的 NAA 峰降低，常规 MRI 表现正常的白质区域可能出现 NAA 峰的降低，可能的原因是：邻近病灶区域发生华勒变性、病灶还处于超早期常规 MRI 未显示、轴索代谢功能障碍 NAA 合成减少。

（1）急性期：Cho 峰增高——髓鞘崩解、NAA 峰下降——神经元变性、Lac 峰增高——炎性细胞浸润、mI 峰增高——胶质增生（图 12-5-3）。

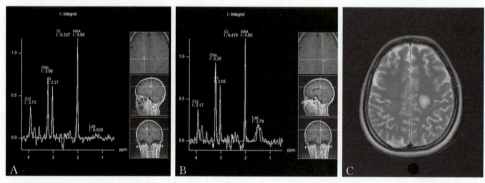

图 12-5-3　26 岁，女性，Balo 同心圆硬化，多发性硬化的一种变异型。A. 正常区域波谱；B. 病灶处 Cho 峰略升高，NAA 峰略减低，可见 1.33 ppm 处 Lac 峰出现；C. T2WI

（2）慢性期：Lac 峰数天后下降，Cho 峰数月后有正常化趋势，NAA 峰最后恢复，如果存在神经元破坏，可以不恢复，利用 MRS 随访多发性硬化病灶的变化，可提示病灶的急慢性期及功能恢复的可能性。

（四）癫痫

癫痫是因神经元过度放电所致的突发的、反复的、短暂的中枢神经系统失常，伴有认知、心理、神经生物方面的障碍。大部分患者可以通过药物控制，部分药物治疗效果不佳、颅内存在局限性病灶的患者，可以通过手术治疗，MRS 有助于术前精准定位致病灶。

1. 常见 MRS 改变　癫痫发作引起局部脑组织

胶质细胞增殖，导致 Cho 峰增高；同时胶质增生导致 mI 峰增高。癫痫发作引起局部脑组织神经元细胞丢失，导致 NAA 峰降低，因为正常脑组织 NAA/Cho+Cr 比值大于 0.72，故 NAA/Cho+Cr 比值小于 0.7 时，即使常规 MRI 未发现异常，也强烈提示致病灶。

2. 特殊 MRS 改变　痫性活动导致脑组织代谢紊乱，过氧化应激增加，GLU、γ-氨基丁酸（GABA）水平增高。谷氨酸位于 3.77 ppm 处，GABA 有 3 个峰，分别为在 1.9 ppm、2.3 ppm、3.0 ppm 处，3.0 ppm 处峰与 Cho、Cr 峰有重叠。

（五）代谢性疾病

代谢性疾病可以分为先天性和继发性，中枢神经系统的先天性代谢性疾病是由于各种基因缺陷导致的进行性脑白质营养不良。继发性的中枢神经系统代谢性疾病是指摄入过多毒性物质如重金属、乙醇（酒精）；缺乏某些微量元素如维生素 D、B；内分泌、代谢紊乱如高钠血症、低血糖、肝性脑病等累及中枢神经系统导致脑白质病变。大部分代谢性疾病的 MRS 表现有共性，部分代谢性疾病的 MRS 有特异性。

1. 脑白质营养不良　大部分脑白质营养不良是由于基因缺陷导致的各种酶缺乏、酶贮积、酶功能障碍，使脑白质髓鞘生长、发育、维持不完整，发生髓鞘脱失，从而形成脑白质改变。MRS 往往表现为 Cho 峰升高——髓鞘崩解、NAA 峰降低——神经元损伤、mI 峰升高——胶质增生。

Canavan 病是一种特殊的脑白质营养不良疾病，因缺乏天冬氨酸酰基转移酶（ASPA），导致 NAA 在脑内积聚，ASPA 是存在于少突胶质细胞中、能将 NAA 水解为乙酸和天冬氨酸的酶。MRS 表现为 NAA 峰升高。

2. 肝性脑病　严重肝脏疾病导致氨代谢紊乱，形成高氨血症，高血氨在星形细胞中转换为 Glx（谷氨酰胺和谷氨酸），同时细胞渗透压增高，导致 mI 和 Cho 进入细胞外间隙。Glx 峰增高，mI 和 Cho 峰下降，晚期神经元受损，导致 NAA 峰下降。

3. 其他　①线粒体脑病（MELAS）：基因突变导致线粒体缺陷，导致乳酸积聚，MRS 表现为 Lac 双峰增高（图 12-5-4）。②半乳糖血症：基因突变导致半乳糖代谢异常，基底节区半乳糖醇峰升高——3.67、3.74 ppm 处双峰。肌酸代谢异常包括肌酸合成缺陷和肌酸转运蛋白缺陷，导致大脑肌酸缺乏，MRS 表现为 3.0 ppm 处 Cr 峰（肌酸）消失。

（六）阿尔兹海默病（AD）

俗称老年痴呆症是一种起病隐匿的、进行性发展的、退行性中枢神经系统疾病。表现为记忆障碍、认知障碍、行为改变、精神症状等，早期常规 MRI 上可以没有异常表现，随着病情发展，发生进行性脑组织萎缩等变化，MRS 有助于发现早于结构变化的 Cho、mI 峰增高。AD 脑组织病理可以检测出的 Aβ 蛋白和 Tau 蛋白具有细胞毒性，使髓鞘细胞脱失、崩解，释放 Cho，导致 Cho 峰增高。Aβ 蛋白和 Tau 蛋白使胶质细胞增生，mI 峰增高，使神经元老化、死亡，导致 NAA 峰降低。胶质细胞的增生也会加速神经元老死，引起更严重的神经元死亡，导致 NAA 峰降低，有报道 mI 峰的改变往往早于 NAA 的改变。

二、MRS 在头颈部疾病的应用

MRS 是一种利用化学位移对活体内特定组织化学成分进行定量分析的无创功能成像方法，其多应用于中枢神经系统疾病，头颈部疾病应用较少。近十年来 MRS 逐步开始应用于头颈部疾病中，对颅外头颈部的良恶性肿瘤及淋巴结肿大的诊断和鉴别诊断有重要价值。

1. 头颈部鳞状细胞癌（head and neck squamous cell carcinoma，HNSCC）　MRS 在 HNSCC 早期诊断、鉴别诊断、疗效评估以及术后复查应用比较广泛。关于 HNSCC（图 12-5-5）的 Cho/Cr 比值显著高于正常肌肉组织这一点已达成共识，癌灶的 Cho/Cr 值为 1.8～7.2，正常颈部肌肉的 Cho/Cr 值为 0～2.0。MRS 对 HNSCC 的诊断敏感性和特异性不够高，一般不单独用于临床上 HNSCC 的影像诊断，需要联合常规序列和 DWI、DKI 等其他功能成像综合判断。

2. 颈部淋巴结转移　MRS 有助于术前无创性检测受累淋巴结，淋巴结转移灶的 Cho/Cr 值显著高于原发肿瘤和正常颈部肌肉，且 TE 越大，Cho/Cr 值的差异越明显。淋巴结 MRS 出现特殊氨基酸如丙氨酸、谷氨酸、组氨酸、谷胱甘肽、甘氨酸等增高提示转移，有助于与良性淋巴结增生及炎性淋巴结相鉴别。此外，MRS 还可帮助鉴别不同病因引起的淋巴结肿大，反映原发肿瘤的分化程度。非霍奇金淋

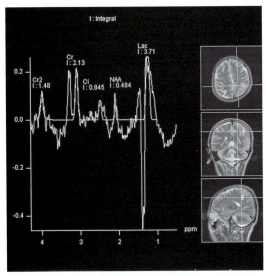

图 12-5-4　45 岁，男性，左侧颞顶叶病灶，诊断 MELAS。MRS 示 Cho 峰及 NAA 峰减低，1.33 ppm 处出现高大 Lac 峰

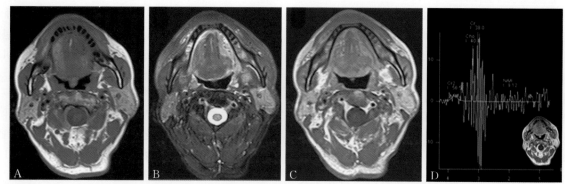

图 12-5-5　男性,60 岁,左侧舌鳞状细胞癌。A. 横断位 T1WI,左舌缘见异常软组织肿块影,边界不清,大小约 16 mm×14 mm,T1WI 呈等信号;B. 横断位 T2WI 脂肪抑制,肿瘤呈略高信号;C. 横断位 T1WI 增强,肿瘤呈明显不均匀强化,未过中线;D. MRS,肿瘤 Cho 峰可见明显升高

巴瘤(图 12-5-6)的 Cho/Cr 值最高,其次是未分化癌及 HNSCC,大部分良性淋巴结未见 Cho 峰或 Cr 峰。MRS 也可鉴别良性淋巴结肿大的病因,如结核性淋巴结(图 12-5-7)内未测及 Cho 及 Cr 信号,

Castleman 病等反应增生性淋巴结中则可测及较高的 Cho/Cr 值,这是由于 Castleman 病细胞含量丰富、大量新生血管形成的病理特点。

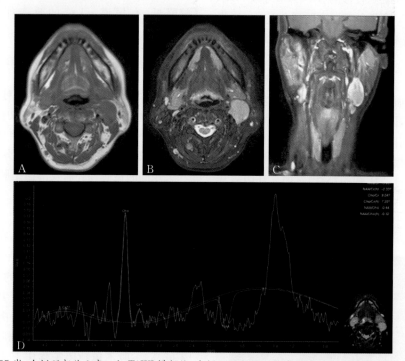

图 12-5-6　女性,57 岁,左侧颈部淋巴瘤。A. T1WI 横断位,左侧颈深上区可见类圆形软组织肿块,边界清楚,边缘欠光整,大小约 22 mm×24 mm×38 mm,T1WI 呈低信号;B. T2WI/FS 横断位,肿瘤呈均匀高信号;C. 增强后冠状位,肿瘤呈明显强化;D. MRS,肿瘤 Cho 峰见明显升高

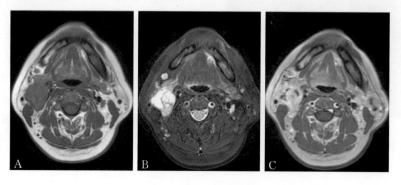

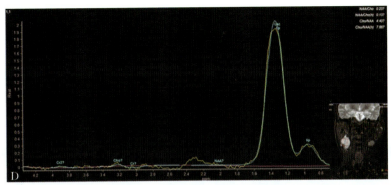

图 12-5-7 女性,51 岁,右颈部淋巴结结核。A. 横断位 T1WI,右侧颈Ⅱ区可见软组织肿块,边界清楚,大小约 25 mm×27 mm,T1WI 呈不均匀等信号;B. 横断位 T2WI/FS,肿块呈混杂等、高信号;C. 横断位 T1WI 增强,肿块呈明显不均匀强化,内见小片状未强化灶,右侧颈鞘血管受压向内侧移位,右侧颈后部亦见数枚淋巴结;D. MRS,肿块 Cho 峰未见明显升高

3. 腮腺肿瘤 MRS 能为腮腺肿瘤良恶性鉴别提供有用信息。神经源性肿瘤、Warthin 瘤(图 12-5-8)和结节病等实性肿瘤大多都伴有 Cho 信号增高,含液性成分的病变如血管瘤、淋巴管瘤等则无 Cho 峰出现。

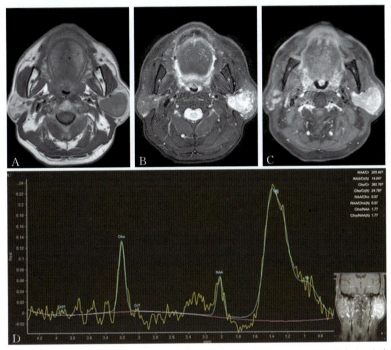

图 12-5-8 男性,63 岁,左侧腮腺 Warthin 瘤。A. 横断位 T1WI,左侧腮腺下极可见不规则肿块,边缘尚清,大小约 42 mm×32 mm×50 mm,T1WI 呈混杂斑片状等高信号;B. 横断位 T2WI/FS,肿瘤呈混杂斑片状等高信号;C. 横断位 T1WI 增强,肿瘤呈明显不均匀强化;D. MRS,肿瘤可见 Cho 峰明显升高

4. 甲状腺肿瘤 MRS 在甲状腺良恶性结节的鉴别诊断中具有较高的特异性和阳性预测率,可作为 DWI 和 DKI 技术的有效补充,联合几种功能磁振可更好提供结节性质的信息。

三、MRS 在泌尿生殖系统病变的应用

1. 肾脏肿瘤 MRS 至今仍没有很好地应用于肾脏肿瘤的临床诊断中,其主要原因是呼吸运动影响较大,主要体现在体位、相位及频率编码的偏移,另外,运动也会导致体素以外组织对波谱信号的污染。肾脏 MRS 多采用单体素成像,优点在于采集时间短、波谱分辨率高,常用的采集序列为 PRESS(point resolved spectroscopy sequence)。研究显示大部分透明细胞肾癌具有脂质峰,而非透明细胞肾癌很少具有脂质峰,相较化学位移成像(同反相位)具有更高的诊断效能。

2. **前列腺癌** 正常前列腺¹H－MRS主要检测的代谢物是枸橼酸盐（Cit）、肌酸（Cr）、含胆碱的化合物（tCho）和多胺。Cit是精液的主要成分，正常和增生的前列腺组织有分泌和浓缩Cit的能力，而前列腺癌组织则分泌和浓缩Cit的能力减低或丧失，因此Cit含量减低（图12－5－9）。Cho与细胞膜的合成与降解有关，前列腺癌组织的细胞增殖速度快，细胞膜合成与降解活跃，较正常组织含量高。Cr与组织能量代谢有关，其含量在前列腺癌和前列腺增生中变化不大，可以作为定标值参与运算。（Cho＋Cr）/Cit比值升高对诊断前列腺癌有比较高的特异性。

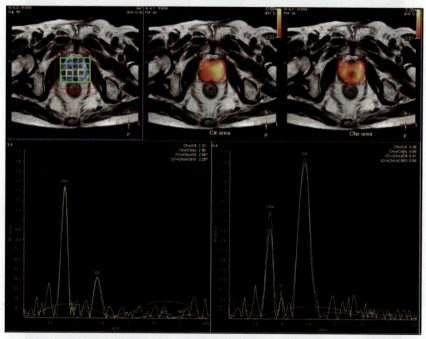

图12－5－9 前列腺癌¹H－MRS多体素成像。右侧外周带（6点钟）瘤灶与镜像位MRS，癌灶Ci峰明显降低

3. **女性生殖系统** 由于软硬件的限制、盆腔结构复杂、周围肠道蠕动、肠内气体等多种因素影响，临床中MRS较少应用于子宫、附件区肿瘤的研究。有研究发现子宫恶性肿瘤（内膜癌及肉瘤）Cho峰明显高于子宫良性平滑肌瘤、子宫内膜增生或息肉，胆碱/水比值可以用来鉴别子宫内膜癌及子宫内膜或黏膜下良性病变，亦可区分Ⅰ型及Ⅱ型子宫内膜癌，但是不能区分不同级别的子宫内膜癌及子宫内膜或黏膜下良性病变，胆碱/水比值随肿瘤分级和大小的增加而增加。MRS对于鉴别卵巢良恶性肿瘤，胆碱峰的出现往往提示恶性，但是特异性不高，胆碱峰在少数实性为主的良性肿瘤中也可以检测到。也有研究表明乳酸峰的增高提示卵巢肿瘤为恶性，病理上卵巢卵泡细胞内含有大量脂肪小滴，肿瘤丰富的脂肪成分使其在MRS上表现为Lip峰增高，Lip峰的增高对于卵泡膜细胞瘤的诊断具有特异性。

四、MRS在骨肌系统病变的应用

MRS可以对³¹P、¹H、¹³C、¹⁹F和²³Na等原子核进行波谱测定，临床上MRS在骨肌系统最常用的为¹H、³¹P两种波谱。

（一）MRS在骨骼肌中的应用

骨骼肌成分较单一，³¹P－MRS谱线最为简单，含有分辨率较好的三磷酸腺苷（ATP）峰和磷酸肌酸（PCr）峰。正常人的骨骼肌³¹P－MRS能观察到7个代谢产物的共振波峰，即磷酸单脂（PME）、磷酸二酯（PDE）、磷酸肌酸（PCr）、无机磷（Pi）以及三磷酸腺苷ATP（αATP、βATP、γATP），其中PME、PDE及3个ATP的波峰较宽，Pi的波峰最锐利。PME是磷脂代谢产物，与细胞膜的合成和降解有关。Pi峰的化学位移对pH的变化很敏感。PDE是磷脂的最终分解产物，是细胞膜和髓鞘物质的重要组成成分，被认为与细胞膜的分解有关。PCr是高能磷酸化合物，是能量的储存形式和细胞内储存ATP的缓冲剂，其含量的多少反映了组织的能量状态。ATP与镁离子所形成的化合物（$Mg^{+2}ATP$）的波峰有α、β、γ三个共振峰。正常骨骼肌³¹P－MRS特点是PCr、ATP含量高，PDE、PME含量少，细胞内pH呈轻度碱性(7.09±0.2)。人体正常骨骼肌组织[1]H - MRS成像中主要波峰包括：脂质峰(Lip)、含胆碱化合物峰(Cho)和肌酸峰(Cr)。

1. 正常骨骼肌能量代谢的评价　^{31}P - MRS可通过测定磷代谢物的相对浓度来反映组织细胞的能量代谢状态,监测肌肉组织生物能量的转换利用,从静息-运动-恢复三个阶段的波谱变化获悉能量代谢的变化。正常肌肉活动过程中[31]P - MRS显示ATP浓度基本保持稳定,而PCr浓度下降,Pi浓度逐渐升高。运动过程中胞质pH发生急剧变化,因为氧化代谢PCr的水解是消耗H^+的,而糖酵解产生乳酸的同时产生H^+,反映合成ATP过程氧化代谢和糖酵解之间的平衡。通过测量PCr和pH的改变可探知这两种途径在合成ATP中的贡献。在运动恢复过程中,糖酵解停止,而ADP浓度调控的氧化磷酸化合成ATP过程仍以一定加速度持续进行,产生的ATP大部分用于重新合成PCr。此时[31]P - MRS可见PCr逐渐增加,Pi逐渐下降,最后至静息水平(图12 - 5 - 10)。

2. 对代谢性肌病的评价　线粒体肌病是由于生化异常导致的底物转运、三羧酸循环、电子传递呼吸链及氧化磷酸化偶联等多环节功能障碍。^{31}P - MRS可用于线粒体肌病的诊断,尽管存在基因和生化代谢方面的异质性,但肌肉耐力下降及易疲劳是这类肌病的主要特征。多数线粒体肌病存在呼吸链酶的缺陷,通常表现为ATP合成障碍导致运动耐力的下降。^{31}P - MRS多表现为Pi的增加和少数的PCr下降,由此产生的PCr/Pi的降低。线粒体肌病患者静息状态的肌磷酸化的潜力下降。尽管静息状态的

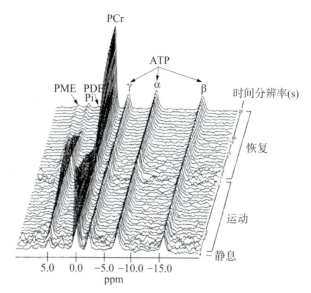

图12 - 5 - 10　小腿肌肉[31]P - MRS光谱叠加图。1s时间收集400个光谱,获得静息-运动-恢复期的各代谢指标

观察对线粒体肌病的诊断并不特异,但对那些体质虚弱以致无法进行运动实验的患者却是有价值的。运动状态下,线粒体ATP合成障碍主要表现为非氧化途径的能量产生增加,如PCr的消耗和无氧糖酵解活性的增加。此外,尽管患者血清中存在乳酸血症及低pH,细胞内存在一种调节机制以阻止pH的过度下降,这可能与细胞内的缓冲系统对慢性乳酸的过度产生的适应有关。恢复状态是评价线粒体ATP合成的最大速率最敏感和最特异的阶段,此阶段ATP主要源于氧化磷酸化,代谢异常主要表现为PCr恢复延长、快速的pH恢复以及运动后ADP的恢复延迟(图12 - 5 - 11)。

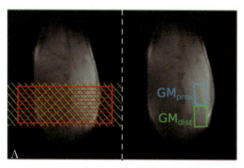
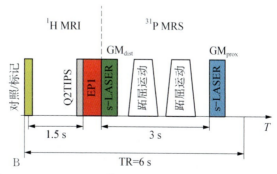

图12 - 5 - 11　A.小腿肌肉冠状梯度回波图像(黄色)、10个[1]H成像切片(红色)和[31]P在远端(绿色)和近端(蓝色)腓肠肌的位置;B.^{1}H - MRI和[31]P - MRS脉冲序列示意图,每TR＝6s获得全套图像和光谱,交错式[31]P MRS/^{1}H ASL,在7T MRI分析人体小腿肌肉的代谢和功能异质性

3. 对糖原分解缺陷疾病的评价　糖原分解缺陷的肌肉在运动中无法产生乳酸,通常表现为痉挛、横纹肌溶解及退行性衰弱。此类疾病的代表是肌磷

酸化酶缺乏症(也称糖原贮积病V型,McArdle病),为一种常染色体隐性遗传病,临床上仅有骨骼肌受累的症状,患者在运动的开始会经历一个特征性的

痉挛阶段,之后随体温升高缓解,被称为"second wind现象",这种现象是由于随着体温的升高,葡萄糖灌注增加,线粒体的能量代谢增强。特征性的痉挛发生在高浓度的ADP、低PCr以及高pH环境中。^{31}P-MRS可鉴别糖原分解异常(如McArdle病)及糖酵解异常性疾病,前者在痉挛发生的同时并不

存在ATP的丢失,而后者ATP的丢失几乎占一半;且后者酶的缺陷存在于磷酸果糖激酶(PFK)的远端,故导致糖代谢的中间产物如PME在恢复阶段的过度产生及积聚,而前者不存在PME峰(图12-5-12)。PME升高的水平与糖酵解异常肌肉需氧任务增加的程度相对应,可提示酶缺损的程度。

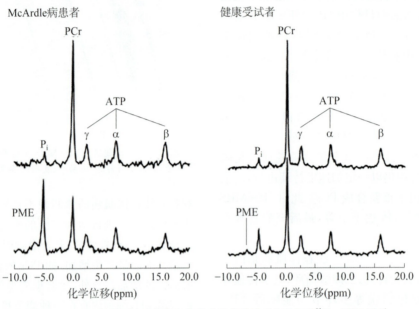

图12-5-12 McArdle病患者和健康受试者的典型小腿肌肉^{31}P-MRS图谱

4. 在营养障碍性肌病的应用 营养障碍性肌病是在临床表现和基因改变上差异很大的一类疾病的总称。MRI可发现其结构的异常,如纤维萎缩、坏死以及肌肉组织的脂肪替代,但引起这些改变的生化异常只能通过^{31}P-MRS来诊断、鉴别及分析。患者的肌肉组织在静息状态下细胞内Pi值升高,PCr值降低,PDE峰进行性升高,细胞质ADP升高。

而细胞内pH升高可能是由于细胞膜渗漏及细胞内Na^+的积累,激活细胞膜Na^+-H^+交换酶,H^+代偿性外流的结果。运动时,营养不良的患者PCr过早下降,细胞质的碱中毒以及ADP增加(图12-5-13)。而在运动的恢复阶段却是正常的,这可能是由于坏死的肌纤维并未参加收缩运动。

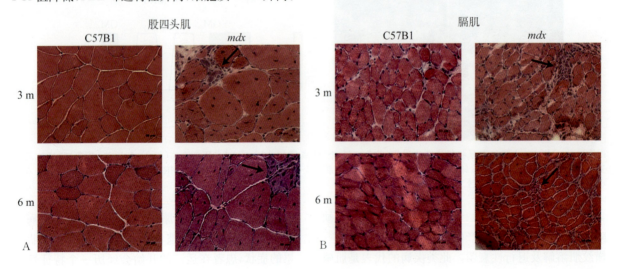

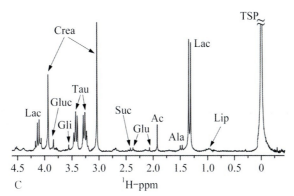

图 12-5-13　对照小鼠(C57Bl)和营养不良性肌病 mdx 小鼠3、6个月股四头肌和膈肌组织病理学表现,箭头表示退化-再生病灶。A. 股四头肌;B. 膈肌;C. 从6月龄 mdx 小鼠的营养不良股四头肌获得典型 [1]H 高分辨率光谱,显示不包含水的脂肪族氢的化学位移范围(4.5~5.1 ppm),乳酸(Lac)、丙氨酸(Ala)、乙酸(Ac)、谷氨酸(Glu)、琥珀酸(Suc)、肌酸(Crea)、牛磺酸(Tau)、甘氨酸(Gli)、葡萄糖(Gluc)和脂质(Lip),如箭头所示

5. 在肌肉运动学的应用　运动期骨骼肌收缩初始阶段的 ATP 来源于 PCr 的快速水解,随后糖酵解和氧化磷酸化共同生成 ATP 供能。恢复期骨骼肌糖酵解代谢停止,氧化磷酸化合成 ATP。由于运动后 PCr 的恢复完全依靠线粒体的呼吸作用,因此,运动后 PCr 的恢复被认为是骨骼肌线粒体功能的敏感指标(图 12-5-14)。不同年龄段骨骼肌功能呈现出不同的特征。儿童前臂屈肌 PCr 恢复速率常数和最大氧化 ATP 生成率是成人的2倍,因此高强度运动时,儿童耐疲劳能力更强的主要原因是儿童肌肉线粒体氧化能力高。

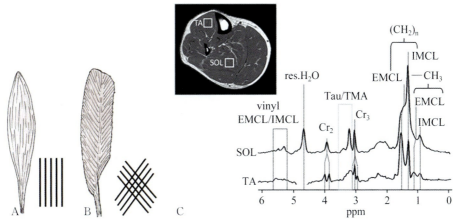

图 12-5-14　骨骼肌的典型形状。A. 在纺锤形(梭形)肌肉中,如胫骨前肌(TA),纤维的方向几乎平行于肌肉轴线;B. 在羽毛状肌肉中,如小腿比目鱼肌(SOL),纤维以交叉形式排列,隔膜的方向与肌腱方向有明显角度;C. TA 和 SOL 在 3 T(PRESS, TE= 30 ms)上的 [1]H-MRI 图谱,可显示肌酸(3.05 ppm、3.9 ppm)、牛磺酸和 TMA(3.2 ppm)、IMCL/EMCL(0.9~1.5 ppm),运动中每个肌群的纤维方向不同,会产生不同波谱

6. 在肌肉肿瘤性疾病的应用　^{31}P-MRS 可用于人体四肢肌肉恶性肿瘤的代谢分析,其频谱特点是:PME、PDE 升高,PCr、ATP 下降和细胞内 pH 升高,呈碱性。高级别的肿瘤有更高的 PME/ATP,PME 随着肿瘤的快速生长而信号增加,表明细胞膜的修复和合成加快,反映能量代谢的 PCr、ATP 下降与肿瘤组织生长快、灌注减少有关。

^{1}H-MRS 显示 Cho 峰的化学位移位于 3.22 ppm,主要包括磷酸甘油胆碱(GPC)和磷酸胆碱(PC),参与细胞膜磷脂的合成与降解,为磷脂代谢的中间产物,反映细胞膜的转运功能,它的含量与细胞膜的磷脂代谢、细胞密度及细胞增生有关。恶性肿瘤中胆碱明显升高,反映了细胞膜转换的增强。肿瘤坏死、囊变区胆碱浓度降低。在肿瘤的进展期及术后残留肿瘤组织中,胆碱常明显增高(图 12-5-15),放射性坏死及瘢痕组织,常无胆碱信号。良性肿瘤胆碱可正常、升高、甚至降低(图 12-5-16)。

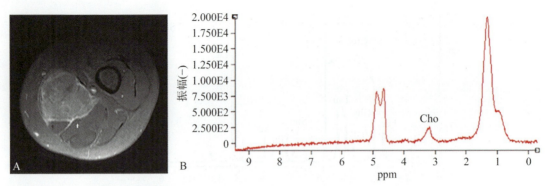

图 12-5-15 28岁,女性,大腿软组织尤文氏肉瘤。A. 轴位增强 T1WI,示软组织肿块;B. MRS 显示 3.2 ppm 处的离散胆碱峰,表明恶性占位,与最终活检结果一致

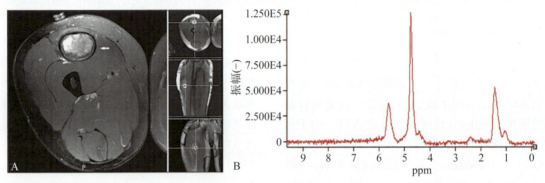

图 12-5-16 36岁,男性,因大腿自发性软组织肿块就诊。A. 轴位脂肪抑制 T2WI 显示高信号占位;B. MRS 图谱没有离散的胆碱峰,表明良性病变。活检提示血肿,随访血肿消退

(二) MRS 在骨骼的应用

1. **MRS 在骨肿瘤的应用** MRS 可以判断椎体骨恶性浸润性病变,有助于与骨质疏松(OP)性压缩骨折鉴别。健康人的骨髓含有水和脂类,若骨髓出现病变,脂肪与水的波谱峰值比率(lipid water ratio, LWR)就会产生相应的变化。通常含脂肪的病变为良性,而脂肪的缺失提示病变倾向恶性。由于 OP 与恶性肿瘤所致椎体压缩骨折的病理基础不同,其脂肪与水的含量及比例也有明显差异,^{1}H-MRS 显示原发 OP 性骨折有明显升高的脂峰,急性期骨折因水肿、出血的出现,^{1}H-MRS 显示其水峰也稍高,慢性期骨折由于骨小梁吸收和重建,脂肪增加更明显,脂峰显得更高(图 12-5-17)。椎体恶性肿瘤,例如转移性肿瘤和多发性骨髓瘤引发的压缩性骨折的水峰很高,脂峰很低,部分病例未见脂峰信号(图 12-5-18)。

2. **MRS 在椎体感染性疾病中的应用** 在急、慢性骨髓炎和骨结核中,最显著的指标是 PDE、Pi 及其相关比值的升高,同时伴有高能磷酸钠 PCr、ATP 的降低,而 PME 并不升高。原因可能为炎症性病变导致肌肉萎缩、软组织水肿、坏死,使得 PCr

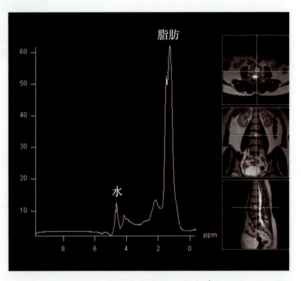

图 12-5-17 女性,65岁,骨质疏松患者,^{1}H-MRS 示腰椎椎体内脂质含量增高,水分减少

值进行性减低,PDE 峰升高,高能磷酸盐消耗增加,细胞质中的 ADP 和 Pi 升高。由于炎症性病变并不引起细胞膜的高代谢,故 PME 在感染性疾病中升高不明显。而在[1]H-MRS 波谱中,水峰明显升高(图 12-5-19)。

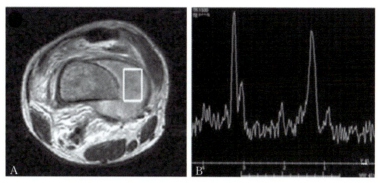

图 12-5-18 A. T1WI 显示股骨骨肉瘤;B. ¹H-MRS 显示高 Cho 和 Cr 峰以及较低脂质峰

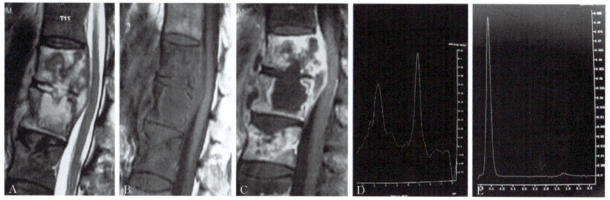

图 12-5-19 71 岁,男性,椎体结核。A. 矢状 T2WI 显示 T12、L1 椎体信号增高,椎旁软组织及硬膜外脓肿压迫脊髓;B. 矢状 T1WI 显示 T12、L1 和 L2 椎体的信号减低;C. 脂肪抑制增强扫描矢状位 T1WI 显示椎旁和硬膜外脓肿以及 T12、L1 和 L2 椎体显著强化;D. 正常 T10 椎体的 ¹H-MRS 显示水脂面积比(WLR)为 0.7;E. 病变 T12 椎体的 ¹H-MRS 显示 WLR 为 51,呈明显高峰

(徐飞佳　艾松涛　赵炳辉　张雪丽　汤光宇)

主要参考文献

[1] Maniega S M, Cvoro V, Chappell F M, et al. Changes in NAA and lactate following ischemic stroke: a serial MR spectroscopic imaging study [J]. Neurology, 2008,71(24): 1993-1999.

[2] Sarlo GL, Holton KF. Brain concentrations of glutamate and GABA in human epilepsy: A review [J]. Seizure, 2021, Jun 29;91: 213-227.

[3] Yeh C H, Lin G, Wang J J, et al. Predictive value of 1H MR spectroscopy and 18F-FDG PET/CT for local control of advanced oropharyngeal and hypopharyngeal squamous cell carcinoma receiving chemoradiotherapy: a prospective study [J]. Oncotarget, 2017,8(70): 115513-115525.

[4] King A D, Yeung D K, Ahuja A T, et al. Human cervical lymphadenopathy: evaluation with in vivo ¹H-MRS at 1.5 T [J]. Clin Radiol, 2005,60(5): 592-598.

[5] ALI H A, Couch M J, Menezes R, et al. Predictive Value of In Vivo MR Spectroscopy With Semilocalization by Adiabatic Selective Refocusing in Differentiating Clear Cell Renal Cell Carcinoma From Other Subtypes [J]. AJR Am J Roentgenol, 2020,214(4): 817-824.

[6] Pedro Augusto Gondim Teixeira, Maxime Ledrich, François Kauffmann, et al. Qualitative 3-T Proton MR Spectroscopy for the Characterization of Musculoskeletal Neoplasms: Update on Diagnostic Performance and Indications [J]. AJR, 2017,208: 1312-1319.

[7] Dimitrios C. Karampinos, Stefan Ruschke, Michael Dieckmeyer, et al. Quantitative MRI and Spectroscopy of Bone Marrow [J]. J Magn Reson Imaging, 2018,47: 332-353.

[8] Fabian Niess, Albrecht Ingo Schmid, Wolfgang Bogner, et al. Interleaved 31 P MRS/1 H ASL for analysis of metabolic and functional heterogeneity along human lower leg muscles at 7T [J]. Magn Reson Med, 2020,83: 1909-1919.

第十三章

磁共振流体成像

目前为止,时间飞跃法(time-of-flight,TOF)和相位对比法(phase contrast,PC)仍是临床应用中最常用的磁共振无对比剂血管成像(non-contrast MR angiography,NC-MRA)技术。近年来,基于钆对比剂与肾源性纤维化相关联的安全性考虑,NC-MRA技术又重新引起了磁共振研究者和科学家的兴趣。本章主要介绍除TOF和PC成像技术外,其他佳能特色NC-MRA技术,例如Time-SLIP、FBI、HOP MRA、FSBB等技术,重点介绍相关技术原理、成像特点及在中枢神经系统、外周血管、肾动脉、门静脉等领域的临床应用。这些NC-MRA技术在相关领域的科学研究及临床应用已取得显著进展,逐渐成为与对比增强磁共振血管成像技术并行的血管成像技术。

第一节 时间空间标记反转脉冲成像技术

血流动力学主要包括两个特点:血流的形式以及血流的速度。NC-MRA从严格意义上讲更应称之为磁共振血流成像。充分利用血流对比,不仅可以显示血液流动的解剖路径,还可以反映生理状态下的血流信息以及病理状态下可能发生的血流变化。

时间空间标记反转脉冲成像(time-spatial labeling inversion pulse,Time-SLIP)技术依赖于血流成像,无需使用对比剂,可提供生理状态下的血流信息,反映血流的灌注变化。通过呼吸门控或外周门控有效克服运动伪影、血管搏动伪影;多种背景抑制技术(如脂肪抑制技术)提高血管与背景组织之间的对比。较传统的TOF更适用于流速较快的肾动脉成像、颈动脉成像等。

通常的脑脊液(cerebrospinal fluid,CSF)电影成像是通过PC法来实现的,它需要剪影完成,背景的过度抑制不仅导致图像信噪比过低,还会造成没有背景组织对照而增加临床医生诊断定位的困难。利用脑脊液长T2的特性及其流入效应的特点,Time-SLIP技术也可以实现高信噪比的脑脊液电影成像。

一、Time-SLIP的成像原理、技术特点及成像方法

(一) 成像原理

Time-SLIP的成像设计是将时间和空间的概念相结合,在亮血的基础上利用流入效应进行成像。所用到的亮血序列为:快速高级自旋回波序列(fast advanced spin echo,FASE)或真实稳态自由进动序列(true steady-state free precession,True-SSFP)。其原理如图13-1-1所示。在R波发出的预定义延迟后,应用标记脉冲。标记脉冲由非选择性反转脉冲(A)和选择性反转脉冲(B)组成。其中非选择性反转脉冲(A)可以选择打开或关闭。选择性反转脉冲(B),类似于预饱和脉冲,可独立应用于成像范围的任意位置。在选择性反转脉冲(B)标记的区域内,包括血流信号在内的所有信号为高信号[如关闭非选择性反转脉冲(A),则信号显示为低信号]。在BBTI(black blood invert time)后,进行数据采集,可观察血流方向和距离。通过设置要标记的区域和BBTI值,也可仅获得动脉或静脉图像。在FASE序列中,BBTI定义为非选择性反转脉冲(A)与激发脉冲之间的时间。在TrueSSFP序列中,BBTI定义为非选择性反转脉冲(A)与有效TE之间的时间。

(二) 技术特点

Time-SLIP是将时间和空间的概念相结合,在亮血的基础上利用流入效应进行成像,其对比机制不同于TOF成像。此成像技术更大程度上依赖于流入效应成像,采用空间标记和反转时间相协同;背景抑制采用反转恢复法和频率选择法相结合。因

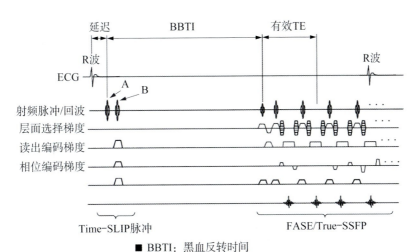

- BBTI：黑血反转时间
- FASE：快速高级自旋回波
- True-SSFP：真实稳态自由进动
- Time-SLIP：时间空间标记反转脉冲

图 13-1-1　Time-SLIP 序列原理示意图（摘自《佳能医疗图像手册》）

此，其扫描方位更随意，这是其高分辨率成像的基础。这种技术更适用于腹主动脉、肾动脉等大血管成像，因为这类血管从血管壁结构而言属于弹性贮器血管，无论在心脏的收缩期还是舒张期，都会有相对稳定的血流。另外，虽然 Time-SLIP 利用的是流入效应，但其成像过程中依然利用了血液本身长 T2 的特性，即基础序列为亮血序列。

除腹主动脉、肾动脉等血管成像外，亦可进行脑脊液电影成像。仅使用呼吸门控或外周门控，有效克服运动伪影、血管搏动伪影，可重复性极高。

不足之处：当基础序列为 True-SSFP 时，随着场强的增高，该序列的磁敏感伪影也越明显。因此，3.0 T 的血管成像与 1.5 T 相比，虽末梢血管显示更加丰富，但受磁敏感伪影的影响，整体显示效果不如 1.5 T。

（三）成像方法

可分为流入法、流出法、交替剪影法和 BBTI-prep 法。

流入法指关闭非选择性反转脉冲，仅施加选择性反转脉冲（图 13-1-2），使标记区域内所有组织信号呈低信号，随后观察未被标记的血流信号流入标记区域的情况。此方法运用较广。

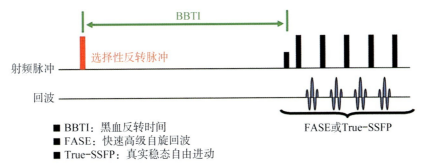

- BBTI：黑血反转时间
- FASE：快速高级自旋回波
- True-SSFP：真实稳态自由进动

图 13-1-2　流入法成像示意图

以肾动脉为例，正常肾动脉的血流方向是自上而下的。如图 13-1-3 所示，我们先施加一个标记脉冲，把肾脏、背景组织全部打黑。等待一段时间后，上方未经过标记的血液自上而下流入扫描视野，就可以在扫描视野范围内显影。这段等待时间，我

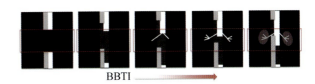

图 13-1-3　流入法肾动脉成像模拟示意图

们称之为 BBTI(black blood time invert)，也就是黑血反转时间。从这一组图我们可以看到，不同的 BBTI 时间，所得到的血管分支显示情况是不同的。

流出法指联合应用非选择性反转脉冲和选择性反转脉冲(图 13-1-4)，使标记区域内血流信号呈高信号，随后观察被标记的血流信号流出标记区域的情况。

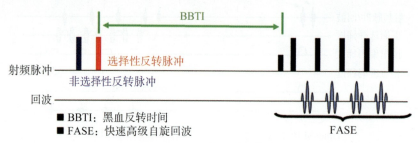

图 13-1-4　流出法成像示意图

以肺动脉为例(图 13-1-5)。与流入法不同的是，流出法需要先施加一个非选择性反转脉冲，把全部视野范围信号都打黑。然后对心脏大血管施加标记脉冲。由于背景组织已经全部打黑，此时心脏大血管则反转为亮信号。等待一段时间后，血液自右心室、肺动脉主干流入左、右肺动脉。同肾动脉一样，我们选择合适的等待时间就可以得到肺动脉图像。

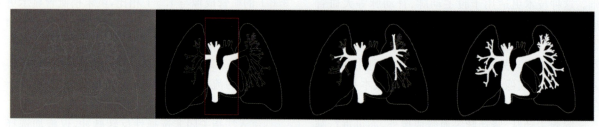

图 13-1-5　流出法肺动脉成像模拟示意图

交替剪影法指分别获取施加了选择性反转脉冲和未施加选择性反转脉冲的两组图像(图 13-1-6)，并进行剪影，即可得到仅被标记部分的信号，而背景组织信号被完全去除。但此种方法因需两次采集，扫描时间较长。

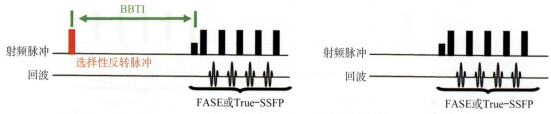

图 13-1-6　交替剪影法成像示意图

以主动脉弓发出的三根大血管为例(图 13-1-7)。先用 FASE 或者 SSFP 扫描整个视野。在这两种序列上，血管信号为亮信号。接着在心脏部位施加一个标记脉冲，使从心脏新鲜流出来的血液信号为黑色。两组数据进行剪影，就可以得到只有头臂干(右锁骨下动脉、右颈总动脉)、左颈总动脉、左锁骨下动脉的图像。交替剪影法的优势在于可以完全去除背景组织信号。

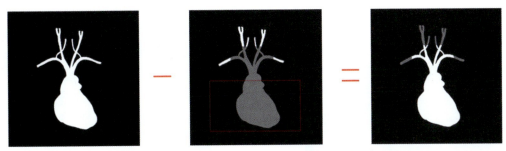

图 13 - 1 - 7　交替剪影法成像模拟示意图

BBTI - prep 成像方法类似于流出法,联合应用非选择性反转脉冲和选择性反转脉冲后,选取一定范围内的 BBTI 时间,对同一层面进行不同相位的顺序连续采集,进而得到一组不同 BBTI 值的图像(图 13 - 1 - 8)。通过设置初始值、增加量和 BBTI 重复数,可以动态观察不同的血流及脑脊液流动情况。

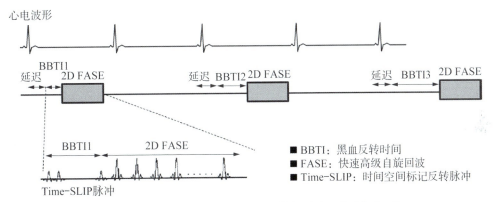

图 13 - 1 - 8　BBTI - prep 成像示意图(摘自《佳能医疗图像手册》)

以脑脊液电影成像为例(图 13 - 1 - 9),与流出法相似,我们先对扫描视野施加一个非选择性反转脉冲,把所有背景组织信号都打黑,然后在需要标记的位置施加标记脉冲,这样就能得到从标记框流出的脑脊液信号。与前面所提到的三种成像方法不同之处在于,BBTI - prep 是选择一定范围内的 BBTI 时间进行连续扫描,得到一组不同 BBTI 值的图像,从而实现脑脊液流动成像。

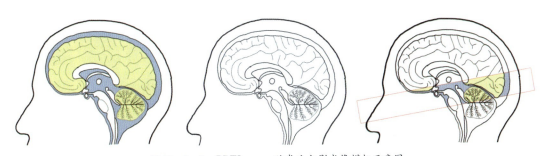

图 13 - 1 - 9　BBTI - prep 脑脊液电影成像模拟示意图

二、Time - SLIP 的临床应用

基于以上 Time - SLIP 的技术特点,其临床应用广泛,可用于肾动脉成像、肝系血管成像、肺动脉成像、颈动脉成像、四肢及末梢血管成像、脑脊液电影等。以下将按照解剖部位分别阐述。

(一)头部、脑脊液电影成像(BBTI - prep)

1. 脑室间隙阻塞的评估　临床上脑室扩张可分为交通性脑积水和梗阻性脑积水两大类。前者是各种原因引起的脑室脑脊液容量增加;后者是各种原因导致脑脊液循环受阻,梗阻点上方脑脊液潴留、脑室扩张。Time - SLIP 技术应用于脑脊液电影成像,可以在无创的情况下,排查是否存在脑脊液循环受阻,明确梗阻的位置或水平(图13-1-10)。

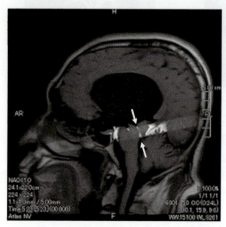

图13-1-10 50岁,男性,脑室扩张患者。脑脊液电影成像显示中脑导水管处(箭头所示)未见脑脊液流动,进而确定脑室扩张梗阻部位为中脑导水管(感谢贵州医科大学附属肿瘤医院放射科提供图像)

2. 脑外伤鼻漏的评估 除判断脑脊液梗阻外,Time-SLIP技术应用于脑脊液电影成像对外伤患者亦有很重要的临床价值。如图13-1-11所示,患者外伤,就诊时鼻腔内有少许透明液体流出。通过脑脊液电影成像,精准找到鼻漏部位,判断颅底骨折所致脑脊液流至蝶鞍内。

(二)颈部

颈动脉成像(流入法)又称TOF法,是非对比

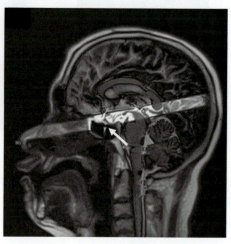

图13-1-11 外伤患者,通过脑脊液电影成像,找到鼻漏部位(箭头所示)(感谢大理大学第一附属医院放射科提供图像)

增强磁共振血管成像应用最广的技术之一,该技术可成熟应用于头、颈部血管成像。但由于其完全依赖于血流成像,其扫描方向只能垂直于血流方向,当大范围血管成像时(如颈部血管成像),显然需要极长的扫描时间,同时也会导致许多层面的血流(如湍流、逆行充盈的血管、侧支循环等)显示不清。Time-SLIP技术应用于颈动脉成像,由于其扫描方向不受限制,冠状位采集信号,可以极大程度上缩短扫描时间,同时也在一定程度上克服了TOF湍流效应所致的信号丢失(图13-1-12)。

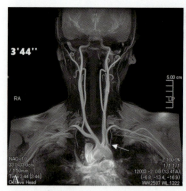
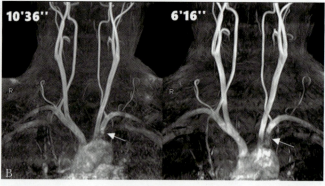

图13-1-12 颈动脉成像。A.正常Time-SLIP颈动脉图像,冠状位采集扫描时间224 s。颈动脉起始段(箭头所示)显示清晰;B.正常TOF法颈动脉图像,扫描时间较长且由于湍流效应,颈动脉起始段(箭头所示)显示欠佳

(三)胸部

肺动、静脉畸形与肺静脉曲张鉴别(交替剪影法)

肺静脉起源于肺泡毛细血管网,分为左、右肺上静脉和肺下静脉,于左心房后上部汇合。当胚胎时期肺毛细血管发育异常或后天性的患有二尖瓣狭

窄、外伤等因素时,可能会出现肺动、静脉畸形(pulmonary arteriovenous malformation, PAVM)。PAVM常常需要与肺静脉曲张相鉴别,因为肺静脉曲张通常不需要进行治疗,而PAVM往往会伴有并发症从而危及生命,所以鉴别诊断很有必要。目前影像学上检查PAVM方法很多,但临床上主要以

DSA 检查为诊断金标准，螺旋 CTA 检查为辅。而利用 Time - SLIP 技术中的交替减影法，通过使用标记脉冲，使肺动脉信号单独分离出来（图 13 - 1 - 13），除了可以获得丰富的形态学信息外，还可以获得血流动力学信息，这是 DSA 和 CTA 所不具备的。除此之外，无创的 Time - SLIP 技术更加适用于碘对比剂过敏、患有肾功能不全的患者以及孕妇。已有研究指出，Time - SLIP 技术可以准确鉴别出 PAVM 与肺静脉曲张。

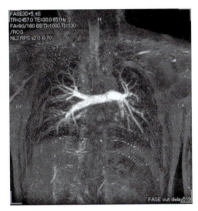

图 13 - 1 - 13　Time - SLIP 技术正常肺动脉图像

（四）腹部

1. 肾动脉相关先天畸形患者评估（流入法）

Time - SLIP 应用于腹部，可以清晰显示腹主动脉、肾动脉主干及其分支解剖结构，仅需患者呼吸配合，扫描时间短（依据患者呼吸频率，扫描时间 4 ～ 6 min）、成功率高，且无需对比剂，可重复性强（图 13 - 1 - 14）。

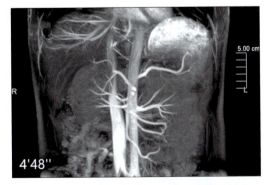

图 13 - 1 - 14　右侧双肾动脉先天畸形，除肾动脉主干外，分支亦显示清晰（感谢玉林市第一人民医院放射科提供图像）

2. 肾性高血压患者肾动脉的评估（流入法）

肾血管性高血压（renal vascular hypertension）是常见的继发性高血压，由单侧或双侧肾动脉狭窄而引起。临床确诊需要做彩超、CTA、DSA 等检查，其中 DSA 是诊断肾动脉狭窄的"金标准"。除以上检查方法外，Time - SLIP 成像技术亦可以清晰显示肾动脉情况。由于 Time - SLIP 技术无需对比剂，可重复性高，对于此类患者检查具有一定优势（图 13 - 1 - 15）。

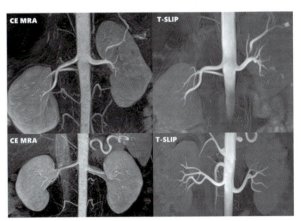

图 13 - 1 - 15　CE - MRA 打药后肾实质的显影导致肾动脉分支显示不如 Time - SLIP（感谢四川大学华西医院放射科提供图像）

3. 肾功能不全患者肾动脉的评估（流入法）

磁共振对比剂（gadolinium-based contrast agent，GBCA）引起肾源性系统性纤维化（nephrogenic systemic fibrosis，NSF）与肾脏本身功能有密切关系。在肾功能不全的病例，特别是肾小球滤过率低于 30 ml/min 时，禁忌使用对比剂增强扫描。Time - SLIP 技术应用于肾功能不全的患者，可以安全、有效评价其肾脏血供情况。如图 13 - 1 - 16 所示，Time - SLIP 技术可以有效判断移植肾的血管情况。

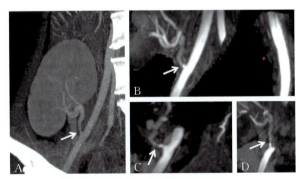

图 13 - 1 - 16　男性 34 岁同种异体肾移植（供肾植入右髂窝）术后患者。A. CTA 图像显示移植肾动脉与右侧髂外动脉吻合，吻合口未见狭窄，移植肾动脉近端管壁增厚、毛糙、局部管腔重度狭窄（70% ～ 80%），累及段长约 1.3 cm；B、C、D. Time - SLIP 图像显示与 CTA 一致（感谢广东省中医院大学城医院影像科提供图像）

4. 肾动脉瘤的评估 肾动脉瘤并不罕见,明确诊断常采用超声、CTA、MRA、DSA 等检查方法。其中 CTA 和 CE-MRA 检查需要抓住准确的动脉期相,才能清晰显示瘤体,但由于肾实质的同时显影,一定程度上会掩盖掉部分动脉瘤的信号。Time-SLIP 成像技术主要依赖于流入效应,多种抑制技术联合应用可以得到很好的血管与背景组织对比信号。加上 MRI 多方位成像的特性,除了可以看到动脉瘤的大小、轮廓,还可以多方位看到其与周围血管的关系情况。

5. 肾皮质和髓质的研究 近年来,慢性肾病(chronic kidney disease, CKD)患者的发病率呈上升趋势,但多数 CKD 患者早期症状不明显,起病隐匿,就诊时肾功能已明显下降。因此对 CKD 的早期准确诊断和评估尤为重要。因各组织的弛豫速率不同,反转时间不同,可将 Time-SLIP 技术用于组织对比的研究。Kanki 提出正常肾脏皮髓质分离 BBTI 最佳时间在 1 000～1 300 ms,出现肾功能不全时,随着 T1 值增加,BBTI 值应当延长至 1 400～1 500 ms(图 13-1-17)。

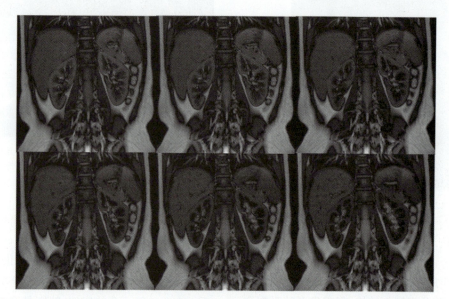

图 13-1-17 正常肾皮髓质 Time-SLIP 图像(感谢贵州医科大学附属肿瘤医院放射科提供图像)

6. 布加氏综合征患者肝系血管的评估(流入法、流出法) Time-SLIP 技术应用于肝系血管成像,可依据流入法、流出法及标记脉冲的位置不同,分别实现门静脉和肝静脉成像(图 13-1-18)。流入法门静脉成像时,标记脉冲标记肝脏(图 13-1-18A),经过一段等待时间后(BBTI 经验值为 950 ms 左右),未被标记的门静脉血流信号流入肝脏,即可实现门静脉成像。流出法门静脉成像,由于施加标记脉冲之前先对所有背景组织施加了非选择性反转脉冲,故此时的标记脉冲放置在脾静脉与肠系膜上静脉汇合至门静脉处(图 13-1-18B),起到的作用是将门静脉信号反转为亮信号。经过一段等待时间后(BBTI 经验值为 950 ms 左右),亦可以实现门静脉成像。肝静脉成像常采用流入法,标记脉冲放置方法参考图 13-1-18C,目的是将门静脉信号饱和掉,实现肝静脉成像(图 13-1-19)。

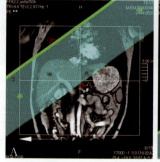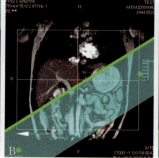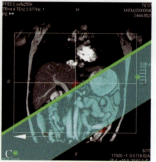

图 13-1-18 Time-SLIP 门静脉成像流入法、流出法及肝静脉成像定位示意图

布-加综合征常伴有下腔静脉高压,是由各种原因引起的肝静脉及其汇入口以上下腔静脉阻塞性病变引起的肝后门脉高压症。临床分型方法比较多,不同的分型,其临床症状不同,对应的治疗方法也不同。因此,充分了解患者下腔静脉、肝静脉、门静脉等血管情况,对治疗前手术方案的选择以及术后评估都有意义。Time-SLIP 技术应用于肝脏,可以清晰显示下腔静脉、肝静脉、门静脉等血管情况,与"金标准"DSA 显示一致(图 13-1-20)。CE-MRA 时由于肝实质的强化,导致肝内血管信号被遮盖。而Time-SLIP 技术利用标记脉冲的特性,背景组织信号较低,可以更加清晰地显示肝内血管的情况(图13-1-21)。

(五) 四肢

1. 下肢深静脉的评估 下肢深静脉是人体重要的脉管系统,也是最容易发生病变的血管之一。随着人口老龄化、职业等因素影响,静脉曲张、血栓等病变发病率较高,其中血栓可导致血管阻塞,产生

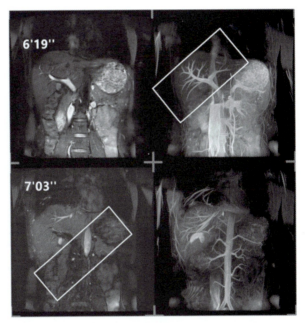

图 13-1-19 正常肝脏 Time-SLIP 图像。正常肝脏 Time-SLIP 图像,依据标记脉冲位置的不同(如白色矩形图标显示),可实现门静脉和肝静脉成像

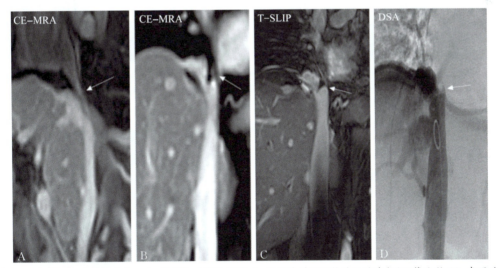

图 13-1-20 男性 27 岁,布加综合征。A、B. CE-MRA 图像上,可以看到下腔静脉孔的喷射征(箭头所示),表现为布-加综合征膜性带孔型;C. Time-SLIP 图像上,下腔静脉并没有喷射征,而是一个闭塞的(箭头所示),表现为膜性闭塞型;D. DSA 图像与 Time-SLIP 图像有高度的一致性(箭头所示)(感谢徐州医科大学附属医院放射科提供图像)

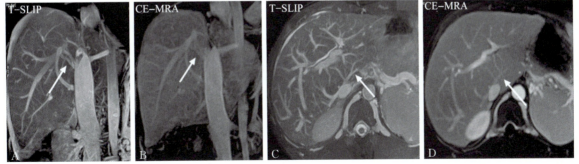

图 13-1-21 男性,33 岁,布-加综合征患者,Time-SLIP 图像。(A、C)较 CE-MRA 图像(B、D)更能清晰显示肝副静脉情况(箭头所示),帮助临床进行手术方式的选择,降低介入血管成形术的手术风险(感谢徐州医科大学附属医院放射科提供图像)

管腔扩张,侧支循环建立,进而慢性的演变成深静脉畸形。Time-SLIP 技术应用于下肢,除了可以显示静脉曲张,还可以显示深静脉的畸形血管团(图 13-1-22)。

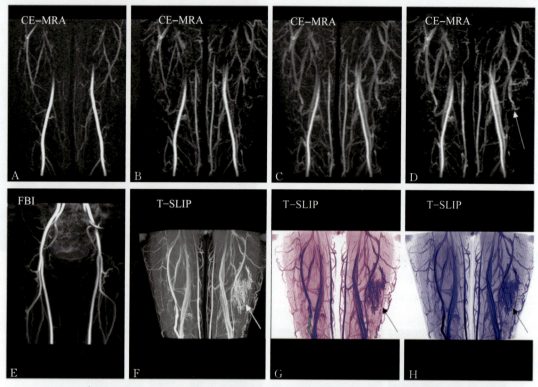

图 13-1-22　男性,23 岁,左侧小腿肿胀,近期走路后酸胀感加剧。A～D. CE-MRA 检查仅延迟期隐约可见异常血管信号(D 图箭头所示);E. FBI 动脉期未见明显异常;F～H. Time-SLIP 图像显示左侧小腿静脉曲张及深静脉畸形血管团(图箭头所示)(感谢锦州医科大学附属第一医院放射科提供图像)

2. 末梢血管的评估(流入法、流出法)　Time-SLIP 技术的特点是亮血序列与流入效应的有机结合。类似于 Time-SLIP 技术的其他厂家有 Philips 公司 TRANCE 技术,GE 公司的 IFIR 技术,这两个技术的亮血基础序列为 SSFP,属于 GRE 范畴,易受磁场不均匀性等因素干扰,容易产生磁敏感伪影。相比于这些厂家不同的是,上文已经提及,佳能公司 MRI 独有的 Time-SLIP 技术的亮血基础序列分为 FASE 和 SSFP,FASE 序列属于 FSE 范畴,相较于 GRE 序列,不易受磁场不均匀性等因素干扰,能够更好地适用于偏离主干中心的四肢末梢的血管显示(图 13-1-23)。

综上所述,Time-SLIP 技术图像信噪比高,呼吸运动伪影小,多种背景抑制技术相结合,更加突出末梢血管的显示。可广泛应用于肾动脉、肝系血管系统、心脏大血管等复杂部位的血管成像及脑脊液

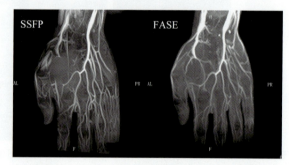

图 13-1-23　正常手部血管 Time-SLIP 图像

电影成像。流入法、流出法、交替剪影法多种成像方式,可实现肝系血管肝静脉、门静脉分离成像。随着技术的不断发展和进步,此成像技术可以得到更全面的应用。

(范睿)

第二节　新鲜血液成像、血管成像原理及临床应用

新鲜血液成像(fresh blood imaging，FBI)、血管成像(contrast-free improved angiography，CIA)由宫崎博士领导开发，该技术主要利用了快速自旋回波序列中血液流空效应。由于流空效应的存在，人体内动脉血液流速随着心动周期的变化呈周期性变化，在不同的时间点采集会得到动脉信号高低不同的图像，通过合理的序列参数设计，一次扫描后会同时得到动静脉混合、纯静脉和纯动脉三组图像，下面我们来了解一下 FBI 和 CIA 的具体原理和临床应用。

一、FBI、CIA 的成像原理及技术特点

(一) FBI 的成像原理

FBI 的成像原理可以通过以下三点来理解。

1. MR 信号强度与动静脉血液流速的关系　在快速自旋回波序列中，由于存在流空效应(图 13 - 2 - 1)，当血液流速快时，在快速自旋回波序列 T2WI 成像时，MR 图像上血液信号会表现为低信号；反之，当血液流速缓慢时，在快速自旋回波序列 T2WI 成像时，MR 图像上血液信号会表现为高信号，这个特点在临床上会用到。

2. 动静脉血液流速与心动周期的关系　知道了血液流速与 MR 信号强度的关系后，我们再来看看血液流速与心动周期的关系，实际动脉血流速度受心动周期影响更大，静脉血流速度受心动周期影响相对较小。心脏收缩期左心室收缩把动脉血流由主动脉送往全身，此时动脉血流速度最快，心脏舒张期时主动脉瓣关闭，左心室无动脉血流输出，此时动脉血流速度最慢，而整个心动周期，静脉血流速缓慢，尤其是远心端静脉如四肢静脉的血流受心动周期影响较小，保持着缓慢的血液流速，如图 13 - 2 - 2 所示。

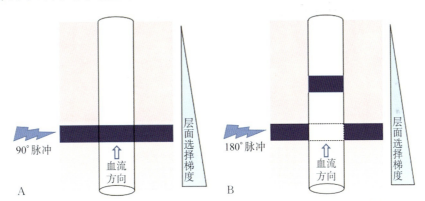

图 13 - 2 - 1　流空效应示意图。用粉色部分表示静止组织；深色部分表示扫描层面；白色表示血管内血流，血流方向垂直于扫描层面。A. 90°脉冲激发了层面内的血液和血管周围的静止组织(深色)；B. 180°脉冲施加时，层面内静止组织能够接受 180°脉冲激发产生信号；原来接受过 90°脉冲激发的血液已经流出扫描层面(血管内的深青色区)不能接受 180°脉冲因而不能产生信号；而这时层面内血管中新流入的血液(血管内层面范围的虚线区)没有经过 90°脉冲激发，仅接受 180°脉冲也不能产生信号，因而层面内的血流区表现为无信号

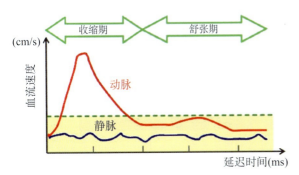

图 13 - 2 - 2　心脏收缩期，动脉血流速度较快，静脉流速缓慢；心脏舒张期，动脉流速缓慢，静脉流速缓慢(感谢佳能医疗磁共振事业部提供原理图)

结合血液流速与 MR 信号强度的关系，我们可以得出以下信息：在心脏舒张期采集图像，可以得到一组动脉和静脉都是高信号的图像，在心脏收缩期采集图像可以得到一组动脉低信号、静脉高信号的图像，用舒张期采集的图像减去收缩期采集的图像，可以得到一组只有动脉高信号的图像，如图 13 - 2 - 3 所示。

3. 心脏收缩期与舒张期时间的获取办法　上面我们了解了如何通过合理安排黑血反转时间(BBTI)和标记脉冲位置的不同来获取我们想要的

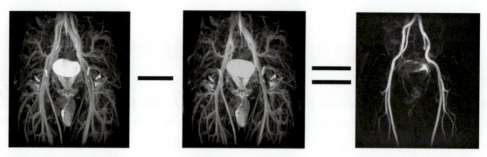

图 13-2-3　血液流速与 MR 信号强度的关系。A. 舒张期采集：动脉高信号＋静脉高信号＝动静脉图像；B. 收缩期采集：动脉低信号＋静脉高信号＝纯静脉图像；C. 舒张期减去收缩期图像：动脉高信号＋静脉低信号＝纯动脉图像（感谢佳能医疗磁共振事业部提供图像）

动静脉血管影像，但是对于采集时间点即心脏收缩期和舒张期的时间点我们如何确定，目前常用的有两种办法，各有其优缺点。

（1）PPG-gated 结合 PPG 指脉，采集 ECG-Prep，通过 FBI_Navi 后处理，获取收缩期、舒张期的

时间。指脉可以重复利用，绿色环保。由于 PPG-gated 波形无法精确地确定心脏舒张期和收缩期的具体时间点，需要通过扫描 ECG-Prep 序列，然后通过 FBI-Navi 后处理，才能获取。ECG-Prep 序列如图 13-2-4 所示。

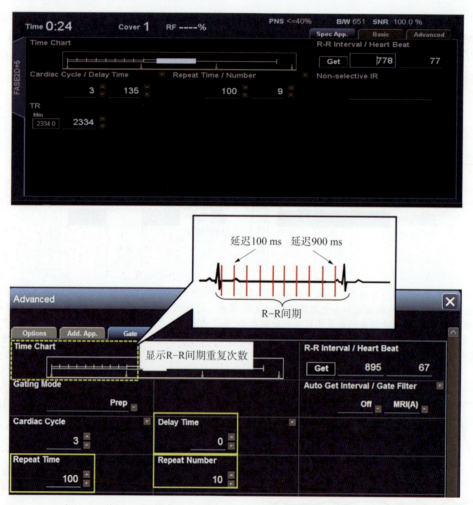

图 13-2-4　ECG-Prep 序列选项卡中设置的参数。当 Delay Time 延迟时间设置为 0 ms，Repeat Time 重复时间设置为 100 ms（高时间分辨可设置为 50 ms），Repeat Number 设置为 10 时，采集获取的每个图像在心动周期的时间点是 0 ms、100 ms、200 ms、300 ms、400 ms、500 ms、600 ms、700 ms、800 ms 和 900 ms。设置重复次数为覆盖一个 R-R 间隔（约 10），确定在 R-R 间隔内采集的相位图像数

序列为 FASE2D 序列，T2WI 加权，通过合理的参数设置，可以获取一个心动周期内不同延迟时间点的图像，定位计划一致，只有采集时间点不同，如图 13-2-5 所示。

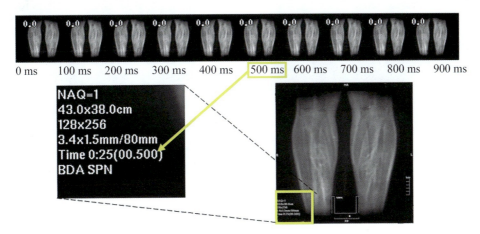

图 13-2-5 一个心动周期内不同延迟时间的图像（感谢佳能医疗磁共振事业部提供图像）

获取到该组图像后马上进入后处理界面，通过 FBI-Navi 后处理，如图 13-2-6 所示。

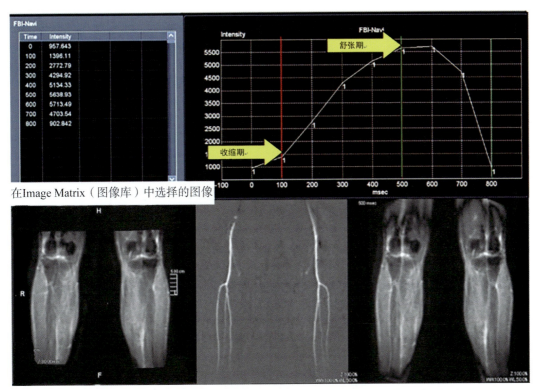

图 13-2-6 FBI-Navi 后处理界面，调入 ECG-Prep 序列获取的图像，自动识别动脉信号最高点和最低点的图像，进行减影，提示收缩期、舒张期时间点（感谢佳能医疗磁共振事业部提供图像）

通过后处理获取任意两组不同时间点的图像的减影图，自动选取动脉血管最好的图像，并标记出动脉信号最高和最低的两组图像的时间点，通过图像信号反推出合适的采集时间点，即心脏舒张期和收缩期的时间点。

（2）ECG-gated 结合 ECG 心电门控（心电门控需要无磁电极片），通过 DelayTracker™，直接获取收缩期和舒张期的时间点，如图 13-2-7 所示，这样既省去了 ECG-Prep 序列的扫描，也省去了 FBI-Navi 的后处理过程，省时省力，节约了大量的操作步骤和时间。

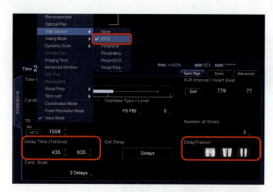

图 13-2-7　序列切换到 ECG 门控后，序列界面自动出现 DelayTracker™ 参数卡，可以根据要扫描的目标血管，如髂动脉、大腿动脉、小腿动脉等自动点选相应按钮，收缩期和舒张期的延迟时间即可自动获取

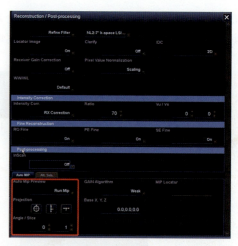

图 13-2-8　序列重建参数打开后，可以设置 MIP 图像旋转方向、旋转角度、重建层数等。设置完成后，序列扫描完可以自动获取重建好的 MIP 图像

通过以上的介绍，我们了解了 FBI 序列的主要决定因素，通过合理的序列设计，就可以得到需要的目标血管，并且我们还可以通过序列参数调控，让序列自动重建出想要的血管 MIP 图像、图像的旋转角度、图像重建的幅数等（图 13-2-8）。

（二）CIA 的成像原理

FBI 序列也有其不足，在动静脉流速差异较大的位置，图像质量较好，但是对于四肢末梢血管，动静脉流速差异不明显时，分离效果较差，末梢动脉显影不理想。在这样的基础上，佳能又研发了 CIA 序列，即流动损毁新鲜血液成像（flow-spoiled fresh blood imaging，FS-FBI）。FS-FBI 在 FBI 的基础添加了流动相位损毁脉冲，如图 13-2-9 所示。

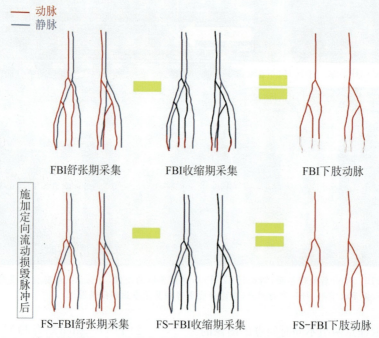

图 13-2-9　在末梢血管处，舒张期采集的图像不受影响，但是收缩期采集时，FBI 采集远端的血管流速慢，会有信号残留，减影后动脉远端消失，图像信号不足，解剖结构有丢失。施加了定向的流动损毁脉冲后，远端的动脉血管信号被抑制，静脉由于流动方向相反，不受影响，减影后会得到完整的动脉信号图像

FS－FBI 的流动相位损毁脉冲可以调节强度，具体使用可参考图 13－2－10。

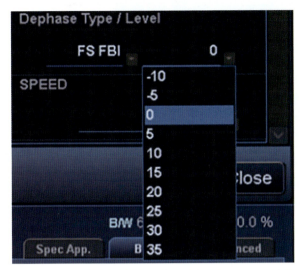

图 13－2－10　流动相位损毁脉冲可以设置为－10～＋35 的 10 个等级中的任意一个，表示脉冲强度的单位为百分比值。正值越大，所施加的去相位脉冲越强。设置为 0 时，不施加去相位脉冲，即为 FBI 序列。相反，对负值将应用聚相位脉冲，对于与慢动静脉血流相关的解剖部位，应用强的去相位脉冲可增强动静脉信号的差异
流动相位损毁脉冲使用建议：髂总动脉－10％、腘动脉 0％、胫动脉＋10％、足背动脉＋35％，这些值仅作为指导，实际应用取决于患者的血流速度

（三）FBI、CIA 的技术特点

理解了 FBI、CIA 的成像原理，我们再来总结一下两个序列的技术特点：①无需对比剂，采用门控触发技术。②充分考虑血流周期性变化。③不需要饱和，通过自减影技术实现动静脉分离。④利用血流成像，不完全依赖于流入效应，扫描方位不受限制。⑤采用冠状位扫描，覆盖范围广，扫描速度快等等。这些技术决定了 FBI、CIA 可以在全身各个系统中进行血管成像，尤其是下肢血管成像效果更佳。

二、FBI、CIA 的临床应用

随着医疗水平的提高，临床医生对于血管的解剖、血液的流速、血管壁的变化等都需要了解的更具体，才能实现更精准的治疗。血管的影像学检查有很多种，超声、CTA、DSA、CE－MRA 等等，每种检查都有自己的特点，对比其他检查，FBI 和 CIA 具有以下特点：①无需对比剂。②采用门控触发技术，充分考虑血流周期性变化。③不需要饱和，通过自减影技术实现动、静脉分离。④利用血流成

像，但不仅仅依赖于流入效应，扫描方位不受限制。⑤采用冠状位扫描，覆盖范围广，扫描速度快。⑥可重复。

在下肢血管大范围扫描时速度快，图像质量好，应用于下肢静脉曲张、肿瘤引起的静脉栓塞、下肢动脉粥样硬化等疾病的检查诊断，该技术不仅仅局限在下肢血管的应用，对全身血管都可以扫描，如肺动脉、主动脉等。

图 13－2－11～图 13－2－16 为 FBI 和 CIA 的临床应用实例。

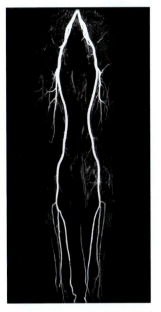
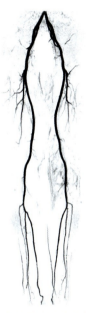

图 13－2－11　对于全下肢血管成像，FBI 可通过拼接技术直接成像，显示全下肢血管，对于大范围的血管病变观察，非常有帮助（感谢玉林市第一人民医院放射科提供图像）

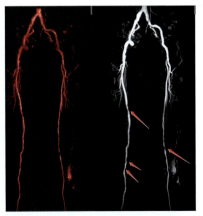
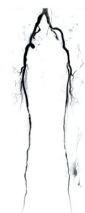

图 13－2－12　男性，88 岁，糖尿病多年，行 FBI 检查，显示下肢血管多处狭窄（如箭头所示），无钙化影响，侧支循环建立（感谢杭州萧山盈丰骨科医院放射科提供图像）

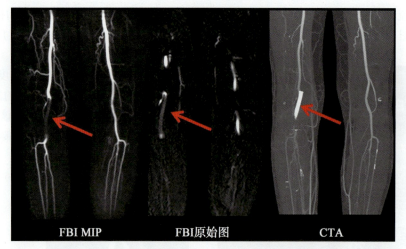

FBI MIP　　　　　FBI原始图　　　　　CTA

图 13-2-13　女性,64 岁,右侧下肢动脉瘤术后复查,CTA 去骨后部分血流信息被减掉,人工血管支架遮挡,如图红色箭头所示,是否有狭窄不好判断;FBI 清晰显示了动脉内的血液流动情况,血流通畅、无狭窄(感谢广西医科大学第一附属医院放射科提供图像)

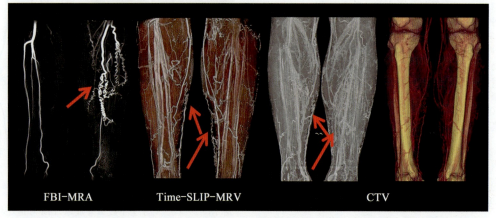

FBI-MRA　　　　Time-SLIP-MRV　　　　　CTV

图 13-2-14　男性,54 岁,外伤病史,左腿肿胀。CTV 检查发现血管异常,动静脉曲张不太好区分,FBI 纯动脉显示明确的动脉曲张,Time-SLIP 下肢静脉清晰显示了静脉曲张的情况,二者均不需要对比剂(感谢广西医科大学第一附属医院放射科提供图像)

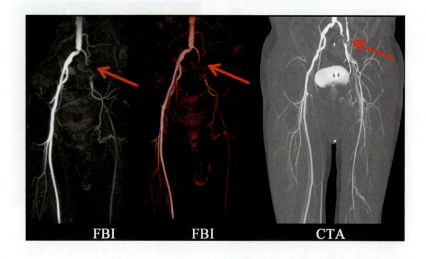

FBI　　　　　FBI　　　　　CTA

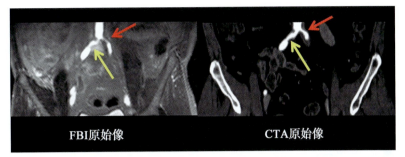

图13-2-15 男性,61岁,高血压病史。CTA提示双侧髂内及髂外动脉、左侧股动脉及腘动脉广泛性动脉硬化,双侧髂总动脉近端管腔中-重度狭窄;左侧髂外动脉起始部及远端管腔中度狭窄;左侧髂内动脉局部管腔重度狭窄;FBI原始图、MRA和CTA显示基本一致(感谢广西医科大学第一附属医院放射科提供图像)

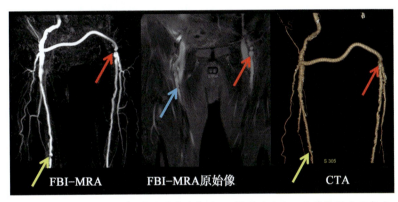

图13-2-16 男性,64岁,腹主动脉瘤术后,双侧股动脉人工血管搭桥术后复查。CTA示左侧髂内外动脉血栓并管腔闭塞,多发钙化,多处狭窄,人工血管内血流信息被血管掩盖;FBI无钙化伪影,清晰显示多处狭窄,同时人工血管内血流信息清晰显示(感谢广西医科大学第一附属医院放射科提供图像)

(贾昌凯)

第三节　流动敏感黑血成像技术

流动敏感黑血(flow sensitive black blood, FSBB)成像技术是一种通过在梯度回波序列中加入运动探测梯度(motion probing gradient,MPG)脉冲抑制血流信号的血管成像技术。FSBB具有分辨率高、扫描时间短等特点,应用于颅脑微小血管成像具有独特优势,例如豆纹动脉的显示。本节主要介绍FSBB成像技术原理、技术特点及临床应用。

一、成像原理

(一)黑血对比度的产生机制

FSBB技术黑血对比度的产生,主要原因在于MPG脉冲的加入,这是一个双极性梯度,正负极梯度与水平时间轴所包含的面积是相等的,血液内流动的质子在经历MPG脉冲后,会产生一定的相位偏差,流速不同的质子产生的相位偏差不同。在人体颅内血管中,血液流速与方向较复杂,成像体素内存在不同大小流速与不同方向的质子,形成不同的相位累积分布,导致体素信号的减弱或消失,从而产生黑血对比度。

(二)序列原理

FSBB技术是扰相梯度回波结合MPG脉冲构成的。扰相梯度回波是在前一次激发脉冲回波采集后,下一次激发脉冲前,施加一个很强的梯度场,人为造成磁场不均匀,加速质子失相位,以彻底消除前一次激发脉冲的回波采集后残留的横向磁化矢量。MPG脉冲是在激发脉冲末端与读出梯度前端,层面选择(Gs)、相位编码(Ge)、读出编码(Gr)三个方向施加(图13-3-1),以获得最大的合梯度,从而更好地抑制血流信号。

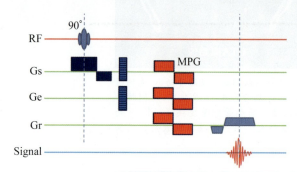

图13-3-1 FSBB原理示意图。MPG脉冲是在激发脉冲末端与读出梯度前端,层面选择(Gs)、相位编码(Ge)、读出编码(Gr)三个方向施加,以获得最大的合梯度

(三) FSBB与FIBB的区别

FSBB通过MPG脉冲获得黑血对比度,在没有MPG脉冲的情况下,被称为血流不敏感黑血序列(FIBB),只产生T2*效应对比,动脉血管信号升高;而FSBB动脉、静脉都为低信号,如图13-3-2所示。

二、技术特点

(一)颅内微小血管成像

MPG脉冲强度受回波时间(TE)控制。TE越长,MPG脉冲作用时间越长,从而具有更好的血液

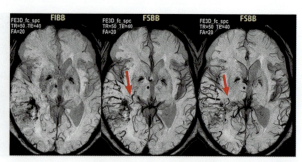

图13-3-2 FIBB与FSBB显示血管差异,FSBB显示动静脉都为低信号,FIBB动脉信号升高,静脉信号低,图像接近SWI(红色箭头示)(感谢日本宫崎骏大学医学院放射科提供图像)

抑制效果。对于血管直径较大、流速较快的血流,采用短TE进行数据采集;对于血管直径较小、流速较慢的血流,例如豆纹动脉成像,可采用长TE(20 ms或40 ms)进行数据采集,保证较强的MPG脉冲强度,较好的黑血抑制效果,从而进行微小血管成像。FSBB技术可清晰显示豆纹动脉细小分支,对于颅内微小血管研究具有很高的临床价值(图13-3-2)。

(二)高分辨率、扫描时间短

FSBB技术TR较短,采集效率高,与普通快速扰相梯度回波序列相比,层厚2 mm,全颅扫描,扫描时间3 min左右,因此能够在较短时间完成高分辨率三维成像,最小体素达0.2 mm×0.2 mm×0.2 mm。

(三)多方位成像

根据用户不同需求可直接进行轴、矢、冠或斜方位扫描,获取原始数据,而不是通过获取轴位图像重建其他方位图像(图13-3-3)。

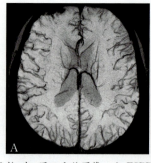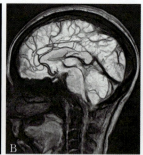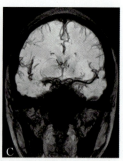

图13-3-3 FSBB轴、矢、冠三方位图像。A.FSBB轴位成像;B.FSBB矢状位成像;C.FSBB冠状位成像。FSBB可直接扫描任意方位图像,解决了SWI序列只能进行轴位成像的问题

(四)微出血病变的诊断

脑微血管在各种因素损伤下,继发出现局灶性出血,造成血红蛋白、脱氧血红蛋白、含铁血黄素等代谢产物沉积,脑实质内磁共振图像呈现散在分布的点状、结节状低信号区。FSBB技术基础序列为梯度回波序列,长TE采集MR信号会增强图像磁敏感效

应,血液中血红蛋白及相关物质与铁代谢产物易引起局部磁场物质相位变化,尤其对微量出血病灶与周围组织产生的磁敏感差异显示较好(图13-3-4)。

(五)临床科研应用——FSBB在体部的应用

FSBB成像技术适用部位不仅仅是头部,在体部也有多方面应用,但是目前还在临床科研阶段。不

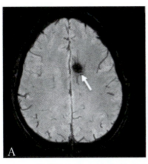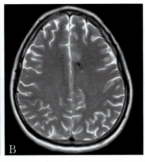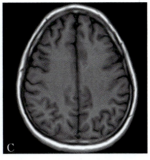

图 13-3-4 FSBB 可见颅内出血低信号(白色箭头示)。A. 为 FSBB 图像;B. 为 T2W 图像;C. 为 T1W 图像

同 MPG 脉冲强度扫描,获得两组原始数据,通过减影后处理获得亮血图像。应用于体部、末梢血管成像具有独特的优势,如图 13-3-5 所示。

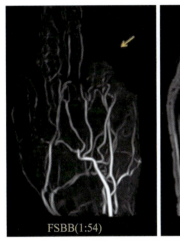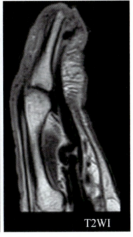

图 13-3-5 FSBB 在末梢血管的应用

(六) 不足

FSBB 用于微小血管成像,需采用较长的 TE (40 ms)参数设置,从而保证 MPG 脉冲强度,达到更好的血液信号抑制效果,但较长 TE 采集 MR 信号会造成磁化率伪影加重,信噪比降低。因此应用 FSBB 技术进行微小血管成像,需合理设置 TE、MPG 脉冲强度及采集次数等参数。

三、临床应用

(一) 动静脉畸形

脑动静脉畸形(arteriovenous malformation, AVM)是颅内血管先天性异常最常见的一种,能够引起一系列脑血流动力学紊乱,造成局部或全脑功能障碍,致残和致死率较高。随着医学影像技术的发展,AVM 发现的病例越来越多。FSBB 技术无需使用对比剂,可不同方位清晰显示动静脉血管畸形团、异常扩张供血动脉和引流静脉(图 13-3-6)。

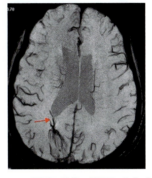

图 13-3-6 FSBB 图像。FSBB 无需对比剂,且具有超高分辨率,可清晰显示血管畸形(红色箭头示)

(二) 烟雾病

目前,烟雾病的病因尚不明确,病理活检在活体很难实现,因此烟雾病的诊断目前存在较多不确定性。颅内血管造影虽然作为烟雾病诊断的金标准,但是只能观察血管管腔的大小,无法对病变血管结构进行分析。FSBB 具有超高分辨率,且扫描时间短,最小体素 0.2 mm×0.2 mm×0.2 mm 进行微小血管的成像,可提供更详细的信息,从而帮助临床医生得出更精确可靠的诊断(图 13-3-7)。

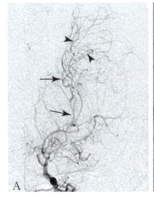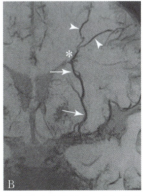

图 13-3-7 DSA 图像可见多发异常髓动脉信号,黑色箭头示与 FSBB 图像白色箭头血管显示较一致。通过 FSBB 不仅显示血管直径大小,还可清晰显示髓动脉管腔内结构。A. DSA 图像;B. FSBB 图像

(三) 豆纹动脉成像

豆纹动脉起源于大脑中动脉 M1 段,是穿支动脉病变中较常见血管,高分辨率 FSBB 成像在临床

中的应用,可清晰显示豆纹动脉,使其对病变原因有了更深层次的认识(图 13-3-8)。

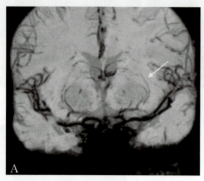 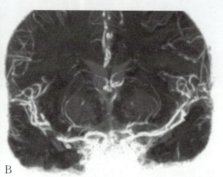

图 13-3-8　FSBB 清晰显示豆纹动脉(白色箭头示)。A. FSBB 图像;B. FSBB 反转图像

FSBB 技术通过 MPG 脉冲抑制血流信号,从而产生黑血对比度。该技术可进行任意方位(轴、矢、冠等)成像,具有超高分辨率、扫描时间短等特点;既能清晰显示微血管管腔大小、直径,亦能评估微血管管腔内结构。该技术用于手术治疗后血管评估,

MIP 图像既能清晰显示血管,原始图像亦能评估手术区域出血。因此,FSBB 可为临床医生提供更丰富的诊断信息,从而帮助临床医生做出更精确的诊断。

(陈振涛)

第四节　基于流动敏感黑血技术的颅脑三维高分辨率增强磁共振成像("萤火虫"增强)

颅脑增强磁共振成像(contrast magnetic resonance imaging)是临床广泛应用的常规检查技术,通过在血管内注入钆对比剂后成像,增加病变组织和背景组织的对比,反映病变的血供及血脑屏障状况,从而达到更敏感的检出病灶和显示病灶特征的目的。增强检查对颅脑病变的诊断及鉴别诊断均具有非常重要的应用价值。

颅脑增强成像一般基于 T1 加权序列实现,临床常用的钆对比剂为顺磁性大分子物质,可导致组织的 T1 时间缩短,信号增高,不同的组织或病变 T1 缩短效应不同,就产生了不同的强化特征。病变血供是否丰富、血脑屏障是否破坏等因素均会对组织是否强化及强化程度产生影响。不同病灶的强化特征往往存在差别。病变的强化特征对影像诊断及鉴别诊断非常重要。

目前临床上常规应用的增强 T1 加权序列包括几类,一类是传统的基于自旋回波或快速自旋回波[spin echo(SE)/fast spin echo(FSE)/turbo spin echo(TSE)]的 T1 加权成像序列,其中 SE 序列增强效果最明显,但目前在 3.0 T 以上场强的磁共振

上应用较少;另一类是基于翻转回波技术的 T1 FLAIR 序列,由于应用翻转回波抑制脑脊液,灰白质对比较好。以上两类序列临床常规二维成像层厚较厚,往往为 5.0~6.0 mm,空间分辨率较低,容易导致部分容积效应。而空间分辨率设置较高时,图像扫描时间会明显延长,相对信噪比下降,可能影响图像质量。因此,对微小病灶进行识别和检出存在明显的局限性。还有一类就是基于扰相梯度回波的稳态自由进动序列(FFE、FSPGR 和 FLASH),此类序列由于翻转角小,成像时间短,可能实现较高分辨率的采集,获得高空间分辨率的图像,但梯度回波成像时血管为亮信号,对同样强化显示为高信号的小病灶可能形成干扰,影响临床的识别和判定。

一、基于流动敏感黑血技术的颅脑高分辨率增强磁共振成像("萤火虫"增强)

(一) 成像原理

流动敏感黑血(flow sensitive black blood,FSBB)技术是基于 3D 梯度回波结合运动探测梯度,产生体素内失相位。此技术在慢速血流、外周

血管湍流或侧支循环血管方面的显示和成像具备一定优势。FSBB 序列上有一个流动相位损毁脉冲，可以把流动的血液信号抑制掉，即动脉和静脉都呈低信号。基于此技术的 3D T1 FSBB 原理示意图 13-4-1。

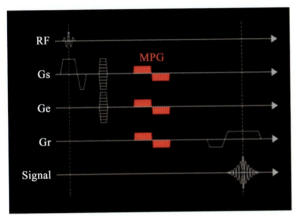

图 13-4-1　3D T1 FSBB 原理示意图

(二) 技术特点

基于此序列的高分辨率 T1 对比成像(T1 FSBB)序列，加入毁损脉冲——流动敏感黑血抑制脉冲获得高分辨率的 T1 对比度图像，层厚可以达到 0.2 mm，流动的血液呈低信号，这样更容易发现超早期强化病灶；该序列扫描速度快，全脑高分辨率扫描只需要 2~3 min；此序列的磁敏感效应还可以对亚急性出血的低信号和强化肿瘤的高信号加以区分。

二、临床应用

(一) 颅内微小转移瘤

T1WI FSBB 既可以实现高空间分辨率和超薄层(可以实现 0.2 mm)全脑扫描，且扫描时间短，2~3 min 即可实现全脑 3D 扫描，同时避免了血管高亮信号的干扰(通过特殊技术把流动的血流信号抑制)，对颅内原发或继发的微小肿瘤检查有重大意义(图 13-4-2)。

(二) 颅内其他小病灶的检出及诊断

与其他断层成像一样，MR 扫描同样存在部分容积效应，扫描层厚越厚，部分容积效应越明显，小病灶越难检出，T1 FSBB 具有超高的空间分辨率，对于小病灶检出具有先天优势。在头部增强扫描中得到了高空间分辨率(层厚可以达到 0.2 mm)，高信噪比，时间短，没有血管高亮信号干扰，无血管波动伪影，只显示增强后的微小肿瘤的图像(图 13-4-3，图 13-4-4)。

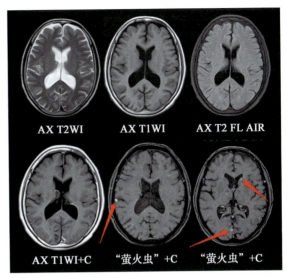

图 13-4-2　女性，69 岁。肺癌术后复查。MR 颅脑常规平扫＋增强＋T1-FSBB 增强成像，常规扫描未见明显异常，增强扫描 T1 FSBB("萤火虫"增强)后颅内可见多发转移灶(箭头所示)。AX：轴位图(感谢临沧市人民医院放射科提供图像)

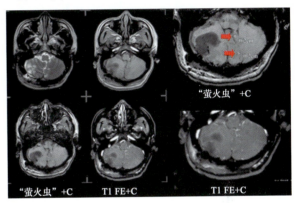

图 13-4-3　男性，32 岁，血管母细胞瘤术后复查，MR T1-FSBB 增强("萤火虫"增强)序列清晰显示了多个 0.2 cm 的小病灶(箭头所示)，普通增强扫描显示和判读相对困难(感谢玉林市第一人民医院放射科提供图像)

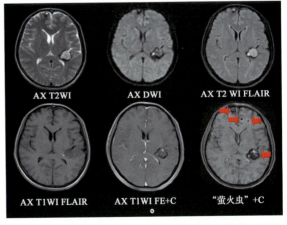

图 13-4-4　男性，38 岁，多发海绵状血管瘤，MR T1-FSBB 增强("萤火虫"增强)序列发现了更多的病灶(箭头所示)。AX：轴位图(感谢临沧市人民医院放射科提供图像)

（三）肿瘤卒中与强化的鉴别

T1WI FSBB具有磁敏感效应，对于亚急性出血敏感，可以区分出血（低信号）和强化的肿瘤（高信号）。见图13-4-5和图13-4-6。

综上所述，T1 FSBB增强成像技术对于颅内原发或继发的微小病灶的诊断具有重要意义，能发现很多原来普通增强扫描发现不了的微小病灶，帮助临床在病情早期做出诊断，为后续治疗提供有利的影像支持。同时可以区分出血和强化的肿瘤，为肿瘤卒中与强化的鉴别提供可靠的影像依据。

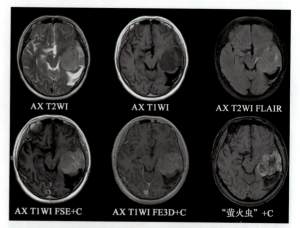

图13-4-5　男性，20岁，肿瘤术后复发，MR T1-FSBB增强（"萤火虫"增强）序列可以明确区分复发病灶内的强化（高信号）和出血（低信号）（感谢临沧市人民医院放射科提供图像）

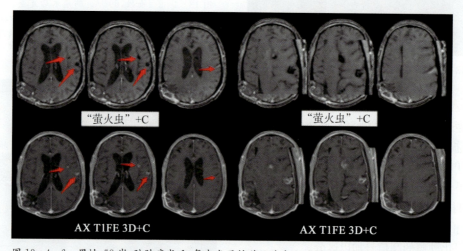

图13-4-6　男性，58岁，脑肿瘤术后，复查发现转移灶伴出血，MR T1-FSBB增强（"萤火虫"增强）序列可以明确显示亚急性出血（低信号）的区域，普通FE3D序列则不能（感谢贵州医科大学附属肿瘤医院放射科提供图像）

（刁群超）

第五节　反向对比结合MRA成像技术及临床应用

磁共振血管成像技术可根据血管内的血流显示为亮信号或黑信号，简单分类为亮血法及黑血法。非对比增强磁共振血管成像（noncontrast enhancement magnetic resonance angiography，MRA）方法中，时间飞跃法磁共振血管成像（time-of-flight MRA，TOF-MRA）是目前临床上最常用的亮血法成像技术之一。TOF MRA应用梯度回波（gradient echo，GRE）序列，基于流入相关增强效应（flow related enhancement，FRE）进行成像。三维（three dimensional，3D）TOF MRA是目前颅内血管成像的主要方法，其空间分辨率较高，采集时间较短，对血流速度相对较快的动脉血管成像效果较好，在颅内血管性病变的诊断和评估中具备重要的应用价值。然而，TOF MRA成像容易受血流状态影响，在特定情况下容易产生伪影，对慢血流、外周血管的湍流或侧支循环的显示仍存在一定局限性。

与此相比，黑血成像技术可以清晰显示血管壁，对血管内湍流或者慢血流的评估更佳。流动敏感黑血成像（flow sensitive black blood，FSBB）技术基于3D梯度回波结合运动探测梯度，产生体素内失相位,从而能实现对于小血管的观察,已有研究显示此技术在慢速血流、外周血管湍流或侧支循环血管方面的显示和成像具备一定优势。然而,黑血成像中的低信号组织区域如脑脊液或气体等,在最小信号强度投影(minimum signal intensity projection, mIP)重建时无法去除,可能会影响血管的显示。

最新发展的反向对比结合 MRA 技术(hybrid of opposite-contrast MR angiography,HOP‑MRA)结合了以上两种亮血和黑血技术的成像特点,基于标准 TOF 成像、亮血一阶速度补偿和流动敏感黑血(FSBB)成像技术,利用运动探测梯度引入体素内流动失相位进行成像,可在相对较短的时间内同时对快速和慢速血流进行良好的显示。

一、HOP‑MRA 的成像原理及技术特点

(一)成像原理

HOP‑MRA 的成像设计是要通过 TOF MRA 和 FSBB 技术的结合,能够同时显示高流速和低流速的血流信号,通过合成黑血和亮血技术的数据集,可在不增加扫描时间的情况下提高血流与背景之间的对比噪声比(contrast-to-noise ratio,CNS)。为了减少成像时间和配准误差,此技术采用双回波三维梯度回波序列。第一次回波为 TOF 成像,TE 时间设置为水和脂肪之间的反相位(1.5 Tesla 为 6.4 ms)。三个方向均应用一阶梯度矩归零(gradient moment nulling,GMN)技术,以减小快速血流血管的相位编码伪影位移。二次回波为 FSBB 成像,TE 时间应设置为最小,以减小不同组织之间的 T2* 差异引起的两次回波之间的信号强度差异,考虑到脂肪与水之间的化学位移差别,也应用了流

动失相位梯度来提高对低速血流血管的显示。在第二次回波采集后,使用相位再卷积、毁损梯度及射频毁损技术。HOP‑MRA 的原理如图 13‑5‑1 所示。

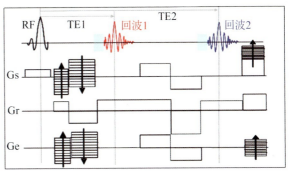

图 13‑5‑1　HOP‑MRA 原理示意图(感谢佳能医疗磁共振事业部 Tokunori Kimura 博士提供原理示意图)。此序列包括三维双梯度回波,第一个回波为亮血法(TOF)成像,第二个回波为黑血法(FSBB)成像。一阶梯度矩归零(GMN)应用于第一个回波中的三轴,以最小化血管位移;第二个回波应用了运动探测梯度,以毁损血管中的流动自旋。

在 HOP MRA 成像中,图像后处理非常重要。扫描获取的数据需要经过后处理显示成像范围内的血管。同时由于此技术应用了双回波 GRE 同时获取了亮血和黑血数据,可以通过后处理技术减少两个 TE 差异所带来的问题。HOP‑MRA 获取的数据可采用简单加权减影(simple-weighted subtraction,SWS)或频率加权减影(frequency-weighted subtraction,FWS)方法,对亮血和黑血图像进行不同的空间滤波处理(图 13‑5‑2)。后处理完成后进行最大信号强度(maximum intensity signal projection,MIP)投影,可获取血管图像。SWS 技术简单,在进行薄层体块的部分 MIP 时效果较好(图 13‑5‑3)。

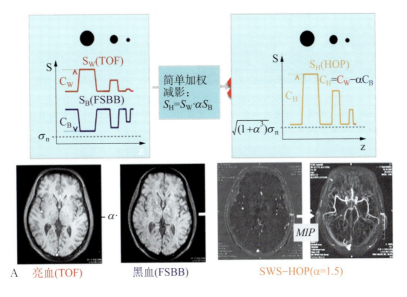

A　亮血(TOF)　　黑血(FSBB)　　SWS‑HOP(α=1.5)

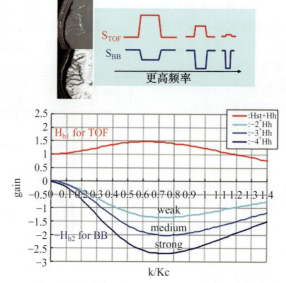

B　　K空间中频率：加权减影HOP MRA的滤波形状

图13-5-2　SWS方法(A)和FWS方法(B)后处理进行空间滤波的原理示意图(感谢佳能医疗磁共振事业部 Tokunori Kimura 博士提供原理示意图)

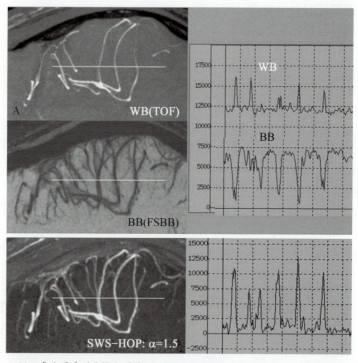

图13-5-3　一例正常志愿者的 MRA 图像，从上至下分别为层厚为2mm的 MIP(亮血法)、mIP(黑血法)及 SWS-HOP MRA 图像。可见大血管与小血管在 SWS-HOP MRA 图像上均显示较好，呈亮信号(感谢佳能医疗磁共振事业部 Tokunori Kimura 博士提供图像)

与 SWS 相比，FWS 技术的主要特点是即使在不选择体块的情况下使用整体 MIP 也能显示血管，这是由于 FSBB 通过降低低频增益来减少组织依赖性的背景信号。对包括不同组织在内的较大体层块进行 MIP 时，FWS 优于 SWS(图13-5-4)。FWS 还有助于减少更长的 TE 导致的 FSBB 的磁敏感伪影。

高场 MRI 情况下，可能需要缩短 TE，以减少磁敏感伪影。但与 SWS 相比，由于滤波器减低了高频部分增益，FWS 可能存在图像信噪比减低的问题，使用一种自适应的高通滤波器可能有助于解决这个问题，见图13-5-2～图13-5-4。

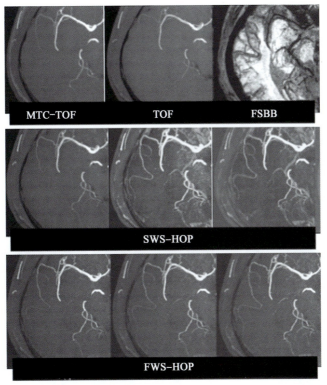

图 13-5-4　不同血管成像技术的大脑中动脉成像对比（感谢佳能医疗磁共振事业部 Tokunori Kimura 博士提供图像）

(二) 技术特点

HOP-MRA 是 TOF 和 FSBB 方法的结合，这项技术的主要优势是对从慢流速到快流速的血管均可以显示得非常好。与传统 TOF MRA 相比，HOP-MRA 能够更好地显示低流速血管，并很好地抑制背景信号。它可以改善小血管的显示，也可以在不增加成像时间的情况下提高 TOF MRA 的图像对比度。与黑血成像相比较，HOP MRA 对高流速血管的显示更好；而且由于血流显示为亮信号，更有利于肉眼对血管的观察。血管重建应用最大信号强度投影，可以不受低信号空气或脑脊液的影响，从而显示出良好的血管-背景组织之间的对比。

另外，HOP MRA 成像时没有应用磁化转移对比技术（magnetization transfer contrast，MTC），因此吸收辐射率（specific absorption rate，SAR）较低，而且成像时间较短。由于使用了减影技术进行后处理，因此不会出现血管的错配。另外由于成像技术特点，此序列获取的原始数据同时包括 T1 对比和 T2* 对比度，可以进行 T1 和 T2* 加权序列的评估。

二、HOP-MRA 的临床应用

基于以上 HOP-MRA 的技术特点，非对比剂成像技术在临床应用中显示出巨大的应用潜力，可能帮助对小血管、慢速血流血管及侧支循环血管的显示。

(一) 颅内远端分支血管及小血管的显示

HOP-MRA 技术的特点是能对慢速及快速血流的血管都能得到良好的显示效果。因此，不仅能显示颅内大血管的一二级分支，对于远端分支血管的显示也非常清晰，效果好于传统的 TOF MRA。因此，在对于颅内动脉的评估中，可以更全面地对所有颅内动脉及其分支进行评价（图 13-5-5）。

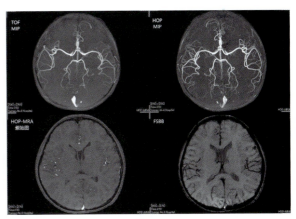

图 13-5-5　正常颅内动脉 HOP-MRA 图像，与常规 TOF 法对比，大脑中动脉（MCA）、大脑前动脉（ACA）及大脑后动脉（PCA）的分支显示的更丰富（感谢大理大学第一附属医院放射科提供图像）

(二)颅内动脉狭窄的评估

颅内动脉狭窄是缺血性脑卒中和短暂性脑缺血发作的主要原因之一。与西方人比较,亚洲人更常见颅内动脉狭窄。因此,对颅内动脉狭窄程度和结构的评价是临床脑缺血患者评估的重要部分。传统的TOF MRA由于受到血流状态的影响,容易高估动脉的狭窄程度,对狭窄局部的血管可能显示不清,对于狭窄远端的小血管分支的显示也存在局限性。这些可能影响临床对患者严重程度的评估,还可能影响患者临床治疗方案的选择。HOP-MRA可以更好地显示狭窄处的血管,对于狭窄远端残留的血管分支和前向血流的小血管也能显示得更加清楚(图13-5-6)。

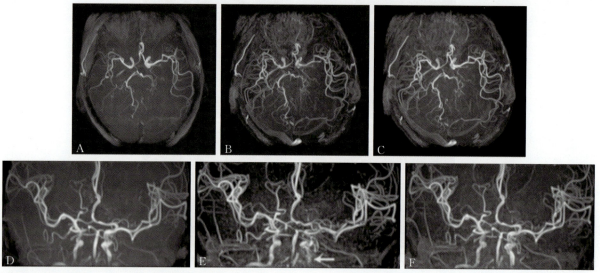

图13-5-6 男性,73岁,左侧大脑后动脉狭窄。与TOF-MRA图像(A、D)相比,HOP-MRA(B、C、E、F)可以更清晰地显示远端血管分支。不同的梯度矩归零(GMN)的设置会影响图像效果。图B、E为3个方向上应用GMN,图C、F为2个方向上应用GMN。可见左侧颈内动脉(E)出现信号缺失(箭头),改为2个方向应用GMN后,信号丢失程度明显减轻(F)(感谢日本杏林大学医学院放射科 Kazuhiro Tsuchiya 博士提供图像)

在进行HOP-MRA成像时,不同的GMN设置可能影响图像效果(图13-5-6),GMN应用于三轴方向有可能导致局部血管的血流信号丢失。此时要注意与动脉狭窄相鉴别。怀疑由GMN参数设置导致血流伪影时,可将GMN改为应用在二轴方向,可减轻信号丢失程度,帮助临床进行病变的诊断和鉴别。

(三)烟雾病及烟雾综合征的评估

颞浅动脉大脑中动脉搭桥术(STA-MCA)是临床上烟雾病及烟雾综合征的主要治疗方法之一。DSA仍然是STA-MCA搭桥术后血管评估的金标准。但MRA和CTA已广泛应用于烟雾病及烟雾综合征的临床评估。MRA的优势在于可以同时进行脑组织成像,同时对术后脑实质变化进行评估,包括与手术失败或血流动力学变化相关的新的缺血灶及术后高灌注引起的出血灶。常规TOF MRA在显示STA-MCA旁路相关的吻合血管方面存在局限性。与TOF MRA相比,HOP-MRA可增加纤细血管及小血管的信号强度,更好地显示慢速血流的小血管及部分侧支循环血管,从而改善STA-MCA旁路血管的显示(图13-5-7)。随着临床应用的扩展,HOP-MRA可能在搭桥手术后评价中发挥重要作用。

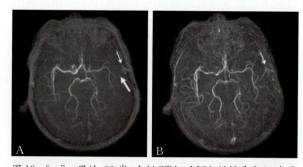

图13-5-7 男性,83岁,左侧STA-MCA搭桥手术11年零2个月。A. 3D-TOF MRA搭桥血管显示不清(小箭头),MCA可见一个分支显示(大箭头);B. 同一病例的3D-HOP-MRA成像,血管信号强度较TOF MRA明显增加,搭桥血管清晰显示(小箭头),MCA分支也显示得更好,可见7个MCA分支(感谢日本宫崎骏大学医学院放射科 Toshiya Azuma 博士提供图像)

综上所述,HOP-MRA同时结合了亮血及黑血成像技术的特点,与传统的非对比成像技术相比,对于小血管、慢速血流血管及侧支循环血管显示得更加清晰。此技术的进一步应用包括对于湍流的显示，最大化血管的 CNR，以及原始序列对于 T1 和 T2* 对比的同时显示。随着技术的进展，HOP - MRA 可能在临床血管病变的成像及评估中显示出更大的应用价值。

（刘莹莹）

主要参考文献

［1］许晓岚,黄丙仓,张宏艳,等.时间-空间标记反转脉冲技术在慢性肾脏病分期中的初步研究[J].中国医疗设备,2016,31(3)：70 - 73.

［2］Kanazawa H. Time-Spatial labeling inversion tag(t-SLIT) using a selective IR-Tag On/Off pulse in 2D and 3D half-Fourier FSE as arterial spin labeling [J]. ISMRM，2002,140.

［3］Hamamoto K，Chiba E，Matsuura K，et al. Non-contrast-enhanced magnetic resonance angiography using time-spatial labeling inversion pulse technique for differentiation between pulmonary varix and arteriovenous malformation [J]. Radiology Case Reports，2017,12(3)：460 - 466.

［4］张双,郭晓山,雷鹰,等.时间-空间标记反转脉冲技术在肾脏皮髓质分离中的应用及时间参数优化[J].中国医学影像技术,2017,33(5)：778 - 781.

［5］Kanki A，Ito K，Tamada T，et al. Corticomedullary differentiation of the kidney：Evaluation with noncontrast-enhanced steady-state free precession(SSFP)MRI with time-spatial labeling inversion pulse (Time-SLIP)[J]. Magn Reson Imaging，2013,37(5)：1178 - 1181.

［6］Nakamura K，Miyazaki M，Kuroki K，et al. Noncontrast-enhanced Peripheral MRA：Technical Optimization of Flow-Spoiled Fresh Blood Imaging for Screening Peripheral Arterial Diseases [J]. Magnetic Resonance in Medicine，2011,65：595 - 602.

［7］Miyazaki M，Sugiura S，Tateishi F，et al. Non-contrast-enhanced MR angiography using 3D ECG synchronized half-Fourier fast spin echo [J]. Magn Reson Imaging，2000,12(5)：776 - 783.

［8］Miyazaki M. Peripheral MR angiography：separation of arteries from veins with flow-spoiled gradient pulse in electrocardiography-triggered three-dimensional half-Fourier fast spin-echo imaging [J]. Radiology，2003,227(3)：890 - 896.

［9］Urata J. Clinical evaluation of aortic diseases using non-enhanced MRA with ECG-triggered 3D half-Fourier FSE [J]. JMRI，2001,14(2)：113 - 119.

［10］Funaki T，Fushimi Y，Jun C. Takahashi，et al. Visualization of periventricular collaterals in moyamoya disease with flow-sensitive black-blood magnetic resonance angiography：preliminary experience [J]. Neurol Med Chir (Tokyo),2015,55：204 - 209.

［11］彭丹丹,王立莎,郭振华,等.流动敏感黑血成像序列在颅内微小转移瘤诊断中的应用价值[J].临床放射学杂志,2020,39(11)：2334 - 2336.

［12］Kimura T. Hybrid of Opposite-Contrast MR Angiography (HOP-MRA) Combining time-of-flight and flow-Sensitive black-blood contrasts [J]. Magnetic Resonance in Medicine，2009,62：450 - 458.

［13］Tsuchiya K. Postoperative evaluation of superficial temporal artery-middle cerebral artery bypass using an MR angiography technique with combined white-blood and black-blood sequences [J]. Journal Of Magnetic Resonance Imaging，2013,38：671 - 676.

［14］Azuma T. Improved visualization of intracranial vessels by gradient moment nulling in hybrid of opposite-contrast magnetic resonance angiography (HOP MRA) [J]. Magn Reson Med，2010,9(3)：159 - 165.

第十四章

周围神经磁共振成像

随着 MR 硬件系统以及新的成像技术的不断进步和发展,磁共振神经成像(MRN)在诊断和评估外周神经疾病中得到了越来越广泛的运用。

第一节　周围神经磁共振成像技术

一、概述

人体周围神经(图 14-1-1)主要包括:脑神经(12 对);脊神经(31 对),其中包括:8 对颈神经(C1～C8)、12 对胸神经(T1～T12)、5 对腰神经(L1～L5)、5 对骶神经(S1～S5)、1 对尾神经(Co1)。还有颈丛(C1～C4),臂丛(C5～C8),腰丛(L1～L4),骶丛(L4～S4)和四肢神经。

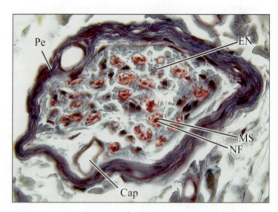

图 14-1-2　神经纤维束的解剖。NF(nerve fibers)代表神经纤维;MS(myelin sheath)代表神经髓鞘;EN(endoneurium)代表神经内膜;Cap(capillaries)代表毛细血管;Pe(perineurium)代表神经束膜

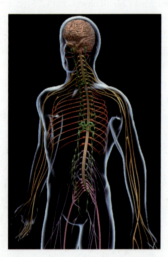

图 14-1-1　人体周围神经系统

大体来看,周围神经由多条神经纤维束组成,每条纤维束又由多条神经纤维构成。神经纤维被髓鞘包绕,神经纤维之间填充神经内膜。这些神经纤维、髓鞘、神经内膜及外层神经束膜包绕,形成神经纤维束(图 14-1-2)。

周围神经成像一直是磁共振成像技术中的一个难点,这是因为周围神经系统结构特点所决定的。

①周围神经系统分布广泛,走行迂曲,很难在同一层面中显示完整。针对这一特点,磁共振多采用 3D 成像,进行各向同性体素的采集,采用高空间分辨率扫描,这样可以保证多平面重建 MPR,几何不失真。②神经与周围肌肉组织之间缺乏良好的对比。为了保证突出神经显示,一般采用重 T2 权重序列成像,保证让周围肌肉及背景组织信号下降,从而提高组织对比,或者采用注射对比剂的方法。③外周神经周围充满了高信号的脂肪组织,影响神经的显示。脂肪抑制技术的好坏直接影响周围神经成像的质量。④外周神经周围组织结构多样,包含血管、淋巴结等,干扰对周围神经的显示和观察。⑤神经结构本来在磁共振中就显示为低信号,很难直接通过序列反映周围神经。根据以上特点,目前磁共振技术要突出显示周围神经,主要是基于以下几种序列或者技术:①以 T2 或者重 T2 权重为主的序列,主要

利用神经内膜内的低蛋白水分子与周围组织水分子之间 T2 值的差别,通过神经内膜中水的显示来勾勒出周围神经结构。②以弥散技术 DWI 为主的序列,主要是利用水分子在神经髓鞘中扩散运动受限或者各向异性的特点来显示神经结构。

磁共振周围神经检查的适应证:

(1) 神经丛成像:临床表现无特异性,怀疑臂丛或者腰骶丛神经病变。

(2) 神经松解术的术前诊断:主要是神经卡压综合征等,利用 MR 进行解剖评估及确认神经形态的异常等。

(3) 神经损伤的分级。

(4) 制定治疗计划:占位性病变的定性及范围的评估,如血肿、肿瘤对神经的压迫等。

(5) 术后评估。

(6) MR 引导注射:梨状肌、斜角肌的药物注射。

二、MRN 扫描序列

目前,磁共振周围神经成像主要采用两种序列:第一是 T2 或者重 T2 加权序列;第二则是反映水分子扩散特性的 DWI 序列(包括 DTI)。要显示周围神经,就必须要突出周围神经结构的显示;抑制背景组织(主要是脂肪组织)信号。

1. 3D-STIR-TSE 序列　　3D-STIR-TSE 序列即采用 3D 自旋回波序列结合 STIR 脂肪抑制技术。该序列目前是周围神经成像首推的序列。在飞利浦公司,3D 自旋回波序列叫做 VISTA 或者 View;在西门子公司,该序列一般被称为 SPACE;在 GE 公司,3D 自旋回波序列叫做 CUBE。该序列进行周围神经成像主要是利用了神经内膜内低蛋白的水分子与周围组织横向弛豫时间差别成像。通过显示神经内膜内的水来勾勒出周围神经结构。背景脂肪组织的抑制是一个关键点,采用 STIR 进行脂肪抑制的话,相对来说不受主磁场均匀性及 B_1 场均匀性的影响,背景脂肪抑制相对干净。3D-STIR-TSE 序列主要以 T2 加权为主,这样可以真正反映神经自身病变状态。进行 3D 成像,主要是考虑做各向同性的采集体素,这样多平面重建便于显示迂曲复杂走行的神经结构。对于 3D-STIR-TSE 技术来说,还是存在一些挑战及难点,主要是:①在进行臂丛扫描的时候,3.0 T MRI 颈部脂肪抑制还是有困难。②在进行臂丛扫描的时候,1.5 T MRI 静脉及淋巴结抑制效果差。所以,对于 3D-STIR-

TSE 技术来说,在 3.0 T 和 1.5 T 中,都存在各自的一些缺陷,后面我们会详细介绍扫描技巧及解决方案。

2. 背景抑制的(全身)弥散序列(DWIBS)　DWIBS 可以用来做全身成像,即所谓"类 PET 成像"(图 14-1-3)。DWIBS 采用的是弥散序列 DWI 和脂肪抑制技术 STIR 相结合,这样能够保证背景组织抑制得比较干净。该技术基于的原理主要是由于存在髓鞘等结构,导致水分子在神经内扩散呈各向异性,水分子在垂直于神经纤维方向上的扩散运动受到一定的限制呈现高信号,这样能够显示神经纤维的走行。该技术在四肢神经和腰骶丛的显示非常好,但是臂丛显示效果则一般。该技术由于是采用的弥散序列,所以空间分辨率不会太高。该技术比较适合显示较粗大的外周神经,如果要显示细小的神经,还是采用其他技术比较好。

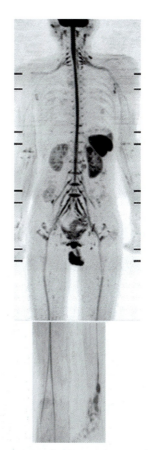

图 14-1-3　DWIBS 显示周围神经

3. 扩散张量成像(DTI)　采用 DTI 显示周围神经利用的原理仍然是水分子在髓鞘内扩散的各向异性。主要是利用纤维束追踪技术显示神经走行,还可以得到定量的 FA 值、ADC 值,对于诊断疾病有

一定的帮助,DTI追踪的神经还可以标注伪彩显示(图14-1-4,图14-1-5,图14-1-6)。当然,

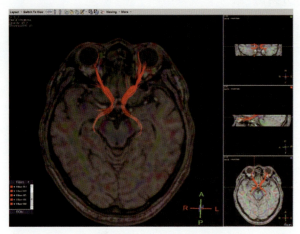

图14-1-4 DTI技术显示视神经(飞利浦Prodiva 1.5 T成像,扫描时间193 s,弥散梯度施加方向为48个方向)

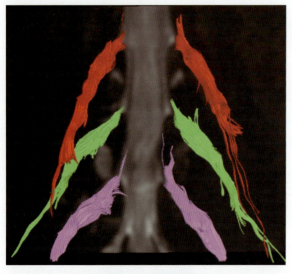

图14-1-5 DTI显示腰丛

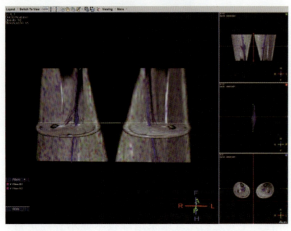

图14-1-6 DTI显示四肢神经

该技术同样受空间分辨率的影响,对一些细小神经是难以显示的,另外,该技术扫描时间长也是一大问题。

4. 3D-T2-FFE 3D-FFE是飞利浦公司MRI的3D梯度回波,而采用3D-T2-FFE则是采集的梯度回波中的受激回波,没有采集FID信号。所以,该序列的对比度主要是$T2^*$。该序列能够清晰显示神经根和椎间盘的关系,3D扫描也便于进行MIP及MPR处理(图14-1-7)。该序列的主要缺点是肌肉组织的信号显示得比较高。

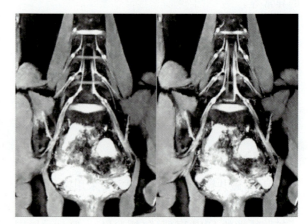

图14-1-7 3D-T2-FFE显示骶丛

5. PROSET PROSET序列是选择性水激发序列,选择性水激发技术也是一种脂肪抑制技术。该序列同样是3D的梯度回波序列,采用的是拆分激发脉冲的方式进行脂肪抑制。该序列一般推荐用来做腰骶丛,采用冠状位采集,扫描时间也不长(图14-1-8)。

6. 3D-B-TFE 该序列同样是梯度回波序列,但采用的是平衡式自由稳态进动序列。该序列有良好的血管、液体对比,在进行颅内三叉神经和面、听神经显示的时候有非常大的优势。因为有合适的解剖结构,脑脊液呈高信号,神经则泡在脑脊液高信号中得以良好地显示出来(图14-1-9)。该序列的主要缺点是软组织对比度差。

7. 3D-FLAIR-Real序列 采用3D自旋回波序列,也可以直接理解为采用3D FLAIR序列,但利用的是实图成像,即Real图。一般MRI大部分采用的是模图成像,而该序列利用实图显示(图14-1-10)。

8. mDIXON-TSE序列的应用前景 周围神经成像最大的挑战在于背景抑制。无论是STIR,还是选择性脂肪抑制技术SPAIR或者SPIR,都不太

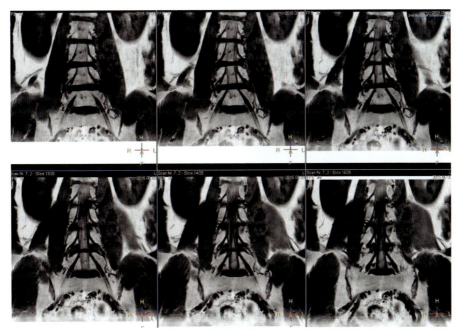

图 14-1-8 腰骶丛 PROSET 显示

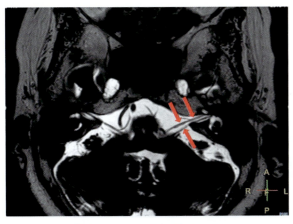

图 14-1-9 3D B-TFE 序列

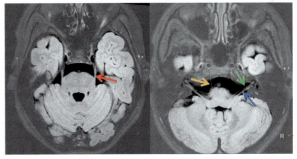

图 14-1-10 3D-FLAIR-Real 成像。红色箭头为三叉神经,黄色箭头为动眼神经、绿色箭头为蜗神经、蓝色箭头为前庭神经

完美。而 mDIXON-TSE 脂肪抑制技术是非常好的。但是该技术用于周围神经扫描还需要改进,主要是由于 DIXON 技术对运动伪影敏感,同时,静脉及液体显示也好,如此反而无法突出神经显示。如果采用 mDIXON-TSE 序列结合液体抑制技术,则可以良好显示神经结构,特别是臂丛等结构,这种序列未来有可能商品化。

(李懋 顾青平 汤光宇)

第二节 周围神经磁共振成像技术临床应用

一、臂丛神经成像

MRN 可以选择不同的序列,如 DWIBS、3D-STIR 或者其他序列。DWIBS 在臂丛神经方面显示的分辨率不够,并且颈部脂肪抑制困难。目前,大部分采用 3D-TSE 序列结合脂肪抑制来实现。

显示臂丛神经主要存在以下难点:①颈部脂肪抑制困难:颈部解剖结构不规则、组织复杂,前有诸多器官,后方有脑脊液、肺、肌肉、骨、神经、周围空气等这些不同磁化率组织之间的转变,会干扰 B_0 场,

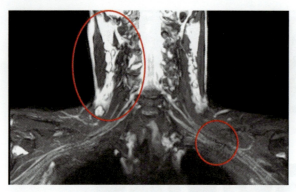

图 14-2-1　3.0 T MRI 臂丛 MRN，颈部脂肪抑制不均匀，导致局部显示欠佳

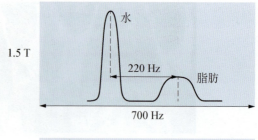

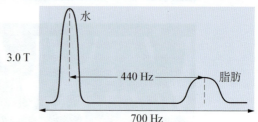

图 14-2-2　1.5 T 和 3.0 T MRI 中，水-脂化学位移不同，在 3.0 T MRI 上，STIR 脉冲 700 Hz 带宽可能不能完全将脂肪组织反转

导致局部磁场不均匀。②颈部淋巴结比较多，静态液体信号比较高，也会干扰臂丛神经的显示。③臂丛神经汇合成腋神经段，由于走行及解剖结构，经常显示得非常不理想。反映在不同场强的磁共振中，问题也不尽相同。在 3.0 T MRI，由于场强升高，水-脂化学位移翻倍，颈部脂肪抑制更加具有挑战（图 14-2-1）；而在 1.5 T MRI，则是静脉及液体抑制效果比较差（图 14-2-2）。

为了实现良好的脂肪抑制，在颈部不采用 mDIXON 技术的情况下，我们一般采用 STIR 序列来进行。在 1.5 T MRI，根据公式计算，水-脂的化学位移约为 225 Hz，此时以水的频率为中心频率，发射一个带宽为 700 Hz 的 STIR180°绝缘脉冲，能够保证在这个范围内，让所有组织信号翻转。而在 3.0 T MRI，根据公式计算，水-脂的化学伪影为 1.5 T MRI 的 2 倍，即 450 Hz。此时还是以水的频率为中心频率，发射一个带宽为 700 Hz 的 STIR 180°绝缘脉冲，则并不能够保证所有脂肪组织被翻转，导致脂肪抑制变差（图 14-2-3）。

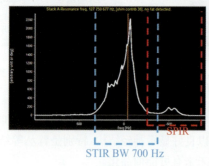

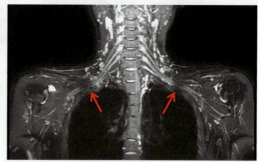

图 14-2-3　使用常规 3D-STIR 序列，没有采用小米袋填充颈部两侧，颈部部分局域磁场不均匀，导致臂丛显示欠佳

对于在 3.0 T 的情况下 STIR 压脂效果不理想的问题，推荐采用以下方法：①采用 STIR 联合 SPIR（频率选择脂肪抑制技术）的方法。②提高局部磁场均匀度，采用放置橘子汁水袋或者小米袋填充在颈部（图 14-2-4，图 14-2-5），一方面可以把空气挤压出去，减少空气与交界组织产生的磁化率伪影，磁场均匀度提高，图像质量提高；另一方面可以起到固定的作用。③使用飞利浦最新的 3D Nerve View 序列。

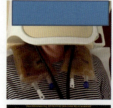

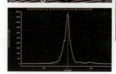

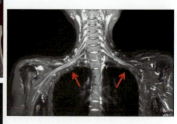

图 14-2-4　在两侧颈部空隙之间放置生理盐水或者橘子汁袋，磁场均匀度提高，图像质量上升

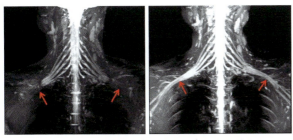

图 14-2-5　颈部脂肪抑制均匀,臂丛显示得更好

如何抑制颈部的静脉及液体,推荐两种解决方案:①采用增强方式扫描,即注射钆对比剂(图 14-2-6)。②使用飞利浦最新的 3D Nerve View 序列。扫描臂丛的时候,如果进行增强扫描,效果肯定比平扫好,主要有两种原因:①顺磁性对比剂缩短组织的 T1 值,使得组织的 T1 值和脂肪接近,在进行STIR 序列的时候,一并被抑制掉。②对比剂还能缩短组织的 T2 值,由于扫描臂丛的序列采用的是 T2权重,可以使血管、淋巴及肌肉等背景信号变暗。而臂丛神经蛛网膜腔内无对比剂进入,液体信号相对不受影响。

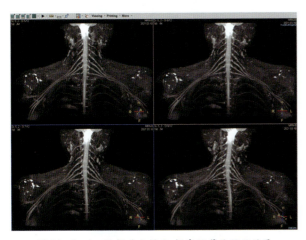

图 14-2-6　注射对比剂后,提高了臂丛显示效果

3D NerveView 是专门为做臂丛检查设计的序列,该序列还是采用 3D STIR 做脂肪抑制,不过STIR 的 180°翻转绝缘脉冲的带宽已经提高到了2 500 Hz,这样就不存在颈部脂肪抑制不均匀的问题了。另外,该序列增加了一组运动敏感梯度,即MSDE(motion sensitized driven equilibrium)。该梯度类似于弥散序列中的扩散梯度,可以导致移动的组织信号下降,从而有效抑制颈部的静脉及锁骨下动脉信号(图 14-2-7,图 14-2-8)。

臂丛成像后处理方法主要有:MPR(多平面重建)、MIP(最大信号强度投影)、CPR(曲面重建)。

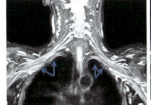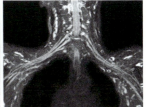

图 14-2-7　1.5 T MRI 臂丛平扫,和左边相比,右边使用了MSDE 技术,使得静脉和液体组织抑制得更好,臂丛显示更加清晰

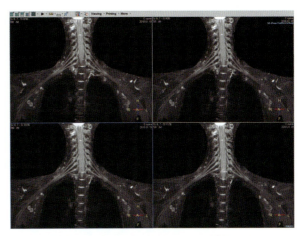

图 14-2-8　使用 3D NeverView 臂丛平扫

推荐采用 MPR,在进行 MPR 的时候,一定要注意,重建层厚采用厚层,如层厚采用 20 mm,才能把很多层叠在一起连续地显示,反映臂丛的连续性;而重建层间距,采用负间隔,如采用－18 mm,这样才能进行重叠覆盖。

二、腰骶丛神经成像

相对臂丛神经来说,腰骶丛神经扫描相对简单。其一是腰骶丛神经比较粗;其二则是腰骶部脂肪抑制相对容易,这样对神经的显示更好;其三则是腰骶丛神经走行相对比较规律。

脊神经是与脊髓相连的神经,脊髓与脊神经结合的部分叫做神经根:从脊髓前外侧沟延伸出来的部分叫做前根;从后外侧沟延伸出来的部分叫做后根。前根和后根在椎间孔合并,组成脊神经。最上面的脊神经是从枕骨和第一颈椎之间出椎管,叫做第 1 颈神经(C1),…第 7 颈椎和第 1 胸椎之间的脊髓神经叫做第 8 颈神经(C8)。脊神经出椎管后分为神经前支和神经后支。

腰丛(lumbar plexus)是由第 12 胸神经(T12)前支的一小部分、第 1～4 腰神经(L1～L4)前支的一部分组成。第 4 腰神经(L4)前支的余部和第 5 腰神经(L5)前支汇合成腰骶干(lumbosacral trunk)。第12胸神经(T12)前支延续为肋下神经(subcostal n.)。在腰神经丛中，发出的最粗的一支是股神经(femoral n.)，它来自于L2～L4神经。股外侧皮经(lateral cutaneousn of thigh)来自于L2～L3神经。生殖股神经(genitofemoral n.)和闭孔神经(obturator n.)也很重要。骶丛(sacral plexus)位于盆腔，骶丛主要由腰骶干、骶神经(S1～S5)及尾神经组成。脊髓的长度比椎管短，一般来说脊髓只到L1～L2的高度，所以脊髓下端只有神经根，这部分叫做马尾神经。其中，最重要的一根神经是坐骨神经(sciatic n.)，它是全身最粗大的神经，由L4、L5部分前支、S1～S3组成。坐骨神经发出两个分支：胫

神经(tibial nerve)和腓总神经(common peroneal nerve)。

扫描序列：和臂丛神经及其他外周神经扫描一样，腰骶丛神经可以采用多序列进行扫描(图14-2-9)。①3D-TSE-FS：采用3D自旋回波的脂肪抑制序列进行腰骶丛神经成像。在臂丛的扫描中，该方法运用比较多，在腰骶丛扫描中使用的并不多。②DWIBS：背景抑制的弥散成像效果较为满意(图14-2-10)。③3D-T2-FFE：该序列是一种特殊的梯度回波序列，采集梯度回波序列后面的类自旋回波。该序列用来扫描腰骶丛是非常合适的。④PROSET：这个序列其实是选择性的水激发，一种脂肪抑制技术，该序列是梯度回波，在1.5T MRI

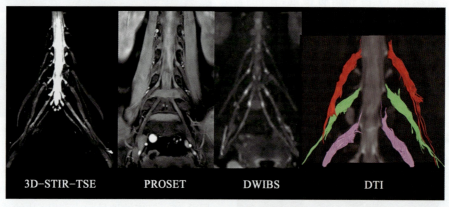

| 3D-STIR-TSE | PROSET | DWIBS | DTI |

图14-2-9　腰骶丛神经多序列扫描

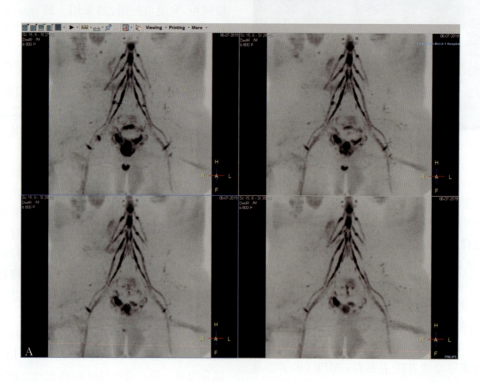

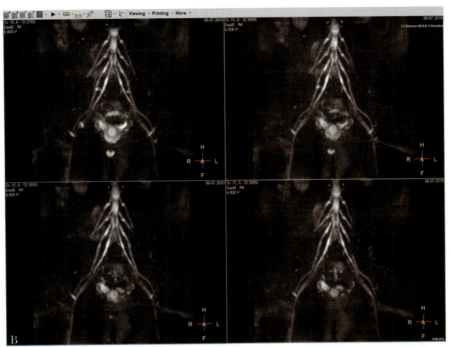

图 14-2-10　DWIBS 扫描的腰骶丛（以腰丛为主）。A. 黑白显示；B. 常规显示

上进行腰骶丛扫描，效果非常好。⑤DTI：用该方法可以采用追踪纤维束（或神经根）来显示腰骶丛，不过由于空间分辨率低，扫描时间长，不推荐。一般推荐采用 DWIBS 这个序列进行腰骶丛扫描，原因是扫描时间短，图像质量有保证，特别是在 3.0 T MRI 扫描时。

1. 腰骶丛神经 DWIBS 扫描　如图 14-2-10 所示，采用 DWIBS 扫描的腰骶丛图像，一般 NSA 6 次以上更好，再根据 FOV 和范围，以腰丛为主，最后的扫描时间是 222 s，得到的图像效果比较稳定。采用该方法扫描一般是横断位采集图像，如果要把腰骶丛做完，则需要增加扫描层数，这样扫描时间会相

应增加。所以，在扫描前可以明确检查要求，依据主要观察骶丛还是腰丛，是否还需要看坐骨神经，可以适当地控制扫描层数。横断位扫描定位非常简单，覆盖需要扫描的范围即可（图 14-2-11）。定位可以不用打角度，或者以定位平面横切人体长轴的方式进行轻微的角度设定。需要注意，有时候扫描角度打得过大，发现扫描时间增加了或者系统有冲突了。这是因为采用的 DWIBS 弥散序列扫描，如果角度过大，可能三个方位梯度的组合，会引起扫描时间的延长，遇到这种情况，适当的延长一下 TR 就可以了。

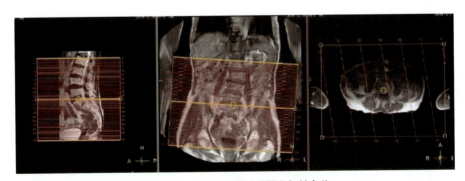

图 14-2-11　腰骶丛 DWIBS 扫描定位

DWIBS 原始图像是横轴位，需要进行图像重建（MIP 或者 MPR 等），重建后的图像采用灰白反转显示，这样神经及神经根显示为黑色，比较方便观察

（图 14-2-12）。

2. 腰骶丛神经 PROSET 扫描　PROSET 其实就是飞利浦公司选择性水激发的一个序列。选择性

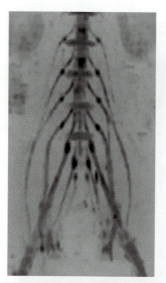

图 14-2-12　DWIBS 腰骶丛扫描

水激发是一种脂肪抑制技术,该技术是梯度回波序列,利用拆分 90°射频脉冲的方式进行选择性水激发,抑制脂肪组织,从而可以进行神经根成像。

PROSET 序列采用的是冠状位采集,这和前面的 DWIBS 是不一样的。所以扫描的时候,如何选择扫描线的角度很关键。一个原则,扫哪儿,走哪儿。如果扫描的是以腰丛为主,则冠状位打角度不用太倾斜;如果扫描的是以骶丛为主,则需要打角度,尽量平行于骶尾椎走行方向(图 14-2-13)。虽然冠状位扫描得到的是冠状位图像,不过,为了更好地显示神经根,还可以对图像进行重建。用 PROSET 扫描,神经节显示得比较清晰,但是该序列的缺点是,肌肉组织信号略高,不利于对一些小神经走行的显示(图 14-2-14)。

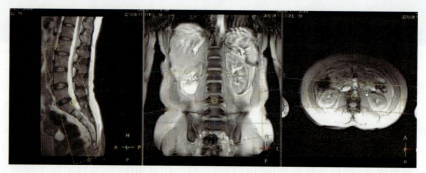

图 14-2-13　PROSET 的定位

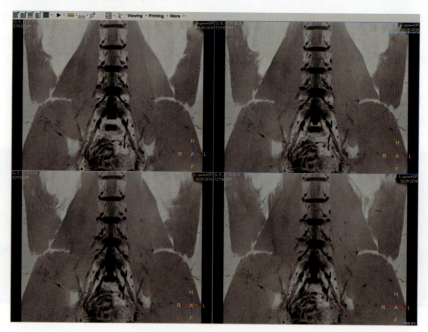

图 14-2-14　PROSET 成像,神经节显示清晰,肌肉组织信号偏高

3. 腰骶神经丛 3D-T2-FFE 扫描　3D-T2-FFE 可以直接在梯度回波序列上进行修改。在 3D 的梯度回波序列 3D-FFE 中,contrast enhancement 中选择 T2,即采集的是 SE 信号。由于采样的是梯

度回波中后面的 SE 信号,所以得到的权重是一个偏重 T2 权重的序列,再结合脂肪抑制,则可以进行神

经根成像(图 14-2-15)。该序列也是采用冠状位扫描,定位方式和 PROSET 一致。

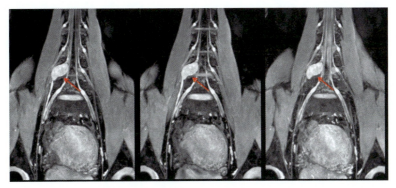

图 14-2-15　3D-T2-FFE 腰骶丛成像(L4 右侧神经鞘瘤)

4. 腰骶神经丛 Nerve View 扫描　针对腰骶神经丛的扫描,Philips 公司专门设计了 Nerve View 序列。在臂丛中,由于脂肪抑制具有挑战,所以臂丛的 Nerve View 采用的脂肪抑制方式是 STIR。而对于腰骶丛,脂肪抑制难度要小一点,所以腰骶丛的 Nerve View 采用的脂肪抑制方式是 SPAIR(图 14-2-16)。该序列也是采用冠状位采集,定位方式和 PROSET 及 3D-T2-FFE 类似,这里就不赘述。

5. 后处理　腰骶丛神经扫描和臂丛一样,扫描完后为了让神经显示得更好,有时会进行后处理。主要包括:最大信号强度投影(MIP)、多平面重建(MPR)、曲面重建(CPR)、容积重建(VR)等。一般对于血管或者神经根成像,可以采用 MIP 后处理,这样可以让信号高的组织投影在一起,但重建方式不用选择 Radial,这样的话,会把所有组织投影到一起(图 14-2-17)。做旋转,这样背景噪声有点高,

反而不利于神经根的显示(图 14-2-18)。

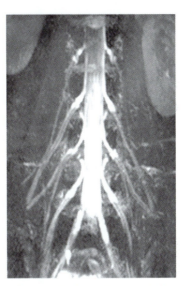

图 14-2-16　3D Nerve View 扫描腰骶丛神经

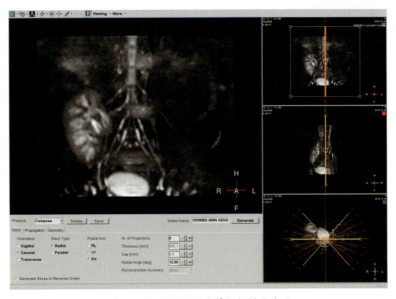

图 14-2-17　腰骶丛神经扫描后处理

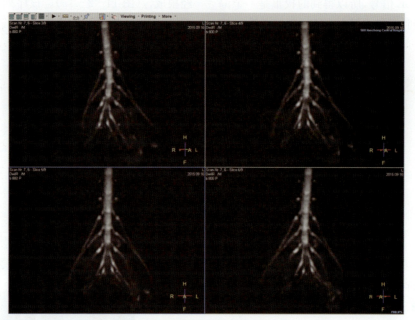

图 14-2-18　DWIBS 采用 MIP 旋转生成图像

推荐进入 MIP 以后，采用层叠重建，就是以平行层的方式显示。为了让神经根走行显示连续，重建层厚可以设置厚一点，如 15 mm、20 mm。而为了不遗漏信息，重建 gap 间距可以采用负间距，如 -12 mm、-15 mm。采用这种方法后，由于层较厚，一层就能够显示神经连续的走行，又由于间距是负的，所以连续播放不会遗漏信息（图 14-2-19）。另外，如果需要追踪某一支神经走行，还可以采用曲面重建的方法。

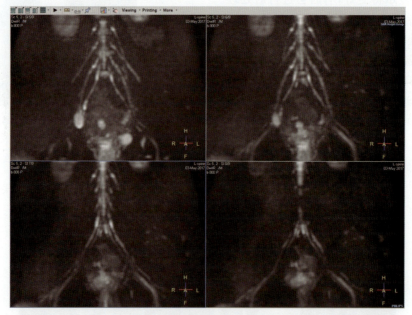

图 14-2-19　DWIBS、MIP 后，厚层负间距重建

三、十二对脑神经成像

在进行脑神经成像之前，我们首先应该了解基本的解剖和十二对脑神经组成，对于 12 对脑神经背诵的口诀相信也是牢记在心：一嗅二视三动眼；四滑五叉六外展；七面八听九舌咽；十迷一副舌下全。十二对脑神经一般用大写的罗马数字表示，从 Ⅰ～Ⅻ，具体解剖和支配器官见图 14-2-20。

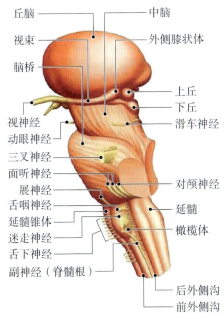

图 14-2-20　十二对脑神经示意图

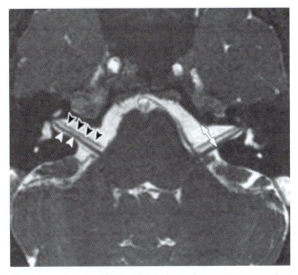

图 14-2-21　3D-TSE-Drive 序列,清晰地显示面、听神经

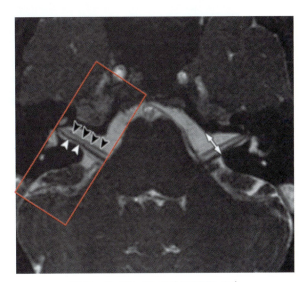

图 14-2-22　面、听神经 MPR 重建

由于脑神经更细小,首先要求序列的空间分辨率比较高;其次,由于这些细小的神经,走行不规则,很难通过某一个平面切面显示神经全貌,所以一般需要进行 3D 扫描,然后通过各种后处理重建,得到我们最需要显示的部分。另外,颅内结构复杂,神经和血管之间的关系复杂,我们需要显示出神经,也需要将细小的神经和细小的血管区分出来,所以要求神经-血管的组织对比度要高。最后,除了扫描序列,采集完数据,很多时候还需要进行 MPR、CPR、MIP 等后处理,得到能够作为诊断使用的图像。所以,脑神经扫描序列和其他周围神经序列相比,又有其特殊性。

1. 三叉神经、面听神经扫描　三叉神经和面、听神经扫描是临床应用最多的脑神经 MRI 检查。由于三叉神经比较粗大,其所在位置及周围结构相对其他神经简单,所以三叉神经和面、听神经扫描难度不算太大。采用的序列多以 3D 的重 T2 权重的水成像序列为主。高信号的脑脊液能够把"浸泡"在其中的神经及血管显示、勾勒出来,神经和血管都呈低信号;也可以采用 3D 重 T2 序列结合 3D TOF 序列来判断神经和周围血管关系,血管呈高信号,多推荐采用 3D-TSE-Drive 序列(图 14-2-21)。该序列扫描时间不长,没有磁化率伪影,神经脑脊液对比度好,各向同性,得到的图像可以做多种后处理(图 14-2-22)。

在多平面重建 MPR 中,如果采用垂直听神经长轴位置进行重建,就可以得到面、听神经短轴位的图像,这个图像对判断面、听神经发育是否正常非常有帮助,特别是儿童病例(图 14-2-23)。

这种重建方法类似于心脏的短轴位重建心肌,能够显示面、听神经结构是否正常。这个图扫描出来有时候像鬼脸一样,也把它戏称为鬼脸图。一般来说,正常情况下,能显示 4 个小黑点,分别是面神经、前庭上神经、蜗神经、前庭下神经。如果发现没有 4 个点,只有 3 个点,则说明神经发育不全或者有问题。

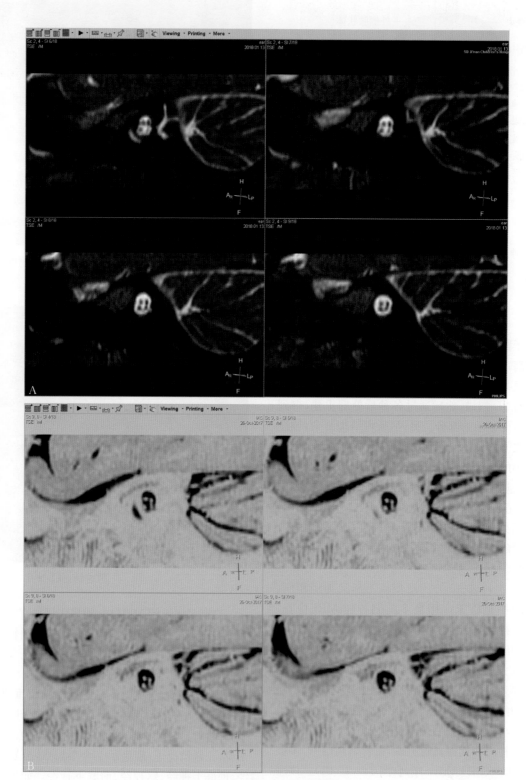

图 14-2-23　面听神经轴位图像

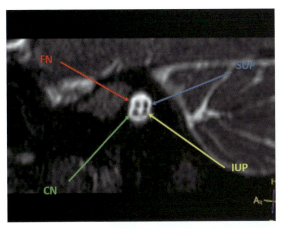

图 14 - 2 - 24　面、听神经横轴位显示

如何确定这 4 个点分别代表哪 4 个神经分支，首先确定小脑（后部）在哪边，然后确定面神经（facial nerve，FN）占据前上；蜗神经（cochlear nerve，CN）位于前下；前庭上神经（vestibular nerve superior division，SUP）位于后上；前庭下神经（vestibular nerve inferior division，IUP），在后下（图 14 - 2 - 24）。既然重建可以轴切面听神经，也可以平行面听神经做重建，大家可以尝试各种方位（图 14 - 2 - 25）。

由于 3D - TSE - T2WI 本身也是一个类似水成像序列，还可以显示耳蜗半规管的结构（图 14 - 2 - 26）。

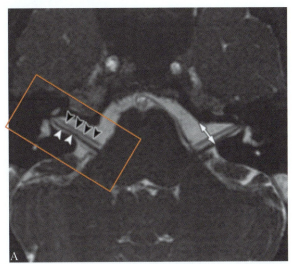

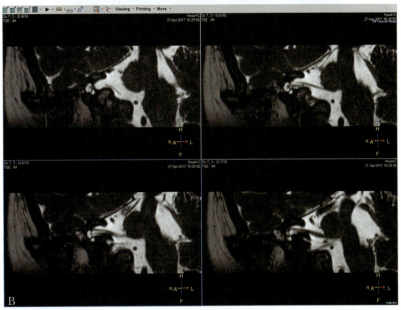

图 14 - 2 - 25　面、听神经重建。A. 平行面听神经重建图；B. 面听神经长轴显示

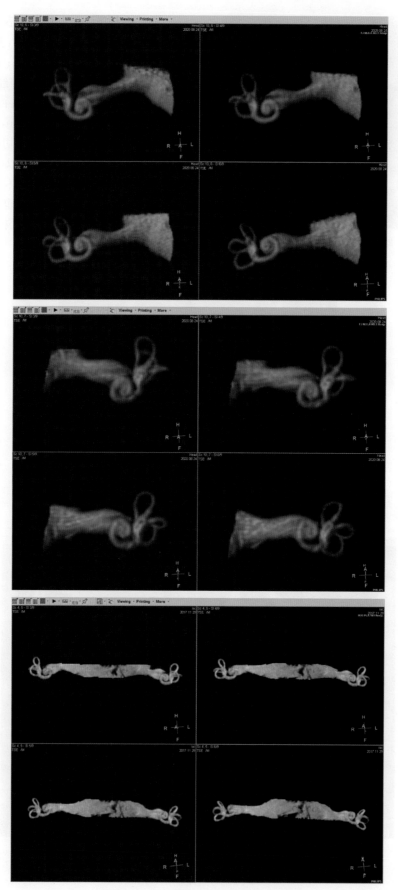

图 14 - 2 - 26　各种后处理技术显示耳蜗

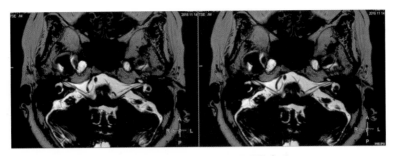

图 14-2-27 3D-TSE-T2WI 序列

3D-TSE-T2WI 序列在显示神经方面,分辨率高、图像稳定,缺点是无法通过对比度去区分神经和小血管(图 14-2-27)。

在 TOF 序列上通过调整参数(偏 T1WI 权重的 TOF),让血管-神经-脑脊液三者对比度显示不同,如图 14-2-28、图 14-2-29 所示:血管是亮的,脑

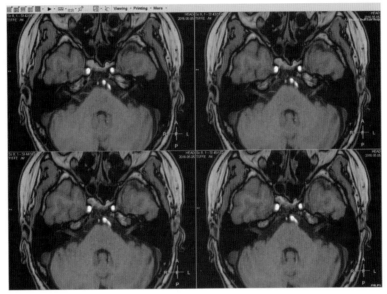

图 14-2-28 T1WI TOF 序列的面、听神经图像

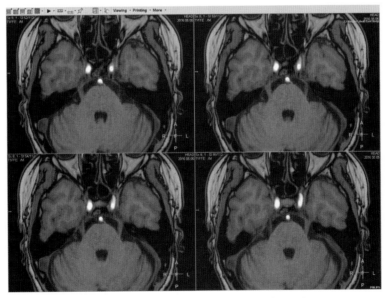

图 14-2-29 T1WI TOF 序列的三叉神经图像

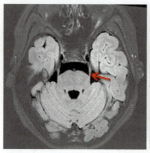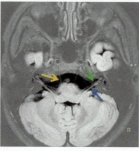

图 14-2-30　3D-FLAIR-Real 图

脊液是低信号，神经是灰色的。

　　Philips 公司还提供了一种用于诊断 Menier 综合征的序列，该序列采用的是 3D-FLAIR 抑制脑脊液，并且采用 Real 实图来显示（图 14-2-30）。

　　2. 其他脑神经　这部分是难点，相对来说，三叉神经和面、听神经扫描难度不大。如果需要把全脑的十二对脑神经显示清楚，或者显示三叉神经的几个其他分支，则并不容易。这个时候，我们一般需要采用 3D-TSE-STIR 进行全脑或者半脑的扫描，尽量采用各向同性来完成。对于这种 3D-STIR 大范围、高分辨率的扫描，一般扫描时间都不短，大概 7～12 min 一个序列。具体时间与空间分辨率、扫描层数有关。

　　（1）三叉神经下颌支：采用 3D-STIR 进行全脑扫描。采集体素：0.65 mm×0.65 mm×1.0 mm（－0.5 mm 内插）。冠状位采集图像，扫描完后 MIP 重建矢状位（图 14-2-31）。图中，三叉神经下颌支（CNV3）（红箭头）自三叉神经结发出沿下颌骨走行延伸为舌神经（蓝箭头）和下牙槽神经（黄色箭头）。

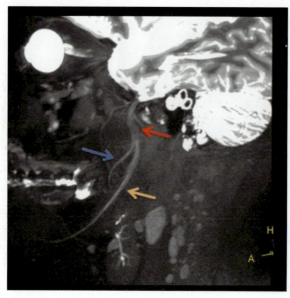

图 14-2-31　全脑扫描，矢状位重建出三叉神经下颌支

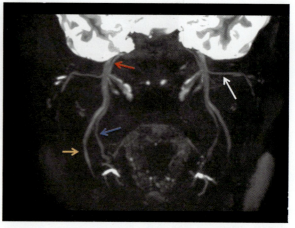

图 14-2-32　与图 14-2-31 同一患者，重建的冠状位图

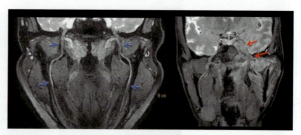

图 14-2-33　三叉神经的显示（左图是正常人，右图是三叉神经有炎症的患者）

　　尽管采集图像用的冠状位，但是还需要冠状位重建（图 14-2-32，图 14-2-33）。因为采集图像时，扫描层太薄，无法显示神经的走行。所以需要进行 MPR 重建，让层厚拉厚，同时采用负间隔，这样能够把神经走行全貌显示清楚。同样，三叉神经下颌支（CNV3）（红箭头）自三叉神经结发出，沿下颌部走行延伸为舌神经（蓝箭头）和下牙槽神经（黄色箭头）。这里图中多了一个白箭头，指示的是耳颞神经，它是下颌支发出的第一个主要分支。

　　（2）舌下神经：如图 14-2-34 所示，舌下神经（CN Ⅻ，蓝色箭头所示）出颅后在颈内动、静脉之间走行，并深入到二腹肌后腹呈环状向前，在舌骨舌肌侧表面走行。

　　如图 14-2-35 所示，舌下神经（蓝色箭头所示）从第 4 脑室底的舌下神经核发出，冠状位清晰地显示神经核团发出后出颅的走行。

　　（3）眶下神经：如图 14-2-36 所示，红箭头为眶下神经（infraorbital nerve），该神经是上颌神经主干的终末支，经眶下裂入眼眶。

　　（4）面神经的颅外段：面神经穿内耳道底进入与中耳鼓室相邻的面神经管。先水平走行，后垂直下行，由茎突孔出颅，向前穿过腮腺达面部。采用

CPR 曲面重建，显示面神经在颅外段的走行（图 14-2-37）。

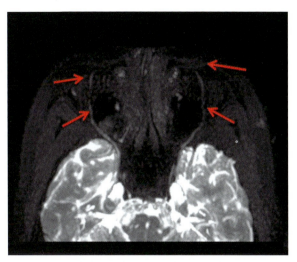

图 14-2-36　眶下神经的显示

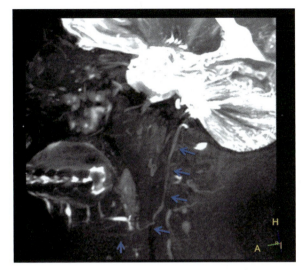

图 14-2-34　斜矢状位舌下神经的显示

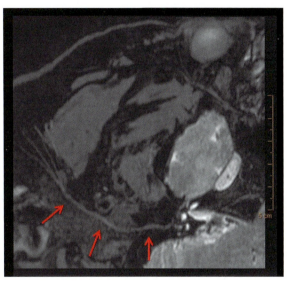

图 14-2-37　面神经的显示

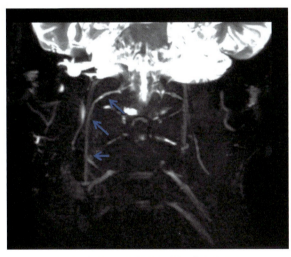

图 14-2-35　斜冠状位舌下神经的显示

（李懋　顾青平　汤光宇）

主要参考文献

［1］ Nair PP，Mariappan YK，Paruthikunnan SM，et al． Magnetic resonance neurography of the brachial plexus using 3D SHINKEI：comparative evaluation with conventional magnetic resonance sequences for the visualization of anatomy and detection of nerve injury of 1.5 T［J］． J Med Phys，2021，46(3)：140-147．

［2］ Ishikawa T，Asakura K，Mizutani Y，et al． MR neurography for the evaluation of CIDP［J］． Muscle Nerve，2017，55(4)：483-489．

［3］ Touska P，Connor SEJ． New and advanced magnetic resonance imaging diagnostic imaging techniques in the evaluation of cranial nerves and the skull base［J］． Neuroimaging Clin Am，2021，3(14)：665-684．

［4］ Van der Cruyssen F，Croonenborghs TM，Hermans R，et al． 3D Cranial nerve imaging，a novel MR Neurography technique using black-blood STIR TSE with a pseudosteady-states weep and motion-sensitized driven equilibrium pulse for the visualization of the extraforaminal cranial nerve branches［J］． AJNR Am J Neuroradioal，2021，42(3)：578-580．

［5］ Sneag DB，Daniels SP，Geannette C，et al． Post-Contrast 3D inversion recovery magnetic resonance neurography for evaluation of

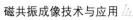
branchnerves of the brachial plexus [J]. Eur J Radiol，2020，132：109304.

［6］ Manzanera Esteve IV，Farinas AF，Polins AC，et al. Noninvasive diffusion MRI to determine the severity of peripheral nerve injury [J]. Magn Med Imaging，2021，83：96－106.

［7］ Ku V，Cox C，Mikeska A，et al. Magnetic resonance neurography for evaluation of peripheral nerves [J]. J Brachial Plex Peripher Nerve Inj，2021，14(16)：e17－e23.

第十五章

磁共振定量技术

第一节　概述

随着磁共振技术的快速发展，MRI已从单纯的解剖成像技术，如T1加权成像（T1 weighted imaging，T1WI）、T2加权成像（T2 weighted imaging，T2WI）及质子密度加权成像（proton density weighted imaging，PDWI）等技术，发展至复杂的功能成像技术，例如动态增强（dynamic contrast enhancement，DCE）、弥散加权成像（diffusion weighted imaging，DWI）、体素内不相干运动（intravoxel incoherent motion，IVIM）、弥散峰度成像（diffusion kurtosis imaging，DKI）以及动脉自旋标记（arterial spin labelling，ASL）技术等。然而，目前大部分磁共振诊断是以病灶的形态、信号的相对高低、增强的方式及与周边组织的关系为依据，诊断的结果依赖于放射科诊断医师自身的知识架构，具有较强的主观性。另外，由于受诸多技术因素影响，如场强、温度、射频放大器及不同厂家产品等硬件设备，组织的信号强度并不是绝对不变的，理想的定量方法应该对外部因素的依赖小，具备较高的准确性

及可重复性。因此，临床迫切需要MRI定量成像技术来更准确地对病变进行评估。此外，在疾病的早期，组织结构的形态学尚未发生改变，而其内的生化构成已发生改变，常规的形态学成像不能显示这些改变，不能对疾病进行早期诊断，同时也不能精确评估疾病的进展过程。对疾病早期进行精确诊断和定量评估，能指导临床及时干预，对患者的治疗和预后具有重要意义。目前已得到运用与肯定的常用MRI定量技术包括：T2 mapping、T2* mapping、T1 mapping、T1 ρ mapping等，不同的技术反映组织内不同的生化构成情况，如T2 mapping、T2* mapping技术可反映组织内胶原纤维的排列分布及水分的含量，T1 mapping、T1 ρ mapping技术可反映组织内蛋白聚糖的含量。目前，这些定量技术主要运用于关节软骨、心肌、肝脏、胰腺、肾脏、椎间盘、肌肉、肿瘤等，已被证实具有较强的临床价值及运用前景。

（陶虹月　陈爽）

第二节　T2 mapping 技术及应用

一、T2 mapping 成像基本原理

组织的横向弛豫时间（T2）、纵向弛豫时间（T1）及质子密度（proton density，PD）都是组织的固有物理参数，在一定的温度及场强下是恒定的，反映的是组织的特性。目前，临床中所用的加权序列，不可以直接测量组织的这些特性值，而是以信号强度间接反映。然而，由于受诸多技术因素影响，如场强、温度及射频放大器等硬件设备，组织的信号强度并非

不是绝对不变。T2 mapping技术是一种定量成像技术，可克服常规T2WI无法定量的不足，具有较好的可重复性。T2值定量的方法有多回波自旋回波（spin-echo，SE）法、驱动平衡单脉冲T2观察法（driven equilibrium single pulse observation of T2，DESPOT2）及T2快速采集弛豫（T2 fast acquisition relaxation mapping，T2 FARM）法等等，但由于受磁场不均匀及射频脉冲效应等影响，DESPOT2法及T2 FARM等方法不能准确测量组织的T2值，多回

波 SE 序列法被公认是目前测量 T2 值的标准方法，主要分为两种：一种是多次单回波自旋回波序列，其优点是计算原理简单，可在不同时间获得多幅图像，获得 T2 衰减曲线，缺点是需要较长的重复时间（repetition time，TR）以确保 T2 的准确性，因此，总扫描时间长。扫描时间的延长，易造成患者舒适度下降而产生伪影，且信噪比不高。另一种是多回波自旋回波序列，在一个 TR 时间内采集两个及两个以上的回波时间（echo time，TE），信噪比较高，采集时间较前者短，是目前临床 T2 mapping 成像技术的首选方法。若在同一个 TR 时间内，采集两个以上回波，得到两个以上的对比度图像，则可以通过解方程组算出 T2 值，通过计算每个像素的 T2 值而获得 T2 灰度图或伪彩图。理论上，采用两个回波计算即可得到 T2 值，但其准确度无法保证，这是由于组织的信号强度是随着 TE 的增加呈指数衰减，那么在一定的 TE 数值范围内，回波数目越多，测量的 T2 值越准。一般 TE 值不建议设置过大，否则在此 TE 值范围内扫描时，被测组织衰减程度较大，信号强度降低，引起计算准确度下降。因此，某个组织的 TE 值设定范围应依据所研究对象的 T2 值综合考虑，TE 值的最大值通常不超过被测组织的 T2 值。

T2 值属于组织的固有特性，因为不同组织有不同的 T2 值，具有较强的客观性。T2 mapping 技术性能稳定、装机容易，能在 1.5 T 及以上 MRI 扫描仪配备。T2 mapping 技术可应用于全身各个系统，目前在骨关节炎和心肌水肿中的运用较多，近年来也逐渐被应用到体部恶性肿瘤方面的定量研究，例如前列腺癌、乳腺癌及卵巢癌等，为肿瘤的定量研究提供了新的影像学方法。

二、T2 mapping 在关节软骨评估中的应用

关节软骨覆盖关节表面，对关节运动起到缓冲、润滑等作用，软骨由软骨细胞及细胞外基质构成，细胞外基质由软骨细胞分泌，主要由水、Ⅱ型胶原纤维、蛋白多糖及其他非胶原蛋白构成，分别约占软骨湿重的 80%、15%、5%。胶原纤维主要以Ⅱ型胶原为主，软骨中水分子大部分为游离状态，部分为结合水。根据Ⅱ型胶原纤维的走行方向将软骨分为 4 层：表层、中间层、深层和钙化层。表层胶原纤维平行于软骨表面，不含软骨细胞；中层胶原纤维呈拱形排列，软骨细胞较小；深层胶原纤维垂直于软骨表面，软骨细胞相对较大；钙化层胶原纤维附着于软骨下骨，软骨细胞较少。软骨中水的含量从表层至钙

化层逐渐减低；胶原含量从表层至深层逐渐降低，至钙化层又升高；而蛋白多糖的含量从表层至深层逐渐增加，至钙化层又减少。软骨的组织学构成是其 MRI 成像的基础。软骨细胞的凋亡、蛋白多糖的丢失、Ⅱ型胶原纤维排列紊乱和断裂丢失、游离水的增多是软骨退变、损伤的病理学基础。软骨缺乏血供和神经支配，体内关节软骨不能再生，自身修复能力极其有限，一旦发生损伤很难自愈，若不及时治疗将导致不可逆的损伤，逐渐发展为继发性骨关节炎（OA），引起关节功能丧失，严重影响患者生活质量。因此，及时诊断关节软骨病变是临床进行早期干预的关键。关节镜是诊断软骨损伤的金标准，但只能观察软骨表面情况，不能显示软骨内部结构，并且属于有创操作。MRI 是目前唯一能有效显示关节软骨的无创性方法。常规 MRI 成像技术只能显示软骨形态学改变，观察关节软骨的形态、信号改变。然而大量研究显示，早期软骨退变在形态学还没有发生改变前，就已出现软骨基质内蛋白聚糖的丢失和胶原纤维网络的破坏，如果得到及时干预，可延缓软骨退变的进展，因此，早期检测关节软骨退变具有重要临床意义。

T2 mapping 定量技术可反映软骨基质内的生化信息，为检测软骨形态学变化之前的软骨退变提供了可能。T2 弛豫时间是软骨基质中Ⅱ型胶原含量、排列以及水含量的生物定量指标。软骨基质中与胶原纤维和蛋白多糖结合的水分子可促使 T2 值的衰减，导致 T2WI 上软骨信号降低，退变软骨中胶原纤维和蛋白多糖的减少，引起自由水增加，使 T2WI 上软骨信号升高。T2 值可用于检测关节软骨中胶原纤维含量的变化，而对蛋白多糖含量的变化相对不敏感，T2 值升高反映了胶原纤维丢失、无序排列及游离水增多，提示软骨发生退变，T2 mapping 色阶图可形象显示软骨 T2 值的空间分布。

T2 mapping 技术被广泛应用于检测关节软骨退变过程中的生化改变，特别是膝关节软骨。研究显示，膝关节 OA 患者软骨的 T2 值高于正常对照组，并且随着 OA 的 K-L 分级的升高，软骨的 T2 值逐渐升高，两者存在相关性。对于前交叉韧带损伤的患者，其膝关节软骨在发生形态学改变之前，即 PDWI 图像上尚未显示软骨损伤，软骨的 T2 值较正常对照软骨升高（图 15-2-1），提示前交叉韧带损伤患者软骨发生了退变，特别是胫骨外侧平台软骨 T2 值升高较其他区域明显；前交叉韧带重建术后 1 年，胫骨外侧区域软骨升高的 T2 值持续存在，而股

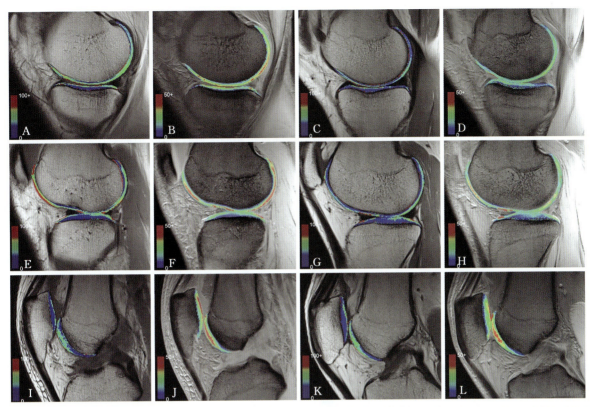

图15-2-1 A、E、I.前两列分布为前交叉韧带损伤患者的 T2 mapping；B、F、J. T2* mapping 图；C、G、K.后两列分别为正常对照 T2 mapping；D、H、L. T2* mapping 图，前交叉韧带损伤者内侧及外侧股骨及胫骨关节面软骨 T2 值及 T2* 值较正常对照均升高，而髌软骨未见明显升高，提示前交叉韧带损伤可引起膝关节早期软骨退变

骨内侧髁软骨 T2 值较术前有所增高。另一项研究对前交叉韧带损伤者重建术前、术后 6 个月和 2 年进行 T2 mapping 随访，结果显示患者在术后 6 个月的内侧股骨和胫骨中心 T2 值下降，在前交叉韧带重建术后 2 年进一步下降，而外侧股骨和胫骨 3 个时间点的 T2 值变化不大(图 15-2-2)。上述研

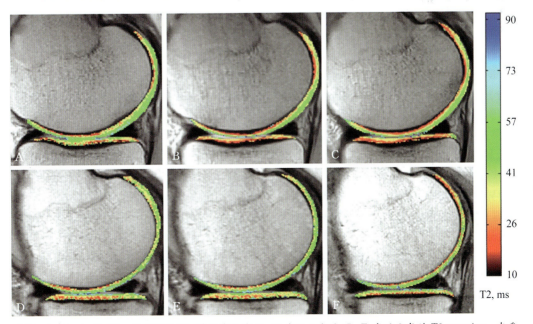

图15-2-2 A、D.同一患者前交叉韧带重建术前；B、E.术后 6 个月；C、F.术后 2 年的 T2 mapping。在受试者中，上排显示患者在术前和术后 6 个月内侧股骨和胫骨中心 T2 值下降，在前交叉重建术后 2 年进一步下降，下排显示外侧股骨和胫骨 3 个时间点患者的 T2 值变化不大

究表明前交叉韧带重建不能完全纠正膝关节异常应力改变,这也解释了术后患者较正常健康者提前出现了 OA。为了更好地分析软骨不同层次生化构成的改变,不少研究将关节软骨进一步等分为表层和深层,结果显示软骨深层 T2 值较表层低,软骨表层对损伤和退变较为敏感。

此外该技术也运用于评估软骨损伤保守治疗或手术治疗后软骨生化构成的改变,如 OA 药物治疗、关节腔透明质酸注射、微骨折手术、骨软骨移植术等,为临床提供客观定量的疗效评估依据。有效的药物治疗表现为在随访过程中软骨 T2 值的降低。软骨修复术后,随着修复组织的成熟,修复区域 T2 值逐渐下降,微骨折以纤维软骨修复为主,最终修复区域 T2 值低于正常区域软骨,骨软骨移植术及基质相关软骨移植术以透明软骨修复为主,最终修复区域 T2 值接近正常区域,提示较好的临床疗效(图15-2-3)。

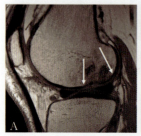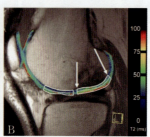

图 15-2-3 股骨外侧髁基质相关软骨移植术后 6 个月的 PDWI 及相应的 T2 mapping,箭头指示为软骨修复区域,显示软骨修复组织的 T2 值高于邻近正常软骨,修复组织未成熟

既往研究大多围绕膝关节展开,随着 3.0 T 高场强 MRI 扫描仪和关节专用多通道线圈的应用,T2 mapping 能够对软骨较薄的肩关节、腕关节、踝关节等进行高分辨率成像,扩大了该技术的应用范围。以踝关节为例,踝关节软骨较薄,需采用 3.0 T 高场强 MRI 及踝关节专用线圈进行 T2 mapping 扫描,T2 mapping 除了运用到踝关节软骨损伤、退变以及微骨折、骨软骨移植手术修复软骨等研究外,还运用于关节应力异常相关的研究,如功能性或机械性踝关节不稳、扁平足等,来检测异常应力引起的软骨退变的区域性分布。

当然,T2 mapping 评估软骨退变也存在一些不足之处,首先,软骨 T2 值没有确切的阈值来判断软骨是否存在退变,目前研究多采用与正常软骨 T2 值对照的方式来判断目标软骨是否存在退变,或者不同时期软骨 T2 值的对比来反映软骨退变的变化趋势;再者,魔角效应对 T2 值的影响,当软骨基质内

胶原排列方向与主磁场方向夹角为 55°时,T2 值会升高,影响 T2 值测量的准确性,因此不利于关节不同区域软骨 T2 值的对比。一般情况下,要求进行 T2 mapping 扫描时所有受试者关节长轴方向与主磁场方向保持一致,此外,可将关节软骨分为不同区域,分别测量每个区域软骨的 T2 值,对不同分组之间进行相同区域软骨 T2 值的对比。

三、T2 mapping 在半月板退变评估中的应用

半月板损伤是骨关节炎发生和进展的重要因素,无创性评估半月板大分子基质变化将有助于更好地了解半月板退变在半月板撕裂和随后骨关节炎发病中的作用。与关节软骨相似,半月板生化特性的改变早于形态学的改变,退变早期半月板基质生化特性的改变处于相对可逆状态,需及时进行临床干预。有研究将 T2 mapping 技术运用于半月板的定量评估,T2 值能区分正常半月板、退行性半月板和撕裂半月板,并被证明是检测半月板退变的敏感指标。研究发现半月板的 T2 值与半月板形态学损伤分级存在相关性,随着损伤级别的增高,T2 值逐渐升高;半月板 T2 值与其所对应区域软骨 T2 值存在相关性,随着软骨退变的进展,半月板退变也随之进展。此外,运用多组分 T2 mapping 分析对半月板进行定量评估,研究结果显示该技术可提供与半月板内不同大分子成分相关的水分的更为具体的信息,可反映由于退变或撕裂引起的半月板组织不同水分的变化,骨关节炎患者撕裂半月板的 T2 值显著高于完整半月板和无症状志愿者的正常半月板(图 15-2-4),因此,多组分 T2 mapping 分析可以提供一种新的定量 MR 方法来评估膝关节骨关节炎发生和发展过程中半月板内部生化的改变。

然而,T2 mapping 运用于半月板存在一定问题,半月板主要由 I 型胶原纤维构成,T2 值一般小于 20 ms,处于 T2 mapping 回波时间的临界,测量准确性可能受到影响,但也有学者认为,半月板 T2 值的改变反映的是半月板的水分含量的变化,半月板内游离水的增加也是退变的病理学改变之一,推测半月板 T2 值的改变主要反映的是其内游离水含量的变化,同样与退变存在相关性。

四、T2 mapping 在椎间盘退变评估中的应用

腰椎间盘发生退变较早,一般始发于 20～30 岁,其退变的起始、发展过程与力学因素和生理退变

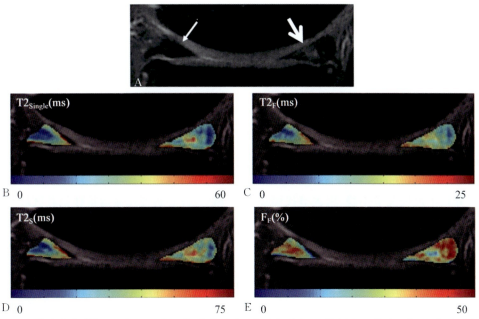

图 15-2-4　A. 为膝关节骨关节炎的 3D-FSE 图像,完整的内侧半月板前角(小箭头)和撕裂的后角(大箭头);B～E. 为多组分 T2 mapping,与完整的半月板前角相比,撕裂的后角 T2$_{Single}$、T2$_F$ 和 T2$_S$ 增加,F$_F$ 降低

有关,组织学上表现为椎间盘内蛋白多糖含量下降、髓核纤维化、椎间盘含水量减少。椎间盘退变会导致腰椎间盘突出、椎管狭窄、脊髓神经根压迫等症状,因此,早期无创定量椎间盘微结构的生化结构改变,有利于该病征的早期预防及治疗。常规 MRI 主要通过腰椎间盘纤维环和髓核的信号和形态学改变来做出定性诊断,Pfirrmann 分级是临床用来对腰椎间盘退行性变进行评估的标准,但结果缺乏客观性和准确性。

腰椎间盘生化成分高度类似于关节软骨,组成部分包括蛋白多糖、胶原蛋白与水,故在腰椎间盘退行性变诊断中可采用 T2 mapping。T2 值对胶原纤维结构排列、水分子含量具有较高敏感性,也和胶原基质中水分子的各向异性运动存在密切相关性,并且 T2 值为定量参数,受主观因素影响小。定量 T2 mapping 可对椎间盘纤维环及髓核生化状态进行量化分析,能检测早期椎间盘退变。研究发现,腰椎间盘髓核 T2 值随 Pfirrmann 分级增高而减小,两者之间存在显著负相关,从 Ⅰ～Ⅳ级,椎间盘 T2 值逐渐降低,并且 T2 值的变化能区分不同级别的退变,髓核退变时,其内的蛋白聚糖、胶原纤维丢失,水分含量明显下降,引起 T2 值降低,因此,测量髓核 T2 值能反映腰椎间盘退变是否存在以及退变的程度。其次,研究还发现,纤维环前、后缘 T2 值随 Pfirrmann 分级增高而减小,且存在负相关,造成纤维环前、后缘 T2 值变化的原因在于:纤维环主要由 Ⅰ 型胶原纤维组成,含水量极少,当其出现退变情况时,胶原

纤维结构随之遭到破坏,同时胶原纤维增生,引起 T2 值的降低,但 T2 mapping 技术对水分变化更为敏感,故相较于椎间盘髓核 T2 值,纤维环前、后缘 T2 值变化幅度相对较小。综上所述,T2 mapping 成像可对腰椎间盘退变程度进行定量评价。

五、T2 mapping 在肩袖损伤评估中的应用

肩袖肌腱损伤在运动损伤及老年退行性疾病中较为常见,损伤肩袖的质量对肩袖修复术的选择以及修复术后患者预后有重要影响。然而,目前用于评价肩袖肌腱的成像技术(包括 MRI 和超声波)都为定性诊断,容易受观察者主观性的影响,因此,一个更客观、定量的肩袖损伤及修复术后评估方法是必要的。T2 mapping 已广泛应用于早期软骨退变的评估,也逐渐被应用于肩袖肌腱评估。研究显示,冈上肌撕裂区域的 T2 值较正常对照增高(图 15-2-5),T2 值可作为肩袖肌腱定量评估的生物指标。

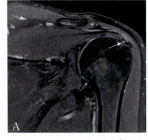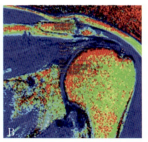

图 15-2-5　冈上肌腱部分撕裂患者,A. FS-PDWI 图像,显示冈上肌腱部分撕裂,信号增高;B. T2 mapping 图,显示冈上肌腱损伤区 T2 值增高

六、T2 mapping 在三角纤维软骨复合体退变评估中的应用

三角纤维软骨（triangular fibrocartilage，TFC）位于腕关节尺侧，为半圆形、双凹样纤维性软骨盘，具有负荷传导和维持下尺桡关节稳定的功能，中央薄、周围厚，厚度分别约 2 mm、5 mm，易发生退变和磨损。其与周围的韧带构成腕关节三角纤维软骨复合体（triangular fibrocartilage complex，TFCC），TFCC 损伤是导致下尺桡关节不稳、腕关节尺侧痛的主要病因。TFCC 退变早期主要表现为软骨细胞数量减少、黏液基质变性、蛋白多糖丢失、胶原纤维网破坏和水含量增加，随后软骨表面纤维化、形成裂缝、体积变薄，逐渐出现不可逆破坏，最终可致穿孔。T2 mapping 定量成像技术能在 TFCC 形态学发生改变之前检测软骨含水量及胶原纤维网络完整性的变化，从而能检测 TFCC 的早期退变。

七、T2 mapping 在心脏疾病诊断中的应用

T2 mapping 技术以 T2WI 成像为基础，可以准确测量组织的横向弛豫时间，并对图像中的每个像素进行后处理，生成空间相对应的伪彩图，用来反映组织 T2 值的高低。T2 mapping 对组织水肿的显示具有较高的敏感度和特异度，诊断准确度高。心肌组织 T2 值升高的病理基础是水肿与炎症，急性心肌梗死、心肌炎、结节病以及心脏移植后免疫排斥反应等过程均可引起 T2 值的增加，而 T2 值的降低主要与铁沉积的超顺磁性有关。

1. **缺血性心肌病** 急性心肌梗死后，毛细血管通透性增加，心肌细胞肿胀，心肌组织含水量增加，引起相应组织 T2 值增加，可持续数月。冠状动脉阻塞后，其所支配的区域血流灌注减低，组织缺血水肿，该区域被称为危险区域（area at risk，AAR），是评估急性心肌梗死血运重建抢救区域的重要参数，对于临床风险分层、判断预后及指导治疗都至关重要。T2 mapping 技术能够可靠、高效识别心肌水肿，优于常规 T2-STIR 序列（图 15-2-6）。

再灌注治疗一方面能挽救缺血心肌，另一方面可导致心肌缺血-再灌注损伤，心肌细胞结构破坏和功能障碍进一步恶化，出现心肌细胞死亡、不可逆心肌损伤、再灌注心律失常和心肌出血。心肌出血在 T2WI 信号复杂，主要依赖于血液成分（氧合血红蛋白、脱氧血红蛋白和高铁血红蛋白）占比，T1 mapping 和 T2 mapping 上低信号核心区为心肌内出血，有较好的灵敏度和特异度，心肌出血消散要早于心肌水肿。心肌出血是心肌微循环损伤的标志，可独立预测心肌梗死后左心室重构不良和心律不齐的风险。

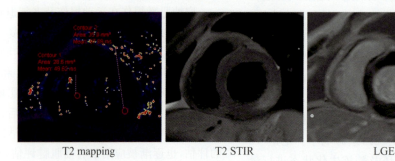

| T2 mapping | T2 STIR | LGE |

图 15-2-6 男性，36 岁，左旋支闭塞。左心室下侧壁心肌梗死、水肿；T2 值 89 ms，室间隔正常心肌 T2 值 49 ms

2. **非缺血性心肌病**

（1）心肌炎：心肌炎是由各种毒素、药物或感染因子引起的心肌急性或慢性炎症过程。由于临床症状和实验室检查的非特异性，常与其他疾病如急性冠脉综合征表现类似，临床诊断具有挑战性。目前，心肌炎诊断的金标准是心内膜心肌活检（endomyocardial biopsy，EMB），但是其属于有创检查，CMR 对心肌炎的诊断和预后评估具有独特作用，已成为临床诊断心肌炎的重要手段。

T2 mapping 显示急性心肌炎患者受累心肌节段 T2 值增加，T2 值 >59 ms 对鉴别受累心肌的敏感性为 94%，特异性为 97%，且相对于 LGE、MR 电影和 T2-STIR 序列，T2 mapping 较常规 T2WI 能检测出更广泛的心肌水肿（图 15-2-7）。虽然 T1 mapping 和 T2 mapping 均能可靠地检测急性心肌炎，但是只有 T2 mapping 能够区分急性期和慢性期。在 2018 年版的路易斯湖标准中，取消了早期延迟强化（early gadolinium enhancement，EGE），增加了 T1 mapping 和 T2 mapping 两个新的定量技术，建议基于 T2（T2 mapping 或 T2WI）的心肌水肿和

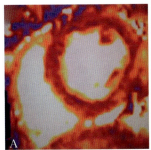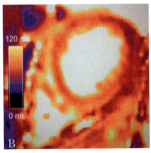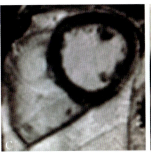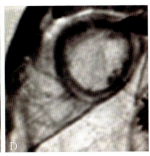

图 15-2-7　21 岁,男性,急性心肌炎患者。心室中部 A、C 和心尖 B、D 短轴水平的 T2 mapping 图和相应的延迟钆增强(LGE)图像,显示心外膜下条状的受累心肌,B、D 较为明显,从前外侧延伸到前间隔,病变累及区域的 T2 值明显增高,在 60~80 ms,提示心肌炎症伴心肌水肿,在未受影响的心肌区域,T2 值低于 60 ms

T1(T1 mapping、ECV 及 LGE)的心肌损伤两个标准为阳性,即可诊断急性心肌炎。当 T1 mapping 和 T2 mapping 技术中只有一种阳性时也在一定程度上支持心肌炎的诊断。

(2)扩张型心肌病(DCM):DCM 是最常见的原发性心肌病,除了心肌细胞丢失、细胞外基质重塑和间质纤维化,心肌水肿和炎症在 DCM 中也起着重要的作用。与正常志愿者相比,DCM 患者 T2 值增高,并且随着病情的加重,心肌组织 T2 值进一步升高,而常规 T2-STIR 则不能发现这一现象。但是,DCM 与伴发炎症的 DCM 患者的 T2 值具有广泛重叠,因此,T2 mapping 尚不能判断 DCM 是否伴发炎症。

(3)应激性心肌病:应激性心肌病又称 Takotsubo 综合征,是一种急性可逆性心力衰竭综合征,以左心室短暂性收缩功能障碍为特征,类似于急性心肌梗死,但又没有阻塞性冠心病或急性斑块破裂的血管造影证据。在大多数应激性心肌病中,节段性室壁运动障碍范围超出单支冠状动脉的支配范围。在急性期,主要表现为心肌水肿、T2 值升高,有室壁运动异常的节段 T2 值更高。

(4)结节病:结节病是一种多系统性肉芽肿性疾病,好发于年轻人,心脏受累是其第二常见的死亡原因。晚期延迟强化(LGE)是诊断心脏结节病的首选方法,可以很容易检测出非存活心肌,但是它对早期心脏结节病和处于可逆阶段的炎症不敏感,T2 mapping 对心脏结节病的诊断起到辅助作用。近半数经过组织学证实的心脏结节病患者无 LGE 表现,但是 T2 值升高,T2 mapping 提供了与 LGE 互补的诊断心脏结节病心肌特征。

(5)心脏移植后排斥反应:同种异体移植排斥反应是心脏移植后一年内死亡的主要病因,通常通过 EBM 进行监测。但 EBM 属于有创检查,且不能

提供心脏结构及功能信息。心脏移植患者移植排斥反应区心肌水肿会导致 T2 值升高。急性排斥反应患者在 3 个层面(基底部、中间部、心尖部)的 T2 值均显著升高,其中基底部 T2 值诊断排斥反应的灵敏度、特异度和准确度分别为 71%、96% 和 90%,基底部 T2 mapping 和 ECV 联合评估可诊断所有的急性排斥反应,有效避免 EBM。

(6)铁超负荷心肌病:铁的超顺磁性导致 T2 和 T2* 弛豫时间缩短,从而 CMR 可检测到更快衰减的横向磁化。T2 mapping 与 T2* mapping 相比,对静态磁场不均匀性不敏感,通常易采集到高信噪比的图像。铁超载患者的 T2 值和 T2* 值(R＝0.89)之间存在线性关系,提示两种技术在检测铁过载心肌病具有相似的诊断效果。

然而,T2 mapping 技术仍具有一定的局限性,T2 mapping 仍处于临床评估阶段,正常心肌 T2 阈值尚无统一的标准,T2 mapping 技术检测心肌损伤的灵敏度、特异度及临床应用价值仍需要进一步探讨。

八、T2 mapping 在诊断体部肿瘤中的应用

T2 mapping 技术通过测量病灶的特性值来提高诊断和评估的客观性和准确性,在软骨和心肌水肿中的运用和研究较多,近年来也逐渐开始被应用到体部肿瘤的研究。

1. T2 mapping 在诊断前列腺癌中的应用　由于前列腺受到腹部呼吸伪影的干扰较少,接近于固定脏器,因此相对于其他体部器官,T2 mapping 在前列腺中的研究较多。T2 mapping 技术可量化组织的 T2 值,以补充 T2WI 获得的解剖和空间信息。前列腺腺体组织可分为外周带、移行带及中央带,前列腺癌好发于外周带,移行带较少。由于细胞的疏密和含水量的不同,正常外周带与移行带组织的 T2

值存在差异,移行带的 T2 值一般低于外周带,正常外周带的 T2 值大于 100 ms(111~170 ms),移行带的 T2 值低于 100 ms,波动于 77~98 ms 之间。从 T2 mapping 上获得的定量信息有助于区分前列腺癌和正常前列腺组织,并确定其侵袭性。研究表明,前列腺恶性肿瘤和正常前列腺组织的 T2 值不同。发生于外周带的前列腺癌的 T2 值显著低于正常外周带的 T2 值,并推荐 99 ms 作为区分正常外周带和外周带前列腺癌的 T2 阈值,其敏感性和特异性分别为 92% 和 97%。对于发生在移行带区的前列腺癌,其 T2 值与正常组织的差别还没有得到一致认可。此外,部分研究认为前列腺癌的 T2 值与肿瘤侵袭性呈负相关,前列腺癌的 T2 值越低,肿瘤的侵袭性越高。还需进一步研究 T2 值与多参数 MRI 联合检测前列腺恶性肿瘤是否能提高诊断准确性。

2. T2 mapping 在诊断乳腺肿瘤中的应用 T2 mapping 在乳腺肿瘤的应用研究较少。一项研究将 4 组不同回波时间的 T2 mapping 应用于乳腺癌治疗前及新辅助化疗后疗效的评估,结果表明,乳腺癌的 T2 值高于正常的乳腺组织,治疗后 T2 值下降,治疗前后的 T2 比值在预测疗效方面的能力为 89%。乳腺癌化疗后 T2 值的下降,可能与肿瘤的游离水含量变化有关。随着肿瘤细胞的坏死,细胞中的大分子化合物被释放到细胞外间隙,与游离水分子结合,从而降低了游离水的含量;此外,细胞凋亡早期的肿胀减少了细胞外间隙,也可以导致水分子的减少。另一项研究运用 8 个回波的 T2 mapping 对乳腺良恶性肿瘤进行鉴别,结果表明,乳腺恶性肿瘤的 T2 值显著低于良性肿瘤,差异具有统计学意义,虽然仅使用 T2 mapping 鉴别乳腺良恶性肿瘤的特异性不高,但可作为乳腺癌 MRI 诊断的新辅助手

段。T2 值的大小主要受到组织游离水含量的影响。乳腺良性肿瘤的生长缓慢,细胞密度相对较低,游离水含量较高,T2 值相对较大;恶性肿瘤特别是浸润性导管癌,肿瘤细胞体积较大,实质成分含量较多,细胞外间隙减小,游离水含量较少,T2 值较良性肿瘤小。

3. T2 mapping 在诊断子宫及卵巢肿瘤中的应用 T2 mapping 技术可显示子宫壁的结构,较常规 T2WI 更能明确地显示子宫病变的侵犯程度,研究发现,正常子宫内膜的 T2 值最高,其次为内膜癌病灶、深肌层,最后为浅肌层。宫颈癌占所有女性恶性肿瘤的 12%,是引起包括中国在内的发展中国家女性癌症死亡的第二大原因。病理是宫颈癌诊断和分型的金标准,但采样的局限性往往导致肿瘤恶性特征的低估。T2 mapping 技术实现了对生物组织的潜在病理生理改变的量化,有较高稳定性和可重复性。研究发现宫颈癌病灶的 T2 值高于正常肌层,与 T2WI 上病灶信号较高相符(图 15-2-8),考虑与肿瘤的高细胞密度、富血供、微坏死区有关,以上多种因素均导致病变的 T2 值延长。此外,T2 值可用于评估宫颈癌的分化程度及预测淋巴血管间隙浸润。研究发现低分化组宫颈癌的 T2 值显著低于中高分化组;淋巴血管间隙浸润组的 T2 值显著低于未浸润组,它指在淋巴管或(和)血管内发现癌细胞,为肿瘤细胞扩散的关键步骤,也是影响宫颈癌预后的重要高危因素。但 T2 值对鉴别宫颈癌病理亚型(鳞癌和腺癌)不敏感,还需要进一步大样本的研究。T2 mapping 在卵巢良恶性病变之间的鉴别也具有一定价值,良性病灶的整体平均 T2 值显著高于恶性病灶,这与良性病灶内含水分较多有关。T2 mapping 技术从扫描时间及扫描成本上为卵巢非增强定量检查提供了一种新的方法。

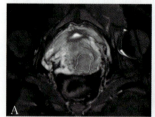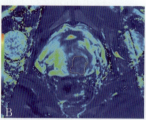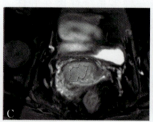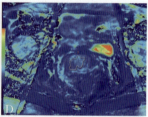

图 15-2-8 A、B. 为一名 49 岁子宫颈低分化鳞癌(LVSI 阳性)患者的 T2WI 及 T2 mapping 图,病灶 T2 值为 84 ms;C、D. 为一名子宫颈中分化鳞癌(LVSI 阴性)患者的 T2WI 和 T2 mapping 图,病灶 T2 值为 95 ms

4. T2 mapping 在诊断肾透明细胞癌中的应用 对于肾脏透明细胞癌而言,其正确的分期及分级具有重要的临床意义,研究将 T2 mapping 技术运用

于肾透明细胞癌的分期,结果表明低级别肾透明细胞癌的 T2 值显著高于高级别的肾透明细胞癌,囊性改变常常出现于低级别的肾透明细胞癌,T2 值较

高,而高级别的肾透明细胞癌 T2 值较低,与密集增殖的肿瘤细胞、间质网蛋白沉积及不规则的肿瘤血管有关。T2 mapping 可为肾透明细胞癌的分期提供无创的影像学方法。

5. T2 mapping 在诊断肝脏肿瘤中的应用 腹部存在运动伪影,T2 mapping 技术在肝脏中的主要研究方向为肝脏缺血再灌注损伤以及肝纤维化分级的评估等,应用于肝脏良恶性肿瘤的鉴别研究较少。为数不多的研究显示肝恶性肿瘤的 T2 值显著低于良性肿瘤,由于相关研究有限,暂无定论,呼吸运动所带来的伪影及信噪比也有待改善。

6. 其他 T2 mapping 在其他体部肿瘤的应用如结直肠肿瘤、纵隔肿瘤等亦有相关报道。T2 mapping 图可清晰显示肠壁的分层,各邻近层之间的 T2 值具有统计学差异,且肿瘤组织与纤维组织的 T2 值亦具有明显的差异。研究发现在 95% 的标本中,T2 mapping 显示肿瘤浸润深度与病理吻合,提示 T2 mapping 在评估肿瘤浸润程度方面具有一定的价值。将 T2 mapping 与 T1 mapping 联合使用,可用于纵隔胸腺瘤和霍奇金淋巴瘤的鉴别诊断,经病理证实与病灶内的液体及蛋白质含量有关。

综上所述,T2 mapping 是一种 MR 定量成像技术,可测量组织的 T2 值,反映病灶生化构成特性,对体部肿瘤的鉴别和评估能提供一种较客观、准确、稳定的方法。然而,其在体部肿瘤的研究还处于起步阶段,存在一定的不足,但已有的研究表明,T2 mapping 所测得的 T2 值在定量鉴别良恶性肿瘤、肿瘤的分期分级、评估肿瘤对周围组织的浸润程度以及评估肿瘤疗效等方面具有潜在价值。

九、T2 mapping 在周围神经疾病的应用

近年来,一些研究者尝试将 T2 mapping 技术应用于周围神经疾病的诊断及预后的评估。引起周围神经损伤的因素有很多,包括外伤、卡压、代谢、中毒、感染或炎症等。这些不同病因所引起的周围神经病理改变主要包括沃勒变性、轴索变性、神经元变性和节段性脱髓鞘等。T2 mapping 作为一种非侵入性的 MRI 量化评估技术,在外周神经疾病中的应用也越来越多。它不仅为疾病的诊疗提供了一种可供选择的检查手段,还弥补了传统 MRI 结构像依赖主观评价的缺点,使诊断趋于精准、客观。

1. 周围神经炎性疾病 慢性炎性脱髓鞘性多发性神经根神经病(CIDP)是一类由自身抗体介导的脱髓鞘性周围神经病,患者表现为对称性的四肢远端无力伴感觉异常。与健康人相比,CIDP 患者臂丛神经、胫神经的平均 T2 值显著增高,预示神经鞘膜中水分的增多。

2. 周围神经卡压疾病 周围神经卡压是指周围神经在走行过程中,被邻近的结构压迫或在由骨、肌肉、韧带、筋膜等形成的管道中受到压迫,出现相应神经损伤的临床症状。椎间盘突出可引起相应节段脊神经根受到卡压;尺神经、正中神经在肘管和腕管中受到卡压引起肘管及腕管综合征;臂丛神经被同侧的颈肋压迫引起胸廓出口综合征;坐骨神经被收缩的梨状肌挤压引起梨状肌综合征。研究发现,与健康人相比,腕管综合征患者正中神经的 T2 值升高,对于单侧腰骶神经根受到卡压的患者,测量其患侧及健侧神经根节前、神经节及节后段的 T2 值,发现与健侧相比,患侧神经的平均 T2 值显著升高,故认为腰骶神经 T2 值也许能作为反映此类患者神经损伤的客观参数。对无临床表现但肌电图异常的尺神经卡压患者的研究,根据电生理检查神经传导速度是否减慢,分为两组,并测量两组尺神经的 T2 值,发现神经传导速度减慢的一组其尺神经 T2 值较另一组显著升高,因此认为 T2 值的改变快于临床症状的出现,可以作为检测处于亚临床阶段的周围神经损伤的标志物。

3. 周围神经外伤及修复 周围神经外伤及外伤后的修复一直为临床所关注。一项研究构建了新西兰大白兔单侧坐骨神经牵拉伤模型,比较损伤部位不同时相的 T2 值,结果发现,坐骨神经损伤初期,牵拉处坐骨神经的 T2 值上升,并于损伤后第 3 天达到峰值,随后迅速下降。至第 2 周时,T2 值下降速度减慢。随访至第 10 周,T2 值趋于稳定,但仍高于损伤前基线水平。组织学显示,损伤后 1 d,尽管神经外膜仍保持完整,但大量轴索丢失,髓鞘崩解,炎细胞浸润,这样的病理改变于损伤后第三天达到高峰,损伤处神经纤维完全崩解。第二周时,神经纤维开始再生,镜下可见一些细小的薄髓鞘纤维,到第 6 周时,再生的神经纤维数量增多,并逐渐成熟。第 10 周时,新生的轴索形态与损伤前类似。而功能的恢复与 T2 值的改变也大体一致。损伤 1 d~1 周,功能损害最严重。1 周后,功能逐渐恢复,并于第 8~10 周恢复至损伤前水平。由此,认为 T2 值可以反映神经损伤的程度及监测损伤后神经的恢复情况。

4. 其他 除了周围神经炎性病变、卡压及外伤,T2 mapping 在糖尿病周围神经病中也有应用。

糖尿病周围神经病（diabetic peripheral neuropathy，DPN）是糖尿病的一类常见并发症，以远端对称性多发性周围神经病最多见。患者常表现为双侧肢体远端感觉异常，呈"手套-袜套样感觉障碍"。研究发现DPN患者胫神经的T2值高于不伴有DPN的糖尿病患者，高于正常人。这是由于DPN患者的周围神经纤维变性后，神经内膜中水分增多，血管渗透性增高以及炎性介质增加。因此胫神经T2值也许能作为一种非侵入性的评估糖尿病患者周围神经病的量化参数。

十、T2 mapping 在肝纤维化的应用

T2 mapping 技术应用于肝纤维化的评估具有较高的诊断效能。研究表明，肝脏炎症、水肿区域与纤维化区域之间存在着密切的联系，随着纤维化程度的增加，T2值也随之增高，说明T2值可作为量化纤维化分期的一种非常有价值的指标。

十一、T2 mapping 在肌肉病变的应用

T2WI信号的增高是由于肌肉激活后渗透驱动肌肉内水分增加以及代谢产物引起的细胞内酸化。肌肉的T2 mapping对于可视化和量化肌肉功能具有重要价值。尽管MR成像的空间分辨率仍然不足以显示肌肉每个运动单位，但可以显示肌肉亚区或间隔之间信号的不同。T2 mapping显示异常的肌肉激活模式，对运动或康复干预的反应具有很大的潜力。

下肢动脉硬化闭塞症（lower extremity athero-sclerotic occlusive disease，LEAOD）是由于下肢动脉粥样硬化斑块形成，引起下肢动脉狭窄、闭塞，进而导致肢体慢性缺血的一类疾病。随着年龄的增长，其发病率呈上升趋势，目前，临床上常采用彩色多普勒超声、CTA和MRA来显示LEAOD的血管病变部位、程度和范围，DSA是诊断LEAOD的金标准，这些影像学方法均能确切地从形态学上显示病变部位、范围、程度及侧支循环情况，LEAOD大血管与微血管病变常同时存在，血管微循环的改变会导致周围肌肉组织的变化，治疗前了解下肢肌肉微观特性对治疗方式的选择及预后评估有重要意义。

T2 mapping 成像采用多个回波，通过测量T2值来定量分析小腿肌肉组织成分的变化。研究发现运动后肌肉组织的信号强度增高，这一现象主要是因为运动后肌肉组织细胞外、细胞间的自由水进入肌纤维引起肌肉组织T2值增加。小腿肌肉组织T2值随着年龄的增长而增加，这可能与年龄的增长导致肌肉功能和新陈代谢衰退，肌萎缩、肌纤维化及脂肪浸润有关。肌肉中的脂质成分会延长T2值，LEAOD会导致患者产生静息痛、下肢肿胀引起行走不便，研究发现患者的比目鱼肌和腓肠肌的T2值显著高于对照年长组，这可能是由于疾病所引起液体和脂质在下肢肌肉组织中的积聚（图15-2-9）所致。

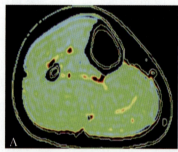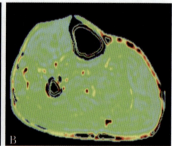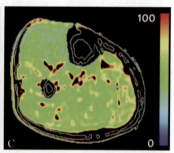

图15-2-9 下肢T2 mapping图。A. 为年轻志愿者；B. 为年长志愿者；C. 为LEAOD患者。从图中可以看到LEAOD患者每块肌肉均显示较高的T2值

杜氏肌营养不良（DMD）是儿童最常见的神经肌肉疾病之一，它是一种致命的X连锁隐性肌营养不良症。DMD的临床特征是进行性肌无力，开始于骨盆近端，最后发展到四肢，疾病进展最终导致死亡。肌肉损伤、修复和炎症改变在疾病发生的早期就已经出现，随后是脂肪浸润，这是不可逆的。临床功能评分系统常用于评估DMD患者的肌肉力量，但有不少局限性，尤其是在不合作的儿童，也不能评估单个肌肉。血清肌酸激酶（CK）水平也不是疾病活动的决定因素。肌肉活检是诊断DMD和评估治疗后肌肉组织学变化的金标准，然而活检获得的信息仅限于取样部位，且重复的肌肉活检具有创伤性。因此，开发一种无创定量的方法监测疾病状态和对治疗的反应很重要，近年来，有学者将T2 mapping技术运用于DMD患者，与正常对照组比较，患者小腿肌肉的T2值明显增高，被认为是肌肉脂肪浸润的

结果,因为脂肪的增多会使 T2 值增高。另一项研究将 T2 mapping 运用于 DMD 的大腿肌肉,结果显示,大腿肌肉中臀大肌的 T2 值最高,它与脂肪浸润非定量 MRI 成像评分以及除 CK 水平外的所有临床评分均存在显著相关,因此,臀大肌 T2 值可作为该疾病严重程度的定量指标(图 15-2-10)。此外,研究者还将 T2 mapping 用于皮肌炎患者下肢肌肉的研究,结果显示下肢肌肉的 T2 值较正常对照增高,认为是炎症反应所致。因此,T2 值的增高所对应的病理基础还需要结合临床及组织学来解释。

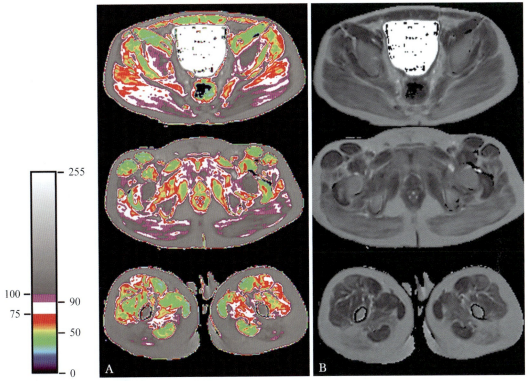

图 15-2-10　DMD 患者盆腔和大腿肌肉的 T2 mapping 图和 T2 灰阶图,显示臀大肌的 T2 值最高。
A. T2 mapping 图;B. T2 灰阶图

（陶虹月　陈爽　彭鲲）

第三节　T2* mapping 技术及应用

一、T2* mapping 的基本原理

　　T2* mapping 是一种较新 MR 定量技术,它采用多回波的梯度回波序列在单个层面生成多个回波图像,并使用单指数或双指数衰减方程式将信号强度拟合到相应的回波时间图像中,形成 T2* 对比图像。T2* 和 T2 的物理差异在于:使用磁梯度而不是 180°射频脉冲来重新定义 TE 自旋;因缺乏自旋回波序列 180°重聚焦脉冲对失相位效应的影响,故 T2* 值不仅反映了组织相邻质子间自旋-自旋弛豫,同时也反映了由磁场不均匀性导致相位偏移所产生的横向弛豫,因此 T2* 值要短于 T2 值,其与 T2 值之间的关系为:$1/T2^* = 1/T2 + \gamma\Delta B_0$,式中 $\gamma\Delta B_0$ 代表的是磁场不均匀性的影响(其中常数 γ 即旋磁比,ΔB_0 是邻近质子产生的局部小磁场强度,B_0 的不均匀性越大,T2* 值越短)。由于序列设计上的天然相关性,T2* mapping 与 T2 mapping 对于软骨生化成分的改变有着相似的评估价值,都能够在不需要对比剂的情况下反映关节软骨含水量及胶原纤维结构。T2* mapping 有着三维采集、高信噪比、高空间分辨率且快速成像的优点,并且由于 T2* 值能够反映局部磁场的不均匀性,因此比 T2 值的敏感度更高。此外,T2 mapping 所测量得到的 T2 值很大程度上与游离水含量有关,但它对衰减更快的 T2 信号

结果,因为脂肪的增多会使 T2 值增高。另一项研究将 T2 mapping 运用于 DMD 的大腿肌肉,结果显示,大腿肌肉中臀大肌的 T2 值最高,它与脂肪浸润非定量 MRI 成像评分以及除 CK 水平外的所有临床评分均存在显著相关,因此,臀大肌 T2 值可作为该

疾病严重程度的定量指标(图15-2-10)。此外,研究者还将 T2 mapping 用于皮肌炎患者下肢肌肉的研究,结果显示下肢肌肉的 T2 值较正常对照增高,认为是炎症反应所致。因此,T2 值的增高所对应的病理基础还需要结合临床及组织学来解释。

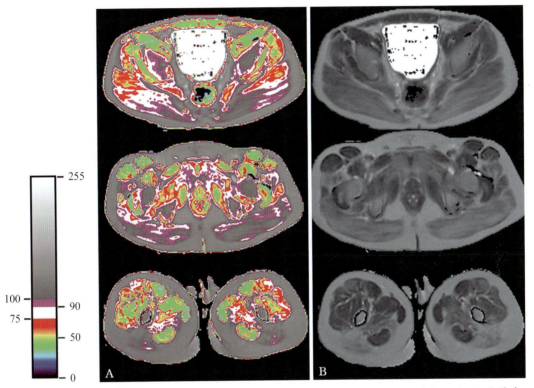

图 15-2-10 DMD 患者盆腔和大腿肌肉的 T2 mapping 图和 T2 灰阶图,显示臀大肌的 T2 值最高。A. T2 mapping 图;B. T2 灰阶图

(陶虹月 陈爽 彭鲲)

第三节 T2* mapping 技术及应用

一、T2* mapping 的基本原理

T2* mapping 是一种较新 MR 定量技术,它采用多回波的梯度回波序列在单个层面生成多个回波图像,并使用单指数或双指数衰减方程式将信号强度拟合到相应的回波时间图像中,形成 T2* 对比图像。T2* 和 T2 的物理差异在于,使用磁梯度而不是 180°射频脉冲来重新定义 TE 自旋;因缺乏自旋回波序列 180°重聚焦脉冲对失相位效应的影响,故 T2* 值不仅反映了组织相邻质子间自旋-自旋弛豫,同时也反映了由磁场不均匀性导致相位偏移所产生的横向弛豫,因此 T2* 值要短于 T2 值,其与 T2 值之间

的关系为:$1/T2^* = 1/T2 + \gamma\Delta B_0$,式中 $\gamma\Delta B_0$ 代表的是磁场不均匀性的影响(其中常数 γ 即旋磁比,ΔB_0 是邻近质子产生的局部小磁场强度,B_0 的不均匀性越大,T2* 值越短)。由于序列设计上的天然相关性,T2* mapping 与 T2 mapping 对于软骨生化成分的改变有着相似的评估价值,都能够在不需要对比剂的情况下反映关节软骨含水量及胶原纤维结构。T2* mapping 有着三维采集、高信噪比、高空间分辨率且快速成像的优点,并且由于 T2* 值能够反映局部磁场的不均匀性,因此比 T2 值的敏感度更高。此外,T2 mapping 所测量得到的 T2 值很大程度上与游离水含量有关,但它对衰减更快的 T2 信号

和 T2* 值。ROI包括全层软骨及表层和深层软骨。表

发现修复区域的 T2* 值和 T2 值高于正常软骨区域的 T2* 值和 T2 值，此外，软骨表层和深层 T2* 值的

和深层 T2* 值没有明显差异，T2* mapping 图上观

植或基质相关自体软骨细胞移植术后，修复区域能形成透明软骨或透明样软骨，在 T2* mapping 上能观察到分层现象。

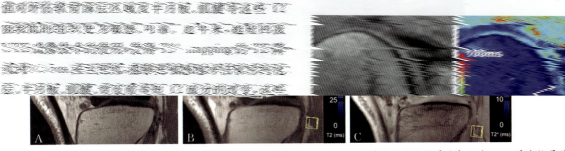

图 15-3-2　股骨外侧髁基质相关自体软骨细胞移植(MACT)术后 6 个月的 MRI。箭头指示为软骨修复区域，可以看出软骨修复组织的 T2 和 T2* 值均高于邻近正常软骨。A. PDWI 图；B. T2 mapping 图；C. T2* mapping 图

况，OP 还与骨皮质和骨松质内部的空间微结构、骨髓性质、骨有机基质及脂肪含量相关，有相当数量的 OP 骨折患者 BMD 值在正常阈值内，仅用 BMD 值

接反映骨小梁疏密度及骨小梁空间结构。在稳定的

进行表达。T2* 值在同一骨骼的不同部位及不同骨

在 OP 骨质中显著增加，认为该技术可以用于评估脆性骨折的风险。相关研究显示，T2* 值较敏感，而

复序列，能够反映组织对磁敏感的变化。该技术对组织铁的量化依赖于从序列中测量的 T2* 值，从而间接反映组织含铁浓度。

铁以微粒含铁血黄素的形式沉积在心肌和肝组织

低　研究表明，在 1.5 T MRI 上正常心肌的 T2* 值

含铁血黄素沉着，铁元素超载，T2* mapping 图像呈

微血管阻塞更为密切(图 15-3-3)。了解心肌内出血铁沉积在心肌损伤及心肌重构中的作用，对于制

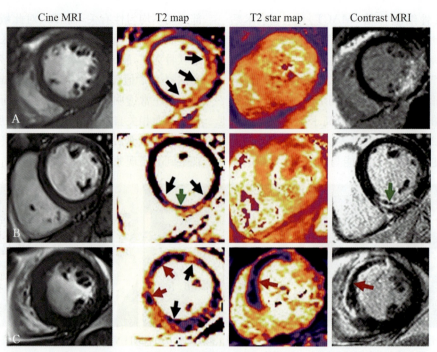

| Cine MRI | T2 map | T2 star map | Contrast MRI |

图15-3-3　3例急性ST段抬高型心肌梗死患者,经皮冠状动脉介入(PCI)治疗后2d的CMR检查。A.无心肌出血或微血管阻塞迹象(黑色箭头提示梗死区域);B.T2 mapping低信号核心和微血管阻塞(绿色箭头),无心肌内出血;C.心肌内出血(红色箭头)区域T2*值降低

定 AMI 的治疗策略至关重要。

2. 输血依赖性贫血　珠蛋白生成障碍性贫血(地中海贫血)、再生障碍性贫血等需要长期反复输血治疗的患者可能导致体内铁无法排出,沉积于肝脏、心脏、胰腺、肺等组织器官,当血清铁蛋白水平超过 1000 μg/L 时,可出现铁过载。T2* mapping 可早期识别心肌铁负荷状态,对铁螯合物治疗效果进行动态观察、评估,心肌 T2* 值<20 ms 时可认为存在铁过载,当心肌 T2* 值<10 ms 时为重度过载。随着心肌 T2* 值的降低,发生心衰的危险程度逐渐升高,当心肌 T2* 值<10 ms 时,其发生心衰的危险性最高。

3. 心肌铁缺乏　研究表明非缺血性心衰患者心肌 T2* 增高,随着心功能的降低,T2* 值逐渐升高,说明心肌处于铁缺乏状态,且心肌 T2* 值是预测非缺血性心脏病不良心脏事件的影像标志物之一;长期血液透析患者心肌 T2* 增高,可能与血液透析导致的铁丢失而引起的心肌铁缺乏有关。

T2* mapping 是除心肌活检外检测心肌铁沉积的"金标准",该方法简单、无创、耗时少,可应用于输血依赖性贫血、血红蛋白沉着症、AMI 再灌注出血等疾病,评估心肌铁沉积状态。根据铁过载或铁缺乏状态,进行铁螯合或者补铁治疗,帮助患者提高生存率。

五、T2* mapping 在动脉硬化闭塞症的应用

下肢动脉硬化闭塞症(lower extremityathero-sclerotic occlusive disease, LEAOD)是由于下肢动脉粥样硬化斑块形成,引起下肢动脉狭窄、闭塞,进而导致肢体慢性缺血的一类疾病。随着年龄的增长,其发病率呈上升趋势。LEAOD 大血管与微血管病变常同时存在,血管微循环的改变会影响周围肌肉组织的变化,治疗前了解下肢肌肉微观特性对治疗方式的选择及预后评估有重要意义。T2* 值反映了肌肉组织中氧合血红蛋白的含量,研究发现 T2* 值在骨骼肌缺血状态下的信号改变与氧合血红蛋白饱和度下降有关,LEAOD 患者的小腿肌肉 T2* 值显著低于正常对照组(图 15-3-4)。这可能由于下肢血管闭塞导致血流不畅引起含氧血红蛋白减低,进而引起周围肌肉组织缺血、缺氧。T2* 值可为 LEAOD 患者下肢肌肉微观特性评价提供有价值的信息。

六、T2* mapping 在肝脏疾病的应用

肝脏铁沉积会引起局部磁场不均匀,加速 T2 弛豫和 T2* 信号的衰减,使得 T2 和 T2* 值减低,T2 值和 T2* 值的减低可在 T2WI 和 T2* WI 图像上被检测到。铁诱导 T2* 值的降低比其诱导 T2 值的降

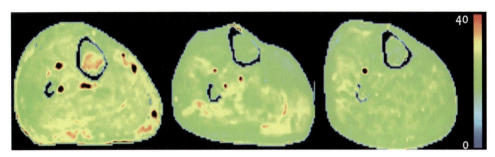

图 15-3-4　T2* mapping 色阶图,从左到右依次为年轻志愿者、年长志愿者、LEAOD 患者,从图中可以看到 LEAOD 患者小腿肌肉组织显示出较低的 T2* 值

低更为明显,因此,T2* WI 的灵敏度高于 T2WI。肝铁含量定量对于指导铁负荷紊乱患者铁螯合剂的治疗非常重要。T2 和 T2* 值与铁含量呈负相关,R2 和 R2*(=1000/T2 和 1000/T2*)与铁含量直接相关。一项研究评估了 105 名怀疑有铁负载紊乱的患者,发现 R2 测量值与活检检测到的铁含量具有较强的相关性,R2 值测量可以区分正常肝脏和肝脏铁超载,敏感性为 94%,特异性为 100%(AUC:0.991)(图 15-3-5)。另一项研究对 56 例高铁蛋白血症患者用 MRI 对肝脏脂肪和铁进行定量评估,并与肝活检比较,显示出了较强敏感性和特异性。脂肪的存在会加速信号衰减,缩短 T2 和 T2* 弛豫时间或弛豫率(R2 和 R2*)。T2* mapping 可以量化肝脏中共存的铁和脂肪,这在同反相图像中是不能做到的(图 15-3-6)。MRI 场强的不同也影响测得的 R2 值和 R2* 值,3.0 T MRI 测出的 R2 和 R2* 值高于 1.5 T MRI。3.0 T MRI 对铁敏感性高于 1.5 T MRI,然而,磁敏感伪影在 3.0 T MRI 更为明显。此外,TE 的选择也是一个重要因素,第一个 TE 应足

够短,最后一个 TE 时间应足够长,R2 和 R2* 值的测量才较为可靠。R2 值对外部磁场的不均匀性和磁化伪影不是很敏感,R2* 测量在检查不同病因和铁超载严重程度的患者时更有优势。

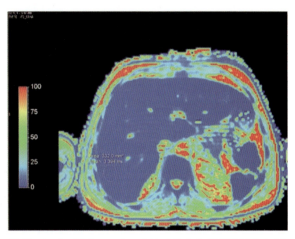

图 15-3-5　T2* mapping 显示珠蛋白生成障碍性贫血(地中海贫血)患者肝脏存在中度铁超载

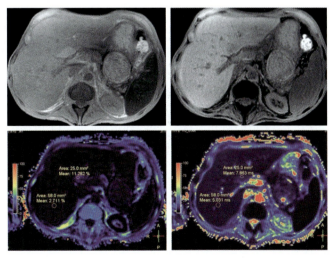

图 15-3-6　横断位正相位和反相位图显示肝脏Ⅳ段局灶性脂肪肝,T2* mapping 显示该区域 T2* 值为 7.86 ms,其余肝实质存在铁质沉积(T2* 值为 5~7 ms)

七、T2* mapping 在克罗恩病的应用

T2* mapping 对纤维化的定量研究也运用到了克罗恩病肠壁纤维化的评估中,研究显示,该病轻度、中度、重度纤维化的 T2* 值存在显著差异,T2* 值与组织学纤维化和 I 型胶原评分存在相关性,可用于区分轻度、中度、重度纤维化和非纤维化,T2* 阈值为 18.06 ms 时,诊断中重度纤维化的敏感性为 94.7%,特异性为 78.3%,T2* mapping 在区分克罗恩病不同程度的肠纤维化方面优于对比增强 MRI。

(陶虹月　陈爽　彭鲲)

第四节　T1 mapping 技术及应用

一、T1 mapping 的基本原理

纵向弛豫时间定量成像技术(T1 mapping)的原理是采用多个不同反转时间(inversion time, TI)进行多次图像采集,生成 T1 弛豫时间分布图像,通过在 T1 mapping 图像上勾画感兴趣区,测量组织固有纵向或自旋晶格弛豫时间,即 T1 值。T1 mapping 成像是极具潜力的心脏磁共振定量技术,心脏 T1 mapping 成像是在多个心动周期同一时相的不同反转时间下采集图像,生成 T1 mapping 图像,量化图像中每个组织体素的纵向弛豫时间,从而定量检测局灶性或弥漫性心肌疾病。T1 mapping 多采用 Messroghli 等提出的 MOLLI(modified look and locker inversion recovery sequence)方案进行扫描,在单次屏气的不同心动周期内获取一组原始图像,每个原始图像的采集持续时间被限制在心动周期内约 200 ms,它的缺点是采集所需的屏气时间相对较长,屏气不良会严重影响 T1 图像的质量,之后提出了能缩短屏气时间的快速 MOLLI 序列,即 shortened MOLLI(ShMOLLI)方案,快速序列的一大优势是其可用于对屏气有困难的患者或者病情较重无法屏气的患者进行检查。T1 mapping 采集方案的差异直接影响到不同技术条件下所得正常和异常 T1 值的范围,这意味着只有采用相同的采集方案、在相同的场强下、使用相同的后处理方法,才能直接比较绝对 T1 值。因此,关于 T1 值的研究需说明所使用的 T1 mapping 采集技术、设备、后处理方法等。此外,运动校正对于提高 T1 mapping 的成像质量至关重要,呼吸运动补偿方法可以改善屏气不佳患者的图像质量,相位敏感反转恢复重建可进一步改善图像质量。

1. 初始 T1 mapping 初始 T1 mapping(native T1 mapping)是指在不使用对比剂的情况下直接进行图像采集,可获得组织的初始 T1 值,反映细胞及细胞外间质的总体信息。心脏初始 T1 值增加的两个主要因素是水肿(急性炎症性梗死时组织水分增加)和间质间隙增加,如梗死灶纤维化(瘢痕)、心肌病以及淀粉样蛋白沉积,T1 值降低的两个主要因素是脂质过负荷(如 Anderson-Fabry 病、慢性心肌梗死中的脂肪瘤化生)和铁超负荷。然而,初始 T1 值是心肌细胞和细胞外容积(extracellular volume fraction, ECV)的复合信号,具有异常值假正常化的可能性,如 Anderson-Fabry 病降低的 T1 值可能会被合并的纤维化所抵消。

2. 增强 T1 mapping 增强 T1 mapping 是注射钆对比剂一段时间后进行图像采集,利用后处理软件和线性拟合技术分析得到增强后的 T1 mapping 图。钆对比剂注射后分布于细胞外间隙,缩短心肌 T1 弛豫时间,与钆的局部浓度成正比,纤维化和瘢痕区域的 T1 弛豫时间较短,尤其是在对比剂注射后。与初始 T1 值不同,增强后 T1 值的变化更大,这取决于对比剂剂量、对比剂给药和 T1 mapping 扫描的时间间隔以及肾脏清除率,注入对比剂后 T1 值变化是心肌组织特征的另一个重要参数。该技术已成为缺血性心肌病、非缺血性心肌病、心肌瘢痕和局灶性纤维化无创成像的重要方法,而传统的延迟钆增强(late gadolinium enhancement, LGE)成像很难检测出来。增强后 T1 mapping 可显示心肌纤维化或瘢痕区域(T1 值因细胞外钆对比剂的积聚而缩短)和正常心肌(T1 值较长,因为钆对比剂被很快洗脱)之间纵向弛豫时间的相对差异。该方法在鉴别缺血性心肌病和非缺血性心肌病方面具有特殊价值。LGE 成像由于缺乏正常参考心肌,对于弥漫性纤维化只能通过视觉定性判断,同时又受到 LGE 图像空间分辨率的限制。因此,该技术不推荐在不同患者之间进行比较以及患者多次随访之间比较。

3. 细胞外间质容积分数 增强 T1 mapping 结合初始 T1 值可用于计算细胞外间质容积分数

(extracellular volume fraction，ECV)。ECV 是指细胞外间质容积占整个组织容积的百分比，是通过注射对比剂前后的 T1 值及对比剂在血液中浓度达到平衡时的血细胞比容运用特定公式计算得出，公式如下：

$$ECV = (1 - 血细胞比容)$$
$$\left(\frac{1}{增强后心肌平均 T1 值} - \frac{1}{增强前心肌平均 T1 值} \right) / \left(\frac{1}{增强后血池平均 T1 值} - \frac{1}{增强前血池平均 T1 值} \right)$$

ECV 是心肌组织重塑的标志物，健康个体的正常 ECV 值为 25.3％±3.5％(1.5 T MRI)。ECV 代表心肌的一个生理指标，在不同场强、供应商和采集技术之间，ECV 值比初始 T1 值以及对比增强后 T1 值稳定性更强，可同时用于局灶性心肌病变和弥漫性心肌病变的检测。除了淀粉样蛋白外，ECV 值的增加通常是由于胶原沉积过多，ECV 值降低则出现在血栓和脂肪、脂肪瘤化生中。ECV 测量结果与胶原体积分数的组织学测量结果也显示出很好的一致性，因此 ECV 是心肌纤维化的一个更有力的生物指标。

T1 mapping 技术目前尚存在一些局限性，其扫描参数、后处理方法还没有统一的规范。另外，由于心肌水肿、出血、铁钙盐沉积等多种因素均可引起 T1 值的改变，因此，T1 mapping 技术应当联合其他手段来确定 T1 值变化的原因。虽然 T1 mapping 技术在临床应用中还存在许多需要完善的地方，但其在定量评价早期心肌损伤、晚期纤维化、评估心肌细胞外容积等方面有着良好的应用前景。

二、T1 mapping 在心脏疾病的应用

2017 年我国居民因心血管疾病死亡占居民死亡构成比 40％以上，居首位，远超过肿瘤，并且心血管疾病患病率及病死率还在不断上升，因此对缺血心肌损伤的评估，就显得尤为重要。正常心肌由三个主要部分构成：细胞、血管和间质（细胞外/血管外），间质和血管内部分合在一起称为细胞外间质容积分数（ECV），正常生理过程中水分在其中保持平衡，个体差异较小。急性损伤（缺血或炎症）引起细胞膜水平上运输机制的紊乱，导致细胞内水分含量逐渐增加，心肌细胞凋亡引起细胞膜机械性破坏，可导致细胞外间隙的扩张，间质间隙的扩张也可发生于心肌细胞坏死周围及可逆性间质水肿，含水量的增加可引起 T1 值增加。

在常规心脏 MRI 中，T2WI 序列用于评估急性心肌梗死或心肌炎的心肌水肿，LGE 用于检测心肌纤维组织，然而，这两种技术在图像获取和解释过程中都存在较大局限性，其准确性不仅受主观评价的限制，也受图像质量的影响。两者的信号强度得不到量化，因此，它们不能用于比较和随访研究。此外，LGE 不能用于弥漫性心肌损伤如心肌纤维化的评估。MRI 定量成像是评估心肌组织学特征的可靠影像学检查技术，主要包括 T1 mapping、T2 mapping、细胞外容积定量成像，能够直接定量测定心肌组织的 T1、T2、ECV 值，进而评估心肌梗死、弥漫性心肌纤维化、心肌淀粉样变等疾病，能检测常规 MRI 成像检查中易遗漏的病灶，有利于疾病的早期诊断与风险评估。

T1 mapping 技术是极佳的无创性心肌组织定量技术，在各种心脏疾病的诊断和预后评估中都发挥着重要作用。2017 年美国心血管核磁共振成像协会发表了心血管磁共振参数 T1 mapping 技术的共识建议，共识表示从病理生理机制及组织学特征角度分析，T1 mapping 与 ECV 技术评价心肌急性损伤、纤维化及浸润性病变的临床效果都较显著。心肌急性水肿和纤维化时，液体或胶原成分在细胞外空间扩张使初始 T1 值增加。在浸润性疾病中，异常物质在心肌间质积聚并改变间质的 T1 特性。绝大多数疾病呈初始 T1 值增加，包括淀粉样变性、结节病和全身性系统性炎症等，少数疾病呈心肌初始 T1 值降低，包括铁沉积、Anderson-Fabry 病、脂肪瘤化生等。

1. **主动脉瓣疾病和高血压性心脏病**　慢性主动脉瓣反流患者注射对比剂后心肌 T1 值降低，可解释为"弥漫性心肌纤维化过程"导致对比剂摄取增加现象。一项研究将 ECV 与心肌内膜活检样本中的胶原体积分数进行比较，验证了 ECV 是主动脉狭窄纤维化的有效标志物。在怀疑有继发主动脉狭窄的心肌纤维化的患者中（活检结果证实），初始 T1 值的升高与弥漫性纤维化相关，是心肌纤维化的反映，同时也是伴发的其他病理特征（如水肿）的结果。研究证实，在动物模型和患者中，全身性高血压引起压力超负荷，从而使得细胞外间隙扩张、ECV 值升高，ECV 的变化反映了左心室肥厚的程度。

2. **心肌缺血性疾病**　缺血性心脏病最常见的病因是动脉粥样硬化造成冠脉狭窄乃至闭塞。无创性 MRI 成像技术检测急性心肌缺血一直是一个热点话题。在缺血的心肌中，由于心肌内微环境发

生改变,造成心脏 MRI 各参数值发生改变。在心肌缺血的不同时期、不同区域,心肌水肿、凝固性坏死程度不同以及释放到细胞间质的细胞内容物不同,心脏 T1 mapping 的 T1 值、ECV 值也不同。及时的再灌注可以挽救顿抑心肌及冬眠心肌,因此对存活心肌的评估可以指导临床治疗,对于改善患者预后具有重要意义。研究表明心脏 MRI 与 SPECT 在负荷条件下的心肌灌注显像对缺血心肌罪犯血管的评估,有更高的敏感性和特异性,尤其是对左前降支及其分支血管的评估。

(1)急性心肌梗死:急性心肌梗死最常见的病因是动脉粥样硬化斑块破裂或栓子栓塞引起的在细胞水平的心肌缺血、坏死。急性心肌梗死患者早期会引起心肌水肿,心肌水肿区的判断对评估急性心肌梗死中的存活心肌具有重要价值,对临床干预及预后评估至关重要。T1 mapping 不仅可以检测水肿的程度、评估心肌损伤的程度、识别可逆性心肌损伤和预测急性心肌梗死功能恢复,而且无需与远端心肌或骨骼肌的 ROI(感兴趣区域)进行比较,较少

依赖于进行扫描和评估的医师。心肌细胞破坏、周围间质水肿、心肌水分增加等导致初始 T1 值及 ECV 的增加及增强后 T1 值的下降,随着缺血时间的延长,T1 值进一步增加。初始 T1 mapping 比 T2 mapping、传统 T2WI 和 LGE 能更准确地识别急性心肌损伤,定量评估水肿的存在。初始 T1 mapping 诊断急性心肌梗死的敏感度和特异度分别达 96% 和 91%,比 T2* 更加敏感。研究表明,急性心肌梗死 T1 mapping 图中的低信号核心与不良结局相关。另外,与 LGE 相比,T1 mapping 在广泛透壁性心肌梗死和弥漫性心肌纤维化中均具有较高的诊断价值。在心肌梗死患者中 T1 mapping 显示的梗死面积比 LGE 大,因此 T1 mapping 可以用来筛查患者有无心肌梗死,但不能用来评估梗死面积。梗死区域心肌 T1 值增高,而在增强后该区域心肌 T1 值下降,T1 mapping 可用于区分不可逆梗死核心区和潜在可挽救心肌区域(图 15-4-1)。PCI 后再灌注导致血容量进一步增加,因此梗死核心区 T1 值增高,反之,心肌挽救区的 T1 值不变。

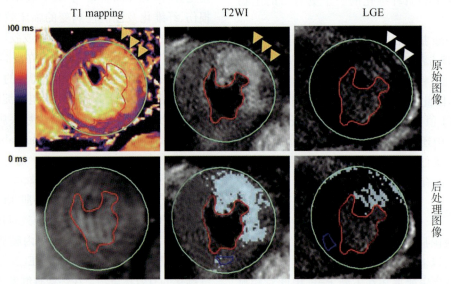

图 15-4-1 患者,男性,59 岁,急性前壁心肌梗死。采用 T1 mapping、T2WI 和 LGE 对其心肌危险区、核心梗死区进行评估。T1 mapping 和 T2WI 以+2SD 为界值显示心肌危险区(黄箭所示),LGE 以+5SD 为界值显示核心梗死区(白箭所示)。后处理图像中软件参照设定界值自动填充并计算心肌体积(蓝色覆盖部分)

(2)慢性心肌梗死:目前,LGE 是显示慢性心肌缺血一种常规方法,可对心肌缺血后纤维瘢痕区域进行检测。在慢性梗死中,钆对比剂长时间存在于间质内,使得间质的 T1 值降低。慢性心肌梗死程度的检测和量化是评价心脏功能损害和心力衰竭发展对左心室重构影响的重要参数。纤维瘢痕的存在

可能是引起心律失常的原因。使用 T1 mapping 的优势在于即使不使用对比剂,也可以检测纤维瘢痕。T1 值在胶原纤维生成增加的区域升高,尽管低于水肿的情况,T1 mapping 对慢性心肌缺血诊断的准确性已在实验和临床上得到验证。T1 mapping 除了对 T1 弛豫时间的彩色编码图进行视觉评估外,还可

以使用基于阈值的技术进行检测和随后的量化,阈值技术具有更高的敏感性和特异性。与 LGE 相比,T1 mapping 可以提供更多关于慢性心肌梗死的有意义的信息。研究表明远离梗死区域的心肌在心肌梗死后数天会出现初始 T1 值和增强后 T1 值的改变,并且,这些远端心肌的改变与急性炎症因子和心肌梗死后 6 个月左心室重构不良存在相关性。心肌梗死后数月内远端心肌的 ECV 扩张可能是由于弥漫性纤维化引起的,与重构有关。T1 mapping 可用于表征慢性心肌梗死,相同的方法在 3.0 T MRI 上进行采集能改善在 1.5 T MRI 上的灵敏度,与 LGE-CMR 显示出很好的一致性(图 15-4-2)。ECV 量化最常用于评估弥漫性纤维化的心肌损伤,并证实 ECV 测定的非梗死心肌的心肌纤维化程度与预后不良有关。

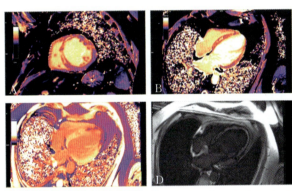

图 15-4-2　左前降支心肌梗死 3 年后。A.心室短轴;B.长轴位,显示心尖和室间隔初始 T1 值不均匀增加;C.注射对比剂后受累区域 T1 值降低;D.LGE 显示受累区域强化

此外,在一些病例中,慢性梗死与脂肪组织沉积有关,脂肪组织沉积会导致 T1 弛豫时间显著缩短,可以在 T1 mapping 图上很好地识别。同时,出血后的铁沉积使出血区 T1 值减低,而周围区域 T1 值增高。这些过程与临床的相关性,将成为进一步研究的热点。

3. 心肌缺血再灌注损伤　临床缺血再灌注治疗可显著降低 ST 段抬高型心肌梗死患者的病死率,然而,随之带来的再灌注损伤可导致此类患者进一步的血管创伤与心肌细胞死亡。针对缺血再灌注损伤危险心肌的评估,T2WI 应用最为广泛。近期研究发现,T1 mapping 具备同样的应用价值,且克服了 T2WI 信噪比较低、对血池和运动伪影敏感性较高的局限性,并且可定量计算心肌可挽救指数及心肌不同节段 T1 值,从而反映心肌损伤程度。T1 mapping 技术可以探测急性心肌梗死患者血管再通

后心肌细胞的水肿,心肌细胞中水分子积聚、移动以及结合水转变为自由水的过程均可导致纵向弛豫时间延长,从而使 T1 值升高。T1 mapping 序列不同于 LGE 技术,平扫即可显示局灶性心肌水肿,在反映心室重构的动态演变进程中,应用更加便捷、安全,结合可挽救心肌指数的计算,为临床预后、治疗提供强有力的影像依据。

4. 心肌纤维化性疾病

(1) 心肌病:肥厚型心肌病(hypertrophic cardiomyopathy, HCM)组织学上表现为心肌细胞肥大、排列紊乱,细胞外间质容积增加。HCM 的心肌纤维化是一个隐匿、渐进的弥漫性过程,早期 LGE 成像探测敏感性较低,而初始 T1 值不需要正常心肌对照,可早期发现心肌纤维化,且 T1 值与壁厚呈正相关,提示它可以用作 HCM 早期心肌纤维化及纤维化严重程度的标志物。同初始 T1 mapping 类似,HCM 的 ECV 值通常也增加,比高血压性心脏病更显著(图 15-4-3)。T1 mapping 还可以帮助区分 HCM 和运动性左心室肥大,运动性左心室肥大的心肌细胞的体积增加,而 ECV 值是降低的。

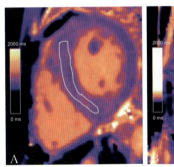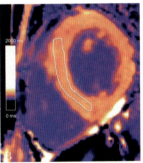

图 15-4-3　27 岁,男性,HCM 患者。心室短轴水平对比剂注射前、后 T1 mapping 图。室间隔心肌明显增厚,厚度 17 mm,室间隔心肌 ROI 的 T1 值为 1 050 ms,对比剂注射后为 370 ms。相应的 ECV 为 0.31。A.注射前;B.注射后

扩张型心肌病(dilated cardiomyopathy, DCM)的特征为单侧心室或双侧心室扩大,心室收缩功能减退,伴或不伴充血性心力衰竭,是心血管致残致死的重要病因。传统 LGE 通常用于评估中晚期 DCM 患者明显的心肌纤维化,而初始 T1 及 ECV 值在 DCM 早期(射血分数保留节段)即均可增加(图 15-4-4)。由于 DCM 属于非缺血性心肌病,定量 T1 mapping 及 ECV 可较 LGE 更准确地识别正常心肌和纤维化,两者是非缺血性 DCM 预后的独立预测因子,包括病死率、心力衰竭发生率及心脏移植,这

表明它可以作为一种无创影像学指标指导患者的危险分层和疾病管理。一项关于 DCM 的研究显示，静息心肌灌注与 ECV 之间存在很强的相关性，这种关联的原因可能是血管周围纤维化和（或）毛细血管密度降低。同时调整年龄、左心室射血分数和心肌梗死大小，ECV 升高与较高的短期死亡率独立相关。这些发现支持了 ECV 测量可作为一种心肌病变的重要标志物，或成为未来研究的焦点。鉴于 T1 mapping 参数异常提示多种情况下的亚临床心肌疾病，有人提出 T1 mapping 可能是健康心肌和常见类型弥漫性心肌病变之间有效的鉴别指标。

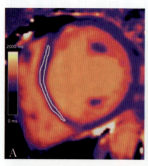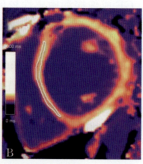

图 15-4-4　64 岁，女性，DCM 患者。心室短轴位对比剂注射前、后 T1 mapping 图，左心室明显增大变薄，舒张末期左室横径为 63 mm，室间隔厚度仅 5 mm；室间隔心肌（白色曲线）初始 T1 值为 1109 ms，对比剂注射后 T1 时间为 330 ms，相应的 ECV 为 0.32。A. 注射前；B. 注射后

（2）Takotsubo 心肌病：是一种急性心力衰竭综合征，常由强烈情绪事件引发，一般短期能恢复。在急性期，初始 T1 mapping 可用于识别相关急性心肌水肿。有研究表明，这种心肌病可能伴发持续性后遗症，而初始 T1 值在发病后 13～39 个月都呈升高状态。此外，心脏移植术后患者通常要通过连续心内膜心肌活检监测急性同种异体移植排斥反应，这是移植后一年内死亡的主要病因，但其属于有创检查，且不能提供心脏结构及功能信息。目前，已提出利用 ECV 和 T1 mapping 技术综合评估排斥反应的替代生物标志物。研究还发现多发性排斥反应发作患者的心肌 ECV 值升高可能预示较差预后，这还需要大规模研究验证。

（3）缺血性心肌瘢痕：急性心肌梗死后，心肌坏死细胞被细胞外胶原纤维替代，形成缺血性纤维瘢痕。初始 T1 值已被证明可用于评估存活心肌，即略高于周围正常心肌，而低于梗死心肌，具有较高敏感性和特异性。因急性梗死有水肿改变，T1 mapping 技术在陈旧性心肌梗死的定量评估方面具有较高临

床价值。

（4）左心室心肌致密化不全：左心室心肌致密化不全是由于胚胎时期心肌致密化早期停滞导致的遗传性疾病，也可以与先天性心脏病并存，最常累及左心室心尖及侧壁，严重者左心室其他部位甚至右心室也可受累。研究显示，心肌致密化不全患者的 T1 值较正常对照升高，T1 mapping 可检测该病心肌纤维化情况，当然结果还需进一步验证。

（5）射血分数保留型心力衰竭（heart failure with preserved ejection fraction，HFpEF）：HFpEF 作为一种临床综合征，患者有心力衰竭的症状和体征，但左心室射血分数正常或接近正常（LVEF≥50%）。在心衰患者中，只有 HFpEF 患者与弥漫性心肌纤维化和舒张功能受损显著相关，即 HFpEF 患者的 T1 及 ECV 增加与患者的心功能及临床症状相关，这对该病的诊断及严重程度评估具有重要价值。在糖尿病早期，患者心脏收缩和舒张功能与增强后 T1 值相关。虽然一般很少有针对增强后 T1 值的研究，但对比研究有无糖尿病患者的心脏 MRI 图像及数据，糖尿病患者 ECV 显著高于无糖尿病患者，ECV 的升高还与患者死亡率及心室功能衰竭相关弥漫性心肌纤维化相关，还是主动脉瓣狭窄患者心肌损害的标志，与疾病预后及主动脉瓣置换术的预后有关。初始 T1 值与主动脉瓣狭窄患者的心肌细胞顺应性呈中等相关，无症状患者的初始 T1 值与心室功能、结构、心肌纤维化和心室重塑相关。严重主动脉瓣狭窄患者的初始 T1 值显著高于无症状患者，其 ECV 还与胶原体积分数、主动脉瓣面积和心脏功能等相关。

5. 心肌炎　急性心肌炎是心肌对多种应激性因素的非特异性反应，包括继发感染性疾病、化学药物损伤（如化疗药物）、自身免疫性疾病、心肌梗死等，其中以病毒感染引起的病毒性心肌炎最为常见。病毒性心肌炎是全身性病毒感染常见的并发症，超过 50% 的流感患者有心电图的改变，表明心肌受累。它的临床表现多变广泛，从无症状到心源性休克甚至猝死，但症状和实验室检查结果通常是非特异性的。虽然目前没有针对急性心肌炎的特效治疗方法，但早期明确诊断具有重要的临床意义，患者可以及时接受规范化治疗从而改善预后，同时可避免其他可能有创的甚至加重病情的排他性检查，如用以排除冠心病的 CTA 和 DSA 检查或者心脏负荷实验等。心脏 MRI 成像能对急性心肌炎进行无创性诊断，特异性强、敏感性高，在临床诊断不明确及辅

助检查特异性不强的情况下,是非常实用的检查方法。特别是 T1 mapping 技术的应用,心肌的 T1 值和 ECV 值可以直接被量化。目前,T1 和 ECV 值不仅被认为是诊断心肌炎的强有力的生物标志物,而且也是监测治疗和预测预后的指标。T1 mapping 的主要优点在于能对异常心肌进行定量客观评估,能够提供组织特异性 T1 值。在相同扫描条件下,T1 mapping 技术测值稳定、可重复性好,可与正常参考值进行比较,且不会受主观因素或单纯视觉评估信号强度的影响。初始 T1 值反映的是心肌细胞和细胞外间质的水组成或局部分子微环境,心肌炎的病理过程主要表现为细胞水肿,通常会引起 T1 值的改变。研究发现心肌炎患者 T1 值较正常人群显著升高,采用 T1 值>990 ms 为阈值诊断心肌炎的灵敏度为 90%,特异度为 88%,与 T2WI 和 LGE 相比,初始 T1 成像对心肌炎也具有较高的诊断准确性和较高的阳性及阴性预测值,可以更好地检测心肌异常。此外,初始 T1 成像还可以区分心肌炎的急性期和恢复期,当患者初始 T1 值明显下降,逐渐与正常人群 T1 值接近时,提示心肌炎进入恢复期,其预后相对较好。在诊断心肌炎、检测心肌局部微小病变、区分心肌炎急性期和恢复期方面,T1 mapping 均比 LGE 和 T2WI 更有优势,且 T1 mapping 不仅可显示心肌微小病变也可显示心肌弥漫性病变。2018 年更新的心肌炎 MRI 诊断标准,建议基于 T2 mapping 或 T2WI 的心肌水肿和 T1 mapping、ECV、LGE 的心肌损伤两个以上指标为阳性,即可诊断急性心肌炎。当基于 T1 和 T2 的技术中只有一种检测为阳性时,也能在一定程度上支持诊断为急性心肌炎。

6. 心肌浸润性疾病

(1) 心肌淀粉样变性:心脏作为淀粉样变性受累器官之一,病理性淀粉样蛋白在心肌间质内弥漫性浸润,T1 mapping 和 ECV 定量非常适合评估这些患者的心肌组织重构。心肌淀粉样变性在 LGE 图像上显示为斑片状或弥漫性心肌信号增强,然而,心肌弥漫性浸润会改变其信号特征,导致心肌信号假性缺失,并且淀粉样变性患者还经常伴有肾功能衰竭,限制了对比剂的应用。研究表明,T1 mapping 诊断心肌淀粉样变性的符合率高达 92%,受累心肌的初始 T1 值一般大于 1 020 ms。ECV 值的变化比初始 T1 值更明显,ECV 增加可达到很高的值(约为 0.5~0.6)(图 15-4-5),与左心室射血分数、室间隔厚度及左心室质量均存在相关性,可作为评估疾

病严重程度的生物指标。研究显示,初始 T1 值>1 044 ms,患者死亡风险增加 4.39 倍,ECV 增加值>45%,患者死亡风险增加 2.8 倍,而单纯测量增强后的 T1 值没有预测价值。

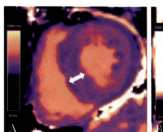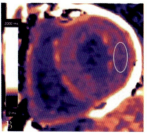

图 15-4-5　66 岁,淀粉样变患者。A. 心室短轴位的初始 T1 mapping 图;B. 注射对比剂后 T1 mapping 图。左心室肥厚,室间隔厚 18 mm(图 A 中的白色双箭头),右心室心肌明显增厚。增强后 T1 mapping 心肌伪彩广泛性改变,例如在白圈中的侧壁内,相应的心肌对比剂注射前后 T1 时间分别为 1 234 ms 和 365 ms,ECV 为 0.43,初始 T1 值和 ECV 明显增加

T1 值和 ECV 的变化也有助于鉴别 Fabry 病、系统性红斑狼疮、类风湿关节炎和系统性硬化症的亚临床心肌受累,可提示亚临床心肌浸润、炎症和(或)无明显心脏病证据的患者的间质纤维化。据报道,接受蒽环类化疗的患者 ECV 增加,这可能提示心肌结构的细微变化,ECV 增加可发生在出现收缩功能障碍之前。

(2) 铁负荷过载:血清铁通常与转铁蛋白结合在血浆中传递,当体内铁循环的容量超过转铁蛋白可以结合并安全储存的上限时,它将以有毒的非转铁蛋白结合铁的形式在体内流动。这种非结合形式的铁可沉积在心脏中,造成细胞水平的损害。由于铁是一种顺磁性物质,可显著缩短 T1 值。心肌铁过载患者 T1 和 T2* 值之间存在线性关系,因此 T1 mapping 也可用于评估铁过载。有关珠蛋白生成障碍性贫血(地中海贫血)患者的研究显示,T1 mapping 不受空间不均匀性的影响,尤其适用于早期或轻度铁过载患者。T1 mapping 可用于量化不同原发病患者的铁负荷过载,与 T2* mapping 相比具有更高的可重复性。

(3) Anderson-Fabry 病:Anderson-Fabry 病是一种罕见的 X 染色体连锁隐性遗传的溶酶体贮积症,细胞内脂质成分聚集导致了初始 T1 值显著降低,最明显的是患有心室肥大的患者,但即使是没有心室肥大也可以检测到初始 T1 值的下降,表明 T1 mapping 也可用于疾病早期阶段的诊断。由于其他表现为左心室肥厚的疾病 T1 值常升高,以心肌初始

T1 值＜940 ms 作为阈值,可区分 Anderson-Fabry 病与其他表现为左心室肥厚的病变。

(4) 结节病:结节病是一种非干酪样肉芽肿性浸润性疾病,临床上仅有少部分心脏结节病患者被诊断。研究表明,活检证实为系统性结节病的患者中,心肌的基线 T1 值显著高于正常对照组,ROC 曲线下面积达 0.96,即使在无症状的患者中也发现初始 T1 值升高。T1 值还可以评估疗效,在接受类固醇治疗的患者中,随访显示心肌 T1 值降低,而未接受治疗的患者 T1 值则没有变化。已知引起心肌纤维化的其他全身性炎症性疾病包括类风湿关节炎、系统性硬化症和系统性红斑狼疮,这些疾病与正常对照相比,都可以观察到患者的初始 T1 值和 ECV 升高。

三、T1 mapping 在关节软骨变性的应用

软骨延迟钆增强磁共振成像(delayed gadolinium-enhanced MR imaging of cartilage,dGEMRIC)对显示关节软骨中蛋白多糖的缺失以早期诊断软骨退变有重要价值。蛋白多糖带负电荷,而 Gd-DTPA 也带负电荷,将对比剂从静脉注入人体,经过 1～2 h 代谢,由于关节软骨蛋白多糖与 Gd-DT-PA 相互排斥作用,对比剂只能分布于关节软骨中蛋白多糖缺失的部位,在 T1WI 上显示为信号增高。由于 Gd-DTPA 浓度与 T1 值呈反比关系,所测得的 T1 值可表示为 dGEMRIC 指数(T1Gd 值)。软骨基质内蛋白聚糖越低,扩散进入软骨的 Gd-DTPA 浓度就越高,所测得的 T1Gd 就越低,因此,T1Gd 可直接反映软骨基质内蛋白多糖的含量(图 15-4-6)。采用 T1 mapping 技术进行扫描,并将系列图像重构 T1 mapping 图,选定软骨兴趣区,即可测量相应软骨区域的 T1Gd 值,对软骨退变早期蛋白多糖的缺失做出定量诊断。研究显示该技术诊断评估软骨退变的敏感性高于 T2 mapping,二者联合应用可对软骨基质中两种重要的成分(蛋白多糖和胶原纤维)进行综合定量评估。此项技术主要缺点在于注射对比剂后至少需要等待 90 min 后才能进行扫描,且图像采集时间和 T1 mapping 重构后处理繁琐,此外,在对比剂注射前后扫描难以获得相同位置的图像,需要进行图像配准。因此,在解决上述问题之前,临床广泛开展这项技术仍受到一定的限制。

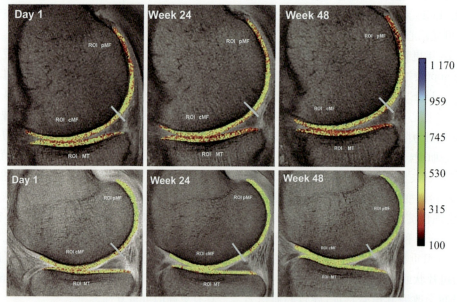

图 15-4-6 上排为安慰剂组,下排为使用胶原水解物治疗的骨性关节炎患者的 dGEMRIC 图像。随着时间的推移,安慰剂组胫骨平台红色区域增多说明 dGEMRIC 指数下降,软骨退变进展,而实验组从红色到黄色/绿色的变化说明 dGEMRIC 指数增加,软骨退变逆转

四、T1 mapping 在肝脏疾病的应用

肝纤维化导致胶原沉积,随着肝实质的破坏,肝细胞出现坏死及功能障碍。肝穿刺活检是诊断肝纤维化的"金标准",但为有创操作,且不宜用于长期随访观察。而 MRI 信号强度不是绝对的值,可能会受到射频放大器的影响,定量评价不是简单的对比增强前后信号强度的差值,MRI 信号强度和钆的浓度

不是线性关系,而 T1 值的变化是直接与对比剂在肝细胞内的累积量成正比的。初始 T1 值不受上述因素的影响,是一可靠、稳定的定量指标。研究表明 T1 mapping 可反映心肌水肿、纤维化程度,测量心肌的 T1 值可量化评估心肌纤维化程度,同样,肝细胞水肿和细胞外基质纤维过度沉积及炎症导致肝组织结构变化,可使 T1 值增高。T1 mapping 定量技术对肝纤维化的评估已有报道,具有较高的诊断效能,不仅可诊断肝纤维化,还可区分轻度和重度肝纤维化,相比 T2 mapping、扩散加权成像(DWI)和血氧水平依赖成像(blood oxygenation level dependent imaging,BOLD),T1 mapping 区分肝纤维化程度的准确性更高。随着肝纤维化程度加重,T1 值逐渐增高,且与肝纤维化分期存在正相关,而与肝脂肪变性程度无明显相关,原因主要在于 T1 值延长主要受细胞外基质纤维沉积量及范围的影响,而与脂肪沉积的量和范围无明显关联。ECV 是细胞外空间的测量值,反映非细胞的体积分数,注射对比剂之后,它在细胞外间隙存留,通过计算注射对比剂前后 T1 值,可以得到 ECV。ECV 不受场强及个体因素影响,具有量化肝纤维化程度的潜能。随着纤维化程度的增加,T1 和 ECV 都随之增高,说明 ECV 可能是量化纤维化分期的一种非常有价值的指标。此外,T1 mapping 可用于肝淀粉样变、铜沉积的定量评估。

然而,没有对比增强的 T1 值不能用于肝硬化的定量评估。肝硬化时,肝内大量胶原纤维沉积,肝脏水含量减低,T1 值减低。有研究显示肝硬化患者肝脏的 T1 值低于正常对照,另外,肝纤维化不是肝硬化的独立因素,肝硬化可伴有铁、锰沉积及炎性改变,这些因素都会影响 T1 值,铁的沉积会减低 T1 值,而炎症会升高 T1 值。曾有报道,对比增强后 T1 值的变化率在肝硬化患者和正常肝功能者之间有显著差异,而仅增强后的 T1 值两者之间是没有差异的。另一项研究根据肝功能状态分为四组,分别是正常组、慢性肝炎组、Child-Pugh A 肝硬化组和 Child-Pugh B 肝硬化组,上述研究对象进行 T1 mapping 扫描,然后注射 Gd-EOB-DTPA 对比剂,在 3、8、13、18 min 后进行 T1 mapping 扫描,分别测量四组平扫时 T1 值以及增强后 T1 值,计算增强后 T1 值的变化率。结果显示,肝硬化 A 和 B 组的平扫 T1 值明显长于正常组,B 组明显长于慢性肝炎组;在所有时间点,B 组的 T1 值明显长于其他各组,在 8 min 时,B 组的 T1 降低率明显低于其他各组(图 15-4-7)。因此,测量肝组织对 Gd-EOB-DTPA 的摄取,可评估肝功能状态。

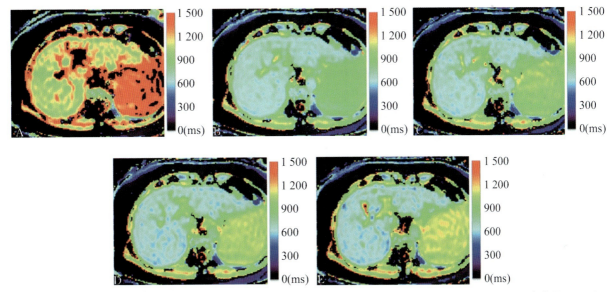

图 15-4-7　63 岁,Child-Pugh B 肝硬化患者。A~E 分别为平扫 T1 mapping 图和增强后 3、8、13、18 min 时的 T1 mapping 图,T1 弛豫时间分别为 632.9、630.7、608.6、615.2 ms,T1 值减少率分别为 41.0%、41.2%、43.3%和 42.7%

此外,对于肝脏肿瘤,测量对比增强前后 T1 值的变化,可以定量评估肿瘤对 Gd 剂的摄取、判断肿瘤的性质。有研究表明对比增强前后 T1 值的变化与肝细胞癌的分级存在相关性,随着肝细胞癌病理级别的升高,初始 T1 值与增强后 T1 值的差值逐渐降低(图 15-4-8)。

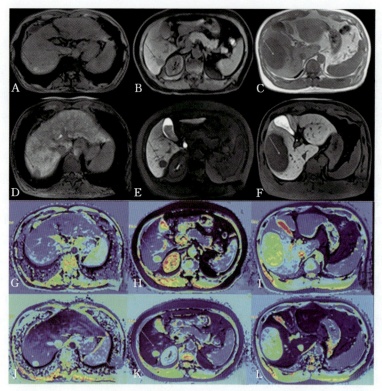

图15-4-8 第一列至第三列分别为低级别、中等级别和高级别肝细胞肝癌，A~C.为T1WI;D~F.为Gd-EOB-DTPA增强后的肝胆期图像;G~I.为增强前T1 mapping图;J~L.为增强后的肝胆期T1 mapping图。初始T1值与增强后T1值的差值随着肝细胞癌病理级别的升高而降低

五、T1 mapping 在胰腺疾病的应用

慢性胰腺炎是指胰腺进行性、迁延性炎症改变，其特征是慢性持续性腹痛，伴有间歇性发作，胰腺外分泌及内分泌功能受损。慢性胰腺炎与长期酒精摄入有关，发病率逐年上升。现有的检查手段不能早期检查轻度慢性胰腺炎。研究显示轻度慢性胰腺炎患者胰腺组织的T1值较正常对照明显延长。当T1值阈值设为900 ms时，诊断轻度慢性胰腺炎的敏感性为80%，特异性为69%。此外，T1 mapping可评价慢性胰腺炎程度，随着组织内纤维化及炎症程度的增加T1值增高。因此，T1 mapping可作为一种实用且有效的定量成像技术应用于轻度胰腺炎的诊断与评估。

自身免疫性胰腺炎（AIP）是自身免疫机制异常所介导的一种特殊类型的慢性胰腺炎。近年来其发病率大幅上升。作为一种良性疾病，它与胰腺癌具有相似的临床和影像学特征，鉴别诊断困难，常误诊为肿瘤而接受不必要的外科手术。AIP的特点之一是对类固醇治疗有反应，短期类固醇诊断试验可为诊断提供旁证。目前，维持性类固醇治疗已被推荐

为AIP的治疗方案，然而，由于对类固醇暴露的短期和长期并发症的关注，这并不是普遍接受的，因此，越来越需要评估这些治疗策略的有效性。目前还没有肯定的成像生物标志物来监测治疗效果。虽然胰腺的大小和信号改变已经在一系列的观察中被注意到在接受治疗的同一个体中存在大量重叠。T1 mapping技术具有简单、快速，无需对比剂及特殊装置的特点，可对胰腺组织内的生理参数（T1值）进行定量检测。与正常胰腺组织相比，AIP的T1值较正常胰腺组织明显延长。短期CST（4周）后，AIP的T1值明显缩短，中期CST（12周）后，T1值进一步缩短、趋于正常，但仍比无病变的胰腺正常值稍长（图15-4-9）。研究发现血清IgG4水平升高的AIP患者，T1值与血清IgG4水平呈显著正相关。而血清IgG4水平正常的AIP患者中，T1值缩短先于症状缓解或与症状缓解相一致。这项研究显示了初始T1 mapping在评估AIP的实质炎症状态和量化治疗反应方面的潜力，T1 mapping为AIP患者治疗干预提供了一个可靠的预后量化指标。

胰腺纤维化与2型糖尿病（T2DM）有关，还可能与胰岛素分泌减少有关。研究表明，胰腺纤维化

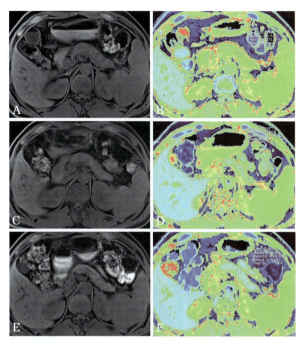

图 15-4-9　46 岁，男性，AIP 患者，血清 IgG4 水平正常。A. 轴位 T1WI/FS 图像显示胰腺轻度肿大，分叶缺失，胰腺实质信号较肝脏信号不均匀减低，胰体宽 23.0 mm，尾部宽 21.8 mm；B. T1 mapping 测得的胰腺体部 T1 值为 1 073.2 ms；C. 经皮质类固醇治疗 4 周后随访，轴位 T1WI/FS 显示胰体尾部体积减小、实质信号增高，胰体和胰尾的宽分别为 16.8 mm 和 17.8 mm；D. T1 mapping 胰腺体部 T1 值为 943.9 ms；E. 12 周后随访，轴位 T1WI/FS 显示胰腺体积变化不大，但实质信号增高，胰体和胰尾的宽分别为 15.8 mm 和 16.8 mm；F. T1 mapping 胰体 T1 值为 819.0 ms

与糖化血红蛋白（HbA1c）值以及胰腺和肌肉的信号强度比（SIR）之间存在显著相关性。最近，T1 mapping 技术也应用于胰腺组织的纤维化评估，胰腺纤维化组织取代了保留胰蛋白液的胰腺腺泡，使得胰腺 T1 信号强度降低。理论上，胰腺的 T1 值不受其他条件的影响，包括萎缩或脂肪浸润。胰腺 T1 值间接反映胰腺纤维化程度，并与 HbA1c 值相关。

在 2 型糖尿病患者中，可观察到显著的腺泡萎缩、胰腺纤维化、胰岛体积明显缩小。研究显示，2 型糖尿病患者造影前胰腺 T1 值和 ECV 显著高于无糖尿病患者和糖尿病前期患者，两个定量值之间无显著差异，但 ECV 与造影前胰腺 T1 值相比，其区分无糖尿病患者、糖尿病前期和 T2DM 患者的敏感性、特异性和 ROC 曲线下面积更高，胰腺 ECV 与 HbA1c 值之间存在显著相关性。因此认为胰腺 ECV 可反映胰腺纤维化程度，与心肌和肝脏相似，可以用来评估糖耐量受损（IGT）的患者。HbA1c 与造影前胰腺 T1 值、ECV 呈正相关，造影前胰腺 T1

值和 ECV 可作为评价胰腺外分泌功能不全和（或）胰腺纤维化导致 IGT 的潜在影像学标志物（图 15-4-10，图 15-4-11）。

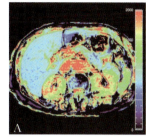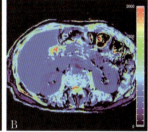

图 15-4-10　75 岁，女性。HbA1c 值为 5.6%，对比剂注射前、后的 T1 mapping 图计算胰腺 ECV 为 15.1%。A. 对比剂注射前；B. 对比剂注射后

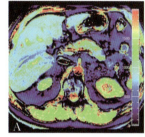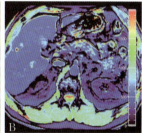

图 15-4-11　65 岁，男性。HbA1c 值为 6.5%，根据对比剂注射前、后 T1 mapping 图计算胰腺 ECV 为 31.4%。A. 对比剂注射前；B. 对比剂注射后

六、T1 mapping 在肾脏疾病的应用

在肾脏的常规 MRI 上，由于皮质 T1 弛豫时间较短，肾皮质和髓质的解剖差异可以明显区分。这种皮髓质分化的消失可发生在几种肾脏疾病中。研究表明，通过初始 T1 值而不需注射对比剂可用来表征肾组织固有特征，有助于鉴别特定的肾脏疾病状态，如肾纤维化。动物研究显示 T1 mapping 可用于评估小鼠急性肾损伤和慢性肾脏疾病。肾移植患者的临床研究发现，肾固有 T1 值与肾纤维化严重程度和肾小球滤过率存在良好相关性。在健康志愿者和糖尿病肾病患者中，使用 T1 mapping 对肾脏初始 T1 值进行量化具有良好的可重复性，初始 T1 值可作为肾组织成分量化指标，但仍需要多中心研究确认肾脏 T1 mapping 测量的可重复性。

由于 T1 mapping 部分受肾灌注（也是肾小球滤过率的一个主要决定因素）的影响，肾功能受损患者的 T1 值理论上可能受肾低灌注的影响，还需要更多的研究来确定这种影响程度，与目前可用的肾功能标记物和其他 MRI 技术（如扩散加权成像

和血氧水平依赖成像)相比,肾脏初始 T1 mapping 是否对临床决策有附加价值意见不一。到目前为止,还没有研究使用初始和造影后 T1 mapping 来评估肾间质 ECV,因为存在肾源性系统性纤维化的风险,肾功能严重受损患者的对比剂应用受到限制。

T1 mapping 可以有效定量组织成分,对肾血管平滑肌脂肪瘤(AML)复杂成分的定量分析,尤其脂肪成分定量有一定价值(图 15-4-12),通过增强前后 T1 绝对值比较,能反映实质的强化程度。肾透明细胞性细胞癌(cRCC)是最常见的肾脏恶性肿瘤,发病率不断上升。间质细胞外基质(ECM)是 cRCC 的重要结构成分,其中胶原蛋白是最丰富的 ECM 蛋白,有助于 cRCC 的进展评估。研究发现不同类型癌症中胶原上调与肿瘤进展存在相关性,Ⅳ型胶原

上调与预后差和体内肿瘤生长增加有关。除了肿瘤大小、亚型、分期,组织学分级是影响肾癌患者预后的重要因素。因此,对肿瘤进行术前分级对预后评估有重要价值,因为高级别肿瘤(3 级和 4 级)的预后比低级别的 RCC 要差得多,10 年生存率分别为 15%~46% 和 84%~89%。通过 T1 mapping 对比剂注射前后计算得出的 ECV,可以作为 cRCC 病理分级的一种有价值的影像学标志物,高级别 cRCC 与低级别 cRCC 相比,对比增强后 T1 值明显减低,初始 T1 值与增强后肾实质期 T1 值的差值较大(图 15-4-13)。T1 mapping 是一种安全且有效的方法,有助于优化患者个性化治疗方案,指导临床决策。

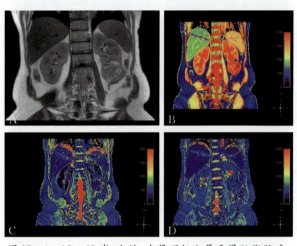

图 15-4-12 62 岁,女性,左肾下极血管平滑肌脂肪瘤。A. T2WI;B. 平扫 T1 mapping 伪彩图;C. 动脉期 T1 mapping 伪彩图;D. 实质期 T1 mapping 伪彩图。病灶信号混杂,其内可见脂肪信号,平扫 T1 值 463.7~2 755.5 ms,增强后动脉期病灶平均 T1 值 513.1 ms,实质期病灶平均 T1 值 428.1 ms,呈持续性强化的特点

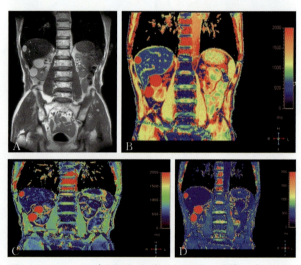

图 15-4-13 75 岁,男性,左肾乳头状肾细胞癌。病灶内见小灶出血(图 B 绿色区域,T1 值 804.74~936.86 ms),病灶平扫 T1 值为 1 264.21 ms,增强皮质期 T1 值 507.05 ms,实质期 T1 值 284.86 ms,呈持续性强化。A. T2WI;B. 平扫 T1 mapping 伪彩图;C. 增强皮质期 T1 mapping 伪彩图;D. 增强实质期 T1 mapping 伪彩图

(陶虹月 陈爽 王帅)

—— 第五节 T1 ρ mapping 技术及应用 ——

一、T1 ρ mapping 的基本原理

T1 ρ 是旋转坐标系下的自旋-晶格弛豫时间常数,可以反映体内的水分子与大分子(如蛋白质)之间的化学交换。信号衰减指数时间常数(T1 ρ 值)是运用多个图像中改变自旋锁定脉冲的持续时间进行计算而得到的。T1 ρ 对运动受限的水分子及其环境之间的相互作用敏感,T1 ρ 值可反映组织内的

蛋白多糖的含量与分布,T1 ρ mapping 能直观显示 T1 ρ 值在组织内不同区域的分布情况。实际上,T1 ρ 是 T1 和 T2 的混合体,介于 T1 和 T2 之间。通常,磁化是沿着一个轴旋转到横向平面,沿着同一个轴施加自旋锁定脉冲,自旋锁定脉冲是一种持续时间长、能量低的连续波射频脉冲,因为磁化和射频场是沿着同一个方向的,因此只要满足锁定条件,磁化似乎是"自旋锁定"的,即横向磁化不受干扰地衰减,长

时间施加低振幅射频脉冲,以使横向磁化弛豫。如果射频脉冲与横向磁化强度相当,磁化强度不再根据 T2 弛豫,而是根据 T1ρ 弛豫。能实现 T1ρ 弛豫的相应射频脉冲称为自旋锁定脉冲。

自旋锁定脉冲的振幅和持续时间或自旋锁定长度的时间(TSL)可以在一定限制范围内任意选择。在传统的 T1 弛豫中,纵向磁化强度是通过与晶格中发生拉莫尔频率的过程交换能量而弛豫。在自旋锁定脉冲的情况下,横向磁化能与自旋锁定脉冲(BSL)振幅成正比的自旋锁定频率下的晶格过程进行能量交换。因此,T1ρ 具有自旋锁定频率依赖性,类似于 T1 依赖于拉莫尔频率。T1 和 T2 是组织的固有特性,通常不受脉冲序列参数的影响,而 T1ρ 值是由组织特性和应用的自旋锁定脉冲的特性决定的,通过改变自旋锁定脉冲的振幅可以改变自旋锁定频率,从而影响自旋与晶格的相互作用。因此,T1ρ 对晶格中的慢运动弛豫敏感,这对生物医学成像很重要,因为晶格中的慢运动与大分子如蛋白质有关。T1ρ 已被证实对组织的蛋白质成分敏感,因此,可以提供有关组织中大分子特性的信息,这在常规 T1 和 T2 mapping 进行成像时是不可能提供的。对于一个固定的自旋锁定振幅,可以通过获取一系列不同自旋锁定脉冲持续时间的 T1ρ 加权图像来计算 T1ρ 值。通过测量感兴趣区的 T1ρ 值可以监测运动受限水分子与其局部大分子环境之间的相互作用,由于细胞外基质为水分子提供了一个运动受限的环境,因此,它是一种很有价值的评估人体组织生化构成的技术。该技术在骨关节炎(OA)中应用较多,受损的透明软骨显示出比正常软骨更高的 T1ρ 值,并且 T1ρ mapping 比 T2 mapping 对鉴别正常软骨和早期退变软骨具有更高的敏感性。有证据表明,除了蛋白多糖缺失外,还有其他一些因素可引起 T1ρ 值的变化,如胶原纤维的方向和浓度以及其他大分子的浓度。

二、T1ρ mapping 在关节软骨病变的应用

近年来,新的 MRI 成像技术被不断开发,用于检测软骨细胞外基质的变化,其中 T1ρ mapping 对细胞外基质中蛋白多糖含量的变化最敏感,优于 T2 mapping、dGEMRIC、化学交换依赖饱和转移(gagCEST)和 MR 钠成像。软骨 MR 钠成像和 dGEMRIC 主要用于量化蛋白多糖含量的变化,然而,dGEMRIC 需要注射对比剂,患者在扫描前需等待相当长的时间,软骨 MR 钠成像存在图像对比度和分辨率低,以及需要额外的钠线圈硬件的缺点。T1ρ mapping 技术具有直接显示软骨中蛋白多糖含量变化的优势,无需注射对比剂,不需要长时间的等待,也无需增加任何额外硬件,因此,有望替代 dGEMRIC 技术。但此项技术缺乏 T1ρ mapping 重构的程序。此外,图像采集时间过长,自旋锁定成像过程中会产生热效应也是此技术不可忽视的缺点。

T1ρ 对运动受限的水分子及其环境之间的相互作用敏感,在关节软骨中,软骨基质提供了限制水分子运动的局部环境,T1ρ 值可反映关节软骨细胞外基质内的蛋白多糖的含量与分布。将 MRI 扫描所采集的系列 T1ρWI 重构 T1ρ mapping 图,用色阶或灰阶图像显示,T1ρ mapping 能直观显示 T1ρ 值在软骨不同区域的分布情况,对不同感兴趣区进行测量,可以定量测定 T1ρ 值。研究表明,T1ρ 值是软骨早期退变更为敏感的评价指标,在早期软骨退变阶段,软骨形态学尚未发生改变,软骨基质内的蛋白多糖就开始丢失,T1ρ 能敏感地反映这一早期改变,对早期软骨退变的检测具有较高价值,其敏感性高于 T2 mapping。研究显示膝关节 OA 早期,软骨的 T1ρ 值增加,并且随着软骨退变、损伤的进展,T1ρ 值逐渐升高,这是由于 OA 患者软骨基质内蛋白多糖丢失,并随着病程进展蛋白多糖丢失越明显。T1ρ 值的改变与 OA 的 K-L 分级具有相关性,图 15-5-1 分别为轻度(K-L1)、轻度(K-L2)、中度(K-L3)和晚期(K-L4)OA 患者股骨、胫骨软骨的 T1ρ mapping 图。

不少研究比较了关节软骨 T2、T1ρ 和 dGEMRIC 定量技术的差异,认为三者均可在软骨形态学发生改变前发现软骨退变,这种损伤具有潜在的可逆性,而 T1ρ 和 dGEMRIC 在检测早期软骨退变更为敏感,T1ρ 更适合于区分健康人和早期 OA 患者,比 T2 值更敏感。同时使用 T1ρ 和 T2 mapping 技术可以对关节软骨进行综合评估,软骨基质主要由蛋白多糖、胶原纤维和水分构成,两种技术分别提供软骨基质内的不同信息,T1ρ 反映软骨基质内蛋白多糖的含量,T2 mapping 反映软骨基质内胶原纤维和水分的改变。但 T1ρ mapping 对软硬件有较高要求,目前大多应用于科研中,还没有得到像 T2 mapping 那样广泛的临床应用。

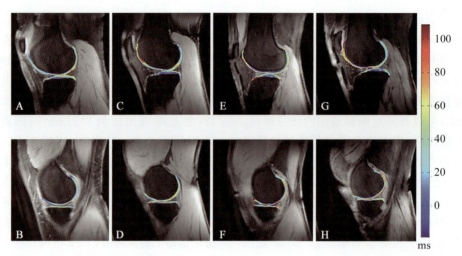

图15-5-1 骨性关节炎K-L分级。A、B. K-L1;C、D. K-L2;E、F. K-L3;G、H. K-L4。膝关节外侧(A、C、E、G)和内侧(B、D、F、H)软骨面的T1ρ mapping图。右边的彩色条形图显示了T1ρ值的分布范围,如图显示,随着骨性关节炎K-L分级的增高,T1ρ值逐渐升高

前交叉韧带(ACL)损伤是引起青壮年早期OA的重要原因,表现为膝关节疼痛、功能受限和生活质量下降,与未受伤的膝关节相比,ACL损伤者膝关节OA的发病率明显增加。研究证实,ACL损伤者软骨的T1ρ值明显高于正常软骨,T1ρ mapping技术能够敏感地检测ACL损伤后关节软骨组织构成改变。此外,T1ρ定量成像可在ACL重建术后1年内检测到膝关节软骨基质的变化,为患者软骨基质的定量评估提供了无创有效的工具(图15-5-2)。

此外,软骨修复术后的随访也是T1ρ mapping的重要应用领域,以评估不同手术方式的疗效,分析、预测临床预后。已发表的少数文献表明,软骨修复术后,随着修复组织的成熟修复区域T1ρ值逐渐下降,微骨折以纤维软骨修复为主,最终修复区域T1ρ值低于正常区域软骨T1ρ值,骨软骨移植术和基质相关软骨细胞移植术以透明软骨修复为主,最终修复区域T1ρ值接近正常区域软骨T1ρ值,软骨修复区域T1ρ值与正常软骨相近者具有较好的临床疗效。图15-5-3分别显示了膝关节软骨马赛克成形术(MOS)术后3~6个月和1年的T1ρ mapping。

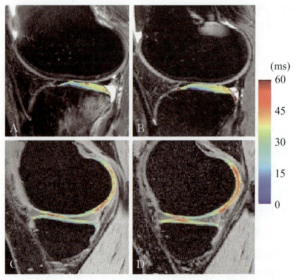

图15-5-2 A、B.前交叉韧带损伤膝关节外侧;C、D.内侧在基线(A、C)和一年随访(B、D)时的T1ρ mapping图。胫骨后外侧T1ρ值在基线时显著升高,1年后尽管骨挫伤已吸收,但该区域T1ρ值仍保持较高水平,此外,股骨内侧髁和胫骨内侧接触面软骨的T1ρ值也显著升高

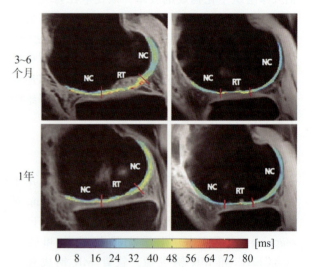

图15-5-3 膝关节软骨马赛克成形术(MOS)后3~6个月和1年的T1ρ mapping图(左侧)和T2 mapping图(右侧),对照色阶图,MOS术后1年较术后3~6个月修复区域的T1ρ值和T2值有所减低。NC,正常软骨;RT,修复组织

目前，T1ρ mapping 在膝关节以外的其他关节，如髋关节、肩关节、腕关节和踝关节的研究相对较少，现有的文献证实，结合关节专用多通道线圈，T1ρ mapping 同样可以对上述这些关节早期软骨退变进行检测与评估。髋臼发育不良、关节撞击征以及钳夹畸形被认为是髋关节 OA 的主要原因，T1ρ 成像在髋关节软骨损伤的诊断和分期中具有重要临床意义，并提出关节软骨 T1ρ 的区域性测量分析比整体测量更敏感。

三、T1ρ mapping 在半月板病变的应用

MRI 是诊断半月板损伤的重要工具，半月板在形态学改变之前，即发生明显的撕裂前，其生化构成已发生改变。与关节软骨相似，当半月板发生退变时，T1ρ 值较正常半月板升高，并且随着半月板损伤程度的加重，T1ρ 值逐渐升高。在膝关节 OA 的患者中，半月板的 T1ρ 值较正常对照增高，并且随着 K-L 分级的升高，T1ρ 值逐渐增高。T1ρ mapping 对半月板退变敏感，图 15-5-4 分别显示了健康对照组、轻度（K-L2）OA 和重度（K-L4）OA 患者半月板的 T1ρ mapping 图。此外，研究认为半月板损伤与 OA 的进展有关，将半月板的 T1ρ 值与软骨的 T1ρ 值进行相关性分析显示两者存在显著正相关，提示半月板的损伤与软骨退变相关，并且半月板的 T1ρ 与 OA 临床症状评分存在相关性，可用于区分健康人与轻度或重度 OA 患者。另一项研究通过对 ACL 损伤患者半月板和软骨基质 T1ρ 值的定量测量，证实了半月板和软骨生化变化之间也存在很强的相关性。

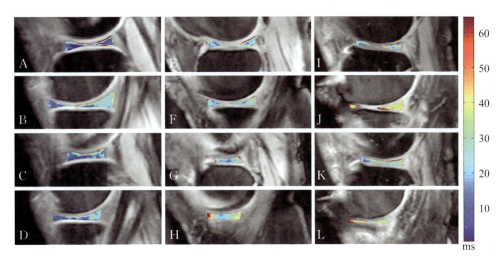

图 15-5-4　A、C、E、G、I、K. 膝关节外侧半月板；B、D、F、H、J、L. 内侧半月板的 T1ρ mapping 图，健康对照组（A、B、C、D）、K-L2 的 OA 患者（E、F、G、H）和 K-L4 的 OA 患者（I、J、K、L）。可以看出，K-L2 和 K-L4 的 OA 患者半月板的 T1ρ 高于正常对照，且随着 K-L 分级的增高半月板 T1ρ 值升高。

除了应用于软骨和半月板外，T1ρ mapping 还可定量评估 OA 和关节损伤引起的骨髓水肿。此外，超短回波（UTE）T1ρ 成像已经应用于跟腱，肌腱退变表现为 T1ρ 值的增加。

四、T1ρ mapping 在椎间盘病变的应用

椎间盘退行性变是全世界成人腰痛相关残疾的最常见原因，椎间盘退变的早期主要表现为生化结构的变化，包括前列腺素的丢失，渗透压和水合作用的丧失。在椎间盘退行性变的后期，将发生形态学改变，包括椎间盘高度减低、椎间盘突出、纤维化撕裂和髓核脱出等，男性出现椎间盘退变比女性早 10 年，但绝经后女性椎间盘退变比男性快。

T1ρ mapping 定量椎间盘生化改变是可行的，T1ρ 可成为蛋白多糖丢失和早期椎间盘退变的无创性生物标志物。一项腰椎 MRI 研究发现，髓核的 T1ρ 值和 T2 值随椎间盘退变程度呈二次方下降，两者没有显著的趋势差异，但对于纤维化，T1ρ 值随着椎间盘退变而线性降低，斜率大，而 T2 值的斜率平坦。因此，T1ρ 对早期椎间盘退变可能较 T2 更为敏感，T1ρ mapping 可提供比 T2 mapping 更大的动态观察范围。在这项研究中还注意到，对于退变级别较高（5/8 到 8/8）的椎间盘，其髓核和纤维环的 T1ρ 值和 T2 值在较高级别之间没有明显统计学差异，这意味着当椎间盘退变到一定程度时，T1ρ 和 T2 弛豫时间将变得不敏感。因此，对于严重的椎

间盘退行性变,评估椎间盘退变的 5 级或 8 级分级系统将继续使用。另有研究认为,T2 mapping 在髓核区域的定量略优于 T1 ρ mapping,而 T1 ρ 在纤维环区域的定量略优于 T2。相关研究还发现 T1 ρ 值与临床症状之间存在显著相关性,椎间盘髓核和纤维环的 T1 ρ 和 T2 值均与年龄相关。随着年龄的增长,两者均有所减低(图 15-5-5)。一项针对举重运动员的研究发现,与年龄和性别相匹配的久坐对照组相比,无症状年轻男子举重运动员椎间盘的 T1 ρ 值显著降低。

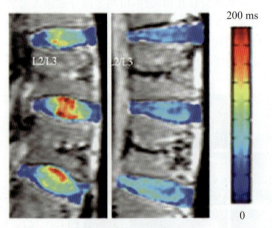

图 15-5-5　两个不同年龄腰椎间盘标本的 T1 ρ mapping 图,右图(59 岁)椎间盘的 T1 ρ 值低于左图(22 岁)

五、T1 ρ mapping 在肝纤维化的应用

肝纤维化是慢性肝病的一个重要标志,对肝纤维化的早期诊断、干预,有助于延缓其发展甚至逆转病程。目前,肝纤维化诊断的金标准是肝穿刺活检,穿刺活检有助于明确肝纤维化的诊断及分期,但穿刺活检属于有创操作,存在一系列潜在并发症。近年来,T1 ρ mapping 技术开始运用于肝纤维化定量检测中。

T1 ρ mapping 对质子的低频运动敏感,可能会因为局部环境分子强度的增加而受限。肝脏纤维化时,大分子(胶原蛋白、蛋白多糖)聚集在细胞外基质中,影响质子自由运动,从而可能延长 T1 ρ 弛豫时间。T1 ρ 对胶原纤维敏感,正常肝脏 T1 ρ 值一般40～50 ms,T1 ρ 值不受餐后状态、肝负荷因素的影响,且不需要注射对比剂。已有的动物实验及临床研究表明,T1 ρ 成像可以用于监测肝纤维化,肝硬化患者肝脏平均 T1 ρ 值高于正常对照(图 15-5-6),肝脏 T1 ρ 值可作为肝硬化的潜在生物标志物,具有较高的敏感性和特异性。此外,T1 ρ 值与肝纤

维化及其分级有关,肝纤维化的分级越高,T1 ρ 值就越高,这可能与肝纤维化过程中细胞外基质蛋白的过度沉积有关。和 T1 mapping 的 T1 值不同,T1 ρ 值不受肝纤维化可能伴有的铁沉积和炎症的影响,T1 ρ 值只随着肝纤维化程度的改变而改变,也有学者认为胆汁淤积、细胞损伤、炎症也可能导致 T1 ρ 延长,但大部分研究认为 T1 ρ 值与肝脏坏死性炎症无显著相关性,T1 ρ 值与坏死性炎症、脂肪变性、铁沉积也无显著相关性。因此,认为肝脏 T1 ρ mapping 可作为监测肝功能和预测肝纤维化的可靠生物标志物,肝脏 T1 ρ 定量可能在肝纤维化早期检测和分级中发挥重要作用。但是,T1 ρ 值变化机制尚不明确,胶原蛋白的沉积可能不是引起 T1 ρ 增高的唯一因素,T1 ρ 值在肝纤维化中的变化机制还需要进一步验证。T1 ρ mapping 也存在一些缺点,其扫描时间相对较长,易受磁场不均匀性的影响,扫描前进行匀场、将测量区域放置在磁场中心位置可减少 B_0 磁场不均匀带来的影响,以及使用旋转回波脉冲、双源射频传输技术可以减少 B_0 磁场的不均匀性。

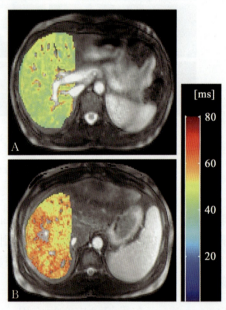

图 15-5-6　A. 28 岁健康对照;B. 45 岁肝硬化患者的 T1 ρ mapping 图。健康者的 T1 ρ 值为 49.1 ms,肝硬化患者的 T1 ρ 值为 55.7 ms,高于健康对照

六、T1 ρ mapping 在移植肾纤维化的应用

同种异体移植肾纤维化被认为是肾移植术后影响患者预后的重要因素。据报道,同种异体肾移植术后 18 个月时,肾间质纤维化的患病率为 25.6%。

评估肾纤维化的金标准是组织活检，然而，经皮穿刺活检是有创性的，可能会产生出血等并发症，并且会受到取样偏差的影响。因此，临床需要一种能诊断并评估移植肾纤维化分期的无创性方法。T1ρ对水分子和大分子（包括胶原纤维）之间的相互作用非常敏感，研究结果显示，与功能良好的同种异体移植肾相比，发生纤维化的移植肾其皮质的T1ρ值显著升高，而两者之间髓质的T1ρ值没有差异（图15-5-7）。皮质T1ρ与Masson三色染色分数和肾小球滤过率存在显著相关，曲线下面积为0.77，可用于区分功能良好的移植肾及纤维化的移植肾（敏感性和特异性分别为75.0%和86.7%，阈值为106.9 ms）。因此，T1ρ是一种可诊断和评估移植肾纤维化的潜在影像学指标。

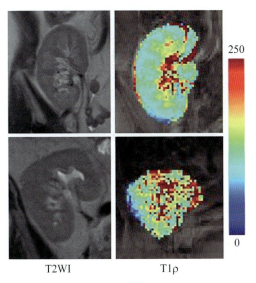

图15-5-7 上排为功能正常的移植肾，下排为纤维化的移植肾，后者皮质T1ρ值升高，高于前者，髓质区域两者的T1ρ值差别不大

七、T1ρ mapping 在心肌梗死的应用

心肌T1ρ mapping 成像可提供与心肌梗死相关的有价值的信息，心肌梗死后8周动物模型心肌T1ρ mapping 显示，心肌梗死区域T1ρ值增高至91.7 ms，而正常心肌T1ρ弛豫时间为47.2 ms，心肌梗死区域T1ρ值是正常心肌的两倍，说明T1ρ在梗死部位信号强度增高（图15-5-8）。

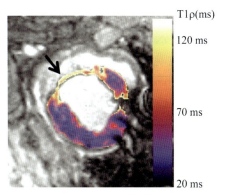

图15-5-8 心肌梗死后8周动物模型心肌T1ρ mapping 图。心肌梗死区域T1ρ值增高至91.7 ms，而正常心肌T1ρ弛豫时间为47.2 ms，心肌梗死区域T1ρ值是正常心肌的两倍，说明T1ρ在梗死部位信号强度增高

八、其他应用

T1ρ mapping 的另一个应用是评估肌肉疾病，不少学者将T1ρ mapping 用于评估膝关节周围肌肉、大腿、小腿肌肉组织。与T1 mapping 相比，T1ρ mapping 对肌肉成分变化更敏感。使用T1ρ离散度可表征活体肌肉组织，研究发现正常和病变肌肉组织的相对T1ρ离散度之间存在显著统计学差异。除了在骨肌系统中的应用外，T1ρ mapping 还运用于肿瘤良恶性的鉴别。最近的研究表明，与T1和T2相比，T1ρ具有独特的鉴别肿瘤、正常脂肪和纤维状乳腺组织的能力，T1ρ离散度和自旋锁定技术在鉴别良恶性头颈部肿瘤中具有一定潜力，并认为低T1ρ离散度是良性肿瘤的特征。在低自旋锁定强度下进行的T1ρ mapping 定量地描绘了肿瘤的边界，优于PDWI或T2WI，当与其他成像序列结合时可用于指导治疗计划。

（陶虹月　陈爽）

第六节　脂肪定量技术及应用

近年来，脂肪代谢相关疾病逐渐成为国内外学者研究的热点，无创在体影像学方法定量脂肪已成为研究脂肪代谢的理想手段，对于消化系统、泌尿系统、骨肌系统脂肪代谢相关疾病（如脂肪肝、肾上腺腺瘤、骨质疏松等）的诊断、鉴别诊断、严重程度评估以及脂肪酸成分分析中发挥重要作用。随着功能MRI技术如水脂分离技术以及质子磁共振波谱（proton magnetic resonance spectroscopy, ¹H -

MRS)技术在临床上的广泛应用,脂肪定量影像学技术正朝着无辐射、快速、精准、分子化方向迅猛发展,不断满足临床对于脂肪定量的各种需求。现介绍主要的脂肪定量 MRI 影像学技术及应用。

一、水脂分离技术

又称 DIXON 技术,该技术利用水质子和脂肪质子之间的拉莫尔频率差,通过化学位移编码(chemical shift encoded,CSE)调节回波时间做多次采集,结合脂肪模型对脂肪含量进行量化,通过分析脂肪分数(fat fraction,FF)图中感兴趣区内 6～7 个脂肪峰(共 9 个脂肪峰)的信号强度,可计算脂肪与水脂信号总和的百分比即脂肪分数(fat fraction,FF)。目前应用 DIXON 技术定量脂肪的序列主要包括 GE 公司的 Ideal IQ 技术、Philips 公司 mDixon-Quant 技术和 Siemens 公司的 Liver Lab 技术。

DIXON 技术定量脂肪的优点是扫描耗时短、后处理简单、重复性稳定以及准确率高,可测定感兴趣区内 6～7 个脂肪峰的总含量,伪彩图像直观;缺点是无法定量单个脂肪酸的含量。

1. **消化系统** 近年来,mDIXON-Quant 技术已被广泛应用于脂肪肝的诊断。组织学上评价肝脏脂肪变性程度是根据脂肪变性肝细胞所占比例分为 0 级(<5%)、1 级(5%～33%)、2 级(33%～66%)、3 级(>66%)。mDIXON-Quant 技术对轻度和中度脂肪肝的诊断敏感度较高,能直接提供肝脏 FF 参数,其为容积扫描,可评估全肝全动态范围(0～100%)的脂肪含量。该技术在每个肝段、肝叶和整个肝脏的监测结果均具有较好准确性,测量结果变异度很小。应用 mDIXON-Quant 技术进行脂肪定量可在早期提示非酒精性脂肪性肝病患者病情严重程度。与组织学检查相比,mDIXON-Quant 技术结果可以更方便、全面地反映肝脏不同部位脂肪含量(图 15-6-1,图 15-6-2)。

胰腺中过多的脂肪沉积可能会导致细胞功能障碍和内分泌失调,从而引发糖尿病或其他新陈代谢问题。通过 mDIXON-Quant 技术,可定量胰腺内脂肪含量,亦可显示胰腺内脂肪沉积分布,胰腺内脂肪沉积不均匀与 2 型糖尿病发生、发展密切相关,早期发现及无创性评估胰腺脂肪沉积的严重程度,对 2 型糖尿病的早期干预及治疗意义重大,同时胰腺脂肪定量也可作为 2 型糖尿病患者治疗后的随访指标。此外,胰腺脂肪浸润与肥胖及代谢综合征也具有一定关系,基于 mDIXON-Quant 技术可对胰腺脂

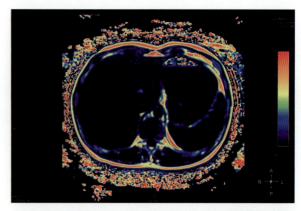

图 15-6-1 男性,24 岁,mDIXON-Quant:FF 图,无脂肪肝,FF 值为 3.2%

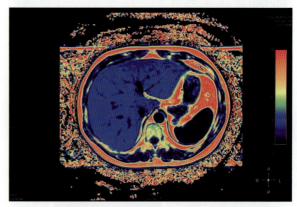

图 15-6-2 男性,50 岁,mDIXON-Quant:FF 图,脂肪肝,FF 值为 26.3%

肪浸润程度进行精确、量化表述,为其诊断、疗效监测和预后评估提供定量的参考指标。

2. **泌尿系统** 乏脂性肾血管平滑肌脂肪瘤(renal angiomyolipoma,RAML)所含少许脂肪在 CT 或 MRI 中难以检测,部分肾癌(renal cell carcinoma,RCC)如透明细胞癌、乳头状细胞癌也可能存在脂质成分,乏脂性 RAML 内存在的成熟脂肪组织与 RCC 内存在的细胞内脂质是肿瘤的两种主要含脂形式。应用 mDIXON-Quant 技术可以定量肿块内脂质成分,乏脂性 RAML 内的脂质含量显著高于 RCC,应用 mDIXON-Quant 技术可对二者进行鉴别,为临床术前评价肾脏肿瘤良恶性提供客观依据。

3. **骨肌系统** mDIXON-Quant 技术近年来也逐渐被用于定量骨髓脂肪含量。骨质疏松症(OP)患者骨密度的降低均伴有不同程度的骨髓脂肪含量增多,应用 mDIXON-Quant 技术可以无创、快速、准确测定椎体 FF,从骨髓脂肪含量角度反映椎体骨质量的变化,可作为 OP 的筛查、治疗和疗效随访的补充手段。此外,椎体骨髓脂肪含量的测定,对 OP 与

转移瘤所致椎体压缩性骨折也有重要的鉴别诊断价值，前者压缩性骨折椎体 FF 值高于后者。mDIXON-Quant 技术也可评估恶性肿瘤放化疗后骨盆及椎体骨髓成分组成。mDIXON-Quant 技术可用于直接评价骶髂关节炎脂肪沉积程度，间接评价炎症活动度，FF 可作为客观量化指标，量化骨髓水脂及脂肪沉积区脂肪相对含量，并监测其变化，为疾病的进展及疗效监测提供了影像学靶点（图 15-6-3，图 15-6-4）。

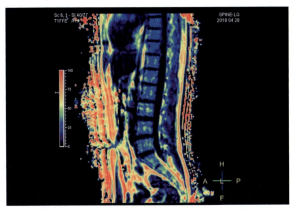

图 15-6-3　mDIXON-Quant：FF 图，男性，30 岁，骨量正常，FF 值为 32.19%

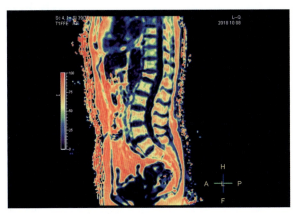

图 15-6-4　mDIXON-Quant：FF 图，女性，58 岁，骨质疏松症伴胸 12 椎体压缩性骨折，FF 值为 60.68%

肌肉脂肪变性是多种肌肉病变的主要病理特征，使用 mDIXON-Quant 技术对肌肉脂肪含量进行精确测量，可准确评估疾病严重程度。另外 mDIXON-Quant 技术还可以定量测定椎旁肌的 FF 值，用以监测椎旁肌随年龄增长发生的退行性变。肩袖肌肉脂肪含量与肩袖的撕裂程度密切相关，该技术可评价肩袖肌肉的脂肪变性程度，协助诊断肩袖撕裂、评估肩袖撕裂的程度，还可以指导临床制订治疗方案及合理判断预后。

二、¹H-MRS 技术

¹H-MRS 是一种无创性定量分析活体器官组织脂肪代谢功能的 MRI 技术，可以通过测定活体组织中水、脂两峰的高度（水峰位于 4.7 ppm，主要脂峰即饱和脂肪酸主峰位于 1.3 ppm 以及次要脂峰即主要的不饱和脂肪酸峰位于 2.06 ppm 和 5.3 ppm）、峰底宽度以及半峰值的宽度等参数对脂肪进行半定量分析，常用的指标包括 FF、脂水峰比以及脂水峰线宽，以 FF（即脂峰相对信号强度振幅与水峰和脂峰总信号振幅的百分比）值最常用。常用的 ¹H-MRS 包括点分辨波谱法（point-resolved spectroscopy，PRESS）和激励回波探测法（stimulated-echo acquisition method，STEAM），PRESS 信噪比较高，对运动不太敏感，易发现长 T2 的代谢物，而 STEAM 信噪比较低，对运动较敏感，易发现短 T2 的代谢物。¹H-MRS 的空间定位技术分为单体素和多体素技术，以前者应用最多。MRS 用于脂肪定量技术原理详见第十二章第四节。

高分辨率魔角自旋质子磁共振波谱（high-resolution magic angle spinning 1-hydrogen magnetic resonance spectroscopy，HRMAS-¹HMRS）技术能显著降低化学位移各向异性和偶极相互作用，通过极快的频率（约 2 kHz）和特定的角度旋转离体样品，有效改善了分辨率，可以获得谱线宽度较窄的类溶液波谱（11.7 T 波谱至少可显示 12 种以上脂肪酸），全面、准确地获取高分辨率的脂肪酸波谱，主要的脂肪酸定量指标包括不饱和脂肪酸水平、双不饱和脂肪酸水平、单不饱和脂肪酸水平和饱和脂肪酸水平。

¹H-MRS 技术定量脂肪的优点是能够测定单个脂肪酸的含量，图像直观；缺点是扫描要求高、耗时长、后处理较复杂以及重复性欠稳定。

1. 消化系统　¹H-MRS 可以直接检测肝内甘油三酯（TG）含量，可根据 TG 亚甲基不同化学位移的特点来区别 TG 蓄积的不同细胞来源。¹H-MRS 对少量脂肪的敏感性更高，随着脂肪含量的不断增多，噪声随之增大，故 ¹H-MRS 可能更适合轻度脂肪肝的量化评估。但 ¹H-MRS 操作及后处理复杂，对受检者呼吸配合要求高，每次只能采集单点部位，不能反映全肝情况。

使用 ¹H-MRS 可测量胰腺小叶间、小叶内和实质内脂肪，随着糖耐量的减低，小叶间及小叶内脂肪不同程度增加，胰腺脂肪浸润与 BMI 及高血糖呈正相关，通过 ¹H-MRS 可定量、无创研究胰腺脂肪沉积和 2 型糖尿病的相关性，早期发现胰腺脂肪沉积有利于 2 型糖尿病的早期干预及治疗，胰腺脂肪定量也可作为 2 型糖尿病患者疗效随访指标。但胰腺体积较小，VOI 不宜过大，这造成胰腺 ¹H - MRS 检查有一定难度。

2. 泌尿系统 ¹H - MRS 可对肾脏 TG 含量进行评估，可重复性较好，与正常人相比，2 型糖尿病患者的肾脏 TG 含量水平增高，并且肾脏 TG 含量与 BMI 呈正相关，主要涉及近端肾小管细胞，提示肾脏脂肪变性可能是肾脏脂肪酸供应过剩的标志，通过评估肾脏 TG 含量，能提高对肾脏脂质代谢的了解，有助于提高对肥胖相关肾病的认识，确定潜在的治疗靶点，从而预防肥胖相关肾病及糖尿病肾病。

3. 骨肌系统 ¹H - MRS 测定的 FF 是评估 OP 骨髓脂肪含量的重要标志物。¹H - MRS 技术除了用于测量骨髓 FF 外，还可用于分析骨髓脂肪酸的组成变化，发生脆性骨折的绝经后妇女具有更低的不饱和脂肪酸水平和更高的饱和脂肪酸水平。骨髓的不饱和脂肪酸水平与脆性骨折的患病率成反比，应用

HRMAS-¹HMRS 测量各种脂肪酸水平，可以掌握 OP 病理过程中骨髓不同脂肪酸成分代谢的动态变化，有利于深入了解脂肪酸在调节 OP 骨髓微环境过程中的重要作用，可能为早期预测 OP 及干预提供潜在的重要信息。

同样，¹H - MRS 在鉴别良恶性椎体压缩性骨折方面也有较高的诊断价值。OP 患者大量脂肪细胞填充在骨小梁间隙内，骨髓脂肪堆积，导致骨密质（BMD）丢失，引发椎体骨折；转移性的肿瘤或多发性骨髓瘤由于肿瘤细胞的浸润破坏，肿瘤细胞堆积、取代正常的脂肪骨髓组织，从而出现肿瘤椎体的 ¹H - MRS 测量的 FF 值显著小于 OP 椎体。

对于杜氏型肌营养不良症患者，¹H - MRS 不仅可以测量下肢肌肉脂质含量来对患者疾病现状进行评估，还可监测疾病的进展并指导临床在合适的年龄阶段进行干预。¹H - MRS 还可以通过测量肌肉细胞内脂肪含量评估 2 型糖尿病胰岛素抵抗程度，并通过肌肉细胞内脂肪含量变化评估治疗效果。

（诸静其　汤光宇）

第七节　磁敏感加权成像及应用

磁敏感加权成像（susceptibility weighted imaging，SWI）是 E. Mark Haacke 教授于 20 世纪 90 年代发明的一种新的磁共振成像技术，该技术通过利用组织间磁化率差异作为图像增强的对比，是一种与传统的质子密度（PD）、纵向弛豫（T₁）加权、横向弛豫（T₂）加权不同的图像对比。SWI 早期主要应用于颅脑内小静脉的检测，这是由于顺磁性的小静脉与周围组织磁化率差异导致局部磁场改变，进而引起局部相位变化。SWI 正是利用这种局部相位变化，通过将 MRI 信号的相位信息与幅值信息相结合，从而达到利用磁化率差异增强图像对比的目的。随着 SWI 技术在临床上的广泛应用及其应用范围的不断深入，目前，SWI 已不仅仅局限于静脉成像，还可以用于脑部血管畸形、出血、脑静脉血栓、区分钙化和静脉，以及血管壁成像、椎体出血、肝脏结节、肝脏肿瘤内部结构显示、铁沉积等。本节内容将分别从磁化率、SWI 的序列结构、影响 SWI 对比度的因素、SWI 图像重建方法对 SWI 进行详细的讨论。

一、磁化率

（一）磁化率概念

磁化率是物质的一种内在物理特性，反映了物

质在外磁场中被磁化的程度。当处于外磁场中，物质就会被磁化，磁化强度与外加磁场是成比例的，比例常数就是磁化率。磁化率可用百万分之一（1 ppm＝10⁻⁶）表示。它由以下关系定义：

$$\chi = \frac{M}{H} \qquad （公式 15-7-1）$$

其中 χ 为材料的磁化率；M 为磁化强度，即磁介质中单位体积内磁偶极子具有的磁矩矢量和；H 为磁场强度。

基于磁化率值，磁化效应可以分为三大类：逆磁性、顺磁性和铁磁性。

1. 逆磁性 逆磁性物质产生的磁场很小，而且与外加磁场的方向相反。逆磁性是所有物质在外磁场作用下都具有的一种属性。当物质还存在其他形式的磁化效应时（顺磁性或铁磁性），逆磁性的贡献就可以忽略不计。

2. 顺磁性 一些材料能被外加磁场吸引，产生的内部磁场与外加磁场的方向相同。顺磁性材料对磁场的磁化率较小，为正磁化率，因而受磁场的吸引较小。顺磁性效应是由于物质中存在不成对电子，而且外部磁场会导致电子路径的重新排列。当外加

磁场取消后,顺磁性物质的磁性也就消失。

3. **铁磁性**　是某些物质本身就是磁体或者被磁体强烈吸引。当外加磁场取消后,铁磁性物质的部分磁性仍存在。

(二)生物组织磁化率

根据磁介质的磁化机制可将人体中的磁介质分为顺磁性、逆磁性。表 15-7-1 总结了人体中常见的磁介质的磁化率以及与之相关的疾病。

表 15-7-1　人体中常见磁介质的摩尔磁化率及与之相关的疾病

磁介质	摩尔磁化率值 (单位：cm^3/mol, ppm)	相关疾病及应用
水(H_2O)	-12.98	—
羟基磷灰石(Ca^{2+})	-282.11	钙化
胶原蛋白	逆磁性	肝纤维化
β淀粉样蛋白	逆磁性	阿尔兹海默病
氧合血红蛋白(Fe^{3+})	-893	磁共振功能成像
脱氧血红蛋白(Fe^{2+})	11 910	脑血管疾病
含铁血黄素(Fe^{2+}, Fe^{3+})	4 810	出血
铁蛋白(Fe^{3+})	6 132	铁沉积
血浆铜蓝蛋白(Cu^{2+})	550	威尔逊病

在人体组织中,钙化略显逆磁性,被磁化后产生与主磁场方向相反的附加磁场。氧合作用使血红蛋白由顺磁性的脱氧血红蛋白转化为逆磁性的含氧血红蛋白,这种磁化特性的变化是磁共振功能成像的基本机制。出血后含铁血黄素沉积引起的磁场变化可用于检测脑部微出血。脑出血的不同时期,磁共振信号是不同的,这种不同和血液的状态是相关的。刚开始出血的时候,血液里的红细胞还是完整的,这时候的血液里是氧合血红蛋白(oxyhemoglobin),氧合血红蛋白是逆磁性的物质,它的磁化率是小于 0 的;第二阶段,主要成分变成了脱氧血红蛋白(deoxyhemoglobin)(又叫还原血红蛋白),此时的血红蛋白是没有携带氧气的,它是顺磁性物质,磁化率大于 0;再往后,脱氧血红蛋白被氧化为正铁血红蛋白(methemohemoglobin)(高铁血红蛋白),它也是顺磁性物质;最后,正铁血红蛋白转变为含铁血黄素(hemosiderin),它具有高顺磁性。在静脉血液,脱氧血红蛋白的浓度高于氧合血红蛋白,所以总体来看

静脉血液呈顺磁性;而动脉血液中氧合血红蛋白的浓度高于脱氧血红蛋白,所以总体来看动脉血液呈逆磁性。无论是顺磁性,还是逆磁性,都能改变局部磁场均匀度,加速质子去相位,造成信号的衰减。由于静脉血液中脱氧血红蛋白浓度高,采用 SWI 对于静脉的显示非常突出,这是由于脱氧血红蛋白浓度高,导致局部磁场不均匀,引起 T2* 缩短,由于静脉与其他周围组织及血管的脱氧血红蛋白浓度差距大,静脉组织的信号衰减尤为明显,这样静脉得以突出显示(图 15-7-1)。但是这并不表示磁敏感加权成像中低信号(黑影)都表示静脉,因为动脉中也有磁敏感效应,只是由于静脉血液中脱氧血红蛋白浓度高,显示得更明显。

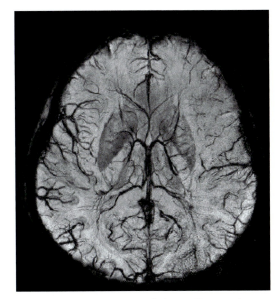

图 15-7-1　SWI 用于静脉显示 Venography

大脑中的铁主要以 Fe^{3+} 形式存在于深部灰质核团中的铁蛋白和神经黑色素中,被磁化后产生与主磁场方向相同的附加磁场,在大脑神经组织活动中至关重要。血浆铜蓝蛋白是一种铁氧化酶,其含量的降低可导致铁代谢的破坏,从而表现为组织中铜和铁的异常沉积,特别是在肝脏和大脑中,其含量的变化可作为威尔逊病(Wilson's disease, WD)的重要生物标记物。

此外,β淀粉样蛋白呈逆磁性,其积累是阿尔兹海默病(Alzheimer's disease, AD)患者早期可观察到的病理学特征,其含量的增加与 AD 的患病风险密切相关。而胶原蛋白也呈逆磁性,当肝纤维化发生时,胶原蛋白等细胞外基质成分的数量与分布、位置均会出现改变。

由此可见,如果能有效地利用生物组织磁化特性,则可以有效对组织的铁含量、钙化、血氧饱和度等进行定量测量,为研究组织结构和功能提供重要的信息。

二、SWI原理

(一)SWI序列结构

SWI技术是在T_2^*加权梯度回波序列(GRE)基础上进一步发展而来的,其采用的是三维(3D)完全流动补偿、高分辨率、薄层扫描的GRE序列(图15-7-2),主要特点如下:①SWI序列采用3D采集,通过薄层扫描以减少由背景场不均匀性导致的信号损失。②通常在选层方向、相位编码方向以及频率编码方向都施加完全的流动补偿梯度来减小流动伪影。

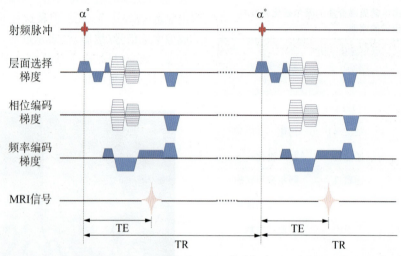

图15-7-2 传统单回波SWI序列示意图。SWI序列在选层方向、相位编码方向以及频率编码方向均采用了梯度一阶流动补偿

在SWI序列图中,每个TR时间施加一个小于90°的射频脉冲,在TE时间点上采集一个回波。每一个TR循环,只是改变相位编码梯度以及选层梯度方向的3D编码梯度的幅度。

随着SWI应用的不断发展,一些研究团队陆续提出双回波、多回波的SWI方法。双回波SWI,如图15-7-3所示,能够用于动、静脉同时成像,减少扫描时间;多回波SWI可以在提高图像信噪比(SNR)

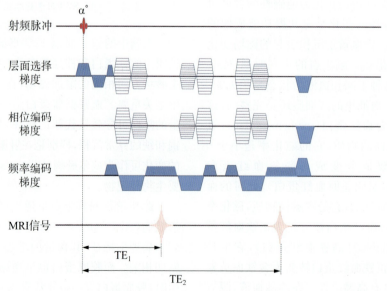

图15-7-3 双回波SWI序列示意图。两个回波处沿选层梯度方向、相位编码方向和频率编码方向均应用了流动补偿

同时计算横向弛豫时间 T_2^* 值。在成像组织磁化率差异较大情况下，采用双回波、多回波 SWI 方法，利用短 TE 对磁化率高的组织进行 SWI 成像，因为磁化率值较高的情况下，长 TE 会导致静脉和出血，出现相位缠绕的情况；而长 TE 可用于磁化率低的组织进行 SWI 成像，提供足够的相位对比度。图 15-7-4 所示为双回波 SWI 序列通过一次采集得到的多模态图像，包括：①短回波 TE=7.5ms 信号幅度图像的最大强度投影（MIP）。②长回波 TE=17.5m 信号生成的 SWI 图。③定量磁化率图。④双回波信号拟合得到横向弛豫时间 T_2^* 图。

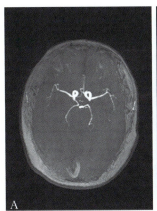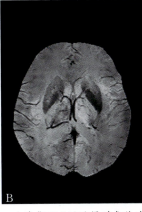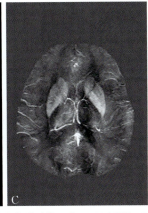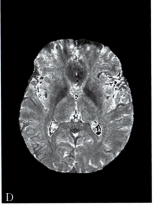

图 15-7-4　双回波 SWI。通过一次采集可以同时得到多种对比度的图像。A. 短回波 TE=7.5ms 信号的幅度图像的最大强度投影（MIP）；B. 长回波 TE=17.5m 信号生成的 SWI 图；C. 定量磁化率图（QSM）；D. 双回波信号拟合得到横向弛豫时间 T_2^* 图

（二）磁化率与磁场、相位之间关系

磁共振成像通常使用的是图像的幅值信息，但在 SWI 中，相位被用来增强组织磁化率差异导致的图像对比，因此，相位是理解 SWI 成像的一个核心概念。

对于磁共振成像来说，横向坐标平面的磁化矢量表达为：

$$\boldsymbol{M}_{xy}(\boldsymbol{r}, t) = |\boldsymbol{M}_{xy}(\boldsymbol{r}, t)| \times e^{i\varphi(\boldsymbol{r}, t)}$$

（公式 15-7-2）

其中，$|\boldsymbol{M}_{xy}(\boldsymbol{r}, t)|$ 为横向磁化矢量的幅度值。$\varphi(\boldsymbol{r}, t)$ 为相位，定义为横向磁化矢量的变化方向，其大小取决于时间 t 与横向磁化矢量角速度 ω 的乘积以及初始相位常数 φ_0（横向磁化矢量在时间原点的相位值）。因此，相位可以用公式表达为（右手系）：

$$\varphi(\boldsymbol{r}, t) = -[\omega(\boldsymbol{r}) \times t + \varphi_0]$$

（公式 15-7-3）

其中，角速度 $\omega(\boldsymbol{r}) = \gamma \times \Delta B(\boldsymbol{r}) + B_0$，$\Delta B(\boldsymbol{r})$ 为磁场变化量，来源于如空气-组织界面磁化率差异、涡流、磁场不均匀、梯度的非线性等因素引起的全局性磁场变化以及组织间磁化率差异引起的局部磁场变化。γ 为旋磁比，B_0 为静磁场强度。

SWI 利用的是感兴趣组织与周围结构间磁化率差异引起的局部磁场变化 $\Delta B_l(\boldsymbol{r})$ 以及进而导致的局部相位变化 $\Delta\varphi(\boldsymbol{r}, TE)$：

$$\Delta\varphi(\boldsymbol{r}, TE) = -\gamma \Delta B_l(\boldsymbol{r}) TE$$

（公式 15-7-4）

通过本章节磁化率的介绍，可以发现物体在均匀外磁场中的磁化效应会改变物体内外的原磁场，这种磁场的改变即 $\Delta B_l(\boldsymbol{r})$，通常还与物体几何结构相关。以无限长柱形物体以及均匀球形物体为例，

$$\Delta B_{l\text{-}in}(\boldsymbol{r}) = \frac{\Delta\chi B_0}{6} \times (3\cos^2\theta - 1) + \frac{1}{3}\chi e \times B_0$$

$$\Delta B_{l\text{-}out}(\boldsymbol{r}) = \frac{\Delta\chi B_0}{2|\boldsymbol{r}|^2} \times a^2 \times \sin^2\theta \times \cos(2\varPhi)$$
$$+ \frac{1}{3}\chi e \times B_0 \quad（公式 15-7-5）$$

$\Delta B_{l\text{-}in}(\boldsymbol{r})$ 为长柱形物体内部磁场变化，$\Delta B_{l\text{-}out}(\boldsymbol{r})$ 为长柱形物体外部磁场变化。其中 $\Delta\chi$ 为感兴趣组织与周围结构间磁化率差异，χe 为周围背景组织的磁化率，θ 为长柱形物体与主磁场 B_0 之间的夹角，a 是圆柱的半径，$\varPhi$ 是位置矢量 $\boldsymbol{r}$ 与主磁场方向投影到垂直于长柱形物体轴线的平面之间的夹角。通常静脉就可以看作长柱形模型来进行分析，结合公式 15-7-4 与 15-7-5，静脉由于含有脱氧血红蛋白，呈顺磁性，即 $\Delta\chi > 0$，当静脉平行于主磁场

B_0 时($\theta=0$)，静脉内的局部磁场要比周围组织高，在相位图中顺磁性的组织相对于周围组织会产生一个低相位，从而可以用来增强与组织之间的对比度差异。

对于均匀球形物体，

$$\Delta B_{l\text{-}in}(\boldsymbol{r}) = \frac{1}{3}\chi e \times B_0$$

$$\Delta B_{l\text{-}out}(\boldsymbol{r}) = \frac{\Delta\chi B_0}{3\,|\vec{r}\,|^3} \times a^3 \times (3\cos^2\theta - 1) + \frac{1}{3}\chi e \times B_0$$

（公式 15-7-6）

$\Delta B_{l\text{-}in}(\boldsymbol{r})$ 为球形物体内部磁场变化，$\Delta B_{l\text{-}out}(\boldsymbol{r})$ 为球形物体外部磁场变化。其中，$\Delta\chi$ 为感兴趣组织与周围结构间磁化率差异，χe 为周围背景组织的磁化率，a 是球形的半径，θ 为位置矢量 $\boldsymbol{r}$ 与主磁场 B_0 之间的夹角。通常出血与钙化可以看作球形模型来进行分析，在轴向采集相位图上，相位在顺磁性结构的上方和下方降低，在顺磁性结构的赤道周围相位增加，而逆磁性结构观察到的效果正好相反。因此，分析反映结构周围磁场的相位信息，可以区分是顺磁性结构还是逆磁性结构。

由公式 15-7-4、15-7-5、15-7-6 可以得出局部相位变化与局部磁化率差异以及局部磁化率差异引起的局部磁场变化有着直接的线性关系，利用相位信息能够反映出组织间磁化率差异。而由公式 15-7-5 和 15-7-6 可以进一步发现物体的几何结构对于局部磁场的变化也有着重要的影响，并直接关系到后面章节中关于定量磁化率成像的计算。

（三）磁化率对 MRI 信号幅值影响

由公式 15-7-2 可以发现，横向磁化矢量不仅与其幅值 $|\boldsymbol{M}_{xy}(\boldsymbol{r},t)|$ 有关，还与其相位 $\varphi(\boldsymbol{r},t)$ 直接相关。而组织的局部相位变化与磁化率差异导致的局部磁场变化直接相关，不同的局部磁场会产生不同的局部进动频率，进而在 TE 时产生不同的相位。由于采集的 MRI 信号即净的横向磁化矢量是体素内各横向磁化矢量分量的矢量和，如果磁化率引起同一体素内磁化矢量分量相位不同，就会导致散相，降低 MRI 信号。以静脉血管为例（图 15-7-5），假定红色圆圈为静脉血管，静脉内磁化率一致（即相位相同），静脉外组织的磁化率也相同（相位相同），但是静脉与组织交界处由于静脉与组织磁化率差异导致相位不同，当它们处在同一个像素内就会发生 MRI 信号降低的情况，如图 15-7-6A 所示。

图 15-7-5 相位对 MRI 信号的影响。假定红色圆圈为静脉，静脉内横向磁化矢量相位用红色箭头表示，静脉外组织横向磁化矢量相位用黑色箭头表示，红色箭头与黑色箭头方向相反（通常小静脉成像选择的扫描参数使得静脉相位与静脉外组织相位相反，增强它们之间的对比度），静脉与组织边界像素内，如果既含有组织又含有静脉信号，就可能发生信号消失的情况

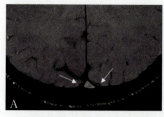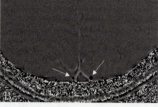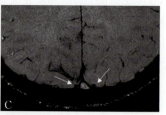

图 15-7-6 在 3T 磁共振系统上采用 SWI 序列扫描得到的幅度图、高通滤波相位图以及 SWI 图像。TE=20 ms，FA=10°。A. 幅度图；B. 相位图；C. SWI 图。通过对比发现，静脉在相位图（B）上是低信号，但是在幅度图（A）中由于静脉与周围组织相位相反，出现中心位置高信号而周围与组织相交位置低信号的现象（如白色箭头所示），在 SWI 图（C）上是低信号

采用 SWI 序列扫描得到的图像如图 15-7-6 所示。图 15-7-6A 为幅度图，白色箭头指向位置为静脉，可以发现中心高信号、边缘低信号的现象，然而，并不能直接判断该位置的结构比周围组织更具有顺磁或逆磁性。通过高通滤波后的相位图就可以反映物质的顺磁性或者逆磁性，如图 15-7-6B

中白色箭头指向位置由于相位为负(右手系),因此,图15-7-6B相位图中箭头指向的低信号结构为顺磁性物质。图15-7-6C为SWI图,其将相位对比度合并到幅度图中,一方面可以去除幅度图上的环状现象,另一方面可以增强顺磁性物质与周围其他组织对比。关于具体的幅度与相位信息结合过程将在下一小节中介绍。

(四) SWI 图像处理流程(如何利用相位信息增强不同磁化率物质对比)

SWI技术除了序列结构的特殊性以外,为了结合幅度图和相位图信息,图像重建过程也与常规序列不同。具体包括:①对于相位图,采用高通滤波消除不必要的低频场效应和相位缠绕,保留局域组织磁化率差异产生的相位信息。②利用高通滤波后的相位图生成相位掩模(掩模与相位对应关系见图15-7-7)。将该相位掩模应用于幅度图像,从而结合了幅度和相位的对比。③对邻近的薄层进行最小强度投影(mIP)。图15-7-7为SWI图像处理流程图,给出如何利用SWI序列采集的幅度图与相位图处理生成磁化率差异对比增强的SWI图像。

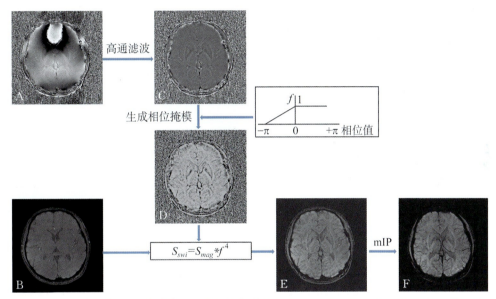

图15-7-7 SWI图像处理流程图。A.原始相位图;B.幅度图;C.高通滤波图;D.掩模图;E.SWI图;F.最小强度投影图(8层mIP)。其中,S_{swi}代表SWI图像强度,S_{mag}代表幅度图像强度,f代表根据滤波后的相位图创建的相位掩模的值。其中相位图与相位掩模之间的关系为:相位在$-\pi$到0之间,掩模值为0~1之间,SWI图像相对于幅度图信号强度被抑制,相位在0到$+\pi$之间相位掩模为1,SWI图像相对于幅度图信号强度不发生变化。相位的使用突出了相位在$-\pi$到0,与相位在0到$+\pi$之间的组织差异

SWI处理过程中采用高通滤波后的相位图而不是原始采集的相位图,这是由于磁场的变化分为局域和全局磁场变化。通常全局磁场变化为低频变量,磁场变化缓慢,尽管进动频率发生改变,但是体素内的场是均匀的,不会发生体素内散相、信号降低的现象。而局域磁场变化为高频变量,磁场变化快,如果变化与体素大小相当,就会导致体素内散相,信号因此降低。SWI考虑的是组织与周围磁化率差异引起局部磁场变化,通过高通滤波可以去除缓慢的磁场变化产生的相位,保留局域组织磁化率差异产生的高频相位信息。

三、SWI 图像特点

通过对SWI序列以及重建过程的介绍,我们可以发现,相对于常规的磁共振成像来说,SWI除了提供MRI信号幅度图,还额外提供了相位图、SWI图以及最小强度投影(mIP)图。图15-7-8给出SWI生成的幅度图(A)、高通滤波后相位图(B)、SWI图(C)以及mIP图(D)。图15-7-8通过对比图中蓝色线条勾画的静脉可以发现,SWI图以及mIP图由于利用了相位图的对比信息,对于静脉的显示比幅度图更为清晰。SWI扫描完后是薄层的幅度图,要用于临床,还需要进行一些处理,SWIp处理完后,会直接出四组图:SWI-M代表幅度图,SWI-P代表相位图,SWI图,mIP代表最小密度投影图(图15-7-9)。在图15-7-9给出的4幅图像中,白色箭头指向的红核与红色箭头指向的黑质由于铁沉积呈顺

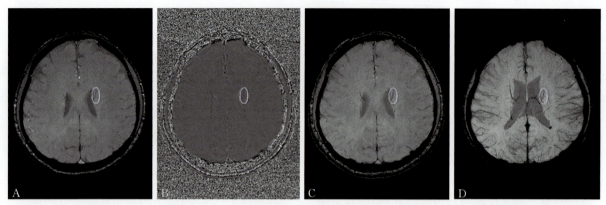

图 15-7-8　SWI 图例。A. 重建生成的幅度图；B. 高通滤波后相位图；C. SWI 图；D. mIP 图

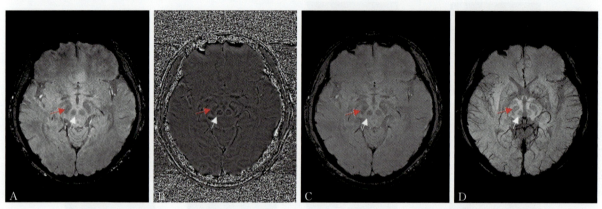

图 15-7-9　SWI 图例。A. 重建生成的幅度图；B. 高通滤波后相位图；C. SWI 图；D. mIP 图。四幅图中白色箭头指向的红核与红色箭头指向的黑质由于铁沉积呈顺磁性，在相位图上相对于周围组织表现为稍低信号，在 SWI 图上红核与黑质相比于幅度图，边界勾勒得更加清晰

磁性，在相位图上相对于周围组织表现为稍低信号，在 SWI 图上红核与黑质相比于幅度图，边界勾勒得更加清晰。

四幅图中蓝色线条勾画区域内的低信号物体为静脉。通过对比发现 SWI 图、mIP 图以及相位图中静脉的显示比幅度图更为清晰。

四、SWI 扫描参数优化

这一节中将分别介绍与 SWI 图像对比相关的参数，以及如何优化参数。

1. 流动补偿　由于 SWI 需要显示静脉，流动补偿梯度的使用是必不可少的。不同方向的血流在图像上会分别产生流动伪影、信号损失以及图像模糊的影响。通过使用流动补偿梯度使得流动自旋在回波处相位为零，从而来冻结血流流动，达到流动补偿效果。

2. 回波时间　数字信号存储系统存储的相位完整周期为 2π，如果相位超过 2π，相位就会发生缠绕效应，即：

$$\varphi_{act} = \varphi_{measured} + 2\pi \cdot n$$

（公式 15-7-7）

其中 φ_{act} 是由 $\Delta B(\vec{r})$ 引起的实际相位，$\varphi_{measured}$ 为相位图上测得相位。根据公式 15-7-7 可以发现，实际相位与测量得到相位之间的相位差别为 $2\pi \cdot n$，n 为任意整数。

由公式 15-7-4 可以发现，相位值与信号采集时间即回波时间（TE）密切相关，在其他条件不变的情况下，相位值随 TE 值呈线性增加。如何选择 TE 既能满足信噪比要求，又能突出磁化率之间差异，并同时能避免一个像素内的信号发生缠绕现象呢？

首先，通常为了优化相位图的信噪比，TE 值选择在组织的 $T_2^*/2$ 与 T_2^* 之间，如果使两种物质（T_2^* 相同）有最佳的对比噪声比，最好选择回波时间 $TE = T_2^*$，如果需要减少重复时间（TR），回波时间 $TE = T_2^*/2$ 会更加合适。其次，考虑组织间的对比度差异。由于相位值还取决于感兴趣组织磁化率产生的局域磁场变化，因此 TE 越长，不同磁化率组织间的相位差异就越大。但是，由于部分容积效应，同

一个像素内相位缠绕会导致 T_2^* 加权效应增加，磁共振图像信号会发生损失，也就是"开花伪影"（blooming artifacts）。因此，通常需要综合考虑上述几种因素，针对不同的扫描任务选择不同的 TE。当成像头部静脉时，对于 3 T 磁共振成像系统，TE 通常选择 20 ms，其原因是：当 TE＝20 ms 时，平行于主磁场的静脉相位趋近于 π，垂直于主磁场的静脉相位是 −π/2，静脉边界相位最大值为 3π/2，在静脉边缘会发生相位缠绕效应，从而边缘的单个体素出现部分容积效应，因此，20 ms 是在 3 T 下不发生单个像素内的容积效应的情况下能选择的最长 TE 时间。

对于磁化率差异较大的组织成像，可以采用多回波 SWI，通过使用一个短 TE 和一个较长 TE。短 TE 可以对磁化率较高的组织进行 SWI 成像，比如微出血、高浓度铁沉积组织；长 TE 可以用来对磁化率较低的结构进行 SWI 成像，例如低浓度铁沉积的组织。

表 15－7－2 总结归纳了文献中一些常用的临床应用中 TE 选择，供参考。

表 15－7－2 一些常用的临床应用中 TE 选择

相关临床应用	维度 （2D/3D）	磁场 强度	TE(单位：ms)
脑部静脉血管、铁沉积相关疾病（脑卒中、外伤、神经退行性疾病）	3D	3 T	20（单回波） 6/20（双回波） 5.6、11.8、18、24.2（四回波）
	3D	1.5 T	40（单回波）
海绵状血管畸形	3D	3 T	7.2
胎儿脑静脉血氧饱和度	2D	3 T	15～18.7
	3D	3 T	13.5 or 17.3
外周大动脉血管壁	3D	3 T	15.6
椎体	3D	1.5 T	20
椎体（颈椎骨孔狭窄）	3D	1.5 T	14
关节内含铁血黄素积聚	3D	3 T	7
儿童膝关节软骨血管	3D	7 T	10.3
肾、肝脏	2D	3 T	10
子宫平滑肌瘤	2D	3 T	15
	2D	1.5 T	20
	3D	1.5 T	50
舌鳞状细胞癌	3D	1.5 T	18

3. 成像分辨率 通过回波时间的介绍，我们知道相位缠绕会影响 SWI 成像质量。而成像参数中影响相位发生缠绕的一个重要因素为部分容积效应。除了通过改变 TE，改变分辨率的大小同样可以改善部分容积效应。SWI 通过使用高的成像分辨率来减小容积效应，特别是对于小 FOV 的组织结构，高分辨率扫描能够提高测量相位的准确性。但是高成像分辨率在减小容积效应的同时，也会增加扫描时间以及降低图像的信噪比，而信噪比降低也会一定程度影响相位的准确性。因此需要根据成像的感兴趣部位选择合适的分辨率。

表 15－7－3 总结归纳了文献中一些常用的临床应用中体素尺寸的选择，供参考。

表 15－7－3 一些常用的临床应用中体素大小的选择

相关临床应用	维度 （2D/3D）	磁场 强度	体素大小 （单位：mm）
脑部静脉血管、铁沉积相关疾病（脑卒中、外伤、神经退行性疾病）	3D	3 T	$0.5 \times 0.5 \times 1.2$ $0.6 \times 0.8 \times 2$
	3D	1.5 T	$0.7 \times 1.2 \times 2$ $0.6 \times 0.8 \times 2$ $0.7 \times 0.9 \times 1.2$
海绵状血管畸形	3D	3 T	$0.6 \times 0.6 \times 1$
胎儿脑静脉血氧饱和度	3D/2D	3 T	$0.8 \times 1.6 \times 3.5$
外周大动脉血管壁	3D	3 T	$0.5 \times 0.5 \times 1$
椎体	3D	1.5 T	$0.8 \times 0.8 \times 3$
椎体（颈椎骨孔狭窄）	3D	1.5 T	$0.6 \times 0.6 \times 3$
关节内含铁血黄素积聚	3D	3 T	$0.6 \times 0.6 \times 2$
儿童膝关节软骨血管	3D	3 T	$0.3 \times 0.3 \times 1$
肾、肝脏	2D	3 T	$1 \times 1.5 \times 5$ $1 \times 1.1 \times 5$
子宫平滑肌瘤	2D	3 T/1.5 T	$1 \times 1.4 \times 8$
	3D	1.5 T	$0.7 \times 1.1 \times 6$
舌鳞状细胞癌	3D	1.5 T	$0.7 \times 0.7 \times 2$

4. 翻转角

翻转角的大小直接影响幅度图的信噪比和对噪比，与相位的大小无关。一般脑部 SWI 成像常选择使用接近灰质恩奎斯特角的翻转角来获得最佳的信噪比，从而使相位的不确定性最小化。对于 TR≪ T_1 的情况，恩奎斯特角（单位为弧度）可以通过公式（15－7－8）来估算。

$$\theta_E \cong \sqrt{\frac{2TR}{T_1}} \quad (公式\ 15-7-8)$$

临床应用中使用的翻转角,需要将上述弧度乘以 $\frac{360}{2\pi}$。

因此,对于不同的磁场强度、不同的临床应用,恩奎斯特角也会随着发生改变。

表 15-7-4 总结归纳了文献中一些常用的临床应用中翻转角的选择,供参考。

表 15-7-4　一些常用的临床应用中翻转角的选择

相关临床应用	维度 (2D/3D)	磁场 强度	翻转角 [单位:度(°)]
脑部静脉血管、铁沉积相关疾病(脑卒中、外伤、神经退行性疾病)	3D	3 T	10 15 20
	3D	1.5 T	15 20
海绵状血管畸形	3D	3 T	17
胎儿脑静脉血氧饱和度	3D	3 T	10
	2D	3 T	32
外周大动脉血管壁	3D	3 T	10
椎体	3D	1.5 T	15
椎体(颈椎骨孔狭窄)	3D	1.5 T	15
肾、肝脏	2D	3 T	20
子宫平滑肌瘤	2D	3 T	15
		1.5 T	20
	3D	1.5 T	15
舌鳞状细胞癌	3D	1.5 T	18

五、左右手坐标系统

在进行 SWI 图像判断的时候,很多用户会有迷惑。为什么西门子上面写的钙化在相位图上是低信号,而飞利浦上钙化在相位图上是高信号？这个问题与采用的坐标系统不一样有关(图 15-7-10)。

飞利浦和 GE 采用的是右手(right-handed)坐标系统。在右手系统中,顺磁性表现为负相移,在相位图上,相移越大,灰度越高,图像越亮。所以,对于右手系统的飞利浦和 GE 的磁共振,SWI 图像中,出血在相位图上表现为低信号,钙化在相位图上表现为高信号。

西门子和佳能(前东芝)采用的是左手(left-

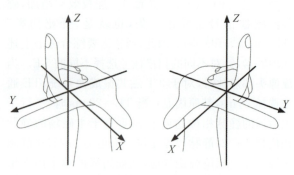

图 15-7-10　左手坐标系统和右手坐标系统(大拇指、示指及中指相互正交,组成坐标系统的 X、Y、Z 轴,分别代表 3 个平面)

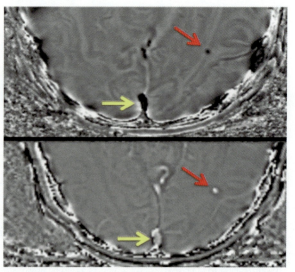

图 15-7-11　上图是 GE 公司的(右手系统),下图是 Siemens 公司的(左手系统),在相位图像上静脉及出血表现相反

handed)坐标系统。在左手系统中,顺磁性表现为正相移,在相位图上,相移越大,灰度越高,图像越亮。所以,对于左手系统的西门子和佳能的磁共振,SWI 图像中,出血在相位图上表现为高信号,钙化在相位图上表现为低信号(图 15-7-11)。

六、SWI 的临床应用

SWI 采用高分辨率、三维、完全速度补偿梯度回波扫描产生磁矩图和相位图,利用相位蒙片对磁矩图进行增强处理,相邻层面进行最小密度投影,使磁敏感度不同的物质(如静脉血或出血)产生信号对比。SWI 序列主要被广泛用于神经疾病的临床诊断。

(一)神经系统疾病

利用磁化率差异,SWI 对显示静脉结构、血液代谢物、铁沉积及钙化具有独特优势,因而广泛用于神经疾病的临床诊断中。

1. 脑血管疾病　SWI 在脑梗死疾病诊断中有多方面的应用:第一,显示脑梗死病变中合并的出血及微出血(图 15 - 7 - 12),提示溶栓治疗的风险。SWI 可最早显示症状出现后 2 h 内的出血,发现小于 10 mm³ 的病变,并对病变显示具有放大效应。第二,显示急性脑梗死责任动脉内的血栓,SWI 能早期发现责任动脉血栓,表现为局部血管增粗并低信号,诊断敏感度及特异性均高于 CT 的高密度动脉征和 FLAIR 图像上的高信号血管征,并与患者预后密切相关。第三,是显示缺血半暗带的新方法,SWI 能够反映缺血半暗带内毛细血管和静脉中脱氧血红蛋白与氧合血红蛋白比率(氧提取分数,OEF)的显著增加,表现为区域内明显的低信号引流静脉,形成不对称显著的皮质静脉(asymmetrically prominent cortical veins,APCV)区,SWI 能够成为显示缺血半暗带时灌注技术的替代或补充技术。第四,在对颅内动脉粥样硬化斑块的研究中,SWI 能显示伴有斑块内出血的易损斑块,并与钙化斑块相区别。SWI

还能灵敏地发现颅内动脉夹层。

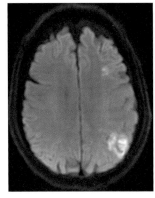
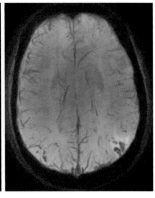

图 15 - 7 - 12　64 岁,男性,急性脑梗死。DWI 检查示左侧额顶叶片状高信号影;SWI 检查示左侧顶叶病变内见斑点状、斑片状低信号出血灶

由于 SWI 对出血,尤其是对微出血病变检出的独特敏感性,有助于诊断新生儿缺氧缺血性脑病导致的脑血管破裂出血、脑内(图 15 - 7 - 13)和脑室内出血,以及老年人脑血管淀粉样变性所导致的脑叶出血和微出血(图 15 - 7 - 14)。

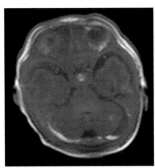
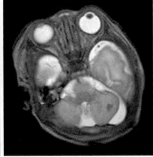
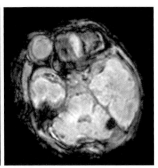

图 15 - 7 - 13　新生儿,新生儿缺氧缺血性脑病。T1WI 及 T2WI 显示左侧小脑半球一模糊的斑片状出血,呈稍长 T1、稍短 T2 信号,SWI 能够更清楚显示病变

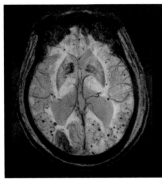
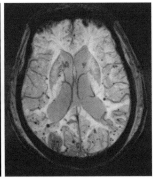
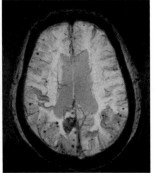

图 15 - 7 - 14　70 岁,男性,脑血管淀粉样变性。SWI 检查示双侧额顶颞枕叶皮质及皮质下多发的小圆形低信号影(微出血灶),以顶枕叶为著。双侧顶枕叶脑沟内多发线样低信号影(脑表面铁沉积),右侧枕叶见片状混杂信号影,以低信号为主(脑叶出血)

2. 脑外伤　弥漫性轴索损伤（diffuse axonal injury，DAI）出血在 CT 和传统的 MRI 影像学检查中常为阴性，是典型的"影像表现轻微，临床症状严重"的疾病，相比于常规 MR 序列及传统的 T2* 加权梯度回波序列，SWI 能够更敏感地发现出血性轴索损伤，提供与患者临床特征有关的损伤数目、大小和部位（图 15-7-15），在早期获得更精确、客观的损伤评价及预后信息。此外，SWI 还能更敏感地发现脑干的出血、脑室内及蛛网膜下腔出血、硬膜外及硬膜下血肿。

3. 血管畸形　普通的 MRI 或 MRA 技术能显示高流量的动静脉畸形（AVM），较小的 AVM 则因流速较慢难以显示，而 SWI 能够更敏感地发现低流量的 AVM，并可测量氧饱和度。其他常见的血管畸形包括海绵状血管瘤、静脉发育异常、毛细血管扩张症等，均属于低流量血管畸形，难以利用普通 MRI 或 MRA 技术显示。由于静脉的血氧饱和度较低，

SWI 能够非常敏感地发现静脉畸形，是静脉畸形诊断的理想方法。结合相位信息，SWI 可清楚显示病变的部位、数量及内部小静脉的结构（图 15-7-16、图 15-7-17）。

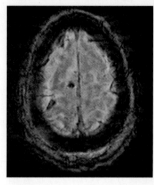
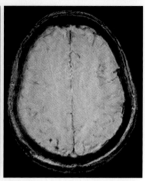

图 15-7-15　67 岁，女性，坠落致脑外伤 1 d，弥漫性轴索损伤。SWI 检查示右侧额顶叶多发类圆形及短条状低信号

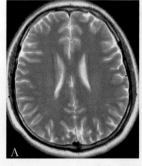
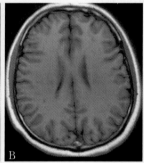
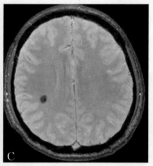

图 15-7-16　67 岁，男性，海绵状血管瘤。A. T2WI 呈点状高信号伴边缘低信号环；B. T1WI 示右侧顶叶深部白质斑点状稍低信号；C. SWI 显示右侧顶叶病灶更加清楚，并呈放大效应

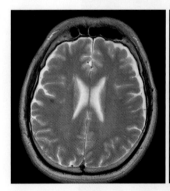
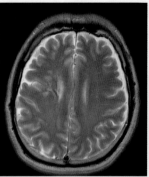
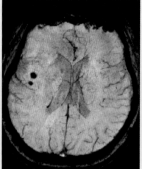
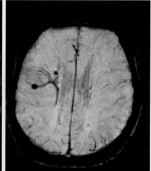

图 15-7-17　29 岁，男性，静脉发育异常。T2WI 示右侧额叶线状低信号血管流空影，但病灶显示不清。SWI 检查 MinIP 重建图像示右侧额叶扩张的髓静脉呈放射状向引流静脉汇聚，表现为"水母头"样

4. 脑退行性疾病　SWI 能够评估亨廷顿病、帕金森病、阿尔茨海默症、多发性硬化、多系统萎缩、肌萎缩侧索硬化症等患者脑内异常的铁沉积（图 15-7-18）。矿物质，如钙和铁，在不同的角度产生不同

的磁敏感效应，使 SWI 能更敏感地发现异常的钙、铁沉积，且其造成的相位差异与沉积量相关。利用 SWI 可测量大脑中铁蛋白含量，了解铁沉积异常增加的部位，有助于判断预后、疾病进展和治疗结果。

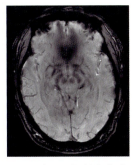

图 15-7-18　55 岁，男性，帕金森病。SWI 检查示黑质层面"燕尾征"消失

5. 脑肿瘤　恶性程度高的肿瘤有血管增长迅速、多发微出血的倾向。SWI 能够显示脑肿瘤内的静脉血管结构、出血及钙化，有助于肿瘤分级诊断及易出血转移瘤的检出（图 15-7-19）。SWI 还有助于脑肿瘤的鉴别诊断，如发现神经鞘瘤内的微出血能与桥小脑角区的脑膜瘤相鉴别。SWI 序列还能使肿瘤内钙化的检测敏感性显著提高 53%，在相位图上能够区分钙化及出血。

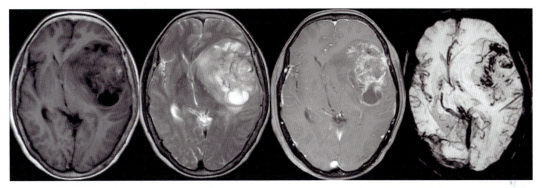

图 15-7-19　54 岁，男性，胶质母细胞瘤。左侧额叶见一团块状占位性病变，T1WI 及 T2WI 示病变内信号混杂伴坏死、囊变，周围可见轻度水肿；增强扫描见病变明显不均匀强化。SWI 示病灶内多片、条、点状低信号影（出血及血管）

6. 脊髓损伤　SWI 检测脊髓损伤出血比常规 MR 成像技术更敏感。但由于易受磁敏感伪影影响，脊髓 SWI 扫描需要慎重选择成像参数。

（二）在其他系统疾病的应用

1. 骨关节系统的应用　在骨关节系统中，钙质及出血的检出对疾病的筛查、诊断及鉴别诊断有重要意义。在关节疾病中，关节附近的钙化通常与代谢性疾病或退化性改变有关。SWI 对肩袖钙化评估作用逐渐得到重视。在关节炎患者中，SWI 尤其适用于色素沉着绒毛结节性滑膜炎（PVNS）中的含铁血黄素沉积与滑膜软骨瘤病的软骨样钙化的检出及鉴别诊断。SWI 与 T1WI 联合可用于评估关节软骨下骨侵蚀。此外，SWI 对钙质沉积的检出也可用于痛风关节炎。SWI 还能评估软骨内的血管密度。在脊柱病变中，SWI 也被认为是髓核退变和椎间盘内钙化灶检测的有效工具，可以区分骨赘和椎间盘突出，并能够评估椎间孔的狭窄程度，也可用于评估椎骨终板的软骨下硬化以及椎体骨折的检出。在骨及软组织肿瘤方面，SWI 对钙化及出血的检出亦有助于骨肿瘤及骨肿瘤样病变、血管畸形等疾病的诊断及鉴别诊断。

2. 胸腹部系统的应用　基于 SWI 的肝脏磁化率测量能够反映肝脏的铁负荷。肝脏中铁含量的增加是肝纤维化发展的重要变化之一。SWI 在肝铁沉积测量的优势有助于评估肝纤维化的严重程度。在肝硬化患者中，硬化结节内会有异常铁质沉积，SWI 能够灵敏地发现铁沉积的硬化结节，敏感度几乎是 $T2^*WI$ 的两倍，硬化结节表现为低信号，如果发生癌变则因铁廓清呈高信号。同样，也可用于门静脉高压患者的脾脏铁质结节（Gamna-Gandy 小体）的检出。SWI 还可以敏感检测腹部实质脏器如肝脏病变内的出血。由于前列腺癌易出血，SWI 有助于区分前列腺的良恶性病变；此外，SWI 能灵敏地发现前列腺内的钙化灶，并能与出血相鉴别。在肾脏的 MRI 检查中，SWI 被用于监测血氧饱和度以间接反映肾纤维化与肾功能，并进一步通过技术改进来显示肾脏静脉。

（吴东梅　戴勇鸣　李懋　张军）

第八节　定量磁化率成像及应用

定量磁化率成像（quantitative susceptibility mapping，QSM）技术利用传统 MRI 梯度回波成像技术中所舍弃的相位信息得到局部磁场的变化特性，通过复杂的局部磁场到磁化率的反演计算得到定量的磁化率分布图。相比其他基于梯度回波序列的定量方法，QSM 具有以下优点：①QSM 可以量化体素内的磁化率，更精确、更敏感地评估铁浓度。②QSM 描述了磁化率源的真实大小和形状，减少了 R_2^* 和相位图中固有的开花伪影。③QSM 能够区分各种生物组织的磁化率，包括顺磁性铁与逆磁性钙化。基于 QSM 在定量研究组织磁化特性中的优势，QSM 技术已经广泛应用于体内铁、钙化以及血氧饱和浓度等方面的定量研究中。关于生物组织磁化率可参见第十五章第七节。

一、QSM 基本原理

组织中的磁介质在主磁场 B_0 作用下会产生一个与主磁场方向相同或相反的附加磁场，从而引起周围局部磁场的变化 ΔB；该局部场随空间位置的变化而改变，场的变化则导致梯度回波图像上相位发生变化。图 15-8-1 给出了组织磁化率、磁场和相位三者之间的变化关系。

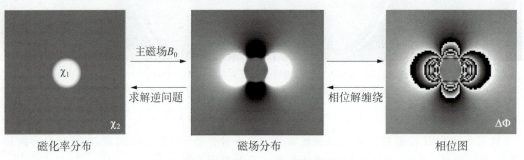

磁化率分布　　　　磁场分布　　　　相位图

图 15-8-1　磁化率、磁场和相位之间的关系

如果磁化率引起的感应磁场被看作是一个磁偶极子，而且磁场变化是由各向同性的磁化率分布引起时，则磁场变化可以通过磁化率分布与单位偶内核卷积求得：

$$b(\boldsymbol{r}) = \int_{\boldsymbol{r}'\neq\boldsymbol{r}} \chi(\boldsymbol{r}) \frac{3\cos^2(\theta_{\boldsymbol{r}-\boldsymbol{r}'})-1}{4\pi\mid\boldsymbol{r}'-\boldsymbol{r}\mid^3} d^3\boldsymbol{r}' =$$

$$\frac{3\cos^3(\theta_{\boldsymbol{r}})-1}{4\pi\mid\boldsymbol{r}\mid^3} \otimes \chi(\boldsymbol{r}) = d(\boldsymbol{r}) \otimes \chi(\boldsymbol{r})$$

（公式 15-8-1）

其中，$\boldsymbol{r}$ 表示空间域的坐标向量，$\chi(\boldsymbol{r})$ 表示磁化率分布，$\theta_{\boldsymbol{r}}$ 表示坐标向量 $\boldsymbol{r}$ 与主磁场 B_0 间的夹角，$b(\boldsymbol{r}) = \dfrac{B(\boldsymbol{r})-B_0}{B_0}$ 表示磁化率引起的场图变化，$d(\boldsymbol{r}) = \dfrac{3\cos^3(\theta_{\boldsymbol{r}-\boldsymbol{r}'})-1}{4\pi\mid\boldsymbol{r}\mid^3}$ 表示磁化率与磁场关系的偶极核，$\otimes$ 表示卷积运算。

而对于采用梯度回波序列采集的图像，图像上相位与磁场变化的关系如下：

$$\Delta\varnothing(\boldsymbol{r}) = \gamma \times \Delta B(\boldsymbol{r}) \times TE$$

（公式 15-8-2）

其中，$\Delta\varnothing(\boldsymbol{r})$ 为相位，$\Delta B(\boldsymbol{r})$ 为磁场变化量，γ 为旋磁比。

由此可见，根据相位变化重建出磁化率图是一个逆向的后处理过程（图 15-8-1）。

二、QSM 数据采集

QSM 可以采用单回波和多回波 GRE 序列获得。TE 时间的选取取决于感兴趣组织的磁化率，强磁化率组织信号衰减较快，短 TE 回波对此更敏感；反之，长 TE 回波对弱磁化率组织更加敏感。因此，与单回波 GRE 方法相比，多回波序列可以实现一次激发获得多个不同回波的数据，具有提高场图拟合的准确性、改进相位缠绕、提高图像信噪比和提高磁化率的灵敏度等优点。

为满足更高的临床和科研需求，一些新的序列也逐渐应用于 QSM 研究中，如：平衡稳态自由进动序列利用残余横向磁化矢量的相位重聚信号可提高信号强度,但缺点是其受局部磁场不均匀性影响较大;GRE-EPI 序列扫描速度快,但存在图像畸变和空间分辨率低等问题;对于骨头或空气边界等磁化率非常高的组织区域信号衰减极快,可尝试采用超短回波技术。

三、QSM 图像重建

QSM 图像重建过程如图 15-8-2。首先,通过

GRE 序列采集单回波或多回波模图和相位图数据;然后对不同回波的相位数据拟合后进行相位解缠绕,并去除由组织外物质引起的背景场,这样预处理后就得到与组织磁化率相关的局部场图;再利用多回波组合后的模图得到感兴趣区域的掩膜图;最后,根据磁化率和场图间的关系,结合特定的反演算法,重建得到组织磁化率分布图。

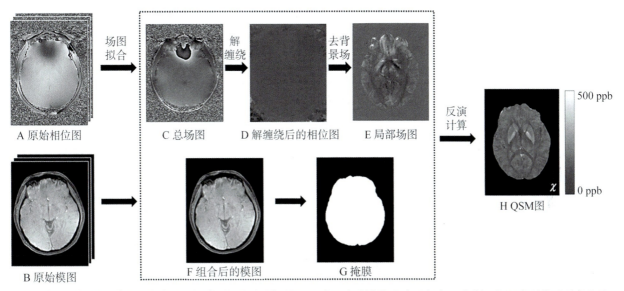

图 15-8-2　QSM 重建流程示意图。A. 多回波的缠绕相位图;B. 多回波的模图;C. 相位拟合后的总场图;D. 解缠绕后的相位图;E. 去除背景场后的局部场图;F. 多回波组合后的模图;G. 感兴趣区域的掩膜图;H. 定量磁化率分布图

(一) 场图拟合

采用多回波 GRE 序列获得相应的模图和相位图,磁化率导致的局部磁场分布信息反映在相位演化中,相位随局部磁场和回波时间呈线性变化(如公式 15-8-2)。

对于 GRE 多回波数据,可以采用线性和非线性方法进行场图拟合。线性的拟合先分别求出各个回波的相位值,并进行相位解缠绕,再使用线性最小二乘法对不同回波信号的相位和回波时间进行拟合。尽管线性拟合方法在求解时更加简单,但由于 MRI 信号相位的噪声不满足正态分布,因此采用线性最小二乘法拟合得到的场图在噪声抑制方面并不理想。为了更好地抑制噪声,MRI 复数信号的实部和虚部噪声均可看作正态分布,初始总场图 $b(r)$ 可以采用如下非线性最小二乘算法拟合得到。

(二) 相位解缠绕

复数信号中相位部分为周期函数,测量得到的相位值位于区间 $(-\pi, \pi]$,该范围之外的相位被缠

绕到这个区间内,导致真实相位 φ 与测量得到的相位 ψ 之间相差 2π 的整数倍,这种现象称为相位缠绕。

在 QSM 中,常用的空间相位解缠绕方法有基于路径的算法、区域生长法和基于拉普拉斯算子算法,对解缠绕算法的选择通常是对鲁棒性和时间效率之间的权衡。例如,拉普拉斯法的求解速度较快,但其得到的结果往往过于平滑;区域生长法是利用相邻点之间相位的连续性,在假设相邻体素相位变化很小的前提下,从质量最优的体素出发,对周围体素的相位增加或减少 2π 的整数倍,然后逐渐扩展。在一些相位随空间变化较明显的区域,拉普拉斯算法的准确性不如区域生长法,但区域生长法对 QSM 数据的处理速度会慢很多。图 15-8-3 给出了采用拉普拉斯算法进行解缠绕前后的相位图。

(三) 去除背景场

通过对不同回波相位图进行拟合和解缠绕后可得到总场图 $b(r)$,但由于组织以外空气等物质磁化

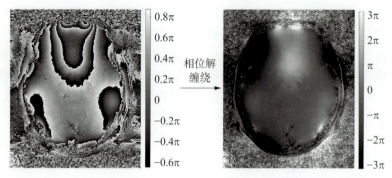

图 15-8-3　空间相位解缠绕。A. 原始相位图,相位介于-π～π之间;B. 解缠绕后的相位图,相位介于-3π～3π之间

率的存在、主磁场的不均匀性等原因,拟合所得到的总场图 $b(r)$(图15-8-2C)不仅包括了由组织内磁化率引起的局部场图(图15-8-2E),还包括由其他因素引起的背景场图,即:

$$b(r)=b_l(r)+b_b(r)$$

（公式 15-8-3）

其中,$b_l(r)$ 和 $b_b(r)$ 分别表示局部场图和背景场图。因此,在利用场图 $b(r)$ 计算组织内磁化率分布前,需要先去除背景场信息。

考虑到背景场整体较平滑,最简单的方法是采用高通滤波技术滤除总场图中的低频部分,但这种方法在滤除低频背景时也会将局部场中的低频部分滤除,且由于空气-组织边界处为高频场,因此这种方法在组织边界处的效果不理想。随着 QSM 技术的发展,涌现出了一批去除背景场的新方法,包括:拉普拉斯边界值法(Laplace boundary value, LBV)、复杂谐波伪影去除法(sophisticated harmonic arti-fact reduction on phase data, SHARP)和偶极场投影法(projection on to dipole field, PDF)。其中,PDF 算法是由美国康奈尔大学威尔医学院的王乙教授小组提出的,该方法基于感兴趣区域内外偶极场的内积近似为 0 这一特征,可用以区分局部场和背景场,并取得了很好的效果。

目前,还有一类 QSM 算法可以省却去背景场这一步骤,直接用总场进行反演,比如总场反演方法(total field inversion, TFI),这类算法对于高磁化率区域处理的效果更好。

(四) 求解逆问题

公式(15-8-1)所示空间域中磁场与磁化率的卷积关系经过傅立叶变换可表示为:

$$\Delta B(k)=B_0\left(\frac{1}{3}-\frac{k_z^2}{|k^2|}\right)\chi(k)$$

（公式 15-8-4）

$\Delta B(k)$ 和 $\chi(k)$ 分别表示 K 空间中磁场变化和磁化率的分布。$D(k)=B_0\left(\frac{1}{3}-\frac{k_z^2}{|k^2|}\right)$ 表示傅立叶变换后的偶极内核,进一步得到:

$$\chi(k)=\Delta B(k)/D(k)$$

（公式 15-8-5）

$\Delta B(k)$ 通过测量梯度回波的相位、相位拟合、相位解缠绕、去背景场和傅立叶变换等步骤得到,而 $D(k)$ 是已知函数,那么基于公式 15-8-5 就可求得 $\chi(k)$,再经过傅立叶变换就可得到定量磁化率分布图 $\chi(r)$。但是在 K 空间中,偶极内核 $D(k)$ 在相对于主磁场 54.7°的两个圆锥体表面上的值为 0(图15-8-4),也意味着这个圆锥面上的点导致公式 15-8-5 中分母为零,因此在 K 空间中这个圆锥面上去卷积过程是不适定的。为了解决这个问题,研究者提出了诸多不同的算法,主要有: K 空间阈值相除法(truncated K-space division, TKD)、多方向采样磁化率计算法(calculation of susceptibility using multiple orientation sampling, COSMOS)、形态学偶极子反演法(morphology enabled dipole inversion, MEDI)和 K 空间加权微分法(weighted K-space derivative, WKD)等。下面简单概述一下这几种方法。

1. TKD 算法　TKD 算法比较容易实施,通过使用阈值来代替 $D(k)$ 中小于阈值的值,从而实现原本无法直接进行的除法计算。但是由于部分信息的丢失,该算法会导致图像产生严重的条带伪影。

2. COSMOS 算法　COSMOS 是一种通过多方向采样来计算磁化率的非常有效的方法,其基本原理如下:如果一个物体在图像空间旋转某个角度,那么 K 空间数据也会旋转相同的角度;因此让物体处于多个不同的物理角度并采集磁共振数据,那么某个角度的 K 空间锥面数据可采用其他物理角度

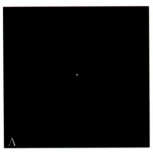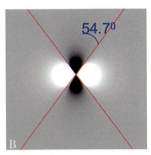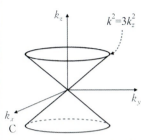

图 15-8-4　偶极反演的不适定问题。A. 单个磁偶极子；B. 单个磁偶极子产生的磁场；C. K 空间中偶极内核在相对于主磁场 54.7°的两个圆锥体表面上的值为 0

位置的非圆锥面数据替代，这样就可解决圆锥面上数据的病态解问题，有效地抑制了条状伪影。然而，由于成像仪器腔体的限制，加之考虑到患者舒适角度和扫描时间，很难获得多个不同摆放方向的成像数据，极大地限制了 COSMOS 的临床应用。

3. MEDI 算法　目前大量研究采用 MEDI 方法进行反演计算，这种方法主要基于模图和磁化率图之间的结构一致性，认为在模图上显示的解剖结构应与磁化率图中显示的解剖结构是高度相似的，这样就可以将模图获得的信息作为边界条件来正则化 QSM 的反演计算。MEDI 算法不仅抑制了磁化率图像中的伪影，也提高了图像在组织边界处的清晰度，从而大幅提高了磁化率图像的质量，很好地解决了上述的不适定问题。

四、体部 QSM 重建的方法和技术

（一）QSM 技术在体部应用中的挑战

体部 QSM 相对于头部会遇到额外的一些问题，包括：脂肪组织的存在干扰了场图计算的准确性；体部具有严重铁沉积的组织（如肝脏）会导致信号快速减；呼吸运动（如腹部）会导致图像伪影和相位图不准确；空腔器官对 QSM 图重建的影响；磁化率参考区域的选取等。因此，体部 QSM 技术需要通过优化采集方案和改进后处理技术来提高测量的准确性。

（二）体部 QSM 数据采集方法

体部 QSM 扫描多采用 3D 多回波 GRE 序列，但扫描参数的选择较头部 QSM 有所不同，在扫描中需要针对扫描区域对磁共振扫描参数进行优化。

对于腹部扫描，呼吸运动会导致图像伪影和相位图的不准确，扫描中需采用并行成像等快速扫描方法来降低扫描时间，并采用一次屏气的扫描方案。对于需要进行水脂分离的体部组织，第一个回波时间（TE_1）和回波间隔时间（ΔTE）在设置时应当避开

使水脂信号同反相位的回波时间组合。GRE 序列的信号幅值与射频脉冲翻转角的设置和组织的 T1 有关，翻转角增大会增加 T1 加权效应，在肝脏扫描中建议将翻转角设置为 4°～6°。空间不均匀性通过幅值图影响场源反演，进而影响 QSM 结果的准确性，可以通过空间均匀性校正或其他后处理算法来消除这一影响。另外，体部具有严重铁沉积的组织（如肝脏）会导致信号快速衰减，在仪器允许的情况下应尽可能缩短 TE_1 和 ΔTE；双极梯度回波采集能够提供比单极梯度回波更短的 ΔTE，但要通过合理的方法来校正奇回波和偶回波之间的相位跳跃。

（三）水脂分离方法

在体部 QSM 中，由于皮下脂肪、内脏脂肪或可能的肌肉脂肪变性现象的存在，不得不考虑脂肪对场图计算的影响。这一问题可以通过水脂分离技术得到较好的解决，其通过构建包含水脂分量的信号模型并进行拟合，场图作为水脂信号模型中的参量可以被准确地估计出来。为了得到精确的场图，脂肪波谱模型常采用多峰模型。

1. IDEAL 算法　IDEAL 算法是目前应用比较广泛的水脂分离方法，全称是基于回波不对称和最小二乘的水脂迭代分解方法（iterative decomposition of water and fat with echo asymmetry and least-squares，IDEAL），它基于多回波的迭代算法实现。IDEAL 算法类似于高斯-牛顿法，它可以通过局部场迭代的方式对不均匀磁场下采集的磁共振信号进行水脂分离求解，并得到较高信噪比的水脂分离图像。下面对这种算法的思路进行一个简单的概述。

对于离散回波时间 $TE_n (n=1, 2, \cdots N)$ 采集的梯度回波信号，如考虑到磁场的不均匀性，采集到的总信号可表示为如下公式：

$$S_n = (M_w + M_F \sum_{p=1}^{P} \alpha_p e^{i2\pi f_{F,p} TE_n}) e^{i2\pi f_B TE_n}$$

（公式 15-8-6）

公式中 M_w 和 M_F 分别为水和脂肪信号的幅度,f_B 是局部磁场不均匀导致的频率偏移,$f_{F,p}$ 是脂肪各个谱峰相对于水峰的频率偏移,α_p 是脂肪各个峰的相对幅度,P 为脂肪峰的总数目。对于所有的脂肪峰,$\sum_{p=1}^P \alpha_p = 1$,$f_{F,p}$ 和 α_p 为已知量,可由文献获得。

上述公式可以表达成矩阵形式:

$$S = D(f_B) \cdot A \cdot \rho$$

（公式 15-8-7）

S 为采集到的信号,$D(f_B)$ 为有关 f_B 的对角矩阵,A 是有关水峰和脂肪多峰的矩阵,ρ 为水信号和脂肪信号。

IDEAL 算法大致是这样的:首先,使用迭代算法估算出磁场不均匀性图 $D(f_B)$;然后利用 $D(f_B)$ 将磁场不均匀引入的相位偏移从公式(15-8-7)中去除掉;最后,通过伪逆运算估算出水和脂肪的信号强度 ρ。

2. T_2^*-IDEAL 方法　上述 IDEAL 算法利用局部场迭代的方式得到了最终的水和脂肪图像,但由于其未考虑 T_2^* 衰减对信号的影响,导致 IDEAL 算法对于高铁沉积的患者图像失效。基于此,有学者提出了整合有 T_2^* 衰减的 T_2^*-IDEAL 方法,该方法可消除了 T_2^* 效应对水脂分离结果的影响。

对于离散回波时间 $TE_n (n=1, 2, \cdots N)$ 采集的梯度回波信号,除了考虑到磁场的不均匀性,如果还考虑 R_2^* 衰减效应,则采集到的总信号公式(15-8-6)可拓展为:

$$S_n = (M_w + M_F \sum_{p=1}^P \alpha_p e^{i2\pi f_{F,p} TE_n}) e^{i2\pi f_B TE_n} e^{-R_2^* TE_n}$$

（公式 15-8-8）

上式中 R_2^* 是组织的 T_2^* 的倒数,亦即 $R_2^* = 1/T_2^*$。

如果我们定义一个"复数场图":$\hat{f}_B = f_B + iR_2^*/2\pi$,那么公式(15-8-8)就可以表达成:

$$S_n = (M_W + M_F \sum_{p=1}^P \alpha_p e^{i2\pi f_{F,p} TE_n}) e^{i2\pi \hat{f}_B TE_n}$$

（公式 15-8-9）

公式 15-8-9 与公式 15-8-6 类似,那么采用 IDEAL 类似的方式先通过迭代方式估算出场图和 R_2^*,然后再估算出水和脂肪的信号。

T_2^*-IDEAL 由于同时加入脂肪多峰模型及 T_2^* 衰减的信号矫正,大大提高了水脂信号定量的准确度。其不仅可以得到精确的脂肪定量,而且可以得到 $T_2^*(R_2^*)$,可以用于肝脏等部位铁沉积的研究。另外还可以得到精确的场图,从而处理得到体部器官定量磁化率图。

（四）体部 QSM 图像重建方法

图 15-8-5 显示了肝脏 QSM 重建的基本流程。首先,模图和相位图通过水脂分离算法得到水图、脂肪图、R_2^* 图和场图;然后场图经过去背景场和反演等步骤得到磁化率图。因此当采用三维多回波 GRE 序列成像腹部时,在得到水、脂肪和 R_2^* 等定量图的同时,还可以得到定量磁化率图。

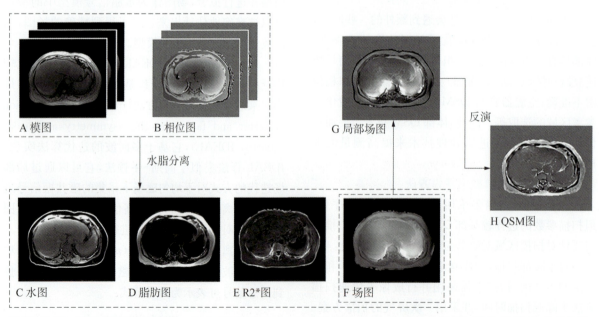

图 15-8-5　肝脏 QSM 重建流程图。A.多回波模图;B.多回波相位图;C.水图;D.脂肪图;E.R_2^* 图;F.场图;G.局部场图;H.反演计算后的肝脏 QSM 图

五、QSM 的临床应用

QSM 可以定量显示具有不同磁化率特性的组织分布,包括大脑深部灰质核团和基底节区域的铁沉积(铁蛋白)、静脉中的脱氧血红蛋白、血液降解产物(含铁血黄素)和高浓度钙化等。因此,QSM 可用于铁、钙化和髓磷脂相关疾病的研究,测量代谢氧消耗,指导和监测疾病的治疗等。

(一)区分出血与钙化

影像上有效区分出血和钙化对临床诊断有着重要的意义。由于 T_2^* 衰减、出血和钙化在 GRE 序列采集得到的模图上均为低信号,无法进行区分。然而,在 QSM 图像上,顺磁性出血病灶呈现高信号,逆磁性钙化呈现为低信号,可以非常容易地进行区分(图 15-8-6),在颅内检查出血和钙化中具有很高的灵敏度(90%)和特异性(95%)。这一特性可以用于恶性胶质瘤、急性出血性脑卒中疑似患者的诊断和髓磷脂的损失的测量。

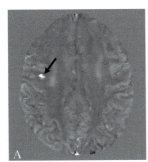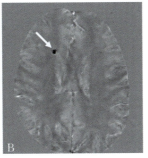

图 15-8-6 QSM 图可以区分出血和钙化组织。A. 出血为顺磁性介质,在 QSM 图中呈高信号(黑色箭头);B. 钙化为逆磁性介质,在 QSM 图中为低信号(白色箭头)

(二)创伤性脑外伤微出血监测

QSM 在创伤性脑损伤(traumatic brain injury, TBI)或轻度 TBI 患者中也有很大的应用潜力。QSM 可用于评价外伤患者的大脑微出血范围及受伤程度,有助于患者得到尽早和适当的治疗。传统的 T_2^* 加权图像可以用于观察微出血,但不能进行定量研究;而且常规 GRE 序列采集的图像存在开花伪影,伪影的程度与回波时间和血肿形状有关。QSM 技术不仅可以有效地去除开花伪影,且得到的结果不依赖于扫描参数,因此是评价微出血的可靠方法。

(三)神经退行性疾病的研究

尸检结果发现很多神经退行性疾病深部灰质核团铁沉积过量,且在疾病早期可以通过影像学进行观察,如帕金森病(Parkinson's disease, PD)、阿尔茨海默病、肌萎缩侧索硬化症(amyotrophic lateral sclerosis, ALS)、亨廷顿舞蹈症(Huntington's disease, HD)、失调症(Friedreich's ataxia, FRDA)和多发性硬化症(multiple sclerosis, MS)等。

PD 作为第二大常见的神经退行性疾病,越来越多的影像学研究尝试通过定量评估核团铁沉积含量以探索 PD 诊断的影像学依据。QSM 已成功应用于 PD 患者黑质核团铁沉积的研究中。大量的研究显示,PD 患者黑质核团磁化率显著高于健康受试者(图 15-8-7);QSM 对于 PD 患者和健康对照的区分也比 R_2^* 图或 R_2 图更加敏感。尸检研究也进一步验证了 QSM 对脑铁含量检测的高灵敏度和可靠性。因此,QSM 技术可能是目前为止检测 PD 患者铁含量增加的最灵敏的定量技术。另外,黑质致密部背外侧区域黑质小体是 PD 患者多巴胺能神经元缺失最早和最严重的区域,因此 QSM 还可以用于评估黑质核团铁沉积的空间分布差异性。QSM 研究发现,健康人黑质致密部背外侧区呈现"燕尾"状信号,而 PD 患者该区域"燕尾"特征消失,采用图像纹理分析方法可以进一步探究 PD 患者黑质核团铁沉积的空间分布特性。

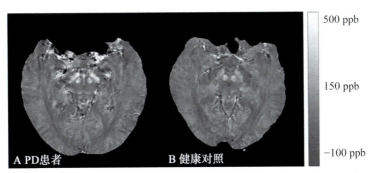

图 15-8-7 PD 患者黑质核团磁化率显著高于健康对照。A. PD 患者 QSM 图像;B. 健康对照 QSM 图像

QSM 应用于 AD 患者中的研究显示，AD 患者大脑（海马、丘脑、楔前叶和前后扣带回等脑区）的磁化率显著高于健康对照组；与传统测量灰质体积变化相比，QSM 技术在区分健康对照、中度认知障碍患者和 AD 患者时更加敏感。QSM 应用于威尔逊病（WD）的研究发现，WD 患者大脑灰质核团（壳核、尾状核和苍白球等）中的磁化率值显著高于健康对照。QSM 应用于 HD 患者的研究发现，壳核和尾状核铁含量与 HD 的严重程度相关。

QSM 还可用于研究 MS 患者不同脑区铁的异常沉积，包括基底神经节、皮质灰质和白质病变。有研究发现，QSM 技术能够区分临床孤立综合征患者和 MS 患者，MS 患者黑质和红核中铁含量显著升高，健康对照组大脑深部灰质核团铁含量较低，而具有临床孤立综合征患者的相应核团中铁含量介于两者之间。因此，QSM 可用于 MS 的早期临床评估。QSM 在诊断含有高铁含量小胶质细胞的 MS 病变时也具有重要的意义：在测量 MS 患者病灶中的慢性炎症时，QSM 较常规 MRI 表现更稳定；白质病变边缘的 QSM 高信号表征促炎活化小胶质细胞中的铁过量，较不含边缘铁的白质病变预示更多的组织损伤。此外，QSM 还可用于区分 MS 和类 MS 疾病。在开始使用昂贵的药物治疗之前，区分 MS 和类 MS 症状疾病（视神经脊髓炎谱系障碍、系统性自身免疫性疾病、脑小血管疾病和偏头痛）非常重要。

（四）提高深部脑刺激目标核团的可视化

深部脑刺激手术（deep brain stimulation，DBS）是治疗包括 PD 在内的运动障碍性疾病的有效手段，而准确描绘大脑深部灰质核团的几何形状和位置对于 DBS 手术的成功至关重要。DBS 手术是对大脑灰质核团进行电刺激，其中治疗 PD 的一个主要目标核团是丘脑底核。在显示大脑灰质核团方面，MRI 较 CT 有更好的图像对比度，但在常规的高分辨率 T2 加权图中丘脑底核仍显示不佳。高分辨率 QSM 可以更好地改善丘脑底核与周围组织的对比度（图 15-8-8），是目前 DBS 手术最准确和可靠的核团成像技术。

（五）QSM 在肝脏铁沉积测量中的应用

长期反复输血的血液病患者会在全身多个器官存在铁沉积，而铁沉积不仅损伤器官功能，还可能加速血液病进展、增加感染风险而影响患者的生存。因此，此类患者需要进行铁螯合治疗，而测量肝脏铁浓度可用于铁螯合治疗中铁过载的监控。在肝硬化

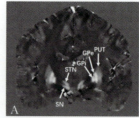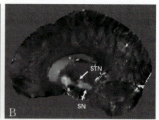

图 15-8-8　高分辨率 QSM 可清晰描绘小的深灰质核团。A. 冠状面显示；B. 矢状面显示。STN：丘脑底核；SN：黑质；Put：壳核；GP：苍白球；GPi：苍白球内侧；GPe：苍白球外侧

患者中，高含量的内源性铁常在肝硬化相关结节中积累，称为含铁结节，与疾病恶性风险程度的增加相关。对于非酒精性脂肪肝患者，铁沉积也是疾病发展的一个促进因素：铁沉积会导致肝损伤，并进一步发展为肝纤维化、肝硬化和肝细胞癌。因此，肝脏铁沉积的定量测量不仅对血液病患者的治疗监测至关重要，对肝硬化和非酒精性脂肪肝等慢性肝病的检测和治疗也有重要的价值。

QSM 作为一项新型定量磁共振成像技术，在临床实践中具有重要价值。常规 R_2 或 R_2^* 方法得到的肝脏铁含量值依赖于主磁场强度、成像序列和扫描参数等因素，而且肝脏细胞纤维化、脂肪和其他病理变化也会对结果造成干扰。相比之下，QSM 得到的磁化率值不依赖主磁场强度，而且肝脏病变对 QSM 图的干扰要小于 R_2^*，这是由于磁化率与脂肪沉积或纤维化中胶原蛋白的含量均呈线性关系，可以通过建立线性模型进行校正，因此 QSM 能更准确地定量肝脏铁含量（图 15-8-9）。

当然，QSM 在测量肝铁沉积方面仍然面临着一些挑战。目前基于常规梯度回波序列的 QSM 技术难以测量极其严重的肝脏铁沉积，因为严重铁沉积导致梯度回波的信号随回波时间下降很快，所以需要发展超短 TE 的 QSM 测量技术。另外，QSM 值与肝脏铁含量之间的确切关系尚未明确。

（六）QSM 在腰椎研究中的应用

骨质疏松症是一种全身系统性疾病，其特点是骨含量降低和脆性骨折风险增加，基于影像学的生物标志物定量分析对于准确预测骨质疏松症患者骨折风险具有重要意义。脂肪的磁化率远比钙高，在骨质疏松症患者骨髓脂肪含量的增加和逆磁性钙丢失均会导致磁化率值增高。有研究应用脊椎 QSM 技术测量绝经后女性椎体内的磁化率值，结果发现患有骨质疏松症的绝经后女性椎体磁化率值较绝经后骨密度正常健康女性显著增高，验证了 QSM 和脂肪分数可以测量绝经后女性骨质疏松症患者磁化率

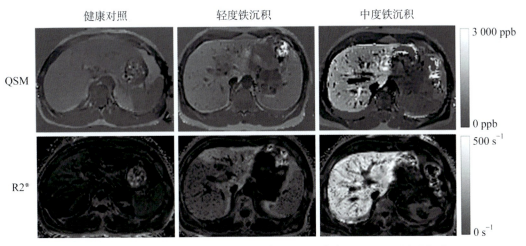

图 15-8-9　健康对照、轻度铁沉积患者和中度铁沉积患者的肝脏 QSM 和 R_2^* 图

和脂肪含量的变化,有可能作为评估绝经后女性骨质疏松症的辅助定量指标。

(七) QSM 在乳腺研究中的应用

Alexey V. Dimov 等人对 QSM 算法进行改进,提出了全自动的算法用以估计脂肪含量和磁化率。

在乳腺中的测试结果显示,改进算法后的 QSM 图与乳房 X 线结果一致,在 QSM 中检测到的低信号区域对应于 X 线上显示的钙化病灶。

(李改英　李建奇)

第九节　蛋白相关定量技术及应用

长久以来,有创的组织病理学检查被认为是肿瘤诊断的金标准。2016 年中枢神经系统肿瘤分类诊断标准中引入并强调分子和遗传信息对于诊断肿瘤的重要性。在临床场景中非侵入性影像诊断对于肿瘤的评估具有独特优势,其中,MRI 是肿瘤诊断、指导治疗和评估治疗效果的重要影像手段,可提供多对比成像综合评估肿瘤的解剖形态和功能特征,如 T1WI、T2WI、FLAIR 成像、DWI、钆增强 T1 加权成像等。其中,钆增强 T1 加权成像是鉴别高级别肿瘤的重要影像技术。然而,37% 的无强化肿瘤在肿瘤组织病理学评估中被发现为高级别,因此,常规 MR 检查不能提供足够的信息评估肿瘤分级。化学交换饱和转移(chemical exchange saturation transfer,CEST)依赖于内源性可交换质子与水的饱和转移效应,可以用来提高分子的探测灵敏度,是一种新的分子成像技术。酰胺质子转移(amide proton transfer,APT)成像作为 CEST 技术应用最广泛的一种技术,对游离的蛋白质和多肽中含有的酰胺质子浓度很敏感,能够检测肿瘤的活性。APT 成像是一种很有前景的肿瘤成像方式,开启了肿瘤分子影像诊断的新篇章。

一、APT 成像原理

APT 成像依赖于 CEST 效应,后者是基于通过化学交换在不稳定的溶质分子和水分子之间传递饱和效应。CEST 效应的发生必须满足以下两个条件:①溶质质子偏离水质子的共振频率,也即存在化学位移,能够利用特定频率的饱和脉冲进行标记。②溶质质子可以与水质子进行化学交换。目前已有几种具有可交换质子的酰胺(—NH)、胺(—NH$_2$)和羟基(—OH)的内源代谢物能够实现 CEST 成像。其中,APT 成像是周进元教授等人提出的一种基于酰胺质子的内源性 CEST 成像技术,可以半定量测量游离蛋白质和多肽中的酰胺质子(—NH)浓度。酰胺质子的共振频率比水的共振频率低 3.5 ppm,二者的共振频率差足够大,且酰胺质子在人体组织中相对丰富,满足 CEST 效应发生的条件,可以实现基于酰胺质子的 CEST 成像,也就是 APT 成像。

APT 成像原理如图 15-9-1 所示,酰胺质子具有与水质子不同的共振频率,可以使用 +3.5 ppm 频率偏置(frequency offset)的射频脉冲来选择性地饱和酰胺质子的信号。当水质子接近酰胺质子时,

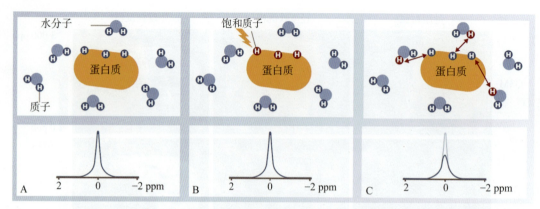

图15-9-1 APT成像原理图。A.含有酰胺质子的蛋白质被四处移动的水分子包围,水的MR信号是相对较高的;B.特定频率饱和脉冲施加在蛋白质的酰胺质子上,使这些质子的MR信号消失,水的MR信号仍然很高,因为此时只有酰胺质子饱和,水质子不饱和;C.由于化学交换的结果,被饱和的质子从蛋白质转移到水分子,水的MR信号由于饱和转移的存在而减弱。这种信号变化被用来探测对蛋白质浓度敏感的APT成像

酰胺质子和水分子中的氢质子发生交换将饱和效应传递到水分子上。当特定频率的射频脉冲持续不断的饱和酰胺质子,由于饱和传递的存在,水质子的饱和水平会持续累积,最终水信号的饱和度水平被放大。因此我们可以通过MRI检测到水信号的饱和水平,进而反映组织中蛋白质和多肽的浓度。

上述酰胺质子和水质子饱和转移的过程只是实现APT成像的第一步。如果要得到可靠的APT加权成像,需要采集Z谱并计算非对称磁化转移率(magnetic transfer ration asymmetry, MTR_{asym})。Z谱的采集可以通过使用不同频率偏置($\Delta\omega$)得到的一系列的水信号水平拟合实现(图15-9-2)。通常来说,Z谱中水的共振频率(质子磁共振谱中通常约

为4.75 ppm)被设置为0 ppm。频率偏离0 ppm($\Delta\omega=0$ ppm)时,因为射频脉冲直接饱和水质子,而使水信号被抑制到最低水平。共振频率偏离水质子的共振频率+3.5 ppm时($\Delta\omega=+3.5$ ppm)水信号被部分饱和。APT效应通常是在Z谱中+3.5 ppm的酰胺质子存在一个微小的信号抑制。对于APT加权成像,MTR_{asym} 计算为 $\Delta\omega=-3.5$ ppm 和 $\Delta\omega=+3.5$ ppm 时的Z谱之间的差值,并借助 S_0(无射频饱和脉冲施加的信号强度)进行归一化。如公式15-9-1和公式15-9-2:

$$MTR_{asym}(\%)=(S_{-\Delta\omega}-S_{\Delta\omega})/S_0$$

(公式15-9-1)

$MTR_{asym}(\%)=$非对称磁化转移率(以百分比表示),$S_{-\Delta\omega}=-\Delta\omega$ 处的信号强度,$S_{\Delta\omega}=\Delta\omega$ 处的信号强度,$S_0=$ 未施加射频饱和脉冲的信号强度。

$$APTw(\%)=MTR_{asym}[\Delta\omega=+3.5\,\text{ppm}](\%)$$

(公式15-9-2)

其中,APTw% = 酰胺质子转移加权百分比,$MTR_{asym}[\Delta\omega=+3.5\,\text{ppm}](\%)=+3.5$ ppm频率偏置下的非对称磁化转移率。$MTR_{asym}(3.5\,\text{ppm})$定义的APT成像应称为APT加权成像,使用 MTR_{asym} 表示APT加权成像可以有效地避免直接水饱和度和半固态磁化传递对比效应。APT加权成像是脑肿瘤鉴别的有效成像手段,从成像原理上和图像引导活检都证实了APT是一种强有力的脑肿瘤影像评估方法。

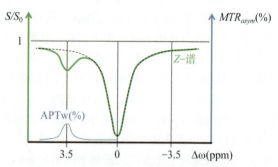

图15-9-2 Z谱(绿色)表示水信号饱和度(S/S_0)作为射频饱和脉冲的频率偏置 $\Delta\omega$ 的函数。在酰胺基团存在的情况下,在3.5 ppm处水信号下降。此外,由于射频饱和脉冲直接饱和了水分子中的质子自旋,因此在0 ppm处有全信号饱和。Z谱可以用来评估和测量不对称性磁化传递率[$MTR_{asym}(\%)$,蓝色]。对于APTw成像,MTR_{asym} 计算为 $\Delta\omega=-3.5$ ppm 和 $\Delta\omega=+3.5$ ppm 时的Z谱之间的差值,并借助 S_0(在无射频饱和脉冲施加的信号强度)进行归一化。这个特定的 MTR_{asym} 被称为APTw%

二、APT 成像的影响因素

在人体中,酰胺质子的浓度较低(μM～mM),单一的饱和传递不足以对水质子(接近100 M)产生

任何影响。我们可以用质子池的概念来进行类比，水质子池比被饱和的酰胺质子池要大得多，每个可交换的被射频照射的酰胺质子都可以被一个非饱和的水质子取代，然后再被饱和。如果酰胺质子具有从酰胺质子到水质子足够快的交换速率 K_{sw}，且水的纵向弛豫时间 T_{1w} 足够长，则长时间的射频照射可以导致这种饱和效应的持续累加。APT 效应通常用酰胺质子转移比（amide proton transfer ration，APTR）表示，基于双池交换模型就可以将酰胺质子 APTR 写为：

$$APTR = k_{sw} \cdot \left(\frac{[amide\ proton]}{[water\ proton]} \right) \cdot T_{1w} \cdot (1 - e^{-t_{sat}/T_{1w}})$$

（公式 15-9-3）

其中 k_{sw} 是交换速率常数，T_{1w} 是水的纵向弛豫时间，t_{sat} 是射频饱和脉冲施加的时间，方括号内表示质子浓度［其中水质子（water proton）= 2 × 55.6 M］。蛋白质和多肽只在组织中约 μM 浓度，仍然含有数倍的酰胺质子，持续的饱和酰胺质子仍然可以影响 5%～10% 的水信号。尽管 APT 效应很微弱，但我们仍然利用 APT 成像检测毫摩尔级别酰胺质子的浓度。公式 15-9-3 所示，APT 效应不仅与可交换的酰胺质子浓度有关，而且还与水的 T_{1w} 以

及饱和脉冲时间 t_{sat} 等几个参数有关。此外，质子交换速率常数 k_{sw} 取决于组织所处的 pH 和温度等生理环境，这也就为检测组织的 pH 改变提供了可能。

APT 成像除了上述组织内在因素的影响之外，还会受一些其他因素的影响：①直接水饱和度和非特定磁化传递效应会干扰 APT 效应（图 15-9-3A），这两种效应在 Z 谱中往往存在对称分布的特性，可以借助 Z 谱的非对称分析 MTR_{asym} 避免这两种效应的影响。②主磁场 B_0 的不均匀性会引起频率漂移进而导致 Z 谱的漂移（图 15-9-3B），校正主磁场的不均匀对于 APT 成像的准确性是极其重要的。目前最常见的方法是单独采集 B_0 场图进行校正。③核奥弗豪泽效应（Nuclear Overhauser effect，NOE）是另外一种饱和传递机制且可以影响到水信号（图 15-9-3A），NOE 效应在 APT 成像中仍然是一个混杂因素。在临床使用中，MTR_{asym} 被广泛接受为 APT 成像的近似表示，通常被称为 APT 加权成像（APT-weighted imaging，APTw）。近似公式可表述如下：

$$APTw = MTR_{asym}[\Delta\omega = +3.5\ ppm] = \frac{S_{-3.5\ ppm} - S_{+3.5\ ppm}}{S_0} = APTR + MTR'_{asym}$$

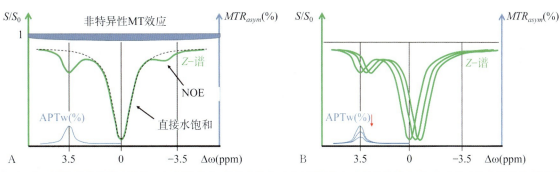

图 15-9-3 APT 成像的影响因素。A. MT 效应、直接水饱和以及 NOE 效应对 Z 谱的影响；B. 主磁场不均匀性导致 Z 谱的漂移

MTR'_{asym}（3.5 ppm）被用来描述 APTR 以外的贡献，特别是 NOE 效应和非对称的磁化传递效应。目前也存在一些纯粹的 APT 成像方法，由于没有在临床广泛应用，本书不再赘述。

三、APT 成像脉冲序列

APT 成像脉冲序列主要包含两个模块：射频饱和脉冲和图像采集。前面提到 APT 成像与射频饱和脉冲的施加时间 t_{sat} 是有关系的，早期的 APT 成像研究都是在动物 MRI 系统上进行，由于动物 MRI 系统内径较小，可以使用连续波脉冲设计射频饱和

脉冲（可达 5～10 s）。但在临床 MRI 扫描系统中，如要实现较长的射频饱和时间（0.5～2 s）需要克服射频放大器占空比（duty cycle）、脉冲长度以及 SAR 值的严格限制。Keupp 等人提出了一种并行射频源交替发射（time-interleaved parallel RF transmission，pTX）的射频饱和方法，以解决这一难题。利用两个射频源通道在时间上交替发射，每个射频源具有 50% 的空余时间，这样就可以获得任意长度的伪连续射频饱和脉冲串。研究证实，随着射频饱和时间的延长（0.5～2 s），肿瘤组织的 APT 效应越明显。

APT 图像采集可以结合多种序列实现,如二维快速自旋回波序列(2D FSE)、二维梯度回波序列(2D GRE)、二维自旋回波平面回波成像(2DSE-EPI)。二维成像序列具有一定的局限性,只能评估肿瘤的一个层面,但临床中往往需要评估整个肿瘤的影像表现。APT 成像需要变换多个射频饱和频率得到 Z 谱以计算 MTR_{asym},单层面 APT 成像的采集时间接近 3 min。因此,使用二维序列采集多个层面以及多个饱和频率实现 APT 成像需要较长时间,导致临床使用场景有限。目前,研究者们提出使用三维脉冲序列实现 3D APT 加权成像,包括基于 3D TSE、3D 梯度和自旋回波结合(GRASE)序列。2017 年,荷兰飞利浦医疗公司(下称飞利浦)结合 3D TSE 和并行射频源交替发射的方法研发了快速敏感的 3D APT 加权成像序列。

3D APT 加权成像理想状态下需要采集尽可能多的不同射频饱和频率以得到整个 Z 谱成像。但临床可接受的采集时间一般在 5 min 以内,选择 APT加权成像序列参数时需要平衡图像信噪比和空间分辨率以及要保证成像的稳定性。临床可接受的 APT 加权成像遵从以下四个原则(图 15-9-4):①加速 Z 谱的采集,只采集 Z 谱中 7 个关键频率偏置下的 3D 成像(± 3.5 ppm,± 4.3 ppm,± 2.7 ppm,-1560 ppm)。②避免 B_0 场的影响,在 $+3.5$ ppm 处左右各偏移 0.5 ms 的回波时间采集得到三个点,使用 $+3.5$ ppm 三点采集的信息结合三点 DIXON 算法计算得到 B_0 场图。B_0 场图在 APT 加权序列之外采集可能由于生理或漂移效应的影响而改变。这种方法不需要额外或单独的采集 B_0 场图校正 B_0 场的不均匀性,可以提高 APT 加权成像的稳定性。③射频饱和功率优化,射频 B_1 场强度为 2μT,并行射频源交替发射的使用可以延长射频饱和时间至 2 s,提高 APT 加权成像的对比度。④3D TSE 采集覆盖肿瘤区域,分辨率 1.8 mm$\times$1.8 mm$\times$6 mm,采集 10 层,可以提高肿瘤的覆盖范围,评估整个肿瘤区域。

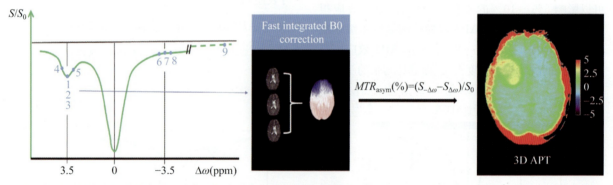

图 15-9-4　APT 加权成像采集 Z 谱中 7 个关键频率偏置下的 3D 成像,在 $+3.5$ ppm 处左右各偏移 0.5 ms 的回波时间采集得到三个点,使用 $+3.5$ ppm 三点采集的信息结合三点 DIXON 算法计算得到 B_0 场图,最终使用非对称分析得到 APT 加权成像

四、APT 加权成像结果

APT 加权成像和常规检查图像类别不同,以伪彩(如 Rainbow)图像显示,色彩范围从冷色(APTw%=-5%)到暖色(APTw%=5%)(图 15-9-5)。这个尺度范围的设置主要是为了标准化APTw 图像,以便于医生快速、方便地读片,并有利于进行手术治疗前后的图像之间的比较。在以往研究中,展示的 APT 加权成像往往去除了颅骨和颅骨周围的脂肪区域,仅保留颅内脑组织。临床 APT 加权成像一般不会去除颅骨,成像区域也可看到颅脑周围以及脂肪组织相关的彩色信号,医生诊断的过程中比较容易辨别。此外 APT 成像作为一种定量

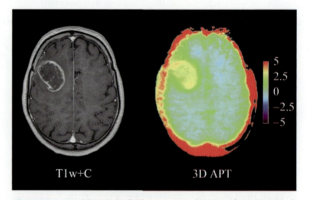

图 15-9-5　APT 加权成像以伪彩图像显示,色彩范围从冷(APTw%=-5%)到暖色(APTw%=5%)

成像技术,允许勾画感兴趣区域分析肿瘤组织内的

信号分布情况,并应用于定量评估脑肿瘤分级和治疗随访等研究。

五、APT加权成像在肿瘤中的应用

APT加权成像通过施加特定频率的饱和脉冲选择性地检测游离蛋白质和多肽中的酰胺质子的含量,游离蛋白质主要为胞质蛋白、内质网蛋白和分泌型蛋白。Yan等人对植入胶质瘤的大鼠进行研究,结果表明肿瘤和正常组织的总蛋白浓度几乎没有差异,而与健康脑组织相比,肿瘤组织中胞质蛋白浓度增加,提示APT加权图像中肿瘤组织信号升高可能与胞质蛋白浓度增加相关。蛋白质组学分析表明,星形细胞瘤和正常脑组织以及不同级别的星形细胞瘤之间存在着不同的表达。因此,APT成像可应用于肿瘤研究和检测的基本假设与肿瘤的增殖活性与游离蛋白质的合成相关。目前,APT加权成像主要应用于脑肿瘤的诊断、分级评估、术后肿瘤复发和坏死的鉴别以及肿瘤遗传标记物的识别。

六、APT成像在胶质瘤的临床应用

(一) APT成像在胶质瘤鉴别诊断中的应用

在诊断恶性胶质瘤时,T2加权成像中高信号可能同时表示浸润性肿瘤和瘤周血管源性水肿。钆增强T1加权成像能够显示恶性胶质瘤的病灶区域,但不能显示肿瘤的浸润区域,而且低级别肿瘤也可能存在强化而引起误诊。APT加权成像作为一种分子影像手段在活体实验中被证实在肿瘤组织中表现为高信号(图15-9-6)。APT加权成像的高信号区域可能大于钆剂强化的区域,而小于T2加权、T1加权以及FLAIR成像中的异常信号区域。大量的研究证实APT加权成像对于肿瘤鉴别诊断能够提供极为重要的信息。

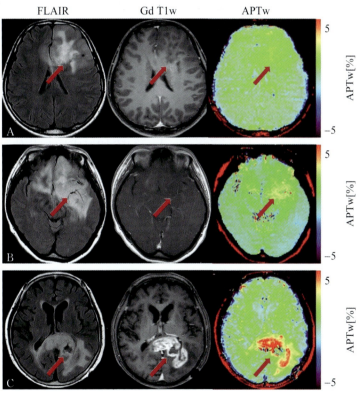

图15-9-6　APT加权图像肿瘤处的信号强度随胶质瘤级别的升高而增加。A.Ⅱ级少突胶质瘤;B.Ⅲ级间变性少突胶质瘤;C.Ⅳ级胶质母细胞瘤的FLAIR、GdT1加权和APT加权图像

(二) APT成像在胶质瘤分级中的应用

不同分级的胶质瘤患者的预后和治疗策略有很大的不同,预测和鉴别低级别和高级别胶质瘤对指导临床治疗方案至关重要。临床常规使用钆增强T1加权成像作为评估脑肿瘤的一种重要手段,但局限性是它不能准确地实现胶质瘤的分级,大约10%的胶质母细胞瘤和30%的间变性星形细胞瘤在钆增强T1加权成像中不强化。对于不强化的高级别胶质瘤,APT加权成像可清晰显示病灶高信号的影像特征(图15-9-6)。Jiang等人使用APT加权成像立体定向引导穿刺活检的研究表明,APT加权成像可以识别异质性胶质瘤中的高级别区域,从而能

够更精准地指导穿刺。Togao 等人研究发现,36 例成人弥漫性胶质瘤的 APT 加权肿瘤区域信号值和肿瘤分级呈显著正相关,表明 APT 加权在预测肿瘤分级中的临床应用价值,APT 加权成像可以区分高级别(Ⅲ级和Ⅳ级)和低级别(Ⅱ级)胶质瘤,敏感性为 93%,特异性为 100%。此外,APT 加权信号值在区分无明显强化的恶性胶质瘤和良性肿瘤方面优于表观扩散系数(ADC)和相对脑血容量(CBV)。

(三) APT 成像鉴别胶质瘤术后复发和坏死

手术切除后的辅助放化疗一直被认为是高级别胶质瘤的标准临床治疗方法。当胶质瘤患者的术后随访 MR 中出现强化病变时,区分肿瘤复发和坏死组织是至关重要的,但常规 MR 成像往往具有挑战性。大鼠的放射性坏死模型证实放射性坏死区域的 APT 加权成像比对侧正常组织表现为低信号或等信号,这与细胞质和细胞器的破坏有关,缺乏可移动或游离的蛋白质从而导致坏死区域 APT 加权成像低信号,这为区分肿瘤复发和放射性坏死提供了一种非侵入性的分子成像标志物(如图 15-9-7)。此外,APT 加权成像与 MR 成像和高级成像(如 DSC 和 DCE 和 MRS)对比在胶质瘤术后评估方面的临床价值是巨大的。

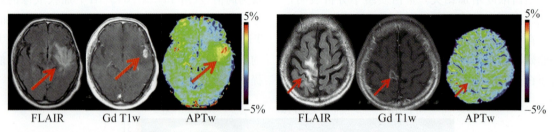

FLAIR　　Gd T1w　　APTw　　　　　FLAIR　　Gd T1w　　APTw

图 15-9-7　左侧放化疗后肿瘤复发,右侧放化疗后引起的坏死

(四) APT 成像检测胶质瘤基因类型

2016 版世界卫生组织(WHO)中枢神经系统肿瘤分类相比于 2007 版在组织学评估的基础上加入了分子学特征(如 IDH 突变和 1p/19q 共缺失等),从而构建中枢神经系统肿瘤分子诊断的新理念。弥漫性胶质瘤中最重要的基因突变之一是 IDH 突变,这种突变与几种类型的肿瘤的发生有关,并对患者的预后有重大影响。也就是说,IDH 突变的存在被认为是Ⅱ级和Ⅲ级星形细胞瘤和胶质母细胞瘤预后良好的标志,术前检测这种突变可能有助于制定适当的治疗策略。2016 版指南能够解决影像学无法满足的肿瘤精准诊断的需求,即术前识别遗传生物标志物的能力。MRS 是目前唯一一种通过测量 2-羟基戊二酸(2-HG)水平来评估 IDH 突变状态的在体影像学方法。然而,在 IDH 突变的胶质瘤中,MRS 在检测 2-HG 水平时需要肿瘤体积较大,扫描耗时长,限制了其临床应用。Jiang 等人研究 APT 成像在无创性预测Ⅱ级胶质瘤 IDH 突变状态中的作用。他们报道 IDH 野生型胶质瘤的 APT 加权成像的信号强度往往高于 IDH 突变型肿瘤(IDH 野生型:1.39% ± 0.49%;IDH 突变型:0.93% ±

0.44%),提示 APT 对于 IDH 基因型的预测价值。因此,APT 加权成像有可能是术前快速、非侵入性的测定基因生物标志物的分子成像技术。

七、APT 加权成像在其他肿瘤的应用

APT 加权成像还可应用于鉴别高级别胶质瘤和原发性中枢神经系统恶性淋巴瘤(PCNSL)。在前期的报道中,PCNSL 肿瘤区的最大 APTw 信号值明显低于高级别胶质瘤,这一发现被假设归因于 PCNSL 中较高的核质比,从而减少细胞质蛋白的数量。APT 加权成像在颅内的可信度和可重复性较高,但在颅外由于运动和脂肪相关的伪影以及磁场的不均匀性会限制其应用。目前,也有少量研究做了初步尝试,如 APT 加权成像应用于头颈部肿瘤的鉴别诊断和预测治疗效果,评估子宫内膜癌的组织分级以及在直肠癌中的应用。此外,少量研究在乳腺和肝脏等部位进行尝试,但仍然有多种因素(运动、脂肪和 B_0 的不均匀性等)制约着 APT 加权成像在颅外器官的应用。

(张记磊)

第十节　糖胺聚糖化学交换饱和转移成像技术及应用

一、糖胺聚糖化学交换饱和转移成像技术原理

糖胺聚糖化学交换饱和转移成像（glycosaminoglycan chemical exchange saturation transfer，gagCEST）技术是目前最新的 MR 定量技术，能实现对组织中糖胺聚糖（glycosaminoglycan，GAG）无创、准确定量，从而在与 GAG 改变相关疾病的早期诊断和治疗监测方面拥有良好的应用前景。

MR gagCEST 技术作为一种新型的 GAG 定量技术，主要是基于化学交换饱和转移（chemical exchange saturation transfer，CEST）原理，即在一定条件下人体组织中含氢大分子可与周围水分子中氢质子发生化学交换，常规扫描时由于饱和的水质子无法产生共振，因而无法采集到信号，通过施加一个与待测分子频率相同的预饱和脉冲可使特定大分子中氢质子得到饱和，而饱和的高能氢质子会与周围水中的低能氢质子进行化学交换，使得一部分水中的氢质子饱和；通过测定预饱和脉冲前后水分子 MR 信号的变化，可以间接反映特定分子在人体内的含量。MR gagCEST 成像即将特定的预饱和脉冲频率选择为 GAG 中—OH［偏移自由水氢质子（0.9～1.9）ppm，ppm 表示 10^{-6}］频率，通过选择性饱和对应 GAG 羟基中氢质子，使其与周围低能水质子发生磁化转移交换，但由于直接测定的值含有其他影响因素，如直接水饱和效应及半固体常规磁化转移（magnetization transfer，MT）效应等，需用非对称分析公式计算出相应非对称性磁化转移率（magnetization transfer asymmetry，MTR_{asym}），其原理是假设不存在 MR gagCEST 效应，通过不同频率预饱和脉冲得到的 Z 谱（S_{sat}/S_0 为关于饱和频率的函数，S_{sat} 为预饱和后信号，S_0 为未饱和信号），假设其 0 点左右对称（即只由直接水饱和效应和半固体常规 MT 效应引起的），但实际上由于 CEST 效应，Z 谱左右两边是非对称的，所以，通过关于 Z 谱中 0 点左右对称点的 S_{sat}/S_0 差值即可反映 MR gagCEST 效应。相应公式为 $MTR_{asym}(\Delta\omega)=[S_{sat}(-\Delta\omega)-S_{sat}(+\Delta\omega)]/S_0$（$\Delta\omega$ 为与自由水氢质子饱和频率偏移值）。测量 MTR_{asym} 值能准确反映组织 GAG 含量，组织 GAG 含量不同可形成高和低区域对比图像，即 MR gagCEST 图像（图 15-10-1）。

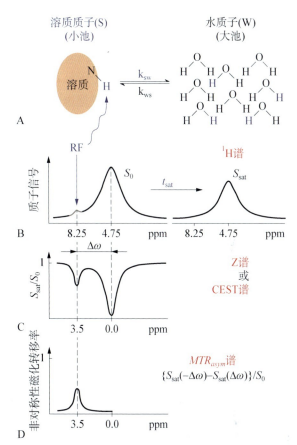

图 15-10-1　A、B. 将特定的预饱和脉冲频率选择为饱和酰胺质子 NH，使其与周围低能水质子（A 图，黑色）发生磁化转移交换，经过足够长的饱和时间后，可检测出水磁共振信号的减低；C. S_{sat} 为预饱和后信号，S_0 为未饱和信号，将测得 S_{sat} 标准化（S_{sat}/S_0）作为曲线的 Y 轴，以饱和频率为 X 轴，即产生 z 谱。当以 4.75×10^{-6} 饱和时，水信号消失，即为 0 点。D. 根据非对称分析公式计算出相应非对称性磁化转移率 $MTR_{asym}(\Delta\omega)=[S_{sat}(-\Delta\omega)-S_{sat}(+\Delta\omega)]/S_0$（$\Delta\omega$ 为与自由水氢质子饱和频率偏移值）

二、MR gagCEST 的临床应用

（一）MR gagCEST 对膝关节软骨评估

膝关节软骨主要由软骨细胞及其细胞外基质、水分构成。其中细胞外基质中的 GAG 吸附有大量 Na^+，Na^+ 的高度集中产生的渗透压对周围水具有强大的吸引力，以此保证了软骨的黏弹性和抗压能力。软骨基质中 GAG 合成和降解的稳态平衡对维持软骨正常功能至关重要。研究表明骨关节炎

(osteoarthritis，OA)早期软骨变性发病机制与软骨基质成分改变有关(如 GAG 减少)，其远早于软骨形态结构改变，是超早期软骨变性的特点，因此有效检测关节软骨中 GAG 的含量有助于超早期诊断软骨变性。MR gagCEST 测量软骨 GAG 的含量具有高敏感性，dGEMRIC 与 MR gagCEST 定量 GAG 呈中度正相关，MR gagCEST 成像 MTR_{asym} 值与软骨 GAG 浓度具有高度正相关，MR gagCEST 对 GAG 含量定量的可靠性。同时，MR gagCEST 可用于鉴别健康和受损软骨，软骨受损患者较健康志愿者平均 MTR_{asym} 值低，MR gagCEST 鉴别软骨变性的能力不逊色于 T2 mapping、dGEMRIC，充分说明 MR gagCEST 可作为显示膝关节软骨生化成分的有效成像手段，可在超早期为膝关节软骨变性诊断提供有用信息(图 15-10-2)。随着年龄增加，正常关节软骨 MTR_{asym} 值也会降低，反映了关节软骨正常衰老过程伴随着的糖胺聚糖丢失。MTR_{asym} 值与 OA 髌骨和股骨滑车区软骨损伤等级呈负相关，与 VAS 疼痛评分也呈显著负相关，且发现对于低级别软骨损伤和疼痛，gagCEST 图像较传统 MRI 更加敏感。

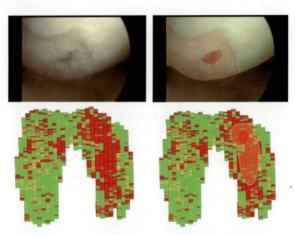

图 15-10-2 膝关节镜图(上排)与 3D gagCEST 图(下排)的比较。左上角为一例患者膝关节的关节镜视图，关节面缺损(红色)和相应的缺损边缘(橙色)在右上角的图像标出。下方显示该患者的 3D gagCEST 图，对应缺损的区域为红色

软骨(软骨细胞)移植术后评估：目前，临床对 OA 疗效缺乏有效评估手段。传统形态学 MRI 并不能准确显示软骨损伤范围，而 MR gagCEST 通过对软骨生化成分的监测，为软骨修复后疗效评估提供了一种无创的检查手段。通过软骨 GAG 含量检测可对手术前、后软骨生物力学状态进行评估及监测(软骨损伤位置和范围)，同时，为软骨切除程度的手术决策或手术后疗效提供参考。Schmitt 等首次采用 7.0 T MRI 比较了 12 例膝关节软骨修复手术前后变化，发现膝关节正常软骨、修复后软骨的 MTR_{asym} 值与 ^{23}Na-MRI 信号值的变化呈高度一致性($r=0.701$)，术后随访 2 年发现正常软骨 MTR_{asym} 值和 ^{23}Na-MRI 值均高于修复软骨，或将为临床软骨修复术后长期动态监测软骨质量提供一种新思路(图 15-10-3)。Gelse 等研究显示 MTR_{asym} 值有望作为一种有效的潜在生物标记物用于监测膝关节软骨移植术后改变，特别是对毗邻病灶周围的软骨组织，对于判别移植软骨是否成功植入至关重要。MR gagCEST 可发现病灶周围的软骨组织与正常软骨有着显著区别，而它们在传统形态学 MRI 上的差异并不明显，通过 MR gagCEST 测定毗邻病灶周围的软骨组织的 MTR_{asym} 值可作为移植术成功与否的参数，正常关节不同软骨区域的 MTR_{asym} 值也不同(图 15-10-4)，其可为软骨移植后不同软骨区域质量评估提供重要的参考，但不同场强下、不同软骨区域的 MTR_{asym} 值的可重复性有待进一步验证。髌骨区及滑车区软骨 MTR_{asym} 值高于股骨内侧和胫骨平台侧软骨，胫骨软骨、髌骨软骨及滑车软骨 MTR_{asym} 值低于承重区股骨软骨。

(二) MR gagCEST 对椎间盘评估

椎间盘的主要成分包括 70% 胶原和 10%～20% 的 GAG 构成。椎间盘生化成分对于维持其正常机械性能至关重要，并且不同部位成分含量有所不同。GAG 是维持正常椎间盘生理功能的重要成分，椎间盘 GAG 的丢失是椎间盘早期退变的表现，因此对椎间盘 GAG 检测有利于发现早期椎间盘退变，腰椎 GAG 含量与 CEST 效应高度相关。椎间盘 Pfirrmann 分级与 MTR_{asym} 值无相关性，而 T2 值与 MTR_{asym} 值呈较弱的线性相关。但也有一些研究显示椎间盘 Pfirrmann 分级与 MTR_{asym} 值呈显著负相关(图 15-10-5)。gagCEST 成像技术可鉴别退变椎间盘与正常腰椎间盘，椎间盘中 GAG 含量的减少与椎间盘形态显著相关，如腰椎间盘突出和挤压，常伴有 GAG 含量的降低。椎间盘 MTR_{asym} 值因年龄增大而减少，提示随着年龄增长的椎间盘退变伴其中 GAG 的减少，椎间盘髓核 MTR_{asym} 值与 BMI 呈弱负相关，椎小关节双侧不对称、矢状角大于 45° 的受试者腰椎间盘髓核 MTR_{asym} 值较低，提示 gagCEST 成像技术或可早期发现脊柱 OA 患者椎间盘早期 GAG 改变。

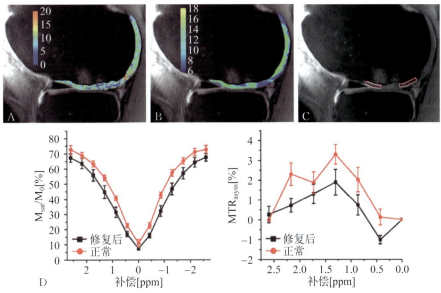

图 15-10-3 一例股骨外侧髁软骨修复手术（MACT）患者膝关节图：A. MR gagCEST 图像；B. MR ^{23}Na 图像；C. 常规形态学 MRI PD 相图像；图 A 和 B 上的色条分别表示 MTR_{asym} 值和钠信噪比（SNRs）。图 C 左边 ROI（红色方块）代表正常膝关节软骨，右边 ROI（红色方块）代表修复后膝关节软骨。两相技术都显示修复组织较周围的自然组织相比信号减低。但 gagCEST 技术对于区域性薄层软骨的显示更高；D. M_0 代表没有进行饱和时水磁共振信号，M_{sat} 代表饱和后水磁共振信号。左边将测得的 M_{sat} 标准化后（M_{sat}/M_0）做曲线 Y 轴，保护频率做 X 轴，得到 Z 谱。右边通过非对称性磁化转移率，得到 MTR_{asym} 谱图像，显示修复膝软骨 MTR_{asym} 值较正常膝软骨减低

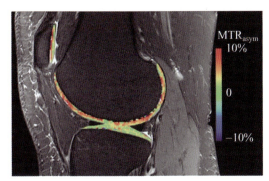

图 15-10-4 26 岁，健康女性右膝关节矢状位 gagCEST 图。色条分别表示 MTR_{asym} 值，显示正常关节不同软骨区域的 MTR_{asym} 值也不同

三、小结与展望

　　MR gagCEST 技术是一种定量组织 GAG 含量的新型、有效且无创的方法，现主要用于评估关节软骨及椎间盘质量，可以客观测定关节软骨、椎间盘内 GAG 为主的生化成分变化，但由于 3.0 T 的 MR gagCEST 测量的 MTR_{asym} 值较低，且化学转移率较慢，影像信噪比差，受磁场不均影响较大等原因，准确的 MR gagCEST 成像大多需要 7.0 T MR 设备实现，故目前主要用于科研，尚未广泛用于临床。

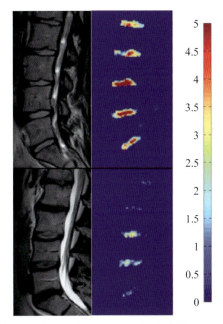

图 15-10-5 左侧列为 T2WI：上方为正常腰椎间盘（椎间盘 Pfirrmann 分级 1～2 分），下方为退变腰椎间盘（腰 3/4 椎间盘 Pfirrmann 分级 2 分，其余椎间盘 Pfirrmann 分级 3～4 分）。右侧列为 gagCEST/MTR_{asym} 值伪彩图，上下比较显示：正常腰椎间盘内 gagCEST 效应显著高于退变腰椎间盘。右下图显示：L3/4 椎间盘（Pfirrmann 分级 2 分）gagCEST 效应显著高于其余退变腰椎间盘（Pfirrmann 分级 3～4 分）

（杨佳伟　汤光宇）

第十一节　pH定量技术及应用

酸碱平衡和pH调节对正常组织的生理代谢非常关键。在许多疾病状态下，如脑卒中、肾衰竭和脑肿瘤等会引起组织内pH环境或酸碱平衡的紊乱。评估组织的pH变化对于疾病的早期诊断以及治疗具有重要的临床价值和科学意义。目前，存在一些有侵入性或电离辐射损伤的医学技术能够检测组织中的pH变化，如光学荧光成像、pH微电极、PET成像等，但是这些方法的技术缺陷制约着在临床中的广泛应用。近年来，几种非侵入性的磁共振成像技术已经被发展出来定量组织内的pH以揭示组织功能改变期间的pH变化。磁共振波谱（MRS）最早被发现可以用来检测组织内的pH水平，已使用^{31}P、^{19}F、^{13}C和^{1}H MRS实现了活体内pH的测定。其中，^{31}P MRS以其可靠性、特异性以及与微电极测量的广泛验证被认为是MR成像技术中组织pH测量的金标准。但仍然存在灵敏性低、采集时间长和分辨率低等局限性。此外，^{31}P MRS需要专门的硬件，包括MRI系统的专用磷谱线圈和多核附件。这些局限性使得在临床可接受的时间和条件下测量人体组织pH面临巨大的挑战。因此，发展快速和高分辨率的非侵入性pH成像是影像学上一个需要迫切解决的临床需求。

化学交换饱和转移（CEST）效应与溶质的浓度和组织微环境pH之间存在着直接的联系。CEST技术采用频率选择性RF脉冲照射不稳定的溶质质子，使其处于饱和状态，进而与溶剂水分子进行化学交换，可以间接获取溶质分子的含量以及组织微环境pH等生物学信息来反映组织或器官的病理学改变。因此，CEST成像技术为实现pH定量提供了一种全新的视角和成像手段。

一、基于CEST效应的pH成像原理和成像方法

CEST技术基于一些生物大分子（包括蛋白质、多肽等）、脂质体、小分子等含有可交换质子，利用一定频率的射频脉冲使它们达到饱和状态，饱和效应通过化学交换传递给邻近的自由水质子，引起水质子信号的降低，这样就可以通过水质子信号降低的程度反映生物体大分子（尤其是游离的蛋白质和多肽）的相关信息。CEST效应通常用质子转移比

（proton transfer ration，PTR）表示（见第十五章第九节公式15-9-3），CEST效应不仅与可交换的不稳定质子浓度有关，而且与质子交换速率（k_{sw}）有关。质子交换速率（k_{sw}）取决于组织所处的pH和温度等生理环境，这也就为CEST成像实现pH定量提供了理论依据。基于CEST技术的pH成像主要可以分为外源性pH成像和内源性pH成像两大类。

（一）外源性pH成像方法

外源性pH成像需要注射金属螯合物或应用于临床的碘类对比剂等。人体内有些浓度不足以被检测到小分子也具有微弱的CEST效应，这种小分子也可以作为外源性CEST对比剂被用于pH成像。2000年，Ward和Balaban提出如果CEST对比剂中有两个不同频率偏置的交换基团，两个基团CEST效应之比可以提供一种归一化浓度效应的方法，同时也可避免组织T1值对于CEST信号的影响，这样我们就可以通过比率法实现pH加权成像，原理如下：

$$R_{ST}(pH) = \frac{(S_0 - S^{site1}) \cdot S^{site2}}{(S_0 - S^{site2}) \cdot S^{site1}}$$

（公式15-11-1）

其中，Site1和Site2表示CEST对比剂上的两个交换位点，S_0是不饱和状态下水的磁共振信号水平，S是当在CEST对比剂上某个频率偏置位点施加饱和RF脉冲时的水的磁共振信号水平。不同交换位点的CEST信号的比值只与两个基团的k_{sw}有关，与溶质分子的浓度和T1值无关，影响k_{sw}的主要因素是pH和温度。在有机体温度不变的情况下，比率法就可以反映和量化组织的pH。在实际应用过程中，比率法需要两个不同共振偏置的CEST效应的基团具有一致的浓度，也就表示两个基团处于同一个分子上，并且基团的比例是固定的。碘对比剂能够满足上述条件，如碘帕米多和碘普罗胺在相对于水质子4.2 ppm和5.5 ppm处有两种不同类型的酰胺质子，可以使用比率法实现pH成像。研究者们使用比率法实现了肾脏pH成像，探索肾损伤动物模型中pH改变以及探索肿瘤组织微环境的改变。

酰胺或胺基的CEST效应的比率往往被认为是

肿瘤组织 pH 特异性的指标,这种成像方法的局限性就是 CEST 对比剂必须有两个或多个可区分的 CEST 基团。为克服这一局限性,Longo 和 Sun 等人在 2014 年提出基于射频功率的比率法的 pH 加权成像,即通过采用在单个不稳定质子的共振偏置上施加多个饱和射频强度实现 CEST 信号的比率,原理如下:

$$RPM(pH) = \frac{(S_0 - S^{RF1}) \cdot S^{RF2}}{(S_0 - S^{RF2}) \cdot S^{RF1}}$$

（公式 15-11-2）

RPM(RF power mismatch)为不同饱和射频脉冲强度下的 CEST 信号的比率,S_0 是不饱和状态下水的磁共振信号水平,S 是两个不同饱和射频脉冲强度下的磁共振信号水平。公式 15-11-1 和公式 15-11-2 相似,但后者的 RPM 表示两个不同射频脉冲强度下 CEST 信号处理后的比值。基于不同饱和强度的比率法可以简化 CEST 对比剂的选取,碘佛醇分子中只含有一个具有 CEST 效应的基团,可以基于碘佛醇分子的 CEST 效应实现 pH 成像,为进一步促进比率法在临床中的应用奠定了基础。

外源性对比剂在实现 pH 成像方面具有敏感性较高、对比度高、特异性好的特点,但目前仍处于实验室体外和动物实验阶段,作为一种侵入性的 MR 成像方法,可能存在人体的副作用和碘过量沉积的问题,是否能够在临床推广,仍然是个值得探讨的问题。

(二) 内源性 pH 成像方法

1. APT 加权成像间接量化 pH　内源性 CEST 对比剂主要包括组织中含有酰胺质子和氨基质子的蛋白质和多肽分子,含有羟基质子的肌醇、糖原、葡萄糖等分子,以及其他代谢性小分子,例如肌酸、谷氨酸等。其中,含有酰胺和氨基质子的蛋白质以及多肽在人体组织中以游离的状态大量存在,他们相对于溶剂水质子的化学位移分别为 3.5 ppm 和 2.75 ppm。3 T MRI 临床扫描仪可以观测到处于 3.5 ppm 酰胺质子的 CEST 信号,而处在 2.75 ppm 的氨基质子和羟基质子由于直接水饱和效应的存在,不容易观测到 CEST 信号。pH 敏感的 APT 加权成像是 CEST 磁共振成像中的一种特殊形式,周进元等率先于 2003 年发现并在临床中进行推广应用。在上一节中提到,APT 加权成像可以通过非对称分析得到,但由于处于化学位移+3.5 ppm 的 CEST 效应容易被附近部分重叠的 CEST 效应、半

固态大分子的磁化传递效应以及 NOE 效应的影响,无法得到纯粹的 APT 效应。APT 加权成像可以表述为:

$$APTw = MTR_{asym}[\Delta\omega = +3.5\ ppm]$$
$$= APTR + MTR'_{asym}$$

（公式 15-11-3）

由公式 15-9-3 可知,酰胺质子转移比(APTR)在酰胺质子浓度一定的情况下与 k_{sw} 有关,而 k_{sw} 与 pH 存在一定的关系,可以通过 APT 加权成像间接反映组织的 pH 变化,已经被应用于脑卒中和缺血缺氧性脑病的研究。

2. 酰胺质子交换速率(k_{sw})量化 pH　APT 加权成像尽管对 pH 变化敏感,但不是 pH 特定的,还会受组织的其他因素影响。Sun 等将这种方法进行改进,通过 APT 效应的 k_{sw} 量化组织的 pH。在人体组织中 k_{sw} 是碱催化效应驱使的,k_{sw} 与 pH 的关系如下式所表示:

$$k_{sw} = k_0 \cdot 10^{-(pK_w - pH)}$$

（公式 15-11-4）

其中,k_0 是碱催化条件下的交换速率,pK_w 为水电离常数,纯粹 pH 权重的 APT 信号可以表示为:

$$APTR = \frac{f_s \cdot k_{sw}}{R_{1w} + f_s \cdot k_{sw}} \cdot \alpha \cdot (1 - \sigma)$$

（公式 15-11-5）

其中 f_s 为可交换质子的摩尔浓度比,R_{1w} 为水的纵向弛豫率,α 为饱和效率,σ 为溢出因素,结合公式 15-11-4 和公式 15-11-5 可以得到组织的 APT 信号:

$$APTw = APTR + MTR'_{asym} = \frac{f_s \cdot k_{sw}}{R_{1w} + f_s \cdot k_{sw}} \cdot$$
$$\alpha \cdot (1 - \sigma) + MTR'_{asym}$$

（公式 15-11-6）

进一步计算得到:

$$k_{sw} = \frac{R_{1w}}{f_s \cdot \left[\frac{\alpha \cdot (1 - \sigma)}{APTw - MTR'_{asym}} - 1\right]}$$

（公式 15-11-7）

进而可以计算得到:

$$pH = 6.4 + lg\left\{\frac{R_{1w}}{f_s \cdot \left[\frac{\alpha \cdot (1 - \sigma)}{APTw - MTR'_{asym}}\right]} / 5.57\right\}$$

（公式 15-11-8）

根据这种计算方法就可以通过测量质子的交换速率 k_{sw} 实现 pH 定量成像。

3. AACID 方法量化 pH　胺和酰胺浓度-独立检测法（amine and amide concentration-independent detection，AACID）就是将比率法应用到内源性酰胺质子（3.50 ppm）和氨基质子（2.75 ppm）来获取组织的 pH 定量成像。McVicar 等人首先报道了 AACID 法修正的 CEST 信号比，去除组织内交换质子浓度、T1 值、NOE 效应和温度等因素的干扰，实现 pH 成像，其计算公式为：

$$AACID = \frac{(S_0 - S^{amine}) \cdot S^{amide}}{(S_0 - S^{amide}) \cdot S^{amine}}$$

（公式 15 - 11 - 9）

其中，S^{amine} 和 S^{amide} 为不同频率偏置下（2.75 ppm 和 3.5 ppm）的 CEST 信号，S_0 为是不饱和状态下水的信号。但由于 AACID 法用到化学位移 2.75 ppm 处氨基质子的 CEST 信号，氨基质子的交换速率很快，在 3.0 T MRI 扫描仪容易受到酰胺质子和水质子直接饱和信号的干扰。

二、pH 成像的临床应用

pH 是急性脑卒中事件发生时重要的组织代谢指标。卒中发生后当有氧代谢转变为无氧酵解代谢时，缺血组织会变成酸性环境。这种代谢紊乱导致乳酸的产生，从而导致钙通过 Na^+/H^+ 和随后的 Na^+/Ca^{2+} 通道积累。然而，临床中一直缺乏卒中成像技术来表征不同种类的缺血组织，从而完善缺血半暗带的定义。脑卒中成像技术的发展可以提高对可挽救组织的识别，进而指导临床方案的选择和监测治疗策略。扩散加权成像（DWI）和灌注加权成像（PWI）之间的不匹配被认为是评价缺血半暗带的重要手段之一，随着磁共振技术的发展，无创的 pH 成像相对于灌注成像更能精确地评估缺血半暗带。

周进元等人在 2003 年首次报道了 CEST 成像可以检测啮齿动物急性脑卒中模型病灶内的酸中毒。在这项研究的基础上，Sun 等人 2007 年在啮齿动物卒中模型上进行多参数 MRI 成像识别缺血半暗带（图 15 - 11 - 1），急性期 pH 降低的区域比 DWI 异常区域更广泛或等于 DWI 异常区域，比 PWI 异常区域更小或更接近 PWI 异常，最终的梗死区小于 PWI 异常区，大于 DWI 异常区。Sun 等的研究提示基于 CEST 的 pH 成像能够评估缺血半暗带，与梗死周围区域相比，缺血核心表现出显著的 pH 降低。

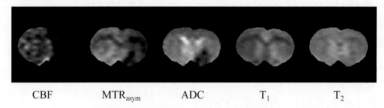

| CBF | MTR$_{asym}$ | ADC | T$_1$ | T$_2$ |

图 15 - 11 - 1　动物缺血模型的影像表现。从左到右依次为 CBF、MTR$_{asym}$、ADC、T1 和 T2 定量图。在 CBF 和 MTR$_{asym}$ 图上可以明显观察到灌注和 pH 降低区域，而 ADC 图显示下丘脑有局灶性病变，T2WI 在右侧皮质显示轻微的低信号

前期 pH 成像的研究主要集中在啮齿动物脑卒中模型的应用，已有研究将其纳入急性脑卒中的临床评估中。Heo 等人展示了 3.0 T MRI 急性脑卒中患者的 pH 加权成像（图 15 - 11 - 2），评估 pH 成像在缺血性病变的作用，并比较 DWI、PWI 和 pH 变化之间的关系，从而更可靠地描绘缺血半暗带。此外，pH 成像结果显示核心梗死区比最终转化为梗死的低灌注组织酸性更强，后者比存活的低灌注组织的酸性更强，脑梗死组织和存活组织之间的 pH 不同，但脑血流量并无明显改变，初步临床发现与实验性脑卒中模型一致。

CEST 成像在肿瘤的应用已经非常广泛，与 ¹P MRS 对比，基于 CEST 机制的 pH 成像为定量组织内 pH 提供了便捷的无创 MRI 成像手段。pH 成像在急性卒中患者中得到初步应用——检测缺血区域以及缺血半暗带的评估，需要进一步完善和验证 pH 成像在卒中的临床应用前景以及进一步扩展到其他神经系统疾病，如阿尔兹海默病、创伤性脑损伤以及缺血缺氧性脑病等。无创的 pH 成像有望提供局部 pH 变化与移动蛋白之间的关系，作为预测神经退行性疾病进展的潜在生物标志物。

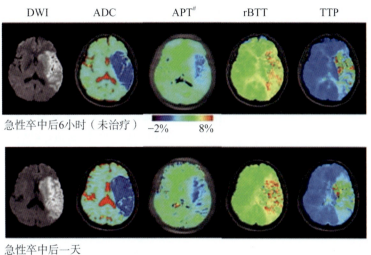

急性卒中后6小时（未治疗）　−2%　8%

急性卒中后一天

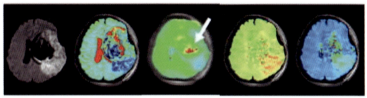

急性卒中后一周

图 15-11-2　左侧大脑中动脉闭塞急性脑卒中患者的 DWI、ADC 图、APT 以及基于 PWI 成像的 rBTT、TTP 图。DWI 和 ADC 显示细胞毒性水肿所致的大面积急性缺血区。此外，rBTT 和 TTP 比 DWI 异常稍大的区域显示明显的低灌注。在较早的两个时间点，APT 显示清晰的缺血对比。1 周后观察到的高 APT 信号强度可归因于血液中富含移动蛋白和多肽引起的出血（白色箭头）

（张记磊）

第十二节　超短回波成像技术及应用

一、UTE 技术原理

临床 MR 检查通常采用 T1 和 T2 加权自旋回波或快速自旋回波脉冲序列，回波时间（echo time，TE）为 8～200 ms。T1 加权序列提供解剖信息，并检测一系列组织 T1 增加或减少的疾病。T2 加权、重 T2 加权序列则检测组织中长 T2 成分增加或减少的疾病。上述 T1、T2 加权序列图像中，短 T2 的组织（如肌腱、韧带、骨膜和骨皮质）则为低信号或无信号。短 T2 组织的成像存在挑战，主要包括 3 个方面：组织 T2 值太短，信号衰减过快，信号采集困难；短 T2 组织的图像模糊效应；长 T2 组织远远多于短 T 组织时，短 T2 组织信号对比较差。针对上述 3 方面的挑战，可以通过缩短 TE 时间；减少图像模糊效应；抑制长 T2 组织信号，增加短 T2 组织对比等方法实现短 T2 组织的有效成像。

什么是短 T2 组织？我们将 T2 小于 10 ms 的组织视为短 T2 组织，常见的短 T2 组织见表 15-12-1。其中小于 1 ms 的称为超短 T2，1～10 ms 的称为短 T2。这里所说的 T2 为组织的平均 T2 值，是一种简化方式。实际上，所有组织都是多成分的，即其中包含具有不同 T2 值的成分。蛋白质中的质子和与蛋白质紧密结合的水分子中的质子，T2 值约 10 ms，与蛋白质结合不那么紧密的水分子中的质子具有更长的 T2 值，而自由水的 T2 值可达约 4 000 ms。组织可分为短 T2 成分占多数的组织和含少数短 T2 成分的组织。诸如肌腱、韧带、半月板、骨皮质、牙本质和牙釉质等组织，其蛋白质或其他大分子以及紧密结合的水的短 T2 成分占 1%～20%，故其平均 T2 值较短。

表 15-12-1　1.5 T MRI 成人组织样本一些短 T2 组织的平均 T2 值

组织或组织成分	平均 T2 值
韧带	4～10 ms
跟腱	4～7 ms
半月板	5～8 ms
骨膜	5～11 ms
骨皮质	0.4～0.5 ms
牙本质	0.15 ms
牙釉质	70 μs
与蛋白质紧密结合的水质子	10 μs
蛋白质质子	10 μs
固体中的质子(如羟基磷灰石钙)	<1 μs

　　组织中的短 T2 产生于几种不同的机制。固体和晶体具有特别短的 T2(<1 ms)和较长的 T1 值。固体的短 T2 是由于相对固定的原子核之间的强偶极相互作用。短 T2 的另一种机制是磁化率效应,其中原子核位于两个不同的场中,信号迅速异相,这发生在抗磁性组织和空气之间的界面以及组织中具有不同程度的抗磁性或顺磁性的质子之间。肌腱和韧带中的胶原蛋白呈高度有序的半结晶形式,与这种形式的胶原蛋白结合的水分子的运动受限,并有较强的偶极相互作用;但与蛋白质结合的水不同,它们的 MR 信号取决于整体结构相对于静磁场 B_0 的宏观取向。在 55°、125° 等角度处(被称为"魔角")偶极相互作用被最小化,组织的 T2 值增加。肌腱在磁场中与 B_0 的夹角为 55° 时,信号最高。魔角效应还被用作增加 T2 信号的成像技术。

　　超短回波时间(ultrashort echo time,UTE)序列则是一组与临床兼容的 TE<1 ms 的序列的总称。UTE 序列使用短距射频(RF)脉冲,在激励完成后立即采集信号,采用快速的发射/接收(transmit-receive time,T/R)切换,以使 TE 短至 8 μs,仅为信号激发与接收的硬件切换时间,比临床 MR 系统上常规检查方法短 10～20 倍,因而不仅有效地缩短了 TE,同时还减少了 RF 脉冲激励过程中发生的信号衰减,从而实现短 T2 组织或组织成分的直接成像。UTE 技术的 K 空间的采样模式与传统的临床序列不同,其采用的 K 空间填充方式为径向填充,即从中心向外填充,在时间上是非线性的。目前常用的 UTE 技术有 2D 和 3D UTE 序列,其中 2D 序列通常

采用半激励脉冲,并从中心向外径向采样 K 空间,随后将来自两个半激励的数据合并起来,以生成 K 空间的单个径线。将径向 K 空间数据映射到笛卡尔网格并通过 2D 逆傅立叶变换进行重构。3D UTE 序列则是在 2D UTE 序列的基础上采用短硬脉冲激发结合三维放射状数据采集技术。常用的 UTE 成像技术包括:2D/3D radial UTE;2D/3D spiral UTE;2D/3D cartesian UTE;SWIFT imaging;single point imaging(SPI);multiple point imaging(MPI)。

　　短 T2 组织的 UTE 成像对比技术,为了更好地显示软骨、骨皮质等短 T2 组织,需要抑制周围的长 T2 组织信号,常用的方法有双脉冲回波序列图像减影、双重绝热反转恢复 UTE(dual adiabatic inversion recovery UTE,DIR-UTE)和长 T2 饱和 UTE(long-T2 saturation UTE,sUTE)等技术。

二、常用 UTE 定量技术

(一) UTE-T2* 和 UTE-T2* mapping

　　T2* mapping 采用多回波梯度回波序列,经后处理获得伪彩图,利用单指数或双指数衰减拟合模型获取 T2* 值。相比 T2 mapping,T2* mapping 具有扫描时间更短、空间分辨率以及 3D 兼容性更好的特点。而基于 UTE 序列的 T2* mapping 则可以直接观察短 T2 组织,诸如深层软骨、韧带等的形态特征,并进行定量研究。

(二) UTE Adibatic-T1ρ

　　T1ρ 序列是当磁化矢量倾斜 90° 到横向平面上后施加一个长时间、低能量的自旋锁定射频脉冲,锁定横向磁化强度,使质子保持同相。多次采集后,获得不同的自旋锁定时间,根据曲线拟合指数衰减模型获得 T1ρ 衰减时间常数,测量感兴趣区 T1ρ 值。T1ρ 反映了运动受限的水分子和其局部大分子之间的相互作用,可反映组织的生化特征,在组织发生形态学变化前,定量 T1ρ 值即可发生变化。UTE Adibatic-T1ρ 对魔角效应不敏感,故该技术用于组织定量具有较好的稳定性和可重复性。

(三) UTE-MT

　　磁化转移(magnetization transfer,MT)是迄今为止唯一可以评估超短 T2 成分的方法。通过偏共振脉冲间接测量,该脉冲选择性地使短 T2 成分被饱和。双池 MT 模型主要研究可自由移动的水质子池和运动受限的大分子质子池之间的相互作用。在射

频脉冲前施加一个额外的饱和脉冲,选择性饱和大分子池中的质子,随后被饱和的大分子质子将磁化传递到水质子池,使得一部分水质子饱和;被饱和的水质子无法产生共振,因此水质子信号减少,从而反映大分子的含量。MT定量参数包括大分子质子分数(macromolecular proton fractions,MMF)、大分子质子的T2值(T2 value of macromolecular proton,T2m)和磁化转移率(magnetic transfer ratio,MTR)等。UTE序列可对短T2组织或成分直接成像,但对于具有超短T2(小于0.01 ms)的物质,如胶原质子,磁化转移可能是评估它们的唯一方法。

(四) AcidoCEST - UTE

化学交换饱和转移技术(chemical exchange saturation transfer,CEST)是磁化传递技术基于化学交换理论的延伸,其基本原理是首先施加预饱和脉冲,使可交换质子达到饱和状态,并与周围水分子发生化学交换作用,使水分子饱和。通过测定水分子在施加饱和脉冲前后的信号变化,间接获取特定分子的含量以及组织pH等重要的生物学信息。acidoCEST - MRI技术则是使用碘帕多或碘海醇等非离子碘化对比剂,测量水和酰胺侧链之间的质子交换产生的CEST信号。CEST信号与pH呈线性相关,因而能够敏感地反映pH。然而,基于梯度序列或者快速自旋回波的传统acidoCEST序列,TE较长,无法用于短T2组织(如软骨、半月板等肌骨组织)的pH测量。因而,以往acidoCEST MRI主要用于测量肿瘤的pH。与UTE技术相结合的acidoCEST - UTE技术克服了TE较长的缺点,可用于在体测量肌骨组织的pH。

三、UTE技术的应用

目前,UTE序列的研究已涉及多个系统,如神经、骨肌、呼吸系统等,以骨肌系统的研究最为广泛。下面我们将一一介绍UTE序列的研究与应用,着重介绍其在骨关节系统的应用。

(一) 神经系统

1. 中枢神经髓鞘　髓鞘是由蛋白质(15%~30%)和脂质(70%~85%)交替组成的多层膜结构,其将轴突与电活动隔离,起到增加动作电位传递速率的作用。它由两种不同类型的支持细胞,包括中枢神经系统(CNS)中的少突胶质细胞和外周神经系统(PNS)中的施万细胞形成。髓鞘是CNS和PNS的主要成分,约占大脑白质湿重的14%及干重的50%。髓鞘是一种相对脱水的结构,含水量约为

40%。与灰质(82%)相比,白质的水含量较低(72%),很大程度上是由于白质的髓鞘含量高。髓鞘丢失是许多炎症和神经退行性疾病的标志,包括多发性硬化症(MS)和其他脱髓鞘疾病,如视神经炎、视神经脊髓炎、横贯性脊髓炎和急性播散性脑脊髓炎。直接评估髓鞘的完整性对许多脱髓鞘疾病(如MS)的诊断和预后意义重大。然而,髓鞘中的质子T2值极短(<1 ms),常规MR序列无法直接对其成像。常规临床序列仅可对髓鞘间接评估,故髓鞘的诸如T1和T2*以及质子密度等信息仍未知,而UTE技术为其直接成像及定量研究提供了可能。

前期研究者通过一系列水模研究证实UTE MRI技术对髓鞘直接成像的可行性,通过水模测得髓鞘的T1值约367±4 ms,T2*值约为225±7 μs。2D IR - UTE技术可对髓鞘脂质和蛋白直接成像,图像对比度较高。Vipul等人采用IR - UTE技术和临床MRI对MS患者脑标本成像,正常白质区域在IR - UTE图像上表现为高信号,异常区域则为低信号。IR - UTE序列可显示在常规T2WI和FLAIR图像中表现为正常的病变区域(图15 - 12 - 1)。

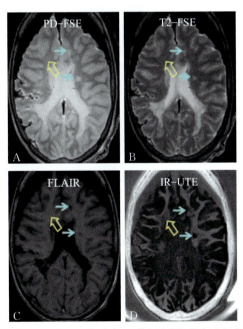

图15 - 12 - 1　A~D. 分别为28岁女性MS患者脑标本的临床PD - FSE、T2 - FSE、FLAIR及IR - UTE(TR/TI=1500/410 ms)成像。MS病变在PD - FSE和T2 - FSE图像上呈高信号(细箭头,A、B),在FLAIR图像上呈低信号(细箭头,C),在IR - UTE图像(细箭头,D)清晰显示髓鞘的完全丢失。此外,IR - UTE图像(粗箭头,D)中看到部分信号丢失,而其在PD - FSE、T2 - FSE和FLAIR图像均显示正常(粗箭头,A~C)

Ma Yajun 等对健康志愿者行 3D IR - UTE 序列扫描,在 TE 为 0.8 ms 处,脑白质的纵向弛豫信号被反转为 0,并通过图像减影对白质中髓鞘进行选择性成像,通过该技术测量得到的髓鞘 T2* S 值为 0.2～0.3 ms,进一步证实了其与髓鞘水模 T2* S 值的一致性。研究者进一步采用 2R - UTE - Cones 序列研究 MS 患者,测得正常髓鞘的 T2* 值为 0.20± 0.04 ms,该值与水模研究中髓鞘 - D2O 的 T2* 值相

近,表明 IR - UTE 图像中高信号是由髓鞘质子产生的。MS 患者的在体研究结果与体外研究的观察结果相似,3DIR - UTE - Cones 图像上可以看到 MS 患者病变区域的髓鞘信号丢失,这表明 3D IR - UTE - Cones 序列可以在体直接显示 MS 患者的脱髓鞘病变(图 15 - 12 - 2)。在体测量所得的 MS 患者正常髓鞘的平均 T2* 值约为 0.3 ms,与水模实验和健康志愿者髓鞘的 T2* 值相近。

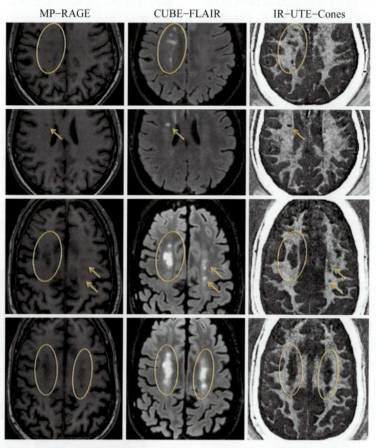

图 15 - 12 - 2　两名 MS 患者(前两行:62 岁女性;底部两排:62 岁男性)的头颅 MP - RAGE、CUBE - FLAIR 及 IR - UTE - Cones 序列图像。MS 病变为橙色箭头或椭圆形标识区域。3D IR - UTE - Cones 序列可显示所有 MS 病变,表现为髓质信号丢失

2. 周围神经　周围神经是有序的层状结构,神经纤维包括有髓纤维及无髓纤维,其外围由薄层结缔组织膜包裹,即神经内膜;神经纤维集合成大小不等的神经纤维束时,其表面有神经束膜包绕,神经束膜为一层较致密的结缔组织;神经纤维束再集合成周围神经干时,其外围包以最致密的胶原纤维神经外膜。周围神经的组成、大小和解剖结构使其影像成像极具挑战性,其中胶原蛋白和髓鞘在常规 MR 中无法成像。

目前临床上超声可识别神经外膜边界和神经大体形态,但对比度和分辨率有限。MR 神经成像序列,能够识别神经外膜及神经束膜边界,然而,这些方法对神经信号强度、结构的观察具有较大的局限性,尤其是对周围神经的结构和功能有重大贡献的神经胶原蛋白。与形态学成像方法相比,定量 MRI 序列可以提供亚微米到微米级的结构信息。扩散成像是神经成像中非常常见的技术,可以提供有关神经微环境的定量信息并实现纤维束成像。扩散技术

对神经变性和再生很敏感,然而,大多数扩散成像技术的 TE 在 30～100 ms 之间,无法提供周围神经中短 T2 成分的信息。T2 和 T2* 定量也已用于外周神经定量成像,但同样地,由于 TE 较长,短 T2 成分无法定量。

近年来,UTE 双成分 T2* 可用来分别测量周围神经中短 T2 及长 T2 成分的信号。此外,UTE - MT 成像可对超短 T2 成分(如大分子胶原蛋白)进行定量测量。Fan Shujuan 等采用 3D ConesUTE 技术对离体外周神经展开研究,并以组织学切片为金标准,证明了 UTE T2* 及 MT 技术可对周围神经成像与定量研究(图 15 - 12 - 3,图 15 - 12 - 4)。

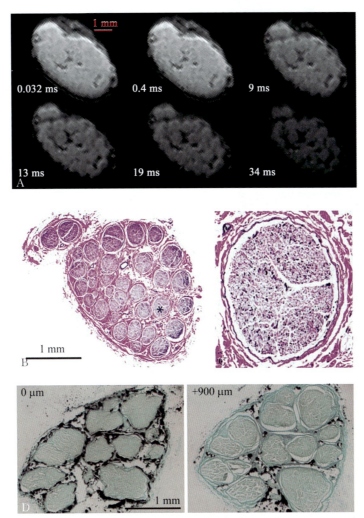

图 15 - 12 - 3　A.周围神经的 3D Cones UTE 不同 TE 值的 T2* 图像;B、C.分别是整个神经和单个神经束的 H&E 染色图像;D.为相距约 1 mm 的两个切片的 H&E 染色图,两者具有类似的束状组织和结构,也表明 UTE - T2* 图像与组织学切片图像具有较好的一致性

对单个神经束和整个神经进行单成分和双成分 T2* 拟合分析,结果显示单成分拟合所得的单个神经束的 T2* 值较整个神经的 T2* 值大(22.6±8.9 ms *vs.* 16.7±2.2 ms)。双成分分析显示,短 T2*S 的比例和短 T2*S 值在单个神经束中分别为(6.74±4.31)% 和 1.7±1.0 ms,而在整个神经中分别为(15.56±7.07)% 和 3.0±1.0 ms。单成分分析获得的 T2* 值介于 T2*S 和 T2*L 值之间。结合组织病理学切片,研究者发现 UTE 双成分分析结果可对神经结构特征有一定的提示作用:神经束中胶原蛋白、髓鞘和其他大分子周围水含量较高;而神经外膜与神经内膜中胶原蛋白排列更紧密,其中的水含量较少。上述研究表明 UTE 技术在神经系统,尤其是 MS 患者中具有一定的临床应用前景。

（二）肌骨系统

骨骼、肌腱、韧带、半月板等骨关节组织,均含有较多"短"和"超短"T2 的成分,因此这些组织的平均 T2 值较短。对于采用较长回波时间(TE)的常规

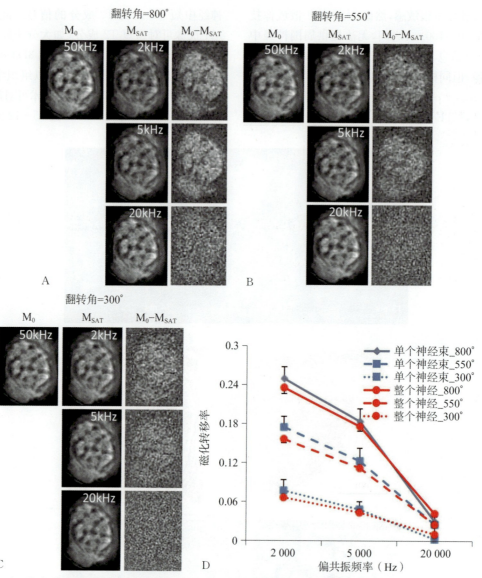

图 15-12-4 A～C. 分别为不同翻转角和偏共振频率脉冲的 UTE-MT 图像（64 岁男性），分别包括 M_0、M_{SAT} 以及减影图像（$M_0 - M_{SAT}$）。减影图像中较高的 SNR 表明 MTR 较高。D. 为不同偏共振频率脉冲和翻转角下，单束（ROIs，$n=9$）和整个神经（ROIs，$n=3$）的平均 MTR 值

MRI 序列，几乎无法在短和超短 T2 组织的信号衰减到零或接近零之前对其进行信号采集。而临床兼容的 UTE 序列已越来越多地用于骨关节系统的研究中。

1. **骨皮质** 骨质疏松症（osteoporosis，OP）是临床常见的代谢性骨病，脆性骨折的发生增加了 OP 患者的致残率及致死率。双能 X 线骨密度（DXA）测量是目前诊断 OP 的金标准，无法解释骨胶原与水对骨生物力学特性的贡献；同时，DXA 亦无法区分骨皮质及骨松质，而以反映骨松质的骨量为主，因此 DXA 测量的骨密度预测骨折的成功率仅为 30%～50%。然而骨皮质占骨总量的 80%，且与老年人相关的骨折 80% 与骨皮质骨量减少有关，因此

评估骨皮质质量将有助于提高 OP 的检出率，提高骨折预测风险的准确率。

骨皮质由矿物质、有机基质（胶原蛋白）和水组成。正常骨皮质中约 1/3 的水以自由水的形式存在于哈弗森管、骨陷窝和小管中，其余 2/3 则以结合水的形式存在，与骨矿物质或有机质结合。骨皮质中自由水和结合水可反映不同的力学性能：自由水可间接反映骨皮质的孔隙率，而结合水与有机质含量密切相关，其与骨骼强度和韧性成正比，而与弹性模量成反比。因此，将自由水与结合水分开探讨在骨皮质质量研究中十分重要。

水质子信号是骨皮质 MRI 信号的重要组成部分，分光镜研究发现骨皮质中的三种质子池：胶原

蛋白、胶原结合水以及自由水和脂质。采用 UTE 序列，可以直接检测到结合水、自由水和脂的信号，由于胶原蛋白质的 T2 值<50 μs，因此即使是 UTE 序列也无法直接检测到其信号。但是，使用 UTE - MT 技术，可以直接或间接检测所有质子池的信号。

（1）骨皮质定性研究：UTE 序列结合脂肪抑制技术可将骨皮质显示为清晰的高信号（图 15 - 12 - 5）。OP 患者骨皮质在 UTE 序列中信号增高。急性期骨折患者骨皮质的短 T2 成分信号降低，而修复期信号增高，还可观察骨痂形成和骨膜的改变。

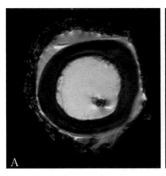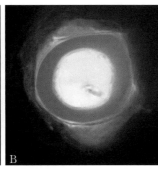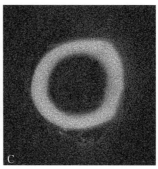

图 15 - 12 - 5　A. 是 TE 为 3 ms 的临床 2D SPGR 图像，骨皮质表现为低信号；B. 是 TE 为 8 μs 的 UTE 图像，骨皮质为高信号，但髓腔中骨髓的信号更高；C. 同样是 TE 为 8 μs 的 UTE 图像，同时采用长 T2 抑制技术抑制了髓腔脂肪的高信号，骨皮质则表现为清晰的高信号

（2）骨皮质总水、自由水与孔隙水测定

1）骨皮质总水分（total water，TW）的 UTE 成像：UTE MRI 可借助已知质子密度的外部参考，测定骨皮质的 TW 含量。含有 $MnCl_2$ 的蒸馏水和氘化水（例如，20% H_2O 和 80% D_2O，22 mol/L 1H）的混合物，通常被用作评估骨皮质 TW 的外部参考；任何已知质子密度或 MRI 特性与骨皮质类似的体模，例如橡皮擦，也可作为参考。UTE 测定的骨皮质 TW 在肾性骨病患者与健康人之间的差异，比 DXA 测得的 BMD 差异更显著，提示 UTE 测定的 TW 可作为区分疾病与健康人群有效且更为敏感的手段。TW 与年龄呈显著正相关，而与 QCT 测得的 BMD 负相关。虽然采用单纯的 UTE MRI 序列扫描骨皮质，其图像对比度欠佳，但这种快速的 UTE 成像技术可对骨皮质的微观结构进行初步评估，有助于在横断面和纵向研究中对 OP 进行早期诊断和监测。

2）骨皮质结合水（bound water，BW）的 IR - UTE 成像：绝热反转恢复 UTE（IR - UTE）序列可对骨皮质 BW 进行特异性成像，将骨皮质 IR - UTE 信号与外部参考信号比较，可估计 BW 含量。研究发现 BW 含量与骨皮质孔隙率呈显著负相关。

3）骨皮质孔隙水（pore water，PW）的双绝热全通道脉冲（DAFP）UTE 成像：双绝热全通道脉冲（DAFP）技术，采用预脉冲将 BW 信号饱和，然后进行信号采集，可对骨皮质中的 PW 直接成像。BW 和 PW 与机械性能参数显著相关。然而，DAFP 技术需要 BW 信号完全抑制，故其在体研究极具挑战。

（3）骨皮质 BW、PW 的 UTE MRI 多成分分析：骨皮质 PW 的 T2* 值约为 BW T2* 值的 10 倍，因此，可通过 UTE MRI 双成分 T2* 分析将两者区分开。双成分 T2* 拟合分析需要采集一系列不同 TE 的 MRI 图像，因此图像扫描时间相对较长。双成分 T2* 分析的 BW 和 PW 分数与 μCT 测量的骨皮质孔隙率存在显著相关性，PW 与 μCT 孔隙率呈正相关，BW 与孔隙率呈负相关。此外，双成分 T2* 测量结果与骨皮质的机械性能参数之间具有显著相关性：破裂应变（值越高表示组织顺应性越大）与短 T2* 及短 T2* 分数为显著正相关，与长 T2* 呈显著负相关；极限应力（值越高表示强度越大）与 TW 及 BW 呈负相关，与 PW 呈正相关。

值得注意的是，在高磁场强度下，双成分 T2* 拟合结果不如低磁场强度下可靠。与 1.5 T 相比，3.0 T MRI 测得的人骨皮质的 BW T2* 值和 PW T2* 值分别低 21% 和 68%。然而，BW 和 PW 的百分比随场强的变化很小（<4%），表明 UTE 双成分分析测得的 BW 和 PW 分数与场强关系不大。双成分分析在高磁场强度下效果不佳，可能与较高磁场下短 T2* 和长 T2* 成分的 T2* 值差异显著下降有关，从而导致拟合结果不准确。

骨皮质含有大量脂肪，特别是在靠近髓腔的区域。不少研究观察到多回波 T2* 拟合分析中 MRI 信号的振荡，这种现象极有可能与脂肪化学位移有关。为了提高骨皮质水含量评估的准确性，避免脂肪信号的污染，可以采用多种脂肪抑制技术，例如化学位移脂肪饱和度（FatSat）、软硬水激发和单点DIXON等方法。此外，三成分 T2* 拟合模型也可有效地消除脂肪信号的影响，提高骨皮质 BW 和 PW 分数的评估准确性。与双成分拟合相比，三成分 T2* 拟合测得的水分数与基于 μCT 测得的孔隙度之间的相关性更高，其与机械性能参数间的相关性也更高。由于脂肪的影响，双成分拟合模型通常会高估靠近髓腔部分骨皮质的 BW 含量，而三成分拟合模型则可有效减少这一偏差。然而，三成分拟合需要更多的数据点，扫描时间更长，这对其向临床应用的转化提出了挑战。

（4）骨皮质孔隙度的 UTE MRI 评估：双回波 UTE 成像可用于计算骨皮质的孔隙率（porosity index，PI）。PI 是 TE 分别为 0.05 ms 与 2 ms 的 MRI 图像之间的信号比，其中 TE 为 0.05 ms 的图像，包含来自 BW 和 PW 的信号，而 TE 为 2 ms 的图像则主要采集的是 PW 信号。该技术无法得出 PW 的绝对含量，仅对骨皮质孔隙率进行粗略估计。在对人离体胫骨标本的研究中发现，PI 与 μCT 测得的孔隙率呈线性正相关，与年龄和胶原蛋白含量呈显著负相关。

抑制比（SR），为 UTE-MRI 扫描中施加长 T2 抑制序列（如 IR-UTE 序列）前后所得的骨皮质信号强度的比值。SR 被认为是骨皮质中 TW 与 BW 的比率，亦可作为骨皮质孔隙度评价的指标。研究发现，老年受试者骨皮质的 SR 值较年轻受试者更高。同样，离体研究表明，SR 与骨孔隙率呈显著正相关，而与年龄呈显著负相关。

即使 UTE 多成分分析技术所得的 PW 与 TW 间的比率更为精确，但与多组分拟合技术相比，PI 与 SR 技术更快、更高效。由于 PI 和 SR 无法得到具体的水含量，因而它们更适用于纵向动态研究。

（5）骨皮质胶原基质的 UTE 磁化转移（UTE-MT）成像：骨皮质中胶原质子 T2* 值极短，因而即便是 UTE 技术也无法对其直接成像，但 UTE-MT 成像技术可对胶原基质进行间接评估，常用的指标有磁化转移率（magnetization transfer ratio，MTR）和大分子比例（macromolecular fraction，MMF）。Saeed 等对牛和人离体胫腓骨标本行 UTE-MT 序列扫描，结果发现 UTE-MT 序列所测得的定量参数 MMF 值与 μCT 测得的骨皮质孔隙率呈显著负相关，而与骨密度呈显著正相关（图 15-12-6）。MMF 与骨皮质的机械性能（杨氏模量、屈服应力和极限应力）呈显著正相关性。

尽管 UTE-MT 序列的扫描时间较 UTE 和 IR-UTE 更长，但 UTE-MT 可测得骨皮质的胶原含量，这在骨量正常而胶原基质受累的骨病（例如骨软化病）中，具有独特而重要的作用。

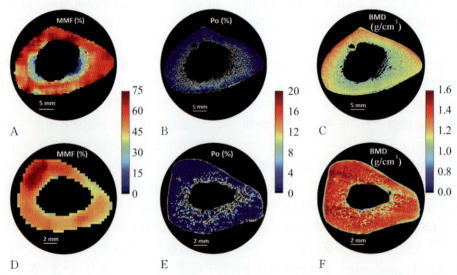

图 15-12-6 A～C. 分别为 73 岁男性胫骨样本的 MMF，孔隙率和 BMD（通过 μCT 测量）伪彩图。D～F. 为 54 岁男性腓骨标本的伪彩图。MMF 较高的区域，相应的孔隙率更低，BMD 更高

（6）骨皮质的血流灌注研究：骨是一种高度血管化的组织，血供丰富。骨的血流灌注，对骨生长发育、维系骨健康有重要作用，骨血流灌注的降低，与骨疾病的发生密切相关。在肌骨疾病血流灌注研究最多的是骨质疏松，大量的研究表明骨质疏松发生时，骨松质的血流灌注降低；血流灌注降低，与骨量丢失有密切关系。由于临床所用的 TE 时间较长的 MRI 无法探测骨胶原及结合水的信号，骨皮质在 GRE 序列上表现为低信号，故目前主要是针对骨松质、骨髓的研究，而鲜有骨皮质的灌注研究。UTE-MRI 的出现为骨皮质的动态增强显像及灌注研究

提供了可能。

Girard 等用 2DUTE 序列获得了健康志愿者胫骨骨皮质的容积转移常数（Ktrans）、速率常数（Kep）、对比剂血浆容积（Vp）、对比剂到达时间等血流灌注参数，为进一步研究骨皮质血流灌注在疾病中的变化提供了基础。Lidi 等利用 2D UTE 及 2D IR-UTE 技术对不同年龄段的健康志愿者进行骨皮质血流灌注研究，结果发现 IR-UTE 较单纯 UTE 序列检测动态增强的效果更优，且骨皮质的血流灌注随年龄增长呈降低趋势（图 15-12-7）。

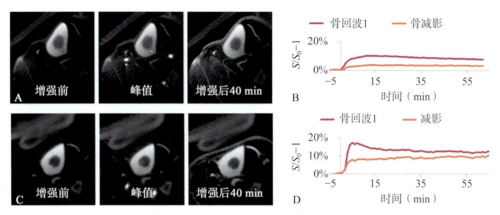

图 15-12-7　A、B. 分别是 69 岁男性健康志愿者的 IR-UTE 灌注图像与曲线；C、D. 分别是 40 岁男性健康志愿者的 IR-UTE 灌注图像与曲线。年轻志愿者的增强曲线，达峰较早，且有明显峰值，然后迅速廓清出现一个平台期，而年龄较大者则达峰较慢，平台较低

2. **软骨**　正常关节软骨含水达 65%～80%，软骨干重中，胶原蛋白占 60%，蛋白聚糖（PG）占 12%。胶原蛋白主要是 Ⅱ 型胶原，PG 的主要成分为糖胺聚糖（glycosaminoglycan，GAG）。软骨为排列有序的层状结构，包括表层、过渡层、深层和钙化层。软骨的生化成分含量及排列方式随深度变化而变化：表层的胶原纤维较细，平行于关节表面；深层的胶原纤维较厚，垂直于软骨下骨。另外，蛋白聚糖含量随深度而增加。同时，软骨生化成分的含量具有区域异质性：与非负重区相比，负重区的软骨含有更多的 GAG 和水。钙化层软骨是位于关节软骨与软骨下骨交界处的代谢活性区域，含有 X 型胶原。该软骨层的厚度为 200 μm，随着年龄的增长，其厚度逐渐减小。

正常软骨的水包括：结合于胶原蛋白的水（T2，0.02 ms），结合于 PG 的水（T2，1 ms），胶原纤维网间隙中的水（T2，4 ms）和大量自由水（T2，20 ms）。具有较长 TE 的常规 MRI 技术可采集自由水的信

号，但无法直接可视化其他成分。因此常规 MRI 在检测早期软骨变性方面的敏感性较差，并且在定量研究中存在较大的局限性。近年来，许多 UTE 技术可用于关节软骨的定性和更全面的定量评估。

（1）软骨定性观察：传统的 MRI 图像中仅表层软骨呈高信号，深层软骨及钙化层均为低信号，而 UTE 序列则可将软骨各层清晰成像为高信号，其中深层软骨的信号最高，钙化层为稍高信号（图 15-12-8）。UTE-MRI 可以直接检测 OA 早期钙化层软骨的信号及形态的变化。但是，软骨发生退变时，生化成分的改变总是先于形态的改变，所以通过 UTE-MRI 定性检测钙化层软骨、早期诊断 OA 的临床意义仍逊于定量 UTE-MRI 技术。

（2）软骨定量研究：软骨自由水和结合水的测定。UTE 的双成分分析技术发现 UTE 图像中软骨的信号约 18.92% 来自短 T_2^* 组织（其 T_2^* 值约为 0.46 ms），另有 81.08% 的信号来自于长 T_2^* 的组

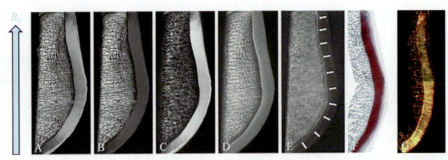

图 15-12-8　58 岁,男性,离体髌骨标本。A. 2D PF-FSE;B. T1-FSE;C. SPGR;D. UTE;E. UTE 回波差值图;F. 病理学 Saf-O 染色图;G. PLM 图。软骨深层和钙化层在常规成像呈低或无信号,在 UTE 序列清晰显示呈高信号(D、E)

织(其 T2* 值约为 28.93 ms)。此外,磁共振的 MT 成像技术可检测到软骨中 3 种不同的水,其中约 80% 为自由水,其 T2 值在 130～145 ms;约 3% 是和 PG 分子结合的水,其 T2 值为 8～12 ms;还有 12% 是与胶原结合的水分子,其 T2 值 3～18 ms。关节软骨的多成分分析提示软骨中与胶原分子结合的水约占 6%,与 PG 分子结合的水约占 14%,而自由水约占 80%。综上可推知长 T2* 的信号主要由软骨自由水产生,而短 T2* 信号则由与胶原或 PG 分子结合的水产生,也就是短 T2* 组分及其含量百分比可间接反映软骨胶原或 PG 的含量,但是,双成分分析技术目前尚不能够将胶原和 PG 分子完全区分开来。软骨各层的短 T2* 成分的值基本恒定,短 T2* 成分的含量百分比从深层至表层逐渐减少,而 T2* 较长的成分,其 T2* 值及其含量百分比从钙化层到表层均有逐渐增加的趋势,反映了软骨自由水由深层至表层逐渐增加,而结合水的含量基本是恒定的。同时,这也说明了短 T2* 值的范围较长 T2* 值而言,是评估软骨完整性及反映软骨病变的更为准确的定量指标。研究发现短 T2* 成分的含量百分比增加得

越明显,也即 UTE-T2* 值降得越多,则软骨退变就越严重(图 15-12-9)。软骨发生退变时,PG 和胶原均减少,与它们结合的水(T2* 值较短)也随之减少;同时,胶原纤维网的结构发生破坏,导致胶原纤维暴露的表面积增加,水分子的结合位点将会增多,则与胶原蛋白结合的水的百分比相对增多;新暴露的位点结合水的增加和 PG 分子、胶原结合水含量的降低相比更为显著,故而最终短 T2* 成分的含量百分比将增加,病变软骨的 T2* 值减小。UTE T2* 值可对软骨的生化成分进行定量分析,在超早期阶段发现软骨生化组成的微变化,从而可实现对 OA 的超早期诊断。

(3) 软骨 PG/GAG 含量的测定:T1ρ 值可反映大分子水与周围环境的相互作用,可以早期检查软骨的生化成分改变。结合水的弛豫时间比自由水短,PG/GAG 含量减少时,原先与它们结合的水分子的弛豫过程将会减慢,导致 T1ρ 值增大,T1ρ 值的增大间接反映的是软骨 PG/GAG 含量的减少(图 15-12-10,图 15-12-11,图 15-12-12,图 15-12-13)。传统 MR 的 T1ρ 序列,TE 较长,只能检

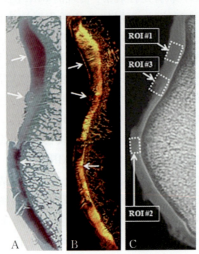

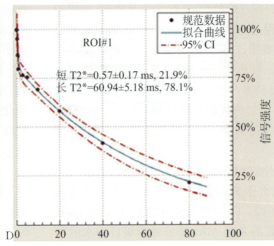

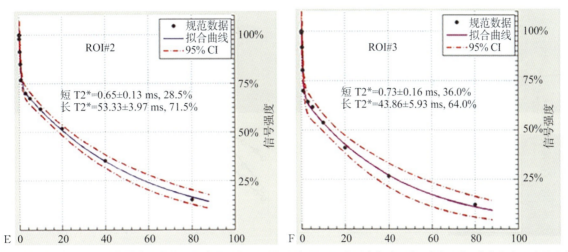

图 15-12-9　A~C. 分别为髌骨标本的组织学、PLM 和 UTE 图像;D~F. 分别为轻度退变、中度退变、重度退变区域的双成分分析的曲线。结果显示,ROI 1(D)的短 T_2^* 为 0.57 ms,分数为 21.9%,长 T_2^* 为 60.94 ms,分数为 78.1%;ROI 2(E)的短 T_2^* 为 0.65 ms,分数为 28.5%,长 T_2^* 为 53.33 ms,分数为 71.5%;ROI 3(F)短 T_2^* 为 0.73 ms,长 T_2^* 为 43.86 ms,分数为 64.0%

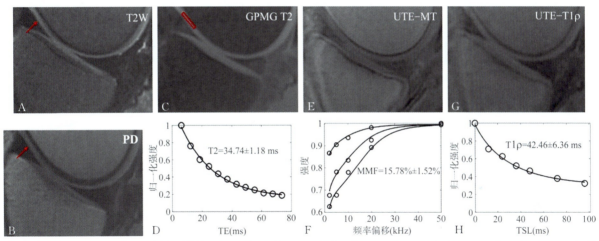

图 15-12-10　31 岁,男性,正常(WORMS 0 级)关节软骨的 UTE 定量结果。A、B. 分别是临床 FS-T2 和 PD 加权图像;C、E 和 G. 分别为 CPMG-T2、UTE-MT 和 UTE Adibatic-T1 ρ 图像中;D、F 和 H. 为相应的拟合曲线和定量结果

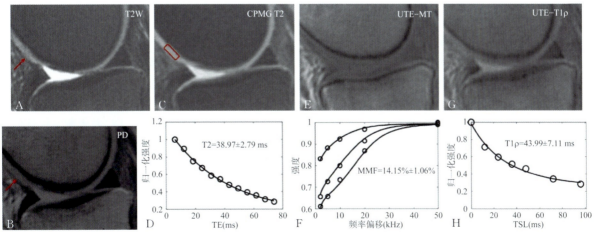

图 15-12-11　63 岁,女性,轻度退变(WORMS 1 级)关节软骨的 UTE 定量结果。A、B. 分别为临床 FS-T2 和 PD 加权图像;C、E 和 G. 分别为 CPMG-T2、UTE-MT 和 UTE Adibatic-T1 ρ 图像中;D、F 和 H. 为相应的拟合曲线和定量结果

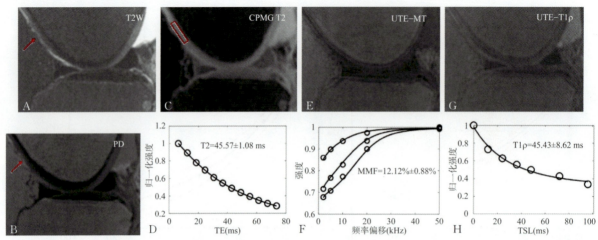

图 15-12-12　88岁,男性,中重度退变(WORMS 3级)关节软骨的 UTE 定量结果。A、B.分别是临床 FS-T2 和 PD 加权图像;C、E 和 G 图则分别为 CPMG-T2、UTE-MT 和 UTE Adibatic-T1ρ 图像中;D、F 和 H.为相应的拟合曲线和定量结果

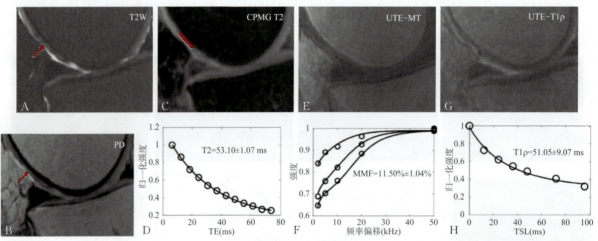

图 15-12-13　96岁,男性,重度退变(WORMS 5级)关节软骨的 UTE 定量结果。A、B.分别是临床 FS-T2 和 PD 加权图像。C、E 和 G.则分别为 CPMG-T2、UTE-MT 和 UTE Adibatic-T1ρ 图像中;D、F 和 H.为相应的拟合曲线和定量结果

测到 T2/T2* 较长的成分,也即仅能检测到相对表层软骨的生化成分变化,而深层及钙化层软骨的生化成分仍是未知的。UTE 序列的 T1ρ 技术便可解决上述的问题,杜江教授等报道正常软骨钙化层的 T1ρ 值在 2.2～4.6 ms 之间,为检测病变的软骨提供了基础。Bae、Geiger 等均发现 UTE T1ρ 值的增高与软骨的变性有着显著的相关性,故 T1ρ 值可作为检测软骨退变的生物学标记物。

(4)软骨胶原结构完整性及胶原含量的评估:Williams 等通过软骨体外实验及偏振光显微镜(PLM)证明了 UTE T2* mapping 技术可用于定量评估关节软骨。正常情况下,软骨各层组织的短 T2* 值为 0.61～0.76 ms,长 T2* 值 18～56 ms,钙化层软骨的平均 T2* 值为 1.0～3.3 ms,软骨退变初

期,胶原纤维的结构完整性被破坏,存在于胶原纤维间隙当中的水分减少(T2* 值在自由水、结合水之间),致短 T2* 组织的百分比相对增加,故软骨的净 UTE T2* 值降低(图 15-12-14)。相反,在常规的 T2 mapping 中,由于胶原纤维网的破坏,水分子的渗透性增加,自由水增多,即长 T2 成分的权重增加,软骨早期退变导致 T2 值增高(图 15-12-10～图 15-12-13)。亦有学者通过对健康志愿者进行的在体研究,证明了定量 UTE T2* 技术测定软骨生化成分的可行性以及在体定量测量的可重复性,表明了定量 UTE T2* 技术的稳定性较好。

UTE-MT 技术可实现软骨胶原定量,随着软骨退变进展,MMF 及 MTR 值逐渐降低(图 15-12-10～图 15-12-13)。

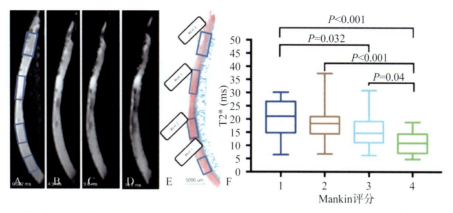

图 15-12-14 A~D. 为人股骨前外侧髁标本不同 TE 时间下的 UTE-T2* 图像;E. 则为标本相应的番红-快速绿染色图像,其中 ROI 1 和 2 是正常软骨区域(Mankin 评分=1),而 ROI 3 和 4 是中度退变区域(Mankin 评分分别为 3、5);F. 为不同 Mankin 等级下软骨 T2* 值的箱线图,表明随着退变加重,软骨 T2* 值呈逐渐降低趋势

(5) 软骨细胞外 pH(extracellular pH,pHe)的评估:软骨细胞外基质的合成与降解、蛋白水解酶的活性及软骨细胞的凋亡均受软骨 pHe 的影响;此外,关节组织的酸化还与 OA 相关的疼痛有关,因而监测软骨 pHe 有重要的临床价值。以往软骨的 pHe 只能通过体外检测或者采用有创的方法进行在体测量。近年来随着 acidoCEST-UTE 技术的出现,实现了通过影像学方法在体快速评估软骨 pHe 值的变化(图 15-12-15),在 OA 的超早期诊断及疾病监测中具有重要意义。

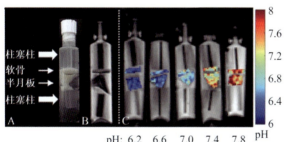

图 15-12-15 A. 体外实验标本的具体构造:3 ml 注射器中放置软骨和半月板标本,分别浸泡在 200 mM 不同 pH 的碘海醇溶液中;B. 是标本的 3D FSE 图像;C. 为软骨和半月板的 pH 像素图,相应的溶液 pH 分别为 6.2、6.6、7.0、7.4、7.8。pH 是根据 35℃下碘海醇的 RPM 拟合方法计算得出的,并用注射器中相应的溶液进行校准。该实验结果表明 acidoCEST-UTE 技术体外测量软骨及半月板标本 pH 的可行性

UTE 序列可直接观察软骨钙化层,且与传统 MRI 相比,UTE 定量技术可更全面、敏感地发现短 T2 成分的变化。随着软骨退变的加剧,UTE T2* 值降低;双成分分析发现短 T2* 值增加与软骨变性程度间存在显著相关性。软骨变性、损伤是骨关节炎(osteoarthritis,OA)最主要的生理病理改变,

UTE 技术可在可逆阶段发现软骨变性,其在研究 OA 的发病机制、探索早期诊断及防治新途径有重要价值。

3. 半月板 半月板是位于股骨和胫骨平台之间的半月形纤维软骨结构,主要由水(65%~70%)、胶原纤维(20%~25%)和蛋白多糖 PG(<1%)组成,在传递负荷、减震和维持关节稳定性方面起着重要作用。胶原纤维是半月板的主要成分,大约 98% 的胶原纤维为 I 型,对半月板承受应力及抗拉强度起主要作用。半月板内有 6 种不同的纤维成分,包括表面网状纤维、薄片状纤维、圆周纤维、径向纤维、垂直纤维和围绕圆周纤维的网状纤维。圆周纤维是最大的纤维群,主要由 I 型胶原组成,并延续成根韧带。成人半月板仅外周 10%~25% 的部分有血供,中心部分没有血管。根据半月板的血流灌注,将其分为外 1/3 区(红区)、中 1/3 区(红白区)及内 1/3 区(白区),这对半月板的损伤愈合具有重要意义。半月板的损伤将影响膝关节的承重能力,导致邻近关节软骨和软骨下骨的损伤,最终导致 OA 的发生。

半月板在传统 MR 成像上呈低信号,UTE 成像技术可清晰显示半月板内各种不同的纤维网络,半月板钙化也很容易识别,并且可以通过 UTE 成像进行量化。UTE 成像技术在半月板组织的定性与定量评估中均具有重要的应用价值。

(1) 半月板的定性观察:传统 MR 影像上半月板通常表现为低信号,而在 UTE 序列影像上,正常半月板表现为高信号,半月板撕裂和退变时则信号减低,可以更加直接地观察病变(图 15-12-16)。

(2) 半月板胶原纤维的评估:胶原纤维是半月板应力的主要成分,不同区域的纤维走行决定了其

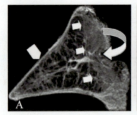 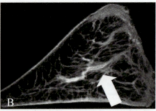

图 15-12-16 半月板矢状位的 UTE-MR 图像。A. 清晰明确显示了后方红区（弯曲箭头）与中央白区（箭头）的轮廓（直箭头）；B. 图中见径向纤维从外周缘延伸到白区

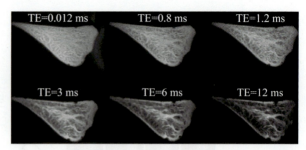

图 15-12-17 半月板标本不同 TE（0.012~12 ms）的矢状位 UTE MR 图像。纤维结构在 TE 为 3~6 ms 时显示得更好

生物力学特征。Bae 等发现 TE 为 3~6 ms 时，2D UTE 成像可以清楚显示半月板的纤维结构，区分片状层和径向纤维（图 15-12-17）。在半月板 6 种胶原纤维组中片状层尤为重要，其位于半月板表面，半月板撕裂时一定累及该层，因此观察片状层的改变对检测早期半月板损伤具有重要作用。2D 序列影像上正常半月板片状层为新月形，而异常半月板则为局部不均匀增厚；正常片状层平均厚度为（232±85）μm，异常片状层厚度为（353±98）μm。压缩试验证明正常半月板的片状层厚度与硬度呈正相关，提示片状层在抗压方面起着重要作用。此外，异常片状层 UTE-T2* 值较正常片状层显著增加，提示 UTE-T2* 定量测量可用于区分正常和异常增厚的片状层。

T2* 主要用于评估组织含水量和胶原纤维走向，测量半月板的 T2* 值可反映其内部的生化成分信息。研究报道半月板的平均 UTE-T2* 值为 4~10 ms；半月板不同区域的 T2* 值不同，白区、红白区

和红区的平均 UTE-T2* 值分别为（7.8±1.2）ms、（6.5±1.4）ms 和（12.6±1.9）ms，提示不同区域半月板的生化成分不同；上述研究结果为进一步研究半月板病变提供了重要参考。Willias 等采用 UTE-T2* mapping 技术研究正常、撕裂或退变的半月板，并以病理结果为金标准对照，结果发现正常半月板的 UTE-T2* 值较低，而撕裂或退变的半月板 UTE-T2* 值增高（图 15-12-18）。通过偏振光显微镜观察组织切片发现，半月板 UTE-T2* 值增加与胶原纤维排列紊乱有关，而非胶原纤维含量减少（图 15-12-19）。半月板撕裂组的 UTE-T2* 值高于正常组和变性组，而常规 T2* 值的差异无统计学意义，提示 UTE-T2* 对半月板变性及撕裂较常规 T2* 更敏感。此外，UTE 双成分 T2* 分析也已应用于半月板的定量研究，正常半月板与退变半月板的长 T2* 及短 T2* 成分显著不同，表明 UTE 双成分分析对半月板退变也有一定的诊断价值。

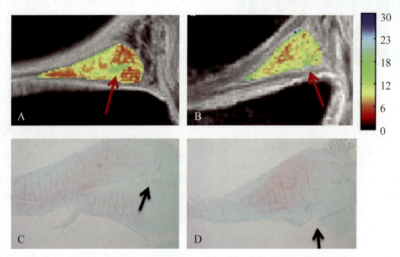

图 15-12-18 组织学和临床证实撕裂的半月板后角样本。A. 为 77 岁，男性患者的 UTE-T2* 图，半月板后部撕裂延伸至半月板边缘（红色箭头），整个半月板区域的 UTE-T2* 值约为（8±3）ms；B 为另一例 77 岁，男性，半月板后角撕裂的患者，其 UTE-T2* 值约为（10±3）ms；C、D. 相应的番红-快速绿图像证实了半月板的撕裂（黑色箭头）

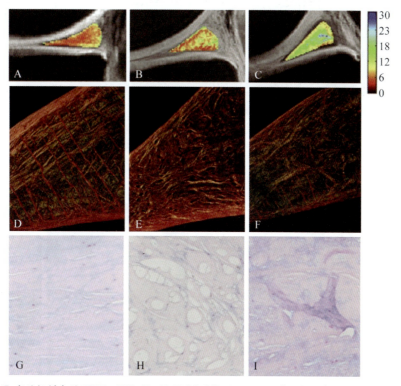

图 15-12-19　A～C.半月板样本的 UTE-T2*；D～F.PLM 图像；G～I.组织学图像。第一列为 34 岁女性的正常的半月板：UTE T2* 值低(A,约为 7±2 ms),PLM 呈现明亮的双折射(D),基质排列有序、紧密(G,组织学评分 0)。第二列为 76 岁男性患者的退变半月板标本：UTE-T2* 图表现出异质性,平均 UTE-T2* 值相对较低(B,约为 8±3 ms),双折射变得无序(E),组织学切片可见无序的胶原纤维囊肿形成(H,组织学评分 6)。第三列 75 岁男性的标本,临床诊断为整个半月板的 Ⅱ 级变性：UTE-T2* 值升高(C,约为 13±4 ms),PLM 表现为低双折射性(F),组织学显示无组织且伴有黏液变性的胶原蛋白(I,组织学评分 7)

（3）半月板 PG 的评估：T1ρ 主要用于评价组织内水分子与 PG 之间的相互作用,其与 PG 含量呈负相关。研究报道健康人的半月板 UTE-T1ρ 值约为 7.98 ms。Eric 等采用蛋白酶溶解半月板中的 PG,随后在 UTE 图像上,可观察到去除 PG 后的半月板肿胀、纤维紊乱；定量 UTE-T1ρ 值随 PG 含量的减少而增加(图 15-12-20),提示 UTE-T1ρ 值增高与半月板变性有关,可作为评估半月板退变的生物学指标。

（4）半月板钙化的评估：创伤、退变和晶体关节病(如焦磷酸钙晶体沉积病等)均会导致半月板钙化,从而影响其生物力学效能,进而导致 OA 发生。半月板钙化的主要成分为焦磷酸钙晶体(calcium pyrophospate crystal,CPP),其分布与半月板血供有关。CPP 几乎均分布于无血供区域,即红白区和白区,这可能与 CPP 主要在低氧环境中形成并沉积有关。UTE 图像上可清晰地观察到点状、线状或球状等各种形态的钙化(图 15-12-21)。钙化区的 T2* 值明显低于邻近正常半月板的 T2* 值,且半月板的

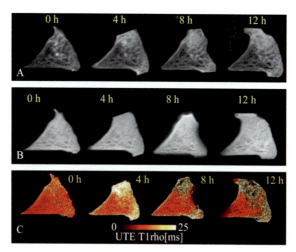

图 15-12-20　A.半月板经蛋白酶消化后的 PD 加权图像。半月板形态和信号的变化：t=0 h(酶解前)可见正常半月板的三角形轮廓和完整的胶原纤维网络。随着胰蛋白酶消化时间的延长(从 t=4 h 到 t=12 h),半月板形状和轮廓逐渐肿胀、纤维紊乱、信号增加(与 GAG 丢失有关)；B.不同酶解时间下半月板的 UTE-T1ρ 图像,形态变化与 PD 加权图像类似,但较 PD 图像信号明显增加；C.与形态变化相对应 UTE-T1ρ 伪彩图

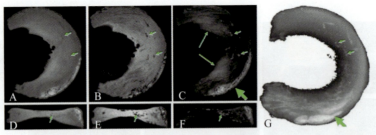

图 15-12-21 半月板的冠状位(A、B)和轴位(D、E)的双回波 3D UTE 图像，C和F分别为 B-A 和 E-D 的减影图像，G为 X 线图像。图中短箭头所示为半月板钙化的区域；脂肪(粗箭头)和半月板边界(长箭头)的残余信号，在第一次和第二次回波之间具有显著的信号衰减，并在减影图像上表现为高信号

UTE-T2* 值与其硬度呈负相关，表明 UTE-T2* 可用来评估钙化半月板硬度。

(5)半月板红、白区的成像：半月板的血流灌注对于半月板的损伤修复至关重要，发生在红区的撕裂较白区的撕裂容易愈合。动态增强 MRI 是目前广泛应用的一种无创性研究血流灌注的方法，而 UTE 序列的出现为半月板的动态增强成像提供了可能。正常志愿者的半月板在静脉注射对比剂后的 UTE 序列减影图像上，可观察到半月板外周部分信号明显增强，其强化范围与红区解剖学范围相符(图 15-12-22)。此外，在 UTE 增强图像上可见条状高信号影，可能为半月板的血管结构，提示静脉注射对比剂结合 UTE 减影技术，可对半月板红、白区进行成像，为进一步研究半月板的血流灌注提供了基础。

(6)半月板 pH 的评估：acidoCEST-UTE MRI 可用于测量半月板 pH，正常半月板的平均 pH 为 6.72，为在体测量半月板 pH 提供了新方法。然而，acidoCEST-UTE 技术作为一种新兴的 UTE 定量技术，存在扫描时间较长、容易产生运动伪影的缺点。后期或可通过减少采集数据点(如减少非共振数据点采集)、进一步优化 UTE 序列、缩小扫描覆盖范围以及结合先进的加速技术(如压缩传感和并行成像)来缩短扫描时间，使其更适用于临床。此外，acidoCEST-UTE 技术的 CEST 效果取决于饱和功率，因此还需要开展更多大样本的实验，进一步优化饱和频率，获得最佳成像方案。

UTE 成像技术在半月板的定性观察、胶原纤维排列紊乱、钙化及红白区的评估、pH 测定等多个方面有突出价值，对早期诊断半月板病变具有重要意义。

4. 椎间盘 椎间盘(intervertebral disc，IVD)是连接脊柱相邻椎体间的纤维软骨结构，主要由髓

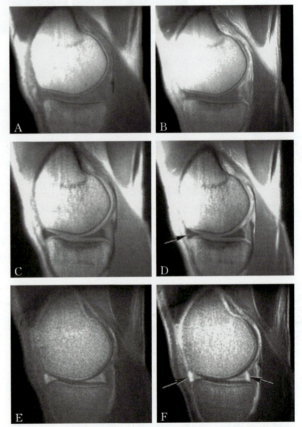

图 15-12-22 A~D.分别为 21 岁男性健康志愿者半月板的增强前 UTE，增强后 UTE，增强前 TE=55.95 ms，增强后 TE=55.95 ms 的图像；E和F.分别为 C~A 和 D~B 的减影图像；A.半月板是等信号的；C.半月板为低信号，外部信号略低；E.减影图像，半月板为中等信号，其外部信号略高；B.可以看到增强的半月板，但无法确定半月板的范围；D.半月板是低信号，除了线性高信号区域(箭头)；F.半月板为更高信号、明显的增强(箭头)。半月板中央较低信号区域为白区，外围的区域则为红区

核、纤维环、软骨终板组成。正常椎间盘中央髓核含水量较高，富含蛋白聚糖，周围由纤维环包绕，上下由软骨终板与椎体相连，具有负重、缓冲的功能。椎间盘退行性变(intervertebral disc degeneration，IVDD)是自然老化和多种因素共同影响下，椎间

盘各部分组织发生生化、病理生理和生物力学等一系列级联反应作用的结果,是脊柱退行性骨关节病发生的病理基础,也是引起下腰背痛(low back pain,LBP)的主要原因之一。椎间盘退变的机制尚不清楚,可能与终板血管硬化血供减少引起的椎间盘营养减少、纤维环撕裂、髓核水分丢失等有关。

目前,国内外对髓核和纤维环的研究较多,对终板的研究较少。软骨终板位于椎间盘和椎体之间,紧紧覆盖在椎间盘的上、下表面,厚 0.6～1 mm。它是一种特殊的软骨,主要由蛋白多糖(PG)、胶原和水组成。然而,作为脊柱最薄弱的部分,终板却是椎间盘最主要的营养途径,因椎间盘是成人全身最大的无血管组织,其营养物质及代谢物的传输主要依靠软骨终板的弥散作用。近年来的研究发现软骨终板异常所造成的营养障碍是椎间盘退变的主要原因。因软骨终板薄弱且对高强度的压力较为敏感,尸检中常常能看到终板的缺损。

MRI 是目前椎间盘最主要的影像学检查方法,目前临床最为广泛应用的常规 T2WI 序列,因其 TE 时间过长,对短 T2 的软骨终板、纤维环成像存在困难。UTE 技术可对 IVD 进行高对比度成像,可以更好地显示椎间盘结构,为椎间盘退行性变研究提供了一个新的方向。

腰椎间盘结构 UTE 成像技术的研究大多聚焦于软骨终板。Bae 等采用双回波技术及组织学对照研究,分别显示椎间盘、未钙化和钙化的软骨终板和软骨下骨。研究发现腰椎间盘大体标本中非钙化软骨终板和钙化软骨终板在 2D UTE 双回波序列减影图像中显示为双层线样中高信号,与病理组织学的表现相一致。从形态学来讲,软骨终板异常包括信号的缺失、变薄或不规则。2D-UTE 双回波减影成像中,第一个回波图像上髓核、纤维环、软骨终板、前后纵韧带和脑脊液均为明显的高信号,难以区分各组织结构,而减影图像上软骨终板呈连续线样高信号,骨性终板呈低信号,髓核和脑脊液呈明显低信号,组织对比度明显增强。此外,单回波 3D-UTE 序列图像显示髓核为等信号,软骨终板呈连续性高信号,纤维环为带状稍高信号,椎体呈等低信号,脑脊液为低信号。软骨终板的损伤在 UTE 图像上表现为不连续的高信号,与椎间盘退变密切相关(图 15-12-23,图 15-12-24)。目前椎间盘相关结构的影像学研究主要集中于这两种方法。

软骨终板的 MR 定量分析较困难,因为终板结

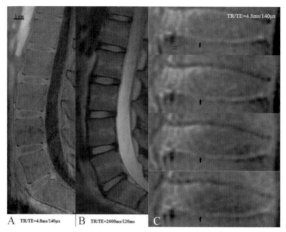

图 15-12-23　A.为 T12/L1 至 L5/S1 水平椎间盘的 UTE MRI;B.为对应的相同分辨率下的 T2WI;C.显示的为 T12/L1 椎间盘的四张连续 UTE MRI,黑色箭头所示的为椎间盘终板的局限性缺陷,表现为高信号的软骨终板连续性中断

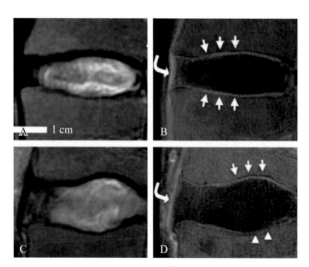

图 15-12-24　A、B.分别为正常椎体和椎间盘的 T2WI 和 UTE MRI,软骨终板(CEP)在常规 T2WI 上为黑色,而 UTE MRI 中正常 CEP 表现为连续的线状高信号(箭头);C、D.分别为退变椎间盘的 T2WI 及 UTE MRI,CEP 尾部(三角形)信号减弱,线状高信号中断。此外,在 UTE MR 图像(B、D)中,可以看到前纵韧带(弯曲箭头)

构非常薄,仅约 1 mm,但已有研究报道该区域 UTE T2* 值约 2.9 ms,UTE T1ρ 值约 4.5 ms。UTE MRI 可使正常软骨终板显示为连续的高信号,从而更好地实现了对终板完整性进行研究;软骨终板缺损的程度与椎间盘退变分级呈显著正相关,UTE 序列可从软骨终板的角度对椎间盘退行性变进行一定程度的预测,利于其早期发现及诊治。

5. 肌腱、韧带及附着点　跟腱是人体最强的肌腱,上起于腓肠肌和比目鱼肌腱,下止于跟骨结节;主要由水、Ⅰ型胶原纤维及蛋白聚糖 GAG 构成,是

一种致密的纤维结缔组织。健康跟腱的总含水量约为66%，而正常肩袖肌腱的水含量约为75%。在肌腱的干重中，65%～87%是胶原蛋白（主要是Ⅰ型），0.2%～5%是GAG。跟腱的张力区胶原蛋白含量较高，而GAG含量较低。而肩袖的张力区或靠近附着点的区域（软组织与骨骼连接的地方）胶原蛋白含量较低，而GAG含量较高。韧带与肌腱非常相似，但胶原蛋白和含量略少，而GAG更多。

肌腱腱病是常见病变，主要临床表现为疼痛、压痛以及功能受限。腱病早期的组织生化改变可逆，损伤跟腱组织需要恰当的修复手段和充足的修复时间，而晚期大量腱细胞死亡，胶原和基质合成减少，周围组织更容易损伤。肌腱变性是肌腱撕裂的先兆。退化的肌腱总含水量更高、胶原蛋白含量减少、胶原纤维断裂和GAG积累。纤维软骨化生和其他物质如黏液、脂肪和嗜酸性粒细胞的积聚也可见于变性。UTE序列对肌腱病变早期组织生化学的改变，如胶原纤维结构的破坏、蛋白多糖和含水量的增加等十分敏感，可作为一种能够早期并准确检测肌腱病变的有效工具。

肌腱、韧带、附着点及其各个组成部分均可通过UTE序列实现直接可视化。胶原纤维束（较短的T2*）与纤维软骨（较长的T2*）之间的弛豫差异可提高组织对比度。UTE双成分T2*值分析已应用于在体肌腱研究，T2*值的变化取决于肌腱的位置及其组成成分。UTE双成分分析T2*值可鉴别正常跟腱和跟腱炎，退变的肌腱组织中短T2*成分显著增加；还可以量化损伤或术后的肌腱，有助于术后随访。UTE序列还能够更好地观察钙化，特异性地鉴别肌腱及韧带起止点的钙化与非钙化的纤维软骨组织成分，并将这些成分与纤维结缔组织和骨区别开来，提供了一种识别解剖的新方法。

6. 呼吸系统的应用　肺部MRI正在迅速发展，其临床研究的实用性和可及性正在逐渐增加，而针对肺部应用而优化的UTE的出现，则是令人振奋的实用创新之一。UTE MRI对肺结构成像的发展，并基于结构利用肺MRI研究肺功能，填补了CT成像的空白。

UTE技术将TE降低到0～200 μs，在RF激发后迅速对自由感应衰减（FID）进行采样，从而减轻了短T2*快速衰减造成的信号损失。RF激励后的快速采样减轻了指数信号衰减对图像信噪比（SNR）和空间分辨率的影响。然而肺实质的组织密度非常低（～0.2 g/cm³），为实现MRI对正常肺结构的高分辨率成像，即便采用UTE技术，提高SNR仍然是一项艰巨任务。相反，UTE对病变的肺组织更容易成像，因为肺组织通气减少，质子密度增加，更有利于MR成像。

Bergin等于1991年率先使用3D UTE径向方法对肺组织成像。近期，针对肺成像应用的3D径向和螺旋UTE序列得以优化，可提供类似于胸部CT的区域覆盖范围，各向同性分辨率达1.0～1.5 mm。UTE MRI在多种肺部成像应用中发挥重要作用。2D和3D UTE MRI技术均可在肺实质中产生类似CT的对比度，虽然CT具有更高的可靠性和空间分辨率，但UTE MRI可提供相同的诊断信息，无电离辐射，并且可与功能性肺MRI检查同时进行。二维半脉冲激发方法可以在屏气时对肺组织进行断面成像，图像显示的COPD特征与CT一致。研究还发现肺UTE MRI上的全肺质子信号强度与CT肺密度之间存在显著负相关性。最近，自由呼吸3D UTE-MRI技术被用于定量新生儿肺部疾病的肺实质密度，包括先天性膈疝和支气管肺发育不良，研究证明了质子信号强度与CT密度值之间的相关性。

UTE MRI的最新进展与MRI独特的肺功能成像能力（包括超极化气体、灌注和氧气增强对比）相结合，在限制性和阻塞性肺病中具有应用前景。UTE MRI肺结构背景下的定量功能测量，尤其是联合配准图像，可以帮助解释纤维化、支气管扩张、黏液堵塞和空气滞留的功能后果，以及改善诊断和测量治疗反应的潜在后果。

目前，肺UTE的局限性在于SNR较低，这主要是由于肺组织的低质子密度和呼吸运动导致的。使用UTE序列可提高肺实质的信号，但大多数技术需要延长采集时间，因此尽管使用了硬门控，该方法仍然对呼吸运动敏感。虽然UTE MRI在临床研究领域具有较好的应用前景，但需要进一步的技术优化以提高稳定性和图像SNR。近期，诸如呼吸信号的软门控、低时间分辨率的3D导航器和压缩感知以及UTE脉冲序列等改进技术，可用于应对上述的挑战。

UTE技术的出现，使得MRI可用于研究肺实质，DCE-MRI用于血管造影和肺灌注，超极化氙气和氧增强MRI都可以进一步利用UTE方法来提高数据采集效率，以定量纤维化和阻塞性肺疾病背景下的气体交换和肺通气情况。因此，MRI现可视为许多肺部病变的研究方法之一，尤其是在没有辐射的安全情况下,纵向评估新疗法对肺功能的影响。

　　7.铁定量中的应用　铁是生命的必需元素,参与许多生物过程,包括血红蛋白和肌红蛋白的产生、将氧气从肺部输送到其他组织、髓鞘正常功能的发展和维持以及多种酶促过程。然而,铁也是一种潜在的有毒物质。如果铁储存量超过身体可以螯合的量,游离铁就会积聚。这种未结合的铁促进细胞内过氧化氢转化为自由基,导致膜脂过氧化、细胞损伤、进行性纤维化,最终导致器官功能障碍。

　　总铁含量存在性别和年龄相关的差异,而且铁在体内的分布可能会有很大差异,这取决于器官和细胞类型。有几种类型的疾病可能导致人体内铁含量非常高。肝铁超负荷与含铁血黄素沉着症、珠蛋白生成障碍性贫血(地中海贫血)和铁粒幼细胞性贫血有关。正常肝铁浓度值高达 1.8 mg/g 干重。近年来 MRI 铁定量已经得到广泛认可,但是重度铁过载的患者,由于成像序列参数 TE 值的限制,不能得到准确的 T2* 值,因此,以往的研究不能对重度铁过载进行精确的定量评估。而 Du 等人以不同浓度的氧化铁纳米(IONP)颗粒为模型,对比研究了 3D MP‐RAGE 和 UTE 序列对铁的成像与定量,研究发现 3D MP‐RAGE 序列仅可对低浓度铁成像,而基于 UTE 的序列,尤其是 2D IR‐UTE 和 3D IR‐Cones 序列,在 IONP 浓度高达 45 mM 时,仍可清晰成像(图 15‐12‐25),并验证了 UTE 序列在 3.0 T 场强下进行铁定量的可行性。

　　国内已有研究者采用 UTE 技术研究输血性铁过载的患者,并报道 UTE 序列可以定量检测肝脏铁

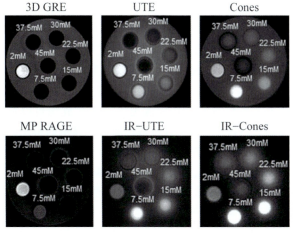

图 15‐12‐25　氧化铁纳米颗粒水模图像。水模的氧化铁浓度分别为 2、7.5、22.5、37.5、45 和 45 mM,其 3D GRE、3D MP‐RAGE、2D UTE、2D IR‐UTE、3D Cones 和 3D IR‐Cones 序列图像分别如图所示。使用 IR‐Cones 序列,最高浓度的试管(45 mM)也可表现为高信号,而 MR‐RAGE 序列上则表现为低信号

过载,且其评估肝脏铁过载的准确性优于血清铁蛋白、累计输血量等临床指标。对于重度铁过载的大鼠及患者肝脏铁沉积的 MR 检测,UTE 序列是优势序列。

　　UTE 序列提供了一种对常规临床序列不可见的组织和组织成分进行成像的方法,是研究短 T2 组织常用的 MRI 技术。UTE 技术的持续改进,使其更快、短 T2/T2* 组织的在体成像和定量评估成为了可能。随着研究的深入和 MR 技术的发展,UTE 序列将越来越多地应用于基础研究和临床中。

(万丽娣　汤光宇　张琳)

第十三节　零回波时间成像技术及应用

　　磁共振成像是一种多参数、多对比的成像技术,能够为临床提供更为丰富的鉴别诊断信息,随着磁共振成像技术的不断进步,其临床应用范围也在不断拓展。当前磁共振成像以传统的 T1WI、T2WI 为主。在获取传统对比度加权图像的过程中,不同脉冲序列的设计衍生了诸多特殊的成像序列,如 DWI、SWI、PWI 等。这些衍生的对比度图像本质上依然可以归类到传统的 T1 或 T2 对比度范畴。以 SWI 为例,该技术采用的核心理念是基于梯度回波信号对磁场不均匀所导致的信号改变更敏感,但为了突出磁敏感对比往往需要采用相对长的回波时间,如 1.5 T 一般 TE 为 40 ms,而 3 T 一般 TE 为

20 ms。简单地说,SWI 实际上就是一种对各种原因导致的磁场均匀度变化更敏感的准 T2WI。但事实上这些传统的对比度成像也面临着很多的临床挑战。一方面传统的对比度成像主要基于水分含量的改变或水分子运动状态的改变,因此这些成像对水分含量以及水分子存在状态往往有非常高的依赖性;另一方面传统的对比度加权成像过程中为了获得足够的对比度而往往采用偏长的回波时间(毫秒或数十毫秒),这样的 TE 导致传统 MRI 存在一定的成像盲区,因为有些组织结构如骨皮质、肌肉、韧带、半月板等中的水分含量少且水分子处于相对固定的状态,因此在毫秒级的回波时间成像这些结构

无法得以显示。正因为如此,近年来又提出了一种新的对比度成像理念,这个对比度成像理念不再基于传统的 T1、T2 对比度,而是依托于回波时间的长短来进行分类:长 TE 对比、短 TE 对比、超短 TE 对比以及零 TE(ZTE)对比,这种分类方法实际上也代表着一种全新的 MR 成像理念。ZTE 成像可以清晰地显示很多传统对比度成像所无法显示的组织结构:如脑膜、软骨、半月板等。基于此,有文献将 ZTE 对比成像称为固态水 MR 成像,而传统的 T1、T2 对比成像被称为液态水 MR 成像。事实上,ZTE 成像不仅能更好地显示那些水分子相对固定的组织结构,因为 ZTE 最大化消除了射频激发和信号采集之间的时间差,对于这些宏观上流动的水如血液流动具有"冻结"其运动的成像功能,临床上可以更好地进行血流成像,也可以更好地消除因为流动产生的流动伪影。从这个意义上讲 ZTE 成像实现了动与静的完美统一。那么 ZTE 成像技术究竟能为临床工作带来哪些新的应用突破?本文对此予以扼要的总结。

一、ZTE 零相位损失实现更完美的血流成像

磁共振信号不仅有大小而且还有方向,从体素水平而言,当其内参与共振的质子相位相干时其信号是相加的,而当其相位发散时则信号是相互抵消

的。同时在进行相位编码时流动的液体如血流会发生位置的变化,这是导致流动伪影的根本原因。ZTE 成像技术实现了零回波时间采集,确保了信号采集时体素内质子相位是相聚的,同时也避免了流动液体的错误编码,临床上带来两大优势。

(一) 超选择动脉自旋标记 MR DSA 成像

传统的 3D TOF 利用流入增强效应进行血管成像,但静脉窦、肺部平扫(自由呼吸)扫描易出现静脉窦搏动伪影,为了实现有效的背景抑制和流入血液的高信号,需要系统采用极短的 TR 和 TE 时间进行成像,为了获取更短的 TR、TE,一般会采用系统所允许的最大梯度场强和梯度切换率,因此,传统的 3D TOF 也是众多扫描序列中噪声最大的序列。同时,传统的 3D TOF 的成像原理客观上要求成像层面必须垂直于血流方向,这导致成像时间很长,同时该技术也存在因为湍流所带来的信号丢失,出现夸大血管狭窄或导致某些方向走行的血管无法显示等问题。ZTE 血管成像不仅在 K 空间填充方式上采用独有的 3D 螺旋式填充,实现 ZTE 采集,同时在技术上采用超选择动脉自旋标记血流成像技术,实现了直接顺血流方向成像的冠状位或矢状位成像(图 15 - 13 - 1),大大提高了成像效率,实现在较短的时间内进行更大范围的成像,也避免了湍流效应所导致的血流信号丢失(图 15 - 13 - 2)。

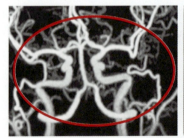 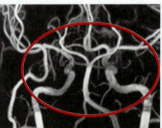 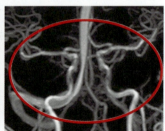

静音ZTE MRA　　　　　　传统TOF　　　　　　相位对比PC

图 15 - 13 - 1　ZTE MR DSA 成像。实现了直接冠状位成像及零 TE 采集,能有效克服传统 TOF 及 PC(相位对比法)所无法克服的湍流效应。实现颈内动脉虹吸部高信噪比成像,对显示局部斑块有临床价值

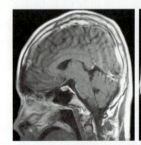 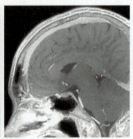 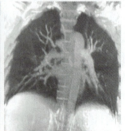

常规增强扫描静脉窦搏动伪影　　　　ZTE增强扫描静脉窦　　ZTE肺部平扫(自由呼吸)

图 15 - 13 - 2　常规增强扫描经常可见的静脉窦血流搏动伪影,可能会掩盖相应区域小的病变显示;ZTE 增强扫描清晰显示静脉窦,有利于显示静脉窦血栓;即便在自由呼吸下 ZTE 肺部平扫,因为血流信号处于相聚状态,可以较清晰显示肺部血管

（二）ZTE 消除流动伪影

传统扫描技术中总是存在着一定的回波时间，这意味着射频发射和信号接收之间存在着一定的时间差。利用该时间差会导致不同的流动对比如一般自旋回波成像上的流空效应；或利用这种时间差的时间飞越法的 TOF 血管成像；而在某些情况下也可能因为这种时间差导致流动伪影等。在 ZTE 成像的零回波意味着从射频脉冲到产生回波之间的延迟时间可以忽略不计，这对于流动的液体（血液等）就避免了上述的流空或流动导致的空间编码错误，从而更有利于血流成像。

二、基于 ZTE 固态微量氢质子成像

目前，磁共振常用的 T1WI、T2WI 在一定程度上很好地显示和描述病变的特性，因而对于病变的检出和定性具有重要的临床价值。但这些传统的对比度图像无法显示那些具有短 T2 属性的组织结构，如硬脑膜、骨膜、软骨等，因为其内的氢质子含量较少而同时其内的氢质子又束缚于蛋白质等大分子结构。从 T2 弛豫机制而言，处于这种微环境下的氢质子其周围存在稳定的晶格磁场，而该晶格磁场会促使这些共振的氢质子迅速失相位，所以在以毫秒级为 TE 的 T1WI、T2WI 无法检测到这种短 T2 的物质。ZTE 成像技术因为 TE 趋近于零，从根本上解决了短 T2 物质因为 TE 时间长而导致信号衰减无法显示的限制，使得这些在常规 T1WI、T2WI 无法显示的结构在 ZTE 成像被成功显示，这对于很多临床病变的诊断、鉴别诊断以及治疗具有深远的指导价值。

（一）硬脑膜显示及临床应用

ZTE 成像可以更清晰地显示硬脑膜结构（图 15-13-3），这对于明确脑膜本身病变以及其他病变是否侵及脑膜提供了更直观的影像学依据。

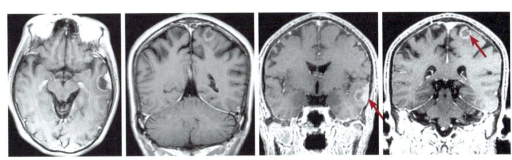

常规增强扫描　　　　　　　ZTE增强扫描

图 15-13-3　男性，62 岁，肺癌脑转移。在 ZTE 扫描图像上可以清晰显示病变与脑膜之间的关系，如箭头所示。左颞叶病变侵及邻近脑膜，而左顶叶病变与邻近硬脑膜之间有清晰脑脊液相隔。因为侵及脑膜的转移瘤很容易引起沿脑膜播散，与非侵及脑膜者治疗方案不同

（二）清晰显示软骨、骨膜等结构

骨皮质、软骨、骨膜（含邻近致密结缔组织）等结构不仅其内氢质子含量少，同样这些氢质子也处于相对固定状态，因而在常规毫秒级 TE 成像时无法显示这些具有超短 T2 特征的结构。ZTE 成像则能够比较清晰地显示这些结构（图 15-13-4，图 15-13-5）。

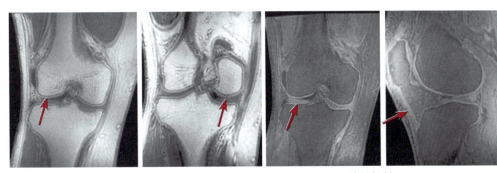

非脂肪抑制ZTE　　　　　　脂肪抑制ZTE

图 15-13-4　非脂肪抑制和脂肪抑制 ZTE 静音成像可以清晰显示半月板、软骨、髌韧带等结构

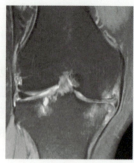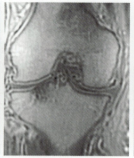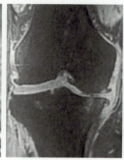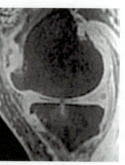

常规PDWI　　　　　非脂肪抑制ZTE成像　　　　　脂肪抑制ZTE成像

图15-13-5　女性,69岁,右膝关节骨性关节炎。常规PDWI显示右胫骨骨髓内多发片状高信号,提示骨髓水肿。ZTE成像清晰显示胫骨外侧髁软骨磨损中断,胫骨内侧髁软骨断裂处下方见高信号水肿区

三、临床展望

ZTE成像技术基于3D Spiral独特的K空间填充方式,结合微动梯度编码及超快速瞬切射频技术实现了零TE信号采集,这为MR成像带来一种全新的对比。以往那些在常规MRI无法显示的结构(如软骨、硬脑膜等)或显示不好的结构(如流动的血流)在ZTE都可以有全新的影像表现。本文所展示的几个病例在一定程度上突出了ZTE的临床优势,但事实上ZTE在未来的临床应用中远不止这些,它实际上为PET-MR的临床化奠定了坚实的基础。众所周知在PET-CT成像设备中,CT成像不仅仅是为PET功能成像提供了一个在同一空间坐标系下成像的定位融合图像,更重要的是CT成像还可以为PET成像提供衰减矫正,这在很大程度上提高PET成像的工作效率。但在PET-MR成像,因为

两种设备的成像原理不同导致了MR成像无法直接用于PET成像的衰减矫正,这在一定程度上限制了PET-MR设备的临床化进程。在人体结构中能够导致γ射线衰减最明显的结构是骨皮质。假设我们能够准确测量出骨皮质的厚度,就可以利用已知的衰减函数进行间接的衰减矫正,但遗憾的是在常规毫秒级TE成像却无法清晰、准确地显示骨皮质结构。ZTE成像可以清晰显示骨皮质的厚度、位置等信息,因此能为PET-MR提供准确的衰减矫正数据。对于ZTE对比图像的解读和认识要更多地基于零回波时间这一着眼点来探讨和分析其影像表现及临床价值。毋庸置疑,ZTE成像开启了MR成像的一个全新的范畴,其临床应用价值有待于更深入的开发和研究,相信ZTE成像会把我们带入一个更广泛的认知世界。

（程平　权光南）

第十四节　磁共振温度测量技术及应用

一、磁共振测温的临床意义

近年来,随着微创和无创手术技术的不断发展,针对子宫肌瘤等的热消融术也受到人们极大的关注。热消融术的基本原理是:通过加热,使病变组织温度升高并将肿瘤细胞杀死,同时必须保证其周围健康组织细胞的温度维持在安全范围内。因此,如何及时、精确地测量病变组织在治疗过程中温度的变化,成为人们研究的重点。只有通过实时温度测量反馈回来的信息,医生才能了解治疗效果、预测坏死区域、及时修改治疗方案以及避免损伤病变区域周围的健康组织。常见的热消融术包括射频消融(radiofrequency ablation,RFA)、激光诱导间质热疗

(laser-induced interstitial thermotherapy,LITT)、聚焦超声(focused ultrasound,FUS)和高强度聚集超声(high intensity focused ultrasound,HIFU)、微波治疗(microwave heating)。在热消融过程中,用于监控的成像方法主要有三种:CT成像、超声成像以及MR成像。与其他两种技术相比,MR温度测量技术具有无创、无电离辐射、具有良好的时间和空间分辨率、可以对手术区域进行任意平面成像的优点,不仅能对目标区域进行精确定位,还能对治疗过程中的温度变化进行实时测量,甚至可以对坏死区域进行预测。

二、磁共振测温技术及其应用

要想通过 MRI 准确地测组织的温度,我们需要明确:什么样的参数特性才能作为磁共振测温对象?首先,对象要有温度依赖特性,对温度变化越敏感越好;其次,参数与温度的变化要呈线性关系,才能准确推算出实际温度;温度应当是其独立诱因,或易与其他由温度引起的信号变化区别开来;最后,该量度不应受组织类型或者物理状态的影响。结合这些特性,MR 测温技术中主要有如下参数可以考量。

(一)质子密度

根据玻尔兹曼分布方程,质子密度与平衡态的纵向磁化矢量 M_0 成反线性关系:

$$PD \propto M_0 = \frac{N\gamma^2 \hbar^2 I(I+1)B_0}{3\mu_0 kT} = \chi_0 B_0$$

（公式 15 - 14 - 1）

其中,N 是总的氢核个数,γ 是旋磁比,$\hbar$ 是普朗克常量,I 是自旋量子数(氢核是 1/2),B_0 是主磁场磁通密度,μ_0 是自由空间通透性,k 是玻尔兹曼常数,T 是绝对温度,χ_0 是磁化率。根据居里定律,χ_0 与温度之间的关系是

$$\chi_0 \propto \frac{1}{T} \qquad （公式 15 - 14 - 2）$$

由于 M_0 大小与玻尔兹曼热平衡分布有关,所以可以通过质子密度加权图像来评价温度变化。需要注意的是,组织内部的质子数量或者密度本身并不随着温度变化而变化,而是影响了磁化率,引起平行(高能态)和反平行(低能态)两种状态的氢核比例变化。

在 37～80 ℃ 之间,每升高 1 摄氏度通常带来的 M_0 值改变只有 $-0.30\% \pm 0.01\%$,要求非常高的信噪比。此外,还需要与 T1 弛豫时间带来的变化相区分,我们需要长达 10 s 的 TR。这些原因导致该方法难以实现温度的实时测量和反馈。

(二)氢质子 T1 弛豫时间

T1 弛豫时间的温度依赖特性最早由 Bloembergen 等人发现,其关系为

$$T_1 \propto e^{-E_a(T_1)/kT}$$

（公式 15 - 14 - 3）

在一个很小的温度范围内,T1 与 T 呈线性关系,而且不同组织的 T1 及其与 T 的数学关系各不相同。据文献报道,每升高 1 ℃ 带来的 T1 值改变大约为 1%,例如牛肉 1.4%/℃,肝脏 1%～2%/℃,脂肪 0.97%/℃。

该方法依赖于准确的 T1 值测量和推算。目前,常见的 T1 值测量方法如饱和恢复和翻转恢复都非常费时,不适合实时测量,新兴的序列如 TOMROP 可以在 4 min 内完成温度测量。由于脂肪 T1 值与温度之间的敏感关系与其他组织不同,通常还需同时使用脂肪抑制。

使用 T1 弛豫时间测量来对温度变化进行定量非常困难的原因还在于每种组织的温度敏感系数不尽相同,目前仍没有公认的数据。不同组织对热效应的不同反应将影响到定量结果。例如在 43 ℃ 组织发生凝固后,T1 值将不再与温度呈线性关系。基于以上原因,T1WI 多用于快速的定性判断,而难以做出精确的温度控制。

此外,随着场强增加,T1 值延长,T1 值随着温度的变化增大,但是 T1 对比度降低,所以 T1WI 测量温度多用于低场强 MR。

(三)氢质子 T2 弛豫时间

在水溶液中可以观察到随着温度升高,T2 弛豫时间延长。然而人体组织与纯水不一样的是 T2 值的温度敏感特性可能会被其他因素掩盖,例如由于热凝固引起组织不可逆损伤后,T2 值反而缩短。此外,T2 值与温度之间的数学关系并非线性。

(四)弥散系数——分子布朗运动

该方法基于弥散系数 D 是温度敏感的,两者的关系为

$$D \approx e^{-E_a(D)/kT} \qquad （公式 15 - 14 - 4）$$

其温度敏感性为 2%/℃。水分子弥散状态受到组织间的屏障影响,如细胞结构、蛋白质、细胞膜、热消融术导致蛋白凝固,病理改变如脑缺血等都会改变 D 值,而且 D 对温度依赖的数学关系将呈非线性。在各向异性组织中,如肌纤维等,需要进行 DTI 扫描;与 T1 值类似,需要进行脂肪抑制,该方法采集时间长,对运动敏感。

(五)磁化传递

磁化传递交换过程是温度依赖的,可以用于温度测量。但该方法应用非常有限,只能对含有特定大分子蛋白的组织有效。

(六)氢质子共振频率位移法(PRF)

氢质子共振频率的温度敏感性最早在 1966 年由 Hindman 研究水分子之间的氢键时发现。后来先后应用于磁共振波谱和磁共振测温(Ishihara 等)。

氢质子的共振频率由它周围的局部磁场环境决

定,这就是化学位移现象

$$\omega = \gamma B_0(1-s) \quad (公式 15-14-5)$$

化学位移的存在,使得氢质子共振频率随着温度变化而规律变化,在 20～100 ℃ 范围内表现出线性规律。PRF 测温方法分为 MRS 和 Phase Mapping 两种。

1. MRS 通过测量随着温度变化的水峰位置和不随温度变化的质子(如脂肪或 NAA)的共振峰位置之间的差值,这种使用内部参照物的 MRS 方法可以减少磁场漂移和运动的影响,并能测量绝对温度。但由于 MRS 时间和空间分辨率比较低,限制了其在实时温度测量领域的应用。

2. Phase Mapping 由于温度改变会导致质子共振频率变化,经过一定时间的累积将导致相位变化。该方法采用多回波 GRE 序列,具有扫描速度快的特点。它通过计算相位的差值及所经过的时间进而求得频率的差值,逆推出温度的变化分布

$$\Delta T = \frac{\varphi(T) - \varphi(T_0)}{\gamma \alpha B_0 TE}$$

(公式 15-14-6)

除了脂肪以外,该方法不受组织类型的影响,温度敏感性达到 0.01 ppm/℃。

(七) 温度敏感性对比剂

近年来新兴的温度敏感性对比剂也提供了磁共振测温的新途径,包括顺磁性温度敏感性脂质体(由脂质体膜包裹钆或者锰组成)、顺磁性镧系配合物(如 DOTMA-、TmDOTMA-)及测量化学交换饱和传递的 PARACEST 对比剂等。

(程平　齐元楷)

第十五节　超极化成像技术及应用

超极化成像可以进行活体代谢研究,是目前 MRI 研究的重要方向;同时超极化成像将信噪比放大几万倍,使得 MRI 的信噪比、可重复性等极大提高,使得量化衡量、敏感度等都达到了一个空前的水平,在一定程度上可以取代目前核医学的应用,意味着医学成像技术上的革命性进展。但是,受限于该技术在药物制备、成像速度等方面的限制,目前全球开展该研究的机构仅有 30 家左右,而开展人体研究的仅有 7 家机构,这说明该技术还处于早期研究之中,但是,从目前已经发表的文献来看,使用该技术的临床和科研应用前景都非常大,本文主要小结目前进行超极化研究的现状,同时探讨可能的科研和临床应用。

一、超极化成像分类

物质进行超极化的方法有很多种,主要分为 PHIP 法(氢氢法)、化学法、LHP 法(激光极化)和 DNP 法(动态极化)等,前两种方法主要用于化学 NMR 成像研究中,后两种方法目前在人体 MRI 中都有应用。LHP 法是利用激光超极化惰性气体,磁共振利用超极化药物进行成像,最早开始应用的是气体超极化成像,并利用气体超极化成像进行肺通气的研究,了解气体在肺部的通气和扩散等变化;目前业内主要使用 GE 公司生产的气体激光极化仪进

行相关研究(图 15-15-1),关于肺部 MRI 的文献都使用这一技术进行研究,全球开展相关研究的机构仅 40 家左右,由于该技术应用范围有限,只有专业研究机构开展。

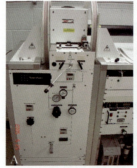
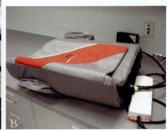

图 15-15-1　A. GE LifeScience 部门生产的激光极化仪,B. 肺部成像专用线圈,主要用于肺部极化成像

DNP 超极化成像是目前文献报道比较多的技术,我们所说的代谢研究也主要使用这一方法:该技术通过预极化 ^{13}C 的代谢化合物如丙酮酸、富马酸、碳酸氢盐、葡萄糖等,将样品放入独立磁体,在 1.2 k℃ 的温度下,通过微波激发,将样品迅速融解并加热至体温,且当该物质被机体摄取并代谢,成像后处理所生成的转化率参数图可将获得近万倍的信号提升。

二、超极化成像进展及应用

在 2011 年以前,使用 DNP 方法是一个非常麻烦的研究过程,当时只有牛津公司生产的 Hypersense 可以用于此研究。由于需要研究者手动完成药物制备的全过程,研究者需要进行严格的技术培训才能开展相关试验,当时只有不到 15 家机构在进行相关研究;2010 年主要研究者和相关厂家举行了一次重要会议,在此次会议上 GE 公司推出了 Spinlab 全自动药物制备方案,获得了研究者的一致支持,并同意由 GE 公司作为这一技术的主要开发和推广者。2011 年第一台 Spinlab 在 UCSF 装机,此技术首次被用来进行动物实验,展示了[13]C 技术不仅能看到标记丙酮酸的图像,还显示了肌肉中代谢转化的丙氨酸及在肿瘤区域发现的非常高的乳酸信号。紧随这项研究,UCSF 利用[13]C 技术对 31 位经活检证实前列腺癌而未治疗的患者进行扫描,试验中证实了前列腺癌的代谢和正常细胞的不同;同时发现了在常规筛查认为正常而被活检证实为癌症的区域的异常代谢,体现了该技术在前列腺肿瘤筛查中更大的临床价值(图 15 - 15 - 2)。

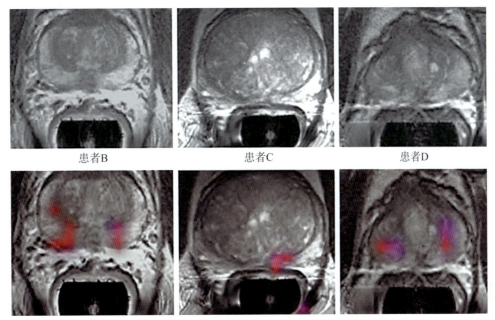

患者B　　患者C　　患者D

图 15 - 15 - 2　3 例前列腺癌患者。下排的 MRSI 信息显示了[13]C 标记的乳酸/丙酮酸比例,提示了该部位因癌症而代谢异常的信息,经组织活检证实为 Gleason 3＋3 级前列腺癌。上排 T2WI 未显示明显异常信息

外伤性脑损伤(TBI)后由于能量代谢的异常导致有氧代谢降低和无氧代谢的增加,并导致了随后的细胞死亡。因此,对于 TBI 后的脑内能量代谢的评估可以对患者预后评价和管理带来重要意义。目前,对于脑代谢的检测都是间接的方式(包括脑血流灌注和糖代谢等方式),通过[13]C 极化的丙酮酸可以直接进入线粒体内的三羧酸循环,是直接研究细胞内能量代谢唯一方法。通过可控皮质损害(CCI)建立 TBI 动物模型,使用[13]C 标记丙酮酸极化后的活体 MRS(磁共振波谱成像),进行丙酮酸、乳酸、碳酸氢钠、碳酸氢钠乳酸比值的含量测定,结果显示在受损侧半脑的[13]C 标记碳酸氢钠含量减少了 24％±6％的减低,碳酸氢钠乳酸比值有 33％±8％的降低,而对照组没有观测到这一变化(图 15 - 15 - 3)。因此,早期监测 TBI 后几个小时内造成细胞能量代谢的变化,[13]C 标记的丙酮酸极化成像能很好地显示这些早期无氧代谢的变化,对于 TBI 早期诊断有积极意义。

超极化成像研究可以分类归纳为如下几个方向:基础成像研究、肿瘤代谢和治疗反应研究、神经系统发育和损伤研究、肾脏心脏功能和代谢研究以及其他应用。[13]C 标记的超极化成像技术作为医学成像技术上的革命性进展,可以将 MRI 的信噪比、可重复性等极大提高,使得量化衡量、敏感度等都达到了一个空前的水平,具有广阔的科研和临床应用前景。

¹³C 对照组

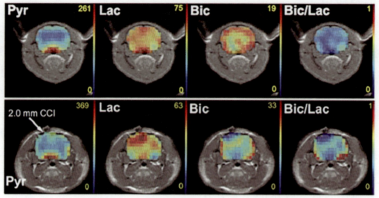

¹³C CCl

图 15-15-3　对照组动物和 2.0 mm 深度的控制皮质冲击(CCI)建立的 TBI 动物模型的脑内丙酮酸(Pyr)、乳酸(Lac)、碳酸氢盐(Bic)和碳酸氢盐与乳酸比值(Bic/Lac)的¹³C 信号图。TBI 动物损伤部位的大脑 Lac、Bic 和 Bic/Lac 与其他脑组织的差异明显

（程平）

第十六节　磁共振弛豫定量技术及应用

磁共振(MR)弛豫定量技术作为一种可直接测得组织特征性定量数据的影像手段，在临床及科研工作中扮演重要角色。该技术主要有 T2 mapping、T1 mapping、PD mapping，每一种弛豫值测定所需的序列基础不尽相同，如 T2 mapping 测定主流技术采用多回波的 SE 序列(multiecho FSE，ME-SE)，ME-SE 序列在保证其他参数不变的情况下，只改变 TE 的大小，理论上讲大于 2 个 TE 都能得到 T2 弛豫定量值，但是为了保证所得定量值的精准性，临床上一般使用 6 或 8 个 TE，从而可以拟合出更为准确的 T2 衰减曲线。但是随着 TE 个数的增加，扫描时间也会相应增加，故在应用时，可根据临床需求而设定相应的 TE 数；T1 mapping 测定所用的主流技术为多个反转恢复(inversion recovery，IR)，序列基础常用 FSE 序列及 GRE 序列，即 IR-FSE、IR-GRE，但是此序列一般扫描时间较长，故也可以采用多个不同翻转角方式，常见的有多翻转角快速扰相梯度回波技术(variable flip angel fast spoiled GRE，VFA FSPGR)。近年来随着 MR 技术的飞速发展，在传统弛豫定量技术应用的同时，派生出多种新型的弛豫定量技术，比如基于 FSE 的集成磁共振成像(synthetic MRI，SynMRI)技术 MAGiC(MAGnetic resonance image complication)。MAGiC 自 2017 年进入中国以来，在临床应用及临床科研中发挥重要

作用。

MAGiC 成像方式有别于传统 MR 弛豫定量的采集方式，采用 2D 多动态多回波技术(multi dynamic multi echo，MDME)(图 15-16-1)，即采用多个不同饱和延迟时间的饱和恢复 FSE 序列，每个采集过程包括一个多回波读出，即 2 个 TE，序列开始端使用翻转角为 120°的层面选择饱和脉冲作用于层面 n，120°饱和脉冲的作用主要有两个：①采集 B1 mapping，用于 B1 场矫正。②将血液信号进行部分饱和。故 FSE-Syn MR 成像实则为黑血序列，可以消除常规序列血液及脑脊液波动对定量以及多对比观察的影响。120°饱和脉冲后施加层面选择激发脉冲并作用于层面 m，即 4 个翻转时间(time of inversion，TI)，然后用回波链长度为 10 的重聚焦脉冲采集多个回波(8 个)，从而得到 8 幅模数图像(图 15-16-2)，因此，在同一序列内可获得 T2 弛豫曲线上的多个时间点，从而可以计算出组织的 T2 值。通过改变 n 和 m 之间的差，以不同的饱和延迟重复序列几次，当 m=n+1 时，使用最短的延迟时间，即在饱和脉冲之后直接执行采集。当 m=n+numSlices-1 时，使用最长的延迟时间，即直接在随后的 120°饱和脉冲之前进行采集，因此延迟时间接近 TR，这样在同一序列中获取 T1 弛豫曲线上的多个时间点，从而可以计算出组织的 T1 值。FSE-

SynMRI序列这样设计的目的是使采集效率更高，充分利用弛豫过程中的每一段时间，因此，FSE-SynMRI序列在常规参数下扫描时间约270 s。序列结构图如（图15-16-1）。

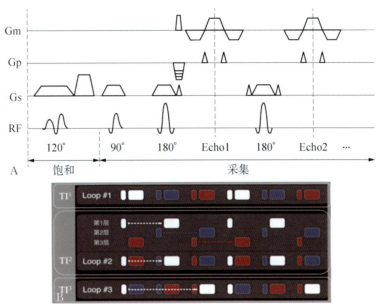

图15-16-1　FSE-SynMRI序列结构图，采用多动态多回波（MDME）原理。A.序列结构图内可见典型的90°射频脉冲后施加两个180°重聚焦脉冲，而后采集两个回波，故属于FSE序列范畴，且每次采集得到两个回波，属于"ME"；B.结构图显示FSE-SynMRI序列所使用四个TI，且在短TI时，施加完翻转脉冲后可以立即采集回波，随着TI时间的延长，为了节省等待时间，在施加完翻转脉冲后先进行其他层面的信号采集或者施加其他层面的翻转脉冲，因此，可以达到翻转脉冲的施加、信号的采集以及层面的切换始终处于动态之中，属于"MD"

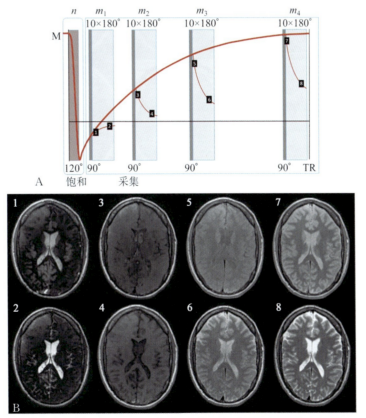

图15-16-2　FSE-SynMRI序列信号采集图示。A.FSE-SynMRI序列在每一个TI时间内采集两个点的信息，即两个回波；B.总共采集8个点的信息，由8个点的信息重建出最原始的8幅模拟图像

得到的 8 幅模数图,经过运算得到 4 种定量图谱,即 R1 mapping、R2 mapping、PD mapping、B1 mapping,且 B1 mapping 不会以图像形式展示出来,故我们所能看到的定量值有 R1 值、R2 值、PD 值、T1 值(1/R1)、T2 值(1/R2)5 种(图 15 - 16 - 3),定量图谱不仅可以直接测量不同组织弛豫时间的差异,还可以基于弛豫值不同来进行组织的分隔、体积测量,测量钆剂增强前后同一组织的弛豫值改变。

在这 5 种定量图的基础上加入相位信息(图像实部、虚部),构成多对比图像及自由对比度的基础,这也是 FSE - SynMRI 技术的另外两个特点,即可提供 10 种对比度图像(T1WI、T2WI、T2 FLAIR、T1 FLAIR、STIR、PDWI、PSIR、PSIR Vessel、DIR_{WM} 和 DIR_{GM})(图 15 - 16 - 4),以及可以提供自由对比度成像,即在一定范围内,随意调整 TE、TR、TI 时间,以达到目的对比度。

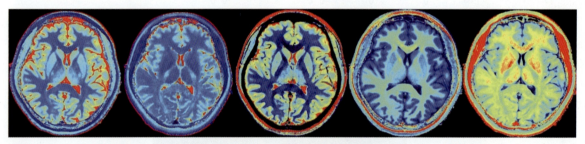

图 15 - 16 - 3　FSE - SynMRI 原始模拟图经过最小二乘法运算得到 5 种定量图谱。从左到右依次为 T1 mapping、T2 mapping、PD mapping、R1 mapping 和 R2 mapping

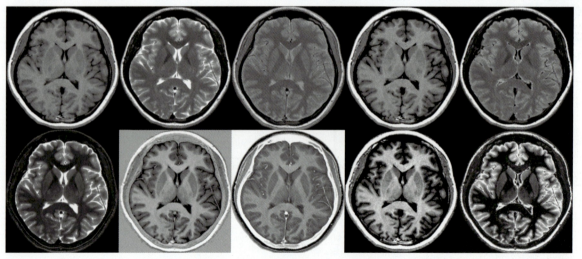

图 15 - 16 - 4　FSE - SynMRI 得到 5 种定量图谱后,经过计算加权后得到 10 种预设对比度图像。从左到右依次为 T1WI、T2WI、PDWI、T1 FLAIR、T2 FLAIR、STIR、PSIR、PSIR Vessel、WM 和 GM

（程平　李敏）

第十七节　快速定量图谱技术及应用

一、磁共振指纹成像技术及应用

(一) 技术原理

精准定量技术在临床上的常规使用一直是 MR 成像技术发展的一个重要目标,但早期传统定量 MR 成像的采集效率较低,不适合运动部位的扫描以及在临床环境中的大量应用,并且其准确性也容易受到 B_0 场等因素的影响。为了克服定量成像的这些缺点,研究人员最近提出了磁共振指纹成像(MR finger printing,MRF)技术。MRF 是一种截然不同的 MRI 成像方法,该方法不仅能直接获取图像,而且还能直接测量组织的性质。在 MRF 技术中，每种不同的组织成分在序列的控制下产生独特的信号演化过程或指纹，通过将该演化过程与理论上所有组织成分的信号演化过程进行匹配，从而能够在一次采集中获得这些组织的特性。这个过程与指纹识别的过程非常接近，每个人手指的纹理可以与之前生成的指纹库进行匹配，匹配成功则可以获得该人的个人信息，如姓名、年龄、住址等。MRF技术通过匹配组织MR信号的演化过程可以直接获得不同组织的特性，如组织的T1、T2值等。MRF技术的采集效率高于常规定量序列，并且具有更高的准确性，因此，MRI定量方法的广泛使用可以帮助临床医生进行更精准的诊断、预后和治疗评估。

MRF技术的实现过程简单说就是通过单次快速采样同时测量多个参数，如T1、T2、质子密度等，同时也考虑了MRI本身的缺陷，如B₀场不均匀性（偏共振频率）等，从而保证定量参数的准确性和可重复性。MRF技术完全改变了定量MRI的方式，不再使用传统序列的多翻转恢复时间、多回波时间的设计方案，而是依靠伪随机方式在扫描过程中多次更改采集参数，使每个组织生成独特的信号演化过

程。组织信号演化的字典数据库则是基于MRI信号的Bloch方程以及基于各种组织特性进行物理模型生成。完成数据采集后，逐个体素将进行演化数据与字典所有条目比对，找到对应的组织，从而获得该体素对应的T1、T2、质子密度等定量值，最后生成对应参数图。不同信号分量的独特性和字典的模拟精度是正确估计组织参数的两个关键组成部分。

（二）采集序列

图15-17-1展示的是浙江大学开发的3D MRF技术的实现过程，包括三个步骤：①数据采集部分采用平衡稳态自由进动（bSSFP或TrueFISP）序列，因为它对T1、T2和偏共振频率的灵敏度高，且该序列产生的稳态信号被广泛研究及认可。通过螺旋状采集方式（spiral）获得不同扫描参数下的K空间数据，数据采集轨迹采用随机方式，并施加不同的翻转角度、TR、TE等参数。②图像重建采用3D-INUFFT算法，其中使用了滑动窗技术（即利用时间轴上相邻的数据）提高重建图像的信噪比和稳定性。③将每个体素不同扫描参数下的演化信号与字典进行比对，获得对应的T1、T2定量值。

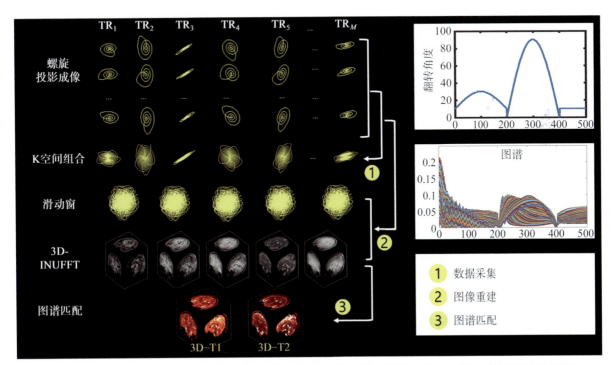

图15-17-1 MRF技术工作流程（感谢浙江大学的 Hongjian He，Xiaozhi Cao，Congyu Liao 博士提供的原理图）

与传统的单独T1、T2定量方法以及快速的T1、T2组合定量方法（如MAGIC）相比，MRF技术效率极高，主要是因为其不需要较长的TR时间等待被激发的氢原子完全弛豫就可以进行下一次的采

集，大大节约了多次采集间的等待时间。MRF框架可以将系统的B₀场信息也加入模型中，从而提供更准确的定量效果，并且不会丢失信息，使得多参数定量可以真正应用于临床（图15-17-2）。

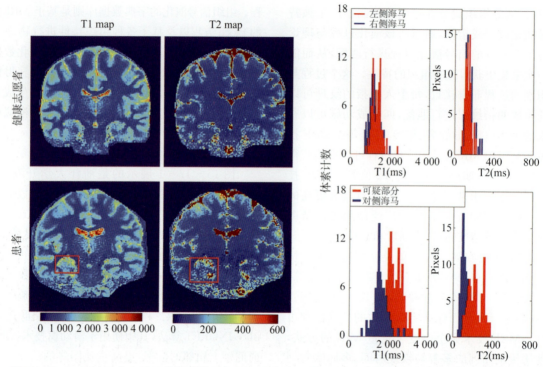

图15-17-2 显示了采用FISP序列计算得到的健康志愿者及癫痫患者的颅脑T1和T2参数图，以及两侧海马区参数的直方图（感谢浙江大学的Hongjian He，Congyu Liao博士提供素材）

二、策略性采集梯度回波技术及应用

策略性采集梯度回波（strategically acquired gradient echo，STAGE）序列构建了一种标准化、快速的大脑成像方法，可以用于评估神经系统疾病。

（一）脉冲序列

STAGE序列基于完全流动补偿的多回波梯度回波序列，并通过在多回波基础上使用可变翻转角（variable flip angle，VFA）的方法同时获得T1WI、PDWI、MRA、SWI、真实磁化率加权成像（true susceptibility weighted imaging，tSWI）、定量磁化率成像（quantitative susceptibility mapping，QSM）、T1 mapping、PD mapping、R_2^* mapping图以及T1WI增强图像。图15-17-3为STAGE序列使用的两组

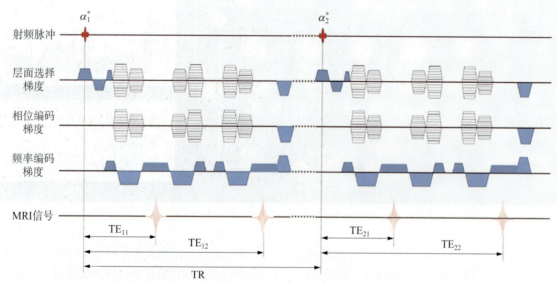

图15-17-3 双回波STAGE序列示意图。STAGE序列在选层方向、相位编码方向以及频率编码方向对两个回波均采用了梯度一阶流动补偿，相邻的TR采用不同的射频脉冲角度（α_1°和α_2°），可以分别生成T1WI和PDWI，以及计算T1 mapping和PD mapping图

双回波序列组合图,每个 TR 时间施加一个小于 $90°$ 的射频脉冲,两组 TR 时间分别使用不同的射频脉冲角度($\alpha_1^°$ 和 $\alpha_2^°$)。$\alpha_1^°$ 射频脉冲施加后得到两个回波,对应的回波时间为 TE_{11} 和 TE_{12};$\alpha_2^°$ 射频脉冲施加后也得到两个回波,对应的回波时间为 TE_{21} 和 TE_{22}。由于不同的射频脉冲角度单独成像,因此每个射频脉冲角度有与之相配套的相位编码梯度以及选层梯度方向的 3D 编码梯度。

(二) STAGE 参数设置以及多对比度图像重建

对于 3.0 T MRI,STAGE 用于神经系统疾病检查时,其中一个射频脉冲角度设置为 $6°$,小于白质的 Ernst 角,生成 PDWI,另一个脉冲角度设置为 $24°$,大于白质的 Ernst 角,生成 T1WI 以及 MRA 图像;通过利用两个不同脉冲角度采集的第一个回波图像,对 B_1 场进行校正,计算出 T1 mapping、PD mapping 以及 T1WI 增强图像;并且每组射频角度采集的两个回波图像可以计算一幅 $R2^*$ mapping 图,平均后生成最终的 $R2^*$ mapping 图,还可以通过长回波时间的数据计算 SWI、tSWI、QSM 等图像(图 15-17-4,图 15-17-5)。

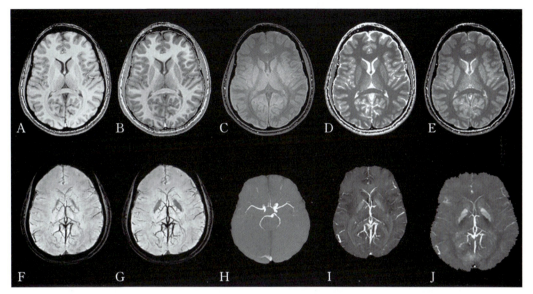

图 15-17-4 STAGE 序列重建的多模态图像。STAGE 通过一次采集可以同时得到多种对比度的图像。A. T1WI,FA=24°,短回波时间的 T1WI;B. T1WI 增强;C. PDW 图,FA=6°,短回波信号的 PDW 图像;D. T1 mapping 图;E. PD mapping 图;F. SWI 图;G. tSWI 图;H. MRA 图;I. $R2^*$ mapping 图;J. QSM

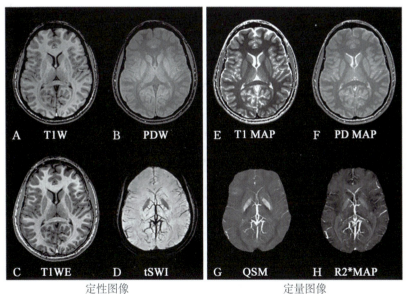

图 15-17-5 27 岁,男性,健康志愿者。3.0 T MRI 进行 5 min 数据采集后得到的定性及定量图像。全部图像均是后处理得到。图 D 和 G 是 8 层,层厚为 16 mm 图像的最小、最大强度投影结果

（三）STAGE 序列应用及优缺点

STAGE 可以在较短时间内（约 5 min）只用一个采集序列就可同时获得 6 种定性图像以及 4 种定量图像，从而可以量化组织的性质，包括 T1、R2*、PD 以及磁化率，并且得到的图像可以用来进行灰质/白质/脑脊液分割。STAGE 目前主要用于神经系统疾病的诊断（如痴呆、多发性硬化、卒中等），但是 STAGE 也可以用于身体的其他部位成像，如骨盆、乳腺、膝关节等。

STAGE 目前存在的主要问题是：首先，STAGE 因为使用两组双回波梯度序列，为了节约扫描时间，通常使用的分辨率为 0.67 mm×1.33 mm×2.0 mm，相对于常规单回波高分辨率 SWI（分辨率为 0.5 mm×0.5 mm×2.0 mm）来说 STAGE 分辨率较低；其次，第一个回波数据可以用来计算 PD mapping 图，但是由于 TE 时间较长（TE＝7.5 ms），仍然有 T2* 衰减效应，导致鼻窦附近的空气/组织界面位置出现相位离散问题，这可以通过仅仅保持选层梯度和读出梯度方向上的流动补偿，将回波时间减少到 5 ms 来减轻这种效应；第三，头部扫描时一般使用白质的磁共振参数（T1）作为约束条件计算射频脉冲角度，如果将 STAGE 应用到身体其他部位，则需要根据其他部位组织性质计算射频脉冲角度。

（严序　刘孟潇　吴东梅　李建奇）

主要参考文献

［1］Tao H, Hu Y, Qiao Y, et al. T(2)-Mapping evaluation of early cartilage alteration of talus for chronic lateral ankle instability with isolated anterior talofibular ligament tear or combined with calcaneofibular ligament tear [J]. J Magn Reson Imaging, 2018, 47(1)：69 – 77.

［2］Ogon I, Takebayashi T, Takashima H, et al. Imaging diagnosis for intervertebral disc [J]. JOR Spine, 2020, 3(1)：e1066.

［3］Lee C H. Quantitative T2-mapping using MRI for detection of prostate malignancy：a systematic review of the literature [J]. Acta Radiol, 2019, 60(9)：1181 – 1189.

［4］Triadyaksa P, Oudkerk M, Sijens P E. Cardiac T(2)* mapping：Techniques and clinical applications [J]. J Magn Reson Imaging, 2020, 52(5)：1340 – 1351.

［5］Huang S Y, Li X H, Huang L, et al. T2* Mapping to characterize intestinal fibrosis in crohn's disease [J]. J Magn Reson Imaging, 2018, 48(3)：829 – 836.

［6］Kritsaneepaiboon S, Ina N, Chotsampancharoen T, et al. The relationship between myocardial and hepatic T2 and T2* at 1.5 T and 3 T MRI in normal and iron-overloaded patients [J]. Acta Radiol, 2018, 59(3)：355 – 362.

［7］Wáng Y X, Zhang Q, Li X, et al. T1 ρ magnetic resonance：basic physics principles and applications in knee and intervertebral disc imaging [J]. Quant Imaging Med Surg, 2015, 5(6)：858 – 885.

［8］Hectors S J, Bane O, Kennedy P, et al. T(1ρ) mapping for assessment of renal allograft fibrosis [J]. J Magn Reson Imaging, 2019, 50(4)：1085 – 1091.

［9］Ajmera V, Park C C, Caussy C, et al. Magnetic Resonance Imaging Proton Density Fat Fraction Associates With Progression of Fibrosis in Patients With Nonalcoholic Fatty Liver Disease [J]. Gastroenterology, 2018, 155(2)：307 – 310. e2.

［10］Zhao Y, Huang M, Ding J, et al. Prediction of Abnormal Bone Density and Osteoporosis From Lumbar Spine MR Using Modified Dixon Quant in 257 Subjects With Quantitative Computed Tomography as Reference [J]. J Magn Reson Imaging, 2019, 49(2)：390 – 399.

［11］Li X, Shet K, Xu K, et al. Unsaturation level decreased in bone marrow fat of postmenopausal women with low bone density using high resolution magic angle spinning (HRMAS) (1)H NMR spectroscopy [J]. Bone, 2017, 105：87 – 92.

［12］Haacke E M, Xu Y, Cheng Y C, et al. Susceptibility weighted imaging (SWI)[J]. Magn Reson Med, 2004, 52(3)：612 – 618.

［13］Wu D, Liu S, Buch S, et al. A fully flow-compensated multiecho susceptibility-weighted imaging sequence：The effects of acceleration and background field on flow compensation [J]. Magn Reson Med, 2016, 76(2)：478 – 489.

［14］Lu X, Luo Y, Fawaz M, et al. Dynamic Changes of Asymmetric Cortical Veins Relate to Neurologic Prognosis in Acute Ischemic Stroke [J]. Radiology, 2021, 210201.

［15］Wang C, Zhang Y, Du J, et al. Quantitative Susceptibility Mapping for Characterization of Intraplaque Hemorrhage and Calcification in Carotid Atherosclerotic Disease [J]. J Magn Reson Imaging, 2020, 52(2)：534 – 541.

［16］Haacke E M, Liu S, Buch S, et al. Quantitative susceptibility mapping：current status and future directions [J]. Magn Reson Imaging, 2015, 33(1)：1 – 25.

［17］Li G, Zhai G, Zhao X, et al. 3D texture analyses within the substantia nigra of Parkinson's disease patients on quantitative susceptibility maps and R2(*) maps [J]. Neuroimage, 2019, 188：465 – 472.

［18］Li J, Lin H, Liu T, et al. Quantitative susceptibility mapping (QSM) minimizes interference from cellular pathology in R2* estimation of liver iron concentration [J]. J Magn Reson Imaging, 2018, 48(4)：1069 – 1079.

［19］Zhang J, Zhu W, Tain R, et al. Improved Differentiation of Low-Grade and High-Grade Gliomas and Detection of Tumor

Proliferation Using APT Contrast Fitted from Z-Spectrum [J]. Mol Imaging Biol, 2018,20(4)：623 - 631.

[20] Jiang S, Eberhart C G, Zhang Y, et al. Amide proton transfer-weighted magnetic resonance image-guided stereotactic biopsy in patients with newly diagnosed gliomas [J]. Eur J Cancer，2017,83：9 - 18.

[21] Xiong X, Zhou Z, Figini M, et al. Multi-parameter evaluation of lumbar intervertebral disc degeneration using quantitative magnetic resonance imaging techniques [J]. Am J Transl Res, 2018,10(2)：444 - 454.

[22] Latz D, Frenken M, Schiffner E, et al. Assessment of glycosaminoglycan content in intervertebral discs of patients with leg length discrepancy：A pilot study [J]. J Orthop, 2019,16(5)：363 - 367.

[23] Ward K M, Balaban R S. Determination of pH using water protons and chemical exchange dependent saturation transfer (CEST) [J]. Magn Reson Med，2000,44(5)：799 - 802.

[24] Heo H Y, Zhang Y, Burton T M, et al. Improving the detection sensitivity of pH-weighted amide proton transfer MRI in acute stroke patients using extrapolated semisolid magnetization transfer reference signals [J]. Magn Reson Med, 2017,78(3)：871 - 880.

[25] Ma Y J, Searleman A C, Jang H，et al. Volumetric imaging of myelin in vivo using 3D inversion recovery-prepared ultrashort echo time cones magnetic resonance imaging [J]. NMR Biomed, 2020,33(10)：e4326.

[26] Lu X, Jerban S, Wan L, et al. Three-dimensional ultrashort echo time imaging with tricomponent analysis for human cortical bone [J]. Magn Reson Med，2019,82(1)：348 - 355.

[27] Wan L，Wu M, Sheth V, et al. Evaluation of cortical bone perfusion using dynamic contrast enhanced ultrashort echo time imaging：a feasibility study [J]. Quant Imaging Med Surg，2019, 9(8)：1383 - 1393.

[28] Shao H，Chang E Y, Pauli C, et al. UTE bi-component analysis of T2* relaxation in articular cartilage [J]. Osteoarthritis Cartilage，2016,24(2)：364 - 373.

[29] Du J，Carl M，Bae W C, et al. Dual inversion recovery ultrashort echo time (DIR-UTE) imaging and quantification of the zone of calcified cartilage (ZCC) [J]. Osteoarthritis Cartilage，2013,21(1)：77 - 85.

[30] Weiger M, Brunner D O, Dietrich B E, et al. ZTE imaging in humans [J]. Magn Reson Med, 2013,70(2)：328 - 332.

[31] Wu H，Block W F, Turski P A, et al. Noncontrast dynamic 3D intracranial MR angiography using pseudo-continuous arterial spin labeling (PCASL) and accelerated 3D radial acquisition [J]. J Magn Reson Imaging, 2014,39(5)：1320 - 1326.

[32] McDannold N，Tempany C M, Fennessy F M, et al. Uterine leiomyomas：MR imaging-based thermometry and thermal dosimetry during focused ultrasound thermal ablation [J]. Radiology，2006,240(1)：263 - 272.

[33] Rodrigues T B, Serrao E M, Kennedy B W, et al. Magnetic resonance imaging of tumor glycolysis using hyperpolarized 13C-labeled glucose [J]. Nat Med, 2014,20(1)：93 - 97.

[34] Nelson S J，Kurhanewicz J, Vigneron D B, et al. Metabolic imaging of patients with prostate cancer using hyperpolarized [1 -^{13}C] pyruvate [J]. Sci Transl Med, 2013,5(198)：198ra108.

[35] Gonçalves F G, Serai S D, Zuccoli G. Synthetic Brain MRI：Review of Current Concepts and Future Directions [J]. Top Magn Reson Imaging，2018,27(6)：387 - 393.

[36] Hagiwara A, Warntjes M, Hori M, et al. SyMRI of the Brain：Rapid Quantification of Relaxation Rates and Proton Density，With Synthetic MRI, Automatic Brain Segmentation, and Myelin Measurement [J]. Invest Radiol, 2017,52(10)：647 - 657.

[37] Chen Y，Liu S, Wang Y, et al. STrategically Acquired Gradient Echo (STAGE) imaging, part Ⅰ：Creating enhanced T1 contrast and standardized susceptibility weighted imaging and quantitative susceptibility mapping [J]. Magn Reson Imaging, 2018,46：130 - 139.

[38] Wang Y，Chen Y, Wu D, et al. STrategically Acquired Gradient Echo (STAGE) imaging, part Ⅱ：Correcting for RF inhomogeneities in estimating T1 and proton density [J]. Magn Reson Imaging, 2018,46：140 - 150.

[39] Haacke E M, Chen Y, Utriainen D, et al. STrategically Acquired Gradient Echo (STAGE) imaging, part Ⅲ：Technical advances and clinical applications of a rapid multi-contrast multi-parametric brain imaging method [J]. Magn Reson Imaging, 2020,65：15 - 26.

第十八节　磁共振弹性成像技术及应用

一、概述

磁共振弹性成像（magnetic resonance elastography，MRE）是一种新兴的、非侵入式的、可以定量评估组织力学特性的磁共振成像技术。鉴于正常/异常组织的弹性系数不同，该技术通过将机械剪切波传输到患者组织中，与对运动敏感的 MR 序列相结合，可以定量地得到组织对该机械外力的响应，进而进行疾病诊断。目前，该技术已广泛用于肝脏疾病诊断，且对脑疾病、癌症等疾病诊断也有重要的临床意义，有望为临床疾病诊断提供一个强有力的工具。

二、弹性成像基础和原理

1. 弹性成像分类　弹性,即某物体或结构在受到应力的作用后能够恢复到原始状态的能力,组织弹性成像的关键是组织受到某种应力刺激后的所表现出的反应或恢复能力。

弹性成像按照激发机制和临床科研应用大致分类如图15-18-1示。

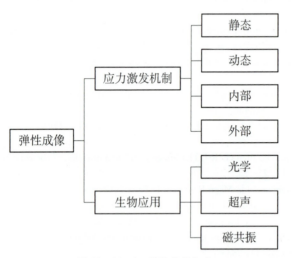

图15-18-1　弹性成像分类

其中,基于磁共振的弹性成像技术为磁共振弹性成像(MRE)。基于超声的弹性成像技术有:瞬态弹性成像(TE)、剪切波弹性成像(SWE)和静态弹性成像等。

2. 弹性成像主要参数

(1) 应变(strain,ε):描述某结构形状的相对变化。

(2) 应力(stress,σ):描述某结构在单位面积所受到的力。其计算公式如下:

$$\sigma = \frac{F}{A} \qquad （公式15-18-1）$$

公式15-18-1中,F表示施加的外力,单位为牛顿(N);A表示该组织/材料的受力面积,单位为平方米(m^2)。

(3) 杨氏模量(Young's modulus):又名弹性模量(elastic modulus,E),是指在一定应力下,材料在施加应力下对弹性(非永久)变形的抵抗力的度量。在工程中,常常采用弹性模量这一术语来描述结构的力学性质。

(4) 剪切模量(shear modulus,G):指剪切应力与剪切应变的比值。剪切模量与弹性模量的关系为:

$$G = \frac{E}{2(1+\upsilon)} \qquad （公式15-18-2）$$

式中,υ 为泊松比。

(5) 刚度:又名硬度,指结构发生单位长度的形变时所需要的应力大小,用来描述某种结构抵抗变形的能力。单位是 N/m。刚度越高,意味着结构越硬。

三、MRE 成像基础及原理

(一) MRE 成像基础

由于一些组织的力学性质在不同的生理和病理条件下有很大的差异,因此触诊作为一种诊断方法常常被医生用来区分正常/异常的组织结构,如前列腺癌、乳腺癌和甲状腺癌(触诊是一种医学术语,即医生通过手触摸患处表面区域来诊断疾病)。然而,触诊是一种主观的诊断方法,且深层次的组织和器官无法通过触诊来进行疾病诊断。目前,可以非侵入性地评估组织力学性质的医学成像技术有:MRI、超声和 CT 等。通过比较不同成像方法的对比机制在正常/异常组织中的差异,弹性成像对应的参数(弹性模量)的变化幅度是5个数量级左右,而CT、MRI和超声这些传统的医学成像技术对应的参数变化幅度为1~2个数量级。故弹性成像常常作为临床上评估组织力学性质的成像方法,如应用于评估肝病、癌肿(图15-18-2)。

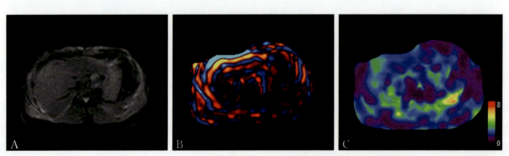

图15-18-2　肝脏磁共振图像。A.为传统的磁共振幅值图;B.为磁共振弹性成像的波动图;C.为所对应的弹性图像

磁共振弹性成像技术通过对组织弹性硬度的评估来进行疾病诊断。MRE 对组织成像的流程为：外部驱动设备受到激发产生机械剪切波，通过线圈振荡器等方法耦合到 ROI 区域；再利用运动编码梯度序列对组织进行成像；将测量得到的组织相对位移量或者相移量与重建算法相结合，估算得到图像中像素点的剪切硬度值，进而量化组织的硬度（黏性）。

（二）MRE 重要组成部分

1. 剪切波　机械振动作用于患者表面将产生横波和纵波。由于人体内纵波的波长太长，导致 MRE 检测困难，故一般使用横波进行 MRE 弹性模量测量。剪切波又称横波，指的是传播方向与组织结构上某质点震动方向相垂直的波。在体内，剪切波通常由固定于皮肤表面的震动装置施加。

MRE 测量的组织剪切模量与所应用的机械剪切波的频率有关。在临床中，通常使用的剪切波的频率范围为 $40\sim500$ Hz。比如，肝脏 MRE 通常使用频率为 60 Hz 的剪切波。

2. 外部致动器　剪切波需要靠外部驱动装置来产生。常用的外部致动器如下。

（1）电磁致动器：该电磁驱动器实则为一个驱动线圈，它由一个脉冲波发生器驱动。线圈的交变磁通过与 MR 设备的主磁场相互作用，两者产生的循环力作用于接触面。它的优点是装置容易控制，可保证同步；但驱动器中的永磁体会因为 MR 设备的主磁场造成干扰。

（2）压电致动器：压电致动器由压电陶瓷制成，由陶瓷、铜等材料制成。其原理为压电效应，即压电材料在外部机械力作用下发生形变，它的两端表面会产生极性不同的电荷，在使用过程中将致动器固定在玻璃支架上。它的优点是相对于 B0 可以定位在任意方向，且材料轻薄，可以固定在形式多样的支架上；但它的构筑过程比较复杂，导致制作消耗的时间比较长，且价格较为昂贵。

（3）气动致动器：气动致动器是应用较为广泛的一种致动器，它的原理是利用空气振动引起的压力变化去驱动气动致动器产生剪切波。该系统有两个部分：放置在 MR 设备间外的扬声器；与患者皮肤表面相贴合的被动驱动器。在使用过程中，气动管将扬声器与致动器密闭相连，扬声器机械振动带动空气振动，振动的空气通过导管传输到皮肤表面的驱动器，驱动器感受到压力的变化后产生剪切波，进而耦合到组织中。它的优点是有良好的 MR 兼容性，可以应用于各种感兴趣的部位，比如大脑。但由于长导管传输到驱动器会消耗一定的时间，可能会造成相位延迟和同步困难等问题；其次，如果气动管破损导致泄露可能会对患者造成一定的损害。

3. MRE 运动编码序列　当对 ROI 区域施加与 MR 脉冲序列同步的连续剪切波时，可以对 MR 基础序列进行改进，插入对运动敏感的运动编码梯度（motion-encoding gradient，MEG）对组织的位移进行测量，进而估算弹性模量。目前，常用的基于运动敏感编码的 MR 序列有：GRE（梯度回波）MRE、SE（自旋回波）MRE、EPI（平面回波）MRE 和 bSSFP（平衡稳态自由进动）MRE 等。图 15 - 18 - 3 的例子为 GRE - MRE 脉冲序列，显示了 RF 脉冲、切片选层梯度、相位编码梯度、频率编码梯度和运动编码梯度。在时序设计时，可根据实验需求将运动编码梯度放置在梯度轴上，即可将运动编码耦合到对应梯度轴的相位上。如图 15 - 18 - 3 所示，该图为 GRE - MRE 序列时序图，图中将运动编码梯度添加在选层梯度 Gz 上。

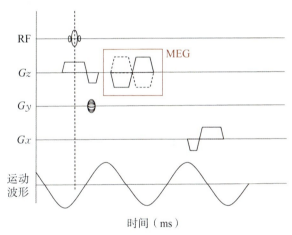

图 15 - 18 - 3　梯度回波 MRE 脉冲序列图。其中，RF 为射频脉冲，Gx 为频率编码梯度，Gy 为相位编码梯度，Gz 为选层梯度。MEG 添加在选层梯度轴上（红色框）

（三）与组织机械力学特性相关的参数

使用运动编码梯度序列得到图像后，需要利用一些参数来评估组织的力学特性。

1. 相位偏移量　在一些情况下，剪切波在组织中传播的波形近似于正弦波。在 MEG 作用下的横向磁化相位如下式所示，通过公式 15 - 18 - 3，可将所测量到的位移转化为相移。

$$\varphi(\vec{r}, \alpha) = \gamma \frac{NT(\vec{G} \cdot \vec{\varepsilon_0})}{2} \cos(\vec{k} \cdot \vec{r} + \theta)$$

（公式 15 - 18 - 3）

式中，γ 是旋磁比$\left(\dfrac{\gamma}{2\pi}=42.57\,\mathrm{MHz/T}\right)$，$N$ 表示运动编码梯度的循环个数，T 表示运动编码梯度的周期$\left(T=\dfrac{2\pi}{\omega}\right)$，$\vec{G}$ 表示运动编码梯度矢量，$\vec{\varepsilon_0}$ 表示梯度的峰值位移，k 表示剪切波数量，$\vec{r}$ 表示在传播过程中剪切波的位置，θ 表示初始相位偏移量。

2. 剪切模量（剪切刚度）　为了确定组织对所应用的应力的响应，需要通过反演算法将采集到的原始数据进行适当处理，从而确定组织的力学特性，如弹性模量。通过基于运动方程的反演算法所获得的图像称为弹性图。常用的反演算法有：有限元反演重建、直接反演重建和耦合谐振子模拟等。

通常在临床应用中，为了简化，将组织认为线性、各向同性和均匀的。剪切模量 G 可近似表示为：

$$G=\rho C_S^2=\rho(\lambda f)^2$$
（公式 15 - 18 - 4）

式中，ρ 是组织的密度，C_S 是剪切波在组织中的速度，λ 表示剪切波的波长，f 是组织的振动频率。

通过公式 15 - 18 - 4，在已知密度和组织振动频率的情况下，对剪切波波长的测量和计算可以得到最简单的剪切模量。

此外，还有一些更加精细的计算剪切模量的方法。如有限元反演方法，利用成像组织的几何形状、运动方程和一些与组织相关的初始条件来建立反演模型，然后对成像区域的位移进行有限元求解，通过比较和多次迭代，从而得到最终的剪切模量的估计值。

四、MRE 临床应用

（一）MRE 在肝脏疾病的应用

1. 肝纤维化　MRE 在诊断肝纤维化中的应用已经较为成熟，其诊断准确性优于超声瞬时弹性成像（transient elastography，TE），有利于早期肝纤维化的筛查和检出，肝脏硬度值（LS）2.93 kPa 可用于区分正常肝脏与肝纤维化，其敏感度、特异度及阴性预测值可高达 98%、99% 及 97%。

肝纤维化程度的病理诊断通常采用 Metavir 五级分期系统（即 F0~F4）。肝脏因具有质地较均一的特征，当肝实质发生局部或弥漫性病变时，则可显著性地引起肝组织弹性不均匀，不同程度的肝纤维化组织具有极大的机械特性（弹性或硬度）差异，正

常肝脏的弹性值约 2.7 kPa，肝纤维化的肝脏平均弹性值约为 5.6 kPa，完全硬化后的肝脏几乎接近石块硬度。MRE 对肝纤维化分期能划定较精确的弹性参考值范围，并具有很高的诊断价值（图 15 - 18 - 4），以弹性参考值来评估肝纤维化程度及药物干预治疗后的随访均具有临床意义。肝脏 MRE 在肝纤维化诊断中具有良好效能，不同病因诊断不同肝纤维化分期界值不尽相同。虽然现在并未得出针对不同病因在不同纤维化分期的统一的诊断界值，但 MRE 测量肝脏弹性值对评估肝纤维化的价值得到了广泛认可。

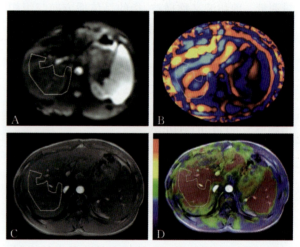

图 15 - 18 - 4　男性，19 岁，慢性乙型肝炎患者，肝脏活检病理结果为肝纤维化 S4 期。A. MRE 幅度图，能显示肝脏的解剖信息，但是图像整体较模糊；B. 波形图，可见波在肝脏内传播，波长较长；C. 同相位 T1WI，用于解剖定位；D. 弹性图与解剖图的融合图像，可见肝脏区域呈橙色~红色，部分与刺激器邻近的肝被膜下区域为不宜测量区域，此图不仅可以观察到弹性值的分布，也可以观察到解剖结构

2. 非酒精性脂肪性肝病　非酒精性脂肪性肝病（NAFLD）是全球最常见的慢性肝脏疾病，发生率约 30%。NAFLD 有进展为非酒精性脂肪性肝炎（NASH）、肝纤维化及肝硬化的风险。在 NASH 早期无纤维化时，炎症导致的肝细胞肿胀及间质水肿会导致肝脏硬度增加，可通过测量肝脏硬度检测 NASH。组织炎症会影响 MRE 测量结果，表现为肝硬度值随炎症病灶增加而增加。联合 MRE 测得的肝硬度值和阻尼比可以改善单一参数的诊断效能，从而使得 MRE 具有评估肝脏炎症、充血性和纤维化过程的潜在可能性。结合 MRE 测得的肝硬度值（≥3.3 kPa）和 FIB - 4 指数（≥1.6），可以准确诊断 ≥F2 期纤维化，为确定 NAFLD 患者是否需要药物治疗提供依据（图 15 - 18 - 5~图 15 - 18 - 7）。MRE 还可以检测 NASH 患者减肥手术后的病情转

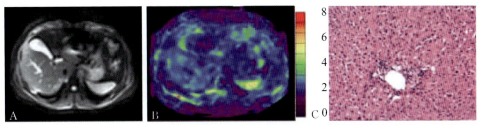

图 15-18-5　男性,45 岁,NAFLD。A.幅度图,由 MRE 序列产生,类似于 T1WI;B.弹性图,由后处理工作站经直接反演拟合算法自动得出,所测肝脏弹性值为 2.53 kPa;C.HE 染色,病理评分轻度炎症,纤维化 F1 期

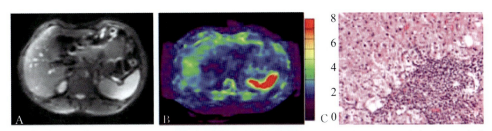

图 15-18-6　女性,49 岁,NAFLD。A.幅度图;B.弹性图,所测肝脏的弹性值为 3.23 kPa;C.HE 染色,病理评分中度炎症,纤维化 F2 期

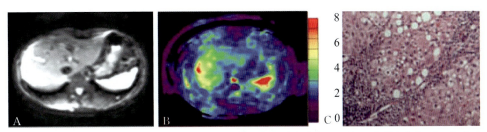

图 15-18-7　男性,63 岁,NAFLD。A.幅度图;B.弹性图,所测肝脏的弹性值为 5.72 kPa;C.HE 染色,病理评分重度炎症,纤维化 F4 期

归及预后情况。

　　3.肝硬化风险分层　肝硬化可逐步进展为失代偿期肝硬化、门静脉高压、食管胃底静脉曲张出血。MRE 测量的肝弹性值与失代偿风险增加、肝细胞癌的发生和死亡相关;失代偿患者平均肝硬度为 6.8 kPa,显著高于代偿性肝病患者(5.2 kPa);肝脏硬度值≥5.8 kPa 的患者发展为失代偿期的风险是<5.8 kPa 患者的 5 倍。在 NAFLD 人群中,增加的肝脏硬度值是不良事件的独立预测因素,MRE 测量的肝脏硬度值≥6.48 kPa 与失代偿及死亡率相关,出现腹水、肝性脑病、消化道出血时的肝脏硬度值分别为 7.15、10.16 和 10.15 kPa。

　　4.肝脏储备功能评估　临床常用的肝脏储备功能评估方法包括 Child-Pugh 评分、MELD 评分、吲哚菁绿清除试验等。MRE 测量的肝硬度值不仅可以预测肝切除术后患者的肝功能衰竭等并发症发生、发展概率,还可以预估恢复情况和总生存期。

　　5.其他　MRE 在肝脏肿瘤中的相关研究近年也有所增加,通过 MRE 测量肝脏局灶病变处弹性值可用于评价肿瘤细胞坏死程度、肿瘤分级及肿瘤的预后等。

　　(二) MRE 在胰腺疾病的应用

　　1.梗阻型慢性胰腺炎　纤维化及炎症是增加组织硬度的重要因素。梗阻型慢性胰腺炎的主要病理改变为远端胰腺实质因阻塞性胰腺炎而产生纤维化及炎细胞浸润。轻度炎症时,纤维含量增加较少,此时内源性张力和组织硬度的改变不明显;中重度炎症时,大量纤维在小叶间及小叶内沉积,形成类似肝硬化再生结节的病理形态,增加组织内部张力,使胰腺硬度明显增加,导致胰腺弹性值增高(图 15-18-8,图 15-18-9)。MRE 可客观测量胰腺弹性值,有助于临床无创评估慢性胰腺炎的严重程度,且诊断效能较超声内镜弹性成像高,对慢性胰腺炎的分级更加客观准确,但其应用尚属初步阶段,仍需大样本量深入研究。

　　2.胰腺占位性病变　早期准确诊断胰腺肿瘤对治疗有十分重要的意义。胰腺癌是恶性程度很高的肿瘤,显微镜下病理改变的标志是"纤维组织增

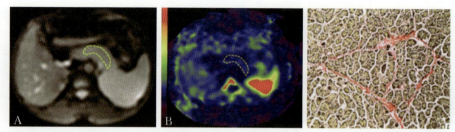

图 15-18-8　男性,52 岁,壶腹癌侵及胰头。A. 幅度图,用于定位 ROI;B. 弹性图,胰腺区域呈淡蓝色,弹性值为 1.32 kPa;C. 病理分级为轻度慢性炎症(天狼星红染色,×100)

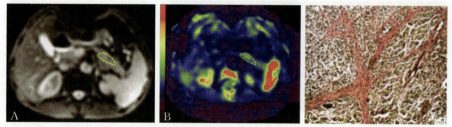

图 15-18-9　男性,48 岁,胰体腺癌。A. 幅度图。用于定位 ROI;B. 弹性图。胰腺区域呈黄绿色,弹性值为 1.79 kPa;C. 病理分级为重度慢性炎症(天狼星红染色,×100)

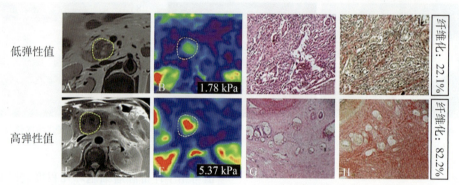

图 15-18-10　胰腺癌的弹性值随着间质纤维化程度的增高而增高,A~D. 为低弹性值肿瘤,分别表示其对应的 T2WI 图像、弹性图、同层的 H&E 及天狼星红染色切片(×100);E~H. 为高弹性值肿瘤

生",纤维组织渗透并包围肿瘤,细胞外间质发生改变、利于肿瘤生长和转移的过程。而其他胰腺良性肿瘤也可出现不同程度的胰管变形、纤维化及钙化。MRE 鉴别诊断胰腺占位病变具有较高准确度,并可提供组织的胰腺弹性信息:正常胰腺的弹性值最低,慢性胰腺炎弹性值略高,胰腺癌的弹性值最高(图 15-18-10)。利用 MRE 鉴别诊断胰腺占位性病变,尤其是鉴别肿块型胰腺炎与胰腺癌,具有较高的准确性和应用前景。

(三) MRE 在肾纤维化中的应用

肾纤维化包括肾小球硬化和肾间质纤维化,是慢性肾脏疾病导致终末肾功能衰竭的共同通路,早期发现肾纤维化并精准评估纤维化程度对临床干预和治疗具有重要作用。且 MRE 不受声窗限制、检测结果稳定、对操作者依赖小,具有很好的临床应用价值。

在动物实验中,MRE 可无创定量评估大鼠肾脏硬度,正常大鼠肾皮质平均弹性值约 3.87 kPa,而肾钙质沉着症模型大鼠的弹性值明显增加。猪肾动脉狭窄引起的肾髓质纤维化也可通过 MRE 检测出来,髓质硬度与组织学测定的狭窄性肾脏纤维化程度相关。在人体检查中,MRE 可用于肾脏硬度评估且具有很好的重复性:在移植肾患者中,中度肾纤维化患者的肾脏硬度略高于轻度患者,MRE 测量的肾脏硬度可预测同种异体移植肾的纤维化的发展,具有良好的重复性,可有效评估移植肾纤维化程度,预测肾功能的变化。

(四) MRE 在神经退行性疾病中的应用

MRE 可评估阿尔兹海默病(Alzheimer's disease,AD)的严重程度:AD 患者全脑剪切模量较

健康人低,这种改变首先出现在额颞顶叶,但剪切模量与 AD 严重程度并非线性的、单一因素,还受其他因素的影响,比如脑组织结构体积的变化。多发性硬化(multiple sclerosis,MS)患者脑组织的剪切模量均低于健康人,无论是复发-缓解型还是进展期,且随病情进展其值进一步减低。肌萎缩性脊髓侧索硬化症(amyotrophic lateral sclerosis,ALS)患者感兴趣区的剪切模量也较健康者低。无论何种原因引起的神经系统脱髓鞘改变,在组织病理学上均是由于神经元的缺失而造成剪切模量的降低。

(董怡婧　袁健闵　孙珮雯)

主要参考文献

［1］Asbach P，Klatt D，Hamhaber U，et al. Assessment of liver viscoelasticity using multifrequency MR elastography［J］. Magn Reson Med，2008，60：373－379.

［2］Bercoff J，Tanter M，Fink M. Supersonic shear imaging：a new technique for soft tissue elasticity mapping. Ultrasonics，ferroelectrics and frequency control［J］. IEEE Transactions on，2004，51：396－409.

［3］Green MA，Bilston LE，Sinkus R. In vivo brain viscoelastic properties measured by magnetic resonance elastography［J］. NMR in Biomedicine，2008，21：755－764.

［4］Guenthner C，Sethi S，Troelstra M，et al. Ristretto MRE：A generalized multi-shot GRE-MRE sequence［J］. NMR Biomed，2019 May，32(5)：e4049.

［5］Litwiller D V，Mariappan Y K，Ehman R L. Magnetic resonance elastography［J］. Current Medical Imaging Reviews，2012，8(1)：46－55.

［6］Mariappan YK，Glaser KJ，Ehman RL. Magnetic resonance elastography：a review［J］. Clin Anat，2010，23(5)：497－511.

［7］Numano T，Habe T，Ito D，et al. A new technique for motion encoding gradient-less MR elastography of the psoas major muscle：A gradient-echo type multi-echo sequence［J］. Magnetic Resonance Imaging，2019，63：85－92.

［8］Serai SD，Yin M. MR Elastography of the Abdomen：Basic Concepts［J］. Methods Mol Biol，2021，2216：301－323.

［9］Venkatesh S K，Yin M，Ehman R L. Magnetic resonance elastography of liver：Technique，analysis，and clinical applications［J］. Journal of Magnetic Resonance Imaging，2013，37(3)：544－555.

［10］Wu T，Felmlee JP，Greenleaf JF，et al. MR imaging of shear waves generated by focused ultrasound［J］. Magnetic Resonance in Medicine，2000，43：111－115.

［11］Yin M，Glaser KJ，Manduca A，et al. Distinguishing between hepatic inflammation and fibrosis with MR elastography［J］. Radiology，2017，284：694－705.

［12］Allen AM，Shah VH，Therneau TM，et al. Multiparametric magnetic resonance elastography improves the detection of NASH regression following bariatric surgery［J］. Hepatolcommun，2019，4：185－192.

［13］Asrani SK，Talwalkar JA，Kamath PS，et al. Role of magnetic resonance elastography in compensated and decompensated liver disease［J］. J Hepatol，2014，60：934－939.

［14］Han MA，Vipani A，Noureddin N，et al. MR elastography-based liver fibrosis correlates with liver events in nonalcoholic fatty liver patients：A multicenter study［J］. Liver Int，2020，40：2242－2251.

［15］Sawh MC，Newton KP，Goyal NP，et al. Normal range for MR elastography measured liver stiffness in children without liver disease［J］. J Magn Reson Imaging，2020，51：919－927.

［16］Jang S，Lee JM，Lee DH，et al. Value of MR elastographyfor the preoperative estimation of liver regeneration capacity inpatients with hepatocellular carcinoma［J］. J Magn Reson Imaging，2017，45(6)：1627－1636.

［17］Kirpalani A，Hashim E，Leung G，et al. Magnetic resonance elastography to assess fibrosis in kidney allografts［J］. Clin JAm SocNephrol，2017，12(10)：1671－1679.

［18］Hiscox LV，Johnson CL，Mdj MG，et al. High-resolution magnetic resonance elastography reveals differences in subcortical gray matter viscoelasticity between young and healthy older adults［J］. Neurobiol Aging，2018，65：158.

第十六章

磁共振成像对比剂

磁共振成像主要是通过反映组织不同的弛豫时间来实现的,一般情况下,人体的组织能够在 T1WI 和 T2WI 形成良好的对比图像,但是当组织与病变的弛豫时间大致重叠时,则无法形成良好的对比,这时,需要引入某些物质使组织或病变弛豫时间发生改变,从而形成良好的对比度来满足诊断及显示病灶特性的要求(图 16-0-1)。这种物质称为磁共振对比剂。

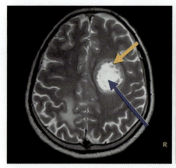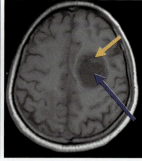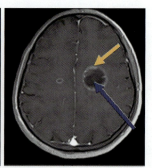

| 横轴位T2WI | 横轴位T1WI | 横轴位T1WI C+ |

图 16-0-1 不同序列图像的对比。图中蓝色箭头为肿瘤坏死区域,黄色箭头为强化肿瘤部分。MRI增强扫描可以提高正常组织与病变部位的对比度,帮助临床诊断

—— 第一节 钆对比剂的原理及应用 ——

磁共振对比剂(MRI contrast agent)主要以缩短组织或组织周围的弛豫时间(既可以是 T1 也可以是 T2 弛豫时间),从而达到不同加权像中增加病变组织对比的目的。磁共振对比剂大致可以分为两大类,即内源性对比剂与外源性对比剂。内源性对比剂主要是通过成像技术来达到提高对比度的目的,如动脉自旋标记技术(aterial spin labeling,ASL)。外源性对比剂主要是指引入某些外界物质,根据效果可以分为细胞外间隙非特异性对比剂和细胞特异性对比剂;根据增强效果可以分为阳性对比剂和阴性对比剂;根据磁化率可以分为顺磁性对比剂、铁磁性对比剂以及超顺磁性对比剂。目前我们常用根据磁化性质对对比剂进行分类(表16-1-1)。

表 16-1-1 不同磁化率的对比剂特性及物质类型

磁化率	对主磁场方向	物质类型
顺磁性物质	顺主磁场方向	含 Gd 螯合物
铁磁性物质	顺主磁场方向	铁、钴以及某些含铁氧化物
超顺磁性物质	顺主磁场方向	具有铁磁性物质的小粒子或晶体

一、钆对比剂 MRI 增强的原理

传统的 X 线对比剂主要通过对比剂对 X 线的衰减程度不同达到提升对比度的效果,而磁共振对比剂本身并不产生信号,只是通过改变质子的弛豫时间进而影响组织的信号,从而达到增强的效果。

顺磁性对比剂中常用的是钆剂螯合物。钆(Gd)是一种重金属,存在于元素周期表(元素♯64)的镧系元素中。Gd 离子带 3 个正电荷,核外有 7 个不成对的电子,因此具有很强的顺磁性,Gd 离子具有剧毒,当 Gd 离子与其他物质螯合后形成一种无毒的物质。因此,Gd 离子总是以螯合物的形态存在于体内。这种螯合物呈线性或大环结构,同样也可呈离子型或者非离子型(图 16-1-1)。

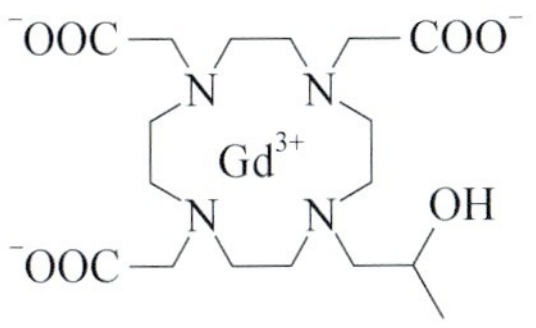

A. 环形螯合物

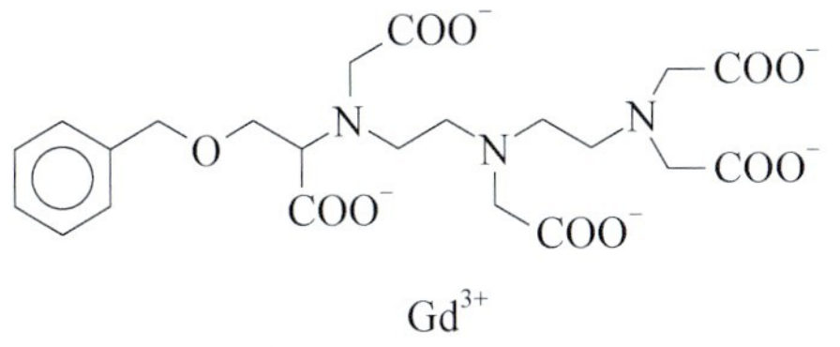

B. 线形螯合物

图 16-1-1　Gd 螯合物的化学结构式

在体温下,注射 Gd 剂可以缩短组织的 T1 弛豫时间,因为 Gd 具有 7 个不成对的电子,可以与自由水发生迅速交换。由于不成对的电子具有很大的磁矩,这种磁矩使之可以在局部磁场中产生波动,当进动的分子在磁场中产生的波动接近拉莫尔频率时,附近的质子 T1 弛豫时间将会缩短,使得 T1WI 上信号增强,所以 Gd 剂也称为 T1WI 对比剂。在一定浓度范围 Gd 含量越高,T1 缩短越明显,从而 MR 信号越强(图 16-1-2)。

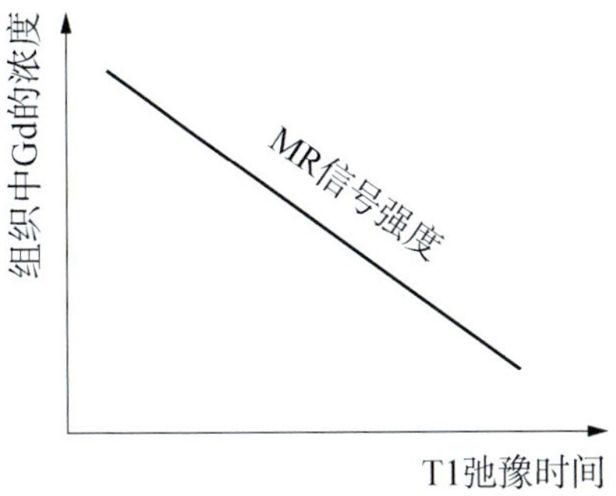

图 16-1-2　组织中 Gd 剂浓度与信号强度的关系,含 Gd 浓度越高,相应的组织 T1 弛豫时间越短,所产生的 MR 信号越强,反之浓度越低,组织 T1 弛豫时间越长,产生的 MR 信号越低

有时 Gd 剂不仅可以缩短 T1 时间,当采用大剂量团注法注射 Gd 剂时,还能够显著缩短周围组织的 T2 及 T2* 弛豫时间,达到增加组织之间对比度的目的。但这种作用远小于缩短 T1 的作用,并且 T2* 时间相对较短,仅能在对比剂首次通过毛细血管的过程中观察到,因此适用于灌注成像(图 16-1-3,图 16-1-4)。

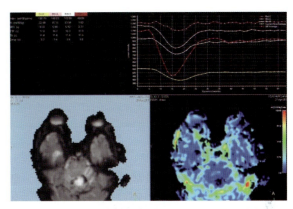

图 16-1-3　T2* 灌注成像,脑桥病灶强化,T2* 信号降低

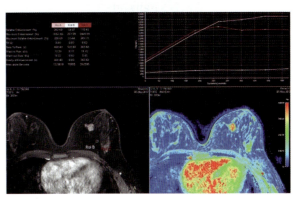

图 16-1-4　T1 灌注成像,左侧乳腺癌明显强化,血流灌注增加

二、Gd 对比剂的分类

钆对比剂根据其化学结构,可分为线性螯合物和大环状螯合物两类:理论上讲,线型对比剂具有延长的有机分子链,包绕在离子周围,线性对比剂中的配体是"开环的",而大环状对比剂中,Gd³⁺ 被"固定"在配体周围,环状对比剂形成牢笼状的配体结构,将离子关闭在中空的结构中。根据 Gd 离子状态的不同(电荷的不同)分为离子型和非离子型:相对于非离子配体,离子配体有更多的负电荷与 Gd³⁺ 发生更强的电荷作用力。临床常用的 MRI 对比剂化学名、商品名见表 16-1-2。

表 16-1-2 临床常用 MRI 对比剂化学名、商品名

产品	分子结构	分子量(g/mol)	渗透压(mOsm/kg)	黏滞度(37℃时 mPa·s)
马根维显 0.5M（钆喷酸葡胺）	线性	938	1960	2.9
莫迪司 0.5M（钆贝葡胺）	线性	1058.2	1970	5.3
普美显 0.25M（钆塞酸二钠）	线性	725.72	688	1.19
欧乃影 0.5M（钆双胺）	线性	573.66	789	1.4
普海司 0.5M（钆特醇）	大环状	558.7	630	1.3
多它灵 0.5M（钆特酸葡胺）	大环状	753.8	1350	2.0

钆喷酸葡胺(Gd-DTPA,化学名二乙烯三胺五乙酸钆络合物)是临床上最常用的含钆对比剂,一般按照 0.1 mmol/kg 的剂量行静脉给药,通常增强效果可维持 40 min 左右,因为它不能通过完整的血脑屏障,不进入毛细血管交换的其他组织,口服不被肠胃黏膜所吸收,也不能进入红细胞参与体循环,只限于在血浆中运输,是一种无专一性分布的对比剂。在组织中的分布仅与相应组织的血供以及血管通透性相关。Gd-DTPA 主要通过肾小球过滤,通常以原型经尿液排出体外,少量通过粪便排出体外。目前研究表明,注射 Gd 对比剂,在 3 h 内大约有 80% 的钆经肾脏排泄外。98% 可以在 7 天内经尿液及粪便排出体外。

三、Gd 对比剂的安全性

钆对比剂有两个稳定性指标,动力学稳定性及热力学稳定性,且钆对比剂的稳定性越高,相关的不良反应越少。动力学稳定性是表征钆螯合物解离的速度,即钆游离的速度。热力学稳定性是表征体内游离钆及钆螯合物的数量,与清除率相关。不同类型钆对比剂综合稳定性由高至低排序如下:大环状对比剂＞离子线性对比剂＞非离子线性对比剂(表 16-1-3)。

表 16-1-3 钆对比剂稳定性指标

对比剂	非离子线型	离子线型		非离子大环状		离子大环状
	钆双胺	钆喷酸葡胺	钆贝葡胺	钆布醇	钆特醇	钆特酸葡胺
动力稳定性(T1/2 pH 1.0)	<5 s, 25℃	<5 s, 25℃	<5 s, 25℃	7.9 h, 37℃	2.0 h, 37℃	26.4 h, 37℃
热力学稳定性 Log K_{Therm} (Log K_{Cond})	16.9(14.9)	22.1(17.7)	22.6(18.4)	21.8(14.7)	23.8(17.1)	25.6(19.3)

在 pH 7.4 和 37℃ 的人血清稳定性研究表明,大环状钆对比剂钆布醇、钆特醇、钆特酸葡胺在血清中 15 d 几乎无游离钆释放,而非离子型线性钆对比剂钆双胺则有近 30% 释放出游离钆离子。2014—2018 年,全球共发表了 63 篇关于脑部 T1 高信号与静脉注射钆对比剂之间关系的回顾性研究,线性钆对比剂与 DN 的信号增加呈强相关。与离子性钆对比剂相比,非离子线性钆对比剂如钆双胺的 DN 信号增强发生率更高,大环钆对比剂与 DN 信号增强无显著相关性。为了最大限度地降低钆在脑部沉积和引起肾源性系统性肾纤维化（nephrogenic systemic fibrosis, NSF）NSF 相关的潜在风险,必须严格按照适应证和批准剂量使用,尽管脑部钆沉积的临床意义尚不清楚。各国药监部门对于钆对比剂的规定及态度详见表 16-1-4。

表 16-1-4 各国药监部门对于钆对比剂的规定

对比剂	欧盟 EMA Nov 23. 2017	美国 FDA Dec 19. 2017	中国 CFDA Jan 15. 2018
线性对比剂	推迟禁售 根据医疗需要和可供选择的情况 1 年内对相应产品的暂停应用	不禁售线性 在说明书中警告钆沉积可能的风险 告知线性对比剂发生钆沉积与大环状对比剂相比更多;以及其他安全措施	不禁售线性 发布公告,提示风险 提出按照最低批准剂量使用等建议 要求修改说明书
大环状对比剂	继续使用		
特殊线性对比剂	继续使用钆塞酸:肝脏 MRI 钆喷酸葡胺小剂量规格用于关节腔内注射 钆贝葡胺:仅可用于肝脏 MRI		

四、使用 Gd 对比剂注意事项

钆对比剂的禁忌证:对钆对比剂过敏的患者,既往应用钆对比剂出现过中重度不良反应的患者,急性肾功能不全的患者,终末期肾功能且未进行规律透析的患者,肾功能不全的妊娠患者和哺乳患者,钆对比剂说明书中规定禁用的其他情况的患者。

需要慎重使用钆对比剂的患者:既往应用钆对比剂出现过轻度不良反应的患者,过敏性疾病患者,对一种或多种过敏原产生重大过敏反应的患者,不稳定性哮喘患者,肾功能不全患者。

使用钆对比剂对比增强 MRI 前,必须签署知情同意书(参考模板见附件),按照产品说明书确定使用的范围和剂量。患者在签署知情同意书时,应主动询问患者是否有肾功能不全等肾脏病史。需要反复多次进行影像学检查的患者,应注意钆对比剂使用的间隔时间问题。一般建议间隔使用时间为 7 d。根据 2012 年改善全球肾脏病预后组织(KDIGO)指南建议,慢性肾病(CKD)的判断标准:GFR<60 ml/(min·1.73 m²)(GFR3a-5 期)或肾损害标记物,以及既往史,病程>3 个月可诊断 CKD。急性肾损伤(AKI)定义为符合以下条件之一者:48 h 内血清肌酐(Cr)≥26.5 μmol/L(≥0.3 mg/dl);或血清肌酐上升至高于基础值的 1.5 倍;或尿量<0.5 ml/(kg·h),持续 6 h。肾功能不全患者,使用钆对比剂需要谨慎,采取必要措施。eGFR≤30 ml/(min·1.73 m²)的肾功能不全患者,需谨慎使用对比剂。对于常规执行隔天透析的患者,使用钆对比剂后推荐连续两天透析。

目前,尚不清楚钆对比剂对胎儿的影响,因此妊娠患者和备孕患者应当谨慎使用钆对比剂。只有当增强 MR 成像检查对妊娠患者或胎儿有显著益处时,才应考虑。对于必须使用增强 MR 成像检查的妊娠患者,应选择相对低风险的钆对比剂,并使用能获取诊断结果的最低剂量。哺乳患者使用钆对比剂后,仅有非常少量的钆对比剂会通过乳汁排泄并被婴儿摄取。如果担心微量钆对比剂对婴儿的影响,可以舍去注射钆对比剂后 12~24 h 的乳汁。使用钆对比剂 24 h 后可以正常进行母乳喂养。儿童钆对比剂的使用标准和成人基本一致,但在评估血清肌酐等指标时,必须应用和具体年龄相对应的正常值。儿童处在不断发育状态,机体生理功能并不完善,因此在接受 MR 检查时具有特殊性,建议使用大环状钆对比剂。在满足临床需要的前提下,根据儿童的年龄和体重调整对比剂用量,并尽可能减少重复 MR 增强检查的次数。

五、Gd 对比剂的临床应用

(一) 钆剂应用于颅脑

1. **头颅普通增强** 脑增强 MRI 检查,顺磁性对比剂 Gd-DTPA 可通过病灶受损的血脑屏障进入细胞外间隙,脑部病变是否强化及其强度程度主要取决于有无血-脑屏障以及血脑屏障损害的程度。颅内缺乏血脑屏障的正常组织结构,如垂体、松果体、脉络丛和海绵窦壁等都有明显强化(图 16-1-5,图 16-1-6)。

2. **垂体动态增强** 在脑内肿瘤中,垂体腺瘤的发病率很高,女性多于男性,在注射对比剂 2 min 内,垂体微腺瘤信号常低于垂体,垂体大腺瘤动态增强扫描多数强化早于正常垂体组织,于动脉期明显强化(图 16-1-7)。

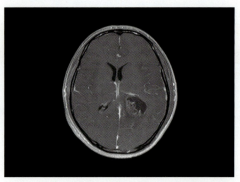

图 16-1-5　颅脑 T1 增强扫描。左顶叶弥漫星形细胞胶质瘤，肿瘤实质轻度不均匀强化

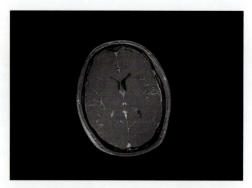

图 16-1-6　颅脑 T1 增强扫描。脑膜炎，硬脑膜线性强化

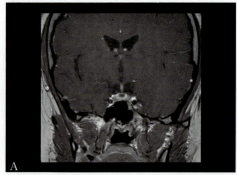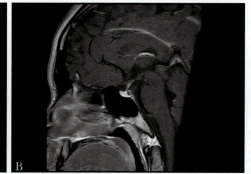

图 16-1-7　垂体微腺瘤。A. 冠状位 T1WI 增强扫描；B. 矢状位 T1WI 增强扫描

3. **头颅 MRA 和 MRV**　平扫状态下颅内血管信号与其内血流速度有关，动脉内血流快，一般呈流空低信号，脑静脉和静脉窦血流速度较慢，可呈高信号。近年来，随着磁共振扫描仪硬件及软件的快速发展，CE-MRA 和 CE-MRV 技术已趋于成熟，该技术不受血流方向和速度的影响，能消除血液不规则流动导致的伪影干扰，成像速度快，还消除了运动相关伪影，与传统不用对比剂的 TOF 和 PC 法比较，具有显示血管更清楚、判断血管狭窄程度更正确、一次性注射对比剂可显示多部位动脉和静脉等优点，已成为临床诊断头颈部血管病变的常用方法。CE-MRA 在显示动脉狭窄/闭塞、动脉瘤、动静脉畸形和肿瘤累及动脉中为临床诊断及治疗提供直观、可靠的信息。CE-MRV 对静脉窦血栓、静脉畸形、静脉变异、外伤及肿瘤等疾病的诊断均具有重要的临床应用价值。

（二）钆剂应用于头颈部

1. **眼部**　Gd-DTPA 增强扫描主要用于确定肿瘤边界、在眼眶内外的侵犯范围，发现 CT 和 MRI 平扫所未显示的小病变。联合使用脂肪抑制技术，能提高眼眶肿瘤与周围组织的对比度，使病变显示更清晰。

2. **鼻部、咽部及颈部软组织**　正常鼻部和咽部黏膜血供丰富、细胞外间隙较大，静脉注射 Gd-DTPA 后，表现为明显的线状强化，并且两侧对称。仔细观察两侧黏膜增强对称与否，可发现微小病变。鼻、咽周围肌肉和其他结缔组织在应用 Gd-DTPA 后信号也较 MRI 平扫轻度增高。颈部血管明显强化，正常甲状腺明显强化。当鼻窦黏液囊肿突破鼻窦骨壁向外生长与恶性肿瘤在 MRI 平扫分辨困难时，Gd-DTPA 增强检查则是十分必要的（图 16-1-8）。

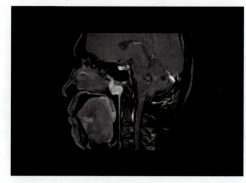

图 16-1-8　鼻咽癌，矢状位 T1WI 增强扫描，鼻咽顶部占位明显强化

（三）钆剂应用于脊柱和脊髓

熟悉脊柱和脊髓正常结构的强化特点，可避免同强化的病变混淆。正常脊髓血-脑屏障完好，仅因

血流灌注其信号略有增高。脊神经根有鞘膜包裹，可吸收 Gd - DTPA 而显示轻度增强。脊神经节缺乏血-脑屏障，常有不同程度增强，Gd - DTPA 增强最明显的结构是硬膜外静脉丛和椎基底血管丛，颈段、枕大孔区和腰段常见。脊柱增强最好采用脂肪抑制序列扫描。

1. 硬膜外病变　硬膜外肿瘤多来自椎体肿瘤的直接蔓延，起源于脊神经的神经纤维瘤和神经鞘瘤相对少见。脊柱退变除椎体形态改变外，常伴骨质信号异常。椎体退变早期骨髓水肿、炎性变和血管纤维组织增生可呈长 T1 和长 T2 信号，静脉注射 Gd - DTPA 后可有轻度强化，勿误认为肿瘤和感染，经数月、数年后，因脂肪浸润低信号被高信号取代，局部常伴骨质增生和硬化改变。对于椎间盘退变和椎间盘突出，使用 MRI 平扫即可确诊。脱出的椎间盘组织一般不发生强化，少数可因肉芽组织浸润而发生增强效应。脱出椎间盘周围静脉丛常扩张，Gd - DTPA 增强在椎间盘突出中最大的用途是鉴别椎间盘术后残留或新脱出的椎间盘组织以及术后瘢痕，在此方面优于 CT 增强。静脉注射 Gd - DTPA 后即刻扫描，瘢痕组织常早期显著强化，椎间盘组织早期不发生强化，延迟 30 min 以上因 Gd - DTPA 渗入而有轻度增强。水肿的神经根可有强化，此时更易识别瘢痕组织引起的神经根移位。脊柱结核、骨髓炎和椎间盘炎是脊柱常见的炎性病变，MRI 平扫即能显示这些病变所致椎体、椎体终板、椎间隙、椎间盘和邻近组织异常。静脉注射 Gd - DTPA 后，肉芽组织发生强化，脓肿壁也显著强化，可区别于无强化的反应性周围软组织水肿（图 16 - 1 - 9）。

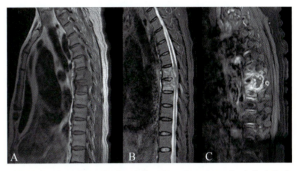

图 16 - 1 - 9　男性，74 岁，胸椎结核。A、B、C. 分别为胸椎矢状位 T1WI、T2WI 和 T1WI 增强扫描

2. 髓外硬膜下病变　髓外硬膜下肿瘤是最常见的椎管内肿瘤。主要包括神经源性肿瘤、脊膜瘤、胚胎源性肿瘤和转移瘤。神经源性肿瘤、脊膜瘤和转移瘤因缺乏血-脑屏障，静脉注射 Gd - DTPA 后常明显强化，坏死区、出血区和钙化区不发生强化。胚胎源性肿瘤具有特征性的 MRI 脂肪、钙化信号，易于鉴别（图 16 - 1 - 10）。

动静脉瘘和动静脉畸形的异常血管一般呈流空信号，不产生 Gd - DTPA 增强效应，但粗大引流静脉内血流较慢，静脉注射 Gd - DTPA 后可见增强（图 16 - 1 - 11）。

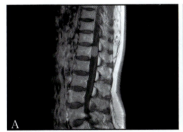 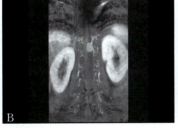 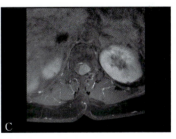

图 16 - 1 - 10　脊膜瘤，A、B. 分别为腰椎矢状位、冠状位和横断位 T1WI 增强扫描

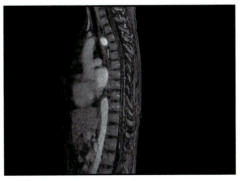

图 16 - 1 - 11　血管畸形（AVM），脊髓 MRA 增强，示胸椎管内蚯蚓状扭曲血管影

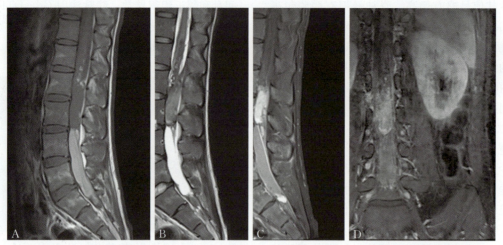

图 16-1-12 男性,20 岁,腰椎管内起自于马尾神经的室管膜瘤。A. 腰椎矢状位 T1WI/FSE;B. T2WI/FSE;C. T1WI 增强扫描;D. 冠状位 T1WI 增强扫描

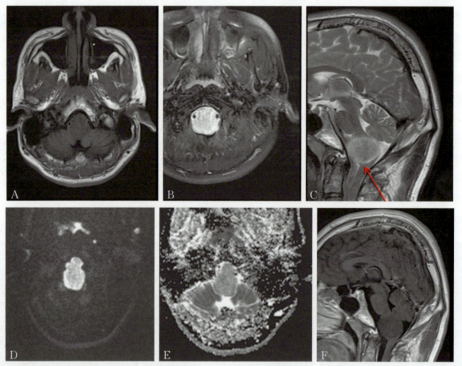

图 16-1-13 男性,20 岁,延髓星形细胞瘤。A. 横断位 T1WI/FSE;B. T2WI/FSE;C. 矢状位 T2WI/FSE;D. 横断位 DWI;E. ADC 图(弥散不受限);F. 矢状位 T1WI 增强扫描(无强化)

3. 脊髓病变 室管膜瘤和星形细胞瘤是最常见的脊髓内肿瘤(图 16-1-12,图 16-1-13),占全部髓内肿瘤的 98%。其他髓内肿瘤如转移瘤、髓母细胞瘤、血管网状细胞瘤和胚胎源性肿瘤等少见。髓内病变增强形式和增强程度有较大重叠,正确诊断还需依赖病变的形态学特征、信号特征和临床综合分析。

(四)钆剂应用于胸部

1. 肺 Gd-DTPA 增强在肺部肿块的诊断和

鉴别诊断近年逐步增多。肺部 MRI 增强主要作用包括:①改善肺门肿块与伴发的阻塞性肺部病变间的对比度。②区别肺癌残留、复发或放疗后纤维瘢痕。③进一步判定肺癌对胸壁的侵犯。④区别肺门部支气管和血管结构。⑤辨别胸膜增厚的性质,即肿瘤或炎性肿胀。⑥有助于判定肺肿块的良恶性。⑦可用来确定肺内血管瘤、肺隔离症、肺动静脉畸形、慢性肺栓塞、肿瘤血管侵犯等病变。

2. 纵隔　MRI 对纵隔疾病的诊断优势在于软组织分辨率高,成像参数多,可行任意平面成像,不需要注入对比剂即可显示血管结构。纵隔最常见的病变为各类肿瘤。前纵隔肿瘤多为胸腺瘤、畸胎瘤、皮样囊肿和胸内甲状腺肿等;中纵隔肿瘤多为淋巴类肿瘤、纵隔淋巴结转移和支气管囊肿等;后纵隔以神经源性肿瘤常见。Gd-DTPA 增强在纵隔的应用价值有限。已有报道指出,Gd-DTPA 增强检查在纵隔占位病变中的应用主要限于确定肿瘤中心有无坏死、评价疗效以及分辨血管性和非血管性病变。

3. 心脏　心脏 Gd-DTPA 灌注成像可以了解心肌缺血范围,增强扫描主要判断心肌活性和心肌梗死。静脉注射 Gd-DTPA 后,新鲜心肌梗死区 T1 值缩短明显,而非梗死区稍有缩短,延迟强化能更准确地显示心肌梗死的范围(图 16-1-14)。

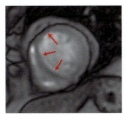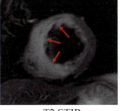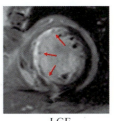

灌注　　　　T2 STIR　　　　LGE

图 16-1-14　男性,65 岁,左前降支开口闭塞。CMR 灌注成像:左心室基底部前壁、室间隔灌注减低;T2WI/STIR 及延迟强化像(LGE)示相应区域心肌水肿、延迟强化

4. 乳腺　因为几乎全部乳腺癌均有不同程度强化,Gd-DTPA 增强检查对乳腺 MRI 检查是必须的。有助于良恶性病变的鉴别诊断、乳腺癌的检出、鉴别诊断和病灶范围的界定。乳腺病变的动态强化特点一般采用时间-信号强度曲线(TIC)表示,分为渐进型(Ⅰ型)、平台型(Ⅱ型)和廓清型(Ⅲ型)。在 Kuhl CK 等的研究中,乳腺癌的 TIC 分布为Ⅰ型占 8.9%,Ⅱ型占 33.6%,Ⅲ型占 57.4%;良性病变 TIC 分布为Ⅰ型 83.0%,Ⅱ型 11.5%,Ⅲ型 5.5%。Gd-DTPA 增强还可区别术后瘢痕和术后癌肿复发。MRI 不受乳腺植入物和注入物影响,对硅胶植入或乳腺假体植入者,MRI 是判断有无乳癌发生的最佳选择。

（五）钆剂应用于腹部

1. 肝脏　肝脏 MRI 动态增强扫描时相非常重要,动脉期开始采集时刻一般是在开始注射对比剂后 15~20 s,对于任何序列,门静脉期的扫描时刻一般在注射对比剂后 50~60 s,平衡期为注射对比剂后 3~4 min,平衡期对时相的要求不像动脉期那么严格,并可根据具体的需要进行延时扫描。因肝实质 20%~25% 由肝动脉供血,75%~80% 由门静脉供血,肝脏动脉期扫描时肝实质尚未明显强化,而此时以动脉供血为主的病灶则明显强化,两者的信号差增大。肝脏门静脉期扫描时,以门静脉供血为主的病变明显强化,实质期(平衡期)扫描时,肝实质已明显强化,血供较少及只有肝动脉供血的病灶信号下降,两者的信号差增大,因此,肝脏的三期增强扫描既能了解肝内病灶的供血情况,又可提高肝内病灶的检出率。

2. 胰腺　正常胰腺组织在静脉注射 Gd-DTPA 后信号增高,2.5 min 内信号增高最显著,5~15 min 内强化持续存在。动脉期胰腺的强化程度明显高于实质期。胰腺双期增强扫描,尤其是胰腺动脉期扫描有利于发现胰腺小病变,也有利于观察胰腺周围血管和淋巴结的情况。

3. 肾脏　肾脏 MRI 增强扫描可显示肾实质病变的血供,肾脏为富血供器官,皮质和髓质血供不同,动态增强扫描可了解病灶的血流动力学特点,突出病灶与肾实质的对比(图 16-1-15)。

4. 肾上腺　注射 Gd-DTPA 后,良性病变中除肾上腺腺瘤及嗜铬细胞瘤有强化外,其余多不强化,而恶性肿瘤则显示为不同程度强化,动态增强扫描可了解病灶的血流动力学特点,有助于鉴别诊断;MRI 能显示肿瘤对静脉和淋巴结的侵犯。

（六）钆剂应用于盆腔

盆腔内器官移动性小,是 MRI 检查的优势区域。MRI 平扫已广泛用于盆腔多种病变的诊断,Gd-DTPA 增强检查几乎常规需要。

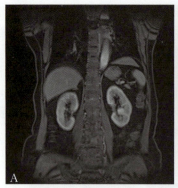 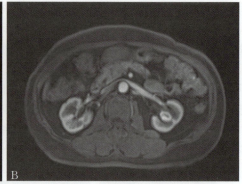

图 16-1-15　左肾癌。A、B.分别为肾脏冠状位和横断位 T1WI 增强扫描

1. 前列腺　前列腺癌是老年男性常见的恶性肿瘤之一,前列腺癌如发生于周围带,T2WI 其信号一般低于正常周围组织信号。MRI 动态增强可提高肿瘤的诊断、鉴别诊断率和前列腺癌的分期准确率。快速、早期、大幅强化是前列腺癌的强化特点,但也有少血供的前列腺癌为缓慢持续强化。当肿瘤侵出包膜、侵犯精囊时呈不均匀强化,增强扫描有助于显示病灶的边界。

2. 子宫及附件　原发于生殖系统的肿瘤在女性盆腔肿瘤中最常见。子宫肌瘤是子宫最常见的良性肿瘤,病灶可单发或多发。T1WI 相对于正常肌层呈等或略低信号,T2WI 可呈等、低、高信号。增强后肌瘤均有不同程度强化,发生变性坏死时呈不均匀强化。MRI 可以清楚地分辨肌瘤的位置、大小,主要用于鉴别诊断(图 16-1-16)。

子宫内膜癌是老年妇女常见的子宫恶性肿瘤,DCE-MRI 有利于鉴别诊断和判断其对肌层的浸润程度。宫颈癌是女性生殖系统最常见的恶性肿瘤。在宫颈癌的术前分期诊断上,MRI 是最佳影像诊断手段。子宫颈癌在 MRI 上表现为子宫颈区

软组织肿块,MRI 对原位癌和 Ⅰa 期宫颈癌难以显示。DCE-MRI 可以提高早期子宫颈癌的诊断率及分期的准确性,对宫旁组织受侵与否的鉴别也有一定帮助。卵巢肿瘤的 DCE-MRI 是必须的,显示实质成分的形态学和血流动力学特征,有助于诊断和鉴别诊断(图 16-1-17),优于 CT 增强扫描和超声。

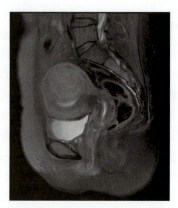

图 16-1-16　子宫肌瘤,盆腔矢状位 T1WI 增强扫描示子宫顶后壁肌瘤欠均匀强化

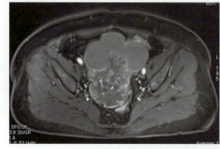 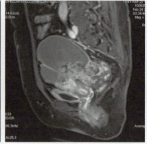 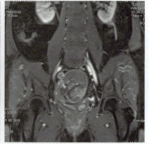

图 16-1-17　女性,64 岁,右侧卵巢浆液性囊腺癌。左、中、右图分别为盆腔横断位、矢状位和冠状位 T1WI 增强扫描

3. 膀胱　膀胱癌是泌尿系统常见的恶性肿瘤,好发于膀胱底部三角区及侧后壁。MRI 对膀胱肿瘤分期效果优于超声和 CT。静脉注射 Gd-DTPA

后,膀胱肿瘤明显增强,无肌层侵犯者,在肿瘤下方可见一未强化的完整低信号线;有肌层侵犯者,此低信号线消失。Gd-DTPA 增强有利于区别膀胱肿瘤

实质区和坏死区。

4.直肠　直肠癌是常见的恶性消化道肿瘤,直肠 DCE-MRI 增强检查主要用于:①确定恶性肿瘤大小、浸润深度、肿瘤与邻近器官的关系以及肠周有无肿大淋巴结,在直肠癌分期中具有重要的应用价值。②确定胃肠道移位的原因。③显示胃肠道钡餐检查未能发现的腹部包块。④提示腹部包块的性质。⑤评价肿瘤对治疗的反应。⑥鉴别术后复发抑或纤维瘢痕。

(七) 钆剂应用于骨关节和软组织

骨关节创伤性病变一般不需要进行 MRI 增强检查。骨关节 MRI 增强检查一般仅限于感染性、肿瘤性病变和部分滑膜病变。MRI 增强检查能很好地显示骨和软组织肿瘤的大小和范围,区分实质成分和坏死、液化部分,DCE-MRI 显示肿瘤血流动力学特点,有助于鉴别诊断(图 16-1-18)。

肌肉和骨感染依据临床表现、局部体征和其他检查多可确定。MRI 主要是确定感染的确切部位和范围。类风湿关节炎关节骨质破坏、软骨病变和肌腱韧带病变的显示 MRI 优于 CT 和 X 线检查。MRI 平扫难以区别关节软骨血管翳和慢性炎性渗出物,两者均呈长 T1 和长 T2 信号,静脉注射 Gd-DTPA 后,血管翳强化而渗出物不强化,对指导临床治疗有较大价值(图 16-1-19)。

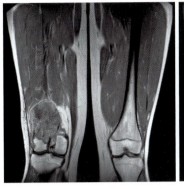
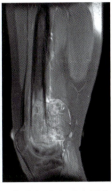

图 16-1-18　右胫骨远端骨肉瘤,左、右图分别为下肢冠状位 PDWI 和矢状位 T1WI 增强扫描

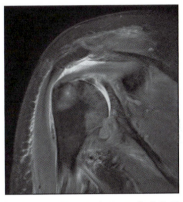

图 16-1-19　类风湿关节炎,右肩关节斜冠状位 T1WI 增强扫描,示滑膜血管翳强化、侵蚀骨质

<hr/>

主要参考文献

[1] 中华医学会放射学分会磁共振学组.钆对比剂临床安全性应用中国专家建议[J].中华放射学杂志,2019,53(7):539-544.
[2] Choi JW, Moon WJ, et al. Gadolinium Deposition in the Brain: Current Updates [J]. Korean J Radiol, 2019,20(1)134-147.
[3] Idee JM, MarcPort, Dencausse A, et al. Involvement of gadolinium chelates in the mechanism of nephrogenic systemic fibrosis: An update [J]. Radiol Clin N Am, 2009,47:855-869.
[4] Quattrocchi CC, Ramalho J, van der Molen AJ, et al. Standardized assessment of the signal intensity increase on unenhanced T1-weighted images in the brain: the European Gadolinium Retention Evaluation Consortium (GREC) Task Force position statement [J]. Eur Radiol, 2019,29(8):3959-3967.

(宇翔　汤光宇　李跃华)

第二节　肝特异性对比剂(钆塞酸二钠)的原理及应用

一、钆塞酸二钠的工作原理

钆塞酸二钠(Gd-EOB-DTPA)是二乙三胺五乙酸钆(Gd-DTPA)和乙氧基苯甲基(Ethoxybenzyl, EOB)络合物的二钠盐,其独特的化学结构,决定了其特有的生物学行为:一方面具有与 Gd-DTPA 类似的生物学特性,即低蛋白结合率和相对低分子量的亲水化合物,静脉注射后经血液到达肝脏,快速渗透过肝内毛细血管网而分布于细胞外间隙内并迅速达到平衡状态,由于分子中 Gd 的存在,通过增加 T1 弛豫率(在 1.5T 上其 T1 弛豫率约6.9)而缩短组织 T1 弛豫时间,与普通的钆剂具有相同的动态增强效果,从而能有效地观察慢性肝病结节的动态增强方式;另一方面,注射一段时间后,Gd-EOB-DTPA通过肝细胞膜上的有机阴离子转运肽1B3（organic anion transporting polypeptide,OATP1B3,亦称为OATP8）吸收进入肝细胞,并通过多药耐药蛋白-2（MRP2）进入胆道排泄。在肝功能正常的情况下,肝细胞吸收Gd-EOB-DTPA约是注射剂量的50%,此时肝实质达到最大程度增强,同时胆系也显影,该期相称为肝胆特异期。肝胆特异期肝实质达到强化高峰而大部分肿瘤不吸收对比剂,形成鲜明的对比,有利于肝局灶性病变的检出和定性。另外,50%Gd-EOB-DTPA由肾脏排泄,并且Gd-EOB-DTPA的化学结构不变（图16-2-1）。Gd-EOB-DTPA通过肝肾排泄的比例受肝肾功能的影响,互相补偿。肝胆特异期的扫描时相可于增强后延迟10～40 min进行,10～20 min是临床常用的选择,但在肝功能异常患者中该期相可有不同程度的延迟、减退,且这种改变可能是潜在的无创评价肝功能和肝脏储备功能的手段之一。

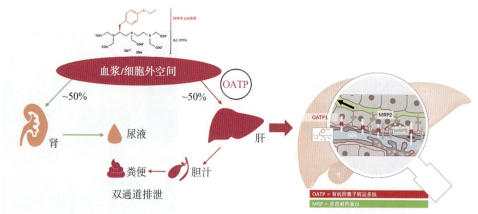

图16-2-1　钆塞酸二钠药效学作用及体内清除路径

钆塞酸注射后,50%经肾脏排出体外,50%经过肝细胞膜窦面OATP1B3转运进入肝细胞,再通过位于肝细胞膜胆系面上MRP2进入胆系,经粪便排出体外。

二、Gd-EOB-DTPA增强MR扫描技术

Gd-EOB-DTPA增强MRI需结合常规DCE-MRI与肝胆特异期扫描的检查。常规的DCE-MRI与细胞外对比剂的增强检查技术类似,但是需要注意:①对比剂注射的速率为1 ml/s,同时要追加20～30 ml相同速率的生理盐水。②Gd-EOB-DTPA增强动脉期容易出现一过性短暂呼吸困难,发生率为10%～20%,影响动脉期图像质量,可以通过缩短时间如3D-T1WI动脉期扫描、训练屏气、稀释对比剂浓度等方法降低伪影,提高图像质量。③Gd-EOB-DTPA增强后延迟3 min与常规细胞外对比剂增强后平衡期不同,因为在注射Gd-EOB-DTPA后约1 min后肝实质开始吸收对比剂,可能会影响肝内局灶性病变的表现,因此,时相不能称为延迟期或平衡期而称为移行期（transitional phase,TP）。④常规的T2WI和DWI放在移行期后面扫描以节省总的检查时间。

肝胆特异期扫描延迟时间根据肝功能的情况,适当缩短或延迟扫描时间,一般在10～40 min。同时肝胆特异期为提高病灶的对比度,需要提高扫描翻转角,一般20°～40°,可以根据机器的条件调整,同时,加扫冠状位利于清楚显示胆道的解剖结构（图16-2-2）。Gd-EOB-DTPA扫描流程可参照国内专家共识推荐的扫描流程,见表16-2-1。

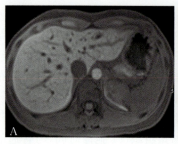
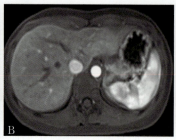
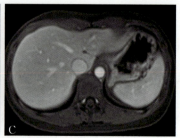

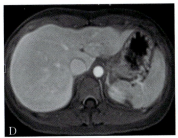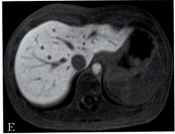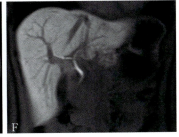

图 16-2-2　钆塞酸二钠增强 MR 扫描期相图。A. 平扫 T1WI；B. 动脉期；C. 门静脉期；D. 移行期；E. 肝胆特异期横断位；F. 肝胆特异期冠状位

表 16-2-1　Gd-EOB-DTPA 增强 MR 检查推荐扫描程序

（1）正相位/反相位 T1WI 梯度回波序列扫描（gradient-echo sequence，GRE）

（2）T2 磁共振胰胆管造影（magnetic resonance cholangiopancreatography，MRCP）

（3）平扫抑脂 3D-T1WI-GRE

（4）注射 Gd-EOB-DTPA＋生理盐水 20～30 ml，注射速率 1 ml/s

（5）抑脂 3D-T1WI-GRE 动脉期（最好自动检测法）、门静脉期（60～80 s）和移行期（3 min）

（6）快速自旋回波 T2WI

（7）弥散加权成像（DWI）

（8）磁敏感成像（SWI，选择性应用）

（9）抑脂 3D-T1WI-GRE，横断位/冠状位，翻转角选择 20°～40°

三、Gd-EOB-DTPA 增强 MRI 临床应用价值

Gd-EOB-DTPA 增强 MRI 对于肝脏局灶性病变的检出、诊断与鉴别诊断具有重要价值，临床应用主要包括肝癌及肝硬化相关结节的鉴别诊断、肝癌的生物学行为的预测、肝转移的检出和诊断、非肝硬化相关局灶性良性病变的鉴别诊断等，同时在弥漫性病变如肝纤维化及肝功能评估等都有重要应用前景。

1. 肝癌的早期诊断及术前评估优势　国内外指南都明确指出，诊断 HCC 的主要特征为"快进快出"的强化方式即动脉期明显强化，门脉期或延迟期对比剂廓清，该诊断标准特异性很高，但敏感性不足。肝癌在多步骤演变过程中，再生结节、低级别异型增生结节、高级别异型增生结节、早期肝癌和进展期肝癌的血供整体呈逐步增加，常规增强 MR 上很难鉴别。对于异型增生结节至早期肝癌，动脉期强化多不明显，门脉期或延迟期或可出现廓清。在 Gd-EOB-DTPA 增强 MRI 肝胆特异期，大部分进展期肝癌、早期肝癌及高级别异型增生结节因不含正常肝细胞而表现为低信号，可与低级别增生结节及再生结节进行鉴别，且在肝胆特异期强化的肝实质背景下，低信号的肝结节具有更高的检出率（图 16-2-3）。早期肝癌与高级别异型增生结节仅依靠肝胆特异期低信号不能进行鉴别，需要依靠其他 MRI 序列征象，提示高级别异型增生结节癌变的征象包括：①T2WI 结节信号呈轻度至中度高信号。②出现"结节中结节"改变。③包膜样强化形成。④扩散明显受限。⑤动脉期强化：由于 Gd-EOB-DTPA 中的含钆的剂量低于常规的细胞外 MR 钆对比剂，常常出现动脉期强化不足的情况，推荐使用减影技术判断结节是否动脉期强化。

对于 20 mm 以下特别是 10 mm 以下小肝癌检出，Gd-EOB-DTPA 增强 MRI 敏感性明显高于常规细胞外钆对比剂 DCE-MRI 和多期增强 CT（图 16-2-4）。另外，对于需要手术的患者，Gd-EOB-DTPA 增强 MRI 的优势在于能发现额外的小病灶，尤其是不同肝叶、肝段小结节的检出，有助于优化手术方案的制定，同时对于鉴别肝硬化导致的异常灌注还是小肝癌有独特的优势。

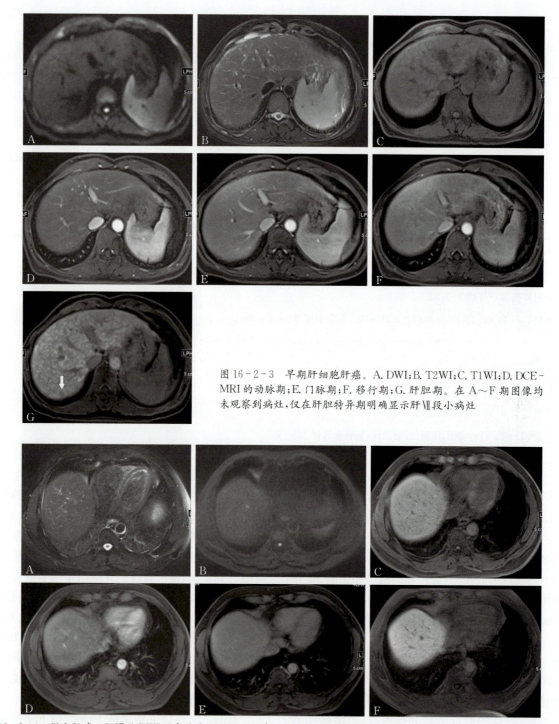

图 16-2-3　早期肝细胞肝癌。A. DWI；B. T2WI；C. T1WI；D. DCE-MRI 的动脉期；E. 门脉期；F. 移行期；G. 肝胆期。在 A～F 期图像均未观察到病灶，仅在肝胆特异期明确显示肝Ⅷ段小病灶

图 16-2-4　微小肝癌。肝Ⅷ段 DWI 呈高信号、T2WI 呈稍高信号，早期动态增强 MR 图像动脉期小结节强化，门静脉期呈相对低信号，肝胆特异期呈明显的低信号，清楚显示，明显提高诊断信心。A. T2WI；B. DWI；C. T1WI；D. Gd-EOB-DTPA-MRI 动脉期；E. Gd-EOB-DTPA-MRI 门脉期；F. Gd-EOB-DTPA-MRI 肝胆期

2. 非肝硬化相关局灶性肝良性病变鉴别诊断　Gd-EOB-DTPA 增强 MRI 相比常规 DCE-MRI 和增强 CT 在非肝硬化相关局灶性良性病变的诊断中更具有优势，结合肝胆特异期信号能更好地与恶性肿瘤鉴别。根据 Gd-EOB-DTPA 是否被摄取，可大致将肝脏局灶性良性病变分为两类：摄取 Gd-EOB-DTPA 的病变，包括肝局灶性结节增生（FNH）、局限性脂肪肝、少部分肝腺瘤（HCA）等；不摄取 Gd-EOB-DTPA 的病变，包括囊肿、血管瘤、大部分肝腺瘤、炎性假瘤、血管平滑肌脂肪瘤等，但同时需结合其他序列征象才能与不摄取 Gd-EOB-DTPA 的恶性病变，如肝癌、胆管细胞癌、肝转移瘤

等进行鉴别。FNH 和 HCA 在常规 MR 的影像表现相似，较容易与 HCC 混淆，且治疗方法大相径庭，需要明确诊断。Gd - EOB - DTPA 增强对于 FNH 和 HCA 的诊断具有明显优势。

FNH 典型 MRI 特征为 T1WI、T2WI 及 DWI 信号与正常肝实质接近，动脉期明显强化、血供丰富，部分病灶可见低信号轮辐样纤维分隔，门脉期及过渡期呈等或稍高信号。中央瘢痕 T1WI 低信号，T2WI 高信号，增强后期呈延迟强化。FNH 因病变

内肝细胞（尤其周边肝细胞）的 OATP8 高表达，肝胆特异期呈相对均质的等或高信号（约占 40%）或呈环状强化（约占 60%）。肝胆特异期病灶中央相对低信号区范围一般大于病灶内瘢痕的范围，这是由于瘢痕周围区域 OATP8 表达相对较低，而 FNH 周边区域 OATP 过表达（图 16 - 2 - 5）。通过肝胆特异期吸收对比剂的表现并结合常规 MRI 特征，可显著提高 FNH 的诊断准确度，避免因误诊导致的手术。

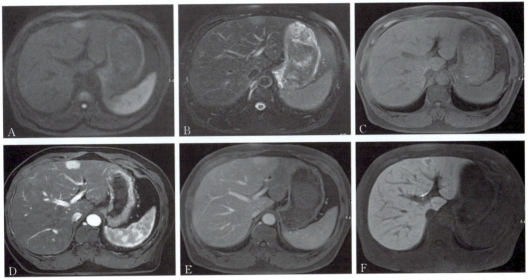

图 16 - 2 - 5　局灶性增生结节（FNH）：肝左叶 Ⅱ 段结节灶在 DWI 及 T2WI 上呈稍高信号，早期动态增强 MR 图像动脉期明显强化并持续强化，肝胆特异期呈明显边缘吸收对比剂，呈环状高信号。A. T2WI；B. DWI；C. T1WI；D. Gd - EOB - DTPA - MRI 动脉期；E. Gd - EOB - DTPA - MRI 门脉期；F. Gd - EOB - DTPA - MRI 肝胆期

肝腺瘤（HCA）因分子分型的差异在 Gd - EOB - DTPA 增强 MRI 表现不同，大部分 HCA 可呈肝胆特异期低信号，少部分亦可呈肝胆特异期等或高信号，但是总体肝胆特异期强化程度低于 FNH，有助于鉴别。HCA 可分为 4 种亚型：HNF - 1α 失活型（H - HCA）、炎症型（I - HCA）、β - catenin 激活型（B - HCA）以及无法分类型（U - HCA）。H - HCA 信号均匀，常明显的脂肪变，反相位 T1WI 信号不同程度的下降，T2WI 呈等或稍高信号，动脉期肿瘤轻中度强化，门脉期及过渡期强化程度下降，低于正常的肝实质，肝胆特异期呈明显的低信号（图 16 - 2 - 6）。I - HCA 在 T1WI 呈等或稍高信号，T2WI 呈中度以上高信号，部分病例可见"环礁征"，即 T2WI 病灶周边高信号环，病理上为扩张的血窦，此征象具有一定的特征性。增强后动脉期肿瘤明显强化，门脉期持续强化，肝胆特异期大部分 I - HCA 呈低信号（图 16 - 2 - 7），少部分呈等或高信号。B -

HCA 表现为 T1WI 低信号、T2WI 稍高信号为主，信号常常不均匀，动脉期呈轻至中度强化。约 75% 的 B - HCA 可见病灶内条状瘢痕，一般边界较模糊，有一定特征性，肝胆特异期，大于 80% 的病例摄取 GD - EOB - DTPA 呈等或高信号，主要 OATP8 高表达有关。U - HCA 影像学表现不具有特征性，大部分在肝胆特异期呈低信号。

3. 肝转移性肿瘤的检出　肝转移性肿瘤的 Gd - EOB - DTPA 增强 MRI 的早期强化方式与细胞外对比剂 Gd - DTPA 类似，可以表现为环状强化、均匀强化、不均匀强化和轻微强化。其中环状强化是肝转移瘤最常见的强化方式。小的富血供转移瘤可表现为动脉期明显均匀强化，与小血管瘤强化相似。不管是富血供还是乏血供肝转移，肿瘤内均不含有正常肝细胞，故在 Gd - EOB - DTPA 肝胆特异期肿瘤不吸收对比剂，呈明显的低信号，与吸收对比剂呈高信号的正常肝实质形成鲜明对比，从而有

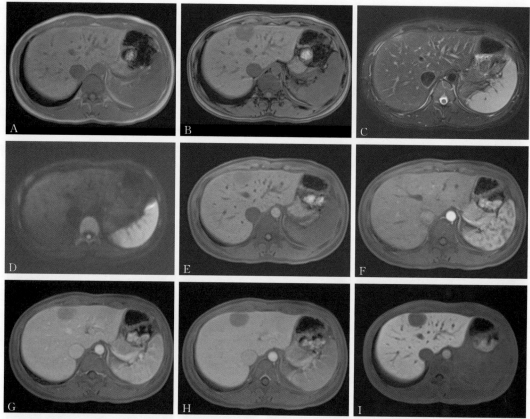

图 16-2-6　HNF-1α 失活型肝腺瘤：肝 Ⅳ 段结节灶反相位信号明显下降，T2WI 及 DWI 呈等信号，增强动脉期轻度强化，门静脉期及移行期呈低信号，肝胆特异期呈明显低信号。A. T1WI 正相位；B. T1W 反相位；C. T2WI；D. DWI；E. T1WI；F. Gd-EOB-DTPA-MRI 动脉期；G. Gd-EOB-DTPA-MRI 门脉期；H. Gd-EOB-DTPA-MRI 移行期；I. Gd-EOB-DTPA-MRI 肝胆期

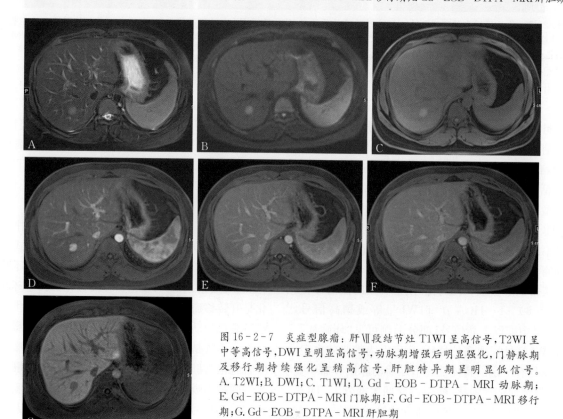

图 16-2-7　炎症型腺瘤：肝 Ⅶ 段结节灶 T1WI 呈高信号，T2WI 呈中等高信号，DWI 呈明显高信号，动脉期增强后明显强化，门静脉期及移行期持续强化呈稍高信号，肝胆特异期呈明显低信号。A. T2WI；B. DWI；C. T1WI；D. Gd-EOB-DTPA-MRI 动脉期；E. Gd-EOB-DTPA-MRI 门脉期；F. Gd-EOB-DTPA-MRI 移行期；G. Gd-EOB-DTPA-MRI 肝胆期

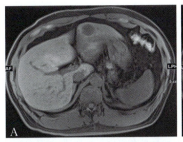
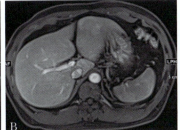
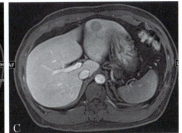

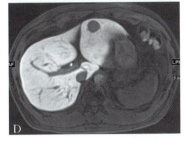

图 16-2-8　胰腺神经内分泌肿瘤（G3）肝转移：肝左外叶Ⅲ段结节灶 Gd-EOB-DTPA-MRI 动脉期中度强化，门静脉期呈低信号，肝胆特异期呈明显低信号。A. Gd-EOB-DTPA-MR 动脉期；B. Gd-EOB-DTPA-MRI 门脉期；C. Gd-EOB-DTPA-MRI 移行期；D. Gd-EOB-DTPA-MRI 肝胆期

利于病灶的定性和检出（图 16-2-8）。Gd-EOB-DTPA 增强 MRI 在肝转移中的应用优势在于：①与含正常肝细胞的局限性改变鉴别具有特异性，肝转移灶肝胆特异期不吸收对比剂呈低信号，与肝胆特异期呈高信号或等信号的含有正常肝细胞的局灶性病变（如 FNH、增生结节、局限性脂肪肝等）或假病灶（如一过性异常灌注）容易鉴别。②提高了小病灶的检出，肝胆特异期明显提高了低信号的病灶与明显增强的正常肝实质的对比。但是 Gd-EOB-DTPA 亦存在一定的不足之处，如肝内小囊肿、小血管断面在特异期与小转移灶相似，均表现为低信号，因此小转移灶尤其位于血管旁有时会被遗漏；应用 Gd-EOB-DTPA 增强 MRI 和 DWI 可以弥补各自不足，DWI 有利于发现血管旁的小病灶，而 Gd-EOB-DTPA 增强 MRI 清楚显示 DWI 易于产生伪影的区域（如肝左叶和肝脏边缘）的病灶。因此联合两种技术可以提高肝脏转移灶检出、诊断信心和定性能力。

4. 肝硬化程度及肝功能评估　肝脏弥漫性病变（如非酒精性脂肪性肝病、肝纤维化、肝硬化等）进展过程中，Gd-EOB-DTPA 的转运蛋白数目及其活性会发生改变，引起 Gd-EOB-DTPA 增强，MRI 肝胆特异期上肝实质的强化程度降低，从而可帮助评估肝硬化的程度和肝功能（图 16-2-9）。与正常肝实质对照，提示肝功能损伤的表现包括：①肝内外胆道结构的显示不清，在严重肝功能损害中甚至不显影。②胆道充盈时间明显延迟，而且对比剂充盈胆管程度明显减弱。③胆囊的充盈时间延长（>30 min）。④"延迟期高信号门静脉"征即静脉注射 Gd-EOB-DTPA 延迟 30 min 后门静脉与周围肝实质相比呈相对高信号。

虽然临床上关于肝实质吸收 Gd-EOB-DTPA 的定量的 MR 参数统一的标准还没有达成共识，但其各种定量的方法初步显示其重要的价值。目前，用于 Gd-EOB-DTPA 增强 MRI 定量的方法主要包括：肝实质信号强度的测量，并以正常的器官作为内参对照；动态增强扫描数学模型；T1 mapping 序列；联合应用影像组学、深度学习等方法。其中 T1 mapping 序列图像质量好，能得到相对稳定的 T1 弛豫时间，临床应用优于其他方法，但需要额外的序列（图 16-2-10）。但是总体上来说，目前定量参数还是需要进一步的临床应用的验证。

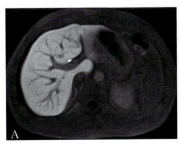
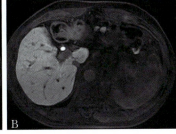
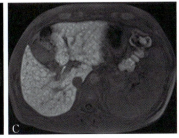

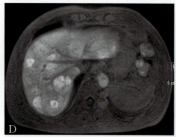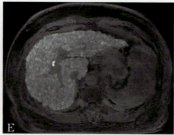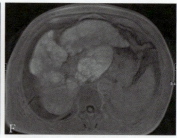

图16-2-9　不同程度肝硬化人群 HBP 期表现，A.正常肝功能；B.细网；C.粗网；D.弥散显著高信号结节；E.弥散显著高信号结节伴肝实质强化显著减弱；F.融合纤维化低信号条片状表现

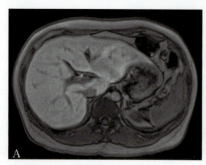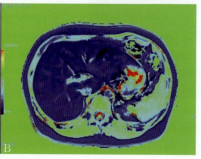

图16-2-10　A.肝胆特异期的 T1WI 原始图像；B.相应的 T1mapping 图，可以直接测量得到相应的 T1 值来反映相应肝实质的功能状态

（饶圣祥）

主要参考文献

［1］中华医学会放射学分会腹部学组.肝胆特异性 MRI 对比剂钆塞酸二钠临床应用专家共识［J］.中华放射学杂志，2016，50（9）：641-646.

［2］赵心明.钆塞酸二钠增强 MRI 的临床应用及前景［J］.中华放射学杂志，2019，53（12）：1025-1028.

［3］饶圣祥，曾蒙苏.肝胆特异性对比剂钆塞酸二钠的临床应用新进展［J］.中华放射学杂志，2019，53（12）：1031-1036.

［4］Irene Cruite，Michael Schroeder，et al. Gadoxetate disodium-enhanced MRI of the liver：part 2，protocol optimization and lesion appearance in the cirrhotic liver［J］. Am J Roentgenol，2010 Jul，195（1）：29-41.

［5］Bastati N. Assessment of orthotopic liver transplant graft survival on gadoxetic acid-enhanced magnetic resonance imaging using qualitative and quantitative parameters［J］. Invest Radiol，2016 Nov，51（11）：728-734.

第三节　铁对比剂的原理及应用

氧化铁是磁性纳米材料中最主要的组成部分，主要包括 Fe_3O_4 和 Fe_2O_3。由于铁原子不成对的核外电子高速旋转产生净磁化向量，因此具有很强的顺磁性。当氧化铁纳米粒子的粒径小于某一临界值时便会呈现出超顺磁性，同时矫顽力、饱和磁化强度等都会降低，粒子一旦在磁场的作用下就能够迅速被磁化，而去除磁场的作用后磁性又迅速消失。

磁性氧化铁纳米颗粒的制备方法有很多种，其中液相制备法是最常用的方法，主要包括水热法、化学沉淀法、溶胶-凝胶法、微乳液法、高温热解法。而化学沉淀法操作简单，对实验条件要求不高，成本较低，制备的 Fe_3O_4 纳米粒子粒径小、颗粒均匀、分散性好，因此也最常用。为了使氧化铁纳米粒子更加稳定，同时使其在超顺磁性的基础上拥有更多性能，常对其进行表面修饰，然后进一步连接各种功能基团，从而合成各种复合氧化铁磁性纳米粒子发挥更多功能。用于氧化铁纳米粒子表面化学修饰主要有6大类物质，包括合成聚合物、中性聚合物（如右旋糖酐、壳聚糖）、有机表面活性剂（如油酸钠）、无机金属（主要是金）、无机氧化物（如二氧化硅）和生物活性分子(如脂质体、配体以及多肽)。氧化铁晶粒通过表面化学修饰成为具有良好生物相容性的粒子,也可以进一步结合特殊的抗体、氨基酸、蛋白或酶而具有吸收特异性。氧化铁纳米粒子被用于体内和体外生物医学研究,如磁振成像(MRI、fMRI)、细胞分离与标记、DNA分离、肿瘤的检测、磁热治疗及靶向药物载体等,是纳米材料研究的热点。

磁共振对比剂是为增强影像对比效果而使用的制剂,其通过影响周围组织弛豫时间的快慢从而间接地改变组织信号的强度,增加组织或器官的对比度。以氧化铁为代表超顺磁性纳米粒子,进入体内后呈不均匀分布,弛豫率高,血液循环时间长,由于其超顺磁性的特征,能够加速组织在局部磁场中的去相位过程,缩短横向弛豫时间(T2值),使强化的组织在T2WI表现为低信号,并且最终通过体内正常铁代谢途径排出体外。

按晶粒粒径大小分为超小超顺磁性氧化铁粒子(流体力学粒径<50 nm)、超顺磁性氧化铁粒子(流体力学粒径大致在50 nm以上)及微米级氧化铁粒子。超顺磁性氧化铁粒子极低的剩磁使其避免聚集,在溶剂里可以稳定分散。超顺磁性氧化铁纳米晶粒具有高的磁化率,容易被外磁场控制。

一、超小超顺磁性氧化铁粒子

超小超顺磁性氧化铁粒子(ultra-small super-paramagnetic iron oxide,USPIO),直径通常<50 nm,在室温下可表现出超顺磁性,即在外磁场下受磁化而具有磁性,而当外磁场强度为零时其剩磁为零或极小。由于颗粒较小、血浆半衰期长,更容易被淋巴结及骨髓中的网状内皮细胞摄取。作为阴性MRI显影剂近年已投入临床使用。

USPIO具有较高的T1、T2弛豫效能(r1、r2),r2/r1比值较小,表明它除可用作T2显影剂外,T1成像效果不至于被T2成像效果所掩盖,还可用作T1显影剂的研究。USPIO注射后,在肝脏呈快速、进行性浓聚,造成肝磁化组织快速弛豫,在常用TE条件下显示为低信号,如需用作T1阳性显影剂往往采用拥有超短TE值(UTE)的科研序列来成像,以获得注射SPIO后阳性增强的图像。

随着分子影像学的快速发展,以USPIO为核心的靶向MRI显影剂在肿瘤及干细胞显影方面得到了深入的研究。根据靶向MRI显影剂的结构模式不同可分为两类:①以单一USPIO为核心并在其有机物修饰表面交联特异性肿瘤靶向载体。②先合成如高分子两性共聚物,然后在亲水基团末端偶联具有特异性肿瘤靶向载体,再与更小直径的USPIO(通常<10 nm)通过超声聚合或纳米沉淀法合成以疏水段包裹多个USPIO。特异性肿瘤靶向载体主要有如下几类:①叶酸。②抗体,包括EGF、VEGF等多种细胞生长因子的单克隆及多克隆抗体。③含有精氨酸-甘氨酸-天冬氨酸(RGD)序列的蛋白和多肽及类似物。④转铁蛋白。⑤其他小分子多肽及酶等。叶酸受体是胃癌、卵巢癌、肝癌、鼻咽癌等上皮源性肿瘤高表达的受体,属于较为经典的靶点。表皮生长因子受体(EGFR)也是许多肿瘤细胞高表达的受体,在肿瘤细胞增殖、凋亡、抑制血管生成以及转移分布等肿瘤进展方面发挥着重要的作用。

二、超顺磁性氧化铁粒子

超顺磁性氧化铁粒子(superparamagnetic iron-oxide,SPIO)直径一般>50 nm,由于其特殊的化学结构,即使在较弱的磁场中也可显示较大的磁性,而一旦外磁场消除后磁性也迅速消失。当组织摄取SPIO后,SPIO颗粒局部扩增外加磁场,造成局部磁场的不均匀,水分子弥散通过不均匀磁场时加速了质子去相位的T2弛豫过程,使组织信号降低;此外SPIO颗粒与周围介质磁化率不同形成局部的磁场梯度(也称磁化率效应,susceptibility effect),继而引起自旋质子弛豫时间缩短。

SPIO纳米颗粒具有良好T1及T2弛豫效能,在很低的浓度下便可明显缩短质子的T1、T2弛豫时间,是灵敏度较高的MRI显影剂。由于这类对比剂的颗粒较大,质子很难靠近而受到区域内不成对电子的影响,故对T1的影响较弱,主要影响T2。这类对比剂的影响效应在T2WI和梯度回波序列图像上表现为信号减低,即负增强,因此称为阴性对比剂。具有以下优点:①每单位的金属铁可以产生较多的信号改变,尤其是在T2WI,克服了传统对比剂低敏感性的缺点。②超顺磁性氧化铁纳米粒子可以被细胞通过正常的生化代谢途径进入体内铁循环再利用。③超顺磁性氧化铁表面的包裹物为高分子有机化合物,可直接连接功能基团。SPIO的弛豫效能受到多种因素的影响,如纳米粒径、晶型结构、表面包被物质以及聚集状态等。其中,纳米粒径不仅影响T1弛豫效能和T2弛豫效能,也影响SPIO在体内的分布和代谢。

SPIO是一种网状内皮系统靶向性对比剂,经静脉注射进入体后,与血浆蛋白结合,并在调理素作用下被网状内皮系统识别,吞噬细胞就会把 SPIO 颗粒作为异物而摄取,因此 SPIO 具有网状内皮系统靶向性分布特点。SPIO 在网状内皮系统的具体分布情况直接受到 SPIO 颗粒大小的影响,一般颗粒直径较大的 SPIO 主要为肝、脾的网状内皮系统所摄入。如 AMI-25 的血浆半衰期小于 10 min,静注后数分钟内,83% 分布于肝脏,6%～10% 分布于脾脏,静注后 2 h,肝脏含量达最高值,约为 89%。

肿瘤细胞和正常组织细胞在代谢方面存在许多不同之处,当然也包括铁的摄取,实验数据表明肿瘤细胞的转铁蛋白受体多于正常细胞。由于肿瘤细胞迅速生长,组织代谢加快,所以不断有新生血管形成,而肿瘤内部的淋巴回流差,因此肿瘤组织对纳米粒子等小分子物质通透性高,滞留时间相对久,即高通透滞留效应。因此超顺磁性氧化铁纳米材料为核心的 MRI 新型对比剂在肿瘤的诊断方面,拥有着独特的优势和性能,显示出了较好的敏感性和特异性,为肿瘤的特异性诊断和治疗提供了一种新的高效途径。

三、微米级氧化铁粒子

微米级氧化铁粒子(micron-sized superparamagnetic iron oxide,MPIO)粒径范围在 0.96～5.80 μm,其内部为氧化铁形成的晶体核心,具有超顺磁性,与 SPIO 相比,MPIO 的粒径更大,具有更大的磁含量,在 T2 加权像上产生的信号对比也更强。外部常包被高分子材料(常见为聚苯乙烯)。MPIO 表面覆盖这种惰性较强的包被材料后可以避免其所带负电荷引起的沉淀反应,从而保证了 MPIO 的稳定性;同时这种包被材料还可连接一些抗体或分子,为特异性细胞或分子标记提供了条件;此外,在包衣中可以嵌入荧光物质或荧光染料,能在体外进行荧光显像或染色观察。

MPIO 多用于细胞标记,如:①血管注射细胞标记法:经静脉注射 MPIO,血液中的单核巨噬细胞会将其识别为异物而吞噬,该方法主要应用于单核巨噬细胞的标记。②体外细胞标记法:将被标记细胞与 MPIO 在体外一起孵育,然后再将标记细胞注入活体内,是 MRI 细胞示踪最常用的方法。③原位在

体标记法:将 MPIO 直接注射到侧脑室,以标记室管膜下的神经干细胞,用于内源性神经干细胞的标记。为提高细胞标记的效率,还可对 MPIO 进行表面修饰,一种方法是在其包被材料上连接特异性的抗体或其他分子,达到高效率、特异性吞噬的目的,另一种方法是在其表面结合转染介质,利用转染介质(正电荷)与细胞膜(负电荷)的静电作用而增加细胞的吞噬。

MPIO 作为一种 MR 对比剂,虽然应用于细胞示踪的时间很短,但已发现 MPIO 在此领域具有巨大优势:①体外标记细胞内的铁含量高(平均每个细胞内铁含量为 100 μg),是纳米微粒最佳标记条件下铁含量的 3 倍。②产生的信号对比更强,细胞内的单个颗粒即可被探测,也可进行双标,利于 MR 与免疫组织化学方法对比检测。③性质更为稳定,在体内不易分解,细胞示踪的时限更长。细胞内的 MPIO 含量会随着细胞分裂和代谢外排作用逐渐稀释,因 MPIO 粒子大,包衣惰性极强,故降解缓慢,在细胞内停留时间更长。理论上,MPIO 与 SPIO 结构相似,最终可能同样通过铁代谢途径被降解利用。

分子影像学的一个重要方向是通过整合发挥各种成像技术的优势,发展多模态分子影像手段,弥补单一模态成像的局限性,能够更准确地反映早期肿瘤形态与定位,实现分子影像学在肿瘤早期诊断及在定量分析方面的应用。目前,主要是将核素成像(主要是 PET、SPECT)、光学成像、CT 成像、MRI 成像等几种成像方式结合在一起。Liu 等构建了磁性氧化铁纳米颗粒为核心的 MRI/SPECE 双模态分子影像探针,磁性氧化铁纳米颗粒经 PEG 修饰后连接了 [125]I 与人源化胃癌单克隆抗体,通过胃癌荷瘤小鼠模型证实了该探针在活体肿瘤模型病灶中的靶向多模态成像效果。Moritz 等为了更好地显示脑胶质瘤的边界,成功地在 Fe_3O_4 磁性氧化铁纳米颗粒上连接了 Cy5.5 荧光染料,构建了 MRI 成像与荧光成像结合的多模态纳米探针,对于临床脑胶质瘤的精确诊断以及术中导航具有重要的意义。

(李跃华)

主要参考文献

[1] Shen Z, Chen T, Ma X, et al. Multifunctional theranostic nanoparticles based on exceedingly small magnetic iron oxide nanoparticles for T(1)-weighted magnetic resonance imaging and chemotherapy [J]. ACS Nano, 2017,11(11):10992-11004.

［2］Hong W，He Q，Fan S，et al. Imaging and quantification of iron-oxide nanoparticles（IONP）using MP-RAGE and UTE based sequences［J］. Magnetic Resonance in Medicine，2017,78(1)：226 - 232.

［3］Shapiro EM，Skrtic S，Koretsky AP. Sizing it up：cellular MRI using micron-sized iron oxide particles［J］. Magnetic Resonance in Medicine，2005,53(2)：329 - 338.

［4］Hoehn M，Wiedermann D，Justicia C，et al. Cell tracking using magnetic resonance imaging［J］. The Journal of Physiology，2007，584(Pt 1)：25 - 30.

［5］Liu S，Jia B，Qiao R，et al. A novel type of dual-modality molecular probe for MR and nuclear imaging of tumor：preparation，characterization and in vivo application［J］. Molecular Pharmaceutics，2009,6(4)：1074 - 1082.

第四节　MR 靶向对比剂的原理和类别

MRI 作为一种无创的成像技术,具有空间分辨率高、无辐射等优势,且可提供解剖和功能双重成像信息,目前已广泛应用于临床工作中。因为定位、定性的需要,临床上近 1/3 的 MR 检查为增强扫描。由于对比剂的介入,MRI 的功能成像方面的效能大大增加。与 X 线、CT 等传统成像技术相比,MRI 在发现病变、示踪移植细胞及进行分子和细胞水平成像成为可能。MR 对比剂通过改变 T1、T2 的弛豫时间,加速弛豫速率,提升正常组织和病变之间的图像对比,从而提高 MRI 诊断的敏感性与特异性。目前临床应用的对比剂,主要是小分子钆螯合物,例如 Gd - DTPA,分子量约为 500,此类对比剂存在一些缺点,比如体内存留时间短,不具有靶向性,全身均可分布,相对弛豫效能较差,且部分肝肾功能较差的患者不可使用。故新型对比剂的探索对于今后的临床工作具有重要意义,相关的研究也在进展中。1960 年,Ehrlich 等提出了药物靶向的思想,其中心内容是将治疗药物选择性地分布到病变部位,从而提高病变部位内药物的作用时间。提高组织内药物分布浓度,增加药物利用率,同时又降低药物对正常组织的毒副作用。一般来说,目前的研究方向都是通过特定载体将治疗药物选择性地运输至病变部位。MRI 的靶向对比剂就是希望通过在对比剂上添加药物靶向,实现对比剂更高效率的成像能力。

MR 靶向对比剂又称 MR 分子影像探针,在现有非靶向性对比剂的基础上加上能够显示人体组织生理或病理过程中特异性靶分子,通过与体内特定的靶点结合,显示活体分子靶点状态,不仅可以起到靶向作用,还使得对比剂较多地积聚于靶向区域,在研究疾病的发生机制层面提供分子水平的信息,从而为临床疾病的早期诊断和治疗提供方向和基础。靶向对比剂通常由转运载体和显像剂两个部分构成,选择针对特定靶点的特异性运载体和良好的 MR 显像剂,是构建良好靶向对比剂的关键因素。

靶向机制的设计策略主要分为以下三类:被动靶向、主动靶向和可激活靶向。本文将从这几个方面解读 MR 靶向对比剂的设计原理。

一、MR 被动靶向对比剂设计原理

被动靶向是利用网状内皮系统的巨噬细胞吞噬或增强组织间渗透性和滞留（enhanced permeability and retention，EPR）效应,使对比剂在特定部位或特定组织内高浓度分布。EPR 效应,中文即渗透性增强与滞留效应。最早由 Maeda 课题组发现,当肿瘤细胞大小达 2~3 mm 时,可以自发诱导形成新生血管系统,一般肿瘤新生血管的特点是形状不规则、血管扩张、内皮细胞排列疏松、细胞间隙大。此外,肿瘤组织往往会影响周围淋巴组织,造成淋巴回流受阻;上述肿瘤血管特点导致分子量约 40 000 或直径位于 10~100 nm 的颗粒可以更便捷地通过肿瘤血管进入肿瘤组织内;而由于缺乏较好的淋巴回流,相应的颗粒会在肿瘤组织内不断聚集,从而达到相应颗粒在肿瘤中的靶向作用。由于 EPR 效应,部分被动靶向的 MR 对比剂被设计出来,目前已经商业化的对比剂中,菲立磁（AMI - 25，Ferumoxides）是一种超顺磁性氧化铁对比剂,以氧化铁为核心,外表包被为葡聚糖,平均直径为 80 nm,血液半衰期为 2.4 h,可以通过网状内皮系统被动靶向到肝脏,从而用于肝脏的特异性诊断。目前的相关研究中,大部分被动靶向的 MR 对比剂都是针对肿瘤组织的。Yu 等通过具有良好生物相容性的牛血清白蛋白作为载体,同时负载二氧化锰和 PI3Kγ 抑制剂（IPI549）,该颗粒直径约 65 nm,可以较好地通过 EPR 效应进入肿瘤内;MnO_2 作为 T1 加权对比剂,在肿瘤显像中具有特殊的优势,其可以和 H_2O_2 在肿瘤的酸性环境反应生成 O_2 和 Mn^{2+},不仅可以调节乏氧微环境,Mn^{2+} 可以实现 MR 的 T1 加权成像,从而实现肿瘤的显像及治疗效果的检测。Fujimoto等则是将 Gd-DTPA 包埋于脂质体中,利用淋巴结内巨噬细胞对脂质体的吞噬作用,对兔子进行 MR 扫描能够较好实现髂窝及深部腹膜后淋巴结的显影及强化,从而为淋巴转移灶的特异性靶向成像提供了思路。上述例子说明,当相应大小的颗粒被设计出来,或者相应的载体具有被巨噬细胞吞噬的作用,就可以充分利用 EPR 效应实现肿瘤组织的靶向增强。目前采用脂质体、胶束、金纳米颗粒、碳纳米管等作为对比剂的载体设计出的颗粒,常被作为被动靶向到肿瘤的对比剂载体。

加强 EPR 效应可以改善靶向对比剂的效果。一方面,很多细胞因子参与 EPR 效应的调节作用。例如,一氧化氮(NO)是人体重要的信号分子,广泛作用于肿瘤细胞凋亡、周期、癌症的发展、转移,肿瘤血管的生成等过程。在 EPR 效应中,NO 是重要的血管通透性介质。Seki 等发现荷瘤鼠瘤体局部涂敷硝酸甘油,小剂量即可提高肿瘤部位血流速度,增强 EPR 效应,使依文思蓝-白蛋白复合物或聚乙二醇原卟啉锌在不同种类肿瘤组织中的浓集量提高 2～3 倍,并与 NO 供体呈现浓度和时间依赖性。另一方面,加强靶向对比剂颗粒的生物相容性可以增加颗粒的 EPR 效应。聚乙二醇(mPEG)附着于颗粒表面能够稳定颗粒的稳定性,减少与血浆中调理素的结合,从而延长在血液中的时间,可以明显改善对比剂颗粒的生物相容性,从而增强 EPR 效应,使更多的对比剂颗粒进入肿瘤组织内。Min 等使用 MOF 材料包裹抗肿瘤药物后表面附着 MnO_2,但由于其生物相容性较差,进入肿瘤细胞的颗粒较少;通过在颗粒表面包裹细胞膜后,颗粒的生物相容性明显提高,能够较好地通过网状内皮系统,从而进入肿瘤内发挥作用并实现 MR 显像(图 16-4-1)。

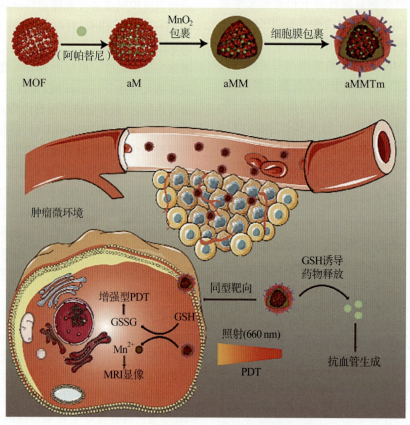

图 16-4-1 MR 被动靶向 MnO_2 对比剂设计示意图

二、MR 主动靶向对比剂设计原理

由于 EPR 效应在肿瘤诊断中广泛使用,但在其他疾病的诊断方面应用较少。且被动靶向进入病灶内的对比剂颗粒还是相对较少,大部分颗粒被网状内皮系统代谢而排出,相对利用率较低。如果能够利用病变与正常组织的区别,将对比剂主动靶向输送至病变区域,不仅可以提高病变部位的药物浓度而增加利用率,还可以同时降低对正常组织的副作用。近年来很多病变细胞表面过表达的受体相继被发现,且其能在病变细胞的生长及代谢中起关键作用,如果通过将对比剂与特异性的抗体或配体连接,使其与病变细胞表面的受体相结合,则可以使得对比剂更多聚集在细胞周围或者进入病变细胞内,从而实现上述目的。

对于肿瘤的主动靶向作用,通常选用一些肿瘤靶向性强的配基,近年由于肿瘤表面的受体被大量发现,故其相关方向发展迅速,包括叶酸、透明质酸、多肽及抗体等常用于肿瘤的靶向配体。Guo 等通过聚乙烯亚胺(polyethylene imine, PEI)作为载体同时包裹 siRNA 及 SPIO 对比剂的同时,表面修饰叶酸作为靶向配体,大大增加对比剂颗粒进入肿瘤组织内的量。肿瘤的发生发展伴随着新生血管的形成,Liu 等通过肿瘤新生血管 VEGF 表达较高的特点,以 anti - VEGF 的单克隆抗体作为载体,合成了 anti - VEGF PLA - PEG - PCI - Gd 肿瘤靶向纳米粒子,该粒子显示出很高的缩短 T1 弛豫时间效能,而且与非靶向的纳米粒子比较,anti - VEGF 抗体修饰的纳米粒子显示出更高的细胞摄取,动物体内实验也表明该靶向纳米粒子在肿瘤部位显示出明显的信号增强。αvβ3 是肿瘤新生血管的标记物,可以特异地表达于新生血管内皮细胞表面,Li 等合成的环形 RGD 多肽(精氨酸-甘氨酸-天冬氨酸)可以特异性与内皮细胞表面的 αvβ3 受体相结合,以脂质体作为载体表面负载环形 RGD 多肽后的靶向顺磁性纳米颗粒,在体外实验中比非靶向的脂质体显示出更好的靶向性,在裸鼠动物模型实验的 MR 成像中显示更好的信号增强。乳腺癌雌激素受体(estrogen receptor, ER)在乳腺癌中特异性表达,乳腺癌能否受激素调控直接受 ER 阳性或阴性的影响。Pais 等以四甲基吡啶醋酸钆(pyridine tetra-acetate-Gd, PTA - Gd)为载体,与雌激素制剂 17β-雌二醇结合,形成靶向对比剂 E - PTA - Gd,对 ER 表达阳性的荷人乳腺癌裸鼠进行磁共振成像实验发现,E - PTA - Gd 对 ER 受体具有靶向性,并且可以对 ER 表达阳性和阴性的肿瘤进行区分,这对乳腺癌的早期诊断、治疗方案的制定以及预后判断都具有重要作用。除此之外,有些单克隆抗体本身就是分子靶向药物,如赫赛汀(trastuzumab)适用于人类表皮生长因子受体- 2(human epidermal growth faceptor 2, HER - 2)过度表达的转移性乳腺癌患者,故靶向对比剂还可以合并药物的治疗。

除此之外一些特殊类型的靶向对比剂也应用于临床工作中。普美显(钆塞酸二钠,Gd - EOB - DTPA)最具有代表性。普美显是一种肝胆特异性 MRI 对比剂,在 Gd - DTPA 分子结构上添加脂溶性乙氧基苯甲基(EOB)后,可以被正常肝细胞特异性摄取,研究表明该对比剂通过 EOB 亲脂基团与血浆白蛋白结合并运输至肝脏,与肝细胞膜上有机阴离子转运蛋白(organic anion transporting polypeptide 1B3, OATP1B3)摄取并转运进入肝细胞,再通过多重耐药蛋白 - 2(multidrug resistance protein2, MPR2)排泄至胆管。该对比剂能缩短组织 T1 弛豫时间而得到与非肝特异性对比剂相似的增强效果,从而观察肝脏病变血流动力学变化,进而对疾病尤其是肝脏肿瘤进行定性。而对比剂被正常肝细胞摄取后,肝脏整体信号增高,而病变区域缺乏正常肝细胞而呈低信号。在注射 Gd - EOB - DTPA 后 20 min 扫描称为肝胆期图像,此时肝脏对对比剂的摄取达到高峰,对病变的突显最为明显,且胆道系统内可见对比剂填充而显影,可较为敏感地诊断胆道病变,有报道称该检查较磁共振胰胆管造影(magnetic resonance cholangiopancreatography, MRCP)更为敏感地发现和显示胆管内病变。由于肝脏拥有强大的代谢功能,且该对比剂可以被肝细胞特异性摄取,因此,可通过肝脏对于对比剂摄取的程度来测量肝脏的储备功能。动物研究表明,肝炎或者肝硬化时肝细胞三磷酸腺苷(adenosine triphosphate, ATP)分子下降和(或)肝细胞表达 MPR - 2 分子下降,因此,可能导致肝脏摄取 EOB 分子能力下降,进而引起 EOB - MRI 肝细胞期肝实质强化程度减低。

除了针对肿瘤成像之外,其他疾病也有某些特异性抗原表达。粥样硬化斑块的检测和评估也是 MR 靶向对比剂的研究方向之一。Sipkins 等在小鼠自身免疫性脑炎模型的动物实验中通过生物素/亲和素系统将顺磁性脂质体靶向于血管内皮,在 9.4 T MR 设备下成功显示、验证血管内皮表达的细胞黏附因子(ICAM)。Yu 等通过脂质体包被可以靶向纤维素的配体制备的顺磁性氟碳纳米颗粒检测心血管内膜表面的早期粥样硬化斑块。由于脑血栓及其他动脉血栓的发病率较高,且临床上风险大,血栓在凝血酶的作用下使纤维蛋白原转变成纤维蛋白,在血栓中分布广泛。Vymazal 等设计的钆对比剂,以小分子肽为载体的对比剂颗粒 EP - 2104R,能够选择性靶向并可逆地结合纤维蛋白,结果表明对确诊或拟诊血栓病例注射 EP - 2104R 后 2~6 h 行 MR 成像可以较为清晰地显示血栓的形态,且注射 EP-2104R 后 20～36 h 后血栓仍然持续显影。

三、MR 可激活靶向对比剂设计原理

MR 可激活靶向对比剂是指对比剂利用病变组织的特殊微环境,在病变组织内被转化成可成像的分子,而在正常组织内不显影,从而实现病变区域和正常组织之间的对比差异,故其可以作为主动靶向的一种特殊类型。对于可激活靶向对比剂来说,锰对比剂设计最具有代表性。Mn^{2+} 具有较强的纵向或横向弛豫能力,而 MnO_2 中的 Mn 原子和 6 个 O 原子形成八面体几何构型,在水环境中不具有对质子的纵向或横向弛豫能力。谷胱甘肽(GSH)具有一定的抗氧化性,MnO_2 在 GSH 较高的组织环境下可以被还原成 Mn^{2+},即 $MnO_2 + 2GSH + 2H^+ \longrightarrow Mn^{2+} + GSSG + 2H_2O$。在此思路的引导下,可被 GSH 激活的 MR 靶向对比剂被设计出来。在 pH 为 6 的 2-(N-morpholino)乙磺酸(MES)缓冲液中还原过氧化锰($KMnO_4$),或以过氧化氢(H_2O_2)作为氧化剂氧化氯化锰($MnCl_2$),均可制备二氧化锰(MnO_2)纳米颗粒。Deng 等发现 MnO_2 纳米颗粒还具有对荧光团荧光的猝灭能力,在 MnO_2 原位合成的纳米粒子上的转化发光几乎完全淬灭,而当 MnO_2 纳米粒子被 GSH 还原为 Mn^{2+} 后,其荧光可以重新恢复,这使得对病变区域的可激活荧光/MRI 双峰激活响应成为可能(图 16-4-2)。除此之外,在酸性条件或高 H_2O_2 条件下,MnO_2 也可以被还原为 Mn^{2+},即 $MnO_2 + 2H^+ \longrightarrow Mn^{2+} + H_2O + 1/2O_2 \uparrow$,$MnO_2 + H_2O_2 + 2H^+ \longrightarrow Mn^{2+} + 2H_2O + O_2 \uparrow$。肿瘤是一个酸性及高 H_2O_2 的环境,故上述理念在肿瘤的 MR 成像中应用较为广泛。不仅如

此,MnO_2/MnO 纳米颗粒常被用于调节肿瘤乏氧;在上述反应后,不仅可以生成具有成像能力的 Mn^{2+},同时原位释放 O_2,下调缺氧诱导因子(HIF-1)及血管内皮生长因子(VEGF),提高包括放化疗、活性氧(ROS)相关治疗、免疫治疗等肿瘤疗法的敏感性。Chen 等人使用生物相容性好的人血清白蛋白(HSA)作为载体同时负载治疗肿瘤的前药及 MnO_2,在实现 MR 成像的同时还可以实现肿瘤治疗,且改善乏氧、提高药物治疗的敏感性。Wu 等人通过疏水相互作用将 H^+/H_2O_2 响应的羧基锰 Mn^{2+} (CO)10(简称 MnCO)包埋在聚多巴胺的介孔中;在肿瘤的酸性环境下反应生成 Mn^{2+} 用于 MR 成像;同时可以生成 CO 进行活性氧治疗;多巴胺颗粒还可以用于光声成像,通过一种体系实现多种诊断及治疗效果,从而实现肿瘤的诊疗一体化。

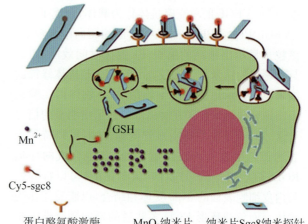

图 16-4-2　MR 可激活靶向对比剂设计示意图

(李跃华)

—— 主要参考文献 ——

[1] Torchilin VP. Polymeric contrast agents for medical imaging [J]. Curr Pharm Biotechonol, 2000,1(2):183-215.

[2] Sipkins DA, Gijbels K, Tmpper FD, et al. ICAM-1 expression in autoimmune encephalitis visualized using magnetic resonance imaging [J]. J Neumimmunoi, 2000,104(1):1-9.

[3] Wu D, Duan XH, Guan QQ, et al. Mesoporous polydopamine carrying manganese carbonyl responds to tumor microenvironment for multimodal imaging-guided cancer therapy [J]. Adv Fun Mater, 2019,16:1900095.